ENFERMAGEM EM TERAPIA INTENSIVA

PRÁTICAS BASEADAS EM EVIDÊNCIAS

2ª EDIÇÃO

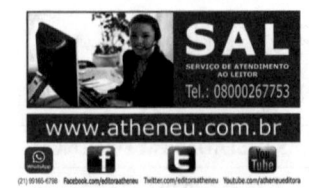

ENFERMAGEM EM TERAPIA INTENSIVA

PRÁTICAS BASEADAS EM EVIDÊNCIAS

2ª EDIÇÃO

EDITORES

Renata Andréa Pietro Pereira Viana

José Melquiades Ramalho Neto

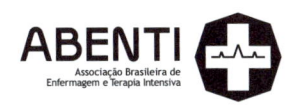
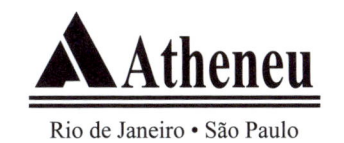
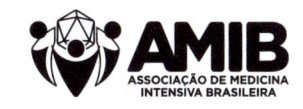

Rio de Janeiro • São Paulo

2022

EDITORA ATHENEU

São Paulo	—	*Rua Maria Paula, 123 – 18° andar*
		Tel.: (11)2858-8750
		E-mail: atheneu@atheneu.com.br
Rio de Janeiro	—	*Rua Bambina, 74*
		Tel.: (21)3094-1295
		E-mail: atheneu@atheneu.com.br

CAPA: Equipe Atheneu
PRODUÇÃO EDITORIAL/DIAGRAMAÇÃO: Villa d'Artes

CIP-BRASIL. CATALOGAÇÃO NA PUBLICAÇÃO
SINDICATO NACIONAL DOS EDITORES DE LIVROS, RJ

E46
2. ed.

Enfermagem em terapia intensiva : práticas baseadas em evidências / editores Renata Andréa Pietro Pereira Viana, José Melquiades Ramalho Neto. - 2. ed. - Rio de Janeiro : Atheneu, 2021.
656 p. : il. ; 24 cm.

Inclui bibliografia e índice
ISBN 978-65-5586-354-3

1. Enfermagem de tratamento intensivo. I. Viana, Renata Andréa Pietro Pereira. II. Ramalho Neto, José Melquiades.

21-73256   CDD: 616.028
     CDU: 616-083.98

Meri Gleice Rodrigues de Souza – Bibliotecária – CRB-7/6439
14/09/2021   15/09/2021

VIANA, R. A. P. P.; NETO, J. M. R.

Enfermagem em Terapia Intensiva – Práticas Baseadas em Evidências – 2ª Edição

Editores

Renata Andréa Pietro Pereira Viana

Graduada em Enfermagem e Obstetrícia pela Faculdade de Medicina de Marília (FAMEMA) (1998). Especialista em Nefrologia pela Universidade Federal de São Paulo (UNIFESP) (2000), Epidemiologia Hospitalar pela UNIFESP (2005), Administração Hospitalar pela Universidade de Ribeirão Preto (UNAERP) (2005) e Educação em Saúde pela UNIFESP (2006). Fundadora e Membro Efetivo da Associação Brasileira de Enfermagem em Terapia Intensiva (ABENTI). Proficiência em Terapia Intensiva pela ABENTI (2013). Presidente do Departamento de Enfermagem da Associação de Medicina Intensiva Brasileira (AMIB), biênios 2009-2010, 2010-2011 e 2020-2021. Mestrado em Educação e Saúde pela UNIFESP (2008). Doutora em Ciências da Saúde pela UNIFESP (2013). Diretora do Núcleo de Terapia Intensiva do Hospital do Servidor Público Estadual de São Paulo (IAMSPE-SP) – Gerência de Enfermagem. Conselheira Regional Titular no Conselho Regional de Enfermagem de São Paulo (COREN-SP) (2015-2017 e 2018-2020). Pesquisadora e Orientadora do Programa de Mestrado Profissional da Pós-Graduação em Ciências da Saúde do IAMSPE-SP (2013-2017). Membro do Corpo Editorial da *Revista Brasileira de Terapia Intensiva* desde 2009. Revisora do International Scholars Journals desde 2013 e da *Revista da Escola de Enfermagem da USP* desde 2015. Presidente do COREN-SP (2018-2020). Membro da Diretoria da Federação Latino-Americana de Enfermagem em Cuidados Intensivos (FLECI) até 2020. Embaixadora da World Federation of Critical Care Nurses (WFCCN).

José Melquiades Ramalho Neto

Enfermeiro. Graduado em Enfermagem pela Universidade Federal da Paraíba (UFPB). Especialista em Terapia Intensiva pela Faculdade de Administração e Negócios de Sergipe (FANESE). Mestre e Doutor em Enfermagem pelo Programa de Pós-Graduação em Enfermagem da UFPB. Título de Enfermeiro Especialista em Terapia Intensiva Adulto (TENTI-AD) pela Associação Brasileira de Enfermagem em Terapia Intensiva (ABENTI). Ex-Presidente do Departamento de Enfermagem da Associação de Medicina Intensiva Brasileira (AMIB), biênio 2018-2019. Presidente do Departamento de Enfermagem da Sociedade Paraibana de Terapia Intensiva (SOPAMI). Enfermeiro Assistencial na UTI Adulto do Hospital Universitário Lauro Wanderley da UFPB. Membro da Comissão Nacional de Terapia Intensiva (CNTI) do Conselho Federal de Enfermagem (COFEN). Membro do Departamento de Enfermagem da AMIB. Professor de Pós-Graduação *lato sensu* da Faculdade Redentor.

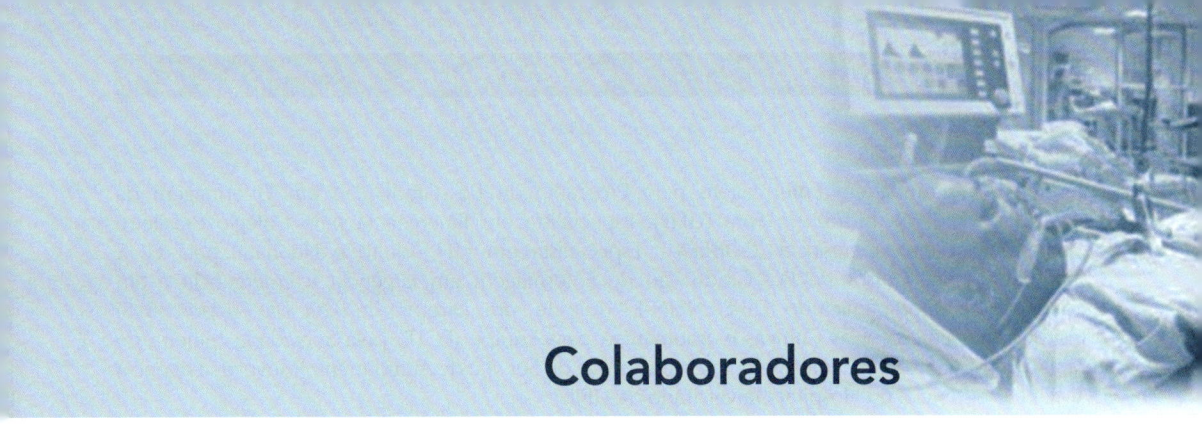

Colaboradores

Adriana Alves dos Santos

Enfermeira. Especialista em Terapia Intensiva pela Pontifícia Universidade Católica do Rio Grande do Sul (PUCRS). Docente do Curso de Graduação em Enfermagem pelo Centro Universitário Metodista – IPA (Instituto Porto Alegre). Membro do Departamento de Enfermagem da Sociedade de Terapia Intensiva do Rio Grande do Sul (SOTIRGS). Enfermeira do Serviço de Estomaterapia do Hospital Nossa Senhora da Conceição.

Adriana Montenegro de Albuquerque

Enfermeira. Graduada em Enfermagem pela Universidade Federal da Paraíba (UFPB). Especialista em Terapia Intensiva pela Faculdade de Administração e Negócios de Sergipe (FANESE). Mestre e Doutora em Enfermagem pelo Programa de Pós-Graduação em Enfermagem da UFPB. Docente do Curso de Graduação em Enfermagem e Coordenadora dos Laboratórios de Enfermagem da Universidade Federal de Campina Grande (UFCG).

Alba Lúcia Bottura Leite de Barros

Enfermeira. Graduada em Enfermagem pela Universidade Federal de São Paulo (UNIFESP). Mestre e Doutora em Fisiofarmacologia pela UNIFESP. Professora Titular da Escola Paulista de Enfermagem (EPE) da UNIFESP. Líder do Grupo de Pesquisa Sistematização da Assistência de Enfermagem. Pesquisadora CNPq Nível 1A. *Fellow* da NANDA-I.

Albertina Martins Gonçalves

Enfermeira. Especialista em Terapia Intensiva Adulto pela Faculdade de Enfermagem Nova Esperança. Mestre em Terapia Intensiva pela Sociedade Brasileira de Terapia Intensiva (SOBRATI). Doutora em Biotecnologia e Inovação em Saúde pela Universidade Anhanguera de São Paulo. Enfermeira Intensivista da UTI Covid-19 do Hospital Universitário Lauro Wanderley da Universidade Federal da Paraíba (HULW-UFPB). Docente do Curso de Graduação em Enfermagem do Centro Universitário de João Pessoa.

Allan Peixoto de Assis

Enfermeiro. Doutor pelo Programa de Pós-Graduação em Enfermagem e Biociências da Universidade Federal do Estado do Rio de Janeiro (UNIRIO). Professor Adjunto de Enfermagem Médico-Cirúrgica da UNIRIO, Campus Macaé. Título de Enfermeiro Especialista em Terapia Intensiva Adulto (TENTI-AD) pela Associação Brasileira de Enfermagem em Terapia Intensiva (ABENTI).

Amanda Aparecida Dias

Enfermeira. Mestranda em Enfermagem pelo Programa de Pós-Graduação em Enfermagem da Universidade Federal de Juiz de Fora (UFJF). Especialista em Emergência pelo Colégio Brasileiro de Enfermagem em Emergência (COBEEM). Especialista em UTI Adulto e Neonatal pela UFJF. Coordenadora dos Cursos de Pós-Graduação de Enfermagem em Urgência e Emergência e em Cardiologia e Hemodinâmica do IESPE/ENSIN-E – Juiz de Fora. Diretora de *Basic Life Support* (BLS) e Instrutora de Emergências Clínicas e Traumáticas para Equipe (ECTE) pela Sociedade Mineira de Terapia Intensiva (SOMITI). Enfermeira Intervencionista do Serviço de Atendimento Móvel de Urgência (SAMU) e Assistencial do Hospital Universitário da UFJF.

Amanda Gabrielle Silva Queiroz

Enfermeira. Graduada em Enfermagem pela Faculdade de Ciências Biomédicas de Cacoal (FACIMED). Ex-Presidente da Liga Acadêmica de Enfermagem em Cardiologia (LAED), biênio 2018-2019. Residente em Cuidados Intensivos do Hospital Regional de Cacoal (HRC).

Amaurílio Oliveira Nogueira

Enfermeiro. Mestre em Farmacologia Clínica pela Universidade Federal do Ceará (UFC). Especialista em Fisiologia Humana pela Universidade Estadual do Ceará (UECE). Especialista em Enfermagem em Terapia Intensiva pelo Centro Universitário Fametro (UNIFAMETRO). Supervisor de Enfermagem das Regionais Norte e Nordeste da Atos Medical Brasil – Suécia. Professor do Programa de Pós-Graduação em Enfermagem em Terapia Intensiva do Centro Universitário Unichristus (UNICHRISTUS).

Ana Lúcia Cascardo Marins

Enfermeira. Doutoranda em Enfermagem pelo Programa de Pós-Graduação em Enfermagem da Universidade Federal do Estado do Rio de Janeiro (UNIRIO). Professora-Assistente do Departamento de Enfermagem Médico-Cirúrgica da Universidade do Estado do Rio de Janeiro (UERJ). Professora do Programa da Residência de Enfermagem Cardiovascular (UERJ-HUPE).

André Ricardo Maia da Costa de Faro

Enfermeiro. Graduado em Enfermagem pela Universidade Federal de Goiás (UFG). Especialista em Enfermagem em Terapia Intensiva pela Fundação de Ensino e Pesquisa em Ciências da Saúde (FEPECS-DF). MBA em Gestão de Saúde e Controle de Infecção pela Faculdade INESP – Instituto Nacional de Ensino e Pesquisa. Mestre em Saúde Coletiva pela Universidade Federal do Acre (UFAC). Doutor em Ciências pela Escola Paulista de Enfermagem da Universidade Federal de São Paulo (EPE-UNIFESP). Professor Adjunto na área de Enfermagem Fundamental no Centro de Ciências da Saúde e do Desporto da Universidade Federal do Acre (CCSD/UFAC).

Andrezza Serpa Franco

Enfermeira. Doutora em Biociências pela Universidade Federal do Estado do Rio de Janeiro (UNIRIO). Título de Enfermeira Especialista em Terapia Intensiva Adulto (TENTI-AD) pela Associação Brasileira de Enfermagem em Terapia Intensiva (ABENTI). Professora-Assistente do Departamento de Enfermagem Médico-Cirúrgico da Universidade do Estado do Rio de Janeiro (UERJ). Diretora de Programa da Secretaria de Atenção Especializada à Saúde – Ministério da Saúde.

Ângela Amorim de Araújo

Enfermeira. Especialista em Enfermagem Cardiovascular pela Sociedade Brasileira de Enfermagem Cardiovascular (SOBENC). Mestre em Enfermagem pelo Programa de Pós-Graduação em Enfermagem da Universidade Federal da Paraíba (UFPB). Doutora em Geriatria e Gerontologia Biomédica pela Pontifícia Universidade Católica do Rio Grande do Sul (PUCRS). Professora da Escola Técnica de Saúde (ETS) da UFPB. Membro Associado do Colégio Brasileiro de Enfermagem em Emergência (COBEEM).

Antônio José Lopes de Almeida

Enfermeiro. Mestre em Enfermagem e Especialista no CHULC, Lisboa, Portugal. Professor-Assistente Convidado na Escola Superior de Enfermagem de Lisboa (ESEL). Vogal Representante da Seção de Enfermagem na Sociedade Portuguesa de Cuidados Intensivos. Suplente no Conselho de Enfermagem Regional da Seção Regional do Sul da Ordem dos Enfermeiros, Portugal (Mandato 2020-2023). Doutorando em Enfermagem Avançada na Universidade Católica Portuguesa, Instituto de Ciências da Saúde, Portugal.

Arethusa de Lima Bezerra

Enfermeira. Especialista em Terapia Intensiva pelo Centro Universitário São Lucas (IES). Especialista em Doenças Tropicais pela Universidade Federal de Rondônia (UNIR). Enfermeira Assistencial na Unidade de Terapia Intensiva do Hospital de Base de Rondônia e do Programa de Saúde da Família na Unidade de Saúde São Sebastião, Porto Velho-RO.

Ayla Maria Farias Mesquita

Enfermeira. Mestre em Enfermagem pela Universidade Federal do Estado do Rio de Janeiro (UNIRIO). Título de Enfermeira Especialista em Terapia Intensiva Adulto (TENTI-AD) pela Associação Brasileira de Enfermagem em Terapia Intensiva (ABENTI). MBA em Gestão de Negócios pelo Instituto Brasileiro de Mercado de Capitais (IBMEC). Professora-Assistente do Departamento Médico-Cirúrgico da Universidade do Estado do Rio de Janeiro (UERJ). Coordenadora Nacional das Rotas Assistenciais da Diretoria de Gestão de Saúde da United Health Group (AMIL).

Bárbara Ribeiro Miquelin Bueno

Enfermeira. Especialista em Enfermagem em Unidade de Terapia Intensiva pela Universidade Salgado de Oliveira (UNIVERSO). Mestre em Enfermagem pela Universidade Federal de Goiás (UFG).

Camila de Souza Carneiro

Enfermeira. Graduada em Enfermagem pela Faculdade de Medicina de Marília (FAMEMA). Especialista em Enfermagem Cardiovascular pela Universidade de São Paulo (USP). Mestre e Doutora em Ciências da Saúde pela Universidade Federal de São Paulo (UNIFESP). Pós-Doutoranda pela UNIFESP. Supervisora de Enfermagem do Hospital São Paulo.

Camila Takáo Lopes

Enfermeira. Mestre, Doutora em Ciências e Especialista em Enfermagem em Cardiologia pela Universidade Federal de São Paulo (UNIFESP). Professora Adjunta da Escola Paulista de Enfermagem da UNIFESP. Diretora do Comitê de Desenvolvimento Diagnóstico da NANDA-I. Diretora de Estudos e Pesquisas da Associação Brasileira de Enfermagem (ABEn) – Seção São Paulo (2020-2022). Membro Fundadora da Rede de Pesquisa em Processo de Enfermagem (RePPE). Membro do Grupo de Trabalho de Processo de Enfermagem do COREN-SP.

Caroline Neris Ferreira Sarat

Enfermeira. Especialista em Terapia Intensiva pela Universidade do Estado do Rio de Janeiro (UERJ). Especialista em Gestão de Emergência em Saúde Pública pelo Hospital Sírio-Libanês. Mestre em Enfermagem pela UERJ. Doutora pelo Programa de Pós-Graduação em Saúde e Desenvolvimento na Região Centro-Oeste da Universidade Federal de Mato Grosso do Sul (UFMS). Docente da UFMS. Tutora e Preceptora do Programa de Residência Multiprofissional em Saúde – Atenção ao Paciente Crítico (UFMS). Instrutora do Curso ATCN da Society of Trauma Nurses.

Clayton Lima Melo

Enfermeiro. Especialista em Enfermagem em Terapia Intensiva pela Pontifícia Universidade Católica de Minas Gerais (PUC Minas). Mestre em Enfermagem e Doutor em Gestão e Educação na Saúde pela Universidade Federal de Minas Gerais (UFMG). Título de Enfermeiro Especialista em Terapia Intensiva Adulto (TENTI-AD) pela Associação Brasileira de Enfermagem em Terapia Intensiva (ABENTI). Professor Adjunto da PUC Minas e Universidade Vale do Rio Verde. Enfermeiro do Hospital Metropolitano Odilon Behrens. Membro do Departamento de Enfermagem da Sociedade Mineira de Terapia Intensiva (SOMITI) e da Associação de Medicina Intensiva Brasileira (AMIB).

Daniele Delacanal Lazzari

Enfermeira. Especialista em Enfermagem em Terapia Intensiva pelo Instituto Israelita de Ensino e Pesquisa Albert Einstein (IIEP). Mestre em Educação nas Ciências pela Universidade Regional do Noroeste do Estado do Rio Grande do Sul (UNIJUÍ). Doutora em Enfermagem pela Universidade Federal de Santa Catarina (UFSC). Docente do Departamento de Enfermagem e do Programa de Pós-Graduação em Enfermagem da UFSC. Tutora do Programa de Residência Multiprofissional em Saúde – Ênfase em Alta Complexidade do Hospital Universitário da UFSC.

Danielle de Mendonça Henrique

Enfermeira. Especialista na Modalidade Residência em Enfermagem em Cirurgia Cardiovascular pela Universidade do Estado do Rio de Janeiro (UERJ). Mestre e Doutora em Enfermagem pelo Programa de Pós-Graduação em Enfermagem da UERJ. Professora Adjunta do Departamento de Enfermagem Médico-Cirúrgico da UERJ.

Danielle Samara Tavares de Oliveira Figueiredo

Enfermeira. Graduada em Enfermagem pela Universidade Federal da Paraíba (UFPB). Especialista na Modalidade Residência Multiprofissional em Saúde Hospitalar com Ênfase na Atenção ao Paciente Crítico, pela Universidade Federal da Paraíba (RIMUSH-UFPB). Doutora em Enfermagem pela Universidade Federal de Minas Gerais (UFMG). Professora do Curso de Graduação em Enfermagem da Universidade Federal de Campina Grande (UFCG).

Débora Feijó Villas Bôas Vieira

Enfermeira. Mestre em Administração pelo Programa de Pós-Graduação de Administração da Universidade Federal do Rio Grande do Sul (UFRGS). Doutora em Epidemiologia pelo Programa de Pós-Graduação em Epidemiologia da Faculdade de Medicina da UFRGS. Professora-Associada da Escola de Enfermagem da UFRGS. Título de Enfermeira Especialista em Terapia Intensiva Adulto (TENTI-AD) pela Associação Brasileira de Enfermagem em Terapia Intensiva (ABENTI). Ex-Presidente do Departamento de Enfermagem da Associação de Medicina Intensiva Brasileira (AMIB), biênio 2012-2013. Ex-Presidente da ABENTI, biênio 2017-2018. Membro do Conselho Consultivo da ABENTI.

Débora Soares Santos

Enfermeira. Enfermeira Título de Especialista em Terapia Intensiva Adulto (TENTI-AD) pela Associação Brasileira de Enfermagem em Terapia Intensiva (ABENTI). Especialista em Terapia Intensiva na Modalidade Residência Multiprofissional na Santa Casa de Belo Horizonte (SCBH). Docente nas Pós-Graduações de Terapia Intensiva e Urgência e Emergência da Faculdade da Santa Casa. Preceptora na Residência Multiprofissional de Terapia Intensiva e Enfermeira da UTI Respiratória (SCBH).

Dulce Inês Welter

Enfermeira. Especialista em Educação Profissional na área da Saúde: Enfermagem pela Fundação Oswaldo Cruz (FIOCRUZ). Mestre em Ciências da Saúde pelo Instituto de Cardiologia do Rio Grande do Sul (IC/FUC). Título de Enfermeira Especialista em Terapia Intensiva Adulto (TENTI-AD) pela Associação Brasileira de Enfermagem em Terapia Intensiva (ABENTI). Enfermeira Assistencial da Unidade de Terapia Intensiva do Hospital de Clínicas de Porto Alegre. Professora do Curso de Pós-Graduação *lato sensu* de Enfermagem em Terapia Intensiva da Universidade Federal do Rio Grande do Sul (UFRGS).

Eleine Maestri

Enfermeira. Graduada pela Universidade Federal de Santa Catarina (UFSC). Especialista em Enfermagem em Terapia Intensiva e Emergência pela Universidade do Sul de Santa Catarina (UNISUL). Mestre e Doutora em Enfermagem pela UFSC. Professora Adjunta da Universidade Federal da Fronteira Sul (UFFS).

Eliane Regina Pereira do Nascimento

Enfermeira. Doutora em Enfermagem pelo Programa de Pós-Graduação em Enfermagem da Universidade Federal de Santa Catarina (UFSC). Título de Enfermeira Especialista em Terapia Intensiva Adulto (TENTI-AD) pela Associação Brasileira de Enfermagem em Terapia Intensiva (ABENTI). Professora Titular do Departamento de Enfermagem do Programa de Pós-Graduação em Enfermagem e do Programa de Pós-Graduação em Gestão de Cuidado em Enfermagem-Modalidade Profissional da UFSC. Coordenadora de Pesquisa do Centro de Ciências da Saúde (UFSC). Líder do Laboratório de Pesquisa no Cuidado à Pessoa em Situações Agudas de Saúde (GEASS).

Érica Chagas Araújo

Enfermeira. Especialista em Enfermagem em Cuidados Críticos pelo Centro Universitário Faculdade de Medicina do ABC (FMABC). Especialista em Gerontologia Sanitária pela Universidade Miguel de Cervantes da Espanha. MBA em Gestão de Negócios pela Universidade de São Paulo (USP). Mestre em Ensino em Ciências da Saúde pela Universidade Federal de São Paulo (UNIFESP). Docente do Centro Universitário FMABC e Vice-Presidente do Conselho Regional de São Paulo (COREN-SP) – Gestão 2021-2023.

Éveny Cristine Luna de Oliveira

Médica. Especialista na Modalidade Residência Médica em Hematologia-Hemoterapia pela Universidade Estadual Paulista (UNESP). Mestre em Doenças Infecciosas e Parasitárias pela Universidade Federal de Mato Grosso do Sul (UFMS). Doutora pelo Programa de Pós-Graduação em Saúde e Desenvolvimento na Região Centro-Oeste da UFMS. Médica Hematologista do Hospital Universitário Maria Aparecida Pedrossian (HUMAP) da UFMS.

Fernanda Alves Ferreira Gonçalves

Enfermeira. Especialista em Terapia Intensiva pela Universidade Federal de Goiás (UFG). Especialista em Cardiologia pela Pontifícia Universidade Católica de Goiás (PUC). Especialista em Ventilação Mecânica pela Universidade São Marcos. Mestre e Doutora em Enfermagem pelo Programa de Pós-Graduação em Enfermagem da UFG. Enfermeira Intensivista do Hospital das Clínicas da UFG. Docente do Curso de Graduação em Enfermagem da Universo e Pós-Graduação do Centro de Estudos CEEN da PUC Goiás. Membro do Departamento de Enfermagem da Associação de Medicina Intensiva Brasileira (AMIB).

Filipe Utuari de Andrade Coelho

Enfermeiro. Mestre e Doutorando em Enfermagem na Saúde do Adulto pela Escola de Enfermagem da Universidade de São Paulo (USP). Especialista em ECMO pelo Instituto do Coração da Faculdade de Medicina da Universidade de São Paulo (INCOR-FMUSP). Título de Enfermeiro Especialista em Terapia Intensiva Adulto (TENTI-AD) pela Associação Brasileira de Enfermagem em Terapia Intensiva (ABENTI). Professor-Assistente da Graduação em Enfermagem e Coordenador da Pós-Graduação em Enfermagem em Terapia Intensiva da Faculdade Israelita de Ciências da Saúde Albert Einstein (FICSAE).

Francisney Vargas Fialho Júnior

Enfermeiro. Graduado em Enfermagem pela Universidade do Vale do Rio dos Sinos (UNISINOS). Especialista em Enfermagem em Terapia Intensiva pela UNISINOS. Especialista em Circulação Extracorpórea e Suporte Avançado de Vida pelo Instituto de Saúde Esportiva Estética e Clínica (ISEEC). Especialista em ECMO pelo Instituto do Coração da Faculdade de Medicina da Universidade de São Paulo (INCOR-FMUSP).

Gefferson Antônio Fioravanti Júnior

Enfermeiro. Especialista em Docência na Saúde pela Universidade Federal do Rio Grande do Sul (UFRGS). Mestre em Ciências da Saúde pela Pontifícia Universidade Católica do Rio Grande do Sul (PUCRS). Doutorando do Programa de Pós-Graduação em Saúde Coletiva da Universidade do Vale do Rio dos Sinos (UNISINOS). Docente nos Cursos de Graduação em Enfermagem e Medicina da UNISINOS. Coordenador da Especialização em Enfermagem em Terapia Intensiva. Professor Coordenador da Liga Acadêmica de Ultrassonografia *Point of Care*.

Geylene Albuquerque Ribeiro

Enfermeira. Graduada em Enfermagem pela Universidade Ceuma (UniCEUMA). Mestre em Gestão de Programas em Serviços de Saúde pela UniCEUMA. Gestora de Qualidade Assistencial, Gestão de Risco e Núcleo de Segurança do Paciente.

Giane Leandro Araújo

Enfermeira. Graduada em Enfermagem pela Escola de Enfermagem da Universidade de São Paulo (USP). Especialista em Enfermagem em Terapia Intensiva pela USP. Mestre em Enfermagem pela Universidade Federal de São Paulo (UNIFESP). Título de Enfermeira Especialista em Terapia Intensiva Adulto (TENTI-AD) pela Associação Brasileira de Enfermagem em Terapia Intensiva (ABENTI). Professora de Pós-Graduação *lato sensu* do Curso de Emergência da Faculdade de Ciências Médicas da Santa Casa de São Paulo.

Gláucia Maria Madeiro Ferreira

Enfermeira. Graduada em Enfermagem pela Faculdade de Medicina de São José do Rio Preto (FAMERP). Especialista em Terapia Intensiva pela Universidade Federal de São Paulo (UNIFESP). Mestre em Ciências pela UNIFESP. Instrutora dos Cursos Atendimento Pré-Hospitalar ao Traumatizado (PHTLS) e Atendimento Pré-Hospitalar às Emergências Clínicas (AMLS) da National Association of Emergency Medical Technicians (NAEMT).

Grace Teresinha Marcon Dal Sasso

Enfermeira. Especialista em Informações e Informática em Saúde pela Fundação Oswaldo Cruz (FIOCRUZ). Mestre e Doutora em Enfermagem pela Universidade Federal de Santa Catarina (UFSC). Pós-Doutora em Informática Médica pela University of Texas, EUA. Professora-Associada da UFSC no Curso de Graduação em Enfermagem e Coordenadora do Programa de Mestrado Profissional em Informática em Saúde. Pesquisadora CNPQ-PQ2.

Hélio Rubens de Carvalho Nunes

Estatístico. Graduado em Estatística pela Universidade Federal de São Carlos (UFSCAR). Doutor em Saúde Coletiva pela Faculdade de Medicina da Universidade Estadual Paulista "Júlio de Mesquita Filho" (UNESP). Docente Permanente do Programa de Pós-Graduação em Enfermagem da Faculdade de Medicina da UNESP, Botucatu.

Isabel Cristine Fernandes

Enfermeira. Especialista em Enfermagem em Estomaterapia pelo Centro Universitário Faculdade de Medicina do ABC (FMABC). Especialista em Administração Hospitalar pela Universidade de Ribeirão Preto (UNAERP). Especialista em Neonatologia pela Universidade Federal de São Paulo (UNIFESP). Mestre em Ciências da Saúde pelo Centro Universitário FMABC. Tecnólogo em Gestão Pública pela UNIFESP. Docente do Centro Universitário FMABC e Vice-Coordenadora do Curso de Graduação em Enfermagem.

Ítalo Miranda Pereira

Médico. Especialista na Modalidade Residência Médica em Radiologia e Diagnóstico por Imagem no Hospital Barão de Lucena da Secretaria de Saúde do Estado de Pernambuco. Médico Radiologista da Clínica Magnetomed e do Complexo Hospitalar Estadual de Doenças Infectocontagiosas Clementino Fraga, João Pessoa-PB. Membro Titular do Colégio Brasileiro de Radiologia (CBR).

Jacqueline Andréia Bernardes Leão Cordeiro

Enfermeira. Graduada em Enfermagem pela Pontifícia Universidade Católica de Goiás (PUC Goiás). Especialista em Enfermagem em Unidade de Terapia Intensiva pela PUC-Goiás. Mestre e Doutora em Enfermagem pela Universidade Federal de Goiás (UFG). Professora do Curso de Graduação em Enfermagem da UFG, do Programa de Pós-Graduação *stricto sensu* da UFG e do Programa de Residência Multiprofissional em Urgência e Emergência e Terapia Intensiva do Hospital das Clínicas de Goiânia-GO. Coordenadora da Liga de Urgência, Trauma e Emergência (LUTE) da UFG.

Jaime de Oliveira Campos Júnior

Enfermeiro. Graduado em Enfermagem pela Universidade de Itaúna. Especialista em Urgência e Emergência. Mestre em Enfermagem pela Universidade Federal de Minas Gerais (UFMG). Enfermeiro Assistencial na UTI Adulto do Hospital das Clínicas da UFMG. Membro da Câmara Técnica de Terapia Intensiva Adulto e Pediátrica do Conselho Regional de Enfermagem de Minas Gerais (COREN-MG).

James Francisco Pedro dos Santos

Enfermeiro. Graduado em Enfermagem pela Universidade Estadual de Santa Cruz. Especialista em Enfermagem em Emergência pela Universidade Federal de São Paulo (USP). Título de Enfermeiro Especialista em Terapia Intensiva Adulto (TENTI-AD) pela Associação Brasileira de Enfermagem em Terapia Intensiva (ABENTI). Enfermeiro Licenciado do Hospital Ipiranga. Membro da ABENTI. Instrutor dos Curso ATCN. Presidente do Conselho Regional de Enfermagem de São Paulo (COREN-SP) – Gestão 2021-2023.

Jandra Cibele Rodrigues

Enfermeira. Graduada em Enfermagem pela Universidade Federal da Paraíba (UFPB). Especialista na Modalidade Residência em Enfermagem Cardiovascular pelo Instituto Dante Pazzanese de Cardiologia (IDPC). Especialista em Enfermagem em Terapia Intensiva pelo Centro Universitário São Lucas (UniSL). Mestre em Ensino em Ciências da Saúde pela Universidade Federal de Rondônia (UNIR). Professora da UNIR e Coordenadora do Curso de Graduação em Enfermagem da UniSL.

José Melquiades Ramalho Neto

Enfermeiro. Graduado em Enfermagem pela Universidade Federal da Paraíba (UFPB). Especialista em Terapia Intensiva pela Faculdade de Administração e Negócios de Sergipe (FANESE). Mestre e Doutor em Enfermagem pelo Programa de Pós-Graduação em Enfermagem da UFPB. Título de Enfermeiro Especialista em Terapia Intensiva Adulto (TENTI-AD) pela Associação Brasileira de Enfermagem em Terapia Intensiva (ABENTI). Ex-Presidente do Departamento de Enfermagem da Associação de Medicina Intensiva Brasileira (AMIB), biênio 2018-2019. Presidente do Departamento de Enfermagem da Sociedade Paraibana de Terapia Intensiva (SOPAMI). Enfermeiro Assistencial na UTI Adulto do Hospital Universitário Lauro Wanderley da UFPB. Membro da Comissão Nacional de Terapia Intensiva (CNTI) do Conselho Federal de Enfermagem (COFEN). Membro do Departamento de Enfermagem da AMIB. Professor de Pós-Graduação *lato sensu* da Faculdade Redentor.

Júlia Valéria de Oliveira Vargas Bitencourt

Enfermeira. Especialista em Adulto Crítico pela Universidade Federal do Rio Grande do Sul (UFRGS). Mestre em Enfermagem pela Universidade Federal do Rio de Janeiro (UFRJ). Doutora em Enfermagem pela Universidade Federal de Santa Catarina (UFSC). Professora Adjunta do Curso de Graduação em Enfermagem da Universidade Federal da Fronteira Sul (UFFS).

Juliana Borges Oliveira

Enfermeira. Graduada em Enfermagem pela Universidade de Marília (UNIMAR). Especialista em Pesquisa Clínica pela Universidade Federal de São Paulo (UNIFESP). Especialista em Enfermagem Médico-Cirúrgica pelo Hospital do Servidor Público Estadual de São Paulo (HSPE-IAMSPE). Gerente de Pesquisa Clínica, *Country Coordinator in Home Health Care* – LATAM na Marken.

Karina Suzuki

Enfermeira. Graduada em Enfermagem pela Escola de Enfermagem da Universidade de São Paulo (USP). Especialista em Enfermagem em Cuidados Intensivos pela USP. Mestre e Doutora em Enfermagem na Saúde do Adulto pela USP. Professora Adjunta da Faculdade de Enfermagem da Universidade Federal de Goiás (UFG). Presidente do Departamento de Enfermagem da Sociedade de Terapia Intensiva do Estado de Goiás (SOTIEGO).

Laércia Ferreira Martins

Enfermeira. Mestre em Cuidados Clínicos e Saúde pela Universidade Estadual do Ceará (UECE). Título de Enfermeira Especialista em Terapia Intensiva Adulto (TENTI-AD) pela Associação Brasileira de Enfermagem em Terapia Intensiva (ABENTI). Membro Associado do Colégio Brasileiro de Executivos da Saúde (CBEXs). Presidente do Departamento de Enfermagem da Sociedade Cearense de Terapia Intensiva (SOCETI). Gerente de Enfermagem e Coordenadora do Serviço de Terapia Intensiva do Hospital Fernandes Távora (HFT/Instituto Práxis). Co-Founder L&A Inteligência em Saúde. Coordenadora do Núcleo de Pesquisa Clínica (NUPEC) Grupo de Pesquisa do HFT/Instituto Práxis. Professora do Programa de Pós-Graduação em Enfermagem em Terapia Intensiva da Universidade de Fortaleza (UNIFOR).

Laurindo Pereira de Souza

Enfermeiro. Título de Enfermeiro Especialista em Terapia Intensiva Adulto (TENTI-AD) pela Associação Brasileira de Enfermagem em Terapia Intensiva (ABENTI). Especialista em Enfermagem em UTI Pediátrica e Neonatal pela Universidade Estadual de Maringá (UEM). Mestre e Doutor em Ciências da Saúde pelo Instituto de Assistência Médica ao Servidor Público Estadual (IAMSPE-SP). Coordenador da Residência Multiprofissional em Cuidados Intensivos do Hospital Regional de Cacoal (HRC) e Enfermeiro Assistencial da UTI do HRC, Cacoal-RO. Membro do Departamento de Enfermagem da Associação de Medicina Intensiva Brasileira (AMIB).

Lázaro França Nonato

Enfermeiro. Especialista em Enfermagem em Terapia Intensiva Adulto pelo Centro Universitário UMA. Mestre em Enfermagem pela Universidade Federal de Minas Gerais (UFMG). Gestor de Projetos em Saúde Digital. Consultor em Serviços de Saúde. Título de Enfermeiro Especialista em Terapia Intensiva Adulto (TENTI-AD) pela Associação Brasileira de Enfermagem em Terapia Intensiva (ABENTI). Membro do Departamento de Enfermagem da Sociedade Mineira de Terapia Intensiva (SOMITI). Docente de Pós-Graduação para cursos de Urgência, Emergência, Trauma e Terapia Intensiva Adulto.

Lilian Moreira do Prado

Enfermeira. Título de Enfermeira Especialista em Terapia Intensiva Adulto (TENTI-AD) pela Associação Brasileira de Enfermagem em Terapia Intensiva (ABENTI). Mestre em Enfermagem pela Universidade Federal do Estado do Rio de Janeiro (UNIRIO). Doutora em Enfermagem e Biociências pela UNIRIO. Coordenadora da Unidade de Terapia Cardiointensiva Cirúrgica do Instituto Nacional de Cardiologia (INC).

Lúcia Conceição Andrade

Médica. Professora-Associada da Disciplina de Nefrologia, Departamento de Clínica Médica da Faculdade de Medicina da Universidade de São Paulo (FMUSP). Chefe do Grupo de Agudos da Divisão de Nefrologia do Hospital das Clínicas da FMUSP.

Luciano Alvarenga dos Santos

Enfermeiro. Coordenador de Enfermagem da Unidade de Terapia Renal Substitutiva do Instituto da Criança do Hospital das Clínicas da Faculdade de Medicina da Universidade de São Paulo (ICrHCFMUSP). Professor Convidado do Curso de Pós-Graduação lato sensu de Enfermagem em Oncologia e Hematologia Pediátrica do ICrHCFMUSP. Preceptor do Programa de Residência Multiprofissional em Gestão Integrada de Serviços de Saúde do Hospital das Clínicas da FMUSP. Presidente da Associação Brasileira de Enfermagem em Nefrologia (SOBEN).

Mara Ambrosina de Oliveira Vargas

Enfermeira. Doutora em Enfermagem pelo Programa de Pós-Graduação em Enfermagem da Universidade Federal de Santa Catarina (UFSC). Pós-Doutora em Bioética pela Universidade de Toronto. Pesquisadora CNPq-PQ2. Pesquisadora do Laboratório de Pesquisa Práxis da UFSC. Professora do Departamento de Enfermagem da UFSC. Título de Enfermeira Especialista em Terapia Intensiva Adulto (TENTI-AD) pela Associação Brasileira de Enfermagem em Terapia Intensiva (ABENTI). Coordenadora do Programa de Pós-Graduação em Enfermagem da UFSC.

Márcia Maria Carneiro Oliveira

Enfermeira. Doutora em Medicina e Saúde pela Universidade Federal da Bahia (UFBA). Professora Adjunta da Escola de Enfermagem e Docente Colaboradora do Programa de Pós-Graduação em Enfermagem e Saúde da UFBA.

Marcos Paulo Schlinz e Silva

Enfermeiro. Título de Enfermeiro Especialista em Terapia Intensiva Adulto (TENTI-AD) pela Associação Brasileira de Enfermagem em Terapia Intensiva (ABENTI). Mestrando do Programa de Pós-Graduação em Enfermagem da Universidade Federal de Juiz de Fora (UFJF). Diretor da SCC Consultorias e Capacitações. Membro da Diretoria da ABENTI. Membro da Câmara Técnica e Científica do Conselho Regional de Enfermagem de Minas Gerais (COREN-MG). Diretor do Nurse-Friday Oficial. Supervisor de Ensino e Coordenador da Pós-Graduação na Faculdade Suprema. Instrutor do ACLS da *American Heart Association*. Vice-Coordenador do Núcleo da Zona da Mata Mineira da Rede Brasileira de Enfermagem e Segurança do Paciente (REBRAENSP).

Maria Alice Veloso Ferreira

Enfermeira. Especialista em Enfermagem Médico-Cirúrgica. Enfermeira de Cuidados Intensivos do Hospital Garcia de Orta, Almada, Portugal.

Maria Lúcia Alves Pereira Cardoso

Enfermeira. Especialista em Gestão de Saúde e Enfermagem. Mestre e Doutora em Ciências pela Universidade Federal de São Paulo (UNIFESP). Coordenadora dos Cursos de MBA em Gestão e Inovação em Saúde e CST Gestão Hospitalar da Faculdade de Educação em Ciências da Saúde (FECS) – Hospital Alemão Oswaldo Cruz.

Maria Lúcia Ivo

Enfermeira. Mestre e Doutora em Enfermagem pela Universidade de São Paulo (USP). Professora Titular da Universidade Federal de Mato Grosso do Sul (UFMS). Docente do Programa de Pós-Graduação em Saúde e Desenvolvimento na Região Centro-Oeste da UFMS. Líder do Grupo de Pesquisa Núcleo de Estudos Interdisciplinares em Doença Falciforme (NEIDF).

Maria Miriam Lima da Nóbrega

Enfermeira. Mestre em Enfermagem pela Universidade Federal da Paraíba (UFPB). Doutora em Enfermagem pela Universidade Federal de São Paulo (UNIFESP). Professora Titular do Departamento de Enfermagem em Saúde Coletiva da Universidade Federal da Paraíba (UFPB). Docente do Programa de Pós-Graduação em Enfermagem (PPGENF/UFPB). Diretora do Centro para Pesquisa e Desenvolvimento da CIPE® do PPGENF/UFPB. Pesquisadora 1A do CNPq.

Mariana Augusta de Sá

Enfermeira. Título de Enfermeira Especialista em Terapia Intensiva Adulto (TENTI-AD) pela Associação Brasileira de Enfermagem em Terapia Intensiva (ABENTI). Supervisora de Enfermagem da UTI Adulto do Hospital Otávio de Freitas e Enfermeira Assistencial da UTI Adulto do Hospital das Clínicas da Universidade Federal Pernambuco (UFPE).

Marli Nunes Neves Rodrigues

Enfermeira. Especialista em Enfermagem em Cuidados Intensivos pela Universidade de São Paulo (USP). Especialista em Docência em Enfermagem pelo Centro Universitário Campo Limpo Paulista (UNIFACCAMP). Enfermeira encarregada do Serviço de Terapia Intensiva do Hospital Servidor Público Estadual de São Paulo (HSPE).

Mônica de Almeida Karam

Enfermeira. Graduada em Enfermagem pela Universidade Federal do Rio de Janeiro (UFRJ). Especialista na Modalidade Residência em Clínica Médica pela Universidade do Estado do Rio de Janeiro (UERJ). Especialista em Enfermagem Cardiológica pela UFRJ. Mestre em Enfermagem pela Universidade Federal do Estado do Rio de Janeiro (UNIRIO). Professora Adjunta I do Curso de Graduação em Enfermagem da Universidade do Grande Rio (UNIGRANRIO). Enfermeira da UPG no Hospital Municipal Souza Aguiar, Rio de Janeiro-RJ.

Nára Selaimen Gaertner Azeredo

Enfermeira. Graduada em Enfermagem pela Universidade do Vale do Rio dos Sinos (UNISINOS). Mestre e Doutora pelo Programa de Saúde da Criança e Adolescente da Faculdade de Medicina da Universidade Federal do Rio Grande do Sul (UFRGS). Ex-Presidente do Departamento de Enfermagem da Associação de Medicina Intensiva Brasileira (AMIB), biênio 2016-2017. Enfermeira do Serviço de Dor e Cuidados Paliativos do Hospital Nossa Senhora da Conceição.

Olinda Maria Rodrigues de Araújo

Enfermeira. Doutora pelo Programa de Pós-Graduação em Saúde e Desenvolvimento na Região Centro-Oeste da Universidade Federal de Mato Grosso do Sul (UFMS).

Olvani Martins da Silva

Enfermeira. Especialista em Terapia Intensiva pela Universidade do Contestado Concórdia (UNC). Especialista em Enfermagem em Nefrologia pela Universidade Federal de São Paulo (UNIFESP). Mestre em Terapia Intensiva pela Sociedade Brasileira de Terapia Intensiva (SOBRATI). Doutora em Enfermagem pela Universidade Federal do Rio Grande do Sul (UFRGS). Professora Adjunta do Curso de Graduação em Enfermagem da Universidade do Estado de Santa Catarina (UDESC).

Pâmela Cristina Golinelli

Enfermeira. Especialista em Administração Hospitalar pela Universidade Gama Filho (UGF). Especialista em Enfermagem em Terapia Intensiva pela Universidade Federal de São Paulo (UNIFESP). Título de Enfermeira Especialista em Terapia Intensiva Adulto (TENTI-AD) pela Associação Brasileira de Enfermagem em Terapia Intensiva (ABENTI). Enfermeira do Serviço de Medicina do Exercício e do Esporte no Hospital do Servidor Público Estadual de São Paulo/Instituto de Assistência Médica ao Servidor Público Estadual de São Paulo (HSPE/IAMSPE).

Patrícia Josefa Fernandes Beserra

Enfermeira. Doutora em Enfermagem pelo Programa de Pós-Graduação em Enfermagem da Universidade Federal da Paraíba (UFPB). Pesquisadora do Centro para Pesquisa e Desenvolvimento da Classificação Internacional para a Prática de Enfermagem (CIPE®) do Programa de Pós-Graduação em Enfermagem do Centro de Ciências da Saúde da Universidade Ferderal da Paraíba (PPGENF/CCS/UFPB).

Patrícia Rezende do Prado

Enfermeira. Graduada em Enfermagem pela Escola de Enfermagem de Ribeirão Preto da Universidade de São Paulo (EERP-USP). Especialista em Enfermagem na UTI pela Faculdade de Medicina de São José do Rio Preto. Doutora em Ciências da Saúde pela Universidade Federal de São Paulo (UNIFESP). Professora Adjunta da Universidade Federal do Acre (UFAC). Líder do Grupo de Ensino, Pesquisa e Extensão em Cuidados Críticos. Membro da NANDA International (NANDA-I), Inc.

Pollyana Pereira Portela

Enfermeira. Graduada em Enfermagem pela Universidade Estadual de Feira de Santana (UEFS). Especialista em Terapia Intensiva pela Universidade do Estado da Bahia (UNEB). Especialista em Urgência e Emergência pelo Centro Universitário Internacional (Uninter). Mestre em Enfermagem pela Universidade Federal da Bahia (UFBA). Professora-Assistente do Departamento de Saúde da UEFS.

Priscila Biffi

Enfermeira. Graduada em Enfermagem pela Universidade Federal da Fronteira Sul (UFFS).

Regiane Aparecida dos Santos Soares Barreto

Enfermeira. Graduada em Enfermagem pela Escola de Enfermagem de Ribeirão Preto da Universidade de São Paulo (EERP/USP). Especialista em Nefrologia pela Universidade Federal de São Paulo (UNIFESP). Mestrado em Enfermagem pela EERP/USP. Doutora em Ciências da Saúde pela Universidade Federal de Goiás (UFG). Professora Adjunta da Faculdade de Enfermagem da UFG.

Renata Andréa Pietro Pereira Viana

Enfermeira. Graduada em Enfermagem e Obstetrícia pela Faculdade de Medicina de Marília (FAMEMA). Mestre e Doutora em Ciências da Saúde pela Universidade Federal de São Paulo (UNIFESP). Membro Fundadora da Associação Brasileira de Enfermagem em Terapia Intensiva (ABENTI) com Proficiência em Terapia Intensiva. Presidente do Departamento de Enfermagem da Associação de Medicina Intensiva Brasileira (AMIB). Membro da Diretoria da Federação Latino-Americana de Enfermeiros em Cuidados Críticos. Embaixadora da Federação Mundial de Enfermagem em Cuidados Críticos.

Rennan Martins Ribeiro

Enfermeiro. Especialista na Modalidade Residência em Enfermagem em Neurologia e Neurocirurgia pela Universidade Federal de São Paulo (UNIFESP). Título de Enfermeiro Especialista em Terapia Intensiva Adulto (TENTI-AD) pela Associação Brasileira de Enfermagem em Terapia Intensiva (ABENTI). Coordenador de Enfermagem da UTI Neurológica do HSP/HU-UNIFESP. Presidente da ABENTI – Gestão 2021-2022. Membro da *Nursing Leadership Section* na *Neurocritical Care Society* (2021-2025).

Rita Simone Lopes Moreira

Enfermeira. Graduada em Enfermagem pela Universidade Federal de São Paulo (UNIFESP). Mestre em Ciências Médicas e Biológicas pela UNIFESP. Doutora em Ciências da Saúde pela UNIFESP. Professora Adjunta do Departamento de Enfermagem Clínica e Cirúrgica da Escola Paulista de Enfermagem da UNIFESP. Coordenadora do Programa de Cardiologia da Residência Multiprofissional da UNIFESP.

Roberta Teixeira Prado

Enfermeira. Graduada em Enfermagem pela Universidade Federal de Juiz de Fora (UFJF). Especialista em Enfermagem em Unidade de Terapia Intensiva pelo Centro Universitário São Camilo. Especialista em Urgência e Emergência pela Universidade Estácio de Sá. Mestre em Enfermagem pelo Programa de Pós-Graduação em Enfermagem da UFJF. Doutora em Enfermagem pela Universidade Federal do Rio de Janeiro (EEAN/UFRJ). Pós-Doutora pela UFJF. Docente e Membro do Grupo Gestor do Laboratório de Habilidades e Simulação Realística da Faculdade de Ciências Médicas e da Saúde de Juiz de Fora. Instrutora do Curso BLS/AHA pela Sociedade Mineira de Terapia Intensiva (SOMITI).

Roberto Carlos Lyra da Silva

Enfermeiro. Graduado em Enfermagem pela Universidade Federal do Estado do Rio de Janeiro (UNIRIO). MBA em Economia e Avaliação de Tecnologias em Saúde pela Fundação Instituto de Pesquisas Econômicas. Mestre em Enfermagem pela UNIRIO. Doutorado em Enfermagem pela Universidade Federal do Rio de Janeiro (UFRJ). Professor-Associado IV da UNIRIO. Coordenador do Programa de Pós-Graduação e Doutorado em Enfermagem e Biociências. Pesquisador Líder do Laboratório de Avaliação Econômica e de Tecnologias em Saúde (LAETS).

Rodrigo de Sousa Paulo

Enfermeiro. Graduado em Enfermagem pelo Centro Universitário de João Pessoa. Pós-Graduando em Enfermagem em Terapia Intensiva. Enfermeiro da Unidade de Suporte Avançado na Falcon Serviços Médicos.

Rodrigo Francisco de Jesus

Enfermeiro. Mestre em Enfermagem pela Universidade Federal do Estado do Rio de Janeiro (UNIRIO). Doutor em Ciências pela Universidade de São Paulo (USP). Gerente dos Cursos de Saúde da Rede UNIFTC – Faculdade de Tecnologia e Ciências.

Rogério Rodrigues Cordeiro

Enfermeiro. Especialista em Unidade de Terapia Intensiva Cardiorrespiratória pelo Hospital A. C. Camargo. Especialista em Gerenciamento de Enfermagem pelo Serviço Nacional de Aprendizagem Comercial (SENAC-SP). Professor de Pós-Graduação *lato sensu* da UniEducacional. Título de Enfermeiro Especialista em Terapia Intensiva Adulto (TENTI-AD) pela Associação Brasileira de Enfermagem em Terapia Intensiva (ABENTI). Enfermeiro do Pronto Socorro do Hospital Municipal Dr. Mário Gatti, Campinas-SP.

Rogério Sandrey Couras de Carvalho

Médico. Especialista na Modalidade Residência Médica em Endocrinologia e Metabologia pela Universidade Federal da Bahia (UFBA). Especialista em Geriatria e Gerontologia pelo Centro Universitário Unichristus (UNICHRISTUS).

Sabrina Ramires Sakamoto

Enfermeira. Graduada em Enfermagem e Obstetrícia pelo Centro Universitário Sagrado Coração. Especialista em Assistência na Urgência e Emergência pelo Centro Universitário Católico Salesiano Auxilium. Especialista em Docência pela Universidade Cândido Mendes. Mestre e Doutoranda em Enfermagem pela Universidade Estadual Paulista Júlio de Mesquita Filho (UNESP).

Sayonara de Fátima Faria Barbosa

Enfermeira. Doutora em Ciências pela Universidade Federal de São Paulo (UNIFESP) com estágio na Johns Hopkins University. Pós-Doutora em Informática em Enfermagem pela University of Michigan. Professora-Associada da Universidade Federal de Santa Catarina (UFSC) no Curso de Graduação em Enfermagem e Subcoordenadora do Programa de Mestrado Profissional em Informática em Saúde.

Sérgio Aparecido Cleto

Enfermeiro. Graduado em Enfermagem pelas Faculdades Adamantinenses Integradas. Especialista em Enfermagem em Terapia Intensiva pela Universidade Federal de São Paulo (UNIFESP). Mestre e Doutor em Ciências da Saúde pela Coordenadoria de Controle de Doenças (CCD). Enfermeiro Responsável Técnico do Serviço de Hemodiálise do Instituto de Infectologia Emílio Ribas. Coordenador do Departamento de Especialização e Títulos para Enfermeiros em Nefrologia da Associação Brasileira de Enfermagem em Nefrologia (SOBEN). Conselheiro Titular do Conselho Regional de Enfermagem de São Paulo (COREN-SP) – Gestão 2021-2023.

Sofia Louise Santin Barilli

Enfermeira. Mestre em Enfermagem pela Universidade Federal do Rio Grande do Sul (UFRGS). Enfermeira responsável pelo Núcleo de Educação Continuada da Unidade de Terapia Intensiva Adulto do Hospital Nossa Senhora da Conceição, Porto Alegre-RS. Docente dos Cursos de Graduação em Enfermagem e Medicina e do Programa de Pós-Graduação da Universidade do Vale dos Sinos (UNISINOS) e do Curso Técnico em Enfermagem do Centro de Educação Tecnológica e Pesquisa em Saúde (Escola GHC).

Solange Diccini

Enfermeira. Doutora em Ciências pela Universidade Federal de São Paulo (UNIFESP). Professora-Associada (aposentada) da Escola Paulista de Enfermagem da UNIFESP. Fundadora e Presidente da Associação Brasileira de Enfermagem em Neurologia e Neurocirurgia (ABENEURO), triênio 2020-2022.

Suzimar de Fátima Benato Fusco

Enfermeira. Graduada em Enfermagem pela Universidade Estadual Paulista Júlio de Mesquita Filho (UNESP). Especialista em Gestão em Saúde pela UNESP. Mestre e Doutora em Enfermagem pela UNESP. Professora do Curso de Graduação em Enfermagem da Universidade Estadual de Campinas (UNICAMP).

Tâmara Rúbia Cavalcante Guimarães Coutinho

Enfermeira. Graduada em Enfermagem pela Universidade Federal do Maranhão (UFMA). Título de Enfermeira Especialista em Terapia Intensiva Adulto (TENTI-AD) pela Associação Brasileira de Enfermagem em Terapia Intensiva (ABENTI). Especialista em Estomaterapia pela Associação Brasileira de Estomaterapia (SOBEST). Enfermeira Assistencial da UTI Cardiológica do Hospital Universitário da UFMA e da UTI do Hospital Municipal Dr. Clementino Moura, São Luís-MA.

Tássia Nery Faustino

Enfermeira. Graduada em Enfermagem pela Universidade do Estado da Bahia (UNEB). Especialista na Modalidade Residência em Enfermagem Intensivista (UFBA/SESAB/HC/ISG). Título de Enfermeira Especialista em Terapia Intensiva Adulto (TENTI-AD) pela Associação Brasileira de Enfermagem em Terapia Intensiva (ABENTI). Mestre em Enfermagem pela Universidade Federal da Bahia (UFBA). Doutoranda em Medicina e Saúde pela UFBA. Professora-Assistente do Curso de Graduação em Enfermagem da UNEB, Campus I. Tutora da Residência Multiprofissional em Saúde, Núcleo Terapia Intensiva (UNEB).

Tatiana Gaffuri da Silva

Enfermeira. Doutora em Enfermagem pela Universidade Federal de Santa Catarina (UFSC). Professora Adjunta do Curso de Graduação em Enfermagem da Universidade Federal da Fronteira Sul (UFFS).

Thais Oliveira Gomes

Enfermeira. Graduada pela Escola de Enfermagem da Universidade Federal de Minas Gerais (EEUFMG). Especialista em Formação Pedagógica pela EEUFMG. Mestre em Saúde do Adulto pela Faculdade de Medicina da UFMG. Título de Enfermeira Especialista em Terapia Intensiva Adulto (TENTI-AD) pela Associação Brasileira de Enfermagem em Terapia Intensiva (ABENTI). Enfermeira do Hospital das Clínicas da UFMG. Instrutora dos Cursos BLS e ACLS/AHA pela Sociedade Mineira de Terapia Intensiva (SOMITI).

Thatiana Lameira Maciel Amaral

Enfermeira. Graduada em Enfermagem pela Universidade Federal do Acre (UFAC). Especialista em Urgência e Emergência. Mestre em Saúde Coletiva. Doutora em Saúde Pública e Meio Ambiente pela Escola Nacional de Saúde Pública Sérgio Arouca. Professora Adjunta da UFAC e Tutora da Residência Multiprofissional Hospitalar com Ênfase em Terapia Intensiva.

Théia Maria Forny Wanderley Castellões

Enfermeira. Especialista em Terapia Intensiva pela Universidade do Estado do Rio de Janeiro (UERJ). Mestre em Enfermagem pela UERJ. Coordenadora do Departamento de Enfermagem da Sociedade de Terapia Intensiva do Estado do Rio de Janeiro (SOTIERJ). Coordenadora de Enfermagem das Unidades de Terapia Intensiva do Americas Medical City.

Valdicléia da Silva Ferreira

Enfermeira. Especialista em Terapia Intensiva pela Faculdade de Ciências Médicas (FCM). Mestre em Enfermagem pela Universidade Federal da Paraíba (UFPB). Professora dos Cursos de Enfermagem e Medicina da Faculdade Nova Esperança (FACENE/FAMENE). Membro da Comissão e Preceptora da Residência Multiprofissional da FACENE/FAMENE.

Vinícius Batista Santos

Enfermeiro. Especialista na Modalidade Residência de Enfermagem em Cardiologia pela Universidade Federal de São Paulo (UNIFESP). Mestre e Doutor em Enfermagem pela Escola Paulista de Enfermagem da UNIFESP. Professor Adjunto da Escola Paulista de Enfermagem da UNIFESP.

Virgínia de Araújo Porto

Enfermeira. Graduada em Enfermagem pela Universidade Federal da Paraíba (UFPB). Especialista em Enfermagem em Terapia Intensiva pela Universidade de Guarulhos. Especialista em Preceptoria em Saúde pelo Hospital Sírio-Libanês. Mestre em Ciências da Saúde pela Universidade Cruzeiro do Sul. Título de Enfermeira Especialista em Terapia Intensiva Adulto (TENTI-AD) pela Associação Brasileira de Enfermagem em Terapia Intensiva (ABENTI). Coordenadora de Enfermagem da UTI Materna do Instituto Cândida Vargas. Enfermeira do Setor de Gestão da Qualidade e Vigilância em Saúde do Hospital Universitário Lauro Wanderley da UFPB.

Virgínia Visconde Brasil

Enfermeira. Doutora em Enfermagem pela Universidade de São Paulo (USP). Professora Titular da Faculdade de Enfermagem da Universidade Federal de Goiás (UFG).

Vitor Manuel Lopes de Almeida

Enfermeiro. Enfermeiro de Cuidados Intensivos do Hospital Curry Cabral, Lisboa, Portugal.

Viviane de Lima Quintas dos Santos

Enfermeira. Mestre em Enfermagem pela Universidade Federal do Estado do Rio de Janeiro (UNIRIO). Professora Adjunta da Universidade do Grande Rio (UNIGRANRIO).

Widlani Sousa Montenegro

Enfermeira. Graduada em Enfermagem pela Universidade Ceuma (UniCEUMA). Especialista em Terapia Intensiva pela Faculdade Redentor. Especialista em Melhoria pelo Institute Healthcare Improvement (IHI). Executiva em Saúde pelo Colégio Brasileiro de Executivos em Saúde. Mestre em Princípios da Cirurgia pela Faculdade Evangélica do Paraná (FEPAR). Título de Enfermeira Especialista em Terapia Intensiva Adulto (TENTI-AD) pela Associação Brasileira de Enfermagem em Terapia Intensiva (ABENTI). Ex-Presidente da ABENTI, biênio 2019-2020, e atual Vice-Presidente. Coordenadora da Comissão de Residência Multiprofissional em Saúde e em Área Profissional da Saúde (COREMU) e da Residência de Enfermagem em UTI do Hospital São Domingos. Gerente de Qualidade, Projetos e Experiência do Paciente do Hospital São Domingos.

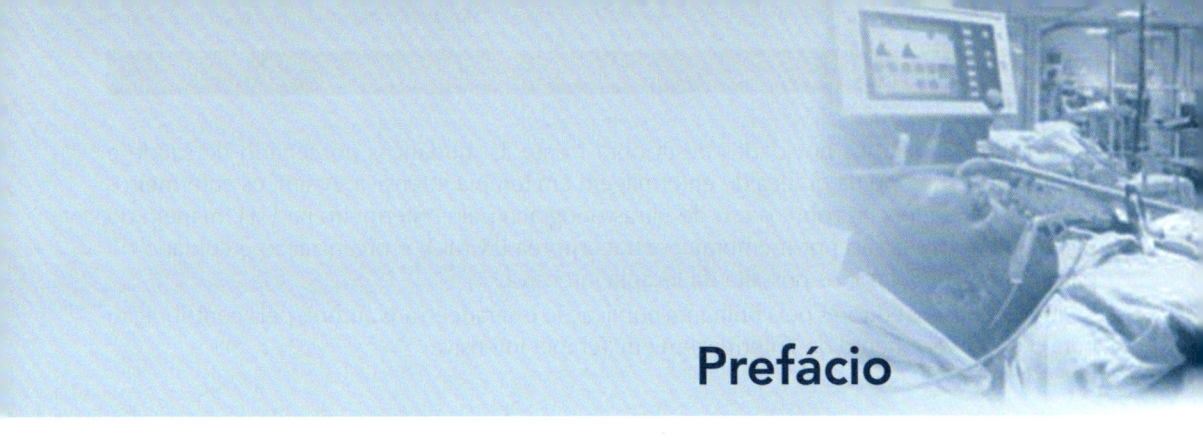

Prefácio

É com imenso prazer que apresento a obra intitulada *Enfermagem em Terapia Intensiva – Práticas Baseadas em Evidências – 2ª edição*, organizada pelos queridos amigos intensivistas Renata Andréa Pietro Pereira Viana, ícone da Enfermagem brasileira com representatividade internacional junto a *World Federation of Critical Care Nurses* (WFCCN), e José Melquiades Ramalho Neto, competente referência nacional e pioneiro na implantação de práticas avançadas de enfermagem na terapia intensiva.

Como Presidente da Associação Brasileira de Enfermagem (ABENTI) (Gestão 2021-2022), expresso meus sinceros agradecimentos aos organizadores pela extraordinária contribuição à prática de enfermagem em terapia intensiva brasileira.

Especialmente no complexo cenário atual que vivenciamos frente a pandemia do vírus SARS-CoV-2, organizar uma publicação com esta qualidade é um desafio que merece todo respeito e reconhecimento.

Além disso, diante da urgente necessidade de capacitação e acesso a conteúdos de qualidade para fundamentação da prática de enfermagem dos novos enfermeiros na UTI, esta obra descreve as boas práticas para o cuidado em terapia intensiva baseadas nas melhores evidências científicas, compiladas e descritas por referências nacionais em Enfermagem em terapia intensiva nas diversas áreas.

Os conteúdos cuidadosamente organizados pelos editores deste livro são apresentados em 50 capítulos de forma didática, iniciando-se com as bases do cuidado intensivo, como a organização dos recursos humanos e materiais, processos de trabalho na UTI, humanização da assistência, sistematização da assistência de enfermagem, cuidado centrado no paciente e família e gestão da qualidade da assistência na UTI.

Os editores apresentam também as evidências científicas para os processos de cuidar na UTI, onde os enfermeiros desempenham um papel peculiar na admissão e alta da UTI, banho no leito, higiene bucal, terapia nutricional, suporte hemodinâmico, ventilação mecânica, monitorização neurológica, terapia de substituição renal e controle glicêmico.

Uma característica única desta obra é o cuidado em descrever o processo de cuidar especializado das diferentes populações na UTI, como o paciente neurológico, transplantado, queimado, obstétrico, traumatizado, idoso, oncológico e cirúrgico. Assim, o enfermeiro poderá proporcionar um cuidado seguro, fundamentado cientificamente e favorecendo os melhores resultados aos pacientes.

Por fim, destaco as novidades desta obra frente às mudanças no cenário de saúde e ampliação do escopo da prática de enfermagem em terapia intensiva. Assim, os enfermeiros encontrarão evidências sobre o uso de ultrassonografia pelo enfermeiro na UTI, manejo do paciente em circulação por membrana extracorpórea (ECMO) e organização e cuidado do paciente em ambulatórios pós-alta da terapia intensiva.

Parabenizo os editores pela brilhante publicação e agradeço aos autores pela contribuição para o desenvolvimento da Enfermagem em Terapia Intensiva.

Boa leitura!

Rennan Martins Ribeiro
Presidente da Associação Brasileira de Enfermagem em Terapia Intensiva
ABENTI (Gestão 2021-2022)

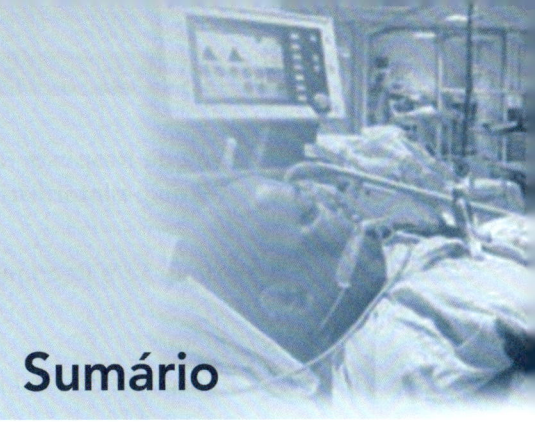

Sumário

1
Atuação da Enfermagem Frente aos Cuidados do Paciente Crítico com Covid-19

Renata Andréa Pietro Pereira Viana
José Melquiades Ramalho Neto

◖ Introdução

Em dezembro de 2019, o mundo foi surpreendido pelo vírus SARS-CoV-2 (sigla do inglês *Severe Acute Respiratory Syndrome Coronavirus* 2), cujos principais sinais e sintomas se caracterizam por febre, mialgia ou fadiga, tosse seca, podendo evoluir para dispneia ou, em casos mais graves, síndrome respiratória aguda grave (SRAG).[1] O vírus foi detectado inicialmente em Wuhan, China, até então sem qualquer expressividade em outros continentes, e as imagens iniciais que ganharam destaque na mídia mundial foram dos rostos de enfermeiras chinesas após prestarem cuidados a pacientes com essa doença respiratória aguda (denominada "Covid-19") em unidades de terapia intensiva (UTI). Os retratos desvelaram as profundas marcas, o cansaço, a fadiga, a exaustão e o medo dos profissionais após inúmeras horas lutando contra a Covid-19.

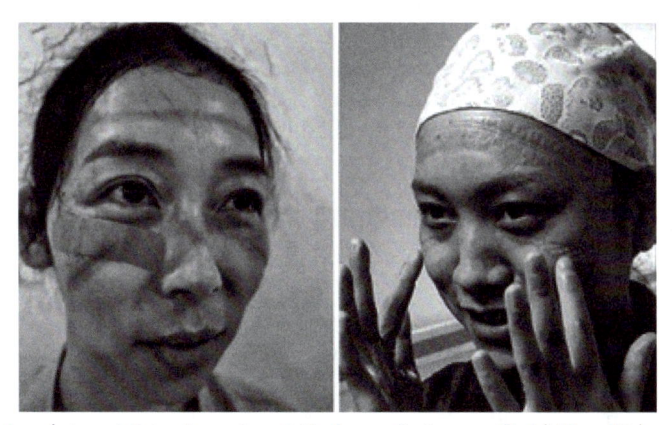

Figura 1.1. Enfermeiras de terapia intensiva após assistência a pacientes com Covid-19 em Wuhan, China.
Fonte: PDChina.

Neste momento, ganharam notoriedade o trabalho complexo, as longas jornadas, os riscos de lesões e infecções e, ainda, a necessidade do cuidado à saúde mental de toda a equipe de enfermagem. Instantaneamente, governantes, o público leigo, bem como toda a comunidade científica, perceberam que nesta batalha um dos grandes protagonistas seria o profissional da enfermagem. A luta contra o vírus, responsável por uma doença até os dias de hoje sem cura, está centrada na prestação do cuidado e, por isso, necessita do conhecimento, das habilidades e das atitudes proporcionadas pela enfermagem na chamada "linha de frente contra a Covid-19".

Para a obtenção de desfechos favoráveis, as instituições de saúde perceberam que a doença causada pelo SARS-CoV-2 ia muito além de uma insuficiência respiratória que leva o paciente ao hospital. Frente a isso, organizaram suas ações, bem como os modelos assistenciais, norteados principalmente pelo trabalho desenvolvido por profissionais no ambiente de terapia intensiva.

O enfermeiro intensivista e a tomada de decisões para o atendimento ao paciente com Covid-19

No cenário da UTI, o enfermeiro realiza atividades assistenciais e gerenciais complexas, que exigem competência técnica e científica, cuja tomada de decisões e a adoção de condutas seguras estão diretamente relacionadas ao sucesso da terapia instituída. Por isso, desde o início da pandemia, a enfermagem vem aprimorando seus processos de trabalho e conseguindo resultados cada vez mais favoráveis no cuidado ofertado ao paciente com infecção pelo novo coronavírus.

A atuação da equipe de enfermagem na UTI incorpora a fundamentação teórica e a científica, bem como a capacidade de liderança, o discernimento, a iniciativa, a habilidade de ensino, a maturidade e a estabilidade emocional para promover o cuidado seguro ao paciente com SARS-CoV-2 em sua forma grave.

Merece destaque tal posicionamento, pois, nesta forma grave da doença, existe uma importante liberação de citocinas, principalmente de interleucina-6 (IL-6), induzindo a febre e promovendo uma intensa resposta inflamatória, determinando fenômenos tromboembólicos relacionados à coagulação intravascular disseminada. Tais condições exigem do enfermeiro o conhecimento frente à evolução das complicações fisiológicas e habilidades para identificar, tomar decisões e cuidar não somente das complicações pulmonares, mas também acompanhar as condições e a evolução cardiológica, renal e metabólica que poderão comprometer o paciente com Covid-19.[2]

Consequentemente, as situações complexas que envolvem o cuidado do paciente grave exigem tomadas de decisão e reivindicam a necessidade de um enfermeiro preparado para o enfrentamento, consciente de sua responsabilidade em detectar precocemente as complicações e atuar de forma imediata e eficaz.[3]

Desenvolvimento do cuidado seguro para o paciente com Covid-19

Sabe-se que a UTI nasceu de uma necessidade logística durante a Guerra da Crimeia, em que a enfermeira Florence Nightingale selecionava os pacientes mais graves e os mantinha próximos ao "posto de enfermagem", favorecendo o cuidado imediato e a observação constante. Desde então, a terapia intensiva passou a ser o ambiente formado por um conjunto de elementos agrupados e destinados ao atendimento de pacientes graves ou em risco, que necessitem de cuidados e de assistência ininterruptos.[4]

Cuidado e assistência ininterruptos são as ações mais demandadas pelo paciente com Covid-19. Por esta razão, a readequação dos hospitais para o enfrentamento da pandemia apresentou sua maior dificuldade na contratação de profissionais qualificados, capazes de prestarem atendimento com qualidade e segurança, especialmente na UTI.

Quando se fala em assistência segura, o quantitativo adequado de profissionais está diretamente relacionado à melhor qualidade da assistência e ao cuidado efetivo, fatores que refletem significativamente na diminuição dos erros e da mortalidade hospitalares.[5]

Para atender as demandas atuais, as instituições exigem de seus colaboradores um perfil profissional em constante desenvolvimento de saberes para favorecer o acompanhamento das contínuas mudanças frente às inovações técnicas e tecnológicas; desenvolver e potencializar a capacidade para a resolução de problemas e conflitos; além de atuar no âmbito do cuidado intensivo com resiliência e proatividade.[6]

Quanto ao desenvolvimento do cuidado seguro ao paciente com Covid-19, os enfermeiros que prestam assistência ao paciente crítico necessitam desenvolver competências norteadas por saberes (Figura 1.2).

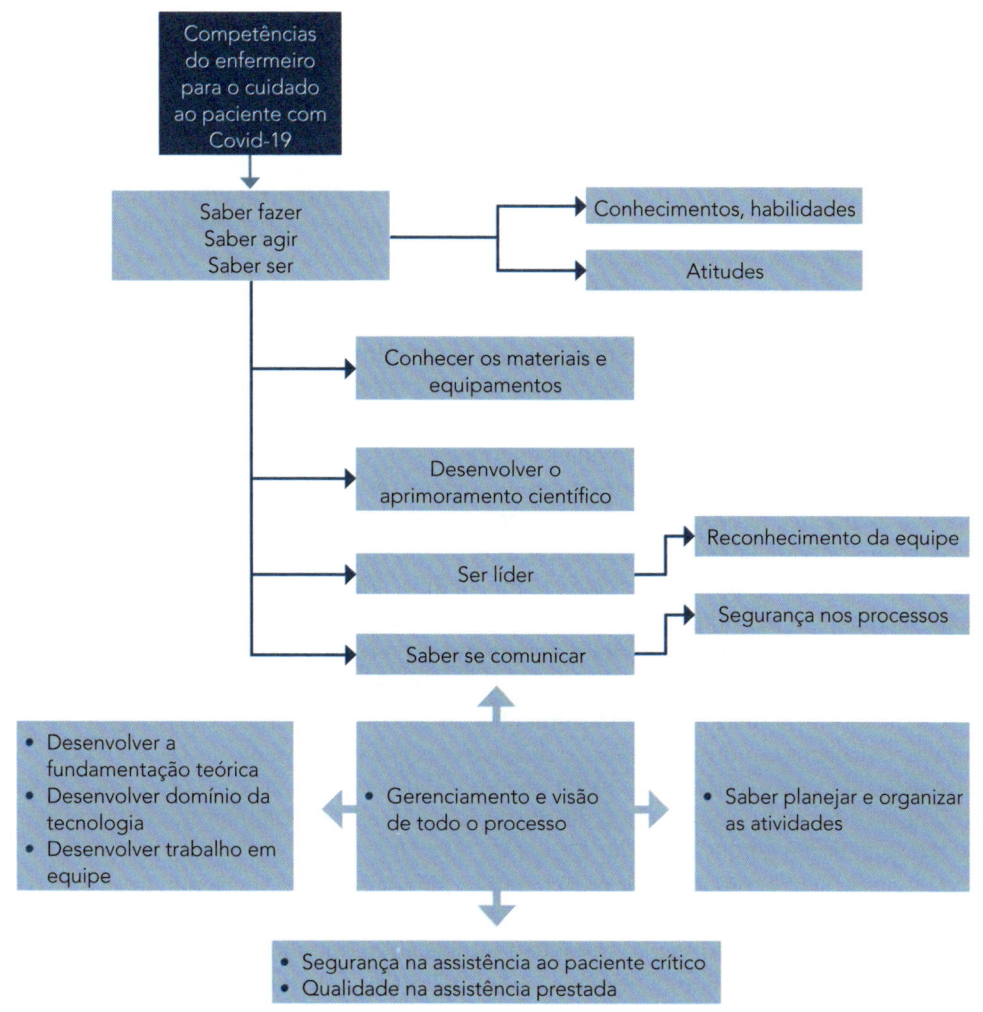

Figura 1.2. Desenvolvimento das competências necessárias ao enfermeiro intensivista para assistência ao paciente com Covid-19.

Fonte: Desenvolvida pela autoria do capítulo.

As competências do enfermeiro na terapia intensiva para a prestação do cuidado ao paciente com Covid-19, quando alicerçadas na aquisição de conhecimentos e habilidades, refletem em suas práticas o atitudinal necessário para o desenvolvimento de ações seguras. Estes três pilares são importantes competências discutidas a seguir.

Conhecimento técnico

Entre as competências e os saberes, o reconhecimento precoce de pacientes infectados é essencial para impedir a transmissão e fornecer cuidados de suporte em tempo hábil.[7] Neste sentido, o enfermeiro é um elo de grande valia desde a admissão do paciente na UTI, momento em que realiza a anamnese e o exame físico. Consequentemente, um processo de capacitação bem definido pela instituição, atribuindo competências, contribui com essa identificação precoce da Covid-19.

Durante o exame físico, é importante o enfermeiro atentar para a aferição da temperatura, pois quando o paciente apresenta febre (com ou sem calafrio), ela constitui um importante preditor que requer ação imediata. Na avaliação do padrão respiratório, deve-se observar a existência de tosse e/ou de dispneia, enquanto na ausculta pulmonar deve-se verificar a presença de estertores e/ou de roncos, respiração brônquica em pacientes com pneumonia ou com dificuldade respiratória. Além disso, a identificação de cianose e de hipóxia[8] merece a devida atenção do enfermeiro.

Vale ressaltar o fato de os doentes com dificuldade respiratória estarem propensos à cianose, acompanhada de hipóxia, taquicardia ou taquipneia, por isso a avaliação da frequência cardíaca, da frequência respiratória, do nível de consciência e da oximetria de pulso ser essencial.[8-10] Ademais, variáveis de perfusão tecidual são também monitorizadas na UTI, como o lactato e a saturação venosa de oxigênio (central ou mista), embora a avaliação da perfusão periférica por meio do tempo de preenchimento capilar, do gradiente de temperatura e do mosqueamento da pele consista em alternativa para aferir a perfusão de forma não invasiva à beira do leito.[11]

No cotidiano do seu plantão, o enfermeiro intensivista deve estar atento às anormalidades laboratoriais, não sendo incomum que o paciente grave com Covid-19 apresente leucopenia, linfopenia, neutrofilia, trombocitopenia, anormalidades na coagulação sanguínea, leucocitose, transaminases hepáticas elevadas e, ainda, o aumento da creatinina sérica.[8-10]

A coleta de amostras de sangue para hemoculturas, antes do início dos antimicrobianos, é extremamente importante, assim como a coleta de escarro para descartar outras causas de infecção do trato respiratório inferior. É recomendada a coleta de escarro, pois pode apresentar cargas virais mais elevadas que as obtidas por meio do *swab* de garganta.[12]

Os cuidados na utilização de instrumentos de auxílio respiratório também são fundamentais. Em alguns estudos, a intubação de pacientes graves esteve associada a episódios de transmissão do vírus aos profissionais da equipe.[13-14] Por isso, estratégias como evitar oxigênio umidificado para reduzir o risco de aerossolização[15] são importantes para minimizar os riscos e garantir a segurança de toda a equipe.

Potencializar as ações é refletir previamente sobre o contexto: "paciente de alto risco + procedimento de alto risco = maior nível de precaução". Um exemplo para tal citação é a ausência de procedimento seguro durante a intubação endotraqueal de pacientes infectados pelo SARS-CoV-2, que está associada a episódios de contaminação de profissionais da saúde em decorrência da grande quantidade de gotículas produzidas pela tosse e respiração do paciente.[16]

Otimizar as ações e garantir efetividade no cuidado são pontos extremamente importantes. Para o sucesso da equipe, a elaboração de um instrumento de controle, o mapeamento e a checagem das tarefas podem beneficiar o time multidisciplinar e facilitar a rotina na terapia intensiva.

Um bom exemplo de otimização das ações ocorre na intubação orotraqueal. Neste momento, devem estar presentes apenas aqueles profissionais treinados e capacitados para que, de maneira segura e eficiente, ocorra a potencialização das ações de maneira sincronizada. Merece destaque o fato de que toda a equipe deva utilizar equipamentos de proteção individual (EPI), como: máscara N95, PFF2 ou equivalente; gorro; óculos de proteção e/ou protetor facial; luvas de procedimento e avental impermeável.[11,14] E no local, é necessário que estejam disponíveis todos os equipamentos e medicamentos para o procedimento de sequência rápida de intubação, na tentativa de uma abordagem segura para o paciente e para os profissionais.[17]

A posição prona pode ser uma decisão da equipe, caso a relação pressão arterial de oxigênio/fração inspirada de oxigênio (PaO_2/FiO_2) esteja <150 mmHg, devendo o paciente ser mantido em prona por 16 horas.[13] Esta manobra demanda da equipe de enfermagem treinamento para a ação, cuidados com o tubo endotraqueal, cateteres intravasculares e a prevenção de potenciais complicações, como lesões por pressão em face, tórax e joelho; extubação acidental; perda de dispositivos intravasculares, drenos e sondas; instabilidade hemodinâmica; lesão de plexo braquial, entre outras.

Tais complicações e os agravos ocorridos ao paciente com Covid-19 na UTI podem ser reduzidos quando o planejamento dos cuidados de enfermagem contempla ações preventivas, conforme sugeridas no Quadro 1.1.

Quadro 1.1. Ações preventivas e o planejamento dos cuidados intensivos de enfermagem ao paciente com Covid-19.

Ação preventiva	Planejamento dos cuidados de enfermagem
Redução dos dias de ventilação mecânica invasiva (VMI)	• Realizar a busca ativa por pacientes em VMI que preencham os critérios indicativos para o desmame ventilatório • Avaliar diariamente a capacidade respiratória espontânea de cada paciente • Monitorizar o nível de sedação (contínua ou intermitente) por meio da escala de agitação-sedação de Richmond (RASS), por exemplo • Minimizar o uso de sedativos sem promover desconforto ao paciente e propiciar a sua titulação ideal de acordo com um escore RASS alvo • Promover a interrupção diária da sedação de pacientes elegíveis • Elaborar em conjunto com a equipe multidisciplinar um protocolo para promover o desmame ventilatório
Redução da incidência de pneumonia associada à ventilação mecânica	• Realizar a higiene bucal a cada 12 horas • Manter a pressão do balonete (*cuff*) de 18 a 22 mmHg ou de 25 a 30 cmH_2O • Garantir a cabeceira do paciente em posição semirreclinada entre 30° e 45° • Assegurar sistema de aspiração fechado e circuito único para cada doente • Trocar circuitos do ventilador mecânico por sujidade, dano ou ventilação > 30 dias. Sem mudança rotineira • Trocar o umidificador com mau funcionamento, sujidade, condensação ou a cada 7 dias, seguindo recomendações do fabricante ou da Comissão de Controle de Infecção Hospitalar (CCIH) institucional
Redução da incidência de tromboembolismo venoso	• Assegurar a prescrição médica por profilaxia farmacológica em pacientes sem contraindicação • Promover a profilaxia mecânica, caso o paciente apresente contraindicações medicamentosas
Redução da incidência de infecção primária de corrente sanguínea em pacientes com cateter venoso central	• Implementar de maneira multidisciplinar medidas seguras para a inserção de dispositivos por meio de *checklist* de inserção de cateter central • Garantir que ocorra a higiene prévia das mãos de todos os profissionais envolvidos, a utilização de barreira máxima e a antissepsia adequada da pele do paciente

(Continua)

Quadro 1.1. Ações preventivas e o planejamento dos cuidados intensivos de enfermagem ao paciente com Covid-19. (*Continuação*)

Ação preventiva	Planejamento dos cuidados de enfermagem
Redução da incidência de infecção primária de corrente sanguínea em pacientes com cateter venoso central	• Evitar a punção do acesso femoral de rotina • Realizar a higiene das mãos imediatamente antes e depois da administração dos medicamentos • Promover a desinfecção dos conectores com álcool a 70% (gaze ou *swab* alcoólico) por 5 a 15 segundos • Elaborar uma lista para a conferência diária das seguintes medidas: proteção dos curativos durante o banho; curativo limpo e seco, com data de troca; equipos com data e prazo de validade; cateteres, drenos e sondas mantidos somente quando necessários
Redução da incidência de infecção do trato urinário associada ao cateter vesical de demora	• Efetuar a inserção do cateter urinário com técnica asséptica, utilizando sistema coletor fechado • Evitar o uso desnecessário e prolongado da sonda vesical de demora (SVD) • Realizar a cateterização intermitente ou utilizar dispositivo de sondagem externa, sempre que possível • Manter abaixo do nível da bexiga a bolsa coletora do sistema • Promover o esvaziamento regular da bolsa coletora • Realizar a troca da SVD apenas em caso de mau funcionamento ou desconexão
Redução da ocorrência de lesão por pressão (LPP)	• Identificar fatores extrínsecos e intrínsecos que poderão predispor à formação de LPP: • Fatores extrínsecos: umidade, calor, pressão, força de cisalhamento e fricção • Fatores intrínsecos: índice de massa corporal (IMC) >30 kg/m² ou <18,5 kg/m², anemia, deficiência proteica, extremos de idade, hipotensão arterial, incontinência urinária ou fecal, edema, hipertermia, tabagismo, desidratação, infecções sistêmicas ou locais, comorbidades, uso de medicamentos corticosteroides, sedativos, anestésicos e drogas vasoativas • Implementar ações preventivas nos pacientes com risco baixo, moderado ou alto para LPP • Promover a mudança periódica de decúbito, preferencialmente a cada 2 horas • Utilizar dispositivos de mobilização e redução de pressão, como protetores de proeminências ósseas • Prescrever a terapia tópica e o período de troca do curativo em LPP de maior complexidade • Avaliar e evoluir a LPP a cada troca de curativo • Garantir a oferta e aporte calórico adequado • Elaborar em conjunto com a equipe multidisciplinar um protocolo institucional para a prevenção de LPP
Redução da incidência de úlcera por estresse e sangramento gastrointestinal	• Prover a oferta nutricional enteral, quando prescrita • Atentar para a necessidade da administração de bloqueadores de histamina-2 ou inibidores da bomba de prótons em pacientes com fatores para sangramento gastrointestinal, como coagulopatias e hepatopatias
Redução da incidência de doenças relacionadas à permanência na UTI	• Definir estratégias eficazes e seguras de suporte multiprofissional para pacientes que desenvolvam manifestações graves da Covid-19 • Conhecer o paciente e suas comorbidades para elaboração de plano de cuidados individualizado e humanizado. Comunicação entre equipe, paciente e família se mostra essencial e necessária

Fonte: Desenvolvido pela autoria do capítulo.

Liderança

Nos serviços públicos e privados, a gestão moderna encontra-se alicerçada no pilar custo *versus* qualidade, o que representa um desafio substancial para coordenar a assistência de enfermagem.[6] Nesta condição, em razão da multiplicidade de facetas, agregando prática e teoria, o enfermeiro necessita cada vez mais aprofundar seu conhecimento teórico e prático, para que possa se empoderar e agir como o elo da equipe multidisciplinar e o grande líder da equipe de enfermagem, promovendo ações de maneira segura e assertiva.

O cuidar caracteriza-se pela observação, o levantamento dos problemas e o planejamento das ações para o encontro de soluções pertinentes e eficazes de maneira individualizada e humanizada. Nesta ótica, a evolução, a avaliação e a interação entre o paciente e os profissionais de enfermagem são fundamentais.

Cada vez mais é desejável que o enfermeiro tenha liderança e envolvimento e busque resultados para o sucesso de seu trabalho em equipe, estando pronto para aprender e ensinar continuamente.

Merece ser destacado o fato de que o trabalho do enfermeiro durante a pandemia da Covid-19 é multíplice e intenso, exigindo, além de competências e habilidades técnico-científicas no cenário da UTI, a possibilidade de reconhecer a complexidade, a singularidade, a fragilidade emocional, física e psíquica do ser humano envolvido neste processo de adoecimento. Todas estas questões ainda são somadas às inquietudes dos próprios pacientes e de seus familiares, o que tem demandado grandes esforços de toda a enfermagem brasileira.

Nenhum estado ou serviço de saúde do país realmente estava preparado para a pandemia da Covid-19. Os profissionais de saúde também não haviam aprendido em sua formação como deveriam prestar o cuidado e atuarem frente ao vírus SARS-CoV-2. Por isso, não existe uma solução "tamanho único", estamos todos aprendendo a agir e construindo o cuidado e o conhecimento, norteados pelas respostas com base nos contextos sociais e científicos.

Equilíbrio emocional

No mundo atual, o saber ser nos remete à identidade do profissional, à apresentação de determinada condição ou situação. Frente a esta questão, observa-se com grata satisfação que muitos enfermeiros reconhecem lacunas em sua formação, tanto mediante a torrente de mudanças do conhecimento científico como mediante os recursos técnico-tecnológicos disponíveis. Ao considerar as novas demandas institucionais, que buscam um modelo gerencial centrado em resultados, o perfil profissional deve ser focado no desenvolvimento de pessoas, sendo um grande desafio, pois determina intensas transformações na prática dos enfermeiros, que só podem ocorrer por meio da capacitação e do desenvolvimento de competências.

Não somente de tecnologia e processos de trabalho se faz uma UTI. O enfermeiro intensivista identifica-se com o trabalho que realiza, porém convive com angústias intensas consequentes à complexidade do cuidado crítico, que ocorre em razão da necessidade de conhecer e manusear equipamentos e saber realizar atividades com iniciativa e segurança. Deve-se, ainda, somar o contato intenso com pacientes e familiares, que desperta os mais variados pensamentos e sentimentos individuais em cada um dos profissionais.

Nesse ambiente, a equipe de enfermagem busca atrelar o conhecimento ao cuidado humanizado. Em razão da grande sobrecarga de trabalho que a assistência ao paciente com Covid-19 demanda, a saúde desses profissionais está muito mais suscetível ao estresse, à irritabilidade, à fadiga, ao desenvolvimento da síndrome do esgotamento profissional (síndrome de *Burnout)* e ao surgimento de outros distúrbios psíquicos.

É evidente o apoio de que os profissionais que atuam na UTI necessitam em virtude de seu trabalho exaustivo, em que, muitas das vezes, esta questão não é levada em consideração pela instituição. Em muito dos casos, esses profissionais não têm espaços para falar, conversar e dialogar sobre seus medos e anseios dentro de seus estabelecimentos de trabalho.[18] A necessidade de uma escuta profissional e qualificada beneficia e apoia quem está cuidando na linha de frente da Covid-19.

Publicações recentes apontaram que as equipes de profissionais de saúde atuantes no atendimento da pandemia mostraram-se exaustas física e mentalmente, com dificuldades na tomada de decisão e ansiedade pela dor de perder pacientes e colegas, além do medo do risco de infecção e a possibilidade de transmissão para os familiares.[2,19] Logo, garantir assistência médica, apoio psicológico e, rapidamente, testes diagnósticos aos profissionais sintomáticos é de fundamental importância para o sucesso de toda a cadeia de atendimento, pois a readequação dos hospitais para o enfrentamento da pandemia tem sua maior dificuldade na contratação de mais recursos humanos altamente qualificados. Não é fácil encontrar de modo rápido profissionais capazes de prestar atendimento com qualidade e segurança a pacientes com Covid-19, especialmente nas UTI.

Por isso, é extremamente importante que as instituições também desenvolvam ações focadas no cuidado para a saúde mental dos seus profissionais, principalmente em um momento delicado como o que atualmente se vivencia nesta pandemia da Covid-19, pois a doença vai muito além da insuficiência respiratória que faz os pacientes procurarem o sistema de saúde.

No mundo moderno e globalizado, as mudanças ocorrem de forma rápida, por isso elementos das novas práticas que configurem o modelo do cuidado seguro ao paciente com SARS-CoV-2 devem também estar focados na gestão de pessoas, ou seja, os profissionais que estão na linha de frente também necessitam de cuidados.

Considerações finais

A capacitação profissional para a equipe de enfermagem atuar de maneira segura na pandemia da Covid-19 é fundamental para que teoria e as prática sejam componentes integrados e possam assegurar assistência baseada em evidências, possibilitando suporte ao desenvolvimento de competências.

Nesse ambiente coletivo de ensino e aprendizagem, o apoio daqueles mais talentosos influencia na atuação dos que têm dificuldade. Com isso, a gestão do conhecimento em grupo torna-se uma estratégia que estimula a cooperação, diminuindo a competição e trazendo como resultados práticas seguras, humanizadas e cuidados com qualidade no ambiente da terapia intensiva ao paciente com Covid-19.

Finalmente, estratégias para o desenvolvimento profissional precisam ocorrer e não devem se restringir apenas à inovação tecnológica, mas necessitam estar focadas no aprendizado coletivo, com a discussão de diversos temas que proporcionem a troca de informações e experiências, fatores essenciais quando pessoas trabalham juntas com um objetivo comum: o de salvar vidas!

Referências bibliográficas

1.   Organização Mundial da Saúde. Pneumonia of unknown cause – China. Genebra. 2020a. Disponível em: https://www.who.int/csr/don/05-january-2020-pneumonia-of-unkown-cause-china/en/. [Acesso em 23 ago. 2020/.

2.   Editorial. Covid-19: protecting health-care workers. Lancet. 2020:395-922.
3.   Viana RAPP, Vargas MAO, Carmagnani MIS, Tanaka LH, Luz KR, Schmitt PH. Profile of an intensive care nurse in different regions of Brazil. Texto Contexto Enferm. 2014;23(1):151-9.
4.   Amorim RC, Silvério IPS. Perspectiva do paciente na unidade de terapia intensiva na admissão e alta. Rev Paul Enferm. 2003;22(2):209-12.
5.   Sung-Hyun C, Kyung JJ, Yun MK, Yong AC, Cheong SY, Sung-Cheol Y, et al. Nurse staffing, quality of nursing acre and nurse job outcomes in intensive care units. J Clin Nurs. 2009;18(12):1729-37.
6.   Viana RAPP. Competências do enfermeiro de terapia intensiva: construção e proposições para o desenvolvimento profissional. [Tese de doutorado]. São Paulo: Universidade Federal de São Paulo – Escola Paulista de Enfermagem. 2013.
7.   Brasil. Ministério da Saúde. Protocolo de manejo clínico do coronavírus (Covid-19) na atenção primária à saúde. 2020a. Disponível em: https://www.saude.gov.br/images/pdf/2020/marco/20/20200318-ProtocoloManejo-ver002.pdf. [Acesso em 24 ago. 2020].
8.   Chen W, Lan Y, Yuan X, Deng X, Li Y, Cai X, et al. Detectable 2019-nCoV viral RNA in blood is a strong indicator for the further clinical severity. Emerg Microbes Infect. 2020;9(1):469-73.
9.   Beeching NJ, Fletcher TE, Fowler R. Coronavirus disease 2019 (Covid-19). BMJ Best practice. 2020.
10. Organização Mundial da Saúde□. Laboratory testing strategy recommendations for Covid-19: interim guidance. Genebra. 2020a. Disponível em: https://apps.who.int/iris/handle/10665/331509. [Acesso em 23 ago. 2020].
11. Ramalho Neto JM, Viana RAPP, Franco AS, Prado PR, Gonçalves FAF, Nóbrega MML. Nursing diagnosis/outcomes and interventions for critically ill patients affected by Covid-19 and sepsis. Texto Contexto Enferm. 2020;29:20200160.
12. Organização Mundial da Saúde. Laboratory testing for coronavirus disease 2019 (Covid-19) in suspected human cases. Genebra. 2020a. Disponível em: https://www.who.int/publications/i/item/10665-331501. [Acesso em 23 ago. 2020]..
13. Pan Y, Zhang D, Yang P, Poon LLM, Wang Q. Viral load of SARS-CoV-2 in clinical samples. Lancet Infect Dis. 2020;20(4):411-2.
14. Yang X, Yu Y, Xu J, Shu H, J'an X, Liu H, et al. Clinical course and outcomes of critically ill patients with SARS-CoV-2 pneumonia in Wuhan, China: a single-centered, retrospective, observational study. Lancet Respir Med. May 2020;8(5):475-81.
15. Goh KJ, Wong J, Tien JCC, Ng SY, Wen SD, Phua GC, et al. Preparing your intensive care unit for the Covid-19 pandemic: practical considerations and strategies. Critical care. 2020;24(1):215.
16. Wax RS, Christian MD. Practical recommendations for critical care and anesthesiology teams caring for novel coronavirus (2019-nCoV) patients. Can J Anaesth. 2020;67(5):568-76.
17. Zuo MZ, Huang YG, Ma WH, Xue ZG, Zhang JQ, Gong YH, et al. Expert recommendations for tracheal intubation in critically ill patients with noval coronavirus disease 2019. Chin Med Sci J. 2020;35(2):105-9.
18. Monteiro JK, Oliveira ALL, Ribeiro CS, Grisa GH, Agostini N. Adoecimento psíquico de trabalhadores de unidades de terapia intensiva. Psicol Cienc Prof. 2013;33(2):366-79.
19. Ferioli M, Cisternino C, Leo V, Pisani L, Nava S. Protecting healthcare workers from SARS-CoV-2 infection: pratical indications. Eur Respir Rev. 2020;29(155):200068.

2

Recursos Humanos e Materiais na Vertente Organizacional da Unidade de Terapia Intensiva

Vitor Manuel Lopes de Almeida
Maria Alice Veloso Ferreira
Lázaro França Nonato

Gestão de recursos em terapia intensiva

Além da investigação clínica para a definição de diagnósticos, realização de exames e cuidados por profissionais da saúde, a vida dos pacientes nos hospitais depende da qualidade e da disponibilidade de estrutura física e de recursos materiais, humanos e financeiros. Todos os anos, milhares de pessoas são admitidas em unidades de terapia intensiva (UTI) de todo o mundo, requerendo um elevado grau de cuidado à saúde cada vez mais crescente nos dias atuais.

A UTI surgiu a partir da necessidade de aperfeiçoamento e concentração de recursos materiais e humanos para o atendimento a pacientes graves, de monitorização contínua, bem como de assistência multiprofissional. Sabidamente, é um setor de alta complexidade dentro dos hospitais, característica verificada frente à peculiaridade dos pacientes lá atendidos, que depende de serviços de apoio, planta física adequada, recursos humanos e materiais para uma assistência efetiva, gerenciamento de risco e avaliação compatíveis com as exigências legais.[1]

Assim sendo, tornou-se imperiosa a presença de profissionais cada vez mais competentes, que integrem organização, planejamento, trabalho em equipe, conhecimento científico, liderança, comunicação, relacionamento interpessoal, promoção de cuidados, ensino e pesquisa, com otimização de recursos e uma assistência especializada de qualidade e segura.[2]

Nesse ínterim, a equipe de enfermagem está diretamente ligada a todo o processo de organização e administração de recursos humanos e materiais, já que é responsável por atender a todas as necessidades fundamentais dos pacientes e de seus familiares, utilizando conhecimentos específicos para promover, recuperar e reabilitar a saúde, prevenindo complicações. E para a realização de tais tarefas, lança mão de estratégias que se adaptem ao perfil da população atendida e ao tipo de recursos disponíveis, baseando-se essencialmente em organização, planejamento e adequação de recursos.[2]

Contudo, o sucesso na gestão da UTI depende de fatores estruturais e organizacionais atrelados ao conhecimento do gestor em questões administrativas, de sua habilidade em otimizar recursos, da conscientização da situação política e econômica da instituição e da capacidade que a liderança tem para implementar estratégias de cooperação e de desenvolvimento de ações por parte da equipe multidisciplinar.[2]

Aspectos organizacionais

Diante dos recursos básicos para abertura e manutenção de uma UTI, por vezes, depara-nos com problemas logísticos pela dificuldade de serviços especializados que supram a demanda de recursos materiais, humanos e estruturais fundamentais ao bom funcionamento da unidade. Essa dificuldade não impede de atender ao que é necessário, mas requer o planejamento do tempo e a criação de fluxogramas para que não prejudique o suprimento ou serviços essenciais. O ato de gerenciar um serviço, além da implantação de mudanças, implementação de normas e rotinas, controle de orçamento, organização de educação continuada e persistência frente às potenciais resistências do sistema de saúde, também demanda processo decisório compartilhado, orientação da estratégia para o cliente e análise situacional, os quais determinarão o processo estratégico de gestão.[3]

Considerando-se a complexidade da assistência em uma UTI, para a criação dessas unidades faz-se necessária a regularização do estabelecimento de saúde junto ao órgão de vigilância sanitária mediante expedição do Alvará de Licenciamento Sanitário pelo órgão sanitário competente estadual, do Distrito Federal ou municipal.[4]

Ademais, todo o processo deve atender às exigências voltadas para questões estruturais, materiais e profissionais que atendam às necessidades dos pacientes graves, determinadas pela Resolução da Diretoria Colegiada RDC n. 50, de 21 de fevereiro de 2002, que versa sobre o regulamento técnico para planejamento, programação, elaboração e avaliação de projetos físicos de estabelecimentos assistenciais de saúde; pela RDC n. 7, de 24 de fevereiro de 2010, e suas atualizações constantes na RDC n. 26, de 11 de maio de 2012, e na RDC n. 137, de 8 de fevereiro de 2017, ambas da Agência Nacional de Vigilância Sanitária (Anvisa), que dispõem sobre os requisitos mínimos para funcionamento das unidades de terapia intensiva (UTI) brasileiras; e pela Portaria GM/MS n. 895, de 31 de março de 2017, que institui o cuidado progressivo ao paciente crítico ou grave com os critérios de elegibilidade para admissão e alta, de classificação e de habilitação de leitos de terapia intensiva adulto, pediátrico, unidade coronariana, queimados e cuidados intermediários adulto e pediátrico no âmbito do Sistema Único de Saúde (SUS).[4-8]

O Quadro 2.1 destaca algumas condições organizacionais para a implementação de uma UTI.[9]

Quadro 2.1. Recomendações para a implementação de uma UTI.

- O serviço de saúde em que a UTI está inserida deve ter alvará de licenciamento sanitário atualizado, expedido pela vigilância sanitária local

- A UTI que tenha o Cadastro Nacional da Pessoa Jurídica (CNPJ) próprio deve requerer junto à vigilância sanitária o alvará de licenciamento sanitário particularizado

- O estabelecimento de saúde em que a UTI está inserida deve estar inscrito no Cadastro Nacional de Estabelecimentos de Saúde (CNES) e manter atualizadas as informações referentes à quantidade de leitos de UTI existentes

- É obrigatória a existência de UTI em todo hospital terciário, e nos secundários que apresentem capacidade igual ou superior a 100 leitos, bem como nos especializados

- É obrigatória a existência de UTI neonatal (UTIN) nos hospitais que realizem mais de 4 mil partos por ano (1 leito para cada 80 recém-nascidos/ano com peso de nascimento abaixo de 2.500 g)

- O número de leitos de UTI em cada hospital deve corresponder a um mínimo de 6% do total de seus leitos, não podendo ser inferior a 5 (cinco) leitos por unidade

- O hospital materno-infantil que realiza pré-natal e parto de gestantes de alto risco deve ter unidades de tratamento intensivo adulto e neonatal

(Continua)

Quadro 2.1. Recomendações para a implementação de uma UTI. (*Continuação*)

• O serviço de saúde, público ou privado, deve prever e prover os recursos humanos e materiais necessários à operacionalização das UTI
• A UTI deve ter profissionais qualificados, com treinamento específico, atendendo aos requisitos mínimos das resoluções vigentes
• Todos os profissionais da UTI devem ser vacinados em conformidade com a legislação vigente ou contra doenças epidemiologicamente importantes
• A equipe da UTI deve implantar e implementar ações de farmacovigilância, tecnovigilância, hemovigilância e vigilância do controle de infecção e eventos adversos, conforme definidas pelo Programa de Controle de Infecção e Eventos Adversos
• A equipe da UTI deve notificar os casos suspeitos, surtos e eventos adversos à coordenação do Programa de Controle de Infecção e Eventos Adversos no prazo de até 24 horas, colaborando na investigação epidemiológica e na adoção de medidas de controle
• A equipe da UTI deve orientar os familiares e acompanhantes dos pacientes, quando houver, em ações de controle de infecção e eventos adversos

Fonte: Adaptado de AMIB (2009).

Gestão de recursos humanos

Para manter e utilizar de forma consciente e adequada os recursos materiais e estruturais, é necessário que haja uma equipe qualificada para promover uma assistência de qualidade, devendo esta ser multiprofissional, legalmente habilitada e dimensionada, quantitativa e qualitativamente, de acordo com o perfil assistencial da unidade de cuidados intensivos, a necessidade do serviço e a legislação vigente.

Frente ao processo de gestão em recursos humanos, Chiavenato[10] afirma que a estrutura, tecnologia, recursos financeiros e materiais são aspectos meramente físicos e inertes que precisam ser administrados inteligentemente por pessoas que constituam a organização, tendo em vista acreditar que o fator que realmente constitua a dinâmica das organizações são as pessoas. Assim, não podemos esquecer que, no hospital, o cuidado à pessoa não depende apenas de diagnósticos, exames complementares, estrutura física das instituições, recursos materiais e financeiros, mas, sobretudo, dos recursos humanos.

Nesse sentido, o Quadro 2.2 ressalta as necessidades mínimas de profissionais na equipe de uma UTI, segundo as legislações vigentes.

Quadro 2.2. Estrutura de pessoas para uma UTI.

Médico coordenador	Legalmente habilitado, com título de Especialista em Medicina Intensiva específico para a modalidade de assistência na UTI sob a sua responsabilidade técnica (adulto, pediátrica ou neonatal)
Médico diarista	Um para, no máximo, 10 (dez) leitos ou fração, com título de Especialista em Medicina Intensiva específico para a modalidade de assistência na UTI em que está lotado
Médico plantonista	Exclusivo da unidade. Um para, no máximo, 10 (dez) leitos ou fração em cada turno
Enfermeiro coordenador	Responsável pela coordenação da equipe de enfermagem, exclusivo da unidade na qual está lotado, capacitado para atendimento em terapia intensiva e com experiência de, no mínimo, 3 (três) anos de trabalho no tipo de UTI que estará coordenando. Além da obrigatoriedade de obtenção do título de especialista por alguma associação brasileira reconhecida[7]

(Continua)

Quadro 2.2. Estrutura de pessoas para uma UTI. (*Continuação*)

Enfermeiro assistencial	Exclusivo da unidade. Um para, no máximo, 10 (dez) leitos ou fração por turno de trabalho
Técnico de enfermagem	Exclusivo da unidade. Um para, no máximo, 2 (dois) leitos por turno de trabalho
Fisioterapeuta	Exclusivo da unidade. Um para, no máximo, 10 (dez) leitos ou fração por turno de trabalho
Auxiliar administrativo	Um exclusivo da unidade
Funcionários responsáveis pelo serviço de limpeza	Exclusivos da unidade, por turno de trabalho

Fonte: Adaptado de Brasil (2010; 2017).

Os crescentes desafios no mundo do trabalho, a competitividade e a exigência pela qualidade fazem emergir a constante necessidade de aperfeiçoamento no que se refere a recursos humanos, pois estes devem manter uma formação contínua, não só em razão dos avanços tecnológicos que vêm ocorrendo de forma quase exponencial, como também em razão da promoção de um adequado desenvolvimento pessoal, numa constante busca pela melhoria que envolve visão, reflexão, ação e agir com coerência.[1,2]

Inicialmente, o recrutamento de pessoal é uma etapa de grande importância do processo para a prestação do serviço hospitalar de alta complexidade, uma vez que o serviço depende de profissionais com qualificações mínimas para o exercício das atividades. Além disso, há também a necessidade de integração da equipe à forma de desenvolvimento dos serviços de maneira adequada, com treinamentos iniciais que compreendem desde como cada equipamento funciona e quais profissionais estão habilitados, até como se efetiva cada procedimento.[1]

Diante das exigências e da necessidade de conhecimentos especializados, é essencial o desenvolvimento de programas de educação continuada contemplando assuntos que envolvam as normas e rotinas técnicas desenvolvidas na unidade; o uso e a inclusão de novas tecnologias; o gerenciamento dos riscos inerentes às atividades realizadas e à segurança tanto de pacientes como dos profissionais; bem como a prevenção e controle de infecções relacionadas à assistência à saúde.

As atividades de educação permanente são desenvolvidas mensalmente e de acordo com as necessidades da equipe, uma vez que o mercado de trabalho nem sempre atende às demandas. Profissionais com diferentes conhecimentos, habilidades e responsabilidades nas instituições hospitalares na maioria das vezes não detêm experiência suficiente ou cursos específicos na área, representando uma preocupação para os enfermeiros que ocupam cargos de gestão pelo fato de que recursos humanos inadequados podem comprometer seriamente a qualidade dos cuidados e todo o processo assistencial, consequentemente demandando treinamentos no intuito de atender às necessidades de cuidado do paciente crítico.

No entanto, a gerência e o setor administrativo devem igualmente estar incluídos nesse processo e manter parceria com as ações da equipe de profissionais ligados diretamente à assistência, favorecendo a resolução de problemas e a inovação de ideias que atendam às necessidades emergentes.[1] O trabalho de equipe construído por meio da parceria entre profissionais, gestores e usuários favorece o hospital e contribui para que as práticas ali desenvolvidas se materializem, sendo que o diferencial da assistência se dá pelos valores incorporados e compartilhados pelas pessoas envolvidas no cuidado intensivo, não apenas pela infraestrutura existente, tornando extremamente importante o trabalho em equipe.

O processo de gestão visa, entre outros aspectos, o gerenciamento de recursos para aumentar a produção dos serviços, reduzir custos e, oportunamente, possibilitar a eficiência e a eficácia dos procedimentos. Desse modo, é fundamental uma boa integração entre os profissionais na equipe para que todos atuem de acordo com a missão e os objetivos da instituição, indo ao encontro do sistema de valores, normas e padrões de comportamentos necessários pela organização/serviço.

Recursos materiais

Entende-se por materiais todos os produtos que podem ser armazenados e consumidos após a sua chegada, como fármacos, material de limpeza e alimentos, excluindo-se deste grupo todos aqueles materiais considerados permanentes, a exemplo dos monitores multi-paramétricos, computadores e veículos.[11]

O gerenciamento de recursos materiais em saúde representa um conjunto de práticas que asseguram materiais em quantidade e qualidade de modo que os profissionais possam estar desenvolvendo seu trabalho sem correr riscos, tampouco colocando em risco os usuários dos serviços. A despesa desses recursos representa parte importante dos custos da instituição, sendo grandes a variedade de materiais e a complexidade de tratamentos.[11]

Neste contexto, para realizar a gestão dos recursos materiais é necessário atentar-se para o fluxo das principais atividades do gerenciamento da cadeia logística, como mostra a Figura 2.1.

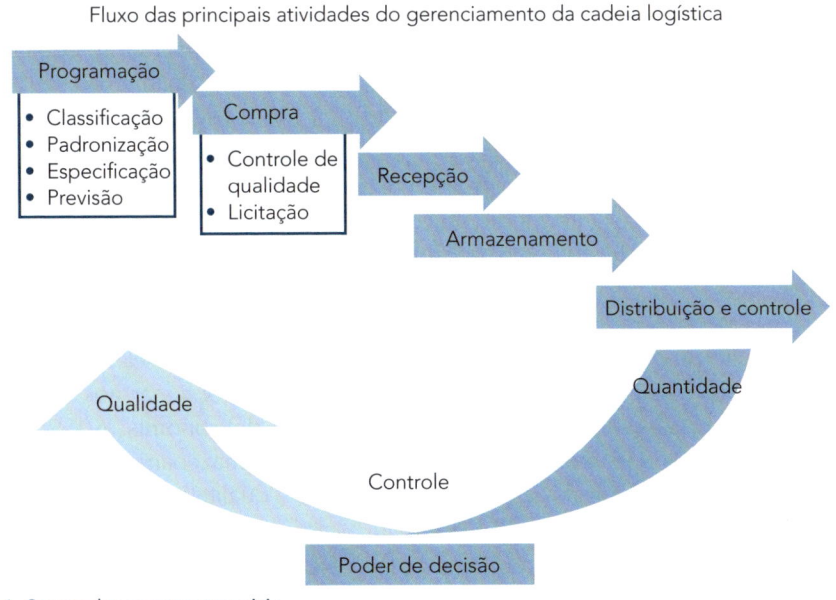

Fluxo das principais atividades do gerenciamento da cadeia logística

Figura 2.1. Gestão dos recursos materiais.

Fonte: Adaptada de Castilho; Fugulin; Gaidzinski (2016).

Na programação, os materiais podem sem classificados como permanentes ou não esto-cáveis, como mobiliários, equipamentos e instrumentais. Além disso, têm-se os materiais de consumo e os assistenciais propriamente ditos, a exemplo de sondas, gazes, esparadrapos, seringas, agulhas, jelcos, entre outros. Vale também ressaltar a importância da avaliação da padronização e especificação desses insumos; suas previsões, que dizem respeito à estimativa do quantitativo de material necessário, medida pelo consumo médio mensal; bem como as provisões.

Os materiais dentro de uma UTI passam por uma padronização existente e por exigências próprias do serviço, sendo esses suprimentos necessários e vitais para o seu funcionamento (assim como os equipamentos), que são adquiridos mediante regularização/registro prévio junto à Agência Nacional de Vigilância Sanitária e de acordo com a complexidade do serviço e as necessidades da assistência. A partir de então, buscando manter a qualidade desses materiais, estes passam por avaliações constantes, adotando-se medidas corretivas, quando necessárias; ou preventivas, conforme cronograma preestabelecido com os serviços especializados.[2]

Nesta perspectiva, uma das atribuições do enfermeiro é garantir sempre a eficácia dos materiais com o menor custo, passando o processo por várias etapas que compreendem desde as especificações dos artigos de interesse, suas respectivas compras, até a entrega e a utilização dos produtos na unidade.

A classificação desses materiais em diferentes grupos, ou classes, possibilita estabelecer instrumentos de planejamento e controle adequado. Com isso, a administração de recursos materiais está dividida em quatro grupos ou subsistemas:[12]

- Subsistema de normalização.
- Subsistema de controle.
- Subsistema de aquisição.
- Subsistema de armazenamento.

Quanto mais adequado é um produto, presume-se que maior será a sua qualidade. E as decisões que envolvem qualidade nascem dos objetivos do hospital e do seu nível de complexidade assistencial, devendo estar presentes em todos os planos de aquisição dos materiais.

Um processo de compra, por sua vez, é conduzido por meio de setores específicos nas instituições de saúde por intermédio de comissões de escolha, nomeadamente, inclusive com a presença de enfermeiros para otimizar a aquisição do melhor material com o menor custo.

No processo de compra, há o controle na qualidade dos materiais e o processo licitatório, que consiste no procedimento em que a administração hospitalar seleciona a proposta mais vantajosa para o contrato de seu interesse, visando proporcionar aos fornecedores oportunidades iguais, garantindo o princípio constitucional da isonomia. Após a chegada dos materiais, é necessário planejar a recepção, as formas de armazenamento, a distribuição e o controle, sempre pensando nos aspectos quantitativos e qualitativos desses insumos.[11]

Do mesmo modo que a manutenção dos recursos humanos exige uma série de cuidados especiais, a gestão de materiais requer um plano organizado para um gerenciamento e controle eficazes. A responsabilidade e o bom senso são de extrema importância na utilização de todo o material, bem como o compromisso dos profissionais da equipe na gestão de todos os recursos que viabilizam o processo do cuidar. Portanto, é indispensável para uma assistência isenta de riscos, o uso racional dos materiais e de equipamentos indispensáveis ao desenvolvimento das atividades envolvidas no cuidado ao paciente crítico.[1,2]

Mesmo que não haja a presença direta do enfermeiro, é extremamente importante que todos conheçam o funcionamento desse processo. Entretanto, considera-se imprescindível a sua participação como assessor na área administrativa no que tange aos aspectos técnicos e nas ações locais, tendo em vista que no processo de compra são oferecidos materiais com preços e qualidade diversificados, o que dificulta o julgamento das propostas. Ademais, não se pode esquecer que a qualidade de todo o material é indispensável para qualificar a assistência de enfermagem prestada, viabilizar os cuidados, principalmente ao paciente admitido na terapia intensiva, e permitir uma atuação da equipe dentro dos padrões desejáveis de segurança.[2]

Oportunamente, testes de materiais servem para avaliar o desempenho técnico e analisar a possibilidade de riscos para pacientes e trabalhadores. Sendo assim, o enfermeiro deve avaliar periodicamente as necessidades reais, atentando para as pessoas das quais cuida e os elementos da equipe multidisciplinar que utilizam determinado material no cuidado, independentemente das previsões de insumos para o serviço. Trata-se de um ciclo contínuo de operações correlatas e interdependentes caracterizadas pela previsão, aquisição, transporte, concepção, armazenamento, distribuição, conservação, venda de excedentes e análise de controle de inventários, que asseguram ao hospital e suas unidades o reabastecimento racional dos materiais necessários à manutenção do seu ciclo operacional.[11]

Assim, a equipe multiprofissional tem de ser treinada constantemente a fim de conhecer os recursos disponíveis na unidade e evitar desperdícios, impedindo um aumento exponencial do custo hospitalar por uso indevido de materiais, tido como responsabilidade final de todos.[12]

Contudo, esses custos hospitalares têm aumentado consideravelmente em decorrência da complexidade dos tratamentos e de procedimentos empregados, exigindo materiais mais modernos e dispendiosos para a execução do cuidado.[11] Frente a isso, uma das tendências para a gestão dos serviços de enfermagem é a inclusão de conhecimentos em auditoria e o desenvolvimento de habilidades sobre custos como mais uma ferramenta a ser utilizada nos processos decisórios, salientando-se a importância do envolvimento de toda a equipe de enfermagem na criação de um programa de educação continuada e de desenvolvimento de auditoria.[13]

◀ Sistema de classificação de pacientes

Com o desenvolvimento e o avanço dos recursos terapêuticos, houve a necessidade de pessoal especializado para o cuidado ao paciente crítico e, inevitavelmente, o aumento do consumo de recursos hospitalares, demandando uma necessidade cada vez maior de avaliar o desempenho nas UTI.

Nesse contexto, o Conselho Federal de Enfermagem, por meio da Resolução COFEN n. 543 de 2017, estabelece os parâmetros mínimos para dimensionar o quantitativo de profissionais das diferentes categorias de enfermagem para os serviços/locais em que são realizadas atividades de enfermagem. Desse modo, o dimensionamento do quadro de profissionais de enfermagem deve se basear em características relativas ao serviço de saúde, ao serviço de enfermagem e ao paciente, estando esta última relacionada ao grau de dependência do paciente em relação à equipe de enfermagem — Sistema de Classificação de Pacientes (SCP) — e à realidade sociocultural.[14]

O SCP surgiu da necessidade de organizar a gestão das unidades hospitalares e contempla uma série de variáveis, baseadas essencialmente na prática setorial. Segundo esse sistema, os pacientes podem ter classificações diferentes e dispendem horas de cuidados específicos, como mostra o Quadro 2.3 a seguir.

Quadro 2.3. Classificação de pacientes e horas de assistência de enfermagem nas 24 horas.

Tipo de paciente	Definição	Horas de enfermagem dispendidas por paciente
Paciente de cuidados mínimos (PCM)	Paciente estável sob o ponto de vista clínico e de enfermagem e fisicamente autossuficiente quanto ao atendimento das necessidades humanas básicas	4 horas
Paciente de cuidados intermediários (PCI)	Paciente estável sob o ponto de vista clínico e de enfermagem, com parcial dependência dos profissionais de enfermagem para o atendimento das necessidades humanas básicas	6 horas
Paciente de cuidados de alta dependência (PCAD)	Paciente crônico, incluindo o de cuidado paliativo, estável sob o ponto de vista clínico, porém com total dependência das ações de enfermagem para o atendimento das necessidades humanas básicas	10 horas
Paciente de cuidados semi-intensivo (PCSI)	Paciente passível de instabilidade das funções vitais, recuperável, sem risco iminente de morte, mas que requer assistência de enfermagem e médica permanente e especializada	10 horas
Paciente de cuidados intensivos (PCIt)	Paciente grave e recuperável, com risco iminente de morte, sujeito à instabilidade das funções vitais, requerendo assistência de enfermagem e médica permanente e especializada	18 horas

Fonte: Adaptado de Cofen (2017).

Para que os sistemas de classificação possam ser fidedignos, é fundamental que os instrumentos de medida que lhes dão base sejam de fácil aplicação, abrangentes, precisos e válidos, evitando oscilações na aferição dos fatos, evitando erros que podem ocorrer, por exemplo, quando os sistemas consideram os cuidados prestados e não os cuidados requeridos pelo doente; quando a experiência dos profissionais é ignorada; ou quando aspectos indiretos do cuidado são irrelevantes, e diferentes vertentes da prática de enfermagem não são tidas em consideração.[15]

Portanto, sob o ponto de vista da enfermagem, o SCP ideal é aquele que utiliza instrumentos que permitem resultados seguros para a avaliação dos pacientes e da unidade, com destaque para aqueles desenvolvidos para identificar a gravidade dos doentes, avaliar a carga de trabalho de enfermagem, quantificar as necessidades de cuidados e estimar a real necessidade de profissionais de enfermagem por paciente.[13]

À medida que os enfermeiros se tornam mais familiarizados com o SCP, estabelecerão inevitavelmente outra perspectiva, adquirindo; assim, será alcançada uma melhor compreensão sobre os instrumentos que avaliam a carga de trabalho na UTI, sendo esses indicadores analisados de modo mais adequado.

Instrumentos que avaliam a gravidade do paciente e a necessidade de cuidados de enfermagem são indispensáveis para proporcionar informações acerca do processo de tomada de decisão e garantir a qualidade da assistência, pois permitem uma alocação adequada da equipe de enfermagem e subsidiam o planejamento assistencial para melhor atender às necessidades do doente.

A mudança do paradigma tradicional da gestão dos recursos de enfermagem, ainda que sutil, fez os responsáveis passarem a olhar a gestão do trabalho dos seus colaboradores de forma mais racional e precisa. Por meio da utilização de instrumentos de medição, avaliação e previsão das necessidades de recursos, elementos estatísticos e relatórios de produtividade disponíveis, possibilitou-se verificar a existência de assimetrias na distribuição de enfermeiros entre os serviços de terapia intensiva e os diversos hospitais.[16]

A inexistência de um instrumento de medida das necessidades dos doentes em cuidados de enfermagem impossibilita análise mais detalhada e precisa, que revele se essas assimetrias são justificadas pelas características dos hospitais ou pelo perfil dos doentes ou, ainda, pelas deficiências de planejamento.[16]

Nesse contexto, tornou-se impreterível a criação de instrumentos gerenciais que pudessem:

- Capacitar os hospitais com instrumentos de medida para quantificarem as horas de trabalho de enfermagem necessárias em cada unidade de internação.
- Incentivar as instituições a aplicarem esses instrumentos e a fornecerem informações aos seus colaboradores, para que possam ser utilizadas como auxiliares de gestão e garantir a qualidade na assistência de enfermagem prestada.

O SCP tem como finalidade o desenvolvimento de um modelo de informação que permita a gestão racional dos recursos humanos, otimizando os recursos previamente existentes e/ou recrutando os necessários; identificando as reais necessidades de cuidados de enfermagem; definindo orçamentos de serviços; comparando horas de trabalho de enfermagem e analisando a efetividade da prestação face às necessidades identificadas entre os diferentes serviços.[14,16]

Essa informação produzida apoia a tomada de decisão dos gestores de enfermagem para a introdução de medidas corretivas e o planejamento da admissão de novos enfermeiros, assim como sustenta a fundamentação para atualizar o quadro de pessoal dentro do contexto orçamentário da instituição.

Por vezes, argumentos baseados em dados subjetivos, ao longo de vários anos, têm prejudicado os argumentos dos enfermeiros, tornando-os mais vulneráveis e limitando o alcance dos seus objetivos.[16]

Diante desse quadro, torna-se inquestionável a necessidade de mensurar a carga de trabalho de enfermagem na UTI, tendo em vista que inadequados recursos qualitativos e quantitativos de enfermagem cerceiam os direitos dos pacientes a uma assistência digna e cuidados de saúde livres de riscos. Isso tudo pode comprometer legalmente a instituição e os profissionais pelas falhas ocorridas, fato que muitas vezes acontece devido à sobrecarga de trabalho e à deficiência da qualidade da assistência prestada.[16]

Assim, estabelecer cargas laborais que otimizem a produtividade, sem comprometimento do bem-estar de enfermeiros ou pacientes, constitui um desafio que deve ser enfrentado pelo gestor de enfermagem e pelo coordenador da terapia intensiva.

❚ Instrumentos para mensurar a carga de trabalho

A assistência com base na excelência tem sido uma busca constante das instituições de saúde, particularmente no cuidado ao paciente grave, devendo ser realizada de forma ininterrupta e livre de eventos adversos. Frente a essa preocupação, surgiu a necessidade de utilizar métodos mais fidedignos capazes de monitorizar a qualidade da assistência intensiva prestada, a qual tem crescido consideravelmente nos últimos anos. A avaliação da carga de trabalho de enfermagem tem se mostrado indispensável como recurso de gestão em terapia intensiva.[16-18]

Para uma avaliação das atividades de enfermagem, podem ser utilizados instrumentos de medida específicos, entre os quais se destacam o *Therapeutic Intervention Scoring System-28 (TISS-28)* e o *Nursing Activities Score* (NAS).

O TISS-28 é um instrumento de medida de gravidade e de carga de trabalho de enfermagem, criado em 1974, com base na quantificação das intervenções terapêuticas segundo a complexidade, o grau de invasividade e o tempo dispensado pela equipe de enfermagem para a realização de diversos procedimentos correspondentes a um período de 24 horas, sendo constituído de itens relacionados às atividades básicas, suporte ventilatório, cardiovascular, renal, neurológico, metabólico e intervenções específicas.[18-20]

Após várias versões, o instrumento supracitado foi reestruturado para determinar as atividades de enfermagem que melhor representam a carga de trabalho de enfermagem na UTI, além de possibilitar a avaliação das necessidades de cuidados, dando origem a um novo instrumento constituído de 23 itens que abrangem mais especificamente as atividades desenvolvidas pela equipe de enfermagem, denominado *Nursing Activities Score* (NAS).[17,19]

O enfermeiro intensivista é o profissional que se dedica exclusivamente à assistência direta ao paciente crítico, por isso tem argumentos fundamentados frente à necessidade da avaliação de sua carga de trabalho. A não utilização deste instrumento e o uso de uma base de dados subjetiva contribuem para fragilizar a argumentação da necessidade de um maior número de enfermeiros, por dia ou turno de trabalho, tornando, assim, a assistência vulnerável e limitada para o alcance dos objetivos da equipe e da instituição de saúde.[16]

Embora o NAS seja um instrumento que melhor representa a carga de trabalho de enfermagem na UTI, a literatura nacional e internacional é vasta no que se refere à utilização do TISS-28 para a classificação indireta da gravidade dos pacientes, pois esse escore baseia-se em intervenções relacionadas à gravidade da doença e custo-efetividade, e não nos procedimentos e cuidados de enfermagem ao paciente grave. Assim, é importante ressaltar a possibilidade da sua utilização como um método para dimensionar custos, estimando-se custos variáveis da mão de obra da equipe de enfermagem consumida diariamente, além de servir de apoio às decisões técnicas e administrativas.

Por fim, tanto o NAS como o TISS-28 constituem instrumentos que apresentam viabilidade, aplicabilidade e fidedignidade, sendo os resultados traduzidos e validados para a realidade local, possibilitando a aplicação prática e segura destes nos diferentes serviços de terapia intensiva.

◖ Ambiente organizacional

Independentemente do tipo de especialidade prática ou ambiente de trabalho, os enfermeiros partilham um atributo comum que os define — o de profissionais empenhados que abraçam uma filosofia holística do cuidado. Essa característica, talvez mais do que qualquer outra, modela as suas expectativas e enquadra-se nos diversos ambientes de trabalho desafiadores dos dias atuais.

Alguns estudos ressaltam fatores que causam insatisfação profissional, como más condições de trabalho e remuneração inadequada, além de deficiências no ambiente de trabalho atreladas à falta de materiais e equipamentos,[21-22] podendo suscitar nos profissionais de UTI exaustão e estresse e, consequentemente, síndrome de *Burnout*.

O desempenho dos profissionais depende, claramente, do nível de motivação, que os estimula a serem assíduos, trabalharem de forma diligente, serem flexíveis e estarem dispostos a desempenhar eficazmente as suas tarefas. Entretanto, deficiências institucionais quanto a recursos materiais (instrumentos, fármacos, equipamentos tecnológicos) e humanos resultam na progressiva deterioração dos serviços e na insatisfação do enfermeiro frente ao trabalho.

Por conseguinte, entende-se que nem a motivação seja sinônimo de desempenho, nem o desempenho seja inequivocamente determinado pela motivação. A motivação afeta o desempenho, ainda que este dependa também de uma adequada infraestrutura e de ambientes organizacionais que foquem na melhoria da gestão dos recursos, processos e desfechos.[22]

Considerações finais

As mudanças tecnológicas e de mercado, em âmbito mundial, e as ocorridas no perfil epidemiológico dos pacientes admitidos nas UTI culminaram no uso de aparelhos sofisticados, técnicas modernas e, consequentemente, elevação dos custos na assistência ao paciente crítico. Com isso, os custos hospitalares tornaram-se um alvo de trabalho fundamental para a otimização das operações no ambiente hospitalar, alertando para quaisquer resultados que exijam correção ou intervenções administrativas.

Apesar de a promoção da saúde e a prevenção da doença terem efeito significativo na diminuição da morbimortalidade das pessoas, é necessário planejamento para atender às necessidades crescentes que decorrem do envelhecimento da população e do substancial aumento na complexidade das doenças, implicando crescente necessidade de cuidados em medicina intensiva.

Futuramente, um desafio para a modernização e progressão nas UTI pode passar pela implementação de redes de referenciação geográficas ou com base nas diferentes patologias, sistemas de informação capazes de gerir de forma integrada as atividades nos cuidados intensivos e a implementação de sistemas de videovigilância, videoconferência e telemedicina.

Frente à crescente preocupação com custos, vem a necessidade de fundamentação para as negociações bem-sucedidas, resultando, por parte do enfermeiro, no seu envolvimento de forma mais direta no desempenho financeiro das instituições, que também tem sido propulsionado pelo fato de este profissional representar um importante percentual quantitativo e orçamentário nas instituições de saúde. Neste contexto, a enfermagem vem mostrando que a avaliação da carga de trabalho nas diferentes unidades hospitalares, principalmente na UTI, tem importante relevância não somente entre os gestores e profissionais da saúde, mas especialmente entre os enfermeiros assistenciais, que são os responsáveis diretos pela assistência ininterrupta ao paciente grave internado na terapia intensiva.

Uma gestão da qualidade nas instituições de saúde deve utilizar ferramentas que permitam otimização de todo o processo de tomada de decisão, diminuindo os riscos quer para os pacientes e familiares, quer para os seus funcionários.

Referências bibliográficas

1. Almeida DVD. Perfil do paciente idoso internado em unidade de terapia intensiva neurológica em um hospital público no Distrito Federal. [Dissertação]. Brasília: Universidade de Brasília; 2017.
2. Golinelli PC, Viana RAPP. Unidade de terapia intensiva: planta física, organização e administração de recursos humanos e materiais. In: Viana RAPP, Torre M. Enfermagem em terapia intensiva: práticas integrativas. Barueri (SP): Manole; 2017: 2-8.
3. D'Artibale EF, Freitas RM, Amaral F, Pinheiro ME, Kuhnen SB. Implantação e gestão de uma unidade de terapia intensiva: relato de experiência. Rev Coorte. 2015;(5):50-6.
4. Brasil. Ministério da Saúde. Agência Nacional de Vigilância Sanitária. RDC n. 7, de 24 de fevereiro de 2010. Dispõe sobre os requisitos mínimos para funcionamento de unidades de terapia intensiva e dá outras providências. Diário Oficial [da] República Federativa do Brasil, Brasília, 25 fev. 2010;1:48.
5. Brasil. Ministério da Saúde. Agência Nacional de Vigilância Sanitária. RDC n. 50, de 21 de fevereiro de 2002. Dispõe sobre o regulamento técnico para planejamento, programação, elaboração e avaliação de projetos físicos de estabelecimentos assistenciais de saúde. Diário Oficial [da] República Federativa do Brasil, Brasília, 20 mar. 2002;1:39.
6. Brasil. Ministério da Saúde. Agência Nacional de Vigilância Sanitária. RDC n. 26, de 11 de maio de 2012. Altera a Resolução RDC n. 07, de 24 de fevereiro de 2010, que dispõe sobre os requisitos mínimos para funcionamento de unidades de terapia intensiva e dá outras providências. Diário Oficial [da] República Federativa do Brasil, Brasília, 14 mai. 2012;1:170.

7.   Brasil. Ministério da Saúde. Agência Nacional de Vigilância Sanitária. RDC n. 137, de 8 de fevereiro de 2017. Altera a Resolução da Diretoria Colegiada – RDC n. 7, de 24 de fevereiro de 2010. Diário Oficial da União, Brasília, 9 fev. 2017;1:44.
8.   Brasil. Ministério da Saúde. Portaria GM/MS 895, de 31 de março de 2017. Institui o cuidado progressivo ao paciente crítico ou grave com os critérios de elegibilidade para admissão e alta, de classificação e de habilitação de leitos de terapia intensiva adulto, pediátrico, unidade coronariana, queimados e cuidados intermediários adulto e pediátrico no âmbito do Sistema Único de Saúde (SUS). Diário Oficial da União, Brasília, 3 abr. 2017;1:78.
9.   Associação de Medicina Intensiva Brasileira. Regulamento técnico para funcionamento de unidades de terapia intensiva. São Paulo: AMIB; 2009.
10. Chiavenato I. Gerenciando pessoas. 2. ed. São Paulo: Makron Books; 1992.
11. Castilho V, Fugulin FMT, Gaidzinski RR. Gerenciamento de custos nos serviços de enfermagem. In: Kurcgant P (coord.) Gerenciamento em enfermagem. 3. ed. Rio de Janeiro: Guanabara Koogan; 2016.
12. Vecina Neto G, Reinhardt Filho W. Gestão de recursos materiais e de medicamentos. São Paulo: Faculdade de Saúde Pública da Universidade de São Paulo; 1998.
13. Phillips CY, Castorr A, Prescott PA, Soeken K. Nursing intensity. Going beyond patient classification. J Nurs Adm. 1992;22(4):46-52.
14. Conselho Federal de Enfermagem. Resolução COFEN 543/2017. Atualiza e estabelece parâmetros para o dimensionamento do quadro de profissionais de enfermagem nos serviços/locais em que são realizadas atividades de enfermagem. Brasília: COFEN; 2017.
15. Malloch K, Conovaloff A. Patient classification systems. Part I: The third generation. J Nurs Adm. 1999;29(7-8):49-56.
16. Queijo AF. Tradução para o português e validação de um instrumento de medida de carga de trabalho de enfermagem em unidade de terapia intensiva: Nursing Activities Score (N.A.S.) [dissertação]. São Paulo: Universidade de São Paulo, Escola de Enfermagem; 2002.
17. Conishi RMY, Gaidzinski RR. Nursing Activities Score (NAS) como instrumento para medir carga de trabalho de enfermagem em UTI adulto. Rev Esc Enferm USP. 2007;41(3):346-54.
18. Tranquitelli AM, Padilha KG. Sistemas de classificação de pacientes como instrumentos de gestão em unidades de terapia intensiva. Rev Esc Enferm USP. 2007;41(1):141-6.
19. Gonçalves LA, Garcia PC, Toffoleto MC, Telles SCR, Padilha KG. Necessidades de cuidados de enfermagem em terapia intensiva: evolução diária dos pacientes segundo o Nursing Activities Score (NAS). Rev Bras Enferm. 2006;59(1):56-60.
20. Padilha KG, Sousa RMC, Miyadahira AMK, Cruz DALM, Vattimo MFF, Kimura M, et al. Therapeutic intervention scoring system-28 (TISS-28): diretrizes para aplicação. Rev Esc Enferm USP. 2005;39(2):229-33.
21. Baguley K. Workplace Empowerment, Job Strain, and Affective Organizational Commitment in Critical Care Nurses: Testing Kanter's Structural Theory of Organizational Behavior. [Dissertação de mestrado]. London, Ontario: University of Western Ontario; 1999.
22. Kanfer A. It's a thin world: the association between e-mail use and patterns of communication and relationships. Technology Research Group at the National Center for Supercomputing Applications; 2019.

3

Educação Permanente – Desenvolvendo Competências Necessárias para a Equipe de Enfermagem

Renata Andréa Pietro Pereira Viana
Thais Oliveira Gomes

▌Enfermagem intensiva: um olhar sobre a evolução das nossas práticas

A enfermagem se consolidou como profissão em meados do século XIX, quando surgiu a necessidade de recuperar a saúde dos indivíduos para os processos produtivos necessários ao capitalismo e, consequentemente, ao desenvolvimento do mundo moderno.[1]

A unidade de terapia intensiva (UTI) nasceu de um processo logístico e foi desenvolvida durante a Guerra da Crimeia por Florence Nightingale que, por meio da implementação de cuidados relativos à higiene, reduziu a taxa de infecção hospitalar de 42,7% para 2,2%.[2] Nesta época, surge a ideia de que o paciente com risco iminente de morte e com necessidade de cuidado ininterrupto mereceria observação direta. Assim, Florence selecionava os pacientes graves e mantinha-os próximos ao "posto de enfermagem" para favorecer o cuidado imediato e a observação constante, o que resultou que considerássemos essa prática de alocação de paciente por perfil de gravidade a precursora da unidade de terapia intensiva.

A história da UTI evolui juntamente com os avanços tecnológicos e a necessidade em manter a equipe treinada, sendo um destaque o ano de 1923, quando se iniciam os cuidados para doentes em pós-operatório de cirurgia neurológica.[2,3]

Acompanhar mundialmente o surgimento das diversas unidades de tratamento intensivo demandou dos enfermeiros o desenvolvimento de habilidades voltadas para uma área específica, na qual a educação em serviço deve ser um processo contínuo para assegurar o domínio científico e o desenvolvimento de competências. Entretanto, naquela época, o conhecimento da enfermagem advinha principalmente das experiências do cotidiano e do autoaprendizado desses profissionais, pois pouco se conhecia sobre os cuidados de enfermagem direcionados ao paciente crítico, sobre a educação e sobre o treinamento para os profissionais em serviço.[4,5]

Ao se retomar o contexto histórico, percebe-se que é após a II Guerra Mundial que realmente acontece o início da estruturação dos cuidados intensivos, quando a tecnologia da época começa a ser utilizada para o desenvolvimento dos cuidados de enfermagem e os enfermeiros começam a esboçar interesse por atividades voltadas para a educação e o treinamento dos profissionais.[6]

Embora o cuidado de enfermagem se mostrasse imprescindível, "(...) havia pouca concordância ou entendimento sobre a exata natureza da assistência de enfermagem ou do conhecimento necessário para prestá-la".[6] Desta forma, o aprendizado ocorria por meio de repetições frequentes de tarefas, e a base teórica era fundamentada no ensino rudimentar de anatomia, fisiologia, patologia e farmacologia, sem uma correlação explícita de seu significado com as condições clínico-patológicas do doente.[7]

A pouca concordância entre teoria e prática favoreceu o desenvolvimento de uma assistência de enfermagem "tarefeira", pois o conhecimento das profissionais que se destacavam em seus serviços era construído em bases essencialmente heurísticas, com destaque para processos marcados por "tentativa, acerto e erro".[8]

Com o passar dos anos, o aumento da complexidade nas unidades de tratamento intensivo e das intervenções terapêuticas, juntamente com os avanços tecnológicos, trouxe necessidade de uma formação mais científica que avançasse para além da execução rotineira de tarefas. "A assistência de enfermagem a pacientes instáveis requereu a *expertise,* conhecimentos e autoridade tradicionalmente considerados domínio e privilégio dos médicos".[7]

Neste contexto, surge a "nova ciência", época que envolve a enfermagem com a tecnologia, na qual os profissionais, além da vigilância contínua ao paciente crítico, voltam-se para o aprendizado do domínio de instrumentos utilizados, agora, para a prática diária. Essa mudança reforçou o processo de educação em serviço e a imagem de "poder e saber" do enfermeiro intensivista em relação às demais equipes de enfermagem que atuam em diferentes unidades de internação.[9]

No Brasil, a formalização da educação profissional na área da saúde tem início com a vinda da Corte Portuguesa, em 1808.[10] Quanto ao surgimento da terapia intensiva brasileira, há relatos de que as primeiras unidades foram fundadas no Hospital dos Servidores do Estado do Rio de Janeiro e no Hospital de Clínicas da Faculdade de Medicina da Universidade de São Paulo (HC-FMUSP), em 1961.[11]

Todavia, as UTIs tiveram seu maior desenvolvimento em nosso meio a partir da década de 1970, no período do "milagre econômico", quando a política essencialmente se caracterizava pela busca da modernização, pelo desenvolvimento da tecnologia de ponta e aquisição de métodos avançados de diagnóstico e terapêutica.[12] Com a crescente industrialização, a enfermagem da terapia intensiva começa a ser marcada por uma série de mudanças, porém sem um planejamento definido para os profissionais.[13] Neste contexto, o código de ética dos profissionais de enfermagem contempla o direito do profissional enfermeiro de atualizar seus conhecimentos técnicos, científicos e culturais, enfocando as suas responsabilidades.[14]

Portanto, a enfermagem intensiva vem desde seu surgimento galgando um importante espaço no que representa o cuidado ao paciente crítico e, por meio da educação em serviço baseada em evidências científicas e focada no profissional, paciente e familiares, ela pode se tornar o exemplo de assistência segura com excelência.

O novo modelo de assistência de enfermagem na terapia intensiva

Diante da necessidade de uma assistência segura, prestada por profissionais cada vez mais capacitados, percebe-se que o enfermeiro que atua na assistência intensiva deve apresentar uma formação sólida, diferenciada e qualificada, agregando a experiência pessoal e profissional adquiridas ao longo da sua carreira.

A complexidade do trabalho no setor transforma a educação em uma prática necessária, em que geralmente os enfermeiros demonstram aptidão, desejo e satisfação em cuidar de pacientes graves. Por isso, nos dias atuais, o processo de desenvolvimento dos enfermeiros intensivistas deve ter características de continuidade, ocorrendo no próprio local de trabalho e tomando como bases as situações contextualizadas no ambiente peculiar do serviço, na perspectiva da interdisciplinaridade.

Na terapia intensiva, todos são potencialmente considerados formadores e educadores, advindo daí a responsabilidade da educação em serviço. Para tanto, o enfermeiro deve desenvolver a capacidade de atuação resolutiva e reflexiva frente às situações mais comuns, para as quais protocolos podem ser desenvolvidos; como também identificar situações que se constituem no imprevisível, em que os reais desafios da atuação são evidenciados e a educação deve ser uma prática constante.

Desvelando as competências do enfermeiro intensivista

Com a busca pela qualidade na assistência e na segurança do paciente, vários estudos vêm surgindo na tentativa de avaliar a competência profissional na terapia intensiva, em que o ambiente é repleto de tecnologia e a constante atualização deve ser parte da rotina do enfermeiro.

Competência profissional pode ser compreendida como a mobilização e articulação dos valores, conhecimentos, habilidades e atitudes, sendo fundamentais para a atuação no mundo do trabalho.[15] Portanto, além de saber (conhecimento), o profissional deverá saber fazer (habilidades) e saber ser (atitudes e valores). Destarte, a necessidade de provocar mudanças no processo de trabalho exige um novo olhar para a formação profissional, que não tenha como base cursos específicos e pontuais que objetivam a "reciclagem" profissional de forma dissociada dos demais elementos e das ações que constituem a assistência em saúde.[15]

Fazendo uma breve ligação dos cuidados de enfermagem com a evolução da humanidade, percebe-se que a assistência ao paciente crítico se adaptou à fase de aquisição das novas tecnologias, quando as mudanças conceituais e organizacionais refletiram, inevitavelmente, no planejamento dos processos de educação profissional, evoluindo do "treinamento" para o desenvolvimento coletivo de competências.[16]

A simples observação do trabalho do enfermeiro intensivista evidencia um contato permanente deste com situações e acontecimentos diversificados e imprevistos em sua prática profissional. Essa realidade valoriza o enfermeiro perante a equipe, seja nas propostas de ações educativas que são desenvolvidas, seja frente a todo o conjunto peculiar de competências necessárias para o enfermeiro intensivista atuar em um ambiente repleto de estresse e tecnologia.

Nesse cenário, o uso habitual e criterioso da comunicação, do conhecimento, de habilidades técnicas, do raciocínio clínico, das emoções, de valores e de reflexões frente às atividades cotidianas é ferramenta para uma boa prática assistencial, a qual deve estar agregada ao desenvolvimento das competências cognitiva, técnica, integrativa, contextual, relacional, de aspectos afetivo/moral e hábitos mentais, discutidas a seguir.[17]

- **Cognitiva:** capacidade de solucionar problemas e identificar lacunas no próprio conhecimento.
- **Técnica:** diz respeito às habilidades profissionais, à realização de manobras e de procedimentos e à utilização de novos aparelhos e materiais.
- **Integrativa:** considerada o julgamento científico, clínico e humanístico, inter-relacionando o conhecimento básico ao profissional, bem como a capacidade de lidar com situações de incerteza.
- **Contextual:** mostra a capacidade de atuar em diferentes cenários de trabalho e de administrar o tempo.
- **Relacional:** refere-se ao trabalho em equipe e à habilidade de comunicação interpessoal vivenciada em situações de conflito.

- **Afetivo-moral:** definida pela capacidade cuidadora, de tolerância, respeito e responsabilidade individual e social do profissional.
- **Hábitos mentais:** volta-se para a observação da própria prática (autoavaliação), da atenção sistemática, curiosidade crítica e do desejo de reconhecer e corrigir os próprios erros.

No âmbito do cuidado, ao pensar no envolvimento das diferentes ferramentas e competências que devem ser desenvolvidas pelo enfermeiro, é importante ressaltar que o poder e o saber também fazem parte da rotina do enfermeiro intensivista. Desse modo, percebe-se que ele tem incorporado, em sua prática, atividades de ensino, pesquisa, assistência, gerência e questões políticas que requerem múltiplas competências, merecendo destaque as competências relacionais em detrimento da visão mecanicista e biologicista que impera nas UTI.

Conhecer as competências necessárias ao enfermeiro que trabalha em UTI é fundamental para traçar o perfil do profissional que se almeja para atuar nessas unidades, além de possibilitar a identificação de lacunas para que se possa propor ações educativas que busquem desenvolver essas competências, sendo possível também avaliar o desempenho profissional.[18]

Conceito de educação permanente em saúde, educação continuada e educação em serviço

No Brasil, a Educação Permanente em Saúde (EPS) foi criada pelo Ministério da Saúde e implementada como política em conformidade com a Constituição Federal, por meio da Portaria n. 1.996, de 20 de agosto de 2007.[19] Com isso, tem-se o desenvolvimento da EPS como uma estratégia político-pedagógica de processo contínuo de ensino-aprendizagem multiprofissional, que utiliza métodos pedagógicos com base na resolução de problemas e que parte da premissa de que as pessoas são atores ativos e reflexivos.[20]

Dessa forma, é notório que a EPS emerge como uma estratégia organizacional para o desenvolvimento de competências, desde que associada a três principais aspectos:[15]

- Alinhamento com estratégias de mudança institucional.
- Pode abranger em seu processo diversas ações específicas, ter um começo e um fim e ser dirigida a grupos específicos, desde que articulada à estratégia geral de mudança institucional.
- Requer elaboração, desenho e execução a partir de uma análise estratégica e da cultura institucional dos serviços de saúde em que se insere.

A Educação Continuada pode ser compreendida como o conjunto de experiências subsequentes à formação inicial, que permitem ao trabalhador manter, aumentar ou melhorar sua competência para que esta seja compatível com o desenvolvimento de suas responsabilidades, na perspectiva de transformação de sua prática.[21] Portanto, é definida como toda ação desenvolvida após a profissionalização com o propósito de atualização de conhecimento e aquisição de novas informações, efetivada por meio de metodologias formais.[21]

Já a Educação em Serviço caracteriza-se como um processo educativo a ser aplicado nas relações humanas do trabalho, no intuito de desenvolver capacidades cognitivas, psicomotoras e relacionais dos profissionais, assim como seu aperfeiçoamento diante da evolução científica e tecnológica. Direciona-se, portanto, para o ambiente de trabalho, voltada para uma instituição em particular.[21]

Sendo assim, a EPS engloba a educação continuada e a em serviço, uma de cunho formal e a outra, informal; complementando as necessidades do profissional, que está permanentemente adquirindo e construindo conhecimento.[21]

◖ Estratégias didático-pedagógicas da Educação Permanente em Saúde

A EPS enfatiza a importância do processo de ensino-aprendizagem incorporado à vida cotidiana das instituições, o que exige uma mudança substancial nas estratégias de ensino habitualmente adotadas. Portanto, para uma prática didático-pedagógica que contemple as reais necessidades do profissional de enfermagem e da instituição, torna-se necessário:

- Um ensino baseado em situações problema.
- A prática como fonte de conhecimento.
- As pessoas como atores reflexivos, construtores do conhecimento e de alternativas de ação, em vez de meros receptores.
- Uma abordagem interprofissional, incluindo médico, enfermeiro, fisioterapeuta, farmacêutico, nutricionista, odontólogo, fonoaudiólogo, psicólogo, profissional administrativo, evitando ações fragmentadas.
- O reconhecimento do potencial educativo da situação de trabalho.

Vale destacar que a EPS está voltada para o ensino de pessoas adultas (andragogia) que têm necessidades concretas e específicas de aprendizado, seja para a vida, seja para o trabalho. Por isso, é necessário adotar uma abordagem apropriada de ensino, para que a aprendizagem se torne prazerosa e seja significativa. Para tanto, recomenda-se seguir os princípios fundamentais apresentados no Quadro 3.1.[22]

Quadro 3.1. Princípios fundamentais da aprendizagem de adultos.

Princípio	Por que	Como aplicar
Necessidade de saber	Saber o que, por que e como aprenderá	• Apresentar o plano de ensino aos participantes • Apresentar os objetivos de aprendizagem no início de cada processo de ensino
Autoconceito do aprendiz	Promover a transição de aprendizes dependentes para aprendizes autodirigidos	• Não tratar os participantes como criança • Não impor regras, principalmente se estas não têm uma função clara • Compartilhar responsabilidades
Papel das experiências do aprendiz	Individualizar o ensino e as estratégias de aprendizagem, bem como a utilização das experiências dos próprios aprendizes adultos, dando ênfase às técnicas experienciais	• Diversificar as estratégias • Utilizar/explorar a experiência dos participantes • Fazer boas perguntas em vez de querer dar boas respostas • Envolver a todos
Prontidão para aprender	Processo ensino-aprendizado vinculado a uma situação da vida real	• Oferecer a ação educativa a quem realmente precisa • Oferecer a ação educativa no momento certo
Orientação para a aprendizagem	O processo de ensino-aprendizagem deve resolver problemas reais	• Elaborar um planejamento de ensino que deixa claro como e onde o participante utilizará o que se pretende ensinar • Utilizar métodos de aprendizagem baseada em problemas • Fazer vinculação entre o que está sendo ensinado e sua aplicabilidade real
Motivação	Maior satisfação no trabalho, autoestima, qualidade de vida	• Promover um clima físico e psicológico favorável • Ao respeitar os outros princípios, este será uma consequência

Fonte: Adaptado de Knowles; Holton; Swanson (2009).

Toda estratégia de ensino deve ser antecedida de um planejamento, de maneira a garantir que os objetivos de aprendizagem sejam efetivamente alcançados, além de possibilitar a escolha da metodologia mais adequada para aquela intervenção. Idealmente, esse planejamento deve ser feito por escrito, o que possibilita formalizar as ações educativas institucionalmente. Além disso, o planejamento ajudará a garantir os princípios fundamentais já descritos.

Entre as etapas do planejamento de ensino, pode-se destacar:

1. Descrição do contexto de surgimento da demanda.
2. Caracterização do público-alvo.
3. Definição do objetivo geral e específicos.
4. Delimitação do conteúdo a ser abordado.
5. Escolha dos métodos e técnicas de ensino.
6. Definição das avaliações de aprendizagem.

Metodologias ativas no contexto da educação permanente em saúde

Uma possível estratégia metodológica de ensino para a EPS refere-se às metodologias ativas de ensino, nas quais o aluno é o protagonista central, ou seja, corresponsável pela sua trajetória educacional e o professor, então, se apresenta como coadjuvante, um facilitador das experiências relacionadas ao processo de aprendizagem.[23]

As metodologias ativas ensinam o indivíduo a problematizar, a aprender individualmente e em grupo, a encontrar soluções para problemas, a elencar metas e a valorizar a sua realidade.[24] A aprendizagem ativa ocorre quando o participante interage com o assunto, estudando, ouvindo, perguntando, sendo estimulado a construir o conhecimento em vez de recebê-lo de forma passiva. Nesse caso, o professor atuará como orientador e facilitador do processo de ensino-aprendizagem.[25]

As principais metodologias ativas são apresentadas na Figura 3.1.

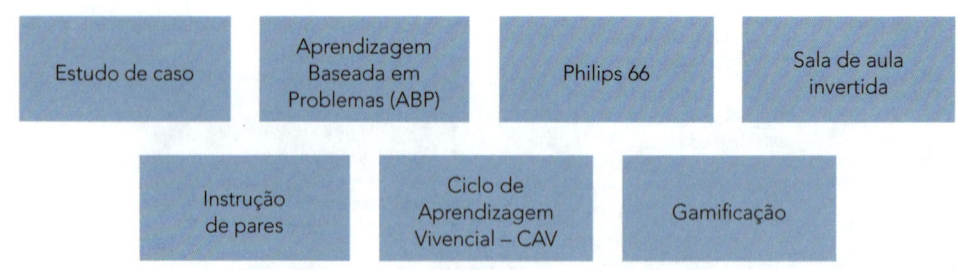

Figura 3.1. Principais metodologias ativas.
Fonte: Adaptada de Machado et al. (2017).

Simulação em Saúde como um método de ensino da Educação Permanente em Saúde

O conceito de EPS vai ao encontro do método de Simulação em Saúde como prática de ensino e/ou avaliação, por meio da qual se pode conquistar e/ou confirmar competências, otimizar métodos de avaliação na formação continuada dos profissionais, atributos interpessoais, capacidade de raciocínio clínico, tomada de decisão, habilidades técnicas, entre outros requisitos fundamentais para a assistência na terapia intensiva.[26]

A simulação pode ser definida como um método que tem como objetivo imitar as particularidades de uma situação real, almejando sua melhor compreensão e gestão.

Na estratégia, recorre-se a um ambiente artificial para que nele seja reconstruída uma situação real, no intuito de se praticar, aprender, avaliar, testar ou desenvolver a compreensão dos sistemas ou ações humanas.[27] Ao se incorporarem práticas simuladas nas estratégias de EPS, garante-se que os procedimentos não sejam realizados pela primeira vez no paciente, resguardando eticamente a sua vulnerabilidade, o que ganha ainda mais relevância no contexto da segurança do paciente. Existem vários modelos de aplicação do ensino simulado, como a simulação virtual, a simulação clínica, os júris simulados, entre outros; assim como diferentes recursos para se chegar à sua finalidade.[27]

Importante esclarecer, pela constante confusão entre os termos, que a Simulação em Saúde é um método (técnica utilizada para se alcançar algo) de aprendizagem que compõe uma metodologia (conjunto de métodos) de aprendizagem significativa.

Uma revisão sistemática sobre as características e usos de simulações de alta fidelidade demonstrou melhores práticas para o ensino em saúde eficaz, uma vez que garante:[28]

- *Feedback*.
- Prática repetitiva/deliberada.
- Medição de resultados.
- Aquisição e manutenção de habilidades.
- Aprendizado de domínio individualizado.
- Transferência para a prática.
- Treinamento de equipe.
- Treinamento de instrutores.

Apesar de muitas vezes destinada ao ensino de situações de emergência, como parada cardiorrespiratória e manejo da via aérea, as possibilidades de ensino simulado são diversas na terapia intensiva, podendo contemplar também a admissão de pacientes; a comunicação de más notícias; habilidades procedimentais específicas, como curativo de cateteres centrais, cateterismo vesical, entre outras diferentes temáticas. Isso porque a Simulação em Saúde promove ou confirma o desenvolvimento de competências que englobam o fazer, o saber e o ser, sendo possível aprimorar habilidades técnicas e também relacionais. Isso se dá especialmente quando realizada de maneira multidisciplinar, o que promove integração entre os diferentes membros, aperfeiçoando o trabalho em equipe e reforçando o papel de cada profissional nos diferentes cenários de atendimento.[29]

◀ Considerações finais

A exigência de profissionais cada vez mais atualizados, polivalentes e voltados para a realidade do custo-efetividade demanda do enfermeiro intensivista atitudes contínuas de aprender a aprender como parte de sua rotina. Para isso, torna-se necessário considerar todo o contexto em que esse profissional está inserido, além de conhecer em que lócus de experiência e saber são estruturados, absorvidos e elaborados esses atributos.

Referências bibliográficas
1. Allen FL, Binkley CJ, McCurren C, Carrico R. Factors affecting quality of care in intensive care units. J Adv Nurs. 2004;48(5):454-62.
2. Lemos RCA, Rossi LA. O significado cultural atribuído ao centro de terapia intensiva por clientes e seus familiares: um elo entre a beira do abismo e a liberdade. Rev Latino-Am Enferm. 2002;10(3):345-57.
3. Carvalho LF. Unidade de Tratamento Intensivo: Planejamento e Organização. 5. ed. Petrópolis: Vozes; 1982.
4. Pereira MER, Bueno SMV. Lazer – um caminho para aliviar as tensões no ambiente de trabalho em UTI: uma concepção da equipe de enfermagem. Rev Latino-Am Enferm. 1997;5(4):75-83.
5. Gomes AM. Enfermagem na unidade de terapia intensiva. 2. ed. São Paulo (SP): EDU; 1988.

6. Frutos F, Alla I, Esteban A, Anzueto A. Evolution in the utilization of the mechanical ventilation in the critical care unit. Minerva Anestesiol. 2001;67(4):215-22.
7. Fairman J, Lynaugh J. Critical care nurse: a history. Philadelphia: University of Pennsylvania Press; 2000.
8. Morton PG, Fontaine DK. Cuidados críticos de enfermagem: uma abordagem holística. 9. ed. Rio de Janeiro: Guanabara Koogan; 2011.
9. Barry PD. Effects of the critical care unit on the nurse. In: Hudak CM, Gallo BM, Benz JJ. Critical Care Nursing: a holistic approach. 4. ed. Philadelphia: Linppicott; 1986;661-9.
10. Gomes L. 1808: como uma rainha louca, um príncipe medroso e uma corte corrupta enganaram Napoleão e mudaram a história de Portugal e do Brasil. São Paulo (SP): Planeta do Brasil; 2008.
11. Simão AT. Centro de tratamento intensivo. In: Simão AT. Terapia Intensiva. Rio de Janeiro (RJ): Atheneu; 1976;3-25.
12. Ide CAC. Prática de Enfermagem em UTI e contexto de saúde. Rev Esc Enferm USP. 1989;23(1):91-8.
13. Oliveira ICS. The repercussions of the twentieth century: nursing challenges of the new era. Esc Anna Nery Rev Enferm. 2002;6(1):9-14.
14. Conselho Federal de Enfermagem. O exercício da enfermagem nas instituições de saúde do Brasil. Vol. I – Enfermagem no contexto institucional. Rio de Janeiro: COFEN; 1986;163-4.
15. Mello AL, Brito LJS, Terra MG, Camelo SH. Estratégia organizacional para o desenvolvimento de competências de enfermeiros: possibilidades de Educação Permanente em Saúde. Esc Anna Nery Rev Enferm. 2018;22(1):e20170192.
16. Zarifian P [Internet]. Travail industriel, socialisations et liberté. 2001a. Disponível em: http://multitudes.samizdat.net/article.php3id_article+641&var_recherche=organization+zarifian. [Acesso em abr. 2006].
17. Epstein RM, Hundert EM. Defining and assessing professional competence. JAMA. 2002;287(2):226-35.
18. Viana RAPPV, Vargas MAO, Carmagnani MIS, Ferreira ML, Luz KR. Desvelando competências do enfermeiro de terapia intensiva. Enferm Foco. 2015;6(1/4):46-50.
19. Brasil. Ministério da Saúde. Secretaria de Gestão do Trabalho e da Educação na Saúde. Departamento de Gestão da Educação na Saúde. Política Nacional de Educação Permanente em Saúde: o que se tem produzido para o seu fortalecimento? Brasília: Ministério da Saúde; 2018.
20. Lavich CRP, Terra MG, Mello AL, Raddatz M, Arnemann CT. Ações de educação permanente dos enfermeiros facilitadores de um núcleo de educação em enfermagem. Rev Gaúcha Enferm. 2017;38(1):e62261.
21. Paschoal AS, Mantovani MF, Méier MJ. Percepção da educação permanente, continuada e em serviço para enfermeiros de um hospital de ensino. Rev Esc Enferm USP. 2007;41(3):478-84.
22. Knowles MS, Holton III EF, Swanson RA. Aprendizagem de resultados: uma abordagem prática para aumentar a efetividade da educação corporativa. Rio de Janeiro (RJ): Elsevier; 2009.
23. Prado ML, Velho MB, Espíndola DS, Sobrinho SH, Backes VMS. Arco de Charles Maguerez: refletindo estratégias de metodologia ativa na formação de profissionais de saúde. Esc Anna Nery Rev Enferm. 2012;16(1):172-7.
24. Melo BC, Sant'Ana G. A prática da metodologia ativa: compreensão dos discentes enquanto autores do processo ensino-aprendizagem. Com Ciências Saúde. 2012;23(4):327-39.
25. Dias SR, Volpato AN (org.). Práticas inovadoras em metodologias ativas. Florianópolis (SC): Contexto Digital; 2017.
26. Montiel ID, Sánchez JRL, González AM, López SR, Mendiola MS. Evaluación de competencias en ciencias de la salud. México: Editorial Médica Panamericana; 2012.
27. Martins JCA. Aprendizagem e desenvolvimento em contexto de prática simulada. Rev Enferm Ref. 2017;serIV(12):155-62.
28. Issenberg SB, McGaghie WC, Petrusa ER, Lee Gordon D, Scalese RJ. Features and uses of high-fidelity medical simulations that lead to effective learning: a BEME systematic review. Med Teach. 2005;27(1):10-28.
29. Nogueira JWS, Rodrigues MCS. Comunicação efetiva no trabalho em equipe em saúde: desafio para a segurança do paciente. Cogitare Enferm. 2015;20(3):636-40.

4

Humanização na Relação com o Paciente, a Família e a Equipe Multiprofissional

Mara Ambrosina de Oliveira Vargas
Eliane Regina Pereira do Nascimento
Eleine Maestri

Tatiana Gaffuri da Silva
Daniele Delacanal Lazzari

◖ Introdução

Práticas guiadas por preceitos humanizados que representam o compromisso ético, estético e político dos profissionais e gestores da área da saúde têm ocupado cada vez mais os espaços de trabalho, contribuindo para a diminuição das ações fundamentadas unicamente no reducionismo biológico e favorecendo a integralidade do cuidado, além da organização da atenção em saúde no que se refere à ciência, à técnica e às relações.

O ambiente hospitalar desencadeia sentimentos de tensão, sofrimento e desconforto relacionados à condição clínica dos pacientes graves e à proximidade com a morte, de acordo com o espaço que ocupa no imaginário social.[1] Especificamente, a unidade de terapia intensiva (UTI), embora considerada um local destinado ao atendimento de pacientes graves que utiliza o máximo de recursos tecnológicos e que impõe, de forma permanente e direta, aos profissionais envolvidos no processo de cuidar a necessidade de ações resolutivas e eficazes centradas na ciência, vem buscando, por meio do engajamento de seus profissionais, ações que balizem o cuidado oferecido no respeito à cultura, às crenças e aos valores dos seres humanos, respaldando sua estruturação em reflexões coletivas que almejam resultados de excelência ao paciente e familiares.[2]

De modo geral, o ambiente hospitalar é visto como um lugar de incertezas, dificuldades, desconhecimento de rotinas e processos, somados à necessidade de separação da família, convívio com estranhos, realização de procedimentos invasivos, limitações estabelecidas pela doença, despersonalização e perda da autonomia sobre o próprio corpo.[3]

No ano de 2003, o governo federal lançou a Política Nacional de Humanização (PNH) no Brasil, intencionando práticas que consolidassem os princípios do Sistema Único de Saúde (SUS) no cotidiano dos serviços de saúde e produzissem mudanças nos modos de gerir e cuidar ao promoverem a transição do paradigma biomédico para um modelo de atenção à saúde integral e com foco na humanização do cuidado.[4,5]

O Humaniza SUS, como o programa é chamado, propunha para o processo de humanização a inclusão das diferenças nos processos de gestão e de cuidado, destacando ser possível a sua implementação pela rede por meio de estímulos de pessoas ou grupos que, de forma coletiva e compartilhada, promovessem a produção de novos modos de cuidar e organizar o trabalho.[5]

A partir disso, com a intencionalidade respaldada por políticas públicas e pelos profissionais de saúde, o Humaniza SUS busca estruturar, delimitar e implementar ações que priorizam o atendimento de necessidades em detrimento da resolução de demandas e que, além de dignificar o cuidado centrado na pessoa humana, estabelecem como eixo norteador a promoção da autonomia, cidadania e saúde.[6]

Provido de repercussões humanas, pela forma com que os profissionais desempenham seus papéis e suas ações, bem como pelo modo como se relacionam e agem, o cuidado na UTI e toda a harmonização do espaço, da estrutura organizacional e funcional necessárias para a consolidação do processo de humanização não se efetivam por si só, dependem de diversos aspectos, entre eles, as relações estabelecidas com o paciente, a família, a equipe e o ambiente, que serão aqui discutidos separadamente nos itens subsequentes. Considera-se muito pertinente sinalizar, primeiramente, o modo como entendemos humanização.

◖ Por que falar de humanização em terapia intensiva?

O humanismo é relacionado com a ideia de busca e preservação da dignidade humana e, neste sentido, tudo que ameaça esta dignidade pode ser entendido como atitude desumana. Assim, a reflexão acerca da "humanização" partiria da premissa de que os serviços de saúde precisam realmente ser humanizados, pois neles existem diversas situações, sejam no atendimento, sejam nas condições de trabalho, que poderiam ser consideradas "desumanizantes".[7]

A UTI é um lugar onde se intensificam, ou não, a gravidade dos pacientes; os procedimentos invasivos e o risco de morte. Lá, os profissionais permanecem em constante expectativa para intercorrências e mudanças súbitas no estado geral dos pacientes. Em função disso, esse ambiente é considerado um dos locais mais estressantes e geradores de uma atmosfera emocionalmente comprometida, tanto para os profissionais como para os pacientes e seus familiares.[1,8-10] Paradoxalmente, o ambiente tecnológico da UTI seduz, *per se,* o profissional, muitas vezes fazendo-o olhar apenas a doença na sua relação com a tecnologia, envolvido em um mundo de cabos, fios e condutores, atento a cada alteração, perdendo de vista o foco do seu trabalho: o cuidado integral ao paciente.[8-10]

E esta relação com o ambiente tecnológico da UTI acentua aquilo que não deveria ocorrer, a relação dicotômica entre tecnologia e humanização. Ou seja, a questão "desumanizante" não é uma consequência da tecnologia em si, mas do uso inadequado que dela fazemos. Nesta perspectiva, devem ser consideradas como importantes formas de desumanização tanto a inviabilidade crescente de disponibilizar tecnologia posta a serviço da vida e da saúde, aos usuários do sistema de saúde, como a relação que estabelecemos com a técnica, na qual todo o resto aparece em segundo plano ou é esquecido.[11]

A mecanização na UTI propicia que o paciente não seja visto como um ser humano que sente e sofre, mas como um problema complexo para resolver, identificando-se, assim, a "desumanização" dos cuidados profissionais. Frente a isso, é necessário reivindicar e restaurar o destaque do ser humano na área da saúde, combinado, é claro, com os avanços científicos e técnicos, importantes para continuar a prolongar a vida, porém com humanização.[12]

Dar atenção às máquinas não é necessariamente uma ação mecanicista, tendo em vista que todo o cuidado dispensado ao maquinário dá-se mediante a necessidade de mantê-lo em condições adequadas para o uso e benefício do paciente grave que dele depende, podendo ser considerada uma ação humana, embora os conhecimentos técnicos e racionais utilizados no manuseio das máquinas possam contribuir para que as ações sejam interpretadas como desumanas, especialmente quando os cuidados provocam no cliente sinais de dor, sofrimento e desconforto. Assim, pode-se dizer que o que se opõe ao cuidado é o descuidado, equivocadamente denominado "desumanização".[11] Ou seja, humanizar é buscar a excelência do cuidado, do ponto de vista multidimensional do ser humano, abordando todas as suas facetas, e não apenas a clínica.[13]

Humanização do cuidado e as relações com o paciente

A UTI representa para o paciente e seus familiares a ruptura com o cotidiano, com o 'ir e vir'; com o trabalho, amigos, família e lazer. Somados a isso há o medo, a incerteza da recuperação, a possibilidade das perdas e os anseios relacionados ao tratamento e à recuperação da saúde.

Notoriamente, é um ambiente com tecnologia avançada e profissionais sob exigências elevadas de habilidades cognitivas e práticas, o que resulta em que tanto o ambiente como os profissionais sejam influenciados por diversos fatores, com a priorização do atendimento altamente técnico por meio de inúmeros protocolos em um espaço físico controlável.[14] Embora já seja possível observar mudanças significativas nas características do cuidado no que se refere à humanização em UTI, o modelo biomédico e a fragmentação do cuidado ainda prevalecem, criando distâncias entre a própria equipe, pacientes e seus familiares, em parte, inclusive, pelos próprios processos de formação desses profissionais.

Assim, de um lado a UTI, com seus recursos humanos e materiais, representa segurança por oferecer informações em tempo real sobre o quadro clínico dos pacientes, o que possibilita discussões e tomadas de decisões assertivas. De outro, apresenta excesso de ruídos, fios, equipamentos e manipulação constante do paciente; procedimentos invasivos; dificuldade dos profissionais em entenderem o que o paciente deseja porque este não poder se expressar verbalmente em razão da presença de tubos em sua boca; dependência física para todas as atividades diárias, que acabam por reforçar a ideia de que a saúde do ser humano que está sobre o leito não vai bem, e que há a necessidade de supervisão constante e auxílio de equipamentos para sobreviver.

Desta forma, a permanência à beira do leito, considerada positiva no que concerne ao cuidado, é voltada, quase exclusivamente, para o cumprimento de tarefas, tais como: dar banho no paciente; hidratar sua pele; mudar-lhe o decúbito; aspirar suas secreções; fazer sua higiene bucal; controlar seus sinais vitais; administrar-lhe medicamentos; entre tantas outras atividades que precisam ser cumpridas durante o turno de trabalho e que tiram de foco o diálogo, o toque, o carinho e a atenção à subjetividade do paciente. A preocupação excessiva que a equipe demonstra com a realização das tarefas a serem cumpridas gera a sensação de apropriação do corpo do paciente, sem considerá-lo parte integrante do cuidado.

Neste ambiente essencialmente intervencionista, há a necessidade de cuidados que valorizem e respeitem o ser humano nas suas diferentes perspectivas culturais, em suas especificidades, individualidade, naquilo que está aparente e no que é subjetivo, com sensibilidade, responsabilidade e ética. É de responsabilidade dos profissionais permitir que outros espaços e ações do cuidado se façam presentes, ora com foco nos processos formativos, estimulando e apropriando-se das discussões sobre o outro, ora promovendo em suas próprias rotinas de cuidados possibilidades de escuta e interação entre si, permitindo compreender sentimentos e ampliar a capacidade de entender a necessidade de cuidado em ambiente de terapia intensiva nos dias atuais. Haja vista os diferentes fatores já mencionados, que podem gerar no paciente sofrimento psicológico e interferir na sua qualidade de vida após alta da UTI, estudos[15-16] concluem que é frequente a ocorrência de comprometimentos emocionais após admissão e/ou alta da UTI, como ansiedade, depressão, alteração do sono, entre outros.

Neste sentido, julgam-se imprescindíveis atitudes humanizadas na assistência em UTI para tornar a experiência do paciente menos traumática possível. Cuidados como avaliar e controlar a dor, a sedação adequada, a prevenção e manejo do *delirium* são indispensáveis para melhorar o conforto destes pacientes.[17]

Apesar dos benefícios advindos de comportamentos com características afetivas positivas, não é fácil mantê-los, tornando-se necessário reforçar constantemente o quanto é valoroso para o paciente grave receber adequado e competente cuidado durante o seu período de hospitalização.

◖ Humanização na relação com a família

A perspectiva da família dos pacientes internados em UTI adquire grande importância, uma vez que aqueles gravemente enfermos são incapazes de participar das decisões sobre a terapêutica preconizada e/ou estão impossibilitados de comunicar seus sentimentos e preferências. Reside sobre a equipe grande responsabilidade acerca do compartilhamento de decisões e da permissão para a família participar desse processo.[18] A flexibilização e a ampliação dos horários de visitas e a participação das famílias nos *rounds* multidisciplinares são critérios atuais que promovem a satisfação do familiar e permitem que se sintam parte do cuidado prestado, aproximando-os da equipe multiprofissional. Embora ainda não sejam ações disseminadas em muitas UTI, aquelas onde isso se faz presente são bem avaliadas e associadas ao esforço da equipe em atender as necessidades dos pacientes, contribuindo para a segurança e a qualidade dos cuidados.[19]

É importante considerar que os sintomas de estresse pós-traumático, a ansiedade e a depressão podem ser mais frequentes em familiares do que nos pacientes.[20] A família, como parte inerente ao processo de internação na UTI, angustia-se, manifesta seus medos, questiona e, muitas vezes, encontra-se desestruturada emocionalmente, o que requer da equipe um cuidado humanizado direcionado a ela.

Os principais aspectos que contribuem para a insatisfação das famílias de pacientes internados em UTI estão diretamente relacionados com a humanização: pouca acessibilidade; falta de habilidades interpessoais; trato rude, agressivo e insensível; conversas inapropriadas e inoportunas por parte dos integrantes da equipe de saúde; postura profissional e linguagem não verbal inadequadas diante do paciente e da família; falta de disponibilidade dos médicos responsáveis pelo cuidado para conversas regulares com os familiares; falta de relacionamento da equipe com a família; percepção da falta de interesse dos profissionais em oferecer informações; não inclusão e falta de apoio na tomada de decisões; e falta de conforto.[21]

A família incluída no cuidado se torna parte do processo de saúde e doença, já que adoece tanto quanto o paciente internado na UTI. A relação humanizada com a família auxilia na identificação de necessidades do paciente, gera a permuta de experiências, nutre a ligação afetiva que traz efeitos favoráveis, proporcionando melhor adaptação, o que contribui positivamente na reabilitação do paciente.[22]

Neste contexto, são comuns discursos que lançam a empatia como uma característica imprescindível para que as relações sejam humanizadas, cabendo a reflexão de que apenas se imaginar no lugar do outro não é suficiente. Faz-se necessário refletir quais são as crenças e valores culturais, além dos conhecimentos e habilidades cognitivas e emocionais que os membros da família possuem para a circunstância que estão vivenciando, pois o profissional que atua em UTI possui habilidades e experiências diferentes da experiência que o paciente e família vivenciam com a internação em UTI.

As evidências disponíveis na literatura sobre a satisfação de familiares de pacientes internados em UTI enfatizam a relevância da humanização. Entre os principais aspectos positivos de satisfação, são elencados: a honestidade nas informações fornecidas aos familiares; o fornecimento de informações claras e completas; inclusão, na equipe, de um profissional coordenador de apoio familiar; intervenções de enfermagem visando confiança, apoio, informação; proximidade e convivência com a família; apoio à família nas tomadas de decisão; apoio emocional; promoção da participação da família nas decisões do cuidado e terapêutica; respeito à família e ao paciente; compaixão no momento da despedida, cuidados e atenção às necessidades espirituais e religiosas, cortesia e respeito pelo paciente internado.[21]

Ademais, entre as estratégias de humanização que podem ser utilizadas, estão: acolher de modo personalizado cada família na admissão do paciente; manter contato telefônico na vigência de piora do quadro clínico ou da alta; ser empático na comunicação do óbito; e estabelecer a relação dialógica no horário de visitas. Quando se inclui a família no cuidado, os familiares além de se sentirem seguros e confiantes, contribuem na busca do bem-estar e do estar-melhor do paciente.[23]

Desta maneira, acredita-se que o alcance de uma relação humanizada envolve, especialmente, o vínculo, em que há a entrega plena e um envolvimento na relação interpessoal entre o profissional, o paciente e a família. Na busca constante de estratégias que tragam esta aproximação e a evolução nos aspectos de humanização, existe a proposição de visitas abertas na UTI, apesar de essa proposta de mudança ainda apresente resistências, sobretudo por parte da equipe de saúde, mesmo havendo experiências exitosas que já apontam resultados extremamente positivos.

Neste sentido, entre os benefícios, os estudos apontam melhora na satisfação do paciente e dos familiares, a redução da ansiedade e do estresse dos familiares e dos pacientes, diminuição da frequência cardíaca e respiratória durante o período de visitas, aumento da saturação de oxigênio e da sensação de bem-estar, estabelecimento de vínculo entre a equipe, paciente e família, além de não demonstrar aumento no número de infecções.[20,22,24,25] Outro estudo[10] verificou que, na percepção da equipe multidisciplinar, existem vantagens relacionadas à política de visitação aberta na UTI e que estas auxiliam a equipe no processo de cuidado ao paciente crítico, tornando o trabalho mais humanizado e proporcionando uma recuperação mais rápida dos pacientes. Entretanto, desvantagens como a interferência no processo de trabalho da equipe, por desconhecimento da dinâmica de trabalho na UTI, também foram citadas.

A situação de estar doente não abrange apenas o paciente, pois a doença engloba toda a família, que tem função essencial no processo de cuidado deste paciente. No momento de fragilidade, ter a família próximo é tão relevante quanto a participação do profissional.[3]

Implementar a visita aberta na UTI demanda organização das unidades e disposição entre a equipe assistencial e gestores hospitalares. Esta alteração na rotina gera desconfortos e obstinação por parte de alguns profissionais em decorrência de mudanças estruturais e organizacionais necessárias que exigem mudanças nas interações sociais. Cabe aos profissionais a reflexão sobre os benefícios que a visita traz para familiares e pacientes. A visita aberta tende a diminuir a ansiedade, assegurar práticas seguras de cuidado ao paciente e auxiliar os profissionais a compreenderem as manifestações dos pacientes. No entanto, requer adesão por parte dos profissionais envolvidos no processo de cuidado de forma humanizada e com comunicação eficaz.[22]

A relação entre a equipe e a família deve ter por objetivo o seu bem-estar, propiciando uma percepção da equipe como reais possibilidades de ajuda e de suporte. Logo, compartilhamos da ideia de que o atendimento à família necessita de uma equipe multi e interdisciplinar, uma vez que as equipes de enfermagem e médica, por si sós, não dão conta das múltiplas necessidades das pessoas que têm um membro da família internado em UTI. Porém, torna-se necessário um trabalho além de coletivo, integrado, em que cada elemento tenha definido o seu papel como cuidador do familiar.

◖ Humanização na relação com a equipe profissional

A equipe mais numerosa, e mais frequentemente à beira do leito, é a de enfermagem. A exposição cumulativa ao sofrimento humano e a proximidade com a finitude da vida causam sofrimento psicológico e moral e o desenvolvimento de síndromes, já fartamente diagnosticadas em pesquisas, de maneira tanto qualitativa como quantitativa. A susceptibilidade ao desgaste físico (além do emocional), jornadas de trabalho extenuantes, relações conflituosas dentro da equipe multiprofissional e da própria equipe de enfermagem contribuem para a desumanização do cuidado porque fontes geradoras da exaustão, mesmo diante de grande capacidade técnica e intelectual.[26] Reforçando este aspecto, estudo realizado com enfermeiros brasileiros evidenciou que as causas de sofrimento moral em enfermeiros estão relacionadas à futilidade terapêutica/terminalidade; aos conflitos interpessoais, às condutas e aos valores; à desvalorização ou ao desrespeito na equipe; ao desrespeito à autonomia e à privacidade do paciente/família; à negligência, imperícia, discriminação no cuidado; à impotência na tomada de decisão; aos recursos humanos e/ou materiais insuficientes; ao assédio moral; aos dilemas éticos; e à interferência política e hierárquica.[27] Nesta perspectiva, pode-se afirmar que todas essas causas, em diferentes frequências e intensidades, estão presentes no trabalho dos profissionais em UTI.

Portanto, a condição ocupacional dos indivíduos é uma das fontes de estresse identificadas em terapia intensiva e está fortemente associada às relações interpessoais de maneira ampla (incluindo gestores, líderes, chefias imediatas etc.) e à ambiência. Reações emocionais, cognitivas e comportamentais influenciam nas ações de cuidados, mesmo que de maneira velada, pois interferem na sensação de bem-estar e de pertencimento ao local de trabalho. Cuidar de pacientes criticamente doentes potencializa essas reações e demanda necessidades de que estas sejam percebidas, compreendidas e acolhidas.[28]

No tocante à ambiência, os níveis de ruído (inclusive relativos à comunicação verbal); a disponibilidade de tecnologias que minimizem o esforço físico, tais como camas eletronicamente controladas; as baixas temperaturas; a arquitetura dos leitos em relação ao posto de enfermagem; as salas de descanso e de alimentação e as distâncias destas entre si contribuem para a sensação de trabalho extenuante, ao se oporem a um ambiente acolhedor. Pensar em humanização da assistência de enfermagem em terapia intensiva sem levar em consideração esses fatores dificulta as ações propostas pela própria política instituída.[29]

O comprometimento afetivo e a criação de vínculos saudáveis entre a equipe multiprofissional, desta com a enfermagem e da enfermagem entre si, promovem comportamentos positivos. A percepção de que equipes são capazes de oferecer cuidados de qualidade estão em consonância entre si, controlam suas práticas e apoiam-se em boas relações, tendo efeitos diretos na qualidade dos cuidados e, consequentemente, na humanização destes e nas relações em geral. A colaboração entre os profissionais é característica frequentemente associada à satisfação no trabalho e ao bem-estar.[12,30]

O esforço de promover assistência humanizada apoia-se na qualidade dos cuidados, no aumento da satisfação do paciente e de sua família, na diminuição dos erros decorrentes da assistência, na minimização de emoções negativas e sintomas físicos, e na diminuição das taxas de rotatividade e absenteísmo, ações estas que, em conjunto, são complexas e demandam atenção dos gestores em saúde e desdobramentos nos processos formativos dos profissionais.[31] Ainda, os profissionais de saúde devem fortalecer a comunicação e a relação e terem estima pelos pacientes e familiares, pois, ao dialogarem e saberem ouvir, eles têm como viabilizar a resolubilidade das queixas e o cuidado.[32]

Neste cenário, a formulação de políticas que apoiem aquela que visa humanizar a assistência à saúde, a atenção à infraestrutura, o gerenciamento adequado de recursos humanos e materiais, o planejamento do cuidado no âmbito da equipe multiprofissional e, inclusive, o desenvolvimento de estratégias criativas e diferenciadas que permitam o bem-estar da equipe refletirão nos cuidados prestados sob a ótica da humanização, otimizando as relações com pacientes e seus familiares.

◖ Considerações finais

O cuidado humanizado na UTI compreende o atendimento integral das necessidades para que o período de internação não seja tão hostil. Por isso, o cuidado humanizado é complacente com o alcance de um ambiente mais humano, satisfatório e de qualidade, com a melhor relação entre paciente, família e equipe profissional. Ter uma equipe preparada, norteada por metas, objetivos e desafios é essencial para que o cuidado ao paciente e sua família seja feito da melhor forma possível.

Embora a humanização em UTI não seja novidade, ainda representa um aspecto a ser refletido e potencializado em alguns serviços. Sugere-se a avaliação das condições estruturais e administrativas da unidade, aliada avaliação das capacitações profissionais. Para humanizar o cuidado em UTI, é imprescindível, antes de tudo, ser mais humano para poder acolher pacientes e familiares com empatia e para o estabelecimento de vínculos.

Aprimorar o processo de humanização exige agregar aos cuidados centrados no paciente e nos familiares, a avaliação das necessidades e das dificuldades da equipe profissional que atua na UTI. Logo, além de mudanças constitutivas de cada sujeito trabalhador, importam alterações no cotidiano do trabalho e nas relações interpessoais. Enfim, o processo de humanização em um cenário de alta complexidade como o da UTI deve estar voltado para atender as necessidades do paciente, familiar e trabalhador da saúde. Do paciente e familiar porque encontram-se fragilizados, deslocados de seu cotidiano; vivenciam situações de extrema vulnerabilidade e insegurança. Dos trabalhadores da saúde porque são responsáveis pelo processo do cuidar nesse ambiente complexo, no qual também precisam ser cuidados; além do que necessitam manter a pauta da qualificação dos serviços de saúde disponibilizados à população.

Referências bibliográficas

1. Feitosa L. Humanização nos hospitais. Ceará-Fortaleza: Livro Técnico; 2015.
2. Chapman DK, Collingridge DS, Mitchell LA, Wright ES, Hopkins RO, Butler JM, et al. Satisfaction with elimination of all visitation restrictions in a mixed-profile intensive care unit. Am J Crit Care. 2016;25(1):46-50. Disponível em: https://aacnjournals.org/ajcconline/article-abstract/25/1/46/3114. [Acesso em jun. 2021].
3. Abreu VC, Bastos FES, Cordeiro MJS, Rocha RR, Farias FA, Farias MS, et al. A promoção da saúde no cuidado humanizado aos familiares de pessoas hospitalizadas em UTI adulta. Braz J Hea Rev. 2019;2(3):2246-51.
4. Prudêncio CPG, Monteiro RAN, Ribeiro BCM, Gomes MSM, Manhães LSP. Percepção de enfermeira(o)s sobre acolhimento com classificação de risco no serviço de pronto atendimento. Rev Baiana Enferm. 2016;30(2):1-10.
5. Brasil. Ministério da Saúde. Política Nacional de Humanização. Brasília; 2013.
6. Gomide MFS, Pinto IC, Bulgarelli AF, Santos ALP, Gallardo MPS. User satisfaction with primary health care: an analysis of access and care. Interface. 2018;22(65):387-98.
7. Silva RCL, Porto IS, Figueiredo NMA. Reflexões acerca da assistência de enfermagem e o discurso de humanização em terapia intensiva. Rev Enferm Anna Nery. 2008;12(1):156-9.

8. Pinho, LB, Santos SMA. Dialética do cuidado humanizado na UTI: contradições entre o discurso e a prática profissional do enfermeiro. Rev. Esc. Enferm. USP. 2008;42(1):66-72.

9. Costa SC, Figueiredo MRB, Schaurich D. Humanização em unidade de terapia intensiva adulto (UTI): compreensões da equipe de enfermagem. Interface – Comunic Saude Educ. 2009;13(supl.1):571-80.

10. Kunz DL. Políticas de visitação aberta em terapia intensiva: influência no processo de trabalho e a percepção da equipe multidisciplinar, pacientes e familiares. [Dissertação de mestrado]. Programa de Pós-Graduação em Enfermagem UFSC. Disponível em: http://tede.ufsc.br/teses/PNFR1081-D.pdf. [Acesso em jun. 2021]. 2018.

11. Vargas MAO, Meyer DEE. Re-significações do humano no contexto da 'ciborguização': um olhar sobre as relações humano-máquina na terapia intensiva. Rev Esc Enferm USP. 2005;39(2):211-9.

12. Alonso-Ovies A, La Calle GH. ICU: a branch of hell? Intensive Care Med. 2016;42(4):591-2. Disponível em: https://link.springer.com/content/pdf/10.1007/s00134-015-4023-7.pdf. [Acesso em jun. 2021].

13. La Calle GH, Martin MC, Nin N. Seeking to humanize intensive care. Rev Bras Ter Intensiva. 2017;29(1):9-13. Disponível em: http://www.scielo.br/pdf/rbti/v29n1/0103-507X-rbti-29-01-0009.pdf. [Acesso em jun. 2021].

14. Joven ZM, Guáqueta Parada SR. Percepción del paciente crítico sobre los comportamientos de cuidado humanizado de enfermería. Av Enferm. 2019;37(1):65-74.

15. Pereira S, Cavaco S, Fernandes J, Moreira I, Almeida E, Seabra-Pereira F et al. Desfechos psicológicos em longo prazo após alta da terapia intensiva. Rev. Bras. Ter. Intensive, Disponível em: http://www.scielo.br/scielo.php?script=sci_arttext&pid. [Acesso em jun. 2021]. Mar; 2012;30(1):28-34.

16. Stollings JL, Caylor MM. Postintensive care syndrome and the role of a follow-up clinic. Am J Health Syst Pharm. Disponível em: https://academic.oup.com/ajhp/article=-abstract72/15/1315/5111458/?redirectedFromfulltext. [Acesso em jun. 2021]. 2015;72(15):1315-23.

17. Barr J, Fraser GL, Puntillo K, Ely EW, Gélinas C, Dasta JF, et al. Clinical practice guidelines for the management of pain, agitation, and delirium in adult patients in the Intensive Care Unit: executive summary. Am J Health Syst Pharm. 2013;70(1):53-8.

18. Lai VKW, Li JC, Lee A. Psychometric validation of the Chinese patient and family satisfaction in the intensive care unit questionnaires. J Crit Care. 2019;54:58-64. Disponível em: https://doi.org/10.1016/j.jcrc.2019.07.009. [Acesso em jun 2021].

19. Mitchell ML, Aitken LM. Flexible visiting positively impacted on patients, families and staff in an Australian intensive care unit: a before-after mixed method study. Aust Crit Care. 2017;30(2):91-7. Disponível em: https://doi.org/10.1016/j.aucc.2016.01.001. [Acesso em jun. 2021].

20. Fumis RR, Ranzani OT, Martins PS, Schettino G. Emotional disorders in pairs of patients and their family members during and after ICU stay. PLos ONE. 2015;10(1):e0115332.

21. Neves JL, Schwartz E, Guanilo MEE, Amestoy SC, Mendieta MC, Lise F. Avaliação da satisfação de familiares de pacientes atendidos em unidades de terapia intensiva: revisão integrativa. Texto contexto Enferm. 2018;27(2):e1800016.

22. Eugênio CS, Beck Filho MC, Souza EN. Visita aberta em UTI adulto: utopia ou realidade? Rev Enferm UFSM. Jul/Set. 2017;7(3):539-49.

23. Maestri E. O acolhimento de pacientes e familiares em unidade de terapia intensiva [Dissertação de mestrado]. Florianópolis: Programa de Pós-Graduação em Enfermagem da Universidade Federal de Santa Catarina. 2008.

24. Athanasiou A, Papathanassoglou EDE, Patiraki E, McCarthy MS, Giannakopoulou M. Family visitation in Greek intensive care units: nurses' perspective. Am J Crit Care. 2014;23(4):326-33.

25. Ayllón Garrido N, Montero Rus P, Acebes Fernández MI, Sánchez Zugazua J. Unidad de cuidados intensivos de puertas abiertas: perspectiva de los profesionales. Enferm Intensiva. 2014;25:72-7.

26. Azevedo Filho F, Rodrigues MCS, Ciamiotti JP. Burnout in Brazilian Intensive Care Units : a comparison of nurses and nurse technicians. AACN Adv Crit Care. 2019;30(1):16-21.

27. Ramos FRS, Barlem ELD, Brito MJM, Vargas MAO, Schneider DG, Brehmer LCF. Construction of the Brazilian scale of moral distress in nurses – a methodological study. Texto Contexto Enferm. 2017;26(4):e0990017.

28. Taylor IHF, Dihle A, Hofso K, Steindal SA. Intensive care nurses' experiences of withdrawal of life-sustaining treatments in intensive care patients: a qualitative study. intensive and critical care nursing. Disponível em: https://doi.org/10.1016/j.iccn.219.102768. 56. 2020. [Acesso em jun. 2021].

29. Jakimowicz S, Perry L, Lewis J. An integrative review of supports, facilitators and barriers to patient-centred nursing in the intensive care unit. J Clin Nurs. 2017;26(23-24):4153-71. Disponível em: https://doi.org/10.1111/jocn.13957. [Acesso em jun. 2021].

30. Galletta M, Portoghese I, Coppola RC, Finco G, Campagna M. Nurses well-being in intensive care units: study of factors promoting team commitment. Nurs Crit Care. 2016;21(3):146-56.

31. Liu H, Zhang X, Chang R, Wang W. A research regarding the relationship among intensive care nurses' self-esteem, job satisfaction and subjective well-being. Int J Nurs Sci. 2017;4(3):291-5. Disponível em: https://doi.org/10.1016/j.ijnss.2017.06.008. [Acesso em jun. 2021].

32. Rodrigues AC, Calegari T. Assistance humanization in pediatric intensive care unit: perspective of nursing staff. Rev Min Enferm. 2016;20:e933.

5

Qualidade na Assistência – Da Sistematização do Cuidado ao Uso de Indicadores

Olvani Martins da Silva
Priscila Biffi
José Melquiades Ramalho Neto
Júlia Valéria de Oliveira Vargas Bitencourt

Introdução

Um cuidado em saúde com qualidade e resolutividade tanto é o objetivo precípuo de profissionais da área como o anseio, a expectativa das populações. Neste sentido, são desafios constantes dos profissionais a criação e a estruturação de estratégias que atendam às demandas e às especificidades de cada campo de atuação em saúde. Para a enfermagem, a Sistematização da Assistência de Enfermagem (SAE) representa o processo organizacional que estrutura o modelo de gestão do cuidado, considerando para tal inúmeros fatores intervenientes, inclusive a ferramenta que norteia o desenvolvimento do cuidado, isto é, o Processo de Enfermagem (PE).

Acredita-se que a SAE traz importantes melhorias para o cuidado, uma vez que organiza a assistência de enfermagem prestada e permite a visualização de resultados alcançados a partir de um plano de cuidados estabelecido no PE capaz de garantir visibilidade, autonomia, segurança e respaldo ao enfermeiro, segundo o seu embasamento técnico-científico subjacente, além de melhorar a comunicação entre a equipe e direcionar e garantir a continuidade do cuidado. No que tange ao cuidado de enfermagem propriamente dito, desenvolvido efetivamente junto aos pacientes, o PE prevê assistência individualizada que, por meio da coleta de dados, direciona os julgamentos clínicos para as suas necessidades e possibilita a identificação de diagnósticos de enfermagem, permitindo, assim, ao profissional enfermeiro propor e implementar as intervenções mais apropriadas frente às situações específicas de cada ser no contexto do cuidado e, ao final, avaliar os resultados obtidos.[1]

Legalmente, a Resolução n. 358/2009, do Conselho Federal de Enfermagem (COFEN), dispõe sobre a SAE e a implementação do PE em todos os ambientes, públicos ou privados, em que ocorra o cuidado de enfermagem, ressaltando-se, de modo oportuno, a SAE enquanto organizadora do trabalho profissional no tocante ao método, ao pessoal e aos instrumentos, tornando possível a operacionalização do PE, considerado um instrumento metodológico que orienta o cuidado de enfermagem e a documentação da prática profissional,[2] além de configurar a ferramenta de qualificação da assistência de enfermagem.

Para a existência de um serviço de saúde organizado e de qualidade, faz-se necessário que haja uma SAE bem estruturada e um PE devidamente implementado, imprescindíveis para auxiliar os enfermeiros na organização e prestação do cuidado individualizado, gerando benefícios para os profissionais, pacientes e para a instituição. Além disso, a SAE e o PE permitem a criação de documentos próprios que constituem um aspecto vital de prática da equipe de enfermagem, por ser abrangente e flexível o suficiente para recuperar dados críticos, acompanhar a evolução dos pacientes e planejar futuras intervenções. Nesse ínterim, são necessárias ações efetivas que causem impacto na credibilidade e autonomia profissional, além de fortalecer e promover o caráter científico da enfermagem, aumentar o conhecimento específico e o desenvolvimento da profissão.[3]

Um estudo realizado na Índia comparou dois setores de uma unidade hospitalar acerca do uso do PE e o seu vínculo com o atendimento de qualidade. Um dos setores foi a Enfermaria Cirúrgica, que não empregava o PE, e o outro foi a Unidade de Terapia Intensiva (UTI), com o PE implementado nas práticas assistenciais. Ao término da pesquisa, concluiu-se que os enfermeiros atuantes na UTI eram mais competentes no desenvolvimento da assistência, posto que o PE consistia em um método norteador dos cuidados a serem prestados, oferecendo fortes indícios de que ele deveria ser aplicado em todas as enfermarias com vistas a otimizar a qualificação na assistência de enfermagem.[4]

Avançando neste contexto no qual ferramentas são utilizadas para sistematizar a assistência de enfermagem e promover a sua qualificação, vislumbra-se um conceito fundamental de indicadores que sirvam para demonstrar por meio de evidências científicas a efetividade da SAE e do PE para o cuidado de enfermagem.

A gestão da qualidade da assistência de enfermagem tem o paciente e a sua segurança como eixos principais e, sob esta ótica, compreende-se a relevância de vincular elementos das etapas do PE aos indicadores de qualidade assistencial. Em vista disso, Sistemas de Linguagens Padronizadas (SLP), como o de diagnósticos da *North American Nursing Diagnosis-International* (NANDA-I), podem ser importantes tanto para a elaboração como para o gerenciamento de um indicador de qualidade assistencial.[5]

Com base no exposto, é retórica a assertiva segundo a qual a SAE e a qualidade da assistência de enfermagem são concepções associadas, cabendo de fato aos autores deste capítulo o desafio de ratificar esta concepção.

◀ Concepções e materialização da qualidade

Discorrer sobre as concepções relativas à qualidade necessariamente implica a materialização deste atributo frente a um dado processo de trabalho ou a qualquer outro processo para o qual se intente esta classificação. É habitual que estudos de diversas naturezas afirmem, em alguma proporção, a intenção de se atingir a qualificação da assistência a partir de propostas científicas teóricas e/ou práticas. Ocorre que esta ideia, sem dúvida relevante, pode ser banalizada quando eventualmente autores não se ocupam em descrever, caracterizar como uma proposta, uma ação em saúde que possa efetivamente qualificar esta assistência. Portanto, muito mais importante do que se afirmar algo, uma ideia consensual no campo do trabalho sobre a capacidade de qualificação da assistência, é a capacidade de se demonstrar por meio de elementos palpáveis, de evidências, o nível de *performance* na execução de uma prática.

Desta maneira, inicialmente é oportuno conhecer as concepções etimológicas e epistemológicas da expressão "qualidade" e, analisando-se a etimologia dessa palavra, constata-se que a sua origem é o latim: *qualitate,* que significa propriedade, atributo ou condição, das coisas ou pessoas, capaz de distingui-las das outras e de lhes determinar a natureza, aquilo que torna uma pessoa ou coisa diferente de outra; modo de ser, natureza.[6-7] Assim sendo, quando profissionais da saúde ressaltam que uma ação de saúde qualifica a assistência, pode-se afirmar com segurança que a prática em questão tem atributos que a distinguem, destacam-na com relação às demais práticas, cujo objetivo possa até ser o mesmo, ou similar, sendo esta distinção caracterizada como qualidade.

A partir dessa origem, essa terminologia (qualidade) no setor da saúde tem sido conceituada como um conjunto de atributos que engloba um nível de excelência profissional, uso eficaz de recursos, risco mínimo e alto grau de satisfação dos pacientes.[8]

No entanto, ao se analisarem as visões que cercaram a expressão "Qualidade na Atenção à Saúde" ao longo da história, é possível entender que qualidade, na década de 1980, relacionava-se somente à proporção técnica, ou seja, os profissionais da saúde escolhiam as práticas assistenciais consideradas mais adequadas ao progresso do conhecimento técnico-científico.[9] A partir de então, a expressão "qualidade para o campo da saúde", do ponto de vista epistemológico, foi sofrendo modificações conforme o contexto histórico, político e econômico da sociedade, expressando as flutuações paradigmáticas em saúde.

Na atualidade, com as mudanças no padrão de comportamento da sociedade, a forma engessada de compreender a qualidade deu lugar a diversas abordagens teóricas e modelos de gestão, em uma evolução contínua para a qualidade ao longo dos tempos. Nessa nova percepção, os elementos constituintes da qualidade do cuidado relacionam-se à atenção centrada no paciente, à humanização, à integralidade, ao cuidado holístico, bem como à satisfação dos pacientes.[10]

Ademais, como forma de facilitar a compreensão da expressão "qualidade", destaca-se sua associação a um estilo de gestão, a uma visão sistêmica, à melhoria contínua e à promoção de mudanças, utilizando-se de novas técnicas, princípios, metodologias e ferramentas.[11]

Neste cenário de busca incondicional pela qualificação do cuidado em saúde, os conceitos inerentes às "Melhores Práticas", desenvolvidos nos primórdios deste século, objetivam responder a esta demanda. Contudo, de maneira inovadora ampliam esta ideia, levando em consideração condições socioeconômicas no lócus assistencial, isto é, pondera-se sobre os recursos materiais e humanos agregados às práticas. Logo, ao se descrever uma melhor prática, registram-se informações de profissionais da saúde comprometidos e protagonistas que operam práticas em saúde resolutivas no cotidiano de seus serviços, baseadas em evidências científicas e ajustadas às suas realidades.

Com base nisto, no fato de que os profissionais da saúde buscam desenvolver e aperfeiçoar a sua assistência, a Organização Mundial da Saúde (OMS) define "Melhores Práticas como o conhecimento resolutivo para determinadas situações e contextos específicos, com a utilização prudente de recursos para se obterem os resultados esperados e que permite estruturar, adaptar e implementar soluções para problemas de saúde semelhantes aos ocorridos em outras situações ou contextos".[12]

Além disso, acrescenta-se que as "Melhores Práticas" podem ser consideradas um conjunto de técnicas e serviços qualificados que permitem o desenvolvimento de tarefas, conservando valores e objetivando a promoção da saúde e o conhecimento do ambiente em que são desenvolvidas. Ressalta-se, ainda, que, na área da saúde, as "Melhores Práticas" requerem principalmente fundamentação teórica, princípios éticos e conservação de valores, caracterizando, como base para a construção desse sistema, a associação da teoria com a prática.[13]

Não obstante, criar e incrementar melhores práticas em saúde exaltam práticas com qualidade, sendo esta qualidade estruturada a partir de realidades locais ou regionais que podem ser replicadas, mas que essencialmente atendem às necessidades das populações com otimização de recursos para se tornar uma ação imperiosamente aplicável no dia a dia assistencial, a qual deve ser assegurada e alcançada pelo fato de as melhores práticas serem pensadas pelos profissionais dos serviços que as protagonizam, sendo, assim, sustentadas com base em reais possibilidades de execução.

No intuito de percorrer uma trajetória que clarifique a temática da qualidade para a enfermagem, especialmente por meio da SAE e do PE, bem como a introdução de noções relativas aos indicadores de qualidade, dar-se-á continuidade com direcionamento para o serviço de terapia intensiva, sabendo-se, de antemão, que dada a complexidade inerente ao serviço de atenção crítica em saúde, é possível presumir uma infinidade de indicadores que sinalizarão factualmente, por um lado, a resolutividade dos cuidados aos pacientes em estado grave, na direção da plena recuperação ou, por outro lado, em situações irreversíveis na garantia da melhor oferta de serviços.

◖ Indicadores de qualidade da assistência em UTI

"Segurança do paciente" e "qualidade do atendimento" são termos cujas fronteiras se entrelaçam para unificar suas potencialidades, uma sendo parte integrante da outra e que, a partir de 2009, potencializou-se essa abordagem com a Declaração de Viena assinada por 57 organizações nacionais e internacionais, cujo objetivo foi melhorar a segurança e a qualidade da assistência nas UTI. Entre as propostas dessa força-tarefa, estava a identificação de um conjunto de indicadores que poderiam ser utilizados para mensurar a qualidade dos cuidados prestados em qualquer unidade de tratamento intensivo, a fim de incentivar futuras melhorias no desempenho dos serviços prestados.[14]

Como definição, indicadores de qualidade são instrumentos empregados para materializar a qualidade da assistência por meio da identificação de potenciais áreas que necessitam de melhoria na prestação dos cuidados clínicos.[15] Seu papel é comparar o atendimento real do paciente com as melhores práticas disponíveis, fornecer quantitativamente mecanismos aos provedores de saúde para a tomada de decisão eficaz e custo-efetiva.[16]

Um indicador deve apresentar inúmeras propriedades que lhe permitam mensurar a qualidade dos processos à cuja avaliação se propõe em busca de melhores resultados. Indicadores de boa qualidade, que refletem a estrutura hospitalar e os processos de atendimento ao público, devem dispor de atributos que lhes assegurem confiabilidade, objetividade e validade; serem relevantes tanto para o paciente como para os profissionais de saúde; e permitir variabilidade entre os locais onde estão sendo utilizados para distinguir se houve desempenho adequado e propor melhorias. Além dessas dimensões, um indicador ainda precisa ser sensível ao ajuste da gravidade e das condições de saúde dos pacientes e refletir os resultados da assistência prestada.[15]

Os indicadores de qualidade podem, ainda, receber categorização de acordo com sua estrutura conceitual, e, dentre as mais utilizadas, destacam-se a estrutura de Donabedian (estrutura mais antiga, porém aceita) e a do *Institute of Medicine*. Pelo sistema de Donabedian, os indicadores de qualidade são categorizados de acordo com as condições da estrutura sob as quais o cuidado é fornecido, ou seja, as características organizacionais e os recursos disponíveis (humanos ou materiais); pelos processos ou procedimentos utilizados para a prestação do cuidado referente à maneira como algo é feito ou deixa de ser feito; e pelos resultados que seriam o desfecho do cuidado proporcionado. Na proposta do *Institute of Medicine*, por sua vez, seis dimensões são previstas, quais sejam: segurança; eficácia; centralização no paciente; pontualidade; eficiência; e equidade.[14,16]

Em estudo realizado nas UTI de toda a Europa, um grupo de pesquisadores avaliou uma série de indicadores que poderiam ser utilizados para medir e melhorar a qualidade e a segurança dos cuidados intensivos, utilizando a técnica *Delphi* modificada, composta por cinco fases descritas. Na primeira fase do estudo, 111 potenciais indicadores foram identificados, e, ao final da quinta fase, apenas nove indicadores foram incluídos para descrever as estruturas, os processos e os resultados da terapia intensiva. Para os autores, foi mais fácil refinar os indicadores que descrevem as estruturas e os resultados relacionados aos cuidados com relação aos que descrevem os processos, isso se atribui, possivelmente, a diferenças regionais, culturais e de registro de cada instituição.[14]

A utilização de indicadores de qualidade tem se tornado uma recomendação costumeira na literatura, a qual está repleta de ampla variedade. Em uma coorte retrospectiva, realizada em 130 UTI nos Estados Unidos entre os anos de 2001 e 2008, que avaliou o banco de dados de 278.820 pacientes, investigando dez indicadores de qualidade – entre eles, readmissão na UTI, mortalidade, tempo de permanência e processos de tromboembolismo venoso –, foi constatado pelos pesquisadores que nenhuma das medidas teve melhor desempenho em todas as dimensões, embora alguns indicadores se apresentassem mais eficazes com relação a outros.[15]

Recentemente no Canadá, um estudo realizado por painel de especialistas buscou identificar as recomendações existentes nas organizações canadenses quanto ao uso de indicadores de qualidade em terapia intensiva. Para a proposta, os pesquisadores assumiram que um indicador de qualidade seria qualquer medida proposta pela instituição, utilizada como métrica de monitoramento da qualidade da assistência ou proposta de melhoria, com uma definição operacional completa e descrição em termos quantificáveis para mensurar suas etapas. Um total de 222 indicadores de qualidade foram identificados e, destes, 127 (57,2%) tinham uma definição operacional completa; 88 (39,6%), uma definição parcial; e 7 (3,2%) não apresentavam definição. O maior índice de indicadores encontrados foram os indicadores de processos relacionados à segurança e eficácia. Indicadores de estrutura e resultado relacionados ao foco no paciente, eficiência e equidade foram escassos.[16]

A recomendação dos autores é para que as instituições tenham cuidado na hora de adotar seus indicadores, preferindo aqueles que apresentem alto grau de evidências científicas; como exemplo, os indicadores relacionados à prevenção da pneumonia associada à ventilação mecânica; à prevenção da infecção da corrente sanguínea associada ao cateter venoso central, relacionados à profilaxia do tromboembolismo venoso, ao manuseio da sepse, ao controle glicêmico.[16] A ideia central da implantação dos indicadores de qualidade é a de não implementar todos de uma única vez, mas sim passo a passo.[17]

Na Holanda, pesquisadores analisaram indicadores de qualidade relacionados à mortalidade hospitalar, readmissão na UTI e tempo de permanência na UTI por meio de um estudo em 83 UTI, com uma amostra de 72.797 admissões, e concluíram que esses três indicadores de resultados são relevantes para uso no ambiente de cuidados intensivos, uma vez que conseguem capturar diferentes aspectos de desempenho dessas unidades.[18]

Já na Índia, estudo realizado por meio de respostas em questionário, encaminhado para as UTI do país no intuito de verificar se os melhores padrões de qualidade eram implementados de acordo com a disponibilidade dos recursos locais, constatou que são necessários avanços no monitoramento das taxas de mortalidade hospitalar, permanência na unidade e atendimento ao fim da vida. Entretanto, medidas de controle de infecção, como higiene das mãos, para controle da corrente sanguínea relacionada ao cateter, de infecções do trato urinário e da pneumonia associada à ventilação mecânica, obtiveram um bom desempenho dentro dos padrões de conformidade.[19]

Muitos desses exemplos de processos de melhoria de desempenho da qualidade nas UTI estão disponíveis na literatura e utilizam-se de diferentes metodologias para melhorar a prestação dos cuidados, algumas qualitativas para descrever as interações entre cuidadores e pacientes, bem como para explicar essa interação; e outras quantitativas utilizadas para testar hipóteses e mensurar a eficácia das intervenções.[14]

Mais recentemente, a aposta para alavancar a nova era de mensuração da qualidade da assistência poderá contar com o uso da tecnologia da informação e com aplicativos móveis para subsidiar os profissionais da saúde a expandirem o acesso aos dados e obter agilidade nos processos clínicos.[20]

Neste contexto, tem-se utilizado o termo "indicador acionável" para designar o quão possível é chegar ao desfecho desejado, pois alguns indicadores de qualidade não favorecem sua incorporação na prática diária.[17] Ao se utilizar um indicador acionável, faz-se a comparação da prática utilizada em sua unidade com relação a outras unidades em busca de obter potenciais melhorias.

Assim, com base em registros de bancos nacionais de UTI, a técnica da análise comparativa permite a utilização de dados epidemiológicos de outras UTI para taxas gerais e resultados específicos, analisando-se os padrões das UTI mais bem classificadas, buscando-se compreender as características dos pacientes e processos de atendimento daquelas unidades que obtiveram resultados exitosos, com o propósito de se reduzir a variação das práticas, aumentar a eficiência e diminuir a discrepância da assistência e recursos financeiros. Os registros nacionais de UTI têm sido implementados por muitos países europeus como Reino Unido e Holanda, e o Brasil<www.utisbrasileiras.com> tem aderido a essa prática.[20]

De acordo com a Instrução Normativa n. 4, de 24 de fevereiro de 2010, que dispõe sobre indicadores para avaliação das UTI, os indicadores de qualidade minimamente exigidos nas UTI brasileiras compreendem a taxa de mortalidade, absoluta e estimada; tempo de permanência na UTI; taxa de reinternação em 24 horas; densidade de pneumonia associada à ventilação mecânica (PAV); taxa de utilização de ventilação mecânica; densidade de infecção primária de corrente sanguínea (IPCS) associada ao cateter central; taxa de utilização de cateter venoso central (CVC); densidade de infecção do trato urinário (ITU) associada ao cateter vesical de demora (ITU-AC).[21] Ressalta-se, também, a existência de indicadores para avaliação da qualidade da assistência de enfermagem, como incidência de lesão por pressão, incidência de queda e incidência de flebite.

Sem dúvida, o cenário explicitado acerca dos indicadores de qualidade nas UTI mostra uma realidade propícia. Eventualmente, a maior dificuldade na proposição da utilização de indicadores esteja na criação de grupos de trabalho nesses serviços que se apropriem dos referenciais teóricos e estruturem na prática a sua utilização para elucidar e nivelar com cientificidade a qualidade que se está atingindo nos serviços de terapia intensiva.

Inter-relação entre o processo de enfermagem e os indicadores de qualidade

O cuidado de enfermagem está associado a um grau de complexidade cuja dimensão atinge amplos patamares de atuação. Assim, o profissional de enfermagem necessita providenciar uma série de recursos para chegar ao que se costuma denominar "cuidado direto ao paciente", no qual o PE representa uma ferramenta assistencial que, igualmente, carreia consigo altos níveis de complexidade em termos de raciocínio clínico e tomada de decisão à luz de um referencial teórico da enfermagem. Neste sentido, a quantificação da qualidade da atenção em saúde como objeto de investigações da ciência da enfermagem busca a identificação de indicadores que demonstrem a resolutividade do cuidado de enfermagem.

No Brasil, na década de 1990, iniciou-se um movimento de adequação dos indicadores de qualidade à realidade brasileira, culminando com a publicação do "Manual de

Indicadores de enfermagem", do Núcleo de Apoio à Gestão Hospitalar (NAGEH). Em 2012, na sua segunda edição, o Manual trouxe 15 indicadores assistenciais e 10 indicadores de gestão de pessoas, com o propósito de propor aos profissionais reflexão diante de tomadas de decisão assertivas, amparadas por uma ferramenta fundamentada.[22]

Em 2013, o Ministério da Saúde, por meio da Portaria n. 529, instituiu o Programa Nacional de Segurança do Paciente (PNSP), com a proposição da implantação de núcleos de segurança do paciente e gestão de risco em todos os espaços de saúde, contemplando as áreas de infecções relacionadas com assistência, procedimentos cirúrgicos e de anestesiologia; prescrição, transcrição, dispensação e administração de medicamentos, sangue e hemoderivados; identificação de pacientes; comunicação no ambiente dos serviços; prevenção de quedas e lesões por pressão; transferência de pacientes entre pontos de cuidado, uso seguro de equipamentos e de materiais.[23]

Além desses propósitos, o movimento pela qualidade e segurança em saúde nas instituições exigiu, e continua exigindo, da enfermagem a busca por qualificação e aprimoramento nos processos gerenciais capazes de identificar o problema, propor a ação e monitorizá-lo utilizando-se indicadores mensuráveis e que, a partir desses dados, inicia-se um corpo de conhecimentos cientificamente evidenciados pela enfermagem.

Como exemplo disso, um estudo observacional verificou a correlação entre o tempo médio de assistência de enfermagem dispensado aos pacientes adultos internados em UTI e os indicadores de incidência de saída não planejada de sonda oro/nasogastroenteral; incidência de extubação não planejada e incidência de perda de cateter venoso central em 11 UTI de três hospitais em São Paulo, totalizando uma amostra de 2.569 pacientes. O tempo médio de assistência compreendeu um período de 18,9 a 21 horas; o registro médio de pacientes com perda de sonda oro/nasogastroenteral correspondeu a 2,19/100 pacientes-dia; a incidência de extubação não planejada apresentou média de 0,42/100 pacientes-dia; e o número de pacientes com perda de cateter venoso central obteve média do indicador de 0,22/100 pacientes-dia nas três instituições, o que contribui para a geração de evidências que comprovem a interação entre o quadro de profissionais de enfermagem e os eventos adversos,[24] obtendo-se um escore real da realidade local estudada.

Assim, entende-se que a prática alicerçada nas melhores evidências para o alcance de indicadores de qualidade permeia a busca de instrumentos tecnológicos e modelos assistenciais de gestão da qualidade do cuidado, com foco na segurança do paciente, os quais estão estabelecidos como prática do cuidado, ou seja, a enfermagem pode utilizar o PE e o SLP como ferramentas para qualificar o cuidado profissional e aprimorar o raciocínio clínico na construção e validação terapêutica, tecendo uma interlocução com os indicadores de qualidade.[25]

Nesta perspectiva, também é oportuno destacar a existência de indicadores que podem ser monitorizados a partir da implementação do PE, entre os quais se destacam indicadores de resultado para evidenciar a associação entre os diagnósticos de enfermagem, os cuidados de enfermagem e os resultados apresentados pelos pacientes, como a taxa de efetividade diagnóstica do risco; a taxa de efetividade na prevenção de complicações; e a taxa de modificações positivas no estado dos diagnósticos de enfermagem reais. Quando associados a outros indicadores utilizados na realidade assistencial, buscam melhor elucidar a qualidade da assistência prestada nos serviços de saúde.[26]

No cenário do cuidado intensivo, a **taxa de efetividade diagnóstica do risco** demonstra se os enfermeiros estão sendo efetivos ou não em predizer a vulnerabilidade dos pacientes graves a desenvolverem respostas humanas indesejáveis na UTI, a exemplo da sepse naqueles pacientes internados com alguma infecção; ou da instabilidade hemodinâmica com necessidade de vasopressores, com base nos respectivos diagnósticos de enfermagem "Risco de sepse"; e "Risco de função cardíaca, prejudicada".[26-27] Diante de taxas abaixo de 100%, há a necessidade de avaliação dos fatores que possam ter comprometido a efetividade dos enfermeiros em diagnosticar esse(s) risco(s) em todos os casos, bem como a revisão de processos relacionados à identificação de condições associadas com a ocorrência de tais eventos.

A **taxa de efetividade na prevenção de complicações** traduz o quanto os cuidados de enfermagem foram efetivos para evitar que um diagnóstico de enfermagem de risco se tornasse real. Dessa maneira, em pacientes graves nos quais os enfermeiros comumente diagnosticam "Risco de lesão por pressão"; "Risco de complicação associada à atenção à saúde (queda)"; ou "Risco de infecção", pode-se verificar quantos deles não vieram a desenvolver lesão por pressão ou infecção, nem tampouco sofreram queda, mas que tiveram cuidados de enfermagem prescritos em seus prontuários clínicos e instituídos pela equipe para a prevenção de tais ocorrências.[26,27]

Com a análise da **taxa de modificações positivas no estado dos diagnósticos de enfermagem reais**, pode-se avaliar se foram implementados cuidados realmente capazes de beneficiar pacientes graves com sepse, por exemplo. Assim, ao identificarem os diagnósticos de enfermagem "Hipoperfusão tecidual", "Hiperlactatemia" e "Eliminação urinária reduzida", os enfermeiros devem prescrever cuidados direcionados para as necessidades de regulação vascular, oxigenação e eliminação afetadas do paciente, bem como implementar ações à beira do leito que, posteriormente, sejam capazes de refletir, por exemplo, um nível de lactato arterial adequado.[26,27]

Uma grande variedade de SLP encontra-se atualmente disponível no vasto campo assistencial do enfermeiro, potencializando algumas fases do PE, sendo reconhecidos pela *American Nurses Association*: *International Classification for Nursing Practice* (ICNP); *Omaha System*; *Clinical Care Classification/Home Health Care Classification* (CCC/HHCC); *Perioperative Nursing Data Set* (PNDS); *North American Nursing Diagnosis-International* (NANDA-I), *Nursing Interventions Classification* (NIC) e *Nursing Outcomes Classification* (NOC), conhecidos por NNN em virtude de sua aplicação conjunta. Cada um desses sistemas ou terminologias consistem em sistemas abertos de diagnósticos, de intervenções e de resultados de enfermagem.[28]

Na tentativa de verificar o estado da arte para os sistemas de linguagem padronizada, foi conduzida uma revisão sistemática que identificou 312 artigos e, consequentemente, constatou-se que os sistemas NANDA-I, NIC e NOC foram os mais empregados na prática diária.[28]

Essa afirmativa é corroborada por um estudo que relata a incorporação de etapas do PE aos indicadores de qualidade da assistência, empregando-se o SLP de enfermagem dos diagnósticos da NANDA-I na implantação de um indicador de qualidade assistencial associado ao diagnóstico de enfermagem de pacientes com alto risco de sangramento. A criação do indicador originou-se a partir de um evento sentinela e foi denominado "Conformidade do Diagnóstico de Enfermagem Risco de Sangramento", e, com a implantação desse indicador, percebeu-se melhora de comunicação escrita e oral entre as equipes, além da efetividade na assistência da enfermagem.[5]

O uso de uma linguagem padronizada na assistência de enfermagem se revela como interlocutor no planejamento, construção e monitoração de um indicador de qualidade. Nos sistemas NNN, a NOC pode ser mais empregada como um indicador mensurável por trazer elementos que proporcionam resultados para indivíduos, cuidadores, famílias e comunidade, com o intuito de mensurar o efeito das intervenções de enfermagem, avaliar o progresso, permanência da condição ou a piora clínica do paciente, permitindo verificar sua evolução por meio das intervenções planejadas. Cada resultado dispõe de um grupo associado de indicadores que estimam o estado do paciente com relação ao resultado e, dessa forma, por meio de uma escala *Likert* de cinco pontos, é possível quantificar um resultado ou indicador do paciente, desde a sua condição basal ao estado mais desejado, e fornecer uma classificação em um ponto do tempo.[29] O uso da NOC como uma escala de medidas para quantificar uma resposta (objetiva ou subjetiva) permite minimizar ou eliminar indefinições e tornar mais precisa as informações coletadas.[25]

De toda forma, a enfermagem vem aprimorando seu leque de possibilidades, com novos instrumentos validados, escalas de medidas e uso de tecnologias em busca da oferta de uma assistência segura e de qualidade.

Considerações finais

Ao longo dos anos, a SAE, enquanto processo organizacional da assistência de enfermagem, tem cumprido o seu papel norteador da gestão do cuidado, qualificando a assistência. No entanto, a subjetividade inerente à expressão "qualidade da assistência" pode, muitas vezes, comprometer a compreensão do real empenho empreendido por profissionais da saúde para a melhoria contínua dos processos em busca da qualidade.

Dessa forma, é essencial que os enfermeiros cada vez mais se apropriem dos indicadores de qualidade, visto que esses indicadores têm a propriedade de materializar a qualificação almejada em todo o processo do cuidar, requerendo desses profissionais um crescimento permanente no sentido de mobilizar, integrar e transferir conhecimentos, recursos e habilidades com vistas à modificação da sua prática profissional e implementação de um cuidado individualizado que atenda às necessidades do paciente grave na UTI. No tocante ao uso de indicadores, a literatura é vasta e muitos estudos têm se dedicado a transparecer essas evidências, sendo possível, inclusive, efetuar comparações entre realidades distintas.

Portanto, o objetivo principal deste capítulo foi mostrar a dinâmica atual de enfermeiros intensivistas no sentido de demonstrar a resolutividade de suas ações por meio dos indicadores de qualidade assistencial, percebendo-se, assim, que a conotação etimológica e epistemológica que esta expressão tem ganha a sua real relevância e magnitude no cotidiano da assistência à saúde quando, oportunamente, são mostrados indicadores de qualidade de uma prática que permite aos leitores, consumidores de estudos científicos, a convicção de estarem diante de uma assistência qualificada.

Referências bibliográficas

1. Andrade PM, Rocha ESB, Amorim SMR, Costa AMA da, Oliveira TAC de, Nolêto LL, et al. Sistematização da assistência de enfermagem: vantagens e dificuldades na sua aplicação sob a ótica de enfermeiros. Rev Eletrônica Acervo Saúde. 2019;11(8):e588. Disponível em: DOI: https://doi.org/10.25248/reas.e588.2019. [Acesso em jun. 2021].
2. Conselho Federal de Enfermagem. Resolução COFEN 358/2009. Dispõe sobre a Sistematização da Assistência de Enfermagem e a implementação do Processo de Enfermagem em ambientes, públicos ou privados, em que ocorre o cuidado profissional de Enfermagem, e dá outras providências. Brasília: COFEN; 2009.
3. Moser DC, Silva GA, Maier SRO, Barbosa LC, Silva TG. Nursing care systematization: the nurses' perception. Rev Fun Care Online. 2018;10(4):998-1007. Disponível em: DOI: http://dx.doi.org/10.9789/2175– 5361.2018.v10i4.998-1007. [Acesso em jun. 2021].
4. Pandey MK. A comparative study to assess the practice regarding nursing process among nurses working in icu and surgical ward at selected hospital of Jabalpur city. 2019;9(11):64-5.

5. Lucena AF, Laurent MCR, Reich R, Pinto LRC, Carniel EL, Scotti L, et al. Diagnóstico de enferma-gem risco de sangramento como indicador de qualidade assistencial à segurança de pacientes. Rev Gaúcha Enferm. 2019;40(esp):e20180322. Disponível em: DOI: https://doi.org/10.1590/1983-1447.2019.20180322. [Acesso em jun. 2021].

6. Ferreira ABH. Novo dicionário da língua portuguesa. Rio de Janeiro (RJ): Nova Fronteira; 1975.

7. Michaelis: dicionário prático da língua portuguesa. São Paulo (SP): Melhoramentos; 2008.

8. Organização Mundial da Saúde. Avaliação dos programas de saúde: normas fundamentais para sua aplicação no processo de gestação para o desenvolvimento nacional na saúde. Genebra; 1981.

9. Travassos C, Martins M. Uma revisão sobre os conceitos de acesso e utilização de serviços de saú-de. Cad. Saúde Pública. 2004;20(2):190-8. Disponível em: DOI: http://dx.doi.org/10.1590/S0102-311X2004000800014. [Acesso em jun. 2021].

10. Oliveira JLC, Papa MAF, Wisniewski D, Inoue KC, Costa MAR, Matsuda LM. Qualidade do cuidado: concepções de graduandos de enfermagem. Rev Min Enferm. 2015;19(1):29-35. Disponível em: DOI: 10.5935/1415-2762.20150003. [Acesso em jun. 2021].

11. Donabedian A. The role of outcomes in quality assessment and assurance. Qual Rev Bull.1992;18(11):356-60. Disponível em: DOI: https://doi.org/10.1016/S00975990(16)30560-7. [Acesso em jun. 2021].

12. Organização Mundial da Saúde. Guia para a documentação e partilha das "Melhores Práticas" em Programas de Saúde. África: Escritório Regional Africano da OMS; 2008.

13. Brandão MAG, Barros ALBL, Primo CC, Bispo GS, Lopes ROP. Nursing theories in the conceptual expansion of nursing practices. Rev Bras Enferm. 2019;72(2):577-81. Disponível em: DOI: http://dx.doi.org/10.1590/0034-7167-2018-0395. [Acesso em jun. 2021].

14. Rhodes A, Moreno RP, Azoulay E, Capuzzo M, Chiche JD, Eddleston J. Prospectively defined indica-tors to improve the safety and quality of care for critically ill patients: a report from the Task Forceon Safety and Quality of the European Society of Intensive Care Medicine (ESICM). Intensive Care Med. 2012;38(4):598-605. DOI: 10.1007/s00134-011-2462-3.

15. Brown SES, Ratcliffe SJ, Halpern SD. An empirical comparison of key statistical attributes among potential ICU quality indicators. Crit Care Med. 2014;42(8):1821-31. DOI: 10.1097/CCM.0000000000000334.

16. Valiani S, Rigal R, Stelfox HT, Muscedere J, Martin CM, Dodek P. An environmental scan of quality indicators in critical care. CMAJ OPEN. 2017;5(2):488-95. DOI: 10.9778/cmajo.20150139.

17. Lange DW, Dongelmans DA, Keizer NF. Pequenos passos além da análise comparativa. Rev Bras Ter Intensiva. 2017;29(2):128-30. DOI: 10.5935/0103507X.20170022.

18. Verburg IWM, Jonge E, Peek N, Keizer NF. The association between outcome-based quality indicators for intensive care units. PLoS ONE. 2018;13(6):e0198522. DOI: 10.1371/journal.pone.0198522.

19. Kartik M, Gopal PB, Amte R. Quality indicators compliance survey in Indian intensive care units. Indian J Crit Care Med. 2017;21(4):187-91. DOI: 10.4103/ijccm.IJCCM_164_15.

20. Salluh JIF, Chiche JD, Reis CE, Soares M. New perspectives to improve critical 2. care benchmarking. Intensive Care. 2018;8(17). Disponível em: DOI: 3. https://doi.org/10.1186/s13613-018-0363-0. [Acesso em jun. 2021].

21. Brasil. Agência Nacional de Vigilância Sanitária. Instrução Normativa n. 4, de 24 de fevereiro de 2010. Dispõe sobre indicadores para avaliação de unidades de terapia intensiva. Diário Oficial [da] República Federativa do Brasil, Brasília, 25 fev. 2010;1:52.

22. Associação Paulista de Medicina. Manual de indicadores de enfermagem NAGEH. Compromisso com a qualidade hospitalar. 2. ed. São Paulo. [Internet] 2012. 60p. Disponível em: http://www.cqh.org.br/portal/pag/doc.php?p_ndoc=125. [Acesso em jan. 2020).

23. Brasil. Ministério da Saúde. Portaria n. 529, de 1 de abril de 2013. Institui o Programa Nacional de Segurança do Paciente (PNSP). Diário Oficial [da] República Federativa do Brasil, Brasília, 2 abril 2013;1:43.

24. Garcia PC, Tronchin DMR, Fugulin FMT. Care time and quality indicators in intensive care units. Rev Bras Enferm. 2019;72(Supl1):166-72.

25. Carvalho, EC. Contribuição da classificação dos resultados de enfermagem na assistência. Arq Ciênc Saúde. 2017;24(1):1-2.

26. Tannure MC, Lima APS, Chianca TCM. Indicadores de resultados a partir do PE. In: Tannure MC, Pinheiro AM. SAE: sistematização da assistência de enfermagem – guia prático. 3. ed. Rio de Janeiro (RJ): Guanabara Koogan; 2019;14:237-44.

27. Ramalho Neto, JM. Subconjunto terminológico da CIPE® para pacientes graves com sepse. [Tese de doutorado]. João Pessoa: Universidade Federal da Paraíba; 2019.

28. Tastan, S, Linch GC, Keenan GM, Stifter J, McKinney D, Fahey L, et al. Evidence for the existing American Nurses Association recognized standardized nursing terminologies: a systematic review. Int J Nurs Stud. 2014;51(8):1160-70. DOI: 10.1016/j.ijnurstu.2013.12.004.

29. Moorhead S, Johnson M, Maas ML, Swanson E. Classificação dos resultados de enfermagem: mensu-ração dos resultados em saúde. 5. ed. Rio de Janeiro (RJ): Elsevier; 2016.

6

Tecnologia da Informação na Prática Assistencial Voltada ao Paciente Crítico

Sayonara de Fátima Faria Barbosa
Grace Teresinha Marcon Dal Sasso

A unidade de terapia intensiva (UTI) congrega pacientes em estado de gravidade e complexidade importantes, o que torna necessário o registro e o controle de diferentes variáveis químicas, físicas, biológicas e psicológicas, que, durante o cuidado, se alteram de modo dinâmico. Ou seja, é uma unidade onde continuamente é gerado um grande volume de dados e de informações, que necessita ser processado em tempo hábil para que o paciente dê a melhor resposta ao cuidado prestado e seja ininterruptamente avaliado.

O cuidado em terapia intensiva requer que os dados e as informações dos doentes sejam registrados de forma exata e integrada para propiciar o planejamento adequado das atividades a serem realizadas e para que o cuidado de enfermagem tenha qualidade progressivamente crescente. Dada esta grande quantidade e variedade de dados frente aos parâmetros clínicos, a tecnologia da informação se apresenta como a aplicação cada vez mais fundamental, que pode melhorar o acesso aos dados, reduzir erros, monitorizar a adesão aos padrões de qualidade e fornecer suporte para a tomada de decisão.[1-3] Além disso, pode contribuir para análise e melhoria dos indicadores assistenciais e promover a segurança do paciente e, por consequência, melhorar o cuidado.[4]

Fatores como a complexidade e o custo do processo de cuidar, a gravidade clínica, a quantidade de dados gerados e a importância da informação e comunicação no processo de tomada de decisão clínica fazem da UTI um ambiente rico para explorar os benefícios da tecnologia da informação e contribuir para superar os desafios do gerenciamento da informação e do conhecimento, como a sobrecarga de informação e a falta de padrão da informação.

O termo "Tecnologia da Informação" (TI) é utilizado para designar o conjunto de recursos tecnológicos e computacionais para a geração e o uso da informação. A TI está fundamentada nos componentes de hardware, *software*, sistemas de telecomunicações, gestão de dados e informações.[5] O termo também diz respeito ao conjunto de recursos não humanos dedicados ao armazenamento, processamento e comunicação da informação e ao modo como esses recursos estão organizados em um sistema capaz de executar um conjunto de tarefas. Assim, a tecnologia da informação pode melhorar o cuidado em saúde de várias formas, de que podemos citar como exemplos:

- Melhoria na comunicação, tornando acessível os dados coletados.
- Utilização de informações e de conhecimento que permite apoio à tomada de decisão segura, facilitando respostas rápidas e reduzindo os erros.

- Rastreamento da adesão aos protocolos institucionais, permitindo acesso remoto a múltiplos usuários e o controle da assistência prestada.

Sabemos que a UTI é um ambiente que tem entre suas características a produção de uma grande quantidade de informações relacionadas à condição dos pacientes que é continuamente produzida, coletada, recuperada e analisada. Em virtude da complexa condição dos pacientes em estado crítico e da grande quantidade de dados, pode ser difícil para os profissionais de saúde decidir sobre a melhor conduta a ser tomada, de modo a prestar o melhor cuidado de saúde possível de acordo com a condição do paciente.

O fator humano pode levar a erros no processo de tomada de decisão, pois nem sempre todos os parâmetros fisiológicos são levados em consideração, uma vez que o tempo pode ser insuficiente para analisar a situação clínica e o ambiente é repleto de circunstâncias estressantes. Além disso, não é possível analisar e memorizar continuamente todos os dados e informações disponíveis,[6] já que um único paciente internado na UTI gera até 236 categorias de variáveis,[7] enquanto a capacidade humana de gerenciamento adequado de variáveis alcança apenas 5 a 9 destas.[8]

Esses fatos alertam sobre a lacuna e a oportunidade de uma colaboração organizada para o gerenciamento do conhecimento e do aumento da consciência das melhores práticas na utilização da tecnologia da informação em terapia intensiva.

A grande quantidade de dados e de informações incluída no processo de cuidado diário, se armazenada e gerenciada adequadamente, pode se tornar recurso definitivo no processo de tomada de decisão administrativa e clínica, na promoção de iniciativas de melhoria da qualidade, em projetos de pesquisa e em empreendimentos educacionais que podem promover as melhores práticas.

A complexidade da enfermagem em terapia intensiva tem como grande foco sua atuação no cuidado direto à beira do leito do paciente crítico. Entretanto, para que este cuidado ocorra de forma efetiva e com qualidade, é necessário que o enfermeiro tenha conhecimento, que também pode ser obtido de forma atualizada e em tempo real por meio eletrônico. O processamento eletrônico da evolução dos pacientes e o resultado das intervenções de enfermagem contribuem para a análise dos indicadores de qualidade e, pelo fato de a enfermagem ser uma área em que existe uma atualização frequente, os enfermeiros podem buscar o aprimoramento por meio de ensino a distância, que é mais uma aplicação contemplada com o uso da tecnologia da informação.[9]

A utilização da tecnologia da informação na UTI não é um conceito novo. Os sistemas de informação clínica têm se desenvolvido no cenário de UTI ao longo das últimas três décadas e seu uso pelos profissionais tem aumentado exponencialmente nos últimos anos.

Recentemente, o advento do registro eletrônico do paciente tem permitido aos profissionais obter e compartilhar informação útil, tanto à beira do leito como remotamente, além do potencial de melhorar a qualidade e a coerência do processo de cuidado, existe a possibilidade de automatizar os protocolos, obter uma segunda opinião para um cuidado cada vez mais seguro, assistir no cuidado clínico, proporcionar o apoio à pesquisa e ao gerenciamento de resultados e promover a melhoria dos processos.[2]

Com isso, a TI pode ser aplicada de diferentes formas na unidade de terapia intensiva, como:[10,11]

- Processamento, armazenamento e integração de informação fisiológica e diagnóstica de múltiplas fontes integradas ao registro eletrônico do paciente.
- Programação de limites previamente definidos para dados fisiológicos ou exames laboratoriais, por meio de alarme ou sistemas de alerta.

- Armazenamento e organização da documentação do cuidado prestado ao paciente.
- Apresentação gráfica de dados e informações que facilitam a avaliação e as tendências no estado clínico dos pacientes.
- Redução das taxas de infecção, danos, eventos adversos e erros.
- Fornecimento de suporte à decisão clínica por meio de alertas, alarmes e protocolos.
- Avaliação comparativa de pacientes para análise de resultados.
- Apresentação de dados clínicos organizados por problemas do paciente ou sistemas.

Prontuário eletrônico do paciente

De forma mais comum, os diferentes dados dos pacientes são inseridos no prontuário de forma manual, o que gera um grande volume de papel e dificulta a localização das informações, pois o registro ocorre de forma não estruturada. Na UTI, a folha convencional, manuscrita geralmente, inclui o registro de sinais vitais, dados laboratoriais, balanço hídrico, parâmetros hemodinâmicos, respiratórios e as anotações sobre as intervenções farmacológicas ou tratamento.

Devido a quantidade, a importância dos dados e aos riscos de erro humano nos registros manuscritos, o registro eletrônico pode ajudar a prevenir erros no mapeamento ou na confiabilidade de informações entre os profissionais de saúde.[12] Nos últimos anos, o desenvolvimento e a incorporação destes dados de forma informatizada, culminou no desenvolvimento do Prontuário Eletrônico do Paciente (PEP), também chamado de Registro Eletrônico de Saúde (RES).

Conforme o *Institute of Medicine*,[13] o prontuário eletrônico do paciente é um registro eletrônico que reside em um sistema especificamente projetado para apoiar os usuários, fornecendo acesso à um completo conjunto de dados corretos, alertas, sistemas de apoio à decisão e outros recursos, como conexões para bases de conhecimento médico. O prontuário eletrônico do paciente recebe diferentes denominações, como "registro eletrônico do paciente" e/ou "registro eletrônico de saúde", que, embora possam ser usadas como sinônimos, apresentam diferenças.

Sistema de informação clínica (CIS)

O prontuário eletrônico do paciente tem em sua composição um sistema de informação. Sistemas de informação são sistemas de computador que coletam, armazenam, processam, recuperam, exibem e comunicam no momento oportuno a informação necessária para a prática, educação, administração e a pesquisa.[14,15] São muitos os benefícios ao utilizar sistemas de informação, pois não apenas reduzem erros como aumentam a velocidade para realização do cuidado e podem diminuir os custos em saúde por meio da coordenação dos serviços e melhoria na qualidade do cuidado.[16]

Um sistema de informação em terapia intensiva é um sistema projetado para coletar, armazenar, recuperar e manipular todos os dados relacionados ao cuidado do paciente criticamente enfermo. Seu principal objetivo é a organização dos dados atuais e históricos do paciente para uso de todos os profissionais envolvidos no cuidado.[17] Este tipo de sistema fornece o recurso de utilização dos dados em tempo real e o gerenciamento da informação e acesso a áreas de cuidado crítico, acontecem através da integração das informações na UTI, processadas para um sistema do computador. Além disso, permite a coleta eletrônica de dados específicos do paciente crítico, que podem ser processados para criar um perfil do paciente, gerar relatórios em tempo real e histórico de indicadores, que incluem ocupação de leitos, demora em altas, taxa de readmissão, dentre outros.

Complementarmente ao sistema de informação em terapia intensiva, existe o sistema de informação em enfermagem, que é uma parte do sistema de informação do cuidado em saúde, que lida particularmente com a manutenção do registro de enfermagem, que é um modo efetivo de influenciar a prática.[18,19] Dentre os benefícios da utilização do sistema de informação em enfermagem destacam-se:[17]

- Maior tempo para o cuidado direto ao paciente e menor tempo no Posto de Enfermagem.
- Redução no trabalho burocrático e perda de papéis.
- Utilização de ferramentas automatizadas para documentação de enfermagem.
- Programação de padrões uniformes do cuidado de enfermagem. redução de custos e mensuração da qualidade.

Dentre algumas das vantagens da utilização do sistema de informação em terapia intensiva destacam-se:

- A integração e o processamento inteligente de informação diagnóstica e fisiológica, com armazenamento em repositório clínico seguro.
- Criação de tendências para análise com representação gráfica dos resultados dos pacientes.
- Apoio à decisão clínica.
- Acesso à informação vital do paciente, de forma precisa e em tempo real.
- *Feedback* e rápida avaliação da condição do paciente, fornecendo à equipe alertas caso ocorram alterações do quadro no paciente.
- Redução de erros de medicação.
- Acesso à dados laboratoriais, exames radiológicos
- Acesso em tempo real de parâmetros ventilatórios e hemodinâmicos.[2]

Por outro lado, dentre as desvantagens, destaca-se que:

- Os sistemas de informação clínica e registro eletrônico do paciente são dependentes de quem opera o sistema e da precisão dos dados que são inseridos no mesmo.

Portanto, é importante que as medidas de controle de qualidade estejam presentes para garantir a precisão dos dados que serão recuperados. Além disso, não é incomum para os profissionais inserir ou extrair dados do prontuário do paciente errado, o que pode resultar em sérios erros no tratamento e cuidado ao paciente crítico.[20]

A seleção de um sistema de informação clínica é um processo complexo, e um dos principais fatores para a implementação com sucesso é a seleção de um sistema que possa suportar o fluxo de trabalho acelerado e os requisitos dos dados múltiplos e complexos de terapia intensiva. Um sistema de informação em terapia intensiva oferece muitas funções para facilitar o trabalho do enfermeiro intensivistas, possuindo como alguns de seus componentes:[10,21]

- **Dados integrados do paciente:** o sistema deve fornecer um fluxo de informação contínua entre todos os profissionais e setores envolvidos no cuidado de cada paciente. Observar a completa integração com o restante do sistema de documentação clínica, outros departamentos e outros sistemas de informação clínica especializada, como p. ex.: a prescrição médica eletrônica, a interação com a farmácia, pronto atendimento ou centro cirúrgico.
- **Gerenciamento do paciente:** dados de admissão, transferência e alta. Geralmente utilizando Sistema de escores prognósticos.
- **Gerenciamento de medicação:** o sistema deve incluir uma solução para a medicação automatizada e para a medicação de administração endovenosa, que utilizem a tecnologia de código de barras para verificar os cinco certos: paciente certo, medicamento certo, dose certa, hora certa e via certa. Quaisquer possíveis interações

medicamentosas específicas, devem ser automaticamente marcadas. Integração com outros componentes, como o sistema de farmácia, a prescrição médica eletrônica ou equipamento de dispensação, também ajudam a garantir a segurança do paciente. A utilização de código de barras e o registro eletrônico de administração de medicação quando integrados, podem facilitar o processo de administração de medicação. O cálculo de dosagem de medicação endovenosa, as taxas de fluxo endovenoso, o suporte nutricional parenteral e o balanço hídrico, também estão entre as opções disponíveis.

- **Lembretes e alertas automáticos:** notificações oportunas fornecidas por um sistema de apoio a decisão clínica bem projetado podem diminuir a quantidade de resultados que um profissional deve examinar a cada dia e efetivamente elevar a prioridade da condição de um paciente antes que possa se deteriorar. Alertas, regras e as notificações subsequentes devem ser personalizáveis de acordo com protocolos do hospital que apoie as melhores práticas. Podem ser fornecidos alertas e lembretes para guiar o cuidado de acordo com protocolos baseados em evidência. "Lembretes" para guiar o profissional quanto a documentação requerida podem ser integrados no processo de documentação para todas as áreas hospitalares.
- **Integração com dispositivos médicos e monitorização de sinais vitais:** sinais vitais e outros dados fisiológicos podem ser adquiridos de forma automática dos instrumentos a beira do leito e incorporados na base de dados clínica. Estes dados podem ser lançados em fluxogramas e estarem associados com outros elementos, como os dados de análise laboratorial, a avaliação de sistemas corporais e a lista de verificação de problemas. O sistema deve ter a capacidade de obter os dados diretamente dos equipamentos e dispositivos, como monitores cardíacos, ventiladores e até mesmo hemodialisadores, o que melhora a precisão e a eficiência de coleta de dados. Os profissionais devem ser capazes de acessar dados como os sinais vitais do monitor cardíaco sob demanda, bem como a intervalos prescritos, de modo que possam confirmar e registrar automaticamente as informações para o registro do paciente.
- **Fluxo de trabalho simplificado:** o sistema deverá suportar a entrada de documentação simplificada e garantir que a informação necessária seja coletada apenas uma vez, aumentando a eficiência do profissional. A documentação deve permitir aos profissionais a atualização de gráficos, quando os dados dos pacientes são semelhantes às avaliações anteriores e histórias de admissão, evitando reentrada de informação.
- **Acesso:** os profissionais devem ter acesso imediato à informação mais atual do paciente e serem capazes de analisar rapidamente as tendências dos dados desde a admissão do paciente na terapia intensiva. O sistema também deve dar suporte ao uso de telas gráficas e os profissionais, devem ser capazes de visualizar as informações específicas para a precisão na evolução do cuidado ao doente.

Pela gravidade clínica dos pacientes na UTI, a equipe deve prestar um cuidado rápido e de elevada qualidade, sendo o mais segura possível. O uso de tecnologia da informação, como os Sistemas de Informação Clínico, em que o cenário pode melhorar o cuidado ao paciente, focado no acesso aos dados clínicos, reduzindo os erros e rastreando o cumprimento de elevados padrões de qualidade, proporcionam apoio à tomada de decisão.[22] Portanto, a enorme quantidade de informação gerada durante a realização dos cuidados intensivos é documentada e armazenada usando Sistema de Informação Clínica.

Sistema de apoio à decisão

O julgamento clínico envolve a tomada de decisão e neste processo, estão envolvidos a avaliação do paciente, a identificação de suas necessidades, o planejamento e a implementação de intervenções, bem como a avaliação de resultados. A tecnologia da informação também pode contribuir neste processo, sob a forma de sistema de apoio a decisão.[9]

Na área das tecnologias de gerenciamento do conhecimento clínico, os Sistemas de Apoio a Decisão Clínica (SADC) têm um papel significativo por meio de sua capacidade de dar suporte ao processo clínico e ao uso do conhecimento, do diagnóstico e da investigação através do tratamento.[23]

Sistemas de apoio a decisão clínica são "sistemas ativos de conhecimento que usam dois ou mais dados do paciente para gerar uma orientação específica".[24] Ou seja, são programas que fornecem conhecimento clínico e informação relacionada ao paciente, filtrada de forma inteligente ou apresentada em momentos apropriados, para gerar uma orientação específica e melhorar o cuidado ao paciente. O projeto e a implementação de um SADC são complexos e envolvem muitas variáveis. As funções do SADC podem incluir alertas, lembretes, comentários, interpretação, predição, diagnóstico, auxílio e sugestões.[25]

O sistema de apoio a decisão clínica auxilia os profissionais a prevenir eventos clínicos indesejáveis, como interações medicamentosas, erros de omissão e tendências na sintomatologia. Um SADC geralmente é construído sob a forma de um sistema de alerta baseado em regras de lógica, onde p. ex., pode notificar os profissionais imediatamente na entrada dos dados clínicos ou gerar alertas ao longo do tempo após relacionar os dados a partir de múltiplas fontes.

Um SADC para enfermeiras oferece benefícios imediatos detectando combinações potenciais da relação entre medicamentos e dados laboratoriais e medicamentos entre si, impedindo complicações farmacológicas e efeitos colaterais relacionados as drogas. Outros benefícios incluem a economia de tempo e dinheiro e reduções na morbidade e mortalidade e ainda apresenta uma oportunidade para a informática em enfermagem de UTI.[26] O maior desafio, entretanto está na dificuldade de representar a prática de enfermagem em um formato que possa ser armazenado, manipulado e gerenciado pelos computadores.[27]

Os sistemas de apoio à decisão clínica, possuem quatro funções:[28]

a. **Administrativa:** cuja função é o apoio à codificação e documentação clínica, autorização de procedimentos e referências.

b. **Gerenciamento de complexidade clínica:** mantêm os pacientes em pesquisa e protocolos e auxilia no rastreamento de prescrições.

c. **Controle de custos:** monitoramento de prescrição médica; previne testes duplicados ou desnecessários.

d. **Apoio à decisão:** realiza o apoio ao diagnóstico clínico e processos de plano de tratamento, promoção das melhores práticas e protocolos específicos.

Computação móvel

Os dispositivos de computação portátil têm sido utilizados de forma progressiva pelos profissionais de saúde e oferecem uma plataforma móvel para acesso da informação no ponto de cuidado. A tecnologia tem evoluído, com dispositivos com maior capacidade de memória, melhor resolução da tela, processadores mais rápidos e conectividade sem fio, que vem ampliando o seu potencial na UTI.[29]

Além das funções de gerenciamento pessoal da informação, os dispositivos de computação móvel têm sido utilizados para alimentar o prontuário eletrônico, acessar informação de referência, protocolos e banco de informações de medicamentos em tempo real. Estes dispositivos podem agir como uma interface com um sistema de informação clínico, fornecendo acesso rápido às informações dos pacientes. Contudo, é importante considerar o risco de transmissão de microorganismos pelos dispositivos portáteis.

◖ Utilização das tecnologias de informática nos equipamentos

Na Unidade de Terapia Intensiva é grande a variedade de equipamentos de beira de leito, como transdutores de pressão e fluxo, bombas de infusão, oxímetros, capnógrafos, monitores de débito cardíaco e ventiladores mecânicos, que armazenam dados eletrônicos e são equipados com interfaces de computador.

Sistemas informatizados de cuidados intensivos fazem interface com os bancos de dados hospitalares, incluindo sistemas demográficos, registros eletrônicos de pacientes, prescrição eletrônica, laboratório, farmácia e radiologia.[30]

Diferentes tecnologias, além de terem por finalidade fornecer o acompanhamento contínuo das funções fisiológicas dos pacientes, também podem contribuir para diminuir o erro de medicação,[31] como as bombas de infusão inteligentes, pois sedativos endovenosos, insulina, anticoagulantes e narcóticos implicam no maior risco de dano decorrente de erros de medicação.[32] As bombas de infusão inteligentes podem ser programadas para fornecer a quantidade correta das drogas intravenosa e estão associadas com bibliotecas de medicamento incorporadas ao equipamento, alertando quando a dose difere dos protocolos instituídos pela UTI ou Hospital, particularmente importante se há erro de um ponto decimal ou as unidades de administração como mg/hora estiverem incorretas. Deste modo, a infusão não é iniciada até que a discrepância seja corrigida.

Outra tecnologia é o sistema de administração de medicação por código de barras. Na utilização padrão, a enfermeira escaneia o código de barras de sua identificação, o código de barras do paciente e o código de barras da medicação. Esta informação pode ser enviada sem fio para o servidor do programa, onde o *software* determina que a medicação correta vá para o paciente correto, no momento correto. Em geral, o sistema gera um alerta ou aprovação. Os códigos de barras podem ser colocados nas pulseiras de identificação dos pacientes, medicamentos e acessos de bolsas de transfusão de sangue. O sistema de código de barras também pode ser utilizado para rotular a coleta de exames. Por exemplo, a pulseira com a identificação do paciente é escaneada e confirma-se que o paciente precisa de um determinado exame sanguíneo, com isso, as impressoras móveis fazem o rótulo para tubos de sangue a beira do leito, sem a possibilidade de trocas ou erros.[33]

◖ Considerações finais

As atuais demandas do cuidado em saúde têm progressivamente tornado necessária a utilização das diferentes tecnologias da informação nos mais variados processos.

A enfermagem em terapia intensiva possui forte atuação na coleta, gerenciamento, processamento, transformação e comunicação da informação relacionada ao paciente, o que tem gerado uma transformação na forma e cuidado ao paciente crítico. Assim, nossas práticas devem ser incorporadas pela tecnologia da informação, para que de maneira mais consistente, possamos ter uma atuação cada vez mais dinâmica e avaliar de forma eficiente a qualidade do cuidado. Além de superar os limites humanos de processamento da informação, o auxílio da tecnologia contribui de forma significativa para a melhoria da segurança do paciente e consequentemente, na prevenção de erros.

Referências bibliográficas

1. Bates DW, Gawande AA: Improving safety with information technology. N Engl J Med 2003;348:2526-2534.
2. Varon J, Marik PE: Clinical information systems and the electronic medical record in the intensive care unit. Curr Opinion Crit Care 20028(6):616-624.
3. Martich GD, Waldmann CS, Imhoff M: Clinical informatics in critical care. J Intensive Care Med 2004;19(3):154-163.

4. Levy MM. Computers in the ICU. J Crit Care 2004;19:199-200.
5. Rezende DA, Abreu AF. Tecnologia da Informação Aplicada a Sistemas de Informação Empresariais. São Paulo: Atlas, 2000.
6. Pereira M, et al. Computer aided monitoring system of intensive care unit patients. WSEAS Transactions on Information Science and Applications, 2007;4:78-84.
7. Morris AH. Computerized protocols and bedside decision support. Crit Care Clin 1999;15(3):523-545.
8. Miller G. The magical number seven plus or minus two. Some limits on our capacity for processing information. Psychol Rev 1956;63:81-97.
9. Barbosa SFF, Dal Sasso GTM. Terapia intensiva: a tecnologia da informação voltada para a enfermagem. In: Viana RAP, Whitaker YY. Enfermagem em terapia intensiva – práticas e vivências. Porto Alegre, Artmed: 2011;130-136.
10. Kennedy R, Daddona A. Critical care applications. In: Saba VK, McCormick KA. Essentials of nursing informatics, 4rd ed. New York, McGraw-Hill: 2006;337-353.
11. Parente ST, Mccullough JS. Health information technology and patient safety: evidence from panel data. Health Aff. 2009;28(2):357-60.
12. Hammond J, Johnson HM, Ward CG, et al. Clinical evaluation of a computer-based patient monitoring and data management system. Heart Lung 1991;20:119-124.
13. Institute of Medicine. The computer-based patient record: an essential technology for heath care, revised edition, Division of Health Care Services, Institute of Medicine, National Academy of Science, Washington, D.C., USA, 1997.
14. Malliarou, M. Policy of safety and guarantee of medical secrecy in electronic health record of patients. Master thesis National and Kapodistrian University of Athens, Nursing Department, Health Informatics, Athens, 2006.
15. Malliarou M, Chandrinou A. Nursing Information Systems Proceedings of 13th Congress of Balkan Military Medical Committee; Kusadasi: Turkey; 2008;73-79.
16. Malliarou M, Zyga S. Advantages of Information Systems in Health Services. Choregia 2009;5(2):43-54.
17. Milholland DK, Cardona VD. Computers at the bedside. As machines and data proliferate, nurses may find that they need clinical systems to keep track of it all. Am J Nurs 1983;83(9):1304-1307.
18. Currell R, Urquhart C. (2003). Nursing record systems: effects on nursing practice and health care outcomes. Cochrane Database of Systematic Reviews 2003, Issue 3. Art. No.: CD002099. DOI: 10.1002/14651858.CD002099.
19. Mahler C, Ammenwerth E, Wagner A. Effects of a Computer-based Nursing Documentation System on the Quality of Nursing Documentation. J Med Syst, 2007;31:274-282.
20. Aranow M. What works: clinical information systems. Order entry rules. Healthcare enterprise achieves physician acceptance, reduced medication errors and improved patient outcomes through CIS and CPOE technology. Health Manag Technol 2002;23:34-38.
21. Meadows G. Implementing clinical IT in critical care: Keys to success. Nurs Econ. 2003;21(2):89-90,93.
22. Lapinsky SE, Holt D, Hallett D, Abdolell M, Adhikari NK. Survey of information technology in Intensive Care Units in Ontario, Canada. BMC Med Inform Decis Mak. 2008;24:8-5.
23. Lyerla F, Lerouge C, Cooke DA, Turpin D, Wilson L. A Nursing Clinical Decision Support System and Potential Predictors of Head-of-Bed Position for Patients Receiving Mechanical Ventilation. Am J Crit Care 2010;19(1):39-47.
24. Wyatt JC, Spiegelhalter DJ. Field trials of medical decision-aids: potential problems and solutions. Proc Annu Symp Comput Appl Med Care: 1991;3-7.
25. Randolph AG, Haynes RB, Wyatt JC, Cook DJ, Guyatt GH. Users' guides to the medical literature, XVIII: how to use an article evaluating the clinical impact of a computer-based clinical decision support system. JAMA. 1999;282(1):67-74.
26. Lyons A, Richardson S. Clinical decision support in critical care nursing. AACN Clin Issues 2003;14(3):295-301.
27. Abbott PA. Nursing informatics. A foundation for nursing professionalism. AACN Clin Issues. 2003;14(3):267-70.
28. Perreault L, Metzger J. A pragmatic framework for understanding clinical decision support. Journal of Healthcare Information Management,1999;13(2):5-21.
29. Lapinsky SE. Mobile computing in critical care. J Crit Care 2007;22(1):41-4.
30. Hanson CW 3rd, Marshall BE. Artificial intelligence applications in the intensive care unit. Crit Care Med 2001;29(2):427-35.
31. Hoyt RE. Patient Safety and Technology. In: Hoyt RE, Yoshihashi A, Sutton M. Medical Informatics – Practical Guide for the Healthcare Professional.,2009;3:232-252.
32. Winterstein AG, Hatton RC, GONZALEZ RR. Identifying clinically significant preventable adverse drug events through a hospital database of adverse drug reaction reports. Am J of Health Sys Pharm 2002;59(18):1742-9.
33. Murphy D. Barcode basics. Patient Safety & Quality Healthcare. July/August: 2007;4003-44.

7

Gerência de Risco – Como Gerenciar Eventos Adversos

Geylene Albuquerque Ribeiro

Tâmara Rúbia Cavalcante Guimarães Coutinho

Widlani Sousa Montenegro

"Talvez pareça estranho, ainda enunciar como primeiro dever de um hospital é não causar nenhum mal ao paciente, como já preconizado pelo Hipócrates aos seus discípulos, há mais de 2 mil anos." (Florence Nightingale, 1820-1910)

◖ Entendendo a gestão de risco

Compreende-se Gestão de Risco como a aplicação sistêmica e contínua de políticas, procedimentos, condutas, recursos na identificação, análise, avaliação, comunicação, controle de riscos e eventos adversos que afetam a segurança, a saúde humana, a integridade profissional, o meio ambiente e a imagem institucional.[1]

As atividades relacionadas à gestão do risco representam uma postura proativa perante as ameaças identificadas, pois permitem o desenvolvimento de estratégias e o planejamento das atividades em resposta aos erros. Embora estas ações sejam aplicadas há várias décadas no departamento militar, no serviço financeiro, na aeronáutica e no automobilismo, apenas recentemente foram padronizadas e pensadas para outras áreas, em que a Norma ISO 31000 (*Risk Management – Principles and Guidelines)* é o padrão mais conhecido.

A Associação Brasileira de Normas Técnicas (ABNT), considerada a representante oficial da ISO no Brasil, traduziu, adaptou e publicou a Norma ABNT NBR ISO 31000 em 2009 (Gestão de Riscos – Princípios e Diretrizes) e, como não é específica para os serviços de saúde, deve ser adaptada a cada estrutura institucional.[2]

Consequentemente, a gestão de riscos compreende as ações estabelecidas pela Resolução da Diretoria Colegiada (RDC) da Anvisa de número 36, do ano de 2013,[3] que estabelece como responsabilidade do Núcleo de Segurança do Paciente "a identificação, a análise, a avaliação, o monitoramento, o tratamento e a comunicação de riscos", ou o conjunto de atividades definidas para o gerenciamento de riscos. No Quadro 7.1 estão explicitadas as estratégias de tratamento dos riscos.[1]

Quadro 7.1. Estratégias de tratamento dos riscos.

I. Evitar ou eliminar o risco: implica a não realização da atividade que envolve o risco a ser combatido (*Risk Avoidance*). Por exemplo, elimina-se o risco de evento adverso com a não realização de um exame diagnóstico invasivo. No entanto, os benefícios do exame são maiores que o risco e, quando o exame é realizado corretamente, os riscos são reduzidos
II. Compartilhar ou transferir o risco: faz outra instituição tomar para si o risco (*Risk Transfer*), geralmente mediante aquisição de um seguro. Por exemplo, o uso de seguros que proporcione aos serviços e profissionais de saúde a cobertura de possíveis eventos adversos ocasionados
III. Mitigar, reduzir ou controlar o risco: a estratégia de controle ou redução (*Risk Reduction*), visa minimizar a probabilidade de ocorrência dos eventos, diminuindo o risco e reduzindo-o a níveis aceitáveis
IV. Retenção ou aceitação do risco: envolve o risco aceito pela organização *Risk Acceptance*, supostamente adequada somente quando pequenos ou com pouco impacto social

Fonte: Adaptado de ANVISA.[3]

Entende-se o hospital como uma organização complexa em que a exposição ao risco e a possibilidade de danos são frequentes.[4] O grande marco no que diz respeito ao erro humano foi primeiramente publicado no ano de 1999, no relatório *Errar é Humano*, destacando que o castigo, a punição e a reparação sobre o dano continuavam focados na ação individual, sendo este um entrave para a segurança humana, destacando que "não se pode organizar os serviços de saúde sem considerar que os profissionais vão errar."

Neste cenário, compete ao sistema criar mecanismos para evitar que o erro atinja o paciente.[4,5] James Reason, psicólogo britânico, propôs o modelo do queijo suíço para gerenciar erros ou falhas (Figura 7.1). Este modelo compara as fragilidades dos serviços de saúde aos buracos do queijo suíço e, para a ocorrência do erro, faz-se necessário o alinhamento de diversos orifícios.[5-7]

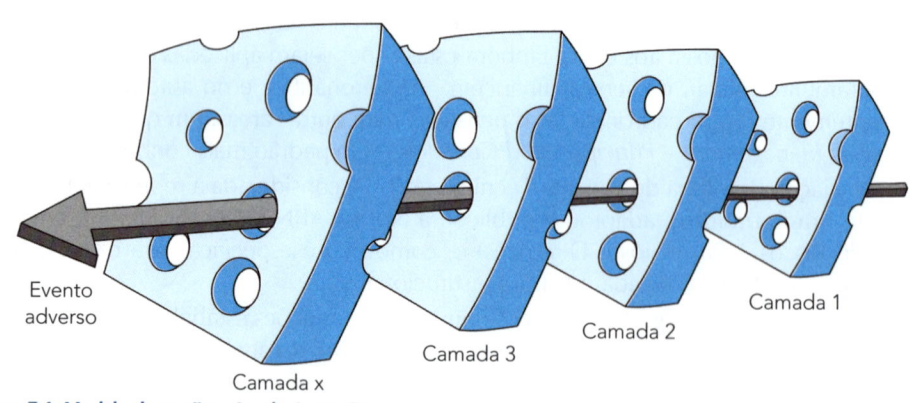

Evento adverso

Camada x

Camada 3

Camada 2

Camada 1

Figura 7.1. Modelo do queijo suíço de James Reason.
Fonte: Adaptada de Reason (1990).

Reason descreve que cada "queijo suíço" representa uma etapa deste complexo sistema composto pela fonte do problema, as falhas ativas e também as falhas latentes. A fonte do problema é a falha estrutural ou pontual, as práticas inadequadas e os comportamentos inseguros por parte dos pacientes. Já as falhas ativas são os erros ou as violações que têm efeito imediatamente adverso e baseiam-se em atos inseguros ou omissões realizadas pelos profissionais de saúde. Finalmente, as falhas latentes são aquelas intrínsecas nas estruturas organizacionais e que, em geral, determinam a manifestação dos erros ativos.

Essas falhas dizem respeito a problemas já existentes, decorrentes de decisões ou medidas adotadas antes do acidente, e estão relacionadas à estrutura e ao processo, os quais permanecem ocultos, até que um evento ou acidente ocorra e evidenciem-nos. Enquanto as falhas ativas não são facilmente previstas, as latentes podem ser identificadas e corrigidas antes que um evento adverso ocorra. Neste cenário, as barreiras que podem ser instituídas para a mitigação de erros são os protocolos clínicos, o uso de *check-lists* de segurança, protocolo de higienização das mãos, capacitação dos profissionais, entre outras estratégias.[5-7]

No Brasil, uma iniciativa para a promoção da segurança do paciente ocorreu com a publicação da Portaria n. 529, de 1º de abril de 2013, no Programa Nacional de Segurança do Paciente, cujo objetivo é contribuir para a qualificação do cuidado em saúde, promovendo e apoiando ações voltadas à segurança do paciente.[8]

Em 2009, a Organização Mundial da Saúde (OMS) desenvolveu a Classificação Internacional de Segurança do Paciente (CISP), com a finalidade de facilitar a descrição, a comparação, o monitoramento, a análise e a interpretação de informações relacionadas à segurança dos pacientes e à necessidade de atuação para a prevenção de incidentes em saúde.[9]

Incidentes em saúde podem ser classificados em:

- **Circunstâncias notificáveis:** uma situação com potencial significativo para causar dano, mas em que não ocorreu nenhum incidente.
- **Quase erro (*near miss*):** um incidente que não alcançou o paciente, em que a falha é detectada antes de chegar ao doente.
- **Incidente sem dano:** incidente em que um evento atingiu o paciente, mas não resultou em dano discernível.
- **Incidente com dano (evento adverso):** incidente que resulta em dano desnecessário ao paciente.[10]

Segundo a CISP, o grau do dano corresponde à gravidade, à duração e às implicações no tratamento, resultantes de um incidente. O dano pode ser classificado em:[11]

1. **Nenhum:** o resultado da assistência ao paciente é assintomático, ou nenhum sintoma é detectado, e nenhum tratamento é necessário.
2. **Leve:** o resultado da assistência ao paciente pode ser sintomático, mas os sintomas são leves, a perda da função ou dano é mínimo ou intermediário, mas de curta duração, e nenhuma ou mínima intervenção é necessária.
3. **Moderado:** o resultado da assistência ao paciente é sintomático, necessitando de intervenção adicional, aumento do tempo de internação, ou causa danos permanente ou perda de função por tempo prolongado.
4. **Grave:** o resultado da assistência ao paciente é sintomático, necessitando de intervenção para manutenção da vida ou importantes intervenções médicas/cirúrgicas, reduzindo a expectativa de vida ou causas de dano ou perda de função de longa duração ou permanentes.
5. **Morte:** quando é identificada como associada ao incidente, no curto prazo.

Para gerenciarmos o risco, alguns outros conceitos importantes acerca da Segurança do Paciente precisam ser compreendidos, sendo etses:[11]

a. **Tecnovigilância:** sistema de vigilância de eventos adversos e queixas técnicas de produtos para a saúde na fase de pós-comercialização, com vistas a recomendar a adoção de medidas que garantam a proteção e a promoção da saúde da população. Está relacionada à vigilância da qualidade de equipamentos, materiais e artigos médico-hospitalares, implantes e produtos para diagnóstico de uso *in-vitro*.

b. **Farmacovigilância:** ciência relativa à detecção, avaliação, compreensão e prevenção dos eventos adversos ou de quaisquer problemas relacionados a medicamentos. Ao definir esse conceito, no ano de 2002, a OMS ampliou o escopo da farmacovigilância, contemplando "quaisquer problemas relacionados a medicamentos", como queixas técnicas, erros de medicação, uso *off label* e interações medicamentosas.

c. **Hemovigilância:** identificação, análise e prevenção de efeitos indesejáveis imediatos ou tardios advindos do uso de sangue e de seus componentes, ou seja, é um conjunto de procedimentos para o monitoramento das reações transfusionais, resultantes do uso terapêutico de sangue e seus componentes, visando à melhoria da qualidade dos produtos, aos processos em hemoterapia e ao aumento da segurança do paciente.

Trabalhando o fluxo de notificação de incidentes

As falhas são parte do ser humano e, por isso, jamais conseguiremos extinguir a possibilidade de errar. Porém, é possível transformar o ambiente em que os humanos agem, tornando-o mais seguro ao se utilizarem desenhos de sistemas e métodos que dificultem os erros, evitando que estes perpassem as múltiplas e incompletas camadas de proteção (fatias do queijo suíço) e causem um dano devastador. Portanto, as análises dos erros devem se concentrar em todas as causas subjacentes que induziram ou tornaram o erro possível, em suas causas-raiz, e não simplesmente o que ocorreu na ponta do processo.[12]

Métodos distintos têm sido utilizados para a identificação de incidentes relacionados com a segurança do paciente. As abordagens descritas com maior frequência envolvem autópsia e comissão de revisão de óbitos, análise de causa raiz, análise de queixas dos pacientes, notificação de eventos, análise de dados administrativos, revisão de prontuário e a observação assistencial.[10]

O método de notificação de incidentes, realizado por profissionais de saúde de forma voluntária é o mais utilizado na área de segurança do paciente.[10] Os sistemas de notificação também são passíveis de viés retrospectivo e viés de relato. Mesmo assim, sua adoção deve ser considerada, pois, além da possibilidade de detecção de erros latentes, é capaz de fornecer múltiplas perspectivas ao longo do tempo.[13]

Este sistema permite o aprendizado nos serviços de saúde a partir das falhas identificadas e que, geralmente, são provocadas por fragilidades existentes nos sistemas; esse aprendizado é considerado uma prática fundamental para a segurança do paciente.[1]

As notificações de erro podem ser divididas em três categorias principais: anônimas; confidenciais; e abertas. Para as notificações anônimas (como o próprio nome sugere), não é solicitada a identificação do notificador. Embora apresentem a vantagem de encorajar a notificação, os sistemas anônimos têm a desvantagem de não permitirem que perguntas de acompanhamento de investigação sejam respondidas.

Em um sistema de notificação confidencial, a identidade do notificador é conhecida, mas protegida de autoridades reguladoras ou representantes de sistemas legais. Esses sistemas tendem a capturar melhores notificações do que o anônimo porque diferentes perguntas de investigação podem ser realizadas. Já no sistema de notificação aberto, todas as pessoas e lugares são publicamente identificados, sendo pouco utilizado na área de saúde, uma vez que o potencial para publicidade não desejada e para acusações acaba sendo muito forte.[13]

Frente aos diferentes tipos de notificações, a principal dificuldade está na subnotificação voluntária, um grande problema encontrado nas instituições de saúde. A não notificação dos eventos ocorridos prejudica a identificação dos incidentes, promovendo dano e evitando a correção das possíveis falhas existentes no processo. Essas condições dificultam a ação dos gestores na realização do planejamento e desenvolvimento de estratégias organizacionais voltadas para a adoção de práticas mais seguras, minimização dos incidentes em saúde e melhoria da assistência, o que coloca em risco a segurança dos pacientes. Porém, vale ressaltar que as subnotificações ocorrem por diversos fatores, entre eles o medo, a culpa, a vergonha, a autopunição, a crítica de outras pessoas e o litígio, comum em muitos países.[14]

Além dos fatores descritos, existem também outras causas para as subnotificações, como a falta de tempo e a sobrecarga de trabalho dos profissionais da saúde, ausência de treinamento, de informações, de comunicação e de conhecimento sobre quais os eventos são notificáveis. Em adição a esses fatores, contamos, muitas das vezes, com a falta de envolvimento dos profissionais, o esquecimento sobre os fatos que desencadearam o evento (esquecimento este em decorrência da demora na notificação), a dificuldade em contatar e a ausência/demora no *feedback* de outros profissionais.[14]

A notificação voluntária é a estratégia mais comumente utilizada na área de segurança do paciente.[9] No entanto, apenas 10% a 20% dos erros são relatados/notificados e destes, 90% a 95% não causam danos aos pacientes. O uso de "gatilhos" ou pistas para identificar incidentes com dano ou eventos adversos (EA) é um método eficaz para medir o nível geral de danos causados por cuidados em uma organização de saúde.

A ferramenta tem como base na metodologia de rastreamento desenvolvida pelo Institute for Healthcare Improvement IHI Global Trigger Tool (Quadro 7.2), uma variação da metodologia de avaliação retrospectiva de prontuários baseado na busca de *triggers* ou "gatilhos", que propõe a estimativa da ocorrência de eventos adversos por um método simples, barato e de fácil execução.[15]

Quadro 7.2. Gatilhos para eventos adversos sugeridos pelo IHI Global Trigger Tool.

C1	Alteração do estado mental agudo	C15	Inserção ou uso de cateter urinário
C2	Aspiração/pneumonia	C16	Alteração significativa na avaliação de *status*
C3	Chamada para médico ou familiares	C17	Incidente residente ou acidente
C4	Código ou serviço médico de emergência	C18	Lesão por pressão
C5	Óbito	C19	Transferências para emergência
C6	Queda da hemoglobina/hematócrito	C20	Transferência para hospital de cuidados agudos ou unidade de observação
C7	Embolia, embolia pulmonar ou Tromboembolismo periférico	C21	Uso de contenção
C8	Queda	C22	Aumento da creatinina sérica
C9	Queixa familiar	C23	Retenção urinária
C10	Qualquer infecção	C24	Diarreia aguda (início recente)
C11	Diuréticos novos ou aumentados	C25	Constipação prolongada
C12	Temperatura corporal alta ou baixa	C26	Revisão de qualquer estudo radiológico não planejado
C13	Acidente vascular cerebral ou ataque Isquêmico transitório	C27	Outros
C14	Novo início de incontinência Nova ou piora da incontinência urinária ou intestinal		

Fonte: Adaptado de Adler; Moore; Federico (2015).

A revisão de prontuário é um método pouco prático por avaliar os registros do período de internação e, apesar de dispendiosa, pode ser facilitada por meio do prontuário eletrônico. Dependendo da qualidade do registro, dificuldades adicionais podem ser enfrentadas no processo de identificação de possíveis eventos nos prontuários. Levando-se em consideração os métodos de detecção de incidentes em saúde, não há um método perfeito para estimar a incidência de EA.

Todos os métodos permitem uma visão parcial do problema, necessitando da combinação de várias técnicas para a identificação de eventos e, usualmente, os métodos de observação da assistência, a revisão de prontuários e a notificação são utilizados em concomitância a estudos prospectivos.[15]

As notificações decorrentes de incidentes com dano no Brasil, que foram levantadas pelos estabelecimentos de saúde, devem ser registradas como de caráter obrigatório no Sistema de Notificações para a Vigilância Sanitária (NOTIVISA) versão 2.0, sob responsabilidade da Anvisa. O sistema NOTIVISA versão 2.0 foi criado com o propósito de interligar o Sistema Nacional de Vigilância Sanitária (SNVS) e as informações sobre a ocorrência de incidentes com danos ou eventos adversos relacionados com a assistência à saúde e geradas pelos Núcleos de Segurança do Paciente nos serviços de saúde.[16]

O formulário de notificação de EA é uma ferramenta eletrônica totalmente *on line*, que compõe a última versão do sistema NOTIVISA versão 2.0, em que os dados notificados no sistema NOTIVISA pelos NSP dos serviços de saúde são acessados simultaneamente pelo distrito federal, estados, municípios e pela Anvisa de forma hierarquizada e com o objetivo de subsidiar o planejamento e a avaliação das ações de vigilância sanitária.[17]

Ferramentas da qualidade para a tratativa de incidentes

Gestão de riscos é a mola mestra para obter condições adequadas no quesito assistência e oferta de trabalho seguro. Para a implantação, é necessária a execução sistemática das estratégias de gestão organizacional, a integração de todos os processos de cuidado, o uso de melhores evidências, transparência, responsabilização, criação de cultura de segurança, sensibilização, atitude de reagir às mudanças e prevenir danos.[18]

Dessa forma, ressalta-se a necessidade de levantar o diagnóstico situacional, partindo do pressuposto de envolvimento de todos os interessados, estratificando a sequência de processos a ser aplicado na gestão de riscos e a necessidade de autoavaliação permanente para testar a efetividade das medidas adotadas. A partir da avaliação e da priorização dos riscos identificados, compete ao serviço de saúde, estabelecer estratégias para o tratamento dos riscos.[1]

Alguns incidentes com dano têm chamado a atenção pela frequência em que ocorrem, como os erros de medicações, as flebites, as quedas e as lesões por pressão. Esses eventos, em sua maioria, são considerados evitáveis e, geralmente, causam danos temporários ou até mesmo permanentes. Diante desse cenário, é extremamente importante analisar cada evento de forma aprofundada, em busca da causa raiz, para que se possa implantar medidas eficazes de gerenciamento de risco na prevenção de novos eventos.[19]

Quanto à análise de causa-raiz, qualquer processo dirigido por evidências, que no mínimo revelem as causas obscuras sobre os incidentes com danos passados, expõem oportunidades de melhoria duradouras para a instituição de saúde.[20]

Diversos métodos de análise de causa-raiz podem ser utilizados pelas organizações.[20] Por isso, o levantamento de métodos existentes é interessante para se entender comparativamente as vantagens, desvantagens e as características de cada método.

Para a obtenção da causa-raiz, é necessário o cumprimento de seis etapas:

1. Definir o problema.
2. Realizar a análise das falhas.
3. Identificar os possíveis motivos.
4. Verificar a real causa.
5. Propor a solução para o problema.
6. Implantar as soluções e acompanhar os resultados.

As organizações de saúde buscam ferramentas de qualidade para conseguirem administrar, de maneira efetiva, os processos que estão envolvidos em seus serviços, esboçando estratégias e planejamentos para ações futuras aos problemas encontrados. Neste modelo, podem ser utilizadas as seguintes estratégias:[21]

1. **Brainstorming:** ferramenta destinada a gerar ideias, sugestões criativas, possibilitando uma discussão organizada dos problemas entre a equipe.
2. **Diagrama de Pareto:** permite determinar os problemas e as prioridades de soluções, com representação gráfica de barras ou histogramas.
3. **Fluxogramas:** representação gráfica que mostra todas as etapas de um processo;
4. **Diagrama de causa e efeito, também conhecido como "diagrama de Ishikawa", "diagrama espinha de peixe" ou "diagrama 6M":** consiste em uma ferramenta gráfica utilizada para o gerenciamento e controle de qualidade em diversos processos. Mostra a relação entre uma característica de qualidade (efeito) e os fatores que influenciaram (causas), servindo para identificar, explorar, ressaltar e mapear fatores que afetam um problema, identificando as várias causas de um mesmo efeito. As etapas de construção do diagrama consistem em definir o problema, identificar grupos de causas e elaborar as recomendações/estratégias de melhoria para enfrentar as fragilidades dos processos/sistema que foram identificadas.

Consequentemente, cada grupo de causas do diagrama representa uma categoria de fatores identificados e apresenta hierarquicamente as sequências primárias, secundárias e terciárias conforme apontado no Quadro 7.3.

Quadro 7.3. Diagrama de causa-efeito, diagrama de Ishikawa ou diagrama espinha de peixe.

Grupo de causas	Sequência das causas
Indivíduo	Causas primárias (C1), secundárias (C2) e/ou terciárias (C3)
Paciente	Causas primárias (C1), secundárias (C2) e/ou terciárias (C3)
Equipamento/tarefa	Causas primárias (C1), secundárias (C2) e/ou terciárias (C3)
Time	Causas primárias (C1), secundárias (C2) e/ou terciárias (C3)
Organização/gestão	Causas primárias (C1), secundárias (C2) e/ou terciárias (C3)
Ambiente	Causas primárias (C1), secundárias (C2) e/ou terciárias (C3)

Fonte: Adaptado pela autoria do capítulo baseado em suas vivências com gestão.

5. **Protocolo de Londres:** consiste em uma investigação sistematizada para organizar as etapas, melhorar a qualidade da coleta de dados e auxiliar na reflexão de todas as dimensões dos fatores contribuintes, lembrando os aspectos mais importantes dos fatores humanos.

   As etapas desta ferramenta são a seleção da equipe de investigação e o estabelecimento da cronologia do incidente com a detecção dos problemas na prestação de Cuidado

– PPC. Em seguida, deve se considerarem as condições em que os erros ocorreram e o contexto organizacional mais amplo, conhecidos como "fatores contribuintes" (relacionados ao paciente, à tarefa, às tecnologias, ao indivíduo, ao time, ao ambiente de trabalho e aos fatores organizacionais e gerenciais) (Quadro 7.4).

Quadro 7.4. Fatores que influenciam a prestação de cuidado.

Tipo de fator	Fator contribuinte
Fatores do paciente	• Dificuldades de comunicação • História clínica/riscos conhecidos • Condição do paciente • Questões pessoais
Fatores individuais (pessoas)	• Dimensionamento • Competência do pessoal • Supervisão de pessoal • Uso/não uso/abuso de equipamentos • Conhecimento e habilidade • Saúde física e mental
Fatores da tarefa ou tecnologia	• Adequação/disponibilidade/falta de equipamentos e materiais • Segurança/manutenção • Uso adequado de equipamentos • Disposições emergenciais/sistemas *back-up* • Transparência da tarefa • Utilização de protocolo • Disponibilidade e confiabilidade nos exames diagnósticos • Auxílio na tomada de decisão
Fatores do time (equipes)	• Problemas de comunicação na equipe • Problemas de comunicação entre a equipe e o paciente/família/cuidadores • Documentação incompleta • Avaliação inadequada do paciente • Informações não fornecidas • Má interpretação de informações • Estrutura do time • Disponibilidade de ajuda
Fatores do ambiente de trabalho	• Local de trabalho • Adequação do ambiente de trabalho • Estressores ambientais • Avaliações de itens de segurança • Escassez de camas/quartos/recursos • Disponibilidade de profissionais qualificados • Carga de trabalho e características do plantão • Apoio administrativo e gerencial
Fatores organizacionais e gerenciais	• Ausência de políticas, procedimentos ou diretrizes • Questões de implementação • Educação/formação/cultura • Problemas na aplicação de políticas, procedimentos ou diretrizes • Ausência de auditoria/sistema de controle de qualidade • Restrições financeiras • Estrutura organizacional

Fonte: Desenvolvido pela autoria do capítulo.

Uma vez que os PPC e os fatores contribuintes foram identificados, a análise do incidente está completa, e o próximo passo será a elaboração das recomendações/

estratégias para o enfrentamento das fragilidades dos processos/sistema identificados. Por isso, o plano de ação necessita:

a. Priorizar os fatores contribuintes mais relevantes para segurança da prestação dos cuidados.

b. Listar as ações necessárias para atingir os fatores contribuintes.

c. Identificar o responsável por cada ação proposta.

d. Determinar o tempo esperado para a implementação/mudança;

e. Disponibilizar os recursos necessários.

f. Acompanhar o cumprimento do plano de ação.

g. Aprazar o tempo e as metas para a efetividade do plano de ação.

6. **Ciclo de PDCA (*Plan, Do, Check* e *Action*):** método gerencial aplicado para a melhoria de processos que consiste em quatro etapas: planejamento; execução; verificação; e ação. Por isso, definir metas e os métodos que permitirão atingi-las, identificando os problemas e as dificuldades existentes, é fundamental. A execução do plano de ação, somado à análise dos resultados obtidos com o planejado, verificando se o problema foi eliminado, garante um padrão de trabalho a ser seguido e que deve, sempre que possível, ser revisto.

As análises devem ter uma compreensão muito mais ampla da causa do incidente, com menos foco no indivíduo que comete um erro, e mais em fatores organizacionais pree-xistentes que fornecem as condições e até induzem a ocorrência dos erros.

Metodologias prospectivas de gestão de risco

As metodologias discutidas até o momento apresentam um efeito corretivo das situa-ções, ou seja, para aquele paciente, o evento já aconteceu e a importância de estudar e cor-rigir a falha é necessária e verdadeira, possibilitando um efeito preventivo em futuros casos semelhantes. Porém, existe a possibilidade de atuarmos de maneira preventiva na gestão de risco, conforme descrito a seguir.

- **Mapear o processo da UTI:** entender os fornecedores, o fluxo de processos e os pro-dutos a serem entregues, aplicando a matriz SIPOC (*Supplier-Input-Process-Output--Customer), que consiste em uma ferramenta visual utilizada para documentar processos de negócios do começo ao fim e que identificará lacunas no processo como um todo.*

- **Matriz prospectiva de risco sobre o desenho do processo:** o uso da FMEA (*Failure Mode and Effect Analysis*) elencará os principais perigos e riscos dos processos e ainda as ações de mitigação quando o risco ocorrer. Trata-se de um método para desvelar as circunstâncias (perigos) que podem ensejar um futuro dano e minimizar sua probabili-dade de ocorrência (frequência) e consequências (gravidade).

- **Auditoria prospectiva de gatilhos:** método que avalia riscos como sinais sutis de que o paciente poderá evoluir com complicações clínicas. Dessa forma, existe a oportuni-dade para a equipe atuar antes que o risco se torne em dano.

Todas as sugestões apresentadas neste capítulo para o gerenciamento de risco advêm do fato de a UTI ser repleta de perigos, tornando mandatório que os gestores e demais profis-sionais da saúde se preocupem com a prevenção de danos relacionados com os processos de trabalho e com o cuidado aos pacientes críticos.

Considerações finais

Diante de tantas iatrogenias evidenciadas nas últimas décadas, gerenciar riscos numa instituição de saúde não pode mais ser considerado apenas uma prioridade, mas também uma fundamental pré-condição para a assistência segura, principalmente em um ambiente repleto de tecnologia como a terapia intensiva.

A alta administração e os gestores devem, além de sensibilidade, reunir competências para que as melhores práticas da gestão de risco surtam o efeito protetor desejável e não se tornem uma burocracia em que a equipe, paciente e familiares não observem valor agregado ao internamento.

Avaliar adequadamente a aplicabilidade das ferramentas de qualidade tornará as análises mais corretas e apoiará uma tomada de decisão mais assertiva. Métodos retrospectivos e prospectivos podem e devem ser usados para garantir o melhor resultado.

Enfermeiros e técnicos de enfermagem quando sensibilizados são os principais guardiões da segurança. Ou seja, devem ser amplamente treinados para essas funções, em que desenhar o processo da unidade, definir papéis e responsabilidades, além de ajustar a matriz de risco, são práticas essenciais para os gestores.

Referências bibliográficas

1. Brasil. Agência Nacional de Vigilância Sanitária. Gestão de riscos e investigação de eventos adversos relacionados à assistência à saúde. Brasilia: Anvisa; 2017.
2. ABNT. Associação Brasileira de Normas Técnicas. NBRISO. ISO 31000. Gestão de riscos: princípios e diretrizes. Committee Draft of ISO, v. 31000; 2009.
3. Brasil. Agência Nacional de Vigilância Sanitária. Resolução da Diretoria Colegiada – RDC n. 36 de 25 de julho de 2013 que institui ações para a segurança do paciente em serviços de saúde e dá outras providências. Diário Oficial da União, Brasília, DF, 26 jul. 2013.
4. Brasil. Agência Nacional de Vigilância Sanitária. Investigação de eventos adversos em serviços de saúde. Brasilia: Anvisa; 2013.
5. Reason J. Human error. 8. ed. New York: Cambridge University Press; 1990.
6. Reason J. Managing the risks of organizational accidents. 2. ed. Burlington: Ashgate Publishing; 1997.
7. Gomes ATL, Silva MF, Morais SHM de, et al. Erro humano e cultura de segurança à luz da teoria "queijo suíço": análise reflexiva. Rev Enferm UFPE online. Recife, set., 2016;10(Supl. 4):3646-52.
8. Brasil. Portaria n. 529 de 1º de abril de 2013. Institui o Programa Nacional de Segurança do Paciente (PNSP). Brasília: Ministério da Saúde, 2013a. ;
9. Roque KE, Camarini FG. Segurança do paciente na UTI: protocolos básicos, métodos de detecção e análise de eventos adversos. In: Terapia intensiva: abordagens atuais do enfermeiro. Figueiredo TO, et al. (eds.). Rio de Janeiro: Atheneu; 2018.
10. Figueiredo TO, Jesus RF, Olieria FT, Moreira APA, lima CCG. Terapia intensiva abordagens atuais do enfermeiro. Figueiredo TO, et al. (eds.). et al. Rio de Janeiro: Atheneu; 2018.
11. WHO. World Health Organizacion. Estrutura conceitual da classificação internacional sobre segurança do paciente. Relatório Técnico: Lisboa; 2011.
12. Pinheiro Junior MP, Silva OC. Avaliação da cultura de segurança do paciente na organização hospitalar de um hospital universitário. Revista Eletrônica Trimestral de Enfermagem. Enero. 2017.
13. Caldas B, Mendes PS. Aspetos mais relevantes nas investigações/pesquisas em segurança do paciente. In: Sousa, Paulo (Org.) Segurança do paciente: criando organizações de saúde seguras/organizado por Paulo Sousa e Walter Mendes. Rio de Janeiro: EAD/ENSP; 2014.
14. Milagres L M. Gestão de riscos para segurança do paciente: o enfermeiro e a notificação dos eventos adversos. [Dissertação de mestrado]. Faculdade de Enfermagem da Universidade Federal de Juiz de Fora; 2015.
15. Adler L, Moore J. Federico F. IHI skilled nursing facility trigger tool for measuring adverse events. Cambridge, MA: Institute for Healthcare Improvement; 2015.
16. Maia C S, Freitas DRC, Gallo LG, Araújo WN. Notificações de eventos adversos relacionados com a assistência à saúde que levaram a óbitos no Brasil, 2014-2016. Epidemiol. Serv. Saúde, 2018;27:2017320.
17. ANVISA. Agência Nacional de Vigilância Sanitária. Nota Técnica GVIMS/GGTES/ANVISA n. 01/2015. Orientações gerais para a notificação de eventos adversos relacionados à assistência à saúde. 2018.
18. Siqueira CL, Silva CC, Teles JKN, Feldman LB. Gerenciamento de risco: percepção de enfermeiros em dois hospitais do sul de Minas Gerais, Brasil. Rev. Min. Enferm. 2015;19(4):913-933.
19. Pena MM, Melleiro MM. O método de análise de causa raiz para a investigação de eventos adversos. Rev Enferm UFPE online, 2017;11(12):5297-5304.
20. Muniz GF, Monteiro MP, dias WC, Fioravante IA, Fernandes LFVM. Análise da causa raiz no processo produtivo por meio do uso das ferramentas da qualidade. DI Factum, 2017;1(1).
21. Sakoda TJ. Gestão da qualidade na saúde. Graduação [Trabalho conclusão de curso]. Universidade Presbiteriana Mackenzie: São Paulo; 2011.

8
Auditoria em Enfermagem – Instrumento para Avaliação da Qualidade?

Maria Lúcia Alves Pereira Cardoso
Isabel Cristine Fernandes

Introdução

O princípio da auditoria na área da saúde manteve o foco na avaliação da qualidade assistencial, visto que esta é o cerne para a prática dos profissionais da área da saúde. No entanto, com o aumento da competitividade entre os diferentes serviços hospitalares nos dias atuais, passou-se a oferecer tratamentos mais dispendiosos financeiramente, ressaltando a preocupação em otimizar custos. Toda essa sistemática acabou requerendo a atuação de profissionais capacitados, o que passou a exigir uma visão econômico-contábil, de forma a operacionalizar o processo de auditoria. Desta maneira, a auditoria incorporou-se à rotina das instituições de saúde, com o intuito de avaliar os aspectos qualitativos da assistência, os processos internos e as contas hospitalares.[1]

Atualmente, há um elevado número de hospitais, predominantemente privados que têm serviços de auditoria e que contam com a atuação de profissionais da área da saúde. Alguns, segundo a literatura, criaram comissões de auditoria para avaliar a organização em áreas internas de controle, contas e finanças, fortalecendo a estrutura em épocas de dificuldades financeiras para os hospitais.[2] Entretanto, criou-se, no Brasil, a ideia equivocada de que a auditoria em saúde é aquela relacionada às atividades estritamente burocráticas, de cunho contábil e financeiro.

Os serviços públicos também se adequaram a esta realidade, segundo a legislação que normatiza o acompanhamento fiscal, o controle e a avaliação técnico-científica, contábil, financeira e patrimonial das ações e serviços de saúde. Em 1999, o Ministério da Saúde reestruturou a nova organização de atividades do Sistema Nacional de Auditoria (SNA), estando as atividades pertinentes ao controle e avaliação sob a responsabilidade da Secretaria de Assistência à Saúde (SAS) e aquelas referentes à auditoria, ao Departamento Nacional de Auditoria do SUS (DENASUS).[3]

A auditoria em enfermagem representa a função de controle do processo administrativo, verificando se os resultados da assistência estão de acordo com os objetivos.[4] No entanto, há autores que a definem como a avaliação sistemática da qualidade de enfermagem prestada ao cliente pela análise dos prontuários, garantindo justa cobrança e pagamento adequado.[5] Com a padronização dos processos da assistência de enfermagem, a avaliação a ser realizada por meio da auditoria passa a ter um suporte de forma que a prática assistencial tenha condições de avaliar seus resultados.

Assim, este capítulo tem como objetivo apresentar a auditoria como um instrumento de gestão em enfermagem, na dimensão das ações e dos aspectos determinantes da atuação do enfermeiro especialista; disponibilizar elementos que possam servir de subsídios para balizar as condutas que utilizem a auditoria como método de avaliação da assistência de enfermagem, os quais são fornecidos para que o enfermeiro preste uma assistência como auditor do cuidado, possibilitando o exercício pleno de suas atividades e garantindo ao cliente uma assistência à saúde com qualidade e custo compatíveis com os objetivos das organizações de saúde; assim como tem o propósito de demonstrar a forma como proceder frente ao processo de auditoria na enfermagem.

Breve histórico da auditoria

A auditoria tem origem na área contábil, cujos fatos e registros datam do ano 2600 a.C. Em retrospectiva histórica, os primeiros registros hospitalares foram encontrados no antigo Egito, o que comprova que os prontuários existem há cerca de 2 mil anos. Na Grécia antiga, encontraram-se traços dos prontuários de hoje, embora tenha sido Hipócrates quem fez os primeiros registros sobre as doenças de seus pacientes no ano de 460 a.C. Os imperadores romanos, por exemplo, encarregavam os auditores de supervisionar as finanças de suas províncias.

Em 1137, vale ressaltar que, no Hospital São Bartolomeu, de Londres, efetivamente foram encontradas documentações de pacientes.[6,7] Oficialmente, existem registros que tiveram origem na Inglaterra, quando esta ainda dominava os mares e o comércio, ratificando a criação do cargo de auditor do tesouro inglês, em 1314, e que essa técnica passa à denominação de auditoria. Em 1559, a rainha Elizabeth I estabeleceu a auditoria dos pagamentos e servidores públicos.

Na Itália, Camilo de Lellis passou a exigir, em 1580, que entre os documentos dos pacientes constassem a prescrição médica individual, a prescrição alimentar, a passagem de plantão e os relatórios de enfermagem realizados em cada plantão.[8] Foi com a Revolução Industrial que a prática de auditoria teve seu maior desenvolvimento, pela implantação desta atividade nas grandes empresas, tendo continuidade até os dias de hoje.[6]

No entanto, é difícil precisar quando teve início a auditoria, tendo em vista que toda pessoa que verificava financeiramente os registros e tinha o dever de prestar contas a um superior era considerada um auditor.

A auditoria no Brasil surgiu com a vinda de empresas internacionais e com o crescimento das nacionais, ou seja, a partir da evolução dos mercados capitais, porém só foi oficializada no ano de 1968 pelo Banco Central do Brasil.[6] Antes disso, a Lei n. 4.728, de 14 de julho de 1965, já disciplinava o mercado de capitais e estabelecia medidas para o seu desenvolvimento, uma atuação importante do Banco Central com a regulamentação de normas para auditoria.[9-10]

Na área da saúde, a auditoria aparece pela primeira vez nos Estados Unidos com o trabalho realizado pelo médico George Gray Ward, em 1918, no qual era realizada a verificação da qualidade da assistência prestada ao paciente por meio dos registros em seu prontuário. Na área da enfermagem, somente em 1955 é que surgiu o processo de auditoria, com a publicação de um trabalho desenvolvido no Hospital Progress, também nos Estados Unidos.[11]

Em saúde, a auditoria tem voltado seu campo de atuação para a análise da assistência prestada, tendo em vista a qualidade e seus envolvidos (paciente, hospital e operadora de saúde), conferindo os procedimentos executados com os valores cobrados, para garantir um pagamento justo. Essa análise envolve aspectos quantitativos e qualitativos da assistência, ou seja, a avaliação da eficácia e eficiência do processo de atenção à saúde.[11]

◖ Auditoria: definições, funções e métodos

Auditoria, cuja origem etimológica está no latim, *Audire*, e que significa "ouvir", tem seu significado mais bem representado por *Audit*, na língua inglesa, que significa "examinar", "corrigir", "certificar". Sendo assim, esta é uma especialização da contabilidade que pode ser utilizada por outras profissões com a função de avaliar a eficiência e a eficácia dos serviços,[6] bem como visa ao controle do patrimônio, sendo definida como "a avaliação sistemática e formal de uma atividade, por alguém não envolvido diretamente na sua execução, para determinar se essa atividade está sendo levada a efeito, de acordo com seus objetivos".

O planejamento é uma das atividades essenciais de um auditor, o qual estabelece áreas a serem auditadas embasadas em normatizações da profissão, existindo um tempo estimado (em horas) para desenvolver sua atividade e etapas a serem cumpridas. Em relação ao contrato, este pode ocorrer de duas formas: por tomada de concorrência; ou por tomada de preço.[10]

Existem dois tipos de auditorias: externa; e interna. A auditoria externa, ou independente, consiste em uma análise contábil da empresa com o objetivo de controle para os acionistas, ou mesmo como uma exigência importante do Banco Central para a emissão de parecer sobre as operações financeiras, balanço patrimonial, demonstração do exercício e veracidade das notas. Outro meio de controle de auditoria utilizado dentro de uma empresa está relacionado à auditoria interna, realizada por um membro da empresa que avalia se as normas institucionais estão sendo devidamente seguidas ou se seu cumprimento requer ajuste, não podendo esse auditor estar ligado a departamentos técnicos, financeiros ou mesmo administrativos no organograma da instituição, ou seja, dentro da empresa ele responde de forma hierárquica diretamente apenas ao presidente, constituindo um departamento independente das outras áreas.[10,12]

No Quadro 8.1, encontra-se a diferença entre os auditores internos e os externos.[10]

Quadro 8.1. Diferença entre os auditores internos e os externos.

Auditor interno	Auditor externo
Empregado da empresa (CLT)	Não tem vínculo com a empresa
Dependente	Independente
Verifica normas internas	Emite parecer sobre a posição patrimonial da empresa, financeira e fluxo de caixa.
Avalia diversas áreas (administrativa e contábil)	Prevalece a auditoria contábil

Fonte: Desenvolvido pela autoria do capítulo.

Pode-se também destacar a auditoria como uma atividade formal, executada por pessoal que não tenha responsabilidade direta na execução do serviço em avaliação e que fornece subsídios para verificação da qualidade da organização.[13]

É oportuno destacar que a auditoria surgiu não somente nas instituições privadas, pois o setor público utiliza esta ferramenta para auxiliar os servidores no desempenho adequado das suas funções. Dois aspectos importantes observados na auditoria pública dizem respeito ao controle na arrecadação de tributos e à destinação dos recursos públicos com clareza e transparência, denominados *accoutability*, palavra traduzida como "responsabilidade ética remetida à transparência na prestação de contas".[12]

A auditoria está vinculada à qualidade, tratando-se de uma avaliação das ações realizadas e pode ser, ainda, caracterizada como um processo de avaliação de grande importância para o redirecionamento das ações, visto que, após análise do serviço e verificação das deficiências, podem ser tomadas decisões corretivas. A auditoria pode alertar sobre novos e antigos problemas, ou deficiências, e apontar alternativas de correções e/ou prevenções.[14]

Nas instituições hospitalares, ela se torna uma ferramenta de medida da qualidade dos serviços ofertados, podendo ser utilizada de três formas distintas: após a alta do paciente; durante o processo de internação do paciente; ou mesmo por meio de auditorias prospectivas, ações ou procedimentos no presente que poderão afetar o resultado no processo de internação do paciente.[12,15,16]

Nesse campo de atuação, destaca-se a auditoria em contas hospitalares realizada em prontuários, considerado um processo necessário para a qualidade do serviço, além de reduzir desperdício de materiais e de medicamentos. Como todos os procedimentos geram custos, o meio mais seguro para se comprovar e receber o valor gasto da assistência prestada, evitando-se glosas, é o registro, principalmente em se tratando de um convênio do hospital com operadoras de saúde.[17] A partir de então, a auditoria torna-se um processo de avaliação de atendimento e o padrão de excelência que, uma vez auditados os prontuários, propõe ações necessárias para suprir a não conformidade com relação ao exame físico, avaliação da dor do paciente ou medicações em uso.[5]

Em enfermagem, auditoria pressupõe avaliação e revisão detalhadas de registros clínicos selecionados por profissionais qualificados para a verificação da qualidade da assistência, sendo, portanto, uma atividade dedicada à eficácia de serviços que utiliza como instrumentos o controle e a análise de registros. A enfermeira Tamara Wanow Cianciarullo, que, na década de 1990 foi pioneira no processo da avaliação da qualidade assistencial de enfermagem implantada em um hospital universitário, afirma que para o exercício da auditoria é importante a construção de instrumentos que devam contemplar os objetivos de acordo com a estrutura, o processo e p resultado da assistência, definindo o caminho a percorrer para o alcance da qualidade.[18]

Essa afirmativa apresenta um primeiro ponto de definição do que é a qualidade de assistência, construída pela avaliação por meio de três dimensões:[19]

- **Estrutura:** implica as características relativamente estáveis das instituições, como área física, recursos humanos, materiais, financeiros e modelo organizacional.
- **Processo:** refere-se ao conjunto de atividades desenvolvidas na produção em geral, e no setor saúde, nas relações estabelecidas entre os profissionais e os clientes, desde a busca pela assistência até o diagnóstico e tratamento.
- **Resultado:** obtenção das características desejáveis dos produtos ou serviços, retratando os efeitos da assistência na saúde do cliente.

Levando-se em consideração o propósito da auditoria para assegurar a qualidade do cuidado, não parece ser suficiente confiar em mecanismos informais de autoavaliação. Assim, existem três formas de se fazer uma auditoria contínua e periódica das atividades profissionais, que compreendem: a interna ou externa; a administrativa ou profissional; e a auditoria por revisão de casos ou estatística.[20]

Dessa forma, percebe-se que a abordagem mais eficiente e eficaz para a revisão da atividade profissional envolve uma combinação da análise estatística e da revisão de casos.

A análise estatística possibilita uma rápida revisão geral da situação, identificando áreas de possíveis debilidades que seriam, então, analisadas detalhadamente pela revisão de casos.

Portanto, o conceito mais ampliado de auditoria refere-se à análise das atividades realizadas pelos profissionais da enfermagem nos prontuários por meio, especialmente, dos registros (anotações de enfermagem e evolução) com vistas à qualidade da assistência prestada.[7]

No tocante à equipe de enfermagem, legislações do Conselho Federal de Enfermagem (COFEN) preveem a responsabilidade e o dever de manter um adequado registro das informações inerentes ao processo de cuidar e ao gerenciamento dos processos de trabalho no prontuário do paciente e em quaisquer documentos próprios da área, conforme preconizado na Lei n. 7.498/1986 e nas Resoluções COFEN n. 429/2012 e n. 514/2016,[21,22] ressaltando-se que esses registros podem servir como facilitadores e, até mesmo, determinantes em casos judiciais.

O objetivo da auditoria inclui, ainda, a condição de reduzir custos, conciliando a qualidade do cuidado prestado com a sustentabilidade financeira da instituição de saúde.[23]

Em síntese, as funções em auditoria são:[24]

- Fiscalizar se um serviço está sendo realizado corretamente.
- Verificar o que deve ser realizado, o que está sendo feito e a qualidade dessas ações.
- Analisar sistematicamente os documentos, objeto de informação, observando e registrando as falhas que possam resultar em uma compreensão errônea por parte dos leitores do registro.
- Verificar se as normas institucionais e/ou legais estão sendo seguidas.
- Levantar fatos ou evidências objetivas que permitam avaliar o estado de conformidade e adequação do sistema da qualidade da informação escrita com procedimentos, instruções, códigos e normas estabelecidas, e outros requisitos contratuais; além de monitorar a efetividade da implementação dessas informações.

Com essas considerações, enfatiza-se que, em enfermagem, a auditoria passou da análise de registros, como instrumento administrativo, para a avaliação do cuidado por comparação entre a assistência prestada e as normas institucionais, para aquela que identifica pontos fracos dos serviços, garantindo o direito do paciente em receber cuidado digno, além de não perder a visão econômica dos serviços prestados.[25]

Para corroborar o exposto, o Quadro 8.2 traz uma estrutura como exemplo de instrumento de análise da assistência de enfermagem. Tendo como base fundamental a Sistematização da Assistência de Enfermagem (SAE), essas medidas de avaliação são utilizadas para verificação das diferenças existentes entre os critérios (padrões estabelecidos) e os achados nos prontuários, podendo ser interpretados por auditores de forma a caracterizar os escores da assistência de enfermagem documentada nas diversas unidades assistenciais, e utilizada por enfermeiros de uma unidade de terapia intensiva (UTI), foco deste livro.

Quadro 8.2. Instrumento de análise da assistência de enfermagem.

Paciente:		RG:	Sexo:	Data de nascimento:
Unidade assistencial:		Apto.:	Leito:	
Data de admissão:		Data de saída:		
Número de dias analisados:		Análise n.:		
Enfermeiro(a):		COREN n.:		

(Continua)

Quadro 8.2. Instrumento de análise da assistência de enfermagem. (*Continuação*)

Paciente:	RG:		Sexo:	Data de nascimento:	
I – Levantamento de dados da internação	Sim	Incompleto	Não	Observação	
1. Dados de identificação completos					
2. Entrevista preenchida corretamente e por completo					
3. Exame físico preenchido corretamente e por completo					
4. Levantamento de dados					
5. Medicação(ões) de uso diário pelo paciente					
6. Alergia medicamentosa					
7. Peso, altura, sinais vitais, avaliação da dor, escala de Moorse, escala de Braden ou Braden Q					
8. Classificação do paciente de acordo com os protocolos institucionais (sepse e outros)					
II – Plano de cuidados e Avaliação de Enfermagem	Sim	Incompleto	Não	Observação	
1. O plano de cuidados é feito pelo mesmo enfermeiro que realizou a coleta de dados					
2. O plano de cuidados responde às pistas levantadas na coleta de dados e propõe a implementação dos cuidados com horários					
3. Há plano de cuidados diários com implementação					
4. Há avaliação de enfermagem em relação aos diagnósticos e julgamento dos mesmos					
5. Plano de cuidados é estruturado e tem sequência lógica					
III – Anotações de enfermagem e evolução	Sim	Incompleto	Não	Observação	
1. Há, pelo menos, uma anotação de enfermagem/evolução em cada plantão					
2. Anotações respondem aos itens da prescrição					
3. Anotações evidenciam prestação de cuidados de enfermagem					
4. Anotações evidenciam observações de sinais e sintomas					
IV – Execução de ordens médicas	Sim	Incompleto	Não	Observação	
1. Medicação administrada, checada e rubricada					
2. Tratamentos checados e rubricados					
3. Ocorrência com medicação ou tratamento registrada com hora e rubrica					
4. Ordens médicas não indicam ações de enfermagem					
V – Procedimentos	Sim	Incompleto	Não	Observação	
1. Os controles de sinais vitais são feitos conforme prescrição					
2. Ingestão de alimentos foi controlada					
3. Ingestão de líquidos via oral foi controlada					
4. Infusão intravenosa, quando prescrita, foi controlada					
VI – Condições de alta	Sim	Incompleto	Não	Observação	
1. Plano de cuidados evidencia o preparo do paciente para a alta					
2. Anotações de enfermagem e evoluções indicam ações de continuidade do cuidado e tratamento					
3. Avaliações de enfermagem evidenciam ações de continuidade da assistência					
4. Anotações de saída indicam as condições físicas e emocionais do paciente					

Fonte: Desenvolvido pela autoria do capítulo.

Os instrumentos elaborados com a finalidade de avaliar a qualidade da assistência de enfermagem visam oferecer um suporte operacional para a avaliação por meio da análise do processo de enfermagem propriamente dito, sendo a SAE o caminho apropriado de trabalho na enfermagem.

Contudo, em convênios com instituições de saúde, ocorrem contínuos problemas de glosas de contas médicas por operadoras, as quais exigem que as contas estejam preenchidas corretamente com registros claros e objetivos no prontuário do paciente, desde a evolução médica até a anotação de enfermagem/evolução, constando todas as condutas e procedimentos realizados para a garantia de pagamento.[26]

Compete ao enfermeiro auditor avaliar as glosas, em sua maioria por falta de anotação e até mesmo a ausência de justificativa para uso de determinados medicamentos administrados e materiais utilizados, pois falhas nos registros de enfermagem têm acarretado perdas econômicas para as instituições.[27] As glosas ocorrem por falhas verificadas no prontuário ou na conta médica, que é o conjunto de documentos escritos, relativos a determinada pessoa ou fato. Esse documento tem grande valor e deve conter anotações dos diversos membros da equipe multidisciplinar, tornando-se comprovante de ações acerca do atendimento realizado durante o período de internamento do paciente.[14,28]

Foco de atuação do enfermeiro auditor

As transformações de atuação do enfermeiro objetivam ajudar as organizações a enfrentarem desafios de sobrevivência e competitividade mercadológica. A transição de uma sociedade industrial para uma sociedade de conhecimento está atingindo diretamente as organizações de saúde, que estão passando por reestruturações com vistas a flexibilizar as comunicações e facilitar o fluxo das informações entre os trabalhadores e equipes, o que requer um novo estilo de administração no qual a liderança represente a força fundamental. Assim, o enfermeiro passa a assumir um papel importante de líder da assistência, responsável em avaliar (auditar) esse cuidado prestado ao cliente e sendo o elo entre a equipe interdisciplinar.

Hoje, a auditoria é importante para subsidiar o planejamento das ações de saúde, sua execução, gerenciamento e avaliação qualitativa dos resultados. No contexto brasileiro, o Ministério da Saúde validou essa atividade ao criar o Sistema Nacional de Auditoria em 1993.[29]

O enfermeiro auditor é um especialista constituinte de uma família organizacional emergente,[30] identificada na Classificação Brasileira de Ocupações (CBO), a qual consiste em um documento que regulamenta as ocupações do mercado de trabalho no Brasil e serve, especialmente, como referencial para as políticas públicas de emprego e de formação profissional.

A tendência da função do enfermeiro auditor, em torno de uma concepção mesclada de controle de custo e de melhoria da qualidade, pode resultar de um panorama de reestruturação da produção em saúde, demarcada por uma nova lógica de gestão das organizações, denominada "Atenção Gerenciada". Este modelo de Atenção Gerenciada constitui uma prática de gestão que evidencia a necessidade de gerenciar os cuidados de saúde, possibilitando um equacionamento entre racionalização dos custos de produção das intervenções e qualidade dos serviços prestados, tendo como objetivo criar uma capacidade competitiva.[31]

Nas instituições hospitalares, não há consenso quanto à ênfase da assistência focada nas necessidades humanas em detrimento dos custos. Em alguns momentos, prevalece a assistência independentemente dos custos; enquanto em outros, a realização da assistência ocorre com o mínimo de recursos.[32] O auditor em enfermagem, em um processo de educação continuada e articulação com a equipe assistencial e administrativa, pode intermediar a discussão desses paradigmas nas instituições de saúde.

O método de trabalho do enfermeiro auditor decorre de um ideário profissional, articulado com um campo de conhecimentos e práticas de gestão, que se diferenciam segundo lógicas organizacionais de natureza pública ou privada. As práticas e os métodos de auditoria de enfermagem desenvolvem-se amplamente em instituições privadas regidas pelo modelo de Atenção Gerenciada, o que tem gerado questionamentos na comunidade de enfermeiros, a fim de evitar que a função do auditor se encaminhe para um controle administrativo que se sobreponha às ações de saúde com a pretensão de reduzir tratamentos de alto custo.[33]

Ser enfermeiro significa vivenciar dinâmicas organizacionais caracterizadas por mudanças, conflitos, múltiplas metas e objetivos, pressão do tempo, demandas simultâneas, ruídos e barreiras de comunicação, escassez de recursos humanos e de profissionais, clientela exigente, equipes vulneráveis ao estresse e *burnout*, desequilíbrio entre vidas pessoal e profissional, absenteísmo, presenteísmo, *turnover*, processos de avaliação de desempenho desarticulados de projetos e políticas de desenvolvimento de pessoas, insatisfação, desmotivação e exigências de controle dos custos envolvidos com a assistência de enfermagem e viabilidade da unidade ou do setor.[34]

Assim, ser enfermeiro auditor é assumir o papel de avaliador e educador. É comprometer-se com o monitoramento e o desenvolvimento da equipe, estabelecendo um vínculo vital ao desenvolvimento das competências requeridas e responsabilizando-se pela qualidade da assistência de enfermagem prestada.

O processo de trabalho do enfermeiro como auditor reflete no comportamento das pessoas, seus pares e no desenvolvimento de tarefas, rotinas e procedimentos, no alcance de objetivos voltados à qualidade e à excelência da assistência de enfermagem, influenciando as pessoas, os resultados e a própria organização. Nesse contexto, ele deve desenvolver competências como comunicação eficaz (não verbal, verbal e escrita), ampliar autoconhecimento, estimular e monitorar a evolução, reconhecer e recompensar os avanços da equipe, explorar e estimular a curiosidade, focar no mais importante, partilhar, apoiar, ser autêntico e respeitoso.

Os enfermeiros auditores colocam as equipes interdisciplinares em posição de fazer face aos desafios futuros, sem que percam sua percepção estimulante do presente, dando aos que participam no processo de avaliação assistencial o senso coletivo de um objetivo compartilhado. Como as competências são interligadas, dependentes e superpõem-se umas às outras na integração entre elas, é possível concluir que as competências do enfermeiro intensivista caracterizam o exercício de melhoria contínua do processo assistencial.

Com relação aos métodos para a realização da auditoria de enfermagem, as tendências da função do enfermeiro auditor no mercado de saúde confluem para a forma retrospectiva, utilizando-se de dados coletados do prontuário do paciente. Dados relativos à conta hospitalar, manuais de procedimentos, rotinas e padrões de assistência, realizados por enfermeiros da própria instituição (tipo interna), contemplam as etapas de coleta e análise dos pagamentos da conta.[33] Esses métodos estão intimamente relacionados à concepção de auditoria de enfermagem, identificada na perspectiva atual.

A perspectiva de mudança na configuração atual da auditoria de enfermagem deriva principalmente das exigências do mercado de saúde, que busca desenvolver uma lógica na gestão de qualidade. Para que a auditoria possa cumprir sua a função, é de suma importância a utilização de métodos que não devem se distanciar do fio condutor da profissão, o cuidado de enfermagem prestado ao paciente no âmbito da terapia intensiva.

Considerações finais

A interfase do conceito de auditoria com a avaliação dos serviços de saúde e de enfermagem está pautada, fundamentalmente, na qualidade da assistência, nas evidências de registros em prontuários (não sendo estes somente), registros de enfermagem e da equipe multiprofissional, além daqueles relativos às contas hospitalares.

O enfermeiro que atua em UTI desenvolve atividades voltadas ao cuidado e acompanhamento do paciente nas diferentes situações críticas. Para isso, este profissional detém competências no sentido de avaliar, sistematizar e decidir sobre recursos humanos, físicos, materiais e de informações no cuidado ao paciente, objetivando o trabalho em equipe, a eficácia e o custo-efetividade, o que o tornam um auditor do cuidado.

Finalmente, aponta-se que a auditoria deve estar incorporada à prática de gestão das instituições de saúde e à atitude dos profissionais que nela atuam. Assim, o trabalho em conjunto, envolvendo o enfermeiro auditor e a equipe multiprofissional, pode resultar em ganhos significativos para as instituições hospitalares, beneficiando o aprimoramento profissional e, consequentemente, melhorando a qualidade da assistência, redução nas glosas e o aumento no faturamento hospitalar.

Referências bibliográficas

1. Scarparoi AF, Ferraz CA. Auditoria em enfermagem: identificando sua concepção e métodos. Rev Bras Enferm. 2008;61(3):302-5.
2. Urbancic FR, Hauser RC. Hospital audit commitees: a comparative analysis of structural and functional characteristics. Hosp Health Serv Adm. 1991;36(3):383-96.
3. Brasil. Ministério da Saúde. Secretaria de Gestão Estratégica e Participativa. Departamento Nacional de Auditoria do SUS. Princípios, diretrizes e regras da auditoria do SUS no âmbito do Ministério da Saúde. Brasília: Ministério da Saúde; 2017.
4. Silva SH, Ortiz DCF, Shimizu HE, Toth M. Auditoria em enfermagem: implantação e desenvolvimento no hospital universitário da Universidade de São Paulo. Rev Esc Enferm USP. 1990;24(2):199-209.
5. Motta ALC. Auditoria de enfermagem nos hospitais e operadoras de planos de saúde. São Paulo (SP): látria; 2003.
6. Attie W. Auditoria: conceitos e aplicações. 3. ed. São Paulo (SP): Atlas; 1998.
7. Riolino NA, Kliukas GBV. Relato de experiência de enfermagem no campo de auditoria de prontuário: uma ação inovadora. Nursing (São Paulo). 2003;65(6):35-8.
8. Mezzomo AA. Serviço do prontuário do paciente. São Paulo (SP): União Social Camiliana; 1977.
9. Brasil. Lei n. 4.728, de 14 de julho de 1965. Disciplina o mercado de capitais e estabelece medidas para o seu desempenho. Diário Oficial [da] República Federativa do Brasil. Brasília, 16 jul. 1965.
10. Almeida MC. Auditoria: abordagem moderna e completa. 9. ed. São Paulo (SP): Atlas; 2019.
11. Scarparo AF. Auditoria em enfermagem: revisão de literatura. Rev Nursing. 2005;80(8):46-50.
12. Matos JG, Giancomelli CLF. Auditoria pública. In: Matos JG. Conceitos relacionados na auditoria interna e externa. Porto Alegre (RS): SAGAH; 2017.
13. Kurcgant P. Administração em enfermagem. São Paulo (SP): EPU; 1991.
14. Rebelo ARC. Auditoria de qualidade. Rio de Janeiro (RJ): Qualitymark; 1994.
15. Marquis BL, Hudson CJ. Administração e liderança em Enfermagem: teoria e prática. 8. ed. Porto Alegre (RS): Artmed; 2015.
16. Morais CGX, Batista EMS, Castro JFL, Assunção SS, Castro GMO. Registros de enfermagem em prontuário e suas implicações na qualidade assistencial segundo os padrões de acreditação hospitalar: um novo olhar da auditoria. Rev Acred. 2015;5(9):64-84.
17. Ito EE, Senes AM, Santos MAM, Gazzi O, Martins SAS. Manual de anotação de enfermagem. São Paulo (SP): Atheneu; 2004.
18. Cianciarullo TI. Teoria e prática em auditoria de cuidados. São Paulo (SP): Ícone; 1997.
19. Donabedian A. The role of outcomes in quality assessment and assurance. Qual Rev Bull. 1992;18(11):356-60.
20. Donabedian A, Wheeler JR, Wyszewianski L. Quality, cost, and health: an integrative model. Med Care. 1982;20(10):975-92.
21. Conselho Federal de Enfermagem. Resolução COFEN 429/2012. Dispõe sobre o registro das ações profissionais no prontuário do paciente, e em outros documentos próprios da Enfermagem, independente do meio de suporte – tradicional ou eletrônico. Brasília: COFEN; 2012.

22. Conselho Federal de Enfermagem. Resolução COFEN 514/2016. Aprova o Guia de Recomendações para os registros de enfermagem no prontuário do paciente. Brasília: COFEN; 2016.
23. Pinto K, Melo C. A prática da enfermeira em auditoria em saúde. 13° Seminário Nacional de Pesquisa em Enfermagem. São Luís (MA): 2005.
24. Junqueira WNG. Auditoria médica em perspectiva: presente e futuro de uma especialidade. Criciúma (SC): Autor; 2001.
25. Souza DA, Fonseca AS. Auditoria em enfermagem: visão das enfermeiras do município de São Paulo. Nursing (São Paulo). 2005;8(84):234-8.
26. Camelo TV, Silva Júnior OC. Auditoria de prontuários: um novo campo de atuação para enfermeiros. 13° Seminário Nacional de Pesquisa em Enfermagem. São Luís (MA): 2005.
27. Souza V, Moura LF, Flores ML. Fatores determinantes e consequências de falhas registradas na assistência de enfermagem: um processo educativo. Rev Min Enferm. 2002;6(1/2):30-4.
28. Suarez GG, Albini L, Segui MLH, Paganini MC. Anotações de enfermagem: padronização no Hospital de Clínicas da UFPR. Cogitare Enferm. 2000;5(esp.):12-5.
29. Brasil. Ministério da Saúde. Manual de normas de auditoria. Brasília: 1996.
30. Pierantoni CR, Varella TC. Classificação Brasileira de Ocupações – 2002: perspectivas para análise do mercado de trabalho com o foco na enfermagem. Formação. 2003;2(6):55-69.
31. Merhy EE. Reflexões sobre as tecnologias não materiais em saúde e a reestruturação produtiva do setor: um estudo sobre a micropolítica do trabalho vivo [tese]. Campinas (SP): Universidade de Campinas, Faculdade de Ciências Médicas; 2000.
32. Burmester H. Reflexiones sobre los programas hospitalarios de garantía de calidad. Rev Panam Salud Publica. 1997;1(2):149-54.
33. Scarparo AF, Ferraz CA, Chaves LDP, Gabriel CS. Tendências da função do enfermeiro auditor no mercado em saúde. Texto Contexto Enferm. 2010;19(1):85-92.
34. Cunha KC. Gestão de pessoas: foco na enfermagem atual. São Paulo: Martinari; 2008.

9
Entre os Limites da Terapia Intensiva

Virgínia de Araújo Porto
Sabrina Ramires Sakamoto
Hélio Rubens de Carvalho Nunes
Suzimar de Fátima Benato Fusco

◖ Introdução

A unidade de terapia intensiva (UTI) caracteriza uma estrutura relativamente nova no cenário de assistência à saúde e, nas últimas décadas, consolidou-se como uma importante especialidade que visa o suporte à vida, ao cuidado e ao tratamento de instabilidades clínicas de pacientes graves. Entretanto, diariamente surgem novas possibilidades terapêuticas baseadas em evidências, exigindo não somente atualização tecnológica e científica inerentes ao cuidado intensivo, mas também, da equipe multiprofissional, reforçando o compromisso com a ética, humanização e as melhores práticas clínicas.

Se por um lado os avanços relacionados à assistência à saúde nas UTI proporcionaram uma quebra de paradigmas e avanços imensuráveis no tratamento de pacientes com patologias graves; por outro, acabam por gerar perspectivas diferentes em pacientes e familiares, na equipe e gestores, bem como na própria sociedade, pois se trata de uma assistência individualizada que é pautada na situação clínica do paciente e no seu prognóstico. Diante deste panorama, enfatizaremos tópicos referentes aos atuais limites relacionados aos cuidados críticos, na tentativa de suscitar reflexões acerca desta unidade tão complexa.

◖ Estrutura física: cenário da prática de cuidados críticos

As UTI, por serem unidades complexas com grande incorporação tecnológica, devem ser planejadas e construídas baseadas nas normas reguladoras e na expertise dos profissionais que ali atuam, a fim de proporcionar, tanto ao paciente como à equipe multidisciplinar, a manutenção da integridade física e psicossocial. No Brasil, algumas regulamentações foram determinantes para essa estruturação: a Portaria GM/MS n. 3.432, de 12 de agosto de 1998, revogada pela Portaria GM/MS n. 895,[1] de 31 de março de 2017, que define e institui o cuidado progressivo ao paciente crítico ou grave com os critérios de elegibilidade para admissão e alta, de classificação e de habilitação de leitos de terapia intensiva no âmbito do Sistema Único de Saúde (SUS); a RDC n. 50 da Agência Nacional de Vigilância Sanitária (Anvisa),[2] de 21 de fevereiro de 2002, que dispõe sobre o Regulamento Técnico para planejamento, programação, elaboração e avaliação de projetos físicos de estabelecimentos assistenciais de saúde; e a RDC n. 7 da Anvisa, de 24 de fevereiro de 2010, que estabelece padrões mínimos para o funcionamento das UTI, visando à redução de riscos aos pacientes, visitantes, profissionais e meio ambiente.

O bom desenvolvimento das atividades assistenciais também depende da organização dos serviços com relação à segurança e saúde dos trabalhadores, pois o ambiente laboral da UTI gera significativas influências sobre a saúde física e mental dos profissionais. O processo de trabalho de enfermagem na UTI é caracterizado por atividades assistenciais complexas que expõem o profissional a riscos químicos, físicos, ergonômicos e biológicos inerentes ao trabalho, de forma contínua e ininterrupta e que podem, de alguma forma, impactar e desencadear problemas de saúde.

A Norma Regulamentadora 17 (NR17) estabelece parâmetros que possibilitam a adaptação das condições de trabalho dos profissionais de saúde às características psicofisiológicas, visando conforto, bem-estar, segurança e desempenho eficiente do trabalhador,[3,4] ao tempo em que a Anvisa estabelece, por meio da RDC n. 63 de 2011, os requisitos de boas práticas de funcionamento para os serviços de saúde com relação à proteção à saúde do trabalhador, incluindo o fornecimento de Equipamentos de Proteção Individual (EPI) em número suficiente e compatível com as atividades desenvolvidas pelos trabalhadores.

Neste sentido, todos os serviços de saúde devem estar estruturados para garantir que os cuidados prestados estejam dentro dos padrões de qualidade exigidos, ampliando o olhar à prevenção e proteção à saúde da equipe que ali atua.

Atribuições e competências: limites da formação profissional na busca pela excelência

Os campos de atuação da enfermagem em cuidados críticos são bastante diversos, podendo o profissional atuar em unidades gerais, de especialidades intensivas ou de cuidados intermediários, sendo elas fixas ou móveis (nas remoções de pacientes graves).[6] Além de desempenhar atividades assistenciais diretas, o enfermeiro capacitado para este tipo de cuidado pode empregar o processo de trabalho: assistir, administrar, ensinar e/ou pesquisar.[7]

É importante ressaltar que as atividades assistenciais à beira do leito na UTI exigem um profissional qualificado e atualizado para manusear tecnologias complexas e saber lidar, ao mesmo tempo, com rotinas que fazem parte desse contexto, sendo imperioso que este profissional possua conhecimentos técnico-científicos diferenciados e alinhados com as melhores evidências científicas.

Embora diversas instituições públicas e privadas ofereçam cursos de variados níveis, recomenda-se que o enfermeiro intensivista obtenha uma certificação/titulação reconhecida pela sociedade de especialistas à qual está vinculado. No Brasil, a enfermagem dispõe da Associação Brasileira de Enfermagem em Terapia Intensiva (ABENTI), que, em parceria com o Departamento de Enfermagem da Associação de Medicina Intensiva Brasileira (AMIB), vem promovendo, desde o ano de 2011, o Processo de Certificação Profissional de Título de Enfermeiro Especialista em Terapia Intensiva (TENTI), nas categorias Adulto, Pediátrica e Neonatal. Essa titulação pode ser considerada um poderoso validador externo de conhecimento na área de cuidados intensivos, além de potencializar a prática de enfermagem que já pode, inclusive, ser observada diante da prerrogativa do TENTI como exigência para enfermeiros exercerem cargos de coordenação nas UTI, de acordo com a RDC n. 137 da Anvisa, de 08 de fevereiro de 2017.[8]

Portanto, a assistência à saúde perpassa necessariamente a construção e a formação profissional de qualidade, não se limitando à graduação, mas abrangendo cursos de especialização e formação contínua na área escolhida. É oportuno destacar que, no atual cenário de pandemia do novo coronavírus, há uma crescente demanda por profissionais de saúde, sobretudo enfermeiros qualificados para atuarem nas UTI de diversas regiões do país, e a sua falta tem resultado na admissão de recém-formados com fragilidades na formação para o cuidado intensivo, gerando medo e insegurança nestes profissionais.[9]

Além de qualificação adequada, algumas competências profissionais específicas, como tomada de decisão, liderança, comunicação e a própria gestão do cuidado, tornam-se pontos fulcrais para a oferta de uma assistência segura e de qualidade.[10] Mas o desenvolvimento dessas competências requer formação específica para este ambiente e a educação permanente dos serviços se mostra uma ferramenta extremamente potente para transpor essa barreira, desenvolvendo competências e proporcionando motivação e segurança nesse profissional frente ao cenário estressante[11] da UTI e, consequentemente, oferecendo uma assistência de qualidade.

Limites éticos, legais e econômicos: evidências de uma era mais humanizada?

Limites terapêuticos

Ainda que se tenham obtido ganhos significativos no avanço científico e seus indiscutíveis benefícios à saúde, existe nas UTI um grupo especial de pacientes que se caracteriza por demandar recursos tecnológicos complexos, mas em situações clínicas irreversíveis ou com doenças crônicas sem perspectiva terapêutica de cura, os quais evoluem para o estágio de terminalidade. Na atualidade, esse processo deve ser proporcionado de forma mais humanizada, ética, confortável e digna possível, sob o olhar dos cuidados paliativos, constituídos de abordagens que provêm a qualidade de vida aos pacientes e seus familiares frente às doenças que ameaçam a continuidade da vida.[12] Essa medida é ofertada por meio da prevenção e do alívio do sofrimento, os quais exigem a identificação precoce e a aplicação de medidas que visem minimizar a dor e outras complicações situadas no processo biopsicossocial e que podem comprometer as relações individuais e intrafamiliares do paciente.

No final de 2006, o Conselho Federal de Medicina (CFM) emitiu a Resolução n. 1.805/2006 que permite ao médico limitar, ou suspender, procedimentos e tratamentos que prolonguem a vida do doente em fase terminal, respeitando a vontade da pessoa ou de seu representante legal, contribuindo para a limitação do esforço terapêutico, sem, contudo, deixar de assistir aos pacientes em seu conforto físico, emocional e espiritual.[12] O que se discute, no entanto, é que mais do que prolongar a morte e o sofrimento do paciente, busca-se aplicar o conceito de "morrer com dignidade", fazendo a equipe multiprofissional das UTI se confrontar e decidir sobre a adoção de medidas de limitação do esforço terapêutico no intuito de não prolongar o sofrimento, a dor e o processo de morte do paciente em cuidados paliativos. Neste ínterim, no início do ano de 2017,[13] o Conselho Federal de Enfermagem (COFEN) emitiu a Resolução n. 564/2017, que aprova a reformulação do Código de Ética dos Profissionais de Enfermagem e estabelece que, nos casos de doenças graves incuráveis e terminais com risco iminente de morte, em consonância com a equipe multiprofissional, a equipe de enfermagem deve oferecer todos os cuidados paliativos disponíveis para assegurar o conforto físico, psíquico, social e espiritual, respeitada a vontade da pessoa ou de seu representante legal.

Mas para oferecer cuidados de qualidade frente às necessidades de um doente terminal e sua família, é essencial que os profissionais tenham formação específica em cuidados paliativos, pois a função é complexa e exige treinamento aprofundado na tomada de decisão e condução do processo. Alguns serviços de saúde dispõem de equipes multidisciplinares específicas de cuidados paliativos que atuam juntamente às equipes assistenciais dando todo o suporte para que o processo seja pautado nos preceitos éticos, científicos e com o máximo de humanização e compaixão possíveis.

Limites aos pacientes e familiares

Culturalmente, na percepção de pacientes e familiares, as UTI estão associadas à ideia de gravidade, perda, incertezas e desconhecimentos.[14] As normas e rotinas rígidas, muitas vezes inflexíveis, podem gerar no paciente certa insegurança, impessoalidade, isolamento social, falta de privacidade, perda da identidade e da autonomia, entre outros.[15] Por lidar com situações limítrofes e a tão almejada possibilidade de reversão da situação clínica, os aspectos biológicos são continuamente a prioridade para a equipe multiprofissional. No entanto, aspectos do cuidado holístico não podem ser subestimados. O apoio da família nessa fase se mostra extremamente importante, visto que a rede social de apoio desempenha um papel fundamental para o estabelecimento e fortalecimento da confiança e da sensação de bem-estar.

Destacam-se aqui medidas e protocolos institucionais que mantêm afastados pacientes e familiares, ocasionando isolamento social, situação que não se limita ao plano físico, abrangendo questões de comunicação entre pacientes, familiares e a equipe da UTI. Visitas curtas, associadas à falta de informações acerca do estado global do paciente (incluindo o emocional) causam muito sofrimento aos envolvidos, e a permanência de familiares na UTI ainda é um tema muito controverso. Crianças, adolescentes e idosos têm assegurada a presença de um acompanhante durante a sua internação hospitalar por prerrogativa legal, conforme tratam as Leis n. 8.069, de 13 de julho de 1990, que dispõe sobre o Estatuto da Criança e do Adolescente (ECA), e n. 10.741, de 1º de outubro de 2003, que dispõe sobre o Estatuto do Idoso. Em unidades pediátricas e neonatais, há evidências de maior sensibilização dos envolvidos, enquanto em muitas unidades de adultos várias barreiras são postas pelos profissionais de saúde para a inclusão desta prática, envolvendo estresse ao paciente e aumento dos índices de infecção.[16]

Embora a visitação livre ou a "UTI aberta" não sejam práticas comuns em nosso país, muitos avanços podem ser vistos, como a permissão de visitas em três turnos, com duração mais flexível; boletins de informação multiprofissional; assistência às necessidades da família, entre outros.

Entretanto, na vigência da pandemia do novo coronavírus, diferentes diretrizes e protocolos de saúde foram elaborados a fim de evitar a propagação da doença no Brasil. Entre as medidas restritivas, destaca-se a proibição da visita familiar, que foi suspensa nas unidades de internação de pacientes com suspeita ou confirmação de Covid-19, tendo provocado um sofrimento alarmante para profissionais de saúde, família e pacientes que estão intrinsecamente conectados durante o período de internação. Mediante a necessidade de promover a manutenção do vínculo entre família e paciente, algumas iniciativas foram implantadas nos hospitais, como as visitas virtuais com o uso de vídeo chamadas; cartas escritas por familiares e lidas aos pacientes pela equipe de saúde; pranchas de comunicação, como alternativa para os pacientes com dificuldade de comunicação oral, entre outras.

Diante dos resultados positivos alcançados com estas intervenções, a comunicação efetiva e humanizada passa a ser um cuidado essencial às famílias e pacientes, e discutir essas implementações de forma definitiva nos serviços passa a ser algo prioritário para a equipe multiprofissional.

Limites de custos

Sabe-se que a UTI é um ambiente de assistência contínua e ininterrupta, permeado por monitorização e vigilância constante. Essa unidade de cuidados críticos exige alta disposição de recursos humanos e tecnológicos, se comparada a outros setores hospitalares, elevando o impacto econômico do hospital. O Brasil tem hoje 91.841 leitos de UTI notificados no Cadastro Nacional de Estabelecimentos de Saúde (CNES), sendo 44.669 vinculados ao SUS.[15] Cabe ressaltar que esse quantitativo teve um considerável aumento, dado o contexto da pandemia da Covid-19 que se instaurou no mundo e, em particular, no Brasil. Pacientes idosos e com comorbidades conhecidas são classificados como "grupo de risco" e estes, quando acometidos pela forma mais grave da Covid-19, demandam cuidados intensivos e maior tempo de internação. Esse contexto demandou do Ministério da Saúde (MS) uma atuação de forma descentralizada para que, com o avanço da pandemia, não ocorresse um colapso nos serviços e sistemas de saúde.

Com essas limitações vivenciadas diariamente nos serviços de saúde de forma geral, e no SUS de forma específica, é possível identificar as dificuldades e a demanda de recursos humanos e de materiais que, muitas vezes, impossibilitam a realização da assistência à saúde de forma integral e equânime. O SUS enfrenta, há anos, principalmente nas redes de média e alta complexidade, expressivos sucateamentos e esta realidade pode fragmentar ainda mais a oferta de leitos, visto que nosso país tem dimensões continentais. Além disso, o número de leitos se mostra escasso e está distribuído de forma heterogênea nas diversas regiões do país, concentrando-se prioritariamente na região sudeste.[13] Essa escassez de leitos impacta, de forma direta e indireta, na assistência ao paciente gravemente enfermo, visto que há uma demanda que os serviços não conseguem suprir. Aliado à desproporção entre a quantidade de leitos e os pacientes que deles necessitam, pode-se destacar a desproporção entre o preço pago por um leito de terapia intensiva e o valor real consumido pelas unidades, sobretudo no cenário pandêmico vivenciado, em que há maior demanda desses leitos de terapia intensiva. A Portaria[16] do MS n. 237, de 18 de março de 2020, institui e inclui uma série de normativas e valores repassados – tanto do valor diário nas UTI como dos valores de procedimentos – para o SUS, direcionados para o atendimento exclusivo de pacientes com Covid-19.

Analisando-se a UTI como uma unidade que demanda altos custos econômicos, têm sido debatidas com certa frequência maneiras de se reduzirem gastos, mantendo-se a qualidade dos serviços prestados e a satisfação do cliente. Mas como realizar este processo? Não há "fórmula mágica", pois para ultrapassar os limites econômicos se faz necessário a discussão de diversos aspectos de gerenciamento que envolvem desde a administração pública até o uso criterioso de terapias e métodos diagnósticos eficientes, eficazes e com custo aceitável. A pergunta que o leitor deve estar se fazendo neste momento talvez seja: onde é possível a atuação da enfermagem neste contexto? E a resposta é simples: em todos os planos passíveis de sua presença, desde o reconhecimento de alterações sutis nas condições clínicas do paciente; avaliando e dispensando o emprego de técnicas dispendiosas, até a demonstração concreta de custo-benefício entre procedimentos e recursos por meio da prática baseada em evidências.[15] Cabe ressaltar que os benefícios envolvidos não necessariamente estão associados à redução de custos econômicos diretos, mas se ampliam para a redução de gastos indiretos (como o aumento da produtividade), para a aquisição de benefícios clínicos aos pacientes e, até mesmo, para benefícios intangíveis, como a redução do sofrimento por intermédio da intervenção rápida e precisa.[18]

Uma alternativa necessária para otimizar os custos das UTI, frente à alta demanda de pacientes e à limitação de recursos humanos e econômicos, é a busca pela melhor alocação de recursos aos pacientes com maior possibilidade de se beneficiarem com o tratamento. Existem vários modelos que norteiam a decisão clínica e que objetivam garantir a admissão do paciente certo na unidade certa.[19] Os protocolos e diretrizes expedidos pelo CFM, por exemplo, estabelecem critérios para guiar a forma mais adequada de admissão do paciente nas UTI, como instabilidade fisiológica, risco de morte; necessidade de monitorização e intervenções invasivas; e pacientes que necessitem de cuidados de enfermagem e de fisioterapia complexos.[20]

◖ Considerações finais

O avanço da medicina moderna possibilitou instituir terapias que podem, em diversos níveis e modos, contribuir de forma significativa na recuperação dos pacientes gravemente enfermos com o uso de tecnologias e de tratamentos farmacológicos diversos.[21] Atuar neste "novo cenário" requer que os profissionais de saúde estejam alinhados às práticas assistenciais atualizadas e em consonância com as melhores evidências científicas, bem como preparados para lidar com desafios e limites presentes nas UTI que impactam na assistência ao paciente crítico. Logo, quando se trata desse ambiente, a humanização deve estar voltada ao paciente internado, à sua família e à própria equipe de saúde, pois é por intermédio desta inter-relação efetiva e afetiva existente entre eles que o cuidado poderá ser desenvolvido de maneira mais humana, ética e solidária.

Referências bibliográficas

1. Ministério da Saúde (Brasil). Portaria n. 895, de 31 de março de 2017. Diário Oficial da União. 31 de março. Seção 1.
2. Anvisa. Ministério da Saúde. Resolução-RDC n. 50, de 21 de fevereiro de 2002. Diário Oficial da União. 21 de fevereiro de 2002.
3. Santos SAA, Lima SJL, Freire DA, Vasconcelos AC, Brainer SAB, Bezerra CMO, et al. Riscos ocupacionais em profissionais de enfermagem de uma unidade de terapia intensiva adulta, localizada em um município de Pernambuco. Revista Eletrônica Acervo Saúde. 2021;13(2):e5952.
4. Dias EG, Souza SP, Gomes JP. A obtenção de conhecimento sobre ergonomia e percepção do risco ergonômico na perspectiva do enfermeiro. Revista Cubana de Enfermería. 2020;36(4):e3520.
5. Portela NLC, Cunha JDS, Oliveira SA. Riscos ocupacionais entre profissionais de enfermagem: revisão integrativa da literatura. Revista Ciência e Saberes 2015;1(1):81-5.
6. Ferraz L, Schneider LR, Pereira RP. Ensino e aprendizagem da prática baseada em evidências nos cursos de enfermagem e medicina. Rev. Bras. Estud. Pedagog., Brasília, 2020;101(257):237-50.
7. Sanna MC. Os processos de trabalho em enfermagem. Rev Bras Enferm, Brasília. 2007;60(2):221-4.
8. Brasil, Ministério da Educação, (2001). Diretrizes Curriculares Nacionais do Curso de Graduação em Enfermagem. Parecer CNE/CES n. 1.133/2001, aprovado em 7 de agosto de 2001. Brasília, MEC/SEF.
9. Almeida RO, Oliveira FT, Ferreira MA, Silva RC. Enfermeiros recém-graduados e terapia intensiva em unidades de pacientes não críticos. Rev. Bras. Enferm. 2019;72(Suppl.1):243-51.
10. Camelo SHH. Competências profissionais do enfermeiro para trabalhar em unidade de terapia intensiva: uma revisão integrativa. Rev. Latino-Am. Enfermagem. 2012;20(1):192-200.
11. Ribeiro-Italo A, Lira JA, Maia S, Almeida R, Fernandes M, Nogueira L, et al. Gestão em enfermagem: reflexões acerca dos desafios e estratégias frente à Covid-19. REAID [Internet]. 21mar.2021;95(33):e-21044.
12. Souza MCS; Jaramillo RG, Borges MS. Conforto de pacientes em cuidados paliativos: revisão integrativa. Enfermería Global 2021;61:435-50.
13. COFEN (Brasil). Conselho Federal de Enfermagem. Resolução COFEN n. 564/2017. [online] 2017. Acesso em 6 abr. 2021.
14. Lisboa T, Friedman G. A Manutenção do suporte a vida em unidades de tratamento intensivo do Sul do Brasil: os resultados de um questionário ético. Rev Bras Terapia Intensiva. 2005;17(1):15-22.
15. Ministério da Saúde (Brasil). Secretaria de Atenção à Saúde. [online] Cadastro Nacional de Estabelecimentos de Saúde – CNES. Disponível em: http://cnes.datasus.gov.br/Mod_Imprimir_Leito.asp [Acesso em abr. 2021].
16. Ministério da Saúde (Brasil). Portaria n. 237, de 18 de março de 2020. Diário Oficial da União. 20 de março de 2021.
17. Ribas VAD. Desenvolvimento de competências em enfermagem médico-cirúrgica na área da pessoa em situação crítica. Dissertação (Mestrado em Enfermagem à Pessoa em Situação Crítica). Politécnico de Leiria. 2020.
18. Guimarães HP, Lopes RD, Avezum A, Braga JR. Princípios de custo-efetividade aplicados à UTI. In: Guimarães, HP, Falcão LFR, Orlando JMC. Guia prático de UTI da AMIB. São Paulo: Atheneu; 2009. p. 67-71.
19. Boas PJFV. Critérios de Internação em unidade de terapia intensiva para idosos: idade cronológica não pode ser fator decisório isolado. Geriatr Gerontol Aging. 2020;14(2):138-9.
20. AMIB. Associação de Medicina Intensiva Brasileira. Resolução do CFM que estabelece critérios para funcionamento de UCIs e UTIs no Brasil; 24 de abril de 2020. [on-line] 2020. [Acesso em abr. 2021].
21. Costa SC, Figueiredo MRB, Schaurich D. Humanização em unidade de terapia intensiva adulto (UTI): compreensões da equipe de enfermagem. Interface (Botucatu). 2009;13(Suppl.1):571-80.

10
Time de Resposta Rápida – Atuação do Enfermeiro na Equipe Interdisciplinar

Ayla Maria Farias Mesquita
Ana Lúcia Cascardo Marins

Introdução

A origem do conceito de Time de Resposta Rápida (TRR) surgiu em 1989, na Austrália, como uma medida para identificar situações de deterioração das condições clínicas em pacientes internados nas enfermarias e atuar rapidamente.[1] Neste sentido, nasceu o desenho da construção do TRR no intuito de atender o paciente de forma segura e precisa em um curto espaço de tempo, ou no momento em que ele apresente qualquer sinal de agravo clínico.

O TRR é constituído por uma equipe multiprofissional de saúde, cujo objetivo é levar profissionais competentes em cuidados críticos aonde for necessário, prevenindo, dessa maneira, mortes em pacientes que tenham agravo do quadro clínico e não estejam internados em unidade de terapia intensiva (UTI). Sua configuração é reconhecida como uma importante intervenção que pode mitigar o número de danos preveníveis causados aos pacientes durante a hospitalização.[2]

Na campanha norte-americana "100 mil vidas", implantada no período de dezembro de 2004 a junho de 2006 pelo Institute for Healthcare Improvement (IHI), considerou-se a implantação do TRR como uma ação prioritária para as unidades hospitalares. Em dezembro de 2006, o IHI lançou a "Campanha 5 Milhões de Vidas", uma segunda iniciativa para melhorar a segurança e a qualidade da assistência, objetivando evitar 5 milhões de casos de danos decorrentes de assistência à saúde, em um período de 2 anos, na mesma linha da campanha anterior (100,000 *Lives Campaign*) e o TRR foi mantido como uma das medidas imperativas para atingir o objetivo da campanha.[3,4]

Componentes para construção de sucesso do time de resposta rápida

A implantação do TRR nas instituições hospitalares permanece, até o presente momento, sem evidências robustas quanto à comprovação custo– efetiva do método. Uma metanálise conduzida pela Cochrane Collaboration (2007)[5] demonstrou que a efetividade do TRR não pôde ser concluída de forma positiva em razão de os estudos utilizados apresentarem metodologia inadequada e/ou baixo nível de evidência científica.

Todavia, o TRR é reconhecido mundialmente como um sistema de ações estratégicas, coerentes e integradas, destinadas ao atendimento de pacientes portadores de agravos clínicos, internados fora de um ambiente preparado para atender situações de urgência e emergência. O atendimento praticado pelo TRR está pautado em quatro componentes fundamentais para a sua formação:[6-7]

1. Identificação rápida da deterioração clínica do paciente, empregando uma comunicação eficiente para acionar o TRR.
2. Documentação organizada dos resultados, fruto da operacionalização dos cuidados instituídos pelo time, bem como a utilização adequada dos recursos materiais.
3. Melhoria do atendimento, buscando sempre a qualidade e a segurança do paciente. Este terceiro componente poderá ser avaliado a partir de indicadores de processo e resultados.
4. Coordenação da equipe, isto é, se os recursos materiais existentes para facilitar o atendimento estão funcionando adequadamente, bem como o acompanhamento da atualização educacional dos membros do time.

Alguns modelos de construção do TRR apontam para resultados satisfatórios, e a formação de uma equipe que parece mais adequada envolve os seguintes profissionais: médico; enfermeiro; e fisioterapeuta. Todos do time devem estar disponíveis imediatamente aos chamados, permanecendo em local acessível e capacitados com todas as competências para avaliação e implementação das ações corretivas de acordo com o quadro clínico observado.[7-8] Esses profissionais, preferencialmente, devem pertencer à unidade de terapia intensiva ou ao setor de emergência.

◖ Identificando o paciente

Estudos sugerem que os pacientes apresentam alterações dos sinais vitais, de 6 a 24 horas, antes de evoluírem com parada cardiorrespiratória (PCR), e somente 25% dos casos são reportados para a equipe médica.[9-11]

O principal objetivo do TRR é atender rapidamente, e de forma assertiva, possíveis intercorrências graves, como emergências clínicas ou PCR em pacientes internados nos quartos ou enfermarias. Assim, faz-se necessário um olhar especial para os pacientes em:

1. Pós-operatórios imediatos.
2. Procedimentos de manipulação de vias biliares.
3. Pacientes provenientes da unidade de terapia intensiva.
4. Politraumatizados com fratura de costelas ou ossos longos.
5. Pacientes traqueostomizados.
6. Pacientes em depuração extrarrenal.
7. Procedimentos cirúrgicos em vias aéreas superiores.
8. Pacientes com diagnóstico de sepse.

A padronização de um sistema de pontuação contribui positivamente para a identificação precoce de pacientes com deterioração do seu quadro clínico. Este método é de fácil aplicação, normalmente utilizando os sinais vitais como indicadores para detectar pacientes com risco em unidades clínicas de internação.[12]

Nesse ínterim, para identificar de forma correta os pacientes e o subsequente acionamento do TRR, vários escores surgiram para atender essa necessidade. O Escore de Alerta Precoce (do inglês, *Early Warning Score* – EWS) e a sua versão modificada (Tabela 10.1), conhecida como Escore de Alerta Precoce Modificado (do inglês, *Modified Early Warning Score* – MEWS), vem sendo utilizados à beira do leito para identificar precoce e adequadamente os pacientes com deterioração clínica na enfermaria. Esses escores são constituídos pela avaliação de parâmetros fisiológicos à cabeceira do paciente, baseando-se na avaliação dos sinais vitais e na atribuição de pontos (escores) de acordo com as alterações encontradas, a fim de se medir o risco de agravos clínicos.[13,14]

Considerando um escore MEWS ≥ 4, indica-se o acionamento imediato do TRR, embora pareça mais indicado que cada instituição elabore o seu próprio processo de validação, considerando as particularidades de cada instituição.[13-15]

Tabela 10.1. Escore de alerta precoce modificado.

	Escores						
	3	2	1	0	1	2	3
FC (bpm)	–	≤ 40	41 a 50	51 a 100	101 a 110	111 a 129	≥ 130
FR (ipm)	–	≤ 8	9 a 12	13 a 20	21 a 25	26 a 29	≥ 30
PAS (mmHg)	≤ 70	71 a 80	81 a 99	100 a 140	141 a 160	161 a 199	≥ 200
Temperatura	–	≤ 35°	35,1 a 36°	36,1 a 37,7°	37,8 a 38,9°	≥ 39	
Nível de consciência	–	–		Alerta	Resposta verbal	Responde à dor	Inconsciente

FC: frequência cardíaca; bpm: batimentos por minuto; FR: frequência respiratória; ipm: incursões por minuto; PAS: pressão arterial sistólica.

Fonte: Adaptada de Prytherch et al. (2010).

Após a identificação do paciente, algumas ações pré-definidas devem ser executadas, como o enfermeiro devendo acionar imediatamente o TRR e disponibilizar recursos materiais e medicações de emergência que devem permanecer próximos ao paciente.

Responsabilidades do enfermeiro:

1. Acionar o TRR.
2. Monitorizar o paciente com curva eletrocardiográfica do desfibrilador.
3. Instalar oxímetro de pulso.
4. Verificar sinais vitais.
5. Instalar oxigênio suplementar por meio de cânula nasal.
6. Disponibilizar glicosímetro.
7. Esclarecer sobre os eventos de risco ao paciente e/ou família.
8. Registrar em impresso próprio toda a situação clínica ocorrida.

As ações educativas da equipe para evitar os alarmes falsos e identificar o momento correto de imediatamente acionar o TRR são de fundamental importância, bem como a escolha do meio de comunicação que deverá ser instituído, como:

1. Campainha à beira do leito, dedicada somente para este fim.
2. Telefone para todos os membros do time.
3. Linha telefônica com ramal dedicado para esta função.

Destaca-se neste cenário o enfermeiro como peça fundamental, pois ele deverá desenvolver habilidades para comunicação entre equipes, também responsável pelo acionamento e informação do quadro clínico do paciente ao TRR. Para evitar possíveis erros de interpretação, o enfermeiro deverá utilizar a metodologia ISBAR, que corresponde a (I) identificação; (S) situação atual; (B) antecedentes; (A) avaliação; (R) recomendações. Este método permite descrever de forma estruturada o histórico e as comorbidades identificadas, conjugando com uma avaliação do caso e recomendação final do que deverá ser realizado.[4,16]

Para avaliar a melhoria da assistência, indicadores de desempenho devem ser mensurados e analisados pela equipe e gestores. A medição dos indicadores é necessária para garantir a eficiência e a qualidade do processo. A seguir, alguns exemplos de indicadores:

- Número de acionamentos do TRR ao mês.
- Número de pacientes atendidos pelo TRR e transferidos para a UTI.
- Tempo de acionamento e início do atendimento pelo TRR.
- Satisfação da equipe do hospital com o TRR.

Considerações finais

O time de resposta rápida faz parte dos processos implementados em países desenvolvidos, como Estados Unidos, Canadá e Austrália, apesar da falta de evidências fortes que comprovem a sua eficácia na diminuição da mortalidade hospitalar.

A sua implementação tem sido impulsionada pela confirmação da diminuição dos eventos adversos graves preveníveis, que podem ser detectados pela alteração súbita dos sinais vitais do paciente. Soma-se a este fato a comprovação de sucesso nas intervenções precoces nas unidades clínicas de internação (enfermarias/quartos), diminuindo as admissões não planejadas em UTI.

Além disso, a história e a evolução do TRR precisam ser divulgadas dentro da instituição, especialmente seus resultados, para que todos possam conhecer a natureza, os potencias benefícios e as controvérsias. Este modelo está sendo considerado uma prática segura, diminuindo os erros e as internações não planejadas em UTI.

Referências bibliográficas

1. Rocha HAL, Alcântara ACC, Rocha SGMO, Toscano CM. Efetividade do uso de times de resposta rápida para reduzir a ocorrência de parada cardíaca e mortalidade hospitalar: uma revisão sistemática e metanálise. Rev Bras Ter Intensiva. 2018;30(3):366-75.
2. Hodgetts TJ, Kenward G, Vlackonikolis I, Payne S, Castle N, Crouch R, et al. Incidence, location and reasons for avoidable in-hospital cardiac arrest in a district general hospital. Resuscitation. 2002;54(2):115-23.
3. McCannon CJ, Hackbarth AD, Griffin FA. Miles to go: an introduction to the 5 Million Lives Campaign. Jt Comm J Qual Patient Saf. 2007;33(8):477-84.
4. Institute of Healthcare Improvement. Campanha 5 Milhões de Vidas. Disponível em: http://www.ihi.org/IHI/Programs/Campaign/. [Acesso em jun. 2021].
5. McGaughey J, Alderdice F, Fowler R, Kapila A, Mayhew A, Moutray M. Outreach and Early Warning Systems (EWS) for the prevention of intensive care admission and death of critically ill adult patients on general hospital wards. Cochrane Database Syst Rev. 2007;(3):CD005529.
6. Devita MA, Bellomo R, Hillman K, Kellum J, Rotondi A, Teres D, et al. Findings of the first consensus conference on medical emergency teams. Crit Care Med. 2006;34(9):2463-78.
7. Jacques T, Harrison GA, McLaws ML. Attitudes towards and evaluation of medical emergency teams: a survey of trainees in intensive care medicine. Anaesth Intensive Care. 2008;36(1):90-5.
8. Chan PS, Khalid A, Longmore LS, Berg RA, Kosiborod M, Spertus JA. Hospital– wide code rates and mortality before and after implementation of a rapid response team. JAMA 2008;300(21):2506-13.
9. Franklin C, Mathew J. Developing strategies to prevent in hospital cardiac arrest: analyzing responses of physicians and nurses in the hours before the event. Crit Care Med. 1994;22(2):244-7.
10. Schein RM, Hazday N, Pena M, Ruben BH, Sprung CL. Clinical antecedents to in-hospital cardiopulmonary arrest. 1990;98(6):1388-92.
11. Nannan Panday RS, Minderhoud TC, Alam N, Nanayakkara PWB. Prognostic value of early warning scores in the emergency department (ED) and acute medical unit (AMU): a narrative review. Eur J Intern Med. 2017;45:20-31.
12. Goldhill DR, McNarry AF, Mandersloot G, McGinley A. A physiologically-baséad early warning score for ward patients: the association between score and outcome. Anaesthesia. 2005;60(6):547-53.

13. Subbe CP, Slater A, Menon D, Gemmell L. Validation of physiological scoring systems in the accident and emergency department. Emerg Med J. 2006;23(11):841-5.
14. Alam N, Hobbelink EL, van Tienhoven AJ, van de Ven PM, Jansma EP, Nanayakkara PWB. The impact of the use of the Early Warning Score (EWS) on patient outcomes: a systematic review. Resuscitation. 2014;85(5):587-94.
15. Montenegro SMSL, Miranda CH. Evaluation of the performance of the modified early warning score in a Brazilian public hospital. Rev Bras Enferm. 2019;72(6):1428-34.
16. Direção Geral da Saúde (2017). Comunicação eficaz na transição de cuidados de saúde. Norma n. 001/2017 de 08 de fevereiro. Departamento da Qualidade na Saúde. Direção Geral da Saúde, 1-8.

11

Admissão e Readmissão do Paciente Crítico

Danielle Samara Tavares de Oliveira Figueiredo
Albertina Martins Gonçalves
Rodrigo de Sousa Paulo

◖ Introdução

A unidade de terapia intensiva (UTI) é uma unidade hospitalar destinada a pacientes em situação grave ou de risco, clínico ou cirúrgico, cuja assistência ocorre de forma ininterrupta, sendo realizada por equipe multiprofissional, minimamente composta por médico, enfermeiro e técnicos de enfermagem, fisioterapeuta, farmacêutico, nutricionista, psicólogo, além de dispor de equipamentos sofisticados à beira do leito para a monitorização contínua das funções fisiológicas.[1]

Um dos momentos mais importantes nesse ambiente de cuidados intensivos é a admissão. De forma geral, os pacientes que necessitam ser transferidos para uma UTI são aqueles cuja homeostase está comprometida e cujas funções orgânicas estão parciais ou totalmente disfuncionais, requerendo, portanto, uma monitorização intensiva e mais rigorosa, para a qual muitas intervenções necessárias geralmente não estão disponíveis em outra unidade hospitalar.[2]

No ano de 2016, a Associação de Medicina Intensiva Brasileira (AMIB) divulgou que havia um total de 41.741 leitos de UTI no Brasil, incluindo UTI adulto, pediátrica, neonatal, coronariana, neurológica e de queimados, sendo o maior número destinado a pacientes adultos (66,4%).[3] Essa distribuição é geograficamente desigual, pois a região Sudeste concentra mais da metade do total de leitos de UTI no país (54,3%) e a maioria deles ainda está localizada nas capitais.[3] Assim sendo, observa-se que a disponibilidade desses serviços à população brasileira é muito limitada, embora a assistência no ambiente de cuidados intensivos seja indisponível a todas as pessoas que dela precisam, o que determina a necessidade de critérios de admissão.

Existem diversos modelos que orientam a admissão do paciente na UTI, como o modelo diagnóstico, o modelo de parâmetros objetivos e o modelo de priorização.[4] No primeiro, pouco utilizado na América Latina, os profissionais utilizam uma lista de patologias que requerem tratamento intensivo, e frequentemente essas doenças são incluídas em políticas de saúde específicas.[4]

No modelo de parâmetros objetivos, são utilizados indicadores laboratoriais ou fisiológicos, como hipotensão arterial, taquicardia, hipernatremia, entre outros, a partir dos quais se realiza uma avaliação clínica para a admissão. Este modelo pode ser usado em conjunto com o modelo diagnóstico pelo fato de existirem muitos parâmetros e critérios para todos os sistemas, o que torna mais difícil sua implantação isolada.[4]

Já o modelo de priorização baseia-se em uma triagem estruturada dos casos, cujo objetivo fundamental é, exatamente, o de priorizar os pacientes conforme as suas necessidades e a probabilidade de se beneficiarem com a admissão.[4]

Além desses modelos, vários sistemas de pontuação que consistem em atribuir valores numéricos às características clínicas e laboratoriais dos pacientes, como o *Acute Physiology and Chronic Health Evaluation* (APACHE II), o *Simplified Acute Physiology Score II* (SAPS II), o *Logistic Organ Dysfunction System* (LODS), o *Pediatric Risk of Mortality* (PRISM) e o *Sequential Organ Failure Assessment* (SOFA), vêm sendo cada vez mais empregados como índices prognósticos à admissão para identificação de pacientes que terão maior chance de sobreviver para, assim, racionalizar os recursos na prática diária nas UTI.[5]

Todavia, a decisão da admissão de pacientes em UTI parece ser mais uma decisão subjetiva na prática, não havendo consenso entre médicos acerca dessa conduta. Frente a isso, o Ministério da Saúde (MS) emitiu a Portaria n. 895, de 31 de março de 2017, que contém critérios de elegibilidade do paciente para admissão e alta da UTI.[1] Os critérios de admissão têm como base modelos diagnósticos e parâmetros objetivos, pois para cada tipo de UTI são descritos critérios e parâmetros para essa admissão. Para mais detalhes, o leitor pode acessar o anexo da referida Portaria.[1]

Atuação do enfermeiro na admissão em UTI

Recebimento da solicitação de vaga

O primeiro "contato" que se estabelece com o paciente que será admitido na UTI se dá por meio de informações clínicas fornecidas previamente pelo setor de origem. Por isso, a clara e correta comunicação torna-se fundamental e cumpre a segunda meta proposta pela Organização Mundial da Saúde (OMS) no lançamento da Aliança Mundial para a Segurança do Paciente: melhorar a efetividade de comunicação entre os profissionais da assistência, prevenindo erros de comunicação.

No processo de admissão do paciente gravemente enfermo, alguns dados são indispensáveis para a continuidade do cuidado ideal, conforme evidenciado no Quadro 11.1 a seguir.

Quadro 11.1. Dados indispensáveis ao processo de admissão do paciente na UTI.

Informações importantes pré-internação	
Identificação do paciente	• Nome completo • Idade • Sexo • Documento de identificação (identidade, CPF, n. de prontuário, n. de cartão SUS ou outro documento, conforme rotina)
Dados sobre a internação	• Procedência de unidade clínica de internação, emergência, centro cirúrgico ou, ainda, de outra instituição de saúde • Tipo de cirurgia realizada e o principal motivo da internação • História clínica pregressa que justifica a necessidade de internação em UTI
Dados do paciente	• Comorbidades • Nível de consciência, escala de coma de Glasgow (ECGI) escala de agitação e sedação de Richmond (RASS) • Sinais vitais e parâmetros hemodinâmicos • Necessidade de suporte ventilatório invasivo ou não invasivo • História de intubação difícil • Alergias

(Continua)

Quadro 11.1. Dados indispensáveis ao processo de admissão do paciente na UTI. (*Continuação*)

Informações importantes pré-internação	
Dados do paciente	• Necessidade de precaução por contato, para gotículas, para aerossóis ou isolamento reverso • Suporte nutricional (se alimentando ou em dieta zero) • Uso de medicamentos contínuos e/ou controlados
Dispositivos invasivos e não invasivos	• Tubo orotraqueal/nasotraqueal ou traqueostomia • Uso de ventilação mecânica, oxigenoterapia suplementar por cânula nasal, máscara de Venturi, máscara com reservatório ou outro dispositivo • Acessos vasculares (venosos e/ou arteriais), suas localizações e número de dias de instalação • Cateteres, drenos e sondas, suas localizações e número de dias de instalação
Dispositivos de monitorização e suporte hemodinâmico	• Balão intraórtico • Marca-passo • Monitorização hemodinâmica invasiva, minimamente invasiva
Lesões de pele e curativos	• Lesões relacionadas a dispositivos • Lesões por pressão • Características da ferida operatória • Descrição de curativos existentes • Presença de fixadores externos e/ou trações
Informações complementares	• Intercorrências importantes • Necessidade de continuidade imediata de terapêutica iniciada no setor de origem • Preparo e/ou coleta de exames laboratoriais ou culturas pendentes • Uso de outras terapêuticas específicas (plasmaférese, hemodiálise)

Fonte: Desenvolvido pela autoria do capítulo.

A escolha do leito

Nas UTI há diferentes disposições de leitos. Alguns têm visualização direta do posto de enfermagem, outros estão mais afastados e, em algumas unidades, encontram-se quartos fechados com seus espaços físicos separados por paredes e delimitados por portas. Em qualquer uma dessas situações de infraestrutura, deve-se respeitar o determinado pela RDC n. 50 de 2002,[7] que dispõe sobre o regulamento técnico para o planejamento, programação, elaboração e avaliação de projetos físicos em estabelecimentos assistenciais de saúde.

O leito a ser ocupado é uma decisão da equipe ou, na maioria das vezes, do próprio enfermeiro. Para isso, os critérios levados em consideração relacionam-se com a gravidade do paciente; idade; alteração do nível de consciência; necessidade de maior vigilância, de isolamento por rastreamento microbiológico ou germe isolado; adequação do espaço de acordo com os equipamentos de que o paciente esteja fazendo uso (p. ex.: máquina para hemodiálise/circuito da oxigenação por membrana extracorpórea [ECMO]); necessidade de acompanhamento por familiar ou cuidador; dificuldade em solicitar atendimento da equipe por distúrbios da fala; presença de traqueostomia; ou impossibilidade em tocar a campainha para o atendimento.

Dessa maneira, pacientes que requerem maior observação devem ser alocados próximos ao posto de enfermagem. Por isso, é importante avaliar cada caso para que seja feita a adequada escolha dos leitos, com possibilidade de reavaliação posterior e remanejamento entre leitos.

Montagem do leito

A partir das informações sobre o estado clínico do paciente, a equipe de enfermagem procede à montagem do leito; testa o monitor multiparamétrico, bombas de infusão, válvulas redutoras de pressão de oxigênio e ar comprimido; prepara o ventilador mecânico com a montagem dos circuitos e com a realização dos testes necessários. A depender da rotina institucional, outros membros da equipe podem participar desse processo, como o fisioterapeuta, na montagem e teste dos equipamentos e de dispositivos necessários à assistência ventilatória.

A partir dessa verificação, alguns equipamentos devem estar disponíveis no box do paciente e continuamente ligados à rede de gases e rede elétrica, como o ventilador mecânico e as bombas infusoras, para que as baterias permaneçam sempre carregadas.

O circuito do ventilador mecânico apenas deve ser montado se o paciente estiver vindo em uso do dispositivo endotraqueal ou diante da informação prévia de iminente necessidade de ventilação mecânica não invasiva ou intubação. Alguns modelos de ventiladores mecânicos necessitam de calibração no momento da sua montagem. Todos os boxes também devem ser equipados com dispositivo bolsa-válvula-máscara-reservatório (ambu), chicote e umidificador de oxigênio; um coletor de secreções ligado ao vacuômetro ou ao fluxômetro de ar comprimido; dispositivos para oxigenoterapia com sistemas de baixo fluxo, alto fluxo ou com reservatório, dependendo da necessidade do paciente informada previamente à equipe da UTI.

O monitor multiparamétrico deve estar preparado para ser prontamente utilizado, pois uma das primeiras ações da equipe é instalar a monitorização no paciente. Em geral, esses monitores são modulares, devendo-se providenciar equipamentos para a monitorização das diferentes pressões, como pressão venosa central (PVC); pressão arterial invasiva (PAI); pressão intracraniana (PIC); pressão intra-abdominal (PIA); pressão de artéria pulmonar (PAP), organizados e dispostos de acordo com os acessos do paciente. Em todas as admissões, a monitorização ocorrerá, no mínimo, de forma não invasiva, com monitor multiparamétrico contendo um cabo de eletrocardiograma, além de cabos para monitoração da pressão arterial não invasiva (PANI), temperatura e oximetria de pulso. Dependendo de quais dispositivos invasivos o paciente disponha, proceder-se-á à monitorização invasiva e/ou minimamente invasiva, conforme detalhado nos capítulos adiante.

Recepção do paciente na unidade

A recepção do paciente na UTI envolve uma equipe multiprofissional, e o enfermeiro tem papel relevante e indispensável neste momento. O Processo de Enfermagem (PE) é o método científico por meio do qual ele deve nortear a sua assistência, com cinco etapas inter-relacionadas: Histórico de enfermagem; Diagnósticos de enfermagem; Planejamento; Implementação das ações; e Avaliação.

No momento da admissão do paciente crítico, o histórico de enfermagem possibilita o levantamento de informações, a coleta de dados de identificação, história clínica pregressa e aspectos atuais relevantes acerca das suas necessidades biopsicossociais e espirituais a partir da anamnese e do exame físico, atividades privativas do enfermeiro.[8-9]

Comumente esse paciente está impossibilitado de falar, por isso a coleta de informações durante a anamnese poderá ocorrer por meio de fontes secundárias, como os próprios profissionais de outros serviços, prontuário contendo as descrições do atendimento no setor de origem, exames complementares e terapêuticas prévias empregadas.

O primeiro contato físico que a equipe tem com o paciente à chegada deste à UTI é um momento importante para o início de uma convivência que tem seu tempo indeterminado.

Por essa razão, é essencial que os membros da equipe se identifiquem pelo nome e função, tratando-o com cordialidade, humanização e empatia, independentemente do nível de consciência do paciente, sendo importante seguir alguns passos preestabelecidos por protocolos da unidade.

Para guiar e documentar a admissão, o enfermeiro deve utilizar um instrumento estruturado (histórico de enfermagem) preferencialmente construído e validado com base em uma teoria de enfermagem, como a Teoria das Necessidades Humanas Básicas de Horta.[9]

Após conhecer a história clínica pregressa e o motivo da internação atual, inicia-se o exame físico detalhado. Para tanto, é fundamental colocar o paciente em posição confortável, de acordo com o permitido por suas condições clínicas, com temperatura adequada e um ambiente terapêutico agradável, minimizando ruídos e favorecendo o seu repouso.

Inicialmente, a avaliação do nível de consciência, orientação espacial e temporal do paciente são parâmetros básicos que devem ser avaliados. A escala de coma de Glasgow (ECGI) pode ser empregada para avaliar o seu nível de consciência, especialmente quando não estiver sob sedoanalgesia.[10]

Outros aspectos importantes são a inspeção da pele e o rastreamento de lesões, por meio de escalas de avaliação de risco, como a escala de predição do risco de lesões por pressão de Braden, possibilitando, desde então, a instalação de dispositivos de prevenção ou a realização de curativos apropriados, a depender de cada caso. A ocorrência de lesões por pressão pode ampliar o tempo de hospitalização e associar-se com maior chance de óbitos em UTI.[11]

É importante verificar e registrar a presença de drenos, cateteres e sondas, bem como avaliar se esses dispositivos estão exteriorizados, pinçados, obstruídos, danificados ou dobrados sob o paciente. As infusões venosas também devem ser observadas e registradas quanto ao volume suficiente para concluir o processo de admissão, aspecto e correta identificação, devendo vir rotuladas do setor de origem.

Todos os procedimentos realizados à admissão pela equipe deverão ser registrados em prontuário, além do estado clínico do paciente após os cuidados intensivos prestados. Importante enfatizar que essa admissão na UTI pode reduzir o conforto, gerar ansiedade e medo para o paciente e seus familiares em decorrência da desinformação acerca das medidas diagnósticas e terapêuticas utilizadas.[2]

Diante disso, o papel do enfermeiro no processo de admissão visa contribuir para reduzir o nível de ansiedade e de medo do paciente e da família, explicando o funcionamento da UTI; as normas, rotinas e sistema de visitas ao paciente; os principais recursos tecnológicos e o papel desempenhado pela equipe, preferivelmente prévio à internação do paciente, em casos eletivos, ou imediatamente após sua admissão. Esse processo pode ser realizado com cartilhas desenvolvidas pelo hospital em programas de acolhimento a pacientes e familiares.

Readmissão do paciente em UTI

Após se recuperar de um estado clínico grave, podem surgir algumas complicações que culminem com a readmissão do paciente na UTI, podendo ser classificada como precoce ou tardia; planejada ou eventual.[12-14] As readmissões planejadas são aquelas em que existe a necessidade de continuidade no tratamento ou na avaliação diagnóstica, enquanto as eventuais são potencialmente evitáveis e não evitáveis.[14]

Uma readmissão potencialmente evitável ocorre quando o retorno do paciente poderia ter sido evitado por meio de um planejamento para a alta, melhor gerenciamento do quadro clínico do paciente, melhor preparo de educação em saúde para o paciente e familiares, além de provisão de recursos no domicílio para atender às necessidades do paciente.[15,16] Pode ocorrer em casos de complicações pós-operatórias ou de controle de doenças crônicas, nas quais a educação em saúde pode impactar positivamente na prevenção de complicações secundárias.

De modo geral, a readmissão é um indicador de qualidade da assistência em saúde a ser controlado por líderes e gestores de UTI e, quando ocorre de modo não planejado e precoce, pode indicar possível deficiência na assistência prévia.[14] A ocorrência de readmissão pode estar associada a maior gravidade, aumento do tempo de internação e maior mortalidade.[17,18]

Em UTI cirúrgicas, a prevalência de readmissões pode chegar a 13,7% e, naquelas voltadas para trauma e neurocirurgia, a 9,3%.[12] Em UTI gerais, por sua vez, já foram observadas prevalências de 3,1% em estudo internacional[18] e 6,6% em UTI brasileira.[19]

O risco de readmissão pode se associar tanto a características do paciente como da assistência que ele recebeu na UTI.[18] Idade avançada, admissões por desordens respiratórias ou infecções graves, quadros de sepse e a presença de comorbidades, como diabetes; infarto agudo do miocárdio; insuficiência cardíaca; arteriopatia periferia; acidente vascular encefálico; demência; doença pulmonar obstrutiva crônica; neoplasia ativa, com ou sem metástase; colagenoses; cirrose hepática; insuficiência renal crônica; linfoma; leucemia; e síndrome de imunodeficiência adquirida também contribuem para aumentar as chances de retorno do paciente à UTI.[20] A ocorrência de dor é uma complicação que pode se associar à readmissão não programada no prazo de 1 dia após a alta da UTI.[21]

Uma estratégia para se evitarem readmissões na UTI é implantar no serviço o plano terapêutico,[22] uma forma prática de sistematizar a assistência em que a multidisciplinaridade é um imperativo no cuidado ao paciente crítico prestes a receber alta. Esse plano terapêutico assegura a continuidade na assistência e indica qual a estratégia de tratamento foi definida para o paciente, considerando suas necessidades clínicas, o tempo de duração da assistência, a programação de alta, além de estabelecer as competências entre a equipe de atendimento.

A partir daí, a implementação de uma forma eficiente dos sistemas integrados de informação e de gestão do plano terapêutico contribui de forma decisiva para aumentar a qualidade e a segurança dos cuidados prestados, identificar de forma proativa os problemas da linha de cuidado, dispor de dados confiáveis sobre cada etapa do plano, melhorar a gestão, reduzir os custos e o desperdício, racionalizar o uso de recursos humanos, facilitar a implementação de práticas mais corretas e disponibilizar informação para a gestão.[22]

Outro ponto importante para que o plano terapêutico seja bem-sucedido consiste no seguimento dos protocolos validados pela prática clínica e pautados na literatura. Um bom protocolo não resolve tudo sozinho,[22] deve ter os profissionais capacitados para a sua execução e deve ser auditado para a comprovação da adesão, havendo a necessidade de uma boa comunicação entre os envolvidos e capacitação por meio de treinamentos.

Além do plano terapêutico multiprofissional, há outras estratégias com evidências científicas para a redução das readmissões em UTI. A criação de "equipes de proximidade" reduziu a prevalência de readmissões nas primeiras 48 horas de 40% para 33%, composta por profissionais de enfermagem cuja função é o acompanhamento após a alta, quer seja em outra unidade clínica de internação, quer seja em domicílio. Outra estratégia é o uso de uma caderneta com orientações pós-alta, a qual deverá conter as condutas de autocuidado domiciliar após a alta hospitalar do paciente, viabilizando também a contrarreferência para o serviço de menor complexidade.[23]

Considerações finais

A admissão em UTI requer assistência multiprofissional especializada e o enfermeiro está na linha de frente. A complexidade dos problemas de saúde exige dele grande preparo teórico-prático para o manejo do paciente crítico por meio do processo de enfermagem.

Vale enfatizar que a implantação de planos terapêuticos individualizados, equipes de proximidade e instrumentos de orientação pós-alta são estratégias que apresentam impactos positivos na redução da prevalência de readmissões não planejadas e evitáveis. Dessa forma, sugere-se que essas estratégias de atuação possam ser implantadas na assistência de enfermagem em UTI.

Referências bibliográficas

1. Brasil. Portaria n. 895, de 31 de março de 2017. Institui o cuidado progressivo ao paciente crítico ou grave com os critérios de elegibilidade para admissão e alta, de classificação e de habilitação de leitos de terapia intensiva adulto, pediátrico, UCO, queimados e cuidados intermediários adulto e pediátrico no âmbito do Sistema Único de Saúde – SUS. Disponível em: http://portalarquivos.saude.gov.br/images/pdf/2017/abril/07/106713-16-82-Minuta-Portaria PROTOCOLO.pdf. [Acesso em jul. 2021].
2. Kaya N, Terzi B. A planned admission protocol application in intensive care units. British Association of Critical Care Nurses [internet]. 2015;1-10.
3. Brasil. Associação de Medicina Intensiva Brasileira. Censo AMIB 2016. Relatório de Unidades de Terapia Intensiva. 2016:98.
4. White ST, Cardenas, YR, Nates J.L. What every intensivist should know about intensive care unit admission criteria. Rev Bras Ter Intensiva. [Internet] 2017;29(4):414-417.
5. Hissa PNG, Hissa MRN, Araújo PSR. Comparative analysis between two scores in predicting mortality in intensive care unit. Rev Bras Clin Med [internet]. 2013;11(1):21-6.
6. Metas Internacionais de Segurança do Paciente. São Paulo: Sociedade Beneficente Israelita Brasileira Albert Einstein. Disponível em: http://medicalsuite.einstein.br/metas_paciente.asp. [Acesso em jun. 2011].
7. Brasil. Resolução da Diretoria Colegiada da Agência Nacional de Vigilância Sanitária, de 21 de fevereiro de 2002. Dispõe sobre o regulamento técnico para planejamento, programação, elaboração e avaliação de projetos físicos de estabelecimentos assistenciais de saúde.
8. Carpenito LJ. Compreensão do processo de enfermagem: mapeamento de conceitos e planejamento do cuidado para estudantes. Porto Alegre: Artmed; 2007.
9. Ramalho Neto JM, Fontes WD, Nóbrega MML. Instrument to collect nursing data in general intensive care unit. Rev Bras Enferm. 2013;66(4):535-42.
10. Morton PG, Fontaine DK. Cuidados críticos de enfermagem. Uma abordagem holística. Rio de Janeiro: Guanabara Koogan; 2013.
11. Pachá HHP, Faria JIL, Oliveira KA, Beccaria LM. Pressure ulcer in intensive care units: a case-control study. Rev Bras Enferm [Internet]. 2018;71(6):3027-34. Disponível em: DOI: http://dx.doi.org/10.1590/0034-7167-2017-0950. [Acesso em jun. 2021].
12. Araújo TG, Mello RM, Machado KF, Wilney FFJ. Readmissões e óbitos após a alta da UTI: um desafio da terapia intensiva. Rev. Bras. Ter. Intensiva [Internet]. 2013;25(1):32-8. [Acesso em mar. 2020].
13. Castro MSM, et al. Factors associated with readmission to a general hospital in Brazil. Cad. Saúde Pública, 2005;21(4):1186-200.
14. Borges MF, Turrini RNT. Readmissão em serviço de emergência: perfil de morbidade dos pacientes. Revista da Rede de Enfermagem do Nordeste. 2011;12(3):453-61.
15. Landrum L, Weinrich S. Readmission data for outcomes measurement: identifying and strengthening the empirical base. Qual Manag Health Care. 2006; 15(2):83-95.
16. Renton J, Pilcher DV, Santamaria JD, Stow P, Bailey M, Hart G, et al. Factors associated with increased risk of readmission to intensive care in Australia. Intensive Care Med. 2011;37(11):1800-8.
17. Kramer AA, Higgins TL, Zimmerman JE. Intensive care unit readmissions in U.S. hospitals: patient characteristics, risk factors, and outcomes. Crit Care Med. 2012;40(1):3-10.
18. Makris N, Dulhunty JM, Paratz JD, Bandeshe H, Gowardman JR. Unplanned early readmission to the intensive care unit: a case-control study of patient, intensive care and ward-related factors. Anaesth Intensive Care. [Internet]. 2010;38(3):723-31.
19. Silva RR. Prevalence readmissions after discharge into the Intensive care unit countryside of Rondônia. REAS/EJCH. 2020;1(42)e2871.
20. Japiassú AM, Cukier MS, Queiroz AGCM, Gondim CRN, Penna GLA, Almeida GF, et al. Fatores

preditores precoces de reinternação em unidade de terapia intensiva. Rev. Bras. Ter. Intensiva. 2009;21(4):353-8.

21. Considine J, Berry D, Newnham E, et al. Factors associated with unplanned readmissions within 1 day of acute care discharge: a retrospective cohort study. BMC Health Serv Res [internet]. 2018;18:713. Disponível em: DOI: https://doi.org/10.1186/s12913-018-3527-6. [Acesso em mar. 2020].

22. Brasil. Ministério da Saúde. Secretaria de Assistência à Saúde. Manual Brasileiro de Acreditação Hospitalar/Secretaria de Assistência à Saúde. 3. ed. rev. e atual. Brasília: Ministério da Saúde; 2002.

23. Alochio KV, Cruz ICF. Security and preparation of patient on discharge process of UTI: systematic review of literature for a clinical protocol. Journal of Specialized Nursing Care, 2020;8(1) Disponível em: http://www.jsncare.uff.br/index.php/jsncare/article/view/2804/679. [Acesso em mar. 2020].

12
Transporte do Paciente Crítico

Giane Leandro Araújo
Gláucia Maria Madeiro Ferreira
James Francisco Pedro dos Santos
Marcos Paulo Schlinz e Silva

◖ Introdução

Na atualidade, instituições de saúde buscam cada vez mais assegurar aos seus usuários melhores condições de assistência diagnóstica e terapêutica. Muitas vezes, para que esse cuidado seja dispensado de forma eficaz, faz-se necessário alterar os fluxos de assistência.[1] Mesmo com todo avanço tecnológico da medicina nas últimas décadas, ainda não dispomos de todos os recursos necessários à beira do leito na unidade de terapia intensiva (UTI), tendo de deslocar o paciente crítico para unidades de diagnóstico e tratamento.

O sucesso no transporte desse paciente depende diretamente do planejamento e da atuação organizada da equipe multiprofissional, bem como da escolha dos equipamentos adequados.[2,3] Neste âmbito, um aspecto importante no transporte é a comunicação prévia das informações necessárias entre a equipe que transporta o paciente e aquela que o recepcionará, de forma que não seja comprometida a sua segurança e que a continuidade dos cuidados de saúde seja reforçada.[4,5]

O paciente crítico é aquele que, por disfunção ou falência de um ou mais órgãos ou sistemas, depende de meios avançados de monitorização e terapêutica para sobreviver. Portanto, o seu transporte é sempre arriscado em virtude do quadro clínico complexo e, na maior parte das vezes, com grande instabilidade.[6] Embora existam riscos associados ao transporte de pacientes, os benefícios desse atendimento especializado podem superar esses riscos. A decisão de transportá-los sempre deve seguir normas e procedimentos extremamente rígidos e tomada pelos profissionais da UTI de origem e pelo corpo clínico do hospital. Para que a organização deste tipo de transporte seja eficiente, deve-se basear seu planejamento em quatro grandes conceitos: planejamento e coordenação; comunicação; pessoal especializado; equipamento e monitorização.[7]

As complicações relacionadas ao transporte podem ser divididas em eventos adversos, que incluem a deterioração das condições clínicas do paciente ou problemas relacionados aos equipamentos; e incidentes críticos, em que os eventos resultam no comprometimento do prognóstico esperado.[7,8]

A decisão do transporte deve ser tomada pela equipe multiprofissional, avaliando os riscos aos quais o paciente será submetido e estimando o tempo de trajeto . O objetivo precípuo dessas intervenções é melhorar o prognóstico do paciente. Portanto, o risco do transporte não deve se sobrepor ao possível benefício da intervenção, tendo em vista que, existindo qualquer tipo de risco, o transporte deverá ser cancelado ou adiado para um momento futuro.

Tipos de transporte

O transporte do paciente crítico da terapia intensiva pode acontecer no âmbito intra ou inter-hospitalar. Sabe-se que, no atendimento pré-hospitalar, também é realizado esse tipo de transporte do paciente, porém ele ainda não foi submetido a nenhuma terapêutica para abordagem das suas lesões, sendo o transporte pré-hospitalar desse doente crítico considerado fundamental para a sua recuperação e prognóstico. Neste capítulo, abordaremos as temáticas vinculadas ao transporte intra e inter-hospitalar.

O transporte intra-hospitalar é necessário para a realização de testes diagnósticos (tomografia computadorizada, ressonância nuclear magnética, angiografia), intervenções terapêuticas (centro cirúrgico) ou para a internação em UTI. O transporte inter-hospitalar é realizado sempre que se necessita de maiores recursos humanos, diagnósticos, terapêuticos e de suporte avançado de vida, que não estão presentes no hospital de origem.[4] Segundo a gravidade, o transporte pode ser de emergência, quando tem prioridade absoluta pelo alto risco de morte iminente mediante a demora do diagnóstico e da terapêutica definitiva; e o transporte de urgência, que está destinado a pacientes com possíveis riscos de vida, cuja assistência diagnóstica e terapêutica pode demorar algum tempo (minutos/horas) para ser estabelecida.[4,8]

Planejamento e assistência de enfermagem para o transporte

A condição clínica do paciente é premissa fundamental, bem como a avaliação do custo-benefício do transporte. Movimentar o paciente de uma unidade clínica para outra, de uma instituição para outra ou, simplesmente, de um leito para outro, pode ocasionar desfechos inesperados que podem piorar a sua condição clínica.[1,9,10] Ao longo dos anos, as instituições hospitalares têm como propósito oferecer uma assistência de excelência, com baixo índice de erros e com qualidade no atendimento. Para tanto, a segurança do paciente nas organizações e em seus processos, bem como o gerenciamento de riscos, são metas a serem diariamente alcançadas[11] para prevenir o agravamento das condições do paciente, que pode resultar em maior tempo de internação ou, até mesmo, na sua morte.[12]

Para que o enfermeiro possa planejar uma assistência adequada e segura para a realização do transporte intra-hospitalar, é imperativo conhecer o paciente e suas condições clínicas. Além disso, o enfermeiro deve, também, prever a necessidade de materiais e equipamentos de acordo com a gravidade do caso e de possíveis intercorrências.[13] A Resolução do Conselho Federal de Enfermagem (COFEN) n. 588/2018 estabelece que o transporte do paciente hospitalizado faz parte das competências da equipe de enfermagem e é papel do enfermeiro do setor a classificação desse transporte.[14]

O transporte intra-hospitalar representa o compromisso da equipe em possibilitar o acesso do paciente à tecnologias e aos procedimentos que não estão disponíveis à beira do leito, devendo a equipe de saúde, neste período, garantir todos os cuidados necessários ao paciente.[13] Na garantia de prestar uma assistência de qualidade e segura ao paciente crítico, deve-se padronizar o atendimento em todas as fases do transporte intra-hospitalar.[1] Destaca-se que o familiar e/ou responsável do paciente deve ser envolvido na decisão do transporte e deverá sempre assinar o termo de consentimento, concordando com a remoção do paciente.[1,12]

Preparo do paciente para o transporte

A avaliação e o preparo do paciente são imperativos para o sucesso do transporte, antes de qualquer manipulação, instalação de equipamentos ou de acessórios a serem utilizados. No Quadro 12.1, serão descritos o papel e as responsabilidades do enfermeiro no planejamento intra-hospitalar do paciente crítico.

Quadro 12.1. Papel e responsabilidades do enfermeiro intensivista no planejamento do transporte intra-hospitalar do paciente crítico.

- Avaliar as condições clínicas do paciente
- Avaliar o risco-benefício do transporte para o paciente
- Avaliar a estabilidade hemodinâmica e ventilatória antes de transferir o paciente para a maca
- Checar todos os acessos venosos, sondas e drenos
- Verificar se a quantidade das medicações instaladas é o suficiente para todo o transporte, ida e volta do paciente
- Avaliar junto com a equipe médica quais soluções podem ser interrompidas
- Checar o nível da bateria dos equipamentos
- Realizar comunicação prévia com o médico e o enfermeiro que receberão o paciente na unidade de internação ou de diagnóstico terapêutico
- Liberar todo o trajeto do transporte
- Deixar disponível o elevador (se necessário)
- Definir os profissionais de enfermagem que participarão do transporte e verificar se a equipe responsável pelo transporte está preparada
- Disponibilizar o prontuário clínico do paciente
- Revisar todas as medidas de segurança antes de iniciar o transporte
- Realizar comunicação entre a unidade de origem e a unidade receptora do paciente

Fonte: Desenvolvido pela autoria do capítulo.

◖Equipe de transporte

O transporte do paciente crítico representa um grande desafio para os profissionais de saúde por envolver a necessidade de integrar não apenas a tecnologia ao cuidado, mas, sobretudo, por envolver o domínio de princípios científicos e o rigor de assegurar as necessidades terapêuticas do paciente, a fim de minimizar os eventos adversos e garantir uma assistência segura e de qualidade ao paciente. Nessa vertente, considera-se fundamental, para a consolidação do conhecimento dos profissionais e a segurança ao paciente, o treinamento da equipe em ambientes simulados, que mimetizem uma condição real de transporte ao paciente crítico.[15]

O número de pessoas que participarão do transporte varia de acordo com a gravidade e a complexidade da situação clínica do paciente e do número de equipamentos exigidos. Podem fazer parte da equipe de transporte: enfermeiro; médico; técnico de enfermagem; e fisioterapeuta. No entanto, recomendam-se minimamente dois profissionais treinados para a realização do transporte intra-hospitalar: profissionais da equipe médica; e de enfermagem.[14]

Todos os profissionais que acompanham o paciente grave devem ter experiência em cuidados intensivos, ser treinados em ressuscitação cardiorrespiratória, além de estar aptos para interpretar possíveis alterações cardiovasculares, respiratórias ou neurológicas, assim como para lidar com possíveis problemas técnicos dos equipamentos.[4] Cumpre ressaltar que o planejamento inadequado pode gerar uma condição insatisfatória para o transporte, que poderia contribuir para aumentar a morbidade e a mortalidade dos pacientes nos casos de intercorrências graves, sem condições de atendimento efetivo.[13]

O importante é que os membros da equipe de transporte devem ser selecionados por seus conhecimentos, habilidades e interesse, jamais devem ser obrigados a tal procedimento e, se possível, independentemente da sua função, terem capacidade de reconhecer uma parada cardiorrespiratória e de pelo menos realizar manobras de suporte básico de vida.

◼ Indicações e contraindicações

A indicação de transporte do paciente crítico é feita sempre que os cuidados necessários, exames e procedimentos terapêuticos ou diagnósticos não estão disponíveis à beira do leito na UTI. As contraindicações para o transporte intra-hospitalar estão oportunamente descritas no Quadro 12.2.

Quadro 12.2. Contraindicações para o transporte intra-hospitalar do paciente crítico.

• Incapacidade em manter oxigenação e/ou ventilação adequadas durante o transporte ou ao longo da permanência no setor de destino
• Incapacidade de manter estabilidade hemodinâmica durante o transporte ou durante a permanência no setor de destino pelo tempo necessário
• Incapacidade de monitorar o estado cardiorrespiratório durante o transporte ou durante a permanência no setor de destino pelo tempo necessário
• Incapacidade de controlar a via aérea durante o transporte ou durante a permanência no setor de destino pelo tempo necessário
• Número insuficiente de profissionais treinados para manter as condições descritas neste quadro, durante o transporte ou durante a permanência no setor de destino (médico, enfermeiro, técnico de enfermagem, fisioterapeuta)

Fonte: Desenvolvido pela autoria do capítulo.

◼ Fases do transporte

Para fins de adequado planejamento estratégico, dividimos o transporte em três fases: preparação para o transporte; execução do transporte; e estabilização do transporte, conforme a Figura 12.1.

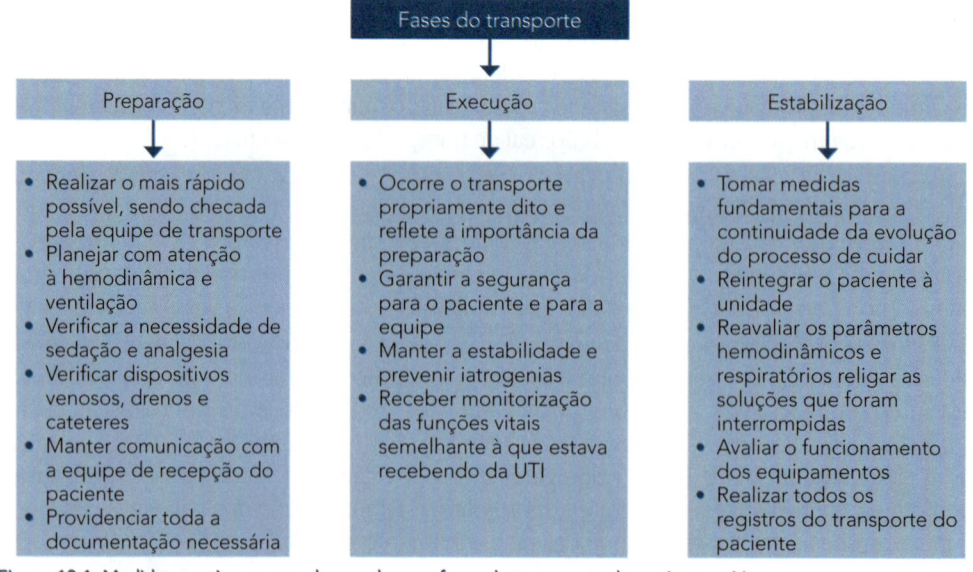

Figura 12.1. Medidas gerais a serem observadas nas fases do transporte do paciente crítico.

Fonte: Adaptada pelos autores a partir das referências.[1,5,12,14,16-17]

◖ Equipamentos

Vários autores já identificaram fatores "protetores" para minimizar eventos adversos relacionados aos transportes, como verificações de equipamentos durante o transporte, preparação do paciente, sedação apropriada e equipe de transporte experiente. A incidência e a gravidade dos eventos adversos variam de acordo com os estudos, porém as discrepâncias podem ser explicadas pelas diferenças de definição de eventos adversos. A definição clinicamente mais útil de evento adverso é aquela que enseja uma mudança de terapia durante o transporte. Vale lembrar que esses eventos podem surgir durante o transporte ou secundariamente.[7,16]

É fundamental que a equipe responsável pelo transporte no ambiente hospitalar, durante a fase de preparação, providencie e confira tudo minuciosamente (Quadro 12.3), de modo a minimizar ao máximo a ocorrência de eventos adversos que coloquem em risco a estabilidade e a integridade do paciente, hemodinâmica, física ou psicológica.

Nesse ínterim, o enfermeiro deve assumir responsabilidades acerca do preparo e da manutenção da ventilação, monitoramento do paciente, em especial no que tange às fontes de energia (baterias) dos equipamentos e à fonte de oferta de oxigênio, de modo que haja quantidades suficientes durante todo o transporte, assegurando a realização do exame e o retorno para a UTI. É inadmissível que ocorra durante o transporte o fim da fonte de oxigênio ou de energia que mantém alguns dispositivos (monitor multiparamétrico, bombas infusoras, ventilador mecânico portátil, entre outros) em funcionamento, evidenciando um transporte "às cegas" sem a oferta mínima de suporte para a estabilidade do paciente, podendo ocorrer hipóxia, hipotensão, bradicardias, hipoperfusão, dor e agitação, eventos graves e, muitas vezes, evitáveis.

Quadro 12.3. Equipamentos e acessórios mínimos para o transporte do paciente crítico.

Maca de transporte	• Leve e com suporte para os equipamentos de monitorização, drogas e ventilação
Vias aéreas e ventilação	• Dispositivo bolsa-válvula-máscara com reservatório; cânula endotraqueal semelhante à que está em uso pelo paciente; *kit* de laringoscopia testado; cilindro de oxigênio; ventilador mecânico que garanta os mesmos parâmetros anteriores ao transporte
Monitorização hemodinâmica	• Estetoscópio, monitor multiparamétrico, bombas de infusão
Maleta com medicação	• Conforme protocolo institucional
Cateteres e drenos	• Checar fixação e perviedade, esvaziar coletores previamente, observar nivelamento dos frascos
Observação	1. Todos os equipamentos que operam por bateria devem ser checados para garantir que tenham carga suficiente para a saída segura do paciente da UTI e seu retorno 2. A quantidade de oxigênio no cilindro deve ser o suficiente para todo o transporte 3. Os alarmes dos aparelhos devem ser habilitados e ajustados 4. Manter cuidado redobrado durante a transferência do paciente da cama para a maca de transporte e vice-versa 5. Conferir criteriosamente a funcionalidade, o aspecto e a integridade dos dispositivos invasivos antes da realização do transporte e logo após o seu término

Fonte: Desenvolvido pela autoria do capítulo.

Sugerem-se algumas condições ideais, mínimas, de equipamentos e monitorização para o transporte intra-hospitalar, no que se refere aos aparatos imprescindíveis para uma eficiente e segura orientação e manutenção da estabilidade hemodinâmica do paciente, entre eles: monitor cardíaco; oximetria de pulso; pressão arterial invasiva ou não invasiva; frequência respiratória; capnografia; pressão intracraniana (PIC); ventilador mecânico de transporte com ajuste da pressão positiva expiratória final (PEEP). É sinônimo de boas e mais seguras práticas, a manutenção preventiva regular de todos os equipamentos que envolvam assistência em saúde, principalmente quanto ao transporte do paciente crítico, pois a equipe responsável pelo transporte necessita contar com o perfeito funcionamento de todos os equipamentos necessários ao procedimento.

Complicações do transporte

Como uma das estratégias para evitar complicações no transporte do paciente, o Quadro 12.4 sugere uma classificação do transporte que pode ser de baixo, médio ou alto risco, considerando-se as condições clínicas do doente.

Quadro 12.4. Classificação do tipo de transporte de acordo com as condições clínicas do paciente.[18]

Classificação do transporte	Condições clínicas do paciente
Baixo risco (A)	Pacientes estáveis, sem alterações críticas nas últimas 48 horas e que não sejam dependentes de oxigenoterapia
Médio risco (B)	Pacientes estáveis, sem alterações críticas nas últimas 24 horas, porém com necessidade de monitorização hemodinâmica e oxigenoterapia
Alto risco (C)	Pacientes em uso de drogas vasoativas e/ou assistência ventilatória mecânica invasiva

Fonte: Desenvolvido pela autoria do capítulo.

Transportes intra-hospitalares estão relacionados à alta incidência de complicações e eventos adversos, com impacto negativo nos desfechos clínicos.[19-20]

Há uma prevalência bastante significativa de pacientes sob ventilação mecânica invasiva, em uso de sedativos e drogas vasoativas, características de um perfil clínico grave e que, consequentemente, demandam para o transporte intra-hospitalar *expertise* da equipe responsável para que esta não provoque eventos adversos que acarretem instabilidade hemodinâmica, o que colocaria em risco a vida e a integridade desses pacientes.

Os problemas mais comuns variam entre os diferentes levantamentos, e não há um consenso sobre qual seria o principal tipo de evento decorrente. Chamam a atenção os eventos adversos relacionados às vias respiratórias.[20]

A condição clínica pré-transporte é um fator de risco independente para a ocorrência de complicações durante a remoção. O uso de ventilação mecânica, de drogas vasoativas e/ ou de sedativos está relacionado a eventos adversos. Entretanto, melhores processos de trabalho e treinamento profissional podem reduzir a ocorrência desses eventos, contribuindo para um menor tempo de permanência hospitalar e menores custos de internação.[21]

Um dos eventos adversos relacionados à equipe mais comumente relatado consiste em falhas de comunicação, que podem chegar a 60%.[22] Entre as várias ferramentas para otimizar esse processo de comunicação e tornar o transporte do paciente mais seguro, destaca-se a ferramenta ISBAR, sugerida pelo IHI,[11] em um modelo mental compartilhado que visa melhorar a comunicação entre os profissionais de saúde (Figura 12.2). Inicia-se pela identificação do profissional responsável pelo transporte, bem como as informações de identificação completa do paciente (I); em seguida, a situação se refere ao diagnóstico de base, bem como ao quadro atual do paciente (S); a terceira parte da ferramenta se refere a um breve contexto de forma sucinta e objetiva (B); seguida pela avaliação, em que o profissional informa os principais problemas, sendo importante que a impressão pessoal sobre dados mais preocupantes sejam expressas bem claramente (A); e, ao final, as recomendações que englobam o plano de ação claro em relação ao transporte de forma mais segura e precisa possível (R).

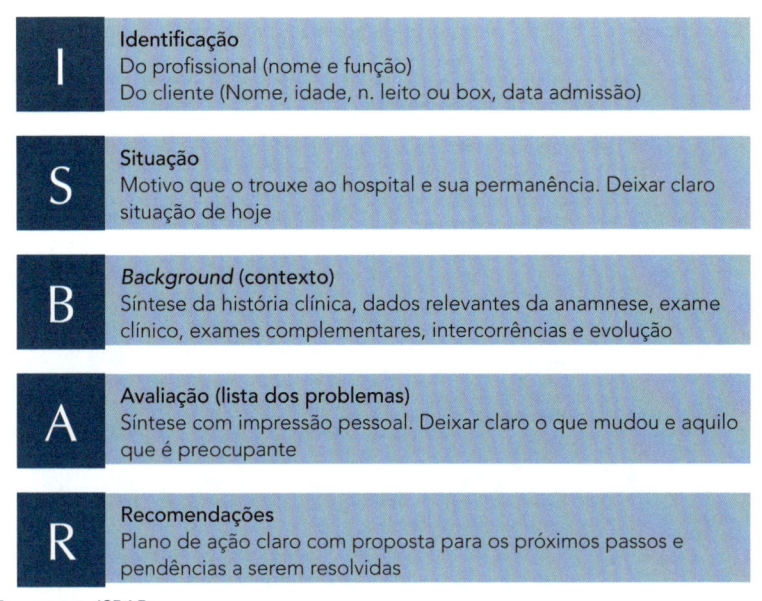

I — Identificação
Do profissional (nome e função)
Do cliente (Nome, idade, n. leito ou box, data admissão)

S — Situação
Motivo que o trouxe ao hospital e sua permanência. Deixar claro situação de hoje

B — *Background* (contexto)
Síntese da história clínica, dados relevantes da anamnese, exame clínico, exames complementares, intercorrências e evolução

A — Avaliação (lista dos problemas)
Síntese com impressão pessoal. Deixar claro o que mudou e aquilo que é preocupante

R — Recomendações
Plano de ação claro com proposta para os próximos passos e pendências a serem resolvidas

Figura 12.2. Ferramenta ISBAR.

Fonte: Adaptada de Institute for Healthcare Improvement (2015).

Considerações especiais do transporte na pandemia do SARS-CoV-2 (Covid-19)

A pandemia da Covid-19 é uma emergência de saúde pública global. O novo coronavírus (SARS-CoV-2) consiste em um vírus identificado como a causa de um surto da doença denominada "Covid-19", detectado pela primeira vez em Wuhan, na China, em dezembro de 2019. Desde o início dos casos, a Organização Mundial de Saúde (OMS) esteve acompanhando a evolução da doença e, em 11 de março de 2020, logo declarou o estado de pandemia. Pouco tempo depois, aos 20 dias de março do mesmo ano, o Brasil declarou o reconhecimento acerca da transmissão comunitária do novo coronavírus em todo o território nacional.[24]

Mitigar a disseminação da Covid-19 é uma prioridade mundial, e parte desse esforço envolve o planejamento e a condução do transporte seguro de pacientes para casos suspeitos ou confirmados. Os profissionais de saúde que lidam com o transporte de pacientes com Covid-19 devem considerar os seguintes princípios: primeiro, reconhecimento precoce do paciente em deterioração clínica; segundo, primar pela segurança do profissional; terceiro, segurança do espectador; quarto, planos de contingência para emergências médicas durante o transporte; quinto e último princípio, descontaminação adequada pós-transporte. Etapas específicas de ação requerem zonas designadas para transporte, suprimentos suficientes de equipamentos de proteção individual (EPI), treinamento da equipe e pessoal de apoio, como oficiais de segurança e equipes de limpeza.[25]

É importante reconhecer que a transmissão pré-sintomática também exige que o vírus se dissemine por meio de gotículas infecciosas, aerossóis (em situações especiais) ou pelo contato com superfícies contaminadas por essas gotículas. Evidências recentes demonstram que a transmissão por contato em superfícies contaminadas (conhecidas como fômites) é improvável de ocorrer quando os procedimentos de limpeza e precauções-padrão são aplicados, reforçando a importância dessas práticas em serviços de saúde.[26]

Quadro 12.5. Classificação do tipo de transporte de acordo com as condições clínicas do paciente com Covid-19.[25]

	Transporte intra-hospitalar		Transporte inter-hospitalar
	• Transporte de emergência para a enfermaria ou UTI; transporte da enfermaria para a UTI	• Transporte para exames de radiologia	• Para serviços avançados
	• Transferência precoce de pacientes em deterioração clínica para a UTI	• Para minimizar a necessidade de exames, usar ultrassom à beira do leito	• Transferência precoce de pacientes em deterioração • Limites claros para transferência e fluxos de trabalho para centros avançados
Segurança do paciente	• Para pacientes em deterioração clínica, avaliar a necessidade de intubação orotraqueal antes do transporte • Ser acompanhado por, pelo menos, um médico e um enfermeiro que sejam capazes de lidar com emergências durante o transporte • Monitoramento contínuo de parâmetros, como pressão arterial, pulsação, oximetria de pulso • Monitoramento contínuo de CO_2 expirado em pacientes intubados • O monitor de transporte deve ser equipado com função de desfibrilação. Caso contrário, um desfibrilador em separado se faz necessário		
Segurança do pessoal de serviço e transporte	• Todo o pessoal de transporte deve usar máscara para respiradores N95 e vestir o EPI completo antes do transporte em si • Colocar máscara cirúrgica no paciente durante o transporte • Evitar o uso de circuitos respiratórios abertos ou oxigenação nasal de alto fluxo e não usar pressão positiva durante o transporte • Adicionar filtro HEPA aos tubos endotraqueais, se for necessário ensacamento via bolsa-válvula-máscara (BVM) • Adicionar filtro HEPA ao ramo expiratório dos circuitos respiratórios para ventiladores mecânicos • Evitar desconexão desnecessária do circuito respiratório durante o transporte • Quando possível, permitir a limpeza terminal das unidades		• Toda a equipe de transporte deve usar máscara para respiradores N95 e demais EPIs, conforme protocolo institucional, antes do transporte • Trazer baterias sobressalentes para equipamentos • Adicionar filtro HEPA aos tubos endotraqueais, caso necessário o uso de BVM • Adicionar filtro HEPA ao ramo expiratório dos circuitos respiratórios para ventiladores mecânicos • Minimizar as desconexões do tubo endotraqueal durante o transporte • Garantir a ventilação do veículo para aumentar a troca de ar durante o transporte

(Continua)

Quadro 12.5. Classificação do tipo de transporte de acordo com as condições clínicas do paciente com Covid-19.[25] (Continuação)

Segurança do espectador	• Usar uma rota de transporte dedicada e pré-planejada para cada destino • Equipe de segurança para liderar e garantir a liberação de transeuntes em toda a rota, designada à frente da equipe de transporte • A equipe de segurança deve usar máscaras cirúrgicas
Planos de resgate e contingência durante o transporte	• Avaliar a necessidade de intubação orotraqueal antes do transporte, pois ela é mais bem realizada em UTI e ambientes controlados, com os profissionais usando EPI e dispondo de equipamentos à beira do leito • Preparar equipamentos de transporte e medicamentos em antecipação a emergências médicas, como colapso cardiovascular súbito ou hipotensão arterial • Reduzir aerossolização em caso de agravamento da hipoxemia. O dispositivo BVM deve ser equipado com filtro HEPA
Descontaminação pós-transporte	• Equipe de limpeza dedicada com EPI, conforme protocolo institucional para realizar a limpeza terminal da rota dedicada e do elevador, logo após o transporte • Equipe para retirar o equipamento de proteção individual, conforme protocolo institucional, de forma adequada após o transporte	• Equipe de limpeza dedicada com EPI, conforme protocolo institucional para realizar a limpeza terminal da rota dedicada e do elevador, logo após o transporte • Equipe para retirar os equipamentos e alguns EPIs, conforme protocolo institucional, no destino após o transporte • Realizar a limpeza dos equipamentos utilizados no transporte • Equipe para vestir novo EPI para a viagem de retorno, antes de embarcar na mesma ambulância • Equipe para retirar o EPI na área clínica mais próxima, por exemplo, baia da ambulância, na chegada • Realizar a limpeza terminal da ambulância na chegada, quando voltar ao hospital, conforme preconiza o protocolo institucional

Fonte: Desenvolvido pela autoria do capítulo.

Deve-se minimizar o transporte de pacientes, priorizando a realização de procedimentos e exames à beira do leito; considerar o paciente suspeito, ou confirmado, como um paciente crítico que pode sofrer disfunção ou falência de um ou mais órgãos ou sistemas com muita facilidade em decorrência das situações do transporte anteriormente citadas.

◖ Considerações finais

Acreditamos que o transporte intra-hospitalar de paciente crítico deve ser realizado por uma equipe multiprofissional com *expertise*, pois se esperam desses profissionais maior habilidade e conhecimento em situações de gravidade, urgência e emergência suscetíveis de ocorrência durante um transporte.

O sucesso do transporte intra-hospitalar do paciente crítico tem como base a indicação precisa desse transporte, em que os benefícios para o paciente devem superar todos os riscos. Todo o cuidado com a tríade estabilização, equipamento e rota a ser seguida no transporte resulta na redução ou ausência de complicações fisiológicas e técnicas que podem ocorrer, gerando um menor índice de morbimortalidade para o paciente crítico.

Referências bibliográficas

1. Bomfati M, Santos EB, Kantoviscki ALL, Makuch DMV. Transporte intra/extra-hospitalar de crianças: implicações da equipe de enfermagem. Rev Espaço para a Saúde. 2019;20(1):40-47.
2. Iwashyna TJ, Courey AJ. Guided transfer of critically ill patients: where patients are transferred can be an informed choice. Curr Opin Crit Care 2011; 17: 641-7.
3. Wiegersma JS, Droogh JM, Zijlstra JG, Fokkema J, Ligtenberg JJ. Quality of interhospital transport of the critically ill: impact of a mobile intensive care unit with a specialized retrieval team. Crit Care. 2011;15(1):R75.
4. Almeida ACG, Neves ALA, Souza CBL, Garcia JÁ, Lopes JL, Barros ALBL. Transporte intra-hospitalar de pacientes adultos em estado crítico: complicações relacionadas a equipe, equipamentos e fatores fisiológicos. Acta Paul. Enferm. São Paulo; 2012;25(3):471-476.
5. Brasil. Manual segurança do paciente e qualidade em serviços de saúde: uma reflexão teórica aplicada à prática. Agência Nacional de Vigilância Sanitária. Brasília: Anvisa, 2013.
6. Warren J, Fromm RE JR, Orr RA, Rotello LC, Horst HM; Colégio Americano de Medicina Intensiva. Diretrizes para o transporte inter e intra-hospitalar de pacientes críticos. Crit Care Med. 2004;32:256-62.
7. Gimenez FMP, Camargo WHB, Gomes ACB, Nihei TS, Andrade MWM, Valverde MLAFS, Campos LDS, Grion DC, Festti J, Grion CMS. Analysis of adverse events during intrahospital transportation of critically Ill patients. Critical Care Research and Practice. Volume 2017, Article ID 6847124, 7 pages Disponível em: https://doi.org/10.1155/2017/6847124. [Acesso em jun. 2021].
8. Valera RG, Schwenck RCB. Transporte do paciente crítico. In: Schettino G, Cardoso LF, Mattar J, Torggler Filho F. Paciente crítico: diagnóstico e tratamento. São Paulo: Manole; 2006:927-32.
9. Stacciarini TSG. Protocolo Assistencial Multiprofissional: transporte intra-hospitalar de cliente. Uberaba: HCUFTM/Ebserh; 2017.
10. Silva R, Amante LN, Salum NC, ET AL. Incidentes e eventos adversos no transporte intra-hospitalar em terapia intensiva. [Online]. 2018;8:e2805. Disponível em: http://dx.doi.org/10.19175/recom.v8i0.2805. [Acesso em dez. 2019].
11. Oliveira RM, Leitão IMTA, Silva LMS, Figueiredo SV, Sampaio RL, Gondim MM. Estratégias para promover segurança do paciente: da identificação dos riscos às práticas baseadas em evidências. Esc Anna Nery 2014;18(1):122-129.
12. Kulshrestha A, Singh J. Inter-hospital and intra-hospital patient transfer: Recent concepts. Indian Journal of Anaesthesia 2016;60:451-7.
13. Ferreira GMMF. Transporte intra-hospitalar do paciente grave [Tese de mestrado]. São Paulo: Universidade Federal de São Paulo; 2003.
14. Conselho Federal de Enfermagem. COFEN. Resolução 588/2018. Atualiza e normativa a atuação da equipe de enfermagem no processo de transporte de pacientes em ambiente interno aos serviços de saúde; 2018.
15. Droogh JM, Smit M, Absalom AR, Ligtenberg JJ, Zijlstra JG. Transferring the critically ill patient: are we there yet? Crit Care [Serial on the internet]. 2015;20;19:62. Disponível em: https://www.ncbi.nlm.nih.gov/pmc/articles/pmc4335540/pdf/13054_2015_article_749.pdf. [Acesso em dez. 2016].
16. Veiga VC, et al. Eventos adversos durante transporte intra-hospitalar de pacientes críticos em hospital de grande porte. Rev Bras Ter Intensiva. 2019;31(1):15-20.
17. Silva R, Amante LN, Salum NC, et al. Incidentes e eventos adversos no transporte intra-hospitalar em terapia intensiva. [Online]. 2018;8:e2805. Disponível em: http://dx.doi.org/10.19175/recom.v8i0.2805. [Acesso em dez. 2019].
18. Protocolo: transporte intra-hospitalar – Serviço de Educação em Enfermagem da Divisão de Enfermagem. Uberaba; 2016. 18ap. Disponível em: http://www2.ebserh.gov.br/documents/147715/0/Protocolo+de+Transporte+Intra-Hospitalar+de+Clientes+vers%C3%A3o+final.pdf/eb21162f-8a3a--4576-b2a2-22179b2c8ae1. [Acesso em dez. 2019].
19. Blakeman TC, Branson RD. Inter– and intra-hospital transport of the critically ill. Respir Care. 2013;58(6):1008-23.
20. Parmentier DE, Poissy J, Favory R, Nseir S, Onimus T, Guerry MJ, et al. Adverse events during intrahospital transport of critically ill patients: Incidence and risk factors. Ann Intensive Care. 2013;3:10.

21. Veiga VC, Postalli NF, Alvarisa TK, Travassos PP, Vale RTS, Oliveira CZ, et al. Eventos adversos durante o transporte intra-hospitalar de pacientes críticos em um hospital de grande porte. Rev Bras Ter Intensiva. 2019;31(1):15-20.
22. Warren J, Fromm RE Jr, Orr RA, Rotello LC, Horst HM; Colégio Americano de Medicina Intensiva. Diretrizes para o transporte inter e intra-hospitalar de pacientes críticos. Crit Care Med. 2004;32(1):256-62.
23. Institute For Healthcare Improvement. SBAR: Situation-Background Assessment-Recommendation. Boston: IHI, 2015.
24. Nota Técnica GVIMS/GGTES/ANVISA n. 07/2020. Orientações para Prevenção e Vigilância Epidemiológica das Infecções por SARS-CoV-2 (Covid-19) Dentro dos Serviços de Saúde. 05/08/2020.
25. Liew MF, Siow WT, Yau YW, et al. Safe patient transport for Covid-19. Crit Care 24, 94 (2020). Disponível em: https://doi.org/10.1186/s13054-020-2828-4. [Acesso em jun. 2021].
26. Agência Nacional de Vigilância Sanitária. Nota Técnica GVIMS/GGTES/ANVISA n. 04/2020. Orientações para Serviços de Saúde: medidas de prevenção e controle que devem ser adotadas durante a assistência aos casos suspeitos ou confirmados de infecção pelo novo coronavírus (SARS-CoV-2).

13
Uso do Sistema de Classificação de Enfermagem CIPE® nas Unidades de Terapia Intensiva

José Melquiades Ramalho Neto
Patrícia Josefa Fernandes Beserra
Maria Miriam Lima da Nóbrega

Ao longo da história, disciplinas distintas vêm buscando estabelecer padrões terminológicos que atribuam determinadas especificidades à sua linguagem para, com isso, assegurar a univocidade da comunicação científica no âmbito internacional. Na enfermagem, as motivações para o desenvolvimento de terminologias dizem respeito ao aumento do corpo de conhecimentos de enfermagem; à implementação de sistemas computacionais em cenários de prática clínica; ao reembolso pelos serviços prestados; bem como à documentação das contribuições da enfermagem para o cuidado do paciente, os resultados alcançados a partir da ação/intervenção profissional e, consequentemente, para o desenvolvimento do conhecimento da profissão.

Essa linguagem especializada que inclui a utilização de terminologias e sistemas de classificação é impulsionada pela aplicação do processo de enfermagem na prática. Nesse sentido, ao acompanhar as gerações do processo de enfermagem, observa-se que, na primeira geração, houve a necessidade de classificar e padronizar os problemas que mais chamavam a atenção da enfermagem; na segunda geração, predominou a ênfase no raciocínio diagnóstico e no pensamento crítico; enquanto a terceira geração favoreceu, de modo concomitante, a evolução e o desenvolvimento contínuo dos sistemas de classificação dos elementos da prática de enfermagem (diagnósticos, resultados e intervenções de enfermagem).[1]

De acordo com a Resolução n. 358/2009 do Conselho Federal de Enfermagem (COFEN), o processo de enfermagem é um instrumento metodológico que orienta o cuidado de enfermagem e a documentação da prática profissional, organizado em cinco etapas interrelacionadas, interdependentes e recorrentes: Coleta de dados de enfermagem (ou Histórico de enfermagem) — processo sistemático e contínuo, em que se usam medidas e técnicas para se obter o máximo de informações do paciente ou da família; Diagnóstico de enfermagem — processo de interpretação e agrupamento das respostas extraídas da coleta dos dados, as quais são julgadas para que o enfermeiro possa tomar decisões precisas sobre os conceitos de diagnóstico; Planejamento de enfermagem — determinação dos resultados que se esperam alcançar e elaboração de um plano de ações de enfermagem segundo as respostas obtidas na coleta de dados; Implementação — colocação em prática de tudo o que foi feito no planejamento de enfermagem; e, por último, Avaliação de enfermagem — processo sistemático e contínuo, em que se verifica se as ações de enfermagem atingiram os resultados esperados e se houve modificações nas respostas dos pacientes, de suas famílias ou da coletividade.[2]

Destarte, a Classificação Internacional para a Prática de Enfermagem (CIPE®), desenvolvida pelo Conselho Internacional de Enfermeiros (CIE) desde o final da década de 1980, configura-se como um dos sistemas de classificação que permitem o desenvolvimento de uma linguagem universal, precisa e objetiva, garantindo a continuidade de cuidados prestados pela equipe de enfermagem; facilitam a comunicação entre enfermeiros; guiam a execução do processo de enfermagem, representando uma forma de melhoria na documentação do cuidado de enfermagem ao usuário; e contribuem para que a prática profissional se torne reconhecida e visível.[3,4] Em 2008, foi incluída pela Organização Mundial da Saúde (OMS) como uma Classificação Relacionada na Família de Classificações Internacionais.[5,6]

A CIPE® caracteriza uma terminologia combinatória, enumerativa e com representação multiaxial (Modelo de 7-Eixos), apresentando conceitos primitivos do domínio da enfermagem e conjuntos de conceitos pré-coordenados de diagnósticos, resultados e intervenções de enfermagem. A sua primeira versão foi divulgada pelo CIE em 1996, denominada "Versão Alfa", sendo divulgadas, na sequência, as versões da CIPE®: "Versão Beta (1999); Versão Beta-2 (2001); CIPE® Versão 1.0 (2005), Versão 1.1 (2008), Versão 2.0 (2008); Versão 2011 (2011); Versão 2013 (2013); Versão 2015 (2015); Versão 2017 (2017). A Versão 2019, além de apresentar um número cada vez crescente de conceitos, atualmente conta com 2.424 conceitos primitivos, 886 conceitos de diagnósticos/resultados e 1.167 conceitos de intervenções de enfermagem.[7] Esse sistema de classificação é revisado e atualizado a cada 2 anos e disponibilizado no Congresso/Conferência do International Council of Nurses (ICN).[6]

O Modelo de 7-Eixos configura-se como uma estrutura organizada nos seguintes eixos: Foco – área de atenção relevante para a enfermagem (contendo 1.433 conceitos); Julgamento – opinião clínica ou determinação relacionada ao foco da prática de enfermagem (com 44 conceitos); Meios – maneira ou método de executar uma intervenção (trazendo 352 conceitos); Ação – processo intencional aplicado a um cliente ou desempenhado por ele (com 235 conceitos); Tempo – momento, período, instante, intervalo ou duração de uma intercorrência (exibindo 69 conceitos); Localização – orientação anatômica ou espacial de um diagnóstico ou intervenções (com 260 conceitos); Cliente – sujeito a quem o diagnóstico se refere e que é o beneficiário de uma intervenção de enfermagem (contando 31 conceitos).[7-9] Esses eixos podem ser combinados para facilitar a elaboração de enunciados de diagnósticos/resultados e intervenções de enfermagem, tendo como orientação a norma ISO 18104:2014 (International Organization for Standardization), da Organização Internacional para Padronização.[10]

◖ Implementação da CIPE®

A CIPE® é considerada uma tecnologia de informação e comunicação nos sistemas de saúde, que pode ser usada tanto em prontuários eletrônicos como em sistemas manuais de registro. Pode-se ter acesso a CIPE® das seguintes maneiras: no formato de livro; ou no portal eletrônico do ICN<http://www.icn.ch/what-we-do>, onde é permitido fazer o *download* da versão mais atualizada e, também, é possível utilizar o *browser*, disponíveis na aba *Projects/eHealth & ICNP*.

Essa terminologia foi desenvolvida por enfermeiros para apoiar a prática de enfermagem e o atendimento ao paciente, à família ou à coletividade em todo o mundo. Seu alcance vai além da enfermagem, na medida em que incorpora conteúdo relevante e útil para outras disciplinas e outras áreas da prática em saúde. Foi traduzida do inglês para vários idiomas e existe um número crescente de catálogos/subconjuntos derivados para apoiar a sua implementação.[6]

A CIPE® é de propriedade e direitos autorais do ICN, que tem interesse em facilitar o seu acesso e promover o seu uso. Entretanto, para garantir a qualidade da terminologia, qualquer uso da CIPE® (comercial ou não) exige permissão do ICN. Se o uso da CIPE® ou de qualquer produto relacionado ou derivado (a exemplo de traduções, mapeamentos ou catálogos) for estritamente local, não comercial e sem fins lucrativos, como acontece em programas de pesquisa ou educacionais, não há taxa e o interessado deve preencher um formulário *online*. Caso a CIPE® seja distribuída com fins lucrativos, há uma taxa de licenciamento e o interessado deve entrar em contato com o <icnp@icn.ch>[7] para formalizar essa intenção.

Atualmente a CIPE® pode ser aplicada em quatro áreas principais: registro clínico; recuperação, agregação e análise de dados; suporte à decisão e indexação; e ferramentas de terminologia.[6] Quando incluída nos sistemas de prontuários eletrônicos ou manuais, a CIPE® pode ser utilizada no planejamento e documentação da assistência de enfermagem, facilitando o raciocínio clínico e a tomada de decisão na execução do processo de enfermagem; possibilitando o estabelecimento de uma linguagem unificada para a prática profissional; dispondo de dados e informações que podem ser vinculados e compartilhados em sistemas de informação de enfermagem e utilizados em pesquisas.[11]

◖ Utilização da CIPE® na prática

A utilização da CIPE® na prática permite o uso do pensamento crítico, que é uma habilidade que envolve o processo de raciocínio e julgamento clínicos, pensamento premeditado, sistemático, reflexivo, racional e orientado ao resultado, com base nos conhecimentos existentes, bem como na análise de todas as informações e ideias disponíveis.[12,13]

A prática de enfermagem exige essa habilidade de raciocínio a fim de melhorar a tomada de decisão clínica que, relacionada ao processo de enfermagem, ajuda a identificar e atender as necessidades do indivíduo, da família ou da coletividade, e a elaboração do plano de cuidados,[14-15] levando em consideração os elementos da prática de enfermagem.

No processo de raciocínio clínico/*continuum* decisão-avaliação (Figura 13.1), os enfermeiros precisam considerar as evidências e as causas para a elaboração dos diagnósticos de enfermagem, traçar os resultados que esperam alcançar e planejar ações ou intervenções de enfermagem a fim de atingir os resultados propostos.[16]

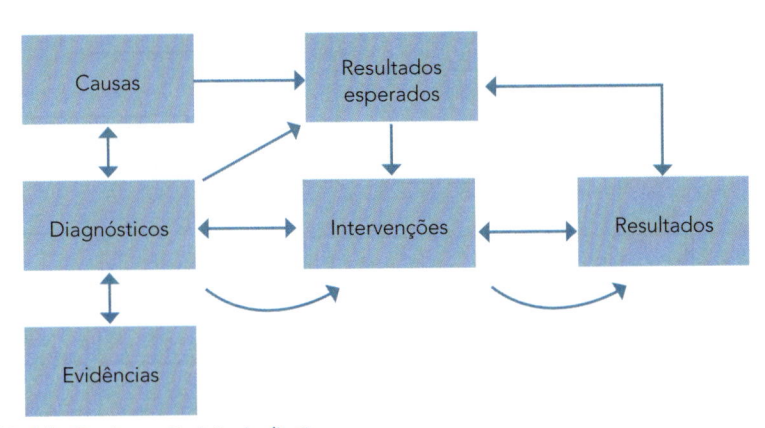

Figura 13.1. Modelo *Continuum* Decisão-Avaliação.

Fonte: Adaptada de http://www.icn.ch/Acendio2007/ICNPtutorial-Portuguese-Exp-041907.html.

Nesse ínterim, a utilização da CIPE® facilita esse processo pelo fato de oferecer aos enfermeiros um conjunto de conceitos pré-coordenados de diagnósticos/resultados e intervenções de enfermagem, além do Modelo de 7-Eixos que proporciona a combinação de conceitos primitivos para a sua elaboração.

Embora a prática da enfermagem em cuidados intensivos varie amplamente ao redor do mundo, as competências intimamente ligadas ao perfil profissional do enfermeiro que deve atuar em unidades de terapia intensiva (UTI) confluem para similaridades atreladas à procura contínua por conhecimento e habilidades para integrar as técnicas com a tecnologia que perpassam os princípios científicos.[17]

Utilização da CIPE® no ensino

A CIPE® é um sistema de classificação que pode colaborar com o processo de ensino acadêmico e de educação permanente, pois os alunos e profissionais poderão contar com uma ferramenta que permite o planejamento do cuidado sistematizado e padronizado à clientela.

As disciplinas específicas da enfermagem podem ser organizadas para que os acadêmicos conheçam e aprendam a manusear essa terminologia para a sua utilização na elaboração de diagnósticos/resultados e intervenções de enfermagem.

Diagnósticos/Resultados de Enfermagem (DE/RE)

De acordo com a estrutura categorial para representar um diagnóstico de enfermagem pela norma ISO 18104:2014, um enunciado diagnóstico pode ser expresso como um julgamento sobre um foco; por meio de um descritor único que equivalha como foco e julgamento; ou, ainda, como uma expressão simples de um achado clínico que represente alguma alteração.[11] Além disso, uma expressão de diagnóstico de enfermagem pode estar associada à potencialidade, traduzindo um diagnóstico de risco ou de chance. A potencialidade de chance ocorre na iminência de existirem diagnósticos positivos ou oportunidades, ao passo em que a potencialidade de risco ocorre quando há a possibilidade de existirem diagnósticos negativos, suscitando nos profissionais a adoção de medidas preventivas que potencialmente evitem a positividade do mesmo (Figura 13.2).[10]

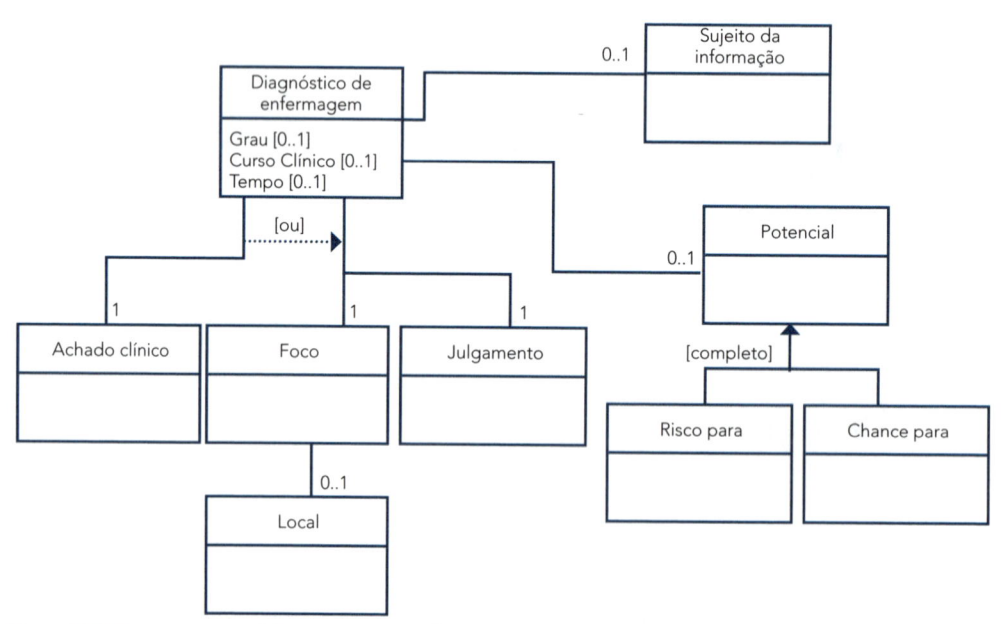

Figura 13.2. Estrutura categorial para representar diagnósticos de enfermagem.

Fonte: Adaptada da ISO 18104:2014.

Um diagnóstico de enfermagem também pode ser expresso por um grau (leve, moderado, severo); por um curso clínico (agudo, crônico); por um tempo, período ou momento de ocorrência; por um local relacionado a um componente corporal; e por um sujeito da informação, ressaltando que deve ser expresso somente quando ele é diferente do sujeito do registro (paciente), uma vez que este está implícito no enunciado.

Um resultado de enfermagem, por sua vez, é definido como um julgamento que indica a extensão da mudança de um achado clínico ou diagnóstico de enfermagem, ou o alcance de metas/resultados esperados.[10,11]

Apesar de o cuidado intensivo estar em um contínuo processo de aperfeiçoamento, somados aos notáveis progressos no diagnóstico e tratamento das doenças que acometem os pacientes graves, a prevalência de determinados diagnósticos de enfermagem traduz um perfil diagnóstico que pode ser identificado ao longo da internação na UTI, conforme expresso no Quadro 13.1.

Quadro 13.1. Exemplos de diagnósticos/resultados de enfermagem no paciente grave.[18]

Foco	Julgamento	Achado clínico	Potencial	Grau	Tempo	Local	DE/RE
		Delirium					*Delirium*
		Dispneia		Leve			Dispneia, leve
		Dor		Moderada		Costas	Dor, moderada nas costas
Sedação				Escore RASS*	Presente		Sedação, presente (RASS entre -5 e +4)
Débito cardíaco	Prejudicado						Débito cardíaco, prejudicado
Desmame ventilatório	Eficaz						Desmame ventilatório, eficaz
Infecção						Pulmão	Infecção, pulmonar
Sepse			Risco de				Risco de sepse
Lesão por pressão						Sacro	Lesão por pressão, sacral

* RASS: escala de agitação e sedação de Richmond.

Fonte: Desenvolvido pela autoria do capítulo.

Intervenções de Enfermagem (IE)

Conforme a norma ISO 18104:2014, o termo "Intervenção de Enfermagem" é utilizado como sinônimo de ação de enfermagem. Na Versão 1.0 da CIPE®,[8] a intervenção de enfermagem foi definida como uma ação realizada em resposta a um diagnóstico de enfermagem para produzir um resultado de enfermagem.

Nessa norma ISO supracitada, uma ação de enfermagem é considerada um ato intencional aplicado a um ou mais alvos por meio de uma ação realizada por um enfermeiro, ou por alguém sob a sua orientação ou supervisão. Uma expressão de ação de enfermagem deve conter um descritor para ação e, pelo menos, um descritor para o alvo, exceto se este for o objeto do registro e implícito na expressão (Figura 13.3).

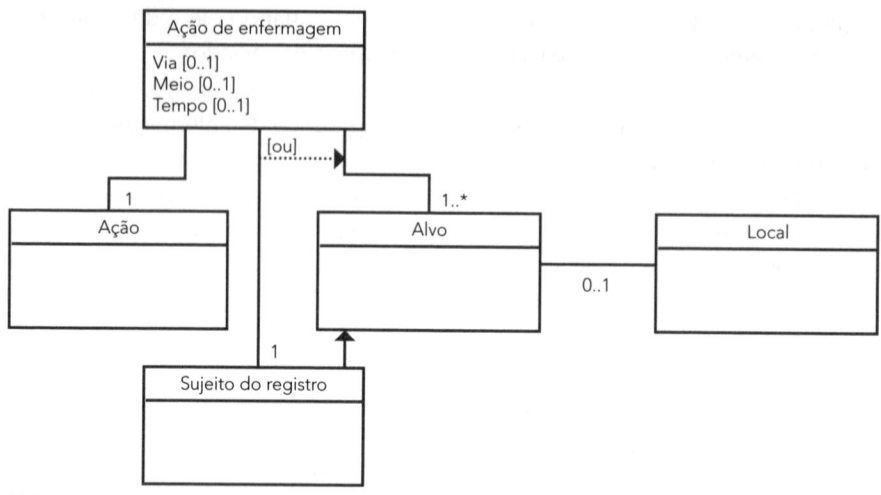

Figura 13.3. Estrutura categorial para representar intervenções de enfermagem.

Nota: uma ação de enfermagem **deve** ter, pelo menos, um alvo, exceto se o único alvo for o sujeito do registro.

Fonte: Adaptada da ISO 18104:2014.[10]

Para a construção de enunciados de intervenções de enfermagem, utilizando-se o Modelo de 7-Eixos da CIPE®, devem ser incluídos, obrigatoriamente, um termo do eixo Ação e um termo Alvo, considerado como qualquer um dos termos contidos nos demais eixos, com exceção dos termos do eixo Julgamento; e os termos adicionais dos demais eixos, conforme a necessidade. As ações de enfermagem podem, ainda, ser qualificadas pelos meios, vias e período de tempo, além do local que deve ser usado para especificar a posição do alvo.[10,19]

◖ Utilização da CIPE® na pesquisa

A utilização de uma linguagem padronizada propicia o desenvolvimento de inúmeras pesquisas, visto que as terminologias de enfermagem estão constantemente sendo atualizadas.

Em 2000, o CIE formalizou o Programa CIPE® e, recentemente, passou a denominar como os seus pilares de atuação: a área de Projetos; a de Política de Enfermagem; a de *Advocacy*; e as áreas de Educação e de Eventos. Esse programa também envolve três componentes: pesquisa e desenvolvimento; manutenção e operações; disseminação e educação, os quais atuam de modo articulado e dão sustentação ao *Ciclo de vida da terminologia* CIPE®.

No componente "Pesquisa e desenvolvimento", os estudos sobre a CIPE®, realizados no âmbito mundial, envolvem a validação de conceitos, a abrangência e a ampliação do seu conteúdo; análises semânticas; aplicação e utilidade prática, construção de subconjuntos terminológos, entre outros, e representam uma importante fonte para o desenvolvimento e fortalecimento da terminologia.[11]

Em 2003, como parte da tarefa de coordenar sua disseminação e utilização internacional, entre outras atividades relacionadas ao *Ciclo de vida da terminologia* CIPE®, o CIE começou a desenvolver, por intermédio do *Programa CIPE®*, a criação de Centros para Pesquisa e Desenvolvimento da CIPE®, dando-se particular atenção ao processo de submissão de propostas, critérios para avaliação, escopo de trabalho e responsabilidades desses Centros.[3]

Um Centro CIPE® é uma Instituição, faculdade, departamento, associação nacional ou grupo semelhante, que preenche os critérios do CIE para ser designado como Centro para Pesquisa e Desenvolvimento da CIPE®. São considerados elementos importantes tanto para o desenvolvimento da profissão como para a produção de informação e conhecimento com potencial para influenciar a enfermagem nos anos futuros.[11]

Atualmente, existem 14 Centros CIPE® acreditados pelo CIE: dois na América do Norte; dois na América do Sul; seis na Europa; três na Ásia e um na Oceania.[11] Vale ressaltar que um dos Centros CIPE® da América do Sul está localizado no Brasil, na Universidade Federal da Paraíba e vinculado ao Programa de Pós-Graduação em Enfermagem desta Instituição (PPGENF-UFPB).

Desenvolvimento de subconjuntos terminológicos

Nas pesquisas sobre subconjuntos terminológicos da CIPE®, que são conjuntos de enunciados preestabelecidos de diagnósticos/resultados e intervenções de enfermagem, são percorridas várias etapas metodológicas, algumas em consonância com o CIE,[20] com Coenen e Kim[21] e com o método padronizado para o desenvolvimento de subconjuntos terminológicos da CIPE®[19] no Brasil que devem enfatizar a clientela específica; a prioridade de saúde; o modelo teórico; o procedimento de coleta de termos; o mapeamento cruzado; e a validação dos enunciados por especialistas.

Os subconjuntos terminológicos da CIPE® podem gerar dados para melhorar a prática clínica e o processo de tomada de decisão, auxiliar na formação profissional, apoiar novas pesquisas e promover o intercâmbio desses dados entre populações, instituições de prestação de cuidados e lugares distintos.[11]

Considerações finais

A partir do que foi apresentado neste capítulo, pode-se afirmar que a CIPE® se configura como o sistema de classificação de enfermagem que representa o domínio da área, desde a sua inclusão, em 2008, como uma Classificação Relacionada na Família de Classificações Internacionais, pela OMS. O seu uso na prática, no ensino e na pesquisa em enfermagem permite, entre outros aspectos, o desenvolvimento de uma linguagem universal, a continuidade de cuidados prestados pela equipe de enfermagem, facilitada pela execução das etapas do processo de enfermagem, o que favorecerá a documentação do cuidado de enfermagem na assistência ao usuário. Todos esses aspectos têm como maior impacto o reconhecimento e visibilidade da prática profissional de enfermagem.

Referências bibliográficas

1. Garcia TR, Nóbrega MML (orgs.). Sistemas de classificação em enfermagem: um trabalho coletivo. João Pessoa (PB): Ideias; 2000. (Série Didática: Enfermagem no SUS).
2. Conselho Federal de Enfermagem. Resolução COFEN 358/2009. Dispõe sobre a Sistematização da Assistência de Enfermagem e a implementação do Processo de Enfermagem em ambientes, públicos ou privados, em que ocorre o cuidado profissional de Enfermagem, e dá outras providências. Brasília: COFEN; 2009.
3. Garcia TR, Nóbrega MML. A terminologia CIPE® e a participação do Centro CIPE® brasileiro em seu desenvolvimento e disseminação. Rev Bras Enferm. 2013;66(esp.):142-50.
4. Primo CC, Resende FZ, Garcia TR, Duran ECM, Brandão MAG. ICNP® terminology subset for care of women and children experiencing breastfeeding. Rev Gaúcha Enferm. 2018;39:e2017-0010. Disponível em: https://doi.org/10.1590/1983-1447.2018.2017-0010.[Acesso em jun. 2021].
5. International Council of Nurses. CIPE® Versão 2: Classificação Internacional para a Prática de Enfermagem – Versão 2.0. São Paulo (SP): Algol; 2011.
6. International Council of Nurses (ICN). Technical Implementation Guide. International Classification for Nursing Practice (ICNP) Programme. Geneva, Switzerland; 2018.

7. International Council of Nurses (ICN). What we do. Geneva, Switzerland; 2020. Disponível em: https://www.icn.ch/what-we-do/projects/ehealth/icnp-download. [Acesso em jun. 2021].
8. International Council of Nurses. International classification for Nursing Practice: Version 1. Genebra, Switzerland: International Council of Nurses; 2005.
9. Garcia TR. Classificação Internacional para a Prática de Enfermagem CIPE®: versão 2019/2020. Porto Alegre (RS): Artmed; 2020.
10. International Organization for Standardization [Internet]. ISO 18104:2014: Health informatics – Categorial structures for representation of nursing diagnoses and nursing actions in terminological systems. Genebra: ISO, 2014. Disponível em: http://www.iso.org/iso/home/store/catalogue_ics/catalogue_detail_ics.htm?csnumber=59431. [Acesso em fev. 2020].
11. Garcia TR. Classificação Internacional para a Prática de Enfermagem CIPE®: versão 2017. Porto Alegre (RS): Artmed; 2018.
12. Hinkle JL, Cheever KH. Brunner & Suddarth – Tratado de enfermagem médico-cirúrgica. 2 Vols. 13. ed. Rio de Janeiro (RJ): Guanabara Koogan; 2015.
13. Arafeh JM, Hansen SS, Nichols A. Debriefing in simulated-based learning facilitating a reflective discussion. J Perinat Neonatal Nurs. 2010;24(4):302-9.
14. Alfaro-LeFevre R. Critical thinking and clinical judgment: a practical approach to outcome focused thinking (4th ed.). Philadelphia: Saunders; 2009.
15. Wilkinson JM. Nursing process and critical thinking. 5. ed. Upper Saddle River, NJ: Prentice-Hall; 2011.
16. Jansen K. International Classification for Nursing Practice (ICNP®): ICNP® Catalogues. In: ACENDIO Conference, Amsterdam, 19-21 April 2007; [14 screens]. Disponível em: http://www.icn.ch/Acendio2007/ICNPtutorial-Catalogues041907.html. [Acesso em abr. 2020].
17. Kleinpell R, Williams G. Enfermagem intensiva: práticas baseadas em competências. In: Viana RAPP, Torre M. Enfermagem em terapia intensiva: práticas integrativas. Barueri (SP): Manole; 2017;4:30-9.
18. Ramalho Neto, JM. Subconjunto terminológico da CIPE® para pacientes graves com Sepse [Tese de doutorado]. João Pessoa: Universidade Federal da Paraíba; 2019.
19. Nóbrega MML, Cubas MR, Egry EY, Nogueira LGF, Carvalho CMG, Albuquerque LM. Desenvolvimento de subconjuntos terminológicos da CIPE® no Brasil. In: Cubas MR; Nóbrega MML. Atenção primária em saúde: diagnósticos, resultados e intervenções de enfermagem. Rio de Janeiro (RJ): Elsevier. 2015;1:3-24.
20. International Council of Nurses. Guidline for ICNP® catalogue development. Genebra; 2008.
21. Coenen A, Kim TY. Development of terminology subsets using ICNP®. Int J Med Inform. 2010;79(7):530-8.

14

Uso do Sistema de Classificação de Enfermagem NANDA-I, NOC e NIC nas Unidades de Terapia Intensiva

Vinícius Batista Santos
Alba Lúcia Bottura Leite de Barros
Rita Simone Lopes Moreira

Camila de Souza Carneiro
Camila Takáo Lopes

A enfermagem, enquanto profissão do cuidado, disciplina científica e trabalho, tem como imperativo profissional, moral e pessoal o cuidado, que se coloca de forma a promover a vida, o potencial vital, o bem-estar dos indivíduos na sua individualidade, complexidade e integralidade.[1] Fundamenta-se em quatro conceitos metaparadigmáticos: a pessoa (indivíduo ou comunidade); a saúde (equilíbrio para atingir o estado de bem-estar); o conceito amplo de ambiente; e a enfermagem enquanto ciência e arte.[2]

A necessidade de organizar esses conhecimentos, para a implementação na prática clínica, resultou no desenvolvimento de um instrumento de trabalho denominado "Processo de enfermagem".

Nesse ínterim, o processo de enfermagem caracteriza a dinâmica das ações sistematizadas e inter-relacionadas, visando à assistência ao ser humano; compreende um instrumento metodológico que orienta o cuidado profissional de enfermagem; bem como reflete a documentação da prática profissional.[3] Esse instrumento é utilizado como método de resolução de problemas e consiste em cinco fases (Figura 14.1) que podem ser consideradas inter-relacionadas, sistemáticas, dinâmicas, humanísticas e com foco no resultado.[4]

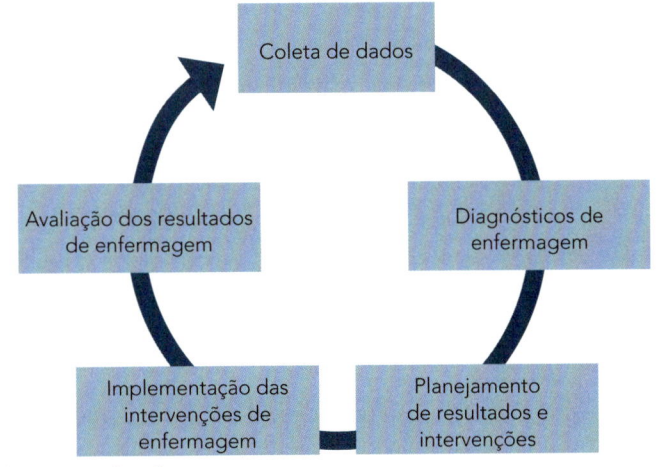

Figura 14.1. Fases do processo de enfermagem.

Fonte: Desenvolvida pela autoria do capítulo.

De forma a facilitar a descrição da contribuição da enfermagem no cenário da saúde por meio da execução das etapas do processo de enfermagem, propõe-se uma linguagem comum para representar problemas ou condições dos pacientes que são identificados por estes profissionais, o que os enfermeiros fazem e quais resultados vislumbram. Assim, têm-se elaborado e aprimorado, desde o início deste século, sistemas de classificação com o objetivo de evidenciar a contribuição singular da disciplina científica da enfermagem no contexto interdisciplinar.[5,6]

Os sistemas de classificação de enfermagem fornecem uma linguagem padronizada, a qual pode ser definida como um conjunto de caracteres, convenções e regras usadas para transmitir ideias e informações. Ou seja, uma linguagem de enfermagem padronizada representa um vocabulário estruturado que provê um meio comum de comunicação para os enfermeiros.[7]

A introdução formal da expressão "processo de enfermagem" na linguagem profissional ocorreu na década de 1950. Nessa primeira geração, as necessidades de cuidado e os processos de solução dos problemas dos pacientes relacionavam-se, predominantemente, a condições fisiopatológicas, ou seja, médicas.[8]

Logo, o movimento de identificação e classificação de diagnósticos de enfermagem ocorreu na década de 1970, liderado pela *North American Nursing Diagnosis Association* (NANDA) – hoje denominada "NANDA International" (NANDA-I) – mudando o paradigma e marcando o início da segunda geração do processo de enfermagem, determinando novas necessidades no ensino, na prática assistencial e na pesquisa em enfermagem, em especial no sentido de entender como o julgamento clínico se processa e, consequentemente, de aumentar a habilidade profissional para o raciocínio diagnóstico.[9]

Em meados dos anos 1990, na Universidade de Iowa, foram organizados dois grupos: o *Nursing Interventions Classification (NIC) Research Team* e o *Nursing Outcomes Classification (NOC) Research Team*. Os grupos tinham como função padronizar a terminologia para a implementação das intervenções de enfermagem e avaliação dos resultados, respectivamente, associados aos diagnósticos de enfermagem da NANDA-I. Constituíram, desta maneira, a terceira geração do processo de enfermagem, que se fundamenta na especificação e teste de resultados do paciente frente às ações de enfermagem.[6,10]

Estão descritas a seguir as fases de coleta de dados, identificação dos diagnósticos de enfermagem, o planejamento de resultados de enfermagem e as intervenções de enfermagem, a implementação das intervenções e a avaliação dos resultados.

Coleta de dados

A coleta de dados, ou histórico de enfermagem, é a identificação de dados por meio da entrevista e do exame físico, com foco na identificação de padrões de funcionalidade ou disfuncionalidade que requerem intervenções de enfermagem e/ou interprofissionais.[11-13] O registro da coleta de dados também possibilita a recuperação de informações sobre o cliente/paciente, tanto para subsidiar a prática profissional como para desenvolver a pesquisa de enfermagem.[14,15]

Para que essa coleta de dados possa captar informações objetivas, científicas e abrangentes, e para que estas subsidiem a identificação de diagnósticos de enfermagem, faz-se necessário utilizar instrumentos de coleta de dados que estejam fundamentados e baseados em modelos teóricos da enfermagem, complementados por outros referenciais das ciências biológicas, humanas, sociais.

Assim, uma teoria compreende o conjunto de princípios fundamentais de uma área específica, geralmente uma arte ou ciência, que reflete sobre a prática profissional de maneira sustentada, organizada e sistematizada em conceitos, e não meramente determinada pelo senso comum.[2]

O instrumento de coleta de dados, quando primordialmente fundamentado em modelos teóricos da enfermagem, proporciona meios para organizar as informações, facilitando a análise e a interpretação dos dados, levando-se em consideração que esses instrumentos de mensuração podem ser direcionados para indivíduos, família, grupo ou comunidade.

Temos na prática clínica da enfermagem brasileira diversas teses e publicações que validaram a utilização de históricos de enfermagem fundamentados em algum modelo teórico de enfermagem, principalmente baseados nas Necessidades Humanas Básicas, de Wanda Horta, e nos Padrões Funcionais de Saúde, propostos por Marjory Gordon.[14]

Exemplos de instrumentos de coleta de dados em UTI baseados nas Necessidades Humanas Básicas foram publicados por enfermeiros brasileiros e podem ser acessados em periódicos nacionais gratuitamente.[16,17]

A despeito de os históricos mencionados facilitarem o pensamento crítico, o raciocínio clínico e a identificação de diagnósticos de enfermagem, facilitando a rotina e o cuidado do paciente na terapia intensiva, deve-se destacar que a coleta de dados é um processo realizado continuamente, em especial por meio da observação, não se tratando de uma simples contemplação de fatos, mas sim de uma busca intencional, proposital e ordenada.[18]

Diagnósticos de enfermagem

O diagnóstico de enfermagem é um julgamento clínico sobre as respostas do indivíduo, da família ou da comunidade a problemas de saúde/processos vitais reais ou potenciais, que proporcionam a base para a seleção de intervenções de enfermagem que busquem atingir resultados pelos quais o enfermeiro é o profissional responsável.[6,13]

Além de ser definido como um produto nas etapas do processo de enfermagem, o diagnóstico de enfermagem pode também ser definido como um processo de julgamento clínico. Nessa perspectiva, é um processo cognitivo por meio do qual são feitas inferências sobre dados que obtemos por meio da observação, interação, mensuração, síntese e reconhecimento de padrões normais ou anormais.[18-20]

Os diagnósticos de enfermagem da NANDA-I são os mais utilizados mundialmente, e essa taxonomia se encontra organizada em três níveis, contendo 13 domínios, 47 classes e 244 diagnósticos de enfermagem.[6] A estrutura taxonômica da NANDA-I foi oportunamente baseada nos padrões funcionais de saúde de Marjory Gordon, porém com algumas modificações, conforme descritas no Quadro 14.1.

Quadro 14.1. Correspondência entre os padrões funcionais de saúde de Gordon[20] e os domínios da taxonomia II da NANDA-I.[6]

Padrões funcionais de saúde de Gordon[20]	Domínios da Taxonomia II da NANDA-I[6]
Percepção da saúde/controle da saúde	Promoção da saúde
Nutricional/metabólico	Nutrição
Eliminação	Eliminação e troca
Atividades/exercício	Atividade/repouso
Sono/repouso	Incluído no domínio atividade/repouso
Cognitivo/perceptual	Percepção/cognição
Autopercepção/autoconceito	Autopercepção
Relacionamento/papéis	Papéis e relacionamentos

(Continua)

Quadro 14.1. Correspondência entre os padrões funcionais de saúde de Gordon[20] e os domínios da taxonomia II da NANDA-I.[6] (*Continuação*)

Padrões funcionais de saúde de Gordon[20]	Domínios da Taxonomia II da NANDA-I[6]
Sexualidade/reprodutividade	Sexualidade
Enfrentamento/tolerância ao estresse	Enfrentamento/tolerância ao estresse
Valores/crenças	Princípios da vida
–	Segurança/proteção
–	Conforto
–	Crescimento/desenvolvimento

*(–): Não há menção ao padrão funcional ou domínio.

Fonte: Desenvolvido pela autoria do capítulo.

Os diagnósticos de enfermagem da NANDA-I podem ser classificados em:[6]

- **Diagnóstico com foco no problema:** julgamento clínico acerca de uma *resposta humana indesejável* a uma condição de saúde/processo da vida que existe em um indivíduo, família, grupo ou comunidade.
- **Diagnóstico de risco:** julgamento clínico acerca da *suscetibilidade* de um indivíduo, família, grupo ou comunidade para o desenvolvimento de uma resposta humana indesejável a uma condição de saúde/processo da vida.
- **Diagnóstico de promoção da saúde:** julgamento clínico acerca da *motivação* e do *desejo* de aumentar o bem-estar e alcançar o potencial humano de saúde. Essas respostas são expressas por uma disposição para melhorar comportamentos de saúde específicos, podendo ser usadas em qualquer estado de saúde.

Existem, ainda, os diagnósticos de enfermagem de síndrome, que se caracterizam por um julgamento clínico relativo a um determinado *agrupamento de diagnósticos de enfermagem* que ocorrem concomitantemente, sendo mais bem tratados por meio de intervenções de enfermagem similares.

Além disso, cada diagnóstico de enfermagem tem um título e uma definição clara, sendo considerado de extrema importância que os enfermeiros da prática clínica conheçam as definições dos diagnósticos normalmente utilizados, bem como os indicadores diagnósticos que permitem diagnosticar e distinguir um diagnóstico de enfermagem do outro.[6]

Esses indicadores diagnósticos, por sua vez, podem incluir:

- **Características definidoras:** indicadores/inferências observáveis que se agrupam como manifestações de um diagnóstico (p. ex.: sinais ou sintomas).
- **Fatores relacionados:** integram todos os diagnósticos de enfermagem com foco no problema. Incluem etiologias, circunstâncias, fatos ou influências que têm certo tipo de relação com o diagnóstico de enfermagem e são o foco das intervenções de enfermagem.
- **Fatores de risco:** influências que aumentam a vulnerabilidade de indivíduos, famílias, grupos ou comunidades a alguma alteração na saúde.
- **Populações em risco:** grupos de pessoas que compartilham alguma característica que faz cada membro ser suscetível a determinada resposta humana.
- **Condições associadas:** diagnósticos médicos, lesões, procedimentos, dispositivos médicos ou agentes farmacêuticos, condições que não são passíveis de alteração por intervenções de enfermagem independentes.

Desse modo, vale a pena ressaltar que as categorias "populações em risco" e "condições associadas" não podem ser modificadas de maneira independente pelo enfermeiro, porém são úteis ao raciocínio clínico diagnóstico.

O Quadro 14.2 traz um exemplo de identificação de diagnóstico de enfermagem a partir de uma coleta de dados que impulsiona a identificação de problemas do indivíduo e o subsequente raciocínio clínico.

Quadro 14.2. Relação entre a coleta de dados e a identificação de diagnóstico de enfermagem da NANDA-I.

Coleta de dados	Identificação do domínio alterado
• Paciente de 67 anos, com diagnóstico prévio de insuficiência cardíaca e fração de ejeção do ventrículo esquerdo de 45%. Refere cansaço aos mínimos esforços, com piora há 24 horas; aumento do edema nas pernas e ganho de 10 kg em 1 semana • Apresenta-se taquidispneico, com relato de fadiga e fraqueza	Domínio 4 – Atividade/repouso • Produção, conservação, gasto ou equilíbrio de recursos energéticos Classe 4 – Respostas cardiovasculares/pulmonares Mecanismos cardiopulmonares que apoiam atividade/repouso • Diagnóstico de enfermagem: intolerância à atividade (00092) – Energia fisiológica ou psicológica insuficiente para suportar ou completar as atividades diárias requeridas ou desejadas • Características definidoras: desconforto ao esforço, dispneia ao esforço, relato verbal de fadiga e fraqueza • Fatores relacionados: desequilíbrio entre a oferta e a demanda de oxigênio • População em risco: idoso • Condição associada: insuficiência cardíaca, fração de ejeção do ventrículo esquerdo de 45%, condição respiratória

Fonte: Desenvolvido pela autoria do capítulo.

Ao formar a hipótese diagnóstica, é imprescindível que o enfermeiro considere se, no seu contexto técnico-científico e legal, há intervenções de enfermagem independentes da prescrição médica que podem ser realizadas para solucionar ou amenizar a etiologia. A identificação de diagnósticos de enfermagem particulariza o olhar da disciplina científica sobre os fenômenos clínicos, porém os enfermeiros não tratam apenas as respostas humanas, mas também intervêm de maneira interdependente em diagnósticos médicos e realizam cuidados protocolares (p. ex.: banho no leito e troca de lençóis diariamente, mudança de decúbito), que independem da identificação de diagnósticos de enfermagem.[21]

❰ Resultados de enfermagem

A avaliação dos resultados de enfermagem frente às intervenções consiste no relato diário, ou periódico, das mudanças sucessivas que ocorrem no ser humano frente aos cuidados de enfermagem ou às ações interdisciplinares, consistindo em uma avaliação global do plano de cuidados implementado. Desta análise, poderão advir mudanças no diagnóstico de enfermagem e no plano de cuidados, visando melhorar a assistência de enfermagem prestada ao cliente e, consequentemente, elevar o nível do atendimento em qualidade e quantidade.[12]

De acordo com Moorhead et al., para que a enfermagem se integre completamente à pesquisa de avaliação clínica, do desenvolvimento de políticas e do trabalho interdisciplinar, os resultados do paciente que são influenciados pelos cuidados de enfermagem precisam ser identificados e medidos.[12]

A Classificação dos Resultados de Enfermagem NOC foi desenvolvida por membros da equipe de pesquisa da Universidade de Iowa e pode ser utilizada por enfermeiros e acadêmicos no ensino, na pesquisa e na prática clínica, constituindo uma linguagem padronizada. A atual classificação contém uma lista de 490 resultados com definições, indicadores, escalas de medida do tipo *Likert* de 5 pontos e referência de apoio, sendo que esses resultados podem ser utilizados para o indivíduo, família e comunidade.[12]

A taxonomia da NOC é dividida em sete domínios e 32 classes, conforme descrito no Quadro 14.3, além dos 490 resultados de enfermagem.

Quadro 14.3. Taxonomia da NOC.[12]

Domínios	Classes
Saúde funcional	• Autocuidado • Manutenção de energia • Crescimento e desenvolvimento • Mobilidade
Saúde fisiológica	• Cardiopulmonar • Digestão e nutrição • Eliminação • Função sensorial • Líquidos e eletrólitos • Integridade tecidual • Neurocognitivo • Regulação metabólica • Resposta imune • Resposta terapêutica
Saúde psicossocial	• Adaptação psicossocial • Autocontrole • Interação social • Bem-estar psicológico
Conhecimento em saúde e comportamento	• Comportamento em saúde • Conhecimento em saúde • Controle de riscos e segurança • Controle da saúde • Crenças em saúde
Saúde percebida	• Estado dos sintomas • Satisfação com o cuidado • Saúde e qualidade de vida
Saúde familiar	• Bem-estar familiar • Desempenho do cuidador familiar • Estado de saúde de um membro da família • Criação de filhos
Saúde comunitária	• Bem-estar da comunidade • Proteção da saúde da comunidade

Fonte: Desenvolvido pela autoria do capítulo.

O Quadro 14.4 ressalta o exemplo da utilização do resultado NOC relacionado ao diagnóstico de enfermagem apresentado anteriormente.[6,12]

Quadro 14.4. Relação entre o diagnóstico de enfermagem da NANDA-I identificado e o resultado proposto pela NOC.

Diagnóstico NANDA-I
- Intolerância à atividade (00092): energia fisiológica ou psicológica insuficiente para suportar ou completar as atividades diárias requeridas ou desejadas
- Características definidoras: desconforto ao esforço, dispneia ao esforço, relato verbal de fadiga e fraqueza
- Fatores relacionados: desequilíbrio entre a oferta e a demanda de oxigênio

Domínio NOC: Saúde fisiológica
Classe: cardiopulmonar
- Resultado proposto: efetividade da bomba cardíaca (0400): adequação do volume de sangue ejetado do ventrículo esquerdo para manter a pressão de perfusão sistêmica

Classificação geral do resultado Indicadores*	Desvio grave da variação normal 1	Desvio substancial da variação normal 2	Desvio moderado da variação normal 3	Desvio leve da variação normal 4	Sem desvio da variação normal 5
Pressão arterial sistólica					
Pressão arterial diastólica					
Frequência cardíaca apical					
Índice cardíaco					
Fração de ejeção cardíaca					
Débito de urina					
Equilíbrio entre ingestão e eliminação por 24 horas					
Pressão venosa central					
	Grave 1	Substancial 2	Moderada 3	Leve 4	Nenhuma 5
Estase jugular					
Arritmia					
Edema periférico					
Edema pulmonar					
Diaforese					
Fadiga					
Dispneia em repouso					
Dispneia com esforço leve					
Aumento de peso					
Intolerância à atividade					
Cianose					

* Indicadores selecionados pelos autores do capítulo e que não representam todo o conteúdo do resultado.

Fonte: Desenvolvido pela autoria do capítulo.

Após identificar o diagnóstico de enfermagem da NANDA-I Intolerância à atividade, o enfermeiro julgaria o estado atual dos indicadores de resultado NOC Efetividade da bomba cardíaca, que considerasse pertinentes, desde um nível mais indesejado (1) até um nível ideal (5), levando-se em consideração que este nível 5 se refere a uma pessoa de referência, do mesmo sexo e idade e hígida.[12]

Na fase de planejamento, a meta a ser definida inclui melhorar o nível do indicador (p. ex.: melhorar a dispneia em repouso do nível 2 [substancial] para o nível 3 [moderado] em determinado tempo no qual o enfermeiro considere razoável, como o de 48 horas). Por vezes, a meta definida estará concentrada em garantir que o paciente não melhore nem piore, mas mantenha o nível atual do indicador (p. ex.: manter a fração de ejeção cardíaca no nível 3, desvio moderado da função normal). Ademais, vale a pena ressaltar que nem sempre será possível que um indivíduo atinja o nível 5.

Na fase de avaliação (evolução de enfermagem), o enfermeiro utilizaria o mesmo resultado, Efetividade da bomba cardíaca, para avaliar se atingiu as metas propostas na fase de Planejamento.

◖ Intervenções de enfermagem

As intervenções de enfermagem podem ser definidas como qualquer tratamento, com base no julgamento e no conhecimento clínicos do enfermeiro para melhorar os resultados do paciente. Cada intervenção apresenta-se na Classificação listada com um nome, uma definição e um conjunto de procedimentos (atividades).[13]

No âmbito do cuidado, é pertinente destacar que essas atividades, potencialmente realizadas pelo enfermeiro, correspondem às reais ações de enfermagem implementadas quando ele não utiliza a Classificação de Intervenções de Enfermagem (NIC), ou seja, compreendem a essência daquilo que os enfermeiros realizam nos indivíduos, famílias e comunidades.

Este Sistema de Classificação teve início em 1987, passando por quatro fases, composta na sua última edição por 554 intervenções de enfermagem, organizadas em sete domínios e 30 classes, descritas no Quadro 14.5.[13]

Quadro 14.5. Taxonomia da NIC.[13]

Domínios	Classes
Fisiológico básico	• Controle da atividade e do exercício • Controle da eliminação • Controle da imobilidade • Suporte nutricional • Promoção do conforto físico • Facilitação do autocuidado
Fisiológico complexo	• Controle eletrolítico e acidobásico • Controle de medicamentos • Controle neurológico • Cuidados perioperatórios • Controle respiratório • Controle da pele/lesões • Termorregulação • Controle da perfusão tissular
Comportamental	• Terapia comportamental • Terapia cognitiva • Melhora da comunicação

(Continua)

Quadro 14.5. Taxonomia da NIC.[13] (*Continuação*)

Domínios	Classes
Comportamental	• Assistência no enfrentamento • Educação do paciente • Promoção do conforto psicológico
Segurança	• Controle de crises • Controle de riscos
Família	• Cuidados na gestação e nascimento de filhos • Cuidados na criação de filhos • Cuidados ao longo da vida
Sistemas de saúde	• Mediação do sistema de saúde • Controle do sistema de saúde • Controle das informações
Comunidade	• Promoção da saúde da comunidade • Controle de riscos da comunidade

Fonte: Desenvolvido pela autoria do capítulo.

Cada intervenção proposta pela NIC apresenta um conjunto de atividades para a prática geral, bem como para as áreas de especialidade. Desse modo, a utilização da intervenção NIC para o diagnóstico de enfermagem e resultado, apresentados anteriormente, está descrita no exemplo seguinte, constante no Quadro 14.6.[6,12-13]

Quadro 14.6. Relação entre o diagnóstico de enfermagem da NANDA-I identificado e as atividades propostas na NIC.

Diagnóstico NANDA-I
• Intolerância à atividade (00092): energia fisiológica ou psicológica insuficiente para suportar ou completar as atividades diárias requeridas ou desejadas
• Características definidoras: desconforto ao esforço, dispneia ao esforço, relato verbal de fadiga e fraqueza
• Fatores relacionados: desequilíbrio entre a oferta e a demanda de oxigênio

• Domínio NOC: saúde fisiológica
• Classe: cardiopulmonar
• Resultado proposto: efetividade da bomba cardíaca (0400) – Adequação do volume de sangue ejetado do ventrículo esquerdo para manter a pressão de perfusão sistêmica

• Domínio NIC: fisiológico complexo
• Classe: controle da perfusão tissular
• Intervenção proposta: cuidados cardíacos (4040): limitação de complicações resultantes de um desequilíbrio entre a oferta e a demanda de oxigênio ao miocárdio para paciente com sintomas de função cardíaca prejudicada.

Atividades propostas*
• Monitorar o paciente física e psicologicamente de modo rotineiro, de acordo com a política da instituição
• Certificar-se do nível de atividade que não comprometa o débito cardíaco ou provoca eventos cardíacos
• Encorajar aumento gradual da atividade quando a condição estiver estabilizada
• Monitorar os sinais vitais com frequência
• Monitorar quanto à presença de arritmias cardíacas, incluindo distúrbios de ritmo e condução
• Documentar arritmias cardíacas
• Observar sinais e sintomas de redução do débito cardíaco

(Continua)

Quadro 14.6. Relação entre o diagnóstico de enfermagem da NANDA-I identificado e as atividades propostas na NIC. (*Continuação*)

- Monitorar o estado respiratório quanto a sintomas de insuficiência cardíaca
- Monitorar equilíbrio hídrico (p. ex.: ingestão/eliminação e peso diário)
- Monitorar os valores laboratoriais
- Avaliar alterações da pressão arterial
- Organizar exercícios e períodos de descanso para evitar a fadiga
- Monitorar a tolerância do paciente à atividade
- Monitorar quanto à presença de dispneia, fadiga, taquipneia e ortopneia

* Atividades selecionadas pelos autores do capítulo e que não representam todo o conteúdo da intervenção.

Fonte: Herdman; Kamitsuru (2018).

Assim sendo, o enfermeiro seleciona quais atividades inerentes à intervenção NIC Cuidados cardíacos são cabíveis (de acordo com sua expertise clínica) para alcançar o resultado NOC proposto Efetividade da bomba cardíaca com o paciente que apresenta o diagnóstico NANDA-I Intolerância à atividade. Além disso, podem-se incluir outras atividades, desde que tenham apoio científico e enquadrem-se na definição da intervenção.[13]

Ressalta-se que as atividades NIC não são prescrições de enfermagem. Elas são apresentadas em ordem lógica de execução e, juntas, compõem a intervenção. No Brasil, instituições têm utilizado as atividades para elaborar o texto das suas prescrições de enfermagem, principalmente em sistemas informatizados.

◖ Considerações finais

As linguagens padronizadas são fundamentais para o desenvolvimento e definição dos fenômenos e ações da prática, bem como para a comunicação acurada entre enfermeiros e outros profissionais da saúde.[22-23]

O uso dos sistemas padronizados de linguagem da enfermagem deve acontecer tanto no ensino como na pesquisa e, principalmente, na assistência, de forma a subsidiar o refinamento da linguagem padronizada.

Na terapia intensiva, o cuidado seguro e melhorado ocorre por meio da maior abrangência da coleta de dados sob a perspectiva de referenciais teóricos da enfermagem, realizada para identificar os diagnósticos de enfermagem e outros fenômenos clínicos pelos quais os enfermeiros são responsáveis, acompanhada da adesão aos padrões de cuidado e da avaliação de resultados, que são ferramentas facilitadoras para a rotina, demonstrando a competência do enfermeiro no cuidado à beira do leito.

Referências bibliográficas

1. Pires D. A enfermagem enquanto disciplina, profissão e trabalho. Rev Bras Enferm. 2009;62(5):739-44.
2. Hickman JS. Introdução à teoria de enfermagem. In: George JB. Teorias de Enfermagem: fundamentos à prática profissional. 4. ed. Porto Alegre (RS): Artmed; 2000.
3. Conselho Federal de Enfermagem. Resolução COFEN 358/2009. Dispõe sobre a Sistematização da Assistência de Enfermagem e a implementação do Processo de Enfermagem em ambientes, públicos ou privados, em que ocorre o cuidado profissional de Enfermagem, e dá outras providências. Brasília: COFEN; 2009.
4. Horta WA. Processo de enfermagem. Rio de Janeiro (RJ): Guanabara Koogan; 2011.
5. Carvalho EC, Cruz DALM, Herdman TH. Contribuição das linguagens padronizadas para a produção do conhecimento, raciocínio clínico e prática clínica da enfermagem. Rev Bras Enferm. 2013;66(esp):134-41.
6. Herdman TH, Kamitsuru S. Diagnósticos de enfermagem da NANDA-I: definições e classificação 2018-2020. 11. ed. Porto Alegre (RS): Artmed; 2018.

7. Lundberg CB, Warren JJ, Brokel J, Bulechek GM, Butcher HK, Dochterman JM, et al. Selecting a standardized terminology for the electronic health record that reveals the impact of nursing on patient care. Online J Nurs Inform. 2008;12(2):1-20.

8. Lang NM, Hudgings C, Jacox A, Lancour J, McClure M, McCormick KA, et al. Toward a national database for nursing practice. In: Lang NM (ed.). Nursing Data Systems: An Emerging Framework. Washington (DC): American Nurses Publishing; 1995.

9. McCormick KA, Jones CB. Is one taxonomy needed for health care vocabularies and classifications? Online J Issues Nurs. 1998;3(2).

10. Garcia TR, Nóbrega MML. Processo de enfermagem: da teoria à prática assistencial e de pesquisa. Esc Anna Nery Rev Enferm. 2009;13(1):188-93.

11. Alfaro-Lefevre R. Aplicação do processo de enfermagem: fundamentos para o raciocínio clínico. 8. ed. Porto Alegre (RS): Artmed; 2018.

12. Moorhead S, Johnson M, Maas ML, Swanson E. Classificação dos resultados de enfermagem: mensuração dos resultados em saúde. 5. ed. Rio de Janeiro (RJ): Elsevier; 2016.

13. Bulechek GM, Butcher HK, Dochterman JM, Wagner CM. Classificação das Intervenções de Enfermagem (NIC). 6. ed. Rio de Janeiro (RJ): Elsevier; 2016.

14. McCloskey JC, Bulechek GM, Tripp-Reimer T. Response to Cody. Nursing Outlook. 1995;43(2):93-4.

15. Gutierrez BAO, Soares AVN, Anabuki MH, Nomura FH. Histórico de enfermagem. In: Cianciarullo TI, Gualda DMR, Melleiro MM, Anabuki MH. Sistema de assistência de enfermagem: evolução e tendências. 2. ed. São Paulo (SP): Cone; 2001:131-63.

16. Ramalho Neto JM, Fontes WD, Nóbrega MML. Instrumento de coleta de dados de enfermagem em unidade de terapia intensiva geral. Rev Bras Enf. 2013;66(4):535-42.

17. Tannure MC, Chianca TCM, Bedran T, Werli A, Andrade CR. Validação de instrumentos de coleta de dados de enfermagem em unidade de tratamento intensivo de adultos. Rev Min Enferm. 2008;12(3):370-80.

18. Brasil VV. O que dizem os enfermeiros sobre observação. Rev Latino-Am Enferm. 1997;5(3):83-94.

19. Cruz DALM. A inserção do diagnóstico de enfermagem no processo assistencial. In: Cianciarullo TI, Gualda DMR, Melleiro MM, Anabuki MH (Org.). Sistema de assistência de enfermagem: evolução e tendências. São Paulo (SP): Ícone; 2001:63-84.

20. Gordon M. Nursing diagnoses: process and aplication. 3. ed. Saint Louis: Mosby; 1994. 421p.

21. Herdman TH, Lopes CT. Diagnósticos de enfermagem e sua relação com o raciocínio clínico. In: Herdman TH (org.). PRONANDA – Programa de Atualização em Diagnósticos de Enfermagem: Conceitos Básicos. Porto Alegre (RS): Artmed; 2019. P. 29-64.

22. Hyun S, Park HA. Cross-mapping the ICNP with NANDA, HHCC, Omaha System and NIC for unified nursing language system development. Int Nurs Rev. 2002;49(2):99-110.

23. Moorhead S, Delaney C. Mapping nursing intervention data into the Nursing Interventions Classification (NIC): process and rules. Nurs Diagn. 1997;8(4):137-44.

15

Cuidado Centrado no Paciente e na Família na Unidade de Terapia Intensiva

Tássia Nery Faustino
Márcia Maria Carneiro Oliveira
Pollyana Pereira Portela

A unidade de terapia intensiva (UTI) é um ambiente que assiste pacientes com quadro clínico grave que requerem atenção profissional especializada e multidisciplinar de forma contínua, recursos materiais específicos e tecnologias avançadas necessárias ao diagnóstico, monitorização e terapia.[1]

Culturalmente, a UTI é considerada um local pouco acolhedor[2] e, com frequência, associada ao mais complexo atendimento no ambiente hospitalar, visando à recuperação e atenção integral, contrapondo com a relação que tem com o adoecimento grave, paciente em situação de vulnerabilidade, sequelas e morte.[3] É percebida pela equipe que nela atua, assim como por pacientes e familiares, como uma das unidades mais agressivas, tensas e traumatizantes do hospital.[4]

O adoecimento e o internamento nesse cenário envolvem o estabelecimento de uma assistência relacional que provoque uma experiência imprevisível, na maioria das vezes dolorosa e confusa para a pessoa acometida e sua família, que frequentemente encontram-se fragilizadas em virtude do impacto e das incertezas geradas pela doença.[5]

Embora essas unidades ofereçam benefícios imensuráveis em tratamento e cuidados, o paciente pode vivenciar agentes estressores durante o internamento, que podem ser divididos em duas categorias: físicas/ambientais; e psicológicas.[6] Estudos revelam que sentir dor e frio, ser incapaz de desempenhar papéis familiares e de se comunicar, não conseguir dormir, não ter privacidade, haver luzes acesas constantemente, ter sede, estar separado da família e ser submetido à aspiração por tubotraqueal são fatores comumente citados e que estão correlacionados às experiências assustadoras, afetando de modo negativo a satisfação com o cuidado.[7,8]

Paralelamente às repercussões para o paciente, a família, enquanto instituição social, também sofre os impactos da hospitalização. Ressalta-se que o conceito de família refere-se a indivíduos que fornecem apoio e com quem o paciente tem um relacionamento significativo, podendo ter, ou não, parentesco com eles e sendo a família definida pelo mesmo.[9] Os membros da família, em virtude do quadro crítico do parente internado, geralmente participam da tomada de decisões em nome dos pacientes durante o processo de tratamento.[10] Associadamente, experienciam-se a descontinuidade da vida cotidiana, a angústia da possibilidade de perda, a divisão na rotina familiar e as mudanças na vida social e profissional. Diante dessas situações, em momentos estressantes, os familiares podem se sentir desorganizados, desamparados e com dificuldades para se mobilizarem, fazendo emergir diferentes tipos de necessidades.[2]

Repercussões do internamento na UTI para o paciente e sua família

A internação no ambiente de cuidados intensivos é vista como uma situação de crise para o paciente e sua família, gerando ansiedade, depressão e transtorno de estresse pós-traumático (TEPT).[11] Em 2010, após uma força tarefa da Society of Critical Care Medicine (SCCM), surge pela primeira vez o termo *post-intensive care syndrome* (PICS), referindo-se a uma entidade clínica recentemente reconhecida, caracterizada por déficits nos domínios físico, cognitivo e psicológico, podendo afetar tanto os sobreviventes da UTI como os seus familiares – *post-intensive care syndrome-family* (PICS-F), durante e após a internação por doença crítica.

Alguns estudos prospectivos apresentam que, após 3 meses da alta, a prevalência de casos de ansiedade, depressão e TEPT foi de aproximadamente 46%, 41% e 22%, respectivamente, e aqueles pacientes com sintomas de depressão tiveram 47% mais chances de morrer durante os primeiros 2 anos após a alta da UTI,[12] enquanto as deficiências nas atividades básicas da vida diária são relatadas em 32% dos sobreviventes.[13] Ao considerar um período de 12 meses após a internação, manifestações clínicas de PICS ainda estavam presentes em 56% dos pacientes e, além disso, 6 em cada 10 pacientes sem comprometimento cognitivo preexistente desenvolveram um ou mais déficits da PICS.[14] Com relação às famílias, há elevada prevalência dos sintomas de ansiedade (60%) e depressão (54%),[15] ressaltando-se que uma história anterior de ansiedade, depressão ou TEPT são preditores significativos de gravidade e elevada prevalência dos sintomas de PICS-F.[16]

Por conseguinte, verifica-se que os avanços tecnológicos, o aumento do número de profissionais qualificados e os *guidelines* frequentemente atualizados têm melhorado sobremaneira as taxas de mortalidade em pacientes críticos, porém atenção também deve ser direcionada para prognóstico a longo prazo e qualidade de vida dos sobreviventes.[17]

Nessa perspectiva, os avanços tecnológicos e as descobertas científicas direcionam um novo modelo de atendimento que precisa extrapolar o biologicista, em que enaltece o cuidado individualizado, com participação do paciente e família, que não objetive apenas a redução de morbidade e mortalidade, mas contemple também a alta hospitalar com qualidade de vida e reinserção social. Com isso, o cuidado centrado no paciente e na família tem ganhado destaque pelas Sociedades de Terapia Intensiva de todo o mundo, sendo considerado um indicador de qualidade de assistência e definido como uma abordagem respeitosa e responsiva às preferências, necessidades e valores desses indivíduos durante os cuidados em saúde, concentrando-se em manter pacientes e familiares informados e envolvidos ativamente na tomada de decisões e em fornecer conforto físico e apoio emocional

Identificação das necessidades do paciente e da família

Em UTI, em razão do estado crítico dos pacientes, da inadequação da infraestrutura e/ou da intensa atividade da equipe, a família sempre foi afastada da assistência. Com o passar dos tempos, o engajamento da família nos cuidados nesse cenário tem se modificado, conforme um estudo com familiares de pacientes críticos que identificou cinco critérios principais para o cuidado ideal, a saber: respeito; suporte; colaboração; informação; e empoderamento.[19,20] Nesse sentido, compreender as necessidades do paciente e da família é um disparador para as ações de cuidado, e a visita de enfermagem é fundamental para identificar essas necessidades e, por consequência, pensar criticamente no estabelecimento de intervenções que tragam resolutividade.

Visando sistematizar este processo de observação e detecção, estudos propõem escalas de avaliação validadas, que, apesar de não serem encontradas publicações sobre a sua aplicação na prática clínica da terapia intensiva, têm sido utilizadas em pesquisas para traçar as necessidades de pacientes e famílias, possibilitando um direcionamento para a assistência. A escala "Healthy Aging Brain Care Monitor" valida o autorrelato do paciente como ferramenta clínica para medir e monitorar a saúde cognitiva, funcional e psicológica pós-alta da UTI.[21] Existem outros instrumentos que avaliam as necessidades das famílias, como a escala "Consumer Quality Index Relatives Intensive Care Unit'" (CQI R-ICU), que mede a qualidade da assistência e identifica melhorias no atendimento;[22] e o Inventário de Necessidades e Estressores de Familiares em Terapia Intensiva (INEFTI).[23] Essas escalas podem ser utilizadas na UTI para identificar estratégias para melhorar a satisfação de pacientes e familiares acerca do cuidado prestado, assim como prevenir PICS e PICS-F.

Estratégias para a promoção do cuidado centrado no paciente e família na UTI

A partir do exposto, destacam-se a seguir algumas abordagens estruturadas, baseadas em evidências científicas e que não necessitam de investimentos financeiros significativos para promoção dessa nova perspectiva de cuidado e prevenção/redução das consequências do internamento na unidade de cuidados intensivos.

Promoção do conforto físico na UTI

Durante o internamento na UTI, pacientes vivenciam fatores estressores importantes, como restrição física, privação do sono, privação sensorial, ruído e frios intensos. Com isso, a equipe deve empregar ações para minimizá-los ou eliminá-los, buscando alcançar a melhor experiência para pacientes e famílias durante a estadia na UTI e evitar/reduzir desfechos clínicos negativos.

Até o momento, não existem ensaios clínicos randomizados publicados que avaliem a segurança e eficácia do uso de restrição física em pacientes críticos. Estudos observacionais, que exploraram o uso dessa intervenção e os desfechos associados, encontraram taxas mais altas de eventos como extubações não planejadas e remoções não programadas de dispositivos, assim como piora da agitação e aumento do risco de *delirium*.[24] Em decorrência desses resultados e do impacto emocional para o paciente, as restrições físicas devem ser evitadas, sendo instaladas a partir de indicações claramente definidas e da ponderação entre riscos e benefícios, e a sua manutenção deve ser diariamente avaliada nos *rounds* multidisciplinares. Uma adequada comunicação entre equipe e paciente, assim como a permanência da família à beira do leito, pode reduzir a necessidade de restrições físicas.

Estratégias para promoção do sono envolvem a redução da luminosidade na UTI durante o período noturno, fornecimento de máscaras oculares e protetores auditivos, evitar procedimentos eletivos (banho, curativos, exames, fisioterapia) durante o período de sono, reaprazar medicações quando a condição clínica permitir, assim como utilizar musicoterapia e técnicas de meditação.[25] A equipe deve ser sensibilizada com campanhas para redução dos ruídos, com protocolos de ajustes de alarmes dos aparelhos em geral (intensidade do volume e variáveis fisiológicas), verificando imediatamente os alarmes que soam, desligar as televisões em horários pré-determinados, reduzir o volume dos telefones fixos da unidade, assim como o tom de voz durante as conversações nas áreas assistenciais. Além disso, as baixas temperaturas da UTI podem influenciar a quantidade e a qualidade do sono, devendo os pacientes ser mantidos aquecidos, com permissão de uso de gorros e meias limpas trazidos pela família ou fornecidos pelo serviço.

É necessário evitar a privação sensorial, visto que está associada à ocorrência de *delirium*.[24] Nesse sentido, óculos, aparelhos auditivos e próteses dentárias devem ser instalados o mais breve possível, quando a condição clínica permitir, assim como relógios e calendários, facilitando a orientação do paciente, adaptação ao ambiente e comunicação com a equipe.[24] Recomenda-se também tornar o ambiente da UTI o mais familiar possível para o paciente, permitindo-se a entrada de rádio, objetos pessoais (livros, fotos, revistas) e religiosos. Estudos com intervenções utilizando animais têm mostrado bons resultados na recuperação do paciente,[26] sugerindo-se que os serviços avaliem a possibilidade de permitir a entrada de animais de estimação para pacientes com tempo de internamento prolongado.

Diários de UTI

Pacientes e famílias têm dificuldades em assimilar informações fornecidas pela equipe multiprofissional diante da situação de estresse que o internamento e a doença representam para eles. Os diários da UTI vêm sendo implementados desde a década de 1970 e têm a finalidade de ajudar o paciente a reconstruir e compreender a sua história durante a internação. Podem ser escritos por profissionais de saúde (geralmente enfermeiros), parentes ou acompanhantes, em geral. São indicados para pacientes ventilados mecanicamente por mais de 24 horas ou que cursarem com *delirium*, e contêm registros diários sobre o seu *status* atual, fotos e descrições de situações que o paciente poderá reconhecer.[27] Seu uso está associado à redução de ansiedade, depressão e TEPT em familiares e pacientes, além de promoverem melhorias comunicativas e aumentarem a confiança na equipe.[28,29] Mais informações sobre os diários de UTI poderão ser obtidas no site <http://www.icu-diary.org/diary/start.html>.

Visitação flexível

Políticas de visitação flexível na UTI constituem-se em desafios para a equipe, pois são percebidas como causadoras de estresse, aumentando o risco da síndrome de *Burnout* entre os profissionais.[30] Contudo, foram associadas à redução da frequência de *delirium,* de complicações cardiovasculares e da gravidade dos sintomas de ansiedade em pacientes críticos, assim como à maior satisfação de famílias e pacientes. Associadamente, a visitação flexível não promove aumento do risco de mortalidade, tempo de permanência e infecções adquiridas na UTI.[30,31] Com isso, esforços são necessários para elaboração de programas educacionais para orientação das famílias quanto à visitação na UTI, provisão de condições adequadas para permanência do familiar junto ao paciente (p. ex.: poltronas e salas de espera para descanso) e treinamento dos profissionais para trabalhar sob o olhar da família, para que resultados favoráveis sejam alcançados por todos os envolvidos. Vale ressaltar que se faz necessário, antes da flexibilização da visita, perguntar ao paciente se deseja permanecer com acompanhante na UTI e em qual momento da internação, visto que nem sempre a presença do familiar continuamente à beira do leito é da vontade do paciente.[32]

Adequada comunicação com pacientes e familiares e a tomada de decisão compartilhada

As habilidades de comunicação da equipe com pacientes e famílias são tão importantes quanto as suas habilidades técnicas/clínicas. Uma adequada comunicação pode aumentar a capacidade dos familiares de participarem de decisões clínicas e a sua satisfação com o serviço.[9]

Fornecer material educativo, com a disponibilização de livretos e sites com informações sobre o ambiente da UTI (procedimentos, equipamentos, rotinas, profissionais e o que acontece nesse cenário) e sobre sentimentos comumente vivenciados pelos familiares durante o internamento, como raiva, preocupação, apreensão, dúvidas e sofrimento, configuram-se como excelentes estratégias para facilitar a compreensão acerca das informações fornecidas pela equipe e reduzir sintomas de TEPT.[33] Ressalte-se que essas informações também devem ser transmitidas aos pacientes logo na admissão, se o quadro clínico permitir, facilitando a cooperação nos cuidados oferecidos e favorecendo o seu bem-estar psicológico.

Há tendência da substituição dos tradicionais boletins médicos pelos *rounds* multidisciplinares efetuados à beira do leito, que consistem em oportunidades para pacientes e familiares conhecerem a condição clínica atual e as metas de cuidado estabelecidas por cada categoria profissional, esclarecendo dúvidas, facilitando a comunicação com a equipe e apoiando a tomada de decisão.[34] Diretrizes atuais sugerem oferecer às famílias a possibilidade de participação nessas discussões,[9] e o enfermeiro deve incentivar esses familiares a elaborarem antes dos *rounds* uma lista de dúvidas a serem esclarecidas, mantendo-se ao lado do paciente nesses momentos, estimulando a sua participação, e verificando se as necessidades expostas foram ou não atendidas.

O elemento F do *bundle* ABCDEF, proposto pela colaboração "ICU Liberation", refere-se ao engajamento e empoderamento de pacientes e familiares que devem ser estimulados , elemento este proporcionado pela equipe multiprofissional e gestão da UTI. Essa abordagem enfatiza a importância de envolver pacientes e suas famílias na elaboração do plano de cuidados e na participação da sua execução (que será abordada ainda nesse capítulo), assim como na criação de um ambiente sensível e seguro para que eles se sintam à vontade para expressar suas opiniões e desejos, e que seja aceitável o questionamento sobre as ações efetuadas pelos profissionais.[18]

Durante muitos anos, a equipe multiprofissional foi a responsável exclusiva pela definição da terapêutica a ser empregada no paciente crítico. Atualmente, diretrizes clínicas[9,18] recomendam que a tomada de decisão seja compartilhada, configurando-se em um processo colaborativo que permite que pacientes, ou seus representantes, decidam junto aos profissionais sobre os cuidados em saúde, fundamentados nas melhores evidências científicas disponíveis, bem como nos valores, objetivos e preferências do paciente, constituindo um dos pontos principais do cuidado centrado no paciente e família. Saliente-se que o paciente precisa ser o primeiro a ser consultado nesse processo, caso a sua condição clínica permita ou ele expresse a vontade de que seu representante assuma as decisões, o que assim será feito. A tomada de decisão compartilhada deverá ser realizada na definição das metas gerais de atendimento e em decisões que podem ser afetadas por valores, objetivos e preferências pessoais,[35] inclusive as relacionadas às rotinas da unidade de cuidados intensivos (p. ex.: horários de banho e alimentação).

Para o estabelecimento da tomada de decisão compartilhada, é necessário que a equipe construa uma relação de confiança com o paciente e sua família; avalie a compreensão dos envolvidos acerca da situação, explicando detalhadamente e em linguagem acessível a condição clínica e prognóstico, assim como as opções de tratamento com suas vantagens e desvantagens. Posteriormente, devem-se identificar valores, objetivos e preferências do paciente voltados às opções informadas, chegando, então, à deliberação conjunta sobre o que será feito.[35] Nesse sentido, pesquisas evidenciam que, na perspectiva dos familiares, uma assistência de qualidade deve conter informações não conflitantes e abrangentes, considerando os relatos da família e que esta participe do processo de tomada de decisão.[22]

Por muitas vezes, o paciente grave encontra-se temporariamente incapaz de expressar seus desejos e opiniões à equipe multiprofissional, ficando a cargo da família a responsabilidade de representá-lo nesse processo, tomando decisões para as quais, muitas vezes, não está preparada, o que gera um fardo emocional significativo.[5,9,10] Para tanto, a equipe deve fornecer apoio emocional, acolhendo essa família, acolhendo seus medos e preocupações, e solicitando avaliação e acompanhamento da psicologia, se julgar necessário.

Participação do paciente e da família nos cuidados

Muitas famílias desejam saber como podem contribuir para a assistência prestada ao paciente crítico,[22] cabendo à equipe avaliar em quais cuidados elas poderão ser incluídas. Isso permite que a família sinta-se valorizada, salientando que não se trata da transferência de cuidados, mas de empoderamento da família e do paciente por meio da participação em cuidados básicos, como aplicar protetor labial em pacientes intubados; utilizar jogos e ofertar alimentação oral para pacientes conscientes; reorientar periodicamente o paciente, utilizando palavras simples; falar sobre a família e os amigos, estimulando a sua memória; bem como participar da mobilização do paciente junto à equipe.[18,36]

Entre as atitudes profissionais, principalmente do enfermeiro, para a inserção do paciente e da família nesse processo, têm-se: avaliar o desejo sobre a participação nos cuidados; fornecer folhetos com informações sobre o envolvimento na assistência ao paciente; orientá-los sobre os cuidados que serão oferecidos; ao final dos plantões, agradecer à família por sua participação e prepará-los para os cuidados pós-alta.[18,36]

◖ Considerações finais

O cuidado centrado no paciente e família deve ser incorporado como política institucional, permitindo o alcance de todos os profissionais do serviço e a implementação de rotinas/protocolos gerenciados que vislumbrem a prevenção e redução de PICS e PICS-F, além de alcançar melhoria da satisfação quanto ao atendimento oferecido. Enfermeiros encontram-se na linha de frente na identificação das necessidades, valores e preferências de pacientes e famílias, alinhando-os ao plano assistencial, estimulando o seu engajamento na tomada de decisão e execução dos cuidados.

Para tanto, faz-se necessário que os serviços invistam em alteração da estrutura física e ambientação das UTI, visando ao maior conforto e acolhimento para pacientes e familiares; apostem na educação permanente dos profissionais acerca da temática, assim como da gestão de conflitos e comunicação adequada durante o processo assistencial de modo a alcançar resultados positivos para todos os envolvidos.

Referências bibliográficas

1. Brasil. Ministério da Saúde. Agência Nacional de Vigilância Sanitária. RDC n. 7, de 24 de fevereiro de 2010. Dispõe sobre os requisitos mínimos para funcionamento de unidades de terapia intensiva e dá outras providências. Diário Oficial [da] República Federativa do Brasil, Brasília, 25 fev. 2010;1:48.
2. Freitas KS, Mussi FC, Menezes IG. Desconfortos vividos no cotidiano de familiares de pessoas internadas na UTI. Esc. Anna Nery. 2012;16(4):704-11.
3. Nieweglowski VH, Moré CLOO. Comunicação equipe-família em unidade de terapia intensiva pediátrica: impacto no processo de hospitalização. Estudos de Psicologia. 2008;25(1):111-22.
4. Monte PF, Lima FET, Neves FMO, Studart RMB, Dantas RT. Estresse dos profissionais enfermeiros que atuam na unidade de terapia intensiva. Acta Paul Enferm. 2013;26(5):421-7.
5. Neves L, Gondim AA, Soares SCMR, Coelho DP, Pinheiro JAM. O impacto do processo de hospitalização para o acompanhante familiar do paciente crítico crônico internado em unidade de terapia semi-intensiva. Esc. Anna Nery. 2018;22(2):e20170304.
6. Topçu S, Alpar SE, Gülseven B, Kebapçi A. Patient experiences in intensive care units: a systematic review. Patient Exp J. 2017;4(3):115-27.
7. Zengin N, Ören B, Üstündag H. The relationship between stressors and intensive care unit experiences. Nurs Crit Care. 2019;(13):1-8.
8. Dias DS, Resende MV, Diniz GCLM. Patient stress in intensive care: comparison between a coronary care unit and a general postoperative unit. Rev Bras Ter Intensiva. 2015;27(1):18-25.

9. Davidson JE, Aslakson RA, Long AC, Puntillo KA, Kross EK, Hart J, et al. Guidelines for family-centered care in the neonatal, pediatric, and adult ICU. Crit Care Med. 2017;45(1):103-28.

10. Kim Y, Min J, Lim G, Lee Jk, Lee H, Lee J, et al. Transcultural adaptation and validation of the family satisfaction in the intensive care unit questionnaire in a Korean sample. Korean J Crit Care Med. 2017;32(1):60-9.

11. Fumis RR, Ranzani OT, Martins PS, Schettino G. Emotional disorders in pairs of patients and their family members during and after ICU stay. PLoS One. 2015;10(1):e0115332.

12. Hatch R, Young D, Barber V, Griffiths J, Harrison DA, Watkinson P. Anxiety, depression and post traumatic stress disorder after critical illness: a UK-wide prospective cohort study. Crit Care. 2018;22(1):310.

13. Jackson JC, Pandharipande P, Girard TD, Brummel NE, Thompson JL, Hughes CG, et al. Depression, posttraumatic stress disorder, and functional disability in survivors of critical illness: results from the BRAIN ICU investigation: a longitudinal cohort study. Lancet Respir Med. 2014;2(5):369-79.

14. Marra A, Pandharipande P, Girard TD, Patel MB, Hughes CG, Jackson JC, et al. Co-occurrence of post-intensive care syndrome problems among 406 survivors of critical illness. Crit Care Med. 2018;46(9):1393-401.

15. Midega TD, Oliveira HSB, Fumis RRL. Satisfação dos familiares de pacientes críticos admitidos em unidade de terapia intensiva de hospital público e fatores correlacionados. Rev Bras Ter Intensiva. 2019;31(2):147-55.

16. Petrinec A. Post-intensive care syndrome in family decision makers of long-term acute care hospital patients. Am J Crit Care. 2017;26(5):416-22.

17. Inoue S, Hatakeyama J, Kondo Y, Hifumi T, Sakuramoto H, Kawasaki T, et al. Post□intensive care syndrome: its pathophysiology, prevention, and future directions. Acute Med Surg. 2019;6(3):233-46.

18. Society of Critical Care Medicine [home page na Internet] Estados Unidos.[citado 2019 dezembro 20]. Disponível em: https://www.sccm.org/ICULiberation/ABCDEF-Bundles. [Acesso em dez. 2020].

19. Dezorzi LW, Camponogara S, Vieira DFVB. O enfermeiro de terapia intensiva e o cuidado centrado na família: uma proposta de sensibilização. Rev Gaúcha Enferm. 2002;23(1):84-102.

20. Wang WL, Feng JY, Wang CJ, Chen JH. The Chinese family-centered care survey for adult intensive care unit: a psychometric study. Appl Nurs Res. 2016;29:125-30.

21. Wang S, Allen D, Perkins A, Monaham P, Khan S, Lasiter S, et al. Validation of a new clinical tool for post–intensive care syndrome. Am J Crit Care. 2019;28(1):10-8.

22. Rensen A, Mol MMV, Menheere I, Nijkamp MD, Verhoogt E, Maris B, et al. Quality of care in the intensive care unit from the perspective of patient's relatives: development and psychometric evaluation of the consumer quality index 'R-ICU'. BMC Health Serv Res. 2017;17(1):77.

23. Castro DS. Estresse e estressores dos familiares de pacientes com traumatismo crânio – encefálico em terapia intensiva [tese]. Rio de Janeiro: Escola de Enfermagem Anna Nery/UFRJ; 1999.

24. Devlin JW, Skrobik Y, Gélinas C, Needham DM, Slooter AJC, Pandharipande P, et al. Clinical practice guidelines for the prevention and management of pain, agitation/sedation, delirium, immobility, and sleep disruption in adult patients in the ICU. Crit Care Med. 2018;46(9):e825-e873.

25. Nicolas-Robin A. ICU diary: should we turn the page? More liberal visiting policies: must the door stay closed? Anaesth Crit Care Pain Med. 2019;38:571-2.

26. Hosey MM, Jaskulski J, Wegener ST, Chlan LL, Needham DM. Animal-assisted intervention in the ICU: a tool for humanization. Crit Care. 2018;22(1):22.

27. Blair KTA, Eccleston SD, Binder HM, McCarthy MS. Improving the patient experience by Implementing an ICU diary for those at risk of post-intensive care syndrome. J Patient Exp. 2017;4(1):4-9.

28. Jones C, Bäckman C, Griffiths RD. Intensive care diaries and relatives' symptoms of posttraumatic stress disorder after critical illness: a pilot study. Am J Crit Care. 2012;21(3):172-6.

29. Garrouste-Orgeas M, Coquet I, Périer A, Timsit JF, Pochard F, Lancrin F, et al. Impact of an intensive care unit diary on psychological distress in patients and relatives. Crit Care Med. 2012;40(7):2033-40.

30. Nassar Junior AP, Besen BAMP, Robinson CC, Falavigna M, Teixeira C, Rosa RG. Flexible versus restrictive visiting policies in ICU: a systematic review and meta-analysis. Crit Care Med. 2018;46(7):1175-80.

31. Fumagalli S, Boncinelli L, Lo Nostro A, Valoti P, Baldereschi G, Di Bari M, et al. Reduced cardiocirculatory complications with unrestrictive visiting policy in an intensive care unit: results from a pilot, randomized trial. Circulation. 2006;113(7):946-52.

32. Maciel MR, Souza MF. Acompanhante de adulto na unidade de terapia intensiva: uma visão do Paciente. Acta Paul Enferm. 2006;19(2):138-43.

33. Mistraletti G, Umbrello M, Mantovani ES, Moroni B, Formenti P, Spanu P, et al. A family information brochure and dedicated website to improve the ICU experience for patients' relatives: an Italian multicenter before-and-after study. Intensive Care Med. 2017;43(1):69-79.

34. Cao V, Tan LD, Horn F, Bland D, Giri P, Maken K, et al. Patient-centered structured interdisciplinary bedside rounds in the medical ICU. Crit Care Med. 2018;46(1):85-92.

35. Kon AA, Davidson JE, Morrison W, Danis M, White DB. Shared decision making in ICU: An American College of Critical Care Medicine and American Thoracic Society Policy Statement. Crit Care Med. 2016;44(1):188-201.

36. 36. Davidson JE, Zisook S. Implementing family-centered care through facilitated sensemaking. AACN Adv Crit Care. 2017;28(2):200-9.

16
A Unidade de Terapia Intensiva como Palco de Cuidados Paliativos

Nára Selaimen Gaertner Azeredo
Adriana Alves dos Santos

> "Todas as pessoas deveriam ter o direito de, antes de morrer, ter tempo para dizer: Desculpa, Obrigada e Eu te amo."

A mudança do perfil epidemiológico nos últimos anos retrata o envelhecimento populacional, que nos permite um olhar da realidade sobre os avanços na área da saúde e das tecnologias de manutenção da vida. Nada obstante, a morte continua sendo uma certeza e, associado a isso, pacientes fora de possibilidades terapêuticas curativas são cada vez mais comuns nos hospitais. Até pouco tempo, o homem enfrentava a morte em casa junto da família e amigos, onde seus desejos e vontades eram respeitados por lhe ser permitido expressá-los. Era raro o doente ser encaminhado ao hospital para morrer:

> "... a morte de um homem modificava solenemente o espaço e o tempo de um grupo social que podia estender-se à comunidade toda, por exemplo, a aldeia. Fechavam-se as persianas do quarto do agonizante, acendiam-se velas, usava-se água benta; a casa enchia-se de vizinhos, de parentes, de amigos sérios e de outros que cochichavam. O sino tocava na igreja de onde saía a pequena procissão que levava o *Corpus Christi*...".[1]

Entretanto, as mortes ocorrem, na sua maioria, em hospitais empenhados no processo de cura. O paciente, cuja doença não pode ser curada, é visto como um fracasso para os profissionais e instituições de saúde, ratificando a ideia de que o que importa é vencer a doença a qualquer custo. Não raro, o objeto de trabalho desses profissionais da saúde passou a ser a doença e a luta para vencer a morte. Nunca antes as pessoas morreram de forma tão silenciosa e higiênica como nos tempos atuais, em condições tão propícias à solidão. A morte representa, essencialmente, o poder sobre o qual não temos nenhum controle do que não enxergamos e o que não conhecemos.[2]

O hospital lida com a morte tentando escondê-la. A verdade é que morrer tornou-se um ato por trás de biombos ou isolado em boxes. Mas, como poderia ser diferente se ao longo dos anos aprendemos a recusar a morte em oposição à vida? Talvez por isso, morrer seja tão difícil, porque para muitas pessoas a morte se tornou um ato solitário. Nesse ínterim, a solidão, a não possibilidade de comunicação, nem de despedida, não deve ser pensada como parte integrante do processo de morte, tendo em vista que esse isolamento pode aumentar a angústia do doente frente a este mistério que é a morte.[2]

A morte é um problema dos vivos. Não é a própria morte que desperta temor, mas a imagem antecipada da morte na consciência dos vivos. O determinante na relação com a morte não é o processo biológico em si, mas a ideia que se tem de vida, de morte e da atitude associada a elas.[3]

Dentre as inúmeras transformações que o hospital sofreu ao longo da sua história, aponta-se aqui a passagem de um local de exclusão para um local de cura. Frente a isto, há um novo significado para a morte, uma vez que o processo de morrer passa a ser uma preocupação da instituição hospitalar, cujo propósito principal deve(ria) ser o de oferecer uma morte digna a todos os seus usuários.

Neste contexto, o hospital passa a ser o novo local para morrer, oferecendo um novo sentido para a morte, uma vez que o homem morre sozinho, longe dos seus familiares e na solidão de um leito. Ao transformar o hospital no local onde há pessoas doentes e que, potencialmente, morrem, as questões inerentes a este ato, que antes eram compartilhadas socialmente na morte domiciliar, ficam restritas ao âmbito hospitalar.

É inegável o avanço tecnológico para a UTI, onde o "curar" redesenhou o papel da terapia intensiva, o poder de intervenção e a melhoria da qualidade técnico-científica, por isso é importante refletir sobre qual é o impacto deste avanço na vida dos pacientes. A sensação é de que quanto mais avançamos na ciência, no cuidado e na tecnologia, mais parece que tememos e negamos a realidade da morte.

Por estes motivos, o sofrimento no fim da vida é um desafio que se apresenta à Medicina Intensiva na era tecnológica, e o processo de morrer traz à tona questões sobre o aspecto da vida que deve ser priorizado, a qualidade ou a quantidade do tempo de vida para o paciente. Portanto, viver está agregado à ideia de que a morte deve ser vista como um processo, sendo oportuno lembrar que a ideia de viver está agregada à ideia de bem-estar, de bem-querer.[1]

No livro *Cartas do Inferno*, Ramon Sampedro apresenta que o sofrimento não deveria estar associado à vida, pois se viver é um direito, morrer também deveria ser, e ainda complementa ao ressaltar que o direito de nascer parte de uma verdade: o desejo do prazer, enquanto o direito de morrer parte de outra verdade: o desejo de não sofrer. A razão ética coloca o bem ou o mal em cada um dos atos.[4]

O ambiente de uma Unidade de Terapia Intensiva (UTI) compartilha o conhecimento biológico, a tecnologia e ampara as decisões da equipe em protocolos multiprofissionais, que não deveriam servir para um morrer mais problemático; difícil de prever e de lidar, sendo fonte de dilemas éticos e escolhas complicadas, geradoras de angústia, ambivalência e incertezas.[5]

A tecnologia no campo da saúde permite que a vida seja prolongada para muito além do que seria imaginado em tempos anteriores. Por meio de equipamentos de suporte à vida, mantêm-se artificialmente as funções vitais do doente, mesmo quando não há mais condições de reverter ou recuperar sua autonomia. Morrer com dignidade tem sido cada vez mais abordado tanto pela UTI quanto no meio social, ganhando evidência também no ambiente político.

O avanço técnico-científico não desfaz a dialética entre buscar a cura e salvar a vida. É fundamental o curar, não há dúvida, mas o curar acompanhado do cuidado humanizado, sendo preciso preservar a vida sem abandonar jamais a "qualidade de viver". E ao se falar em qualidade nos serviços de saúde, escores de gravidade e os resultados dos indicadores assistenciais são parâmetros de eficácia e eficiência dentro das UTIs.

Diante de todo este panorama, o progresso da Terapia Intensiva e a adoção dos preceitos éticos e morais nos leva a uma prática cada vez mais humanizada. Contudo, não é incomum que estas ações paliativas venham acompanhadas de grandes conflitos, devendo ser amplamente discutidas entre todos os atores envolvidos no processo do cuidar.

Assim, nossa missão como profissionais da saúde na UTI é atuar na dimensão do cuidado e na proteção do paciente que está morrendo. Todos esses questionamentos vêm sendo muito debatidos, contudo o processo de morrer tem origens muito antigas, a exemplo das questões sobre o morrer e o limite terapêutico encontradas no livro *A República,* do filósofo grego Platão. Com temática inesgotável, no livro III desta obra, é elaborado uma censura aberta ao emprego da Medicina como forma de prolongar a vida, caso o doente esteja acometido de uma doença incurável.[6]

Assim, a boa Medicina deve garantir a boa morte. A boa morte deve ser acompanhada pela integração dos princípios espirituais, psicossociais e terapêuticos. Por este motivo, é preciso acolher aquele que está morrendo com cuidado respeitoso para com suas crenças e valores. Segundo Platão, a boa morte deve garantir o sentido da vida e da existência para que a morte seja um ato de cuidado.[7]

Dentro da filosofia paliativista, devem-se reunir as aptidões de uma equipe multiprofissional, com dimensão institucional, que tem por objetivo ajudar o paciente a se adaptar às mudanças impostas pela doença. É necessário que esta equipe ofereça aos pacientes e seus familiares a possibilidade de uma reflexão, necessária para o momento inevitável da despedida, pois os cuidados paliativos não apressam a morte, apenas a aceitam como parte da vida.

Toda esta filosofia começou na antiguidade, nas formas mais incultas do cuidado, praticamente caracterizando o próprio ato de cuidar. Nesta época, durante o período das Cruzadas, era comum encontrar hospices ao longo do caminho, dando abrigo não somente aos doentes e moribundos, mas também aos pobres, órfãos e leprosos. O que identificava os hospices, muito mais do que apenas um local, era o acolhimento, o alívio do sofrimento e o cuidado mais do que a cura propriamente dita.

Dentro desta filosofia, os Cuidados Paliativos (CP) foram definidos, pela Organização Mundial da Saúde,[8] como uma abordagem ou tratamento que melhora a qualidade de vida de pacientes e familiares diante de doenças que ameacem a continuidade da vida, por meio da prevenção e alívio do sofrimento, da identificação precoce, avaliação impecável e tratamento da dor e outros problemas físicos, psicossociais e espirituais. Portanto, os CP devem estar presentes em todo o curso da doença e de forma mais enfática quando os recursos para a cura se esgotarem e o fim da vida é a trilha para um caminho sem volta.

No final do século IX, sobretudo no século XX, houve um grande avanço na Medicina, principalmente no aspecto científico. A preocupação com a ciência e a tecnologia, por muitos anos, induziu ao esquecimento acerca da simplicidade do cuidado, mostrando, agora, que esses avanços foram importantes e essenciais, mas levaram à perda da humanização no cuidado. Neste sentido, os CP resgatam a filosofia do cuidado humanizado, do bom morrer, da dignidade deste momento individual, contudo não solitário.

Os CP afirmam a possibilidade da morte como um evento natural e esperado na presença de doença ameaçadora à vida, focando o cuidado na pessoa, e não na doença, centrado na biografia e no respeito à autonomia, com ênfase na vida que ainda pode ser vivida. Além disso, considera-se mais adequado falar em doença que ameaça a vida, em vez de doença terminal; dizer possibilidade, ou não, de tratamento modificador da doença, em vez de impossibilidade de cura, afastando-se a ideia de "não ter mais nada a fazer", uma vez que sempre há um tratamento a ser oferecido para controlar os sintomas e o sofrimento do paciente e de seus familiares.[9-11]

Nesta etapa, devemos compreender que o cuidado torna-se fundamental, e o fazer pelo paciente, na perspectiva do trabalho, tem a preocupação com o alívio e com o conforto. Por isso, Cuidados Paliativos, não é um local nem um método, é uma filosofia que prima pelo alívio do sofrimento em toda a sua complexidade, buscando oferecer a melhor qualidade na vida que resta ao paciente, sem a necessidade de novas terapias curativas.

Tais princípios reafirmam a importância da vida, enfrentando a morte como um processo natural e propiciando cuidados que não acelerem a sua chegada, nem a prolongue com medidas desnecessárias; monitoram e controlam a dor e outros sintomas intensos; agregam os aspectos psicoespirituais como estratégia do cuidado associado a uma abordagem multiprofissional, e um sistema de apoio à família para que ela possa enfrentar o luto, bem como melhorar a qualidade de vida e influenciar positivamente o curso da doença, iniciando o mais rápido possível os CP.

Estes cuidados não se baseiam em protocolos, mas seguem alguns princípios. Como exemplo, não se usa o termo terminalidade, mas doença que ameaça a vida. E é a partir do diagnóstico da doença que se iniciam os cuidados, expandindo essa possibilidade de cuidado e assistência integral. Como a impossibilidade de cura não é destacada, o foco consiste na existência, ou não, de tratamento que altere a patologia, melhorando a qualidade dos cuidados dispensados. A espiritualidade foi incluída dentre as dimensões do ser humano e, além disso, o cuidado centrado na família constitui uma preocupação ao mesmo tempo em que é uma prioridade. Lembrando que a assistência ao familiar também se estabelece após a perda do familiar no cuidado com o luto.[12,13]

O crescimento das doenças crônicas em estágios avançados, como o câncer metastático, a demência avançada, a doença pulmonar obstrutiva crônica, a insuficiência cardíaca classe funcional IV, além do idoso com fragilidade e múltiplas comorbidades, na maioria das vezes, reflete um cuidado inadequado, comumente focado na obtenção da cura, aplicando-se métodos invasivos e de alta tecnologia. Estas abordagens, ora insuficientes, ora exageradas e desnecessárias, quase sempre ignoram o sofrimento humano e, não obstante, são incapazes de tratar os sintomas mais prevalentes, como a dor.[14,15]

A Organização Mundial da Saúde (OMS) mostra que, no panorama mundial, somente 14% dos pacientes que necessitam de CP recebem este tipo de cuidado, e muitos deles acabam sendo tratados na UTI. Uma das razões apontadas para isso diz respeito à ampla oferta de tecnologias para o suporte das funções vitais desses pacientes graves nas UTIs, levando ao entendimento de que a coexistência de cuidados paliativos na UTI acaba por ser um desafio. Assim, a terapia intensiva atual deve ser equilibrada entre medidas paliativas e curativas em condições críticas.[16-18]

Ao considerar a UTI como um cenário de CP, é fundamental que haja neste ambiente a aceitação da morte, o respeito à vontade e a autonomia do paciente, o alívio da dor em toda a sua dimensão, bem como a garantia da qualidade de vida e do morrer. Um dos testemunhos mais claros e mais comoventes do papel que o sofrimento causa ao fim da vida é aquele relatado por Tolstói em "A morte de Ivan Ilich".[19]

A Resolução n. 2.217, de 27 de setembro de 2018, do Conselho Federal de Medicina (CFM) dá suporte à suspensão de tratamentos fúteis para a doença terminal incurável, se aceita pelo paciente ou por seu representante legal, a qual destaca que, nesses casos, deve o médico oferecer todos os cuidados paliativos disponíveis sem empreender ações diagnósticas ou terapêuticas inúteis ou obstinadas, levando sempre em consideração a vontade expressa do paciente ou, na sua impossibilidade, o desejo do seu representante legal.[20] Ainda nesse contexto, as Diretivas Antecipadas de Vontade (DAV), documento legal e ético constante na Resolução n. 1.995/2012 do CFM, permitem aos profissionais da saúde respeitarem a vontade de uma determinada pessoa,[21] ou seja, as DAV tratam da permissão do paciente para fazer suas próprias escolhas com relação a futuros cuidados e tratamentos que deseja receber, ou não, podendo, ainda, designar um representante para esse fim, caso esteja incapacitado de se comunicar ou expressar a sua vontade.

A comunicação, no campo dos cuidados paliativos, quando realizada de forma adequada é considerada como um pilar essencial para a prática deste cuidado. É na comunicação compassiva que paciente, equipe e família encontram o suporte para expressarem seus medos e anseios. O cuidado integral e humanizado só é possível quando o profissional resgata suas habilidades de comunicação, essencialmente, com o paciente em fim de vida para estabelecer com ele e seus familiares uma relação de escuta e de afeto.[22]

Na UTI, a comunicação é descrita como fundamental na prática dos profissionais que ali atuam, ressaltando que espaços destinados à comunicação na rotina de trabalho proporcionam melhor cuidado aos pacientes na maioria das situações. Assim, identificar a equipe médica/multiprofissional para a família; estabelecer um horário regular para encontros diários; definir os principais problemas à medida que ocorre a evolução clínica, respeitando as preferências do paciente quanto ao tratamento; e se comunicar de forma concisa e consistente, caracterizam medidas que aproximam e facilitam o processo de comunicação.[23]

Nos dias atuais, acredita-se que a comunicação vai muito além das palavras e da escuta ativa, estando também no olhar e na postura. É uma medida terapêutica competente para os pacientes que dela necessitam, em especial aqueles em situação de fim de vida. A comunicação compassiva adequada é essencial para o cuidado integral e humanizado, é uma maneira de reconhecer e acolher as necessidades dos pacientes e familiares, a fim de que possam também participar das decisões e cuidados específicos obtendo um tratamento digno.[24,25]

Comunicação é um instrumento importante que busca mediar as relações humanas, possibilitando a sustentabilidade e a concretização da autonomia por meio da verbalização de anseios, preocupações e dúvidas, gerando um forte vínculo entre a equipe, paciente e familiares, alicerçando o relacionamento interpessoal, originando tranquilidade e confiança.[26-28]

Um tópico importante relacionado à comunicação é a compreensão das crenças espirituais do paciente e sua família. Pacientes em processo de morte precisam de atenção especial às suas necessidades psicossociais e espirituais. Embora não se possa oferecer a esperança de cura, é possível oferecer a esperança de uma morte digna. Sempre há algo mais que você pode fazer para confortar o paciente e seus familiares, não importa o quanto a situação seja difícil.[29]

O cuidado proporcionado à família é merecedor do maior zelo e respeito, tanto na assistência quanto no processo formativo de todos os profissionais envolvidos neste cuidado. Compreende-se como necessidade humana o fato de a família querer ficar próximo do seu familiar/paciente e de ser adequadamente informada sobre a evolução do estado de saúde. Existem evidências que as estratégias assistenciais voltadas para os familiares (não somente os parentes consanguíneos, mas todos os que fazem parte do círculo afetivo do paciente), como a melhoria da comunicação; prevenção de conflitos de valores e escolhas; e conforto espiritual, resultam em maior satisfação e percepção da qualidade da assistência prestada ao paciente.[29-31]

São muitas as necessidades a serem atendidas no decorrer da assistência paliativa, contudo a espiritualidade é considerada a mais urgente para aqueles pacientes com doenças potencialmente fatais, devido à fragilidade que apresentam diante da proximidade da morte e do medo do desconhecido.[32] A espiritualidade é parte vital da integridade humana e desempenha papel importante no processo de cura. Dados recentes sugerem que questões espirituais são comuns em pacientes com doenças graves e que a maioria dos pacientes deseja discutir a espiritualidade durante a internação.[33,34] Entretanto, menos de 50% dos médicos creem que estas questões mereçam ser discutidas, e apenas uma minoria dos pacientes relatou que suas necessidades espirituais foram avaliadas.[35]

O conceito de morrer com dignidade partilha valores humanos intrínsecos, como o conforto físico, a qualidade de vida, a autonomia, o propósito, a preparação e conexão interpessoal. Preservar a dignidade, evitar o dano e prevenir/resolver conflitos são responsabilidades de todos os profissionais de saúde que cuidam dos pacientes no processo de final de vida, os quais devem trabalhar em equipe com uma abordagem interdisciplinar. A partir de então, há uma mudança de paradigma, já que o foco não é mais curar a doença, mas sim aliviar o sofrimento do paciente.[16,29]

Não obstante, na assistência de um paciente terminal com a utilização do suporte artificial de vida (SAV), o tratamento fútil poderá ser configurado pelo emprego de terapia renal substitutiva, administração de aminas vasoativas, nutrição parenteral ou enteral, ventilação mecânica invasiva e reanimação cardiopulmonar. Diante disto, a limitação ou a retirada do SAV deverá ser avaliada nos casos em que esse suporte não agregará benefícios para o paciente, apenas prolongando o seu sofrimento na fase final da vida. Assim como na indicação dos cuidados paliativos, a identificação de medidas fúteis deverá ser decidida após consensos entre equipe, pacientes e familiares.[36,37]

Dentro de terapia intensiva há inúmeras vertentes sobre as melhores práticas em paliativismo. No entanto, buscar estratégias onde seja possível oferecer um manejo assistencial associado à vontade do paciente e da família é sobretudo desenvolver uma prática pautada na evidência e respeito, no cuidado humanizado e no bem-estar.

Algumas questões específicas têm sido amplamente discutidas nos serviços de UTI, como nutrição e hidratação artificial, hemodiálise, extubação paliativa.[38] Porém, a busca de medidas farmacológicas e/ou não farmacológicas no intuito de aliviar a dor e o desconforto desses pacientes é primordial no cuidado, sendo os opioides as principais opções de tratamento para o manejo e controle da dor em pacientes críticos.[39]

Conhecer e exercer o princípio assistencial dos Cuidados Paliativos é primordial para os profissionais intensivistas. Algumas competências já estão estabelecidas e devem ser realizadas junto do paciente e sua família, isto é, a busca pelo conforto e dignidade, controle da dor e outros sintomas, comunicação oportuna, clara e compassiva da equipe multiprofissional com todos eles.

Além disso, é valiosa a tomada de decisão considerando as preferências e valores dos pacientes, respeitando as DAV. O respeito à autonomia do paciente é um dos balizadores das DAV, repercutindo na eliminação do paternalismo médico, ao se defrontar com a possibilidade de facultar ao paciente a adesão, ou não, a tratamentos ou procedimentos no período final da vida. Assim, as DAV caracterizam-se como um instrumento que viabiliza a participação do indivíduo nas decisões sobre sua saúde.[40]

As escolhas prévias do paciente devem ser honradas, visto que realizar algo contra a vontade expressa do paciente é uma violação de sua autonomia, um desrespeito e um insulto à pessoa, ou seja, significa tratá-lo como um meio, de acordo com os objetivos dos outros, sem se preocupar com o que esse indivíduo almeje. Neste sentido, intervenções contra as DAV infringem o princípio do respeito à autonomia, embora possam, em alguns casos, serem justificadas por haver problemas de interpretação e de determinação se o agente era capaz, quando as formulou.[41]

A limitação ou suspensão de procedimentos terapêuticos fúteis, o apoio interdisciplinar às famílias durante a doença crítica dos pacientes que morreram na UTI e o seguimento durante o período de luto são ações que qualificam o cuidado e reiteram o respeito à dignidade como princípio do paliativismo.[42]

O entendimento do tema pela equipe multiprofissional remete a implicações emocionais e psicológicas para paciente e família. Porém, questões como a falta de informação sobre a doença e seu prognóstico, decisões unilaterais e falta de discussão são os principais fatores que dificultam o fazer na prática de trabalho, além do fato de que muitos profissionais não estão aptos a trabalhar com cuidados paliativos, principalmente na UTI. Assim, os profissionais intensivistas devem considerar a necessidade da criação de protocolos, momentos de discussão de casos clínicos e atualização da equipe.[43]

Considerações finais

Os cuidados paliativos têm como objetivo a prevenção e o alívio do sofrimento, melhorando a comunicação e o sinergismo com a terapêutica curativa. Esta filosofia de tratamento torna possível a participação do paciente e seus familiares, facilitando os cuidados prestados no final da vida.

Sempre apoiado na visão da ortotanásia, que se caracteriza pela morte em seu tempo natural, o paliativismo tem como conduta garantir a dignidade do indivíduo e promover o seu bem-estar com a finalidade de proporcionar uma "boa morte". Consequentemente, o fatigante esforço da equipe multiprofissional para salvar vidas e todo o aparato tecnológico envolvido no cuidado intensivo é um paradoxo à abordagem paliativa, uma vez que esta traz a proposta de promover conforto ao enfermo, não necessitando de grandes recursos tecnológicos.[44]

É preciso que cada vez mais os cuidados paliativos estejam progressivamente integrando-se aos cuidados curativos nos ambientes de terapia intensiva. Entretanto, várias evidências têm demonstrado que esta abordagem ainda precisa ser mais bem discutida entre as equipes, seja com o intuito de atuar para aliviar sintomas de desconforto, dores físicas (muitas vezes intermináveis), ou potencializar o acolhimento dos familiares, mas, sobretudo, no que concerne às recomendações como as intervenções diagnósticas, prognósticas e terapêuticas.

Ainda que não se possa oferecer a certeza de cura, é imperioso oferecer a esperança de uma morte digna. Sempre há algo mais que possamos fazer para consolar e acolher o paciente e familiares, não importa o quanto a situação seja difícil, não importa o quanto a morte esteja próxima. Precisamos juntos, intensivistas e paliativistas, conscientizarmos profissionais, colegas, gestores e a própria sociedade de que a morte faz parte da vida, e o que realmente não faz parte da vida nem da morte é a dor, o sofrimento e a solidão.

Referências bibliográficas

1. Aries P (Org.). O homem diante da morte II. Portugal: Biblioteca Universitária; 1977:372.
2. Norbert E (Ed.). A solidão dos moribundos. Rio de Janeiro (RJ): Jorge Zahar; 2001:112.
3. Menezes RA. A solidão dos moribundos: falando abertamente sobre a morte. Physis. 2004;14(1):147-71.
4. Sampedro R. Cartas do inferno. São Paulo (SP): Editora Planeta do Brasil; 2005:278.
5. Pessini L. Distanásia: Até quando investir sem agredir? Bioética. 1996;4(1):31-4.
6. Ruiz CR, Pessini L. Lições de anatomia: vida, morte e dignidade. O Mundo da Saúde. 2006;30(3):425-33.
7. Pitta A. Hospital, dor e morte como ofício. 3ª ed. São Paulo (SP): Hucitec; 1994:188.
8. World Health Organization. Definição da OMS de cuidados paliativos. 2017. Disponível em: http://www.who.int/cancer/palliative/definition/en. [Acesso em dez. 2019].
9. Matsumoto DY. Cuidados paliativos: conceitos, fundamentos e princípios. In: Carvalho RT, Parsons HA. Manual de Cuidados Paliativos ANCP. 2ª ed. São Paulo (SP): Academia Nacional de Cuidados Paliativos; 2012:23-30.

10. Sociedade Brasileira de Geriatria e Gerontologia. Vamos falar de Cuidados Paliativos. Rio de Janeiro (RJ): SBGG; 2015:24.
11. Moritz RD, Rossini JP, Deicas A. Cuidados Paliativos na UTI: definições e aspectos éticos e legais. In: Moritz RD (Org.). Cuidados Paliativos nas Unidades de Terapia Intensiva. São Paulo (SP): Atheneu; 2012:19-32.
12. Imeida KLS, Garcia DM. O uso de estratégias de comunicação em cuidados paliativos no Brasil: revisão integrativa. Cogitare Enferm. 2015;20(4):725-32.
13. Carvalho RT (Org.). Manual de Cuidados Paliativos ANCP. 2ª ed. São Paulo (SP): Sulina; 2012:92.
14. Lemos CFP, Barros GS, Melo NCV, Amorim FF, Santana ANC. Avaliação do conhecimento em Cuidados Paliativos em estudantes durante o curso de Medicina. Rev Bras Educ Med. 2017;41(2):278-82.
15. Melo IFR, Gomes JBF, Drumond JW, Gomes SA. Lidando com o sofrimento e a morte: avaliação do conhecimento em cuidados paliativos em estudantes durante o curso de Medicina. e-Scientia. 2019;12(1):41-5.
16. Kelley AS, Morrison RS. Palliative care for the seriously ill. N Engl J Med. 2015;373(8):747-55.
17. Nelson JE, Cortez TB, Curtis JR, Lustbader DR, Mosenthal AC, Mulkerin C, et al. Integrating palliative care in the ICU: the nurse in a leading role. J Hosp Palliat Nurs. 2011;13(2):89-94.
18. Cook D, Rocker G. Dying with dignity in the intensive care unit. N Engl J Med. 2014;370(26):2506-14.
19. Tolstoi . A morte de Ivan Ilitch. 1ª ed. Porto Alegre (RS): L&PM; 2002.
20. Conselho Federal de Medicina. Resolução CFM n. 2.217, de 27 de setembro de 2018. Aprova o Código de Ética Médica. Diário Oficial [da] República Federativa do Brasil, Brasília, 1 nov. 2018;1:179.
21. Conselho Federal de Medicina. Resolução CFM n. 1995, de 9 de agosto de 2012. Dispõe sobre as diretivas antecipadas de vontade dos pacientes. Diário Oficial [da] República Federativa do Brasil, Brasília, 31 ago. 2012;1:269-70.
22. Jacobsen J, Jackson VA. A communication approach for oncologists: understanding patient coping and communicating about bad news, palliative care, and hospice. J Natl Compr Canc Netw. 2009;7(4):475-80.
23. Coelho CBT, Yankaskas JR. Novos conceitos em cuidados paliativos na unidade de terapia intensiva. Rev Bras Ter Intensiva. 2017;29(2):222-30.
24. Silva MJP, Araújo MMT. Comunicação em cuidados paliativos. In: Carvalho RT, Parsons HA. Manual de cuidados paliativos ANCP. 2ª ed. Porto Alegre (RS): Sulina; 2012.
25. Nickel L, Oliari LP, Dal Vesco SNP, Padilha MI. Grupos de pesquisa em cuidados paliativos: a realidade brasileira de 1994 a 2014. Esc Anna Nery. 2016;20(1):70-6.
26. Sales CA, Grossi ACM, Almeida CSL, Silva JDD, Marcon SS. Cuidado de enfermagem oncológico na ótica do cuidador familiar no contexto hospitalar. Acta Paul Enferm. 2012;25(5):736-42.
27. Paiva FCL, Almeida Júnior JJ, Damásio AC. Ética em cuidados paliativos: concepções sobre o fim da vida. Rev Bioét (Impr.). 2014;22(3):550-60.
28. Andrade GB, Pedroso VSM, Weykamp JM, Soares LS, Siqueira HCH, Yasin JCM. Cuidados paliativos e a importância da comunicação entre o enfermeiro e paciente, familiar e cuidador. Rev Fund Care Online. 2019;11(3):713-17.
29. Achury DM, Pinilla M. La comunicación con la familia del paciente que se encuentra al final de la vida. Enferm Universitaria. 2016;13(1):55-60.
30. Pessini L. Vida e morte na UTI: a ética no fio da navalha. Rev Bioet. 2016;24(1):54-63.
31. Albuquerque MRTC, Botelho NM, Silva JAC. O método fishbowl como estratégia para discutir terminalidade da vida na graduação em medicina. Para Res Med J. 2019;3(1):e05.
32. Higuera JCB, González BL, Durbán MV, Vela MG. Atención espiritual en cuidados paliativos. Valoración y vivencia de los usuários. Med Paliat. 2013;20(3):93-102.
33. Puchalski CM, Vitillo R, Hull SK, Reller N. Improving the spiritual dimension of whole person care: reaching national and international consensus. J Palliat Med. 2014;17(6):642-56.
34. El Nawawi NM, Balboni MJ, Balboni TA. Palliative care and spiritual care: the crucial role of spiritual care in the care of patients with advanced illness. Curr Opin Support Palliat Care. 2012;6(2):269-74.
35. National Consensus Project for Quality Palliative Care. Clinical Practice Guidelines for quality palliative care. 3rd ed. Pittsburgh, PA: National Consensus Project for Quality Palliative Care; 2013. [Internet]. 2016. Disponível em: http://www.nationalconsensusproject.org/NCP_Clinical_Practice_Guidelines_3rd_Edition.pdf. [Acesso em dez. 2019].
36. Fortes DN. Associações entre as características de médicos intensivistas e a variabilidade no cuidado ao fim de vida em UTI [tese]. São Paulo (SP): Faculdade de Medicina da Universidade de São Paulo; 2011.
37. Moritz RD, Lago PM, Souza RP, Silva NB, Meneses FA, Othero JCB, et al. Terminalidade e cuidados paliativos na unidade de terapia intensiva. Rev Bras Ter Intensiva. 2008;20(4):422-8.
38. Coelho CBT, Yankaskas JR. Novos conceitos em cuidados paliativos na unidade de terapia intensiva. Rev Bras Ter Intensiva. 2017;29(2):222-30.

39. Barr J, Fraser GL, Puntillo K, Ely EW, Gélinas C, Dasta JF, et al. Clinical practice guidelines for the management of pain, agitation, and delirium in adult patients in the intensive care unit. Crit Care Med. 2013;41(1):263-306.

40. Moreira MADM, Costa SFG, Cunha MLDM, Zaccara AAL, Negro-Dellacqua M, Dutra F. Testamento vital na prática médica: compreensão dos profissionais. Rev Bioet. 2017;25(1):168-78.

41. Beauchamp TL, Childress JF. Princípios da ética biomédica. 4ª ed. São Paulo (SP): Loyola; 2002.

42. Cherny NI, Einav S, Dahan D. Palliative medicine in the intensive care unit. In: Cherny NI, Fallon MT, Kaasa S, Portenoy RK, Currow DC (Ed.). Oxford Textbook of Palliative Medicine. 5rd ed. Oxford University Press; 2015:1013-21.

43. Souza HLR, Lacerda LCA, Lira GG. Significado de cuidados paliativos pela equipe multiprofissional da unidade de terapia intensiva. Ver Enferm UFPE Online. 2017;11(10): 3885-92.

44. Waterkemper R, Reibnitz KS. Cuidados paliativos: a avaliação da dor na percepção de enfermeiras. Rev Gaúcha Enferm. 2010;31(1):84-91.

17
Passagem de Plantão na Unidade de Terapia Intensiva

Widlani Sousa Montenegro
Clayton Lima Melo

Introdução

O serviço de terapia intensiva é um setor complexo, com atividades que necessitam de alta acurácia clínica dos profissionais que fazem parte da equipe. O risco de erro relacionado às atividades desenvolvidas em uma unidade de terapia intensiva (UTI) é expressivo, resultando muitas vezes em eventos adversos que poderiam ser evitados. Na tentativa de prevenção de erros, várias estratégias vêm sendo estudadas para prover segurança ao paciente crítico internado.

As informações transmitidas de um turno para o outro são fundamentais para que os erros não aconteçam. Por isso, a passagem de plantão é um momento crítico em que, dependendo da forma como ocorre esse processo, podem acontecer erros de comunicação, considerados de leves a graves, e resultando em dano provisório ou permanente ao paciente.

Na passagem de plantão, são transmitidas diversas informações de uma equipe para a outra. São realizadas abordagens sobre o estado geral do paciente, as intercorrências clínicas e administrativas, decisões, exames laboratoriais ou de imagem, entre outras informações que são fundamentais para a organização da dinâmica na UTI e para a realização da assistência.

Diversas situações do cotidiano podem interferir nesse processo. Portanto, a passagem de plantão deve ser desenhada considerando-se aspectos determinantes para que haja êxito em sua execução.

Conceito e comunicação

A passagem de plantão pode ser considerada o mecanismo utilizado pela enfermagem para assegurar a continuidade da assistência prestada de forma ininterrupta,[1] sendo o momento em que a equipe de enfermagem se reúne para realizar o relato sobre o estado de saúde de cada paciente.[2-5] Portanto, essa entrega ou troca de turno é uma prática realizada pela equipe com a finalidade de transmitir a informação objetiva, clara e concisa sobre os acontecimentos que envolveram a assistência direta ou indireta ao paciente durante um período de trabalho, bem como assuntos de interesse institucional.[2]

É uma estratégia descrita nos manuais e rotinas institucionais, implementada pela maioria dos serviços, capaz de assegurar a transferência de informações.[2,6] Dessa forma, a comunicação passa a ser o instrumento utilizado pela equipe para otimizar as informações sobre o paciente, possibilitando a continuidade da assistência ao paciente sem prejuízos.[7-9]

A comunicação é uma variável normalmente relacionada à qualidade das relações interpessoais dentro e fora das organizações.[10,11] Trabalhadores competentes sabem da importância da objetividade e da rapidez do processo de comunicação para uma decisão adequada.[12] Na enfermagem, a comunicação é uma competência necessária, pois os profissionais devem estar atentos aos conteúdos informativos e aos resultados do processo comunicativo.[3] Comunicação é, portanto, a capacidade de transmitir ideias para outras pessoas.[9,10] É considerada eficaz quando a compreensão do receptor coincide com o significado pretendido pelo emissor.[12]

Na execução do processo de passagem de plantão, várias formas de comunicação podem ser utilizadas, conforme o Quadro 17.1.[1,4]

Quadro 17.1. Tipos de comunicação.

Tipo de comunicação	Descrição
Escrita	Utilização de relatórios na forma escrita para a passagem de plantão
Verbal	Linguagem falada e sofre influência da cultura e dos costumes das pessoas, implicando diferenças na apresentação e compreensão
Não verbal	Transmissão de conteúdo, de forma transparente, em que a mensagem é emitida e recebida pelos órgãos dos sentidos por da expressão facial, corporal, gestual e do toque
Paraverbal	Relacionada ao tom de voz, ritmo, suspiros, períodos de silêncio e à entonação dada durante o diálogo

Fonte: Adaptado de Stefanelli (1993).

A comunicação não verbal e paraverbal podem confirmar ou não o que está sendo falado, podendo gerar conflitos e possíveis problemas. Isso acontece quando há divergências entre relatos escritos e falados, interferindo no entendimento pelo receptor.[4]

Durante a passagem de plantão, a linguagem abordada deve ser clara e objetiva, a fim de evitar interpretações equivocadas do conteúdo transmitido, contudo esse processo é passível de erros.

A qualidade da informação depende de quem fala, da modalidade escolhida, do tempo despendido e da preocupação da equipe em registrar informações que relatem as intercorrências do paciente. O sucesso da passagem de plantão depende de um trabalho bem articulado, criando formas alternativas e eficazes para transmissão de informações consistentes e de qualidade.[1] Por isso, o envolvimento da equipe de enfermagem é um fator determinante, favorecendo a melhoria da estratégia e evitando a banalização da passagem de plantão.[7]

Informações abordadas

Durante a passagem de plantão, itens importantes devem ser abordados. Uma unidade cirúrgica abordará itens diferentes de uma unidade clínica, que abordará itens diferentes de uma unidade oncológica e assim por diante. A UTI, por toda sua complexidade, torna a passagem de plantão ainda mais criteriosa e, com isso, os itens são definidos conforme a área de atuação assistencial.[2,4,6-8] O Quadro 17.2 traz os principais itens abordados durante a passagem de plantão.

Quadro 17.2. Aspectos abordados durante a passagem de plantão na UTI.

- Estado clínico do paciente, levando em consideração a evolução (melhora ou piora do quadro geral)
- Conduta proposta ou alteração do quadro
- Realização de exames, como também o preparo do paciente, se necessário
- Presença de cateteres, drenos e/ou sondas. Informações sobre os valores de drenagem e débito
- Tipo de transporte
- Reposição de materiais do paciente e da unidade
- Uso de drogas vasoativas e presença de cateter intra-arterial para monitorização da pressão arterial invasiva (PAI)
- Cuidados administrativos relacionados à assistência, como agendamento cirúrgico e parecer de especialista
- Intercorrências clínicas e administrativas no período

Fonte: Desenvolvido pela autoria do capítulo.

Fatores que influenciam a passagem de plantão

A passagem de plantão pode ser organizada de várias formas. A instituição deve optar por uma determinada sistematização, levando em consideração fatores como:[2,4,7,9,10]

- **Número de leitos:** importante definidor de qual metodologia deverá ser aplicada para passagem de plantão, para não incorrer em longos períodos de passagem de plantão e acarretar problemas de ordem administrativa.
- **Complexidade dos pacientes:** quanto mais grave o paciente, ou quanto mais complexa a unidade, mais informações deverão ser transmitidas, tornando um item importante o protocolo de passagem de plantão quando este for definido.
- **Número de profissionais:** importante que, além do cumprimento da legislação, o setor utilize um escore de gravidade, ou que seja possível calcular a carga de trabalho de enfermagem para uma distribuição eficiente de trabalho e melhor resultado na passagem de plantão.
- **Tempo gasto para passagem de plantão:** pode se tornar um fator dificultador se o tempo de passagem for longo, desgastando o processo. Quando curto, o risco de erro na transmissão de informações é maior.
- **Comportamento da equipe:** conversas paralelas e falta de clareza dos registros atrapalham o processo.
- **Pontualidade da equipe:** atrasos na chegada e na saída dos membros da equipe prejudicam a passagem de plantão.
- **Estrutura funcional da unidade:** ruídos, chamadas telefônicas, campainha, entrada e saída de funcionários, solicitações médicas, presença de familiares e os próprios pacientes podem prejudicar o processo.
- **Tipo de documentação a ser preenchida:** manter um instrumento claro, fácil de encontrar e com as informações necessárias facilita a transferência de informações.
- **Valorização do processo:** a equipe deve entender a importância que cada informação passada tem para o resultado final no processo assistencial e administrativo.

Modalidades

O método escolhido procura se adequar à especificidade do setor e à organização do serviço. Quando se busca identificar as causas dos erros, frequentemente se descobre que o método é o responsável pelas falhas. Por isso, a continuidade da assistência deve ser assegurada por uma estratégia apropriada e o Quadro 17.3 apresenta as principais modalidades de passagem de plantão abordadas por alguns autores.[1,2,4,6]

Quadro 17.3. Tipos de passagem de plantão e suas principais descrições.

Tipos de passagem de plantão	Descrição
Por tarefas	• Tipo adotado entre as décadas de 1970 e 1980, os auxiliares de enfermagem informavam sobre as atividades realizadas aos colegas que prosseguiam no plantão seguinte com as mesmas tarefas • Os enfermeiros comentavam a respeito do estado, assistência prestada e intercorrências de todos os pacientes, em geral isoladamente, sem compartilhar as informações com os técnicos de enfermagem • Pontos negativos: os enfermeiros tinham os horários de saída atrasados em virtude do grande número de informações referentes aos inúmeros pacientes; a equipe não tinha conhecimento sobre a assistência integral realizada ou necessária aos pacientes, pois as informações não eram compartilhadas; os registros de enfermagem, em razão do método de trabalho vigente, eram pouco frequentes e incompletos, dificultando o resgate de informações a serem comentadas na passagem de plantão • Pontos positivos: mantinha-se a regularidade no horário de entrada e de saída dos auxiliares de enfermagem
Em grupo	• Modalidade adotada na década de 1990 que consistia na estratégia da passagem de plantão sob forma de reunião no posto de enfermagem, da qual participava toda a equipe de enfermagem do turno que iniciava e da equipe que terminava o período do trabalho • Os técnicos de enfermagem faziam um relato sobre o período, pautando a assistência prestada, enquanto os enfermeiros faziam complementações • Pontos negativos: passagens de plantão prolongadas, pois eram muitas as informações a serem transmitidas em virtude da alta taxa de ocupação das unidades e da complexidade dos tratamentos e da assistência, propiciando relatos extensos. Surgiram problemas trabalhistas decorrentes de horas extras, bem como uma descontinuidade na prestação da assistência durante o tempo destinado à passagem de plantão, uma vez que todos os membros da equipe estavam envolvidos, ocasionando insatisfação dos clientes • Pontos positivos: todos os membros da equipe eram informados sobre os pacientes internados, mesmo sabendo que cada um seria responsável, apenas, por uma parcela deles
Em subgrupos	• Unidades cujos pacientes seriam sempre cuidados pelos mesmos enfermeiros e técnicos de enfermagem de cada turno até a sua alta, compondo uma equipe de cuidadores entre turnos, a qual se denominou "escala fixa" • As substituições ocorriam em decorrência de folgas ou problemas de relacionamento. Esse tipo de escala de prestação de serviços possibilitou facilitar e agilizar a assistência, dado o conhecimento das individualidades dos pacientes pelos cuidadores, bem como das patologias e tratamentos • Pontos positivos: diminuição de informações a serem transmitidas e do tempo para passagem de plantão, uma vez que as reuniões foram substituídas pelas duplas de técnicos de enfermagem, compostas por quem ingressava e por aquele que encerrava o turno. O enfermeiro compartilhava todas as informações no papel do coordenador das atividades • Pontos negativos: dificuldades na ordenação dos técnicos para a passagem de plantão, exigindo coordenação dos enfermeiros que, por sua vez, estavam entretidos na complementação ou captação de informações, além do fato de alguns membros da equipe se ocuparem com atividades, postergando a passagem de plantão, incorrendo em atrasos

(Continua)

Quadro 17.3. Tipos de passagem de plantão e suas principais descrições. (*Continuação*)

Tipos de passagem de plantão	Descrição
Outro tipo	• Abolição da passagem de plantão entre equipes. Sendo assim, até o término do plantão, a equipe deveria realizar a assistência planejada, transferindo para a outra equipe apenas o que não conseguiu realizar • As informações resumiam-se em pendências e intercorrências, uma vez que a escala fixa seria mantida, assegurando o conhecimento dos pacientes pelos técnicos de enfermagem e enfermeiros • O enfermeiro inicia o plantão reunido, individualmente, com cada técnico de enfermagem, tendo em mãos o prontuário e o Plano de Passagem de Plantão. A reunião se repetia antes de 30 minutos do término do plantão • Pontos negativos: resistência dos enfermeiros a novas estratégias • Pontos positivos: melhor organização do trabalho, revisão dos registros pela equipe e cumprimento rigoroso de horários

Fonte: Desenvolvido pela autoria do capítulo.

Além das modalidades de passagem de plantão descritas, destaca-se a utilização de linguagem visual no momento da passagem de plantão por meio de painéis com figuras que retratem procedimentos (invasivos/não invasivos) e com situações técnico-administrativas que atendam às necessidades da equipe.[6,8]

Elaborando o protocolo

Na elaboração do protocolo de passagem de plantão, é importante que o enfermeiro coordenador da unidade conte com a participação da sua equipe para definir quais os pontos da modalidade implantada trazem mais dificuldades.

Para que haja sucesso no processo de implantação de uma metodologia de passagem de plantão, as seguintes etapas devem ser obedecidas:

1. **Definição de metas e método, entre elas:**
   • Tempo para a passagem de plantão, duração de 10 minutos.
   • Tempo de tolerância para iniciar a passagem de plantão, 5 minutos a partir do horário previsto.
   • Redução de erros na passagem de plantão em 70% em 3 meses.
   A partir das metas estabelecidas, passa-se a construir o protocolo em que será definida a estratégia de passagem de plantão levando-se em consideração número de leitos, profissionais e o tempo.

2. **Educação e treinamento:** o protocolo desenhado precisa ser claro e, principalmente, conhecido pela equipe. Deve haver treinamento de todas as equipes de como deve ser a passagem de plantão antes da implementação da estratégia. Quando toda a equipe estiver treinada, efetiva-se a implantação do método.

3. **Avaliação contínua:** é necessário avaliar se as metas foram alcançadas, esta avaliação se faz por meio do monitoramento de indicadores de desempenho da passagem de plantão, tanto de eficiência (indicam que a instituição utiliza produtivamente seus recursos) como de eficácia (indicam que a instituição chegou aos seus objetivos).
   Os indicadores são instrumentos elaborados e usados para mensurar o cumprimento de objetivos e metas, sendo definidos a partir de metas.[13] São as variáveis dependentes do modelo experimental usadas para quantificar o resultado das ações. São critérios explícitos de medidas que permitem estabelecer conclusões objetivas sobre os aspectos em questão.[14,15]

Como exemplos, a eficiência pode ser medida por intermédio do tempo médio para início da passagem de plantão, enquanto a eficácia é medida pela porcentagem na redução de erros relacionados à passagem de plantão.

Por isso, a avaliação sistemática da qualidade da assistência de enfermagem pode ser verificada mediante anotações de enfermagem no prontuário do paciente, sendo uma forma de auditoria que sugere como está o processo de passagem de plantão.[14]

4. **Ação corretiva e reavaliação:** ocorre a partir dos indicadores, podendo-se observar se a estratégia está sendo efetiva. A reavaliação frequente do protocolo implantado é determinante para o sucesso do processo. Se durante a verificação for encontrada alguma anormalidade, este é o momento de agir, corrigindo as falhas que foram responsáveis para que as metas não fossem atingidas.

A organização da passagem de plantão cabe ao enfermeiro, que se responsabiliza legalmente pelas intervenções, quer estejam associadas aos processos, quer estejam associadas às relações de trabalho de sua equipe. Assim, focar a educação em serviço como meio para transformação da consciência ingênua em crítica possibilita o processo para que todos compartilhem a responsabilidade e comprometam-se com a qualidade da assistência de enfermagem prestada, tornando-se sujeitos dessa práxis.[12]

A sequência sugerida de implantação desse processo teve como base o ciclo do PDCA, que é uma ferramenta de qualidade que facilita a tomada de decisões, visando garantir o alcance das metas necessárias à sobrevivência que, embora simples, representa um avanço ao planejamento eficaz.[11]

O PDCA é um ciclo, portanto deve "rodar" continuamente. Para que aconteça de maneira eficaz, todas as fases devem acontecer sob pena do processo como um todo sofrer prejuízos. Quando implementado corretamente, um verdadeiro processo de melhoria contínua se estabelece na instituição.

Considerações finais

Ao longo dos anos, a passagem de plantão da equipe de enfermagem na UTI tornou-se um processo fundamental para que o resultado assistencial seja eficiente e eficaz.

A implantação de uma metodologia de passagem de plantão deve considerar itens importantes que influenciam na sua realização, como o número de leitos, a complexidade dos pacientes, o envolvimento da equipe e o conhecimento do instrumento utilizado na passagem de plantão.

O sucesso do desenho de um protocolo de passagem de plantão e a sua efetivação no dia a dia serão possíveis com um planejamento factível e com o estabelecimento de metas, em que a reavaliação do processo por meio de indicadores de qualidade pode ajudar na constatação dos resultados.

O enfermeiro é o responsável para que a estratégia escolhida para passagem de plantão obedeça a uma sequência de implantação que permita avaliação e análise de resultado.

Referências bibliográficas

1. Nogueira MS. Incidentes críticos na passagem de plantão [Dissertação de mestrado]. Ribeirão Preto: Escola de Enfermagem de Ribeirão Preto, Universidade de São Paulo; 1998.
2. Silva EE, Campos LF. Passagem de plantão na enfermagem: revisão de literatura. Cogitare Enferm. Out/Dez 2007;12(4):502-7.
3. Stefanelli MM. Comunicação com o paciente: teoria e ensino. 2. ed. São Paulo: Robe, 1993.
4. Siqueira ILCP, Kurcgant P. Passagem de plantão: falando de paradigmas e estratégias. Acta Paul Enferm. 2005;18(4):446-51.
5. Zoehlerkg LMADS. Opinião de auxiliares de enfermagem sobre a passagem de plantão. Rev Gaúcha de Enferm. Jul 2000;21(2):110-24.

6. Arreguy-Sena C, Oliveira RML, Lima DML, Vasconcellos CRM, Sacramento EL. Construção e utilização de um painel informativo para passagem de plantão: relato de experiência. Rev Eletron Enferm. [online]. Jan/jun 2001;3(1).
7. Conselho Regional de Enfermagem de São Paulo. Parecer COREN-SP CAT n. 009/2010.
8. Portal KM, Magalhães AMM. Passagem de plantão um recurso estratégico para a continuidade do cuidado de enfermagem. Rev Gaúcha Enferm. Porto Alegre; jun 2008;29(2):246-53.
9. Kron T, Gray A. Administração dos cuidados de enfermagem: colocando em ação as habilidades de liderança. Trad. de Ely Bom Cosendy e Fernando Diniz Mundim. Rio de Janeiro: Interlivros;1994:41-5.
10. Krutinsky DC, Coutinho RMC. O significado da passagem de plantão por trabalhadores de enfermagem. Rev Inst Ciênc Saúde. 2007;25(2):105-11.
11. Programa MLT. Formação de multiplicadores. Disponível em: http://www.bibliotecasebrae.com.br. [Acesso em jul. 2021].
12. Cunha, KC. Gerenciamento na enfermagem: novas práticas e competências. São Paulo: Editora Martinare 2005:15-71.
13. Maximiniano, ACA. Teoria geral da administração. São Paulo: Editora Atlas 2009:3-13.
14. Júnior, KF. Administração hospitalar. Goiânia: Editora AB; 2002:31-40.
15. Corrêa IRS, Caixeta LR. Indicadores de qualidade do serviço de enfermagem. Disponível em: http://www.webartigos.com/articles. [Acesso jun. 2011].

18
Banho no Leito – Cuidado Fundamental

Amanda Aparecida Dias
Marcos Paulo Schlinz e Silva
Roberta Teixeira Prado

A unidade de terapia intensiva (UTI) compreende uma unidade complexa destinada ao atendimento de pacientes gravemente enfermos por profissionais da equipe multidisciplinar de saúde, os quais devem estar atentos às necessidades de cada paciente para o atendimento das suas demandas, além de estarem focados na prevenção de agravos. Nesse cenário, comumente os pacientes são bastante dependentes dos cuidados de enfermagem em virtude do quadro clínico grave e, frequentemente, dependem também de cuidados da equipe, como a higiene corporal no leito.[1-3]

O banho é um cuidado fundamental de enfermagem ao paciente com déficit de autocuidado na UTI e, não raro, é visto como um cuidado simples que não requer conhecimento científico, sendo realizado de forma rotineira e automática.[1,3-5]

No entanto, seus benefícios ultrapassam as questões de higiene corporal, cuidado e conforto, pois o banho estimula a circulação e contribui para a melhora da autoimagem do paciente e para o relaxamento da musculatura. Está também relacionado à possibilidade de observar e conhecer o corpo do paciente e suas reações; auxilia o profissional na realização de um exame físico minucioso; promove o reconhecimento e gerenciamento de riscos e a melhoria de indicadores de saúde, como diminuição de lesões por pressão, de infecções relacionadas à assistência à saúde, entre outros. Sendo assim, o "realizar banho no leito" tem um papel essencial no levantamento de dados do paciente e no planejamento da assistência pelo enfermeiro a partir da elaboração de diagnósticos de enfermagem centrais, devendo ser realizado de forma humanizada, científica, sistematizada, ética e livre de danos.[1-4,6,7]

Os profissionais precisam estar atentos às respostas físicas, sensoriais e emocionais dos pacientes diante dos cuidados de enfermagem no banho no leito, em especial na terapia intensiva, de modo que ele represente um cuidado complexo, íntimo e privativo que vai além da realização de procedimentos e de técnicas centrados em rotinas, requerendo conhecimentos diversos atrelados à anatomia, fisiologia e/ou psicologia.[4]

É preciso entender que o banho pode causar danos ao paciente grave, com repercussões psicobiológicas negativas, incluindo a desregulação térmica; queda; desequilíbrio oxi-hemodinâmico; reações como medo, ansiedade, dor, constrangimento; e, até mesmo, intercorrências no quadro clínico consequente a uma virada brusca do paciente; à tração inadvertida de sondas, drenos, cateteres e outros dispositivos; à desconexão do circuito ventilatório, entre outras.[3,7-10]

Apesar de o banho ser uma técnica realizada no cotidiano da enfermagem, compete ao enfermeiro a responsabilidade de decidir quando, e de que modo, esse banho de leito deva ser realizado no paciente crítico; definir estratégias e elencar os recursos necessários para o procedimento; além da sua realização propriamente dita e/ou supervisão. Assim, o banho de leito faz parte da Sistematização da Assistência de Enfermagem, que utiliza o processo de enfermagem como ferramenta para o direcionamento dos cuidados, buscando garantir a qualidade e a segurança nas ações de enfermagem, os registros necessários, a otimização dos recursos e a redução de custos.[3-6,11-14]

O banho é uma necessidade para todas as pessoas, saudáveis ou não. Porém, quando o indivíduo se torna paciente, ele sofre algumas alterações que podem causar desconforto, tendo em vista que a sua mobilidade na UTI se encontra prejudicada e a realização do autocuidado, consequentemente, limitada. Por vezes, procedimentos simples se tornam complexos, como a impossibilidade da realização de banho por aspersão que resulta em banho no leito.[2-3,15,16]

Apesar de todo o avanço tecnológico na área de saúde, o banho não apresentou mudanças significativas. Entretanto, todo o aparato conectado ao paciente pode interferir na realização do cuidado, e quanto mais grave o paciente se encontre, mais *expertise* é exigida do profissional. Assim, faz-se necessário que a equipe tenha habilidade, conhecimento e sensibilidade para atender a essa necessidade humana básica de forma segura, satisfatória e digna.[3,8,15,16]

No contexto brasileiro, a higiene corporal do paciente geralmente é executada por técnicos de enfermagem sob a supervisão do enfermeiro. Entretanto, esse cuidado deve ser idealmente realizado por enfermeiros quando se tratar de pacientes críticos, uma vez que é o profissional responsável pelo cuidado prestado aos pacientes gravemente enfermos, segundo prevê a Lei do Exercício Profissional da Enfermagem. Além disso, cabe ao enfermeiro o planejamento das estratégias a serem adotadas neste procedimento de maneira direcionada a cada paciente para que seja realizado sem quaisquer danos.[3,8,16]

Embora os benefícios advindos da realização do banho no leito em pacientes críticos sejam evidentes, esse procedimento pode suscitar desde uma instabilidade hemodinâmica até uma visão constrangedora de quem o recebe. Mudanças de decúbito, o toque do profissional, a sensação de impotência do paciente e a exposição do corpo a alguém desconhecido também são exemplos de fatores que podem repercutir na deterioração do seu estado clínico. Esses prejuízos são intensificados quando a execução da técnica não é respeitada, promovendo exposição desnecessária, perda de privacidade, queda da temperatura corporal, dor, tração e deslocamento de dispositivos e até mesmo a falta de comunicação e de informação do profissional ao paciente.[3,8,17-20]

Vale ressaltar que ainda não há um consenso universal em relação à execução da técnica, e os estudos sobre esta temática, apesar de crescentes, ainda são escassos. No entanto, há projeção de produtos comercializados e condutas para melhorar o processo.[20,21]

Com a finalidade de promover boas práticas assistenciais, pode-se inferir algumas recomendações cientificamente comprovadas como efeitos protetores dos danos que podem ocorrer durante o banho no leito: a utilização de panos descartáveis reduz o risco de infecção; a duração máxima do banho de 20 a 25 minutos reduz a possível instabilidade hemodinâmica; o uso de sabão que mantenha o pH ácido da pele previne o ressecamento que acentua a possibilidade de infecções; a temperatura corporal mantida entre 36 e 37° C mantém ambiente propício às reações químicas padrões.[3,15,16,23]

Paciente hipotérmico tende a reduzir o transporte de oxigênio no sangue, podendo gerar hipoperfusão e consequente acidose metabólica, enquanto a hipertermia aumenta o metabolismo em 7% a cada grau acrescido, ocasionando aumento da demanda de oxigênio. A monitorização cardíaca e a oximetria de pulso, por sua vez, devem ser mantidas durante todo o procedimento, cuidado que facilitará a percepção precoce de alteração hemodinâmica por meio da oscilação dos sinais vitais. Além disso, a técnica deve ser executada, preferencialmente, por dois profissionais e, sempre que possível, deve-se estimular o autocuidado.[3,7,15,23]

Ademais, avanços tecnológicos têm proposto modalidades alternativas a fim de cessar e/ou minimizar o declínio na qualidade do banho no leito em pacientes acamados, com destaque para o banho seco, a banheira portátil e a máquina de banho. O banho seco consiste no emprego de toalhas descartáveis de surfactante, utilizadas separadamente para a limpeza de cada parte do corpo. A banheira portátil é de policloreto de vinila flexível (PVC), adaptável ao leito e possibilita banho de aspersão no leito por meio de uma mangueira de silicone conectada ao chuveiro com duas pontas utilizadas, uma para a ducha e a outra para o escoamento da água. A máquina de banho trabalha com um tanque que aquece a água eletricamente e reproduz o chuveiro mesmo com paciente no leito, contando com uma placa impermeável que é colocada embaixo do paciente e tem um sistema de escoamento da água.[7,18,20,21]

Diante das tecnologias inovadoras em higiene corporal do paciente no leito, apresentadas em estudos como algo positivo, pode-se citar termos como "redução de tempo", "menor desgaste físico", "menor instabilidade hemodinâmica" e "maior satisfação do cliente por se aproximar do bem-estar fornecido pelo banho de aspersão". Entretanto, acredita-se que essas tecnologias ainda requerem avaliações e precisam estar acessíveis à realidade econômica da maioria das instituições de saúde.[20-21]

Apesar disso, ainda há lacunas de conhecimento na literatura quando se trata da melhor técnica de banho no leito a ser executada em pacientes críticos. Porém, por meio dos princípios a serem respeitados, as instituições apresentam autonomia para criar protocolos institucionais de acordo com o perfil de seus pacientes, recursos disponíveis e propósitos a serem alcançados. A seguir, apresentamos uma sugestão de como executar a técnica do banho no leito:[3,7,15-18,21,23]

Quadro 18.1. Sequência para a realização do banho no leito.

Sequência da execução do banho no leito*
1. Informar o procedimento ao paciente e/ou acompanhante.
2. Higienizar as mãos.
3. Promover privacidade ao paciente por meio de porta, biombo ou cortina.
4. Avaliar parâmetros hemodinâmicos.
5. Reunir material necessário e levá-lo até o paciente.
6. Colocar avental descartável, máscara, luvas e outros Equipamentos de Proteção Individual (EPI) que se fizerem necessários.
7. Abaixar ou retirar as grades do leito.
8. Retirar o excesso de roupa e soltar os lençóis da cama.
9. Expor o paciente apenas o necessário para a higienização.
10. Despejar a água do jarro na bacia e verificar a temperatura da água.
11. Lavar e secar na sequência cefalopodálica que compreende face/pescoço/orelhas braços/mãos, tórax anterior/abdome.
12. Cobrir o tórax com lençol limpo.
13. Lavar e secar tornozelo/perna/coxa.
14. Lavar os pés na bacia.
15. Lavar e secar região perineal.

(Continua)

Quadro 18.1. Sequência para a realização do banho no leito. (*Continuação*)

Sequência da execução do banho no leito*

16. Lateralizar o paciente.
17. Lavar e secar tórax posterior/nádegas.
18. Empurrar lençol úmido para o centro do leito, realizar desinfecção do colchão, colocar roupa de cama limpa.
19. Retornar paciente para decúbito dorsal e, logo após, virar para decúbito lateral por cima do lençol limpo.
20. Retirar roupa de cama úmida, realizar desinfecção do colchão e estender a roupa de cama limpa.
21. Colocar paciente em posição confortável, se preciso utilizar travesseiros e coxins para auxiliar no conforto.
22. Deixar o ambiente em ordem.
23. Retirar EPI.
24. Higienizar as mãos.
25. Registrar o procedimento na evolução de enfermagem, constando as condições gerais do cliente, presença de lesões ou de sinais sugestivos de lesões por pressão, cuidados prestados, intercorrências e as medidas tomadas.

Cuidados em relação à segurança do paciente e dos colaboradores

- Manter monitorização cardíaca e oximetria de pulso durante o procedimento.
- Executar a higiene bucal desvinculada do momento do banho no leito. Na impossibilidade, realizá-la impreterivelmente antes da higiene corporal.
- Realizar sempre o banho no leito com, no mínimo, dois profissionais.
- Manter a cabeceira elevada em 30°, quando não houver contraindicação.
- Trocar curativos e fixações imediatamente após a higiene corporal.
- Observar a temperatura da água, que deve estar entre 36° e 40° C.
- Evitar a exposição desnecessária do paciente, mantendo-o protegido e aquecido. Sempre que possível expor apenas as áreas que estão sendo higienizadas.
- Avaliar o risco de ressecamento da pele, principalmente em pessoas idosas.
- Manter as grades laterais da cama elevadas enquanto não estiver realizando o procedimento, e jamais deixar a grade de qualquer um dos lados abaixada caso nenhum colaborador esteja integralmente ao lado do paciente nesse intervalo de tempo.
- Utilizar água aquecida para que se evite que o paciente evolua com hipotermia, o que poderia causar instabilidade hemodinâmica importante.
- Avaliar as condições hemodinâmicas previamente ao banho no leito, mantendo observação contínua durante o procedimento e logo após a sua realização para, então, comunicar prontamente qualquer intercorrência.
- Colocar as roupas sujas no *hamper* e não as jogar em pisos (no chão), pois além de não ser uma prática adequada, poderá ocasionar algum acidente.
- Atentar para a prevenção de acidentes em pacientes com dispositivos invasivos, como sondas, drenos, cateteres venosos ou intra-arteriais, tubo endotraqueal, cânula de traqueostomia etc.
- Não realizar a higienização do paciente por apenas um colaborador, valendo-se das condições nas quais os pacientes da UTI, em estado grave ou potencialmente grave, se encontram sob cuidados intensivos e com variados graus de dependência.
- Providenciar materiais, insumos e tecnologias necessárias ao procedimento de modo que o profissional promova banho e higienização efetivos e de qualidade, bem como esteja seguro na implementação deste cuidado com um mínimo possível de riscos laborais aos quais possa estar sujeito.
- Realizar o planejamento do banho no leito juntamente com a equipe no tocante à organização, elaboração de metas e distribuição de atividades, de forma que todos sejam incluídos nas tomadas de decisão em prol de uma atividade segura e equânime para toda a equipe envolvida.
- Manter a privacidade do paciente, fechando a porta, colocando biombos ou puxando as cortinas ao redor da área do banho.
- Promover a independência e, sempre que possível, estimular a participação do paciente no autocuidado.
- Promover o relacionamento interpessoal, diminuindo o desconforto do paciente.

(*Continua*)

Quadro 18.1. Sequência para a realização do banho no leito. (*Continuação*)

Sequência da execução do banho no leito*

- Eleger, quando possível, o melhor momento para o banho no leito em conformidade com o paciente e os profissionais envolvidos para que este procedimento não seja estressante nem tampouco represente um tempo inadequado para a sua realização, o que comprometeria a qualidade e a experiência positiva para ambos.
- Promover *debriefing* entre profissionais e sua supervisão imediata no intuito de buscarem lacunas, desconfortos ou práticas que necessitem de melhorias, na busca de oportunidades de crescimento e otimização da experiência dos colaboradores.
- Promover *debriefing* entre pacientes, familiares/acompanhantes e equipe de saúde envolvida no banho do leito, quando possível. Isso oportuniza o conhecimento do ponto de vista e aspirações dos pacientes ou familiares, bem como favorece a expressão de pontos de desconforto ou insatisfação que poderão ajudar na busca conjunta de melhorias no cuidado de enfermagem, com consequente otimização das relações interpessoais e interprofissionais.

* Deve ser adaptada às necessidades individuais do paciente.

Fonte: Dias; Silva; Prado (2019).

■ Segurança do paciente e do profissional

O banho no leito é um importante procedimento terapêutico que, além de trabalhar a higienização e a manutenção da saúde, visa promover bem-estar e conforto aos pacientes acamados. Como dito, ele costuma ser pouco apreciado, discutido e valorizado cientificamente pela equipe de enfermagem, sendo necessária a promoção de discussões e de reflexões importantes sobre a forma como estão sendo realizados esses procedimentos, principalmente no âmbito dos cuidados intensivos, de forma que tenhamos planejamento terapêutico para esta ação que requer expertise.[21,23]

A revisão frequente das técnicas de enfermagem e as tarefas básicas são necessárias para proporcionar melhorias e avanços capazes de contribuírem para uma assistência qualificada. O banho no leito, que parece tão básico, simples e comum em pacientes acamados, torna-se complexo quando se trata de um paciente crítico. São ações de enfermagem que necessitam de planejamento adequado e de uma equipe capacitada para efetuar a técnica adequada, com o intuito de proporcionar um cuidado livre de danos, satisfação e conforto ao cliente, bem como segurança para pacientes e profissionais de saúde.[24]

No banho de leito, a fricção cutânea estimula a circulação, mantendo o paciente limpo e confortável, oferecendo à enfermagem a oportunidade de conhecer o paciente e identificar seu estado emocional, quando consciente; avaliar suas necessidades, as condições de drenos, sondas e cateteres; além de possibilitar a avaliação da pele e das áreas que apresentam lesão ou pontos de pressão.[25-27] Vale a pena ressaltar que a referência à fricção cutânea diz respeito àquela feita de maneira suave e que não cause nenhum tipo de lesão ou comprometimento, tendo em vista a fragilidade e as potencialidades que um paciente crítico apresenta, como edema, desidratação, imobilidade no leito, entre outras, que o em risco de ter alteração de sua integridade cutânea e, consequentemente, de sofrer lesões por pressão difusas.

Para reduzir a possibilidade de eventos adversos, a técnica do banho no leito deve ser realizada em cinco partes distintas, em que o banho é dividido em higiene do couro cabeludo, do rosto e da boca, higiene das mãos, higiene do corpo e higiene da genitália, havendo para cada uma das partes mencionadas cuidados de enfermagem específicos.[24]

É fundamental que antes do início de cada uma dessas etapas, o enfermeiro e/ou técnico de enfermagem se certifique de que as fixações e a estabilidade dos dispositivos estejam seguras, tendo em vista que podem ocorrer eventos adversos, como a extubação acidental, perda inadvertida de cateteres, drenos ou sondas, condições que colocam em risco a vida do paciente e que podem ser minimizadas com uma equipe treinada. No entanto, a própria intervenção do banho pode também se tornar um evento adverso em decorrência da forte possibilidade de ele causar instabilidade no quadro clínico de alguns pacientes graves.[28,29]

Em se tratando de carga de trabalho, o procedimento realizado por dois profissionais não é isento integralmente do esforço físico, porém demonstrou-se mais seguro tanto para o paciente como para os profissionais envolvidos, que, na sua execução, podem dividir o peso corporal do paciente e as atividades, possibilitando a realização de mobilizações planejadas. Já quando o banho é realizado por apenas um profissional, o trabalho torna-se visivelmente mais desgastante e, nessa situação, observam-se potenciais riscos para o paciente e para o profissional que, em virtude do maior esforço físico dispensado durante o procedimento, pode sofrer danos/lesões osteomusculares.[30]

O esforço físico é um fator de risco para a segurança dos profissionais em razão do desgaste inerente às ações da equipe e está intimamente relacionado à carga de trabalho. Diante disso, é relevante ter um dimensionamento de pessoal de enfermagem adequado para que o procedimento seja realizado, preferencialmente, em duplas ou em maior número de profissionais, conforme a demanda do paciente assistido, tornando o banho no leito mais seguro.[30]

Experiência do paciente e do profissional

O banho de leito no ambiente hospitalar é considerado um procedimento que pode gerar ansiedade e insatisfação no paciente, além de sentimentos como desconforto, constrangimento, cuidado desumano, demorado e insatisfatório. Tudo isso por representar o instante em que a sua intimidade será invadida por indivíduos desconhecidos, mesmo eles sendo os profissionais que prestam o cuidado durante a sua estadia na instituição hospitalar. Já os profissionais, por perceberem o procedimento como uma atividade rotineira, muitas vezes se esquecem de que estão manipulando o corpo de outro ser humano que está sendo invadido e tendo a sua privacidade e a intimidade expostas em um ambiente estranho.[24,25]

Consequentemente, o procedimento de higienização corporal se torna uma situação de sensibilidade para o paciente, havendo relatos do surgimento de sentimentos como medo e revolta por ter o seu corpo e a sua intimidade invadidos, sem que lhe seja ofertada a oportunidade de escolha quanto ao horário em que se executará este cuidado ou quanto ao profissional encarregado da execução. Muitas vezes, o profissional preocupado em realizar o procedimento da melhor maneira possível e prestar os cuidados integrais, não esclarece adequadamente ao paciente sobre este cuidado, esclarecimento que amenizaria o seu sentimento de invasão.[30-32]

Todo o conjunto, domínio da técnica e vínculo efetivo entre profissional e paciente, queda ao banho de leito um significado diferente, resultando em respeito, confiança, estímulo ao autocuidado e à autonomia, fatores que contribuem para minimizar a fragilidade do doente.[31,32]

A falta de comunicação efetiva entre o profissional e o paciente impede uma avaliação criteriosa, o que reflete no planejamento da assistência de enfermagem na UTI. Solicitar a permissão para o toque e para realizar algum procedimento valoriza todo o processo assistencial, conferindo respeito e dignidade ao ser humano que está sendo cuidado. Esse bem-estar provocado ao paciente é repercutido diretamente na experiência do profissional, pois a empatia passa a fazer parte do relacionamento e atividades laborais.[31,33]

Portanto, no processo de cuidar e ser cuidado, a comunicação é o elo entre o paciente e a equipe de enfermagem, devendo ser considerado um elemento indispensável para a qualidade das relações, na identificação das necessidades humanas afetadas ou parcialmente atendidas diante do processo saúde-doença e na realização do cuidado, determinando a prática de uma enfermagem humanizada.[31,33]

A atenção prestada pelos profissionais, a maneira polida de se dirigir ao paciente, assim como o atendimento considerado pelo usuário como um bom cuidado contribuem para uma visão positiva de sua privacidade física, possivelmente pelo fato de que muitos dos pacientes se sentiriam respeitados e valorizados pela equipe. Esses sentimentos também se refletirão diretamente sobre o profissional, tornando o procedimento do banho no leito mais efetivo e com experiências positivas para ambos, paciente e profissional.

Neste sentido, os profissionais de enfermagem necessitam estar capacitados técnico-cientificamente para compreender o paciente, encorajá-lo ao diálogo, à revelação dos seus sentimentos e para conquistar a confiança do paciente e, então, ambos promoverem uma troca de informações e uma assistência humanizada.[31,34,35]

◖ Considerações finais

O banho no leito pode ser altamente complexo, dependendo da gravidade e da presença de dispositivos terapêuticos e de suporte à vida que estejam empregados no paciente. Toda essa complexidade produz impactos significativos na carga de trabalho da equipe de enfermagem, na segurança laboral, assim como na segurança e experiência dos pacientes.

A segurança e experiência do paciente, de sua família e dos profissionais de saúde devem ser as melhores possíveis, pois não se pensa em qualidade sem se atuar com a máxima segurança, bem como não se obtém qualidade assistencial sem se levar em consideração a experiência do paciente e do profissional. O paciente que tem sua assistência segura, bem como sua experiência positiva, durante o momento tão íntimo que é o banho no leito, certamente considerará o serviço de saúde da mais alta qualidade e humanização de que ele já experimentou. Isso tem potencial para promover a empatia, o reconhecimento e a valorização dos profissionais da enfermagem pelos pacientes e familiares.

Uma vez reconhecida e valorizada verdadeiramente, a enfermagem passa a ter uma experiência muito positiva a partir desses cuidados prestados, gerando grande sentimento de importância para o bem-estar do paciente e facilitação do seu processo de cura ou alívio do sofrimento humano, tido como a essência do cuidar. Vale, ainda, ressaltar que tanto os recursos humanos adequados como os materiais, insumos e tecnologias empenhados para atender os profissionais na realização segura e efetiva do banho de leito são fatores imprescindíveis para uma experiência profissional positiva e, consequentemente, para se imprimirem esforços para que a experiência do paciente e da sua família também seja a mais segura e agradável possível.

Referências bibliográficas

1. Santos CC, Arruda AAM, Silva JSB, Araújo MMS. Sistematização da assistência de enfermagem: realização de banho no leito em pacientes na unidade de terapia intensiva. [Trabalho de conclusão de curso de graduação]. Faculdade ASCES; 2017.
2. Silva RMB, Inoue KC. Banho intervencionista no leito em unidade de terapia intensiva. Rev UNINGÁ. 2016;47(2):42-5.
3. Bastos SRB, Gonçalves FAF, Bueno BRM, Silva GS, Ribeiro KRA, Brasil VV. Banho no leito: cuidados omitidos pela equipe de enfermagem. Rev Fund Care Online. 2019;11(3):627-33.
4. Prado ARA, Ramos RL, Ribeiro OMPL, Figueiredo NMA, Martins MM, Machado WCA. Banho no cliente dependente: aspectos teorizantes do cuidado de enfermagem em reabilitação. Rev Bras Enferm. 2017;70(6):1408-13.

5. Backes DS, Gomes CA, Pereira SB, Teles NF, Backes MTS. Banheira portátil: tecnologia para o banho de leito em pacientes acamados. Rev Bras Enferm. 2017;70(2):382-7.

6. Dionizio D. Aplicativo multimídia "safe bathing" em plataforma móvel como tecnologia para o cuidado à beira-leito de pacientes infartados: construção e validação [Dissertação de mestrado]. Niteroi: Universidade Federal Fluminense; 2017.

7. Costa GS, Souza CC, Diaz FBBS, Toledo LV. Banho no leito em cuidados críticos: uma revisão integrativa. Rev Baiana Enferm. 2018;32(1):e20483.

8. Penha JS. Análise do banho no leito: repercussões psicobiológicas ao paciente em terapia intensiva [monografia]. São Luís: Universidade Federal do Maranhão; 2017.

9. Pereira PSL, Costa Neto AM, Moreira WC, Carvalho ARB, Frota BC, Lago EC. Repercussões fisiológicas a partir dos cuidados de enfermagem ao paciente em unidade de terapia intensiva. Rev Pre Infec e Saúde. 2015;1(3):55-66.

10. Silva CJB, Silva MES, Reis FF, Miranda GCO, Santos L, Lima DVM. Bed bath for infarcted patients: crossover of the hydrothermal control 40ºC versus 42.5ºC. Online Brazilian J Nurs. 2016;15(3):341-50.

11. Conselho Federal de Enfermagem. Resolução COFEN 358/2009. Dispõe sobre a Sistematização da Assistência de Enfermagem e a implementação do Processo de Enfermagem em ambientes, públicos ou privados, em que ocorre o cuidado profissional de Enfermagem, e dá outras providências. Brasília: COFEN; 2009.

12. Ramalho Neto JM, Fontes WD, Nóbrega MML. Instrumento de coleta de dados de enfermagem em unidade de terapia intensiva geral. Rev Bras Enf. 2013;66(4):535-42.

13. Eigsti J. Innovative solutions: beds, baths, and bottoms: a quality improvement initiative to standardize use of beds, bathing techniques, and skin care in a general critical-care unit. Dimens Crit Care Nurs. 2011;30(3):169-76.

14. Vollman KM. Interventional patient hygiene: discussion of the issues and a proposed model for implementation of the nursing care basics. Intensive Crit Care Nurs. 2013;29(5):250-5.

15. Flores GP. Critérios para banho de leito em unidade de terapia intensiva adulto: construção de um protocolo assistencial [Dissertação de mestrado]. Porto Alegre: Universidade do Vale do Rio dos Sinos; 2016.

16. Stadler GP. Implementação de um protocolo de banho no leito para pacientes adultos criticamente enfermos em unidades de terapia intensiva [dissertação]. Porto Alegre: Universidade do Vale do Rio dos Sinos; 2019.

17. Prado ARA, Ramos RL, Ribeiro OMPL, Figueiredo NMA, Martins MM, Machado WCA. Banho no cliente dependente: aspectos teorizantes do cuidado de enfermagem em reabilitação. Rev Bras Enferm. 2017;70(6):1408-13.

18. Paulela DC, Bocchi SCM, Mondelli AL, Martin LC, Sobrinho AR. Eficácia do banho no leito descartável na carga microbiana: ensaio clínico. Acta Paul Enferm. 2018;31(1):7-16.

19. Backes DS, Gomes CA, Pereira SB, Teles NF, Backes MTS. Banheira portátil: tecnologia para o banho de leito em pacientes acamados. Rev Bras Enferm. 2017;70(2):382-7.

20. Guimarães FRF. O banho como uma ação profissional do enfermeiro (a) nas suas dimensões terapêuticas (1916-1928) [Dissertação de mestrado]. Rio de Janeiro: Universidade Federal do Estado do Rio de Janeiro; 2015.

21. Stacciarini TSG, Cunha MHR. Procedimentos operacionais padrão em enfermagem. São Paulo (SP): Atheneu; 2014.

22. Mozachi N. O hospital: manual do ambiente hospitalar. 10. ed. Curitiba: Os Autores; 2005.

23. Figueiredo NMA, Viana DL, Machado WCA. Tratado prático de enfermagem. 2. ed. v. 2. São Caetano do Sul (SP): Yedis Editora; 2008.

24. Lopes JL, Nogueira-Martins LA; Gonçalves MAB, Barros ALBL. Comparação do nível de ansiedade entre o banho de chuveiro e o de leito em pacientes com infarto agudo do miocárdio. Rev Latino-Am Enfermagem. 2010;18(2):217-23.

25. Martins SIA. O banho no leito em contexto de internamento hospitalar: vivências de pessoas idosas [Dissertação de mestrado]. Porto: Universidade do Porto; 2009.

26. Figueiredo NMA, Carvalho V, Tyrrell MAR. (Re)lembrando Elvira de Felice: gestos e falas de enfermeiras sobre o banho no leito, uma técnica/tecnologia de enfermagem. Esc Anna Nery R Enferm. 2006;10(1):18-28.

27. Castellões TMFW, Silva LD. Guia de cuidados de enfermagem na prevenção da extubação acidental. Rev Bras Enferm. 2007;60(1):106-9.

28. Oliveira AP, Lima DVM. Avaliação do banho no leito de doentes críticos: impacto da temperatura da água na variação da oximetria de pulso. Rev Esc Enferm USP. 2010;44(4):1039-45.

29. Lima DVM, Lacerda RA. Repercussões oxi-hemodinâmicas do banho no paciente em estado crítico adulto hospitalizado: revisão sistemática. Acta Paul Enferm. 2010;23(2):278-85.

30. Möller G, Magalhães AMM. Banho no leito: carga de trabalho da equipe de enfermagem e segurança do paciente. Texto Contexto Enferm. 2015;24(4):1044-52.
31. Pupulim JSL, Sawada NO. Exposição corporal do cliente durante a avaliação física em unidade de terapia intensiva. Rev Bras Enferm. 2005;58(5):580-5.
32. Prado ML, Gelbcke FL, Reibnitz KS, Ramos FRS, Martins CR. Higiene e conforto: percepções e sensações dos clientes dos serviços de saúde. Rev Paul Enferm. 2006;25(2):90-5.
33. Oliveira ME, Fenili RM, Zampieri MF; Martins CR. Um ensaio sobre a comunicação no cuidado de enfermagem utilizando os sentidos. Enfermería Global. 2006;19(8):1-7.
34. Maciel SSA, Bocchi SCM. Compreendendo a lacuna entre a prática e a evolução técnico-científica do banho no leito. Rev Latino-Am Enfermagem. 2006;14(2):233-42.
35. Lima TC. Revelando o processo de recriação do banho no leito no cenário da terapia intensiva: produto da suscetibilidade da enfermagem em incorporar o conhecimento êmico a sua práxis Dissertação de mestrado]. Botucatu: Faculdade de Medicina de Botucatu, Universidade Estadual Paulista; 2008.

19

Higiene Bucal no Paciente Crítico

Fernanda Alves Ferreira Gonçalves
Bárbara Ribeiro Miquelin Bueno
Virgínia Visconde Brasil

◖ Introdução

A placa dentária é um exemplo clássico de biofilme que pode ser formado em menos de 6 horas nas superfícies dos dentes dos indivíduos. Cada milímetro cúbico de biofilme dental contém, aproximadamente, 100 milhões de microrganismos, entre eles bactérias, vírus e fungos.[1]

O microambiente e o microbioma bucal podem ser alterados após 24 horas de intubação orotraqueal, não sendo claros os mecanismos relacionados a essa mudança microbiana. Entretanto, acredita-se que podem acontecer, em parte, consequentemente à presença do tubo orotraqueal que afeta a depuração da placa, ao fluxo de saliva e à secagem da mucosa, além das intervenções e medicamentos relacionados ao manejo da condição subjacente durante a doença crítica, resultando na contribuição da prevalência e da gravidade de alterações celulares na mucosa bucal para a deterioração da saúde bucal daqueles pacientes sob ventilação mecânica.[2]

O microbioma periodontal é complexo e desempenha papel fundamental no estabelecimento da saúde periodontal, bem como no desenvolvimento de doenças periodontais, que são prevalentes e podem afetar até 90% da população mundial.[3]

A formação do biofilme oral e a sua progressão na superfície dos dentes podem ocasionar a gengivite, forma mais branda da doença periodontal, que não afeta as estruturas subjacentes de suporte dos dentes e é reversível.[4]

Em comparação com outros pacientes, a presença de biofilme dental em pacientes sob cuidados intensivos decorre, na maioria das vezes, de disfunção imune, comorbidades, presença de tubos endotraqueais, dificuldade de deglutição, efeitos colaterais de medicamentos e diminuição da ingestão de líquidos orais.[5] Essa situação fica pior quando esses pacientes são idosos, pois sua saúde bucal não é ideal, difere entre países e regiões, bem como em função da institucionalização. A disparidade é atribuída principalmente às diferenças nas condições socioeconômicas, na disponibilidade e acesso aos serviços de saúde bucal.[6]

O efeito cumulativo das doenças bucais tem como agravante a perda dentária, que está diretamente relacionada às más condições de saúde bucal e é considerada um importante problema de saúde pública no Brasil, comum em idosos brasileiros entre 65 e 74 anos, que não têm pelo menos 21 dentes naturais. Entre as causas dessa perda de dentes, destacam-se o tabagismo, falta de acesso à saúde, comorbidades, doença periodontal, presença de prótese dentária e condição socioeconômica.[6,7]

◖ Higiene bucal e a contaminação das escovas de dentes

A escova de dentes é considerada uma fonte potencial de agentes patogênicos.[8,9] Durante a escovação, pode ocorrer o deslocamento da placa dentária, e grande número de organismos ser translocado da boca para secreções subglóticas do pulmão.[10]

Quando contaminadas, as escovas de dentes aumentam o risco de infecção em indivíduos imunodeprimidos, podem reinfectar pacientes com doenças sistêmicas crônicas ou com doença periodontal. Associam-se também à presença de resfriados persistentes, à dor de garganta, à gripe e até à parada cardíaca, ao diabetes e ao nascimento de prematuros.[9]

As cerdas das escovas dentais podem ser facilmente contaminadas pela presença de matéria orgânica ou nos locais em que são armazenadas, tendo em vista que bactérias sobrevivem em ambientes úmidos e as cerdas têm chance de ser contaminadas, a depender do local onde serão armazenadas, ou por insetos.[9]

Além dessa contaminação ambiental da escova após o uso, também merece destaque a não obrigatoriedade da sua venda em pacotes estéreis. Para a American Dental Association, a troca de escovas de pessoas saudáveis deve ocorrer a cada 2 ou 3 meses por causa do desgaste e da perda da eficiência mecânica das cerdas, não se considerando, portanto, a contaminação bacteriana.[8]

Em ambiente hospitalar, poder-se-ia dizer que a limpeza da cavidade bucal feita pela equipe de enfermagem com escova de dentes ocasionaria mais risco do que benefícios, justificando-se a necessidade de descontaminação em intervalos regulares, ou mesmo descarte das escovas, tanto para evitar reinfecção como para manter a saúde geral e bucal adequadas.[11]

Considerando-se o possível custo desse descarte e o risco de contaminação, as escovas de dentes deveriam, então, ser submetidas a processos de remoção microbiana antes da primeira utilização, e após cada uso por métodos que atuem rapidamente, que sejam de baixo custo, não tóxicos e que possam ser facilmente implementados.[12]

De acordo com a Resolução da Diretoria Colegiada (RDC) n. 222, de 28 de março de 2018,[13] as escovas dentais constituem resíduos domiciliares (resíduos comuns), mesmo que em unidades de saúde, e seu descarte deve ser feito de igual forma. Entretanto, para pacientes com medidas de precaução estabelecidas, todo o resíduo de serviço de saúde deve ser segregado com manejo especial em virtude do risco da presença de bactérias multirresistentes.

É oportuno destacar que a escova de dentes não está listada como material de uso único e, portanto, não é proibido o seu processamento, seguindo o que estabelece a RDC n. 2.605, de 11 de agosto de 2006.[14] Porém, precisa ser lembrado que essa escova de dentes deve ser considerada um produto semicrítico no âmbito da terapia intensiva, necessitando ser submetida, no mínimo, ao processo de desinfecção de alto nível após a limpeza.[15]

Com o intuito de serem testados métodos e produtos para descontaminação, escovas de dentes foram contaminadas com cepas bacterianas e desinfetadas em laboratório. Entre os produtos utilizados, destacam-se o hipoclorito de sódio a 0,08% e 1%; o vinagre branco a 100%; *Aloe vera* e própolis;[16] o ácido peracético na concentração de 0,9% a 1,5% ou 900 a 1.500 ppm.[17]

Com relação aos métodos físicos, destacam-se a máquina de lavar louças e o micro-ondas. Além de testes *in vitro*, estudos clínicos foram realizados com uso de escovas dentais de pessoas saudáveis, antes e após a descontaminação com o digluconato de clorexidina a

0,12% ou 2%,[18] cloreto de cetilpiridínio a 0,05%[19] e luz ultravioleta. Entre eles, a clorexidina é o produto mais usado em populações saudáveis.

Em virtude de lacuna na literatura no que se refere à descontaminação de escovas de dentes após cada uso, Bueno (2018) realizou um estudo experimental com 144 escovas que, após limpeza, foram imersas no ácido peracético por 10 e 20 minutos, sendo eficaz o tempo de imersão de 20 minutos na eliminação das cepas de *Pseudomonas aeruginosa* ATCC-27853; *Staphylococcus aureus* ATCC 25923 e *Candida albicans* ATCC 90028.[17]

Após esse experimento, foi realizado um ensaio clínico randomizado-controlado em unidade de terapia intensiva (UTI) de um hospital público, onde a higiene bucal (HB) foi realizada duas vezes ao dia por até 5 dias, com clorexidina (CHX) gel a 0,12% e escovas desinfetadas ou descartadas. Ao longo dos dias de realização da HB nos pacientes, foi evidenciada tendência decrescente do biofilme bucal e lingual, contudo sem diferença entre os grupos que usaram escovas descartáveis e escovas desinfetadas com ácido peracético.[20]

Apesar de ser uma estratégia de difícil implementação pelo SUS na maioria dos serviços de cuidados intensivos, no Brasil há a orientação para o descarte das escovas de dentes a cada uso, o que representa uma problemática em razão da escassez de recursos e do aumento dos Resíduos dos Serviços de Saúde (RSS).[13]

Higienização bucal na prevenção da pneumonia associada à ventilação mecânica

Intervenção química com clorexidina

O digluconato de clorexidina foi sintetizado nos anos 1940 e introduzido no mercado em 1954 como antisséptico para uso na pele. É um detergente catiônico da classe das biguanidas, disponível na forma de acetato, hidrocloreto e digluconato, sendo este último o sal mais utilizado nas fórmulas e produtos. Apresenta amplo espectro de ação sobre bactérias Gram-positivas, Gram-negativas, leveduras e vírus lipofílicos.[21]

Foi testado pela primeira vez em 1970 na cavidade bucal, sendo avaliado e ratificado o seu efeito benéfico frente à redução do crescimento do biofilme bacteriano e do desenvolvimento de gengivite por um período de 21 dias quando realizados bochechos na concentração de 0,2%, duas vezes por dia.[22,23] Ainda nessa década, a clorexidina (CHX) foi recomendada como parte da prevenção e terapia das doenças periodontais e, até o momento, tem sido utilizada como substância padrão de referência para a HB em pacientes sob ventilação mecânica, considerada padrão-ouro no ambiente da terapia intensiva, embora já tenha sido também associada à resistência bacteriana.[22]

Após o bochecho com clorexidina, aproximadamente 30% da droga fica retida na boca, e ela se adsorve a compostos aniônicos, como glicoproteínas salivares, radicais fosfatados e carboxílicos presentes no biofilme dental. O mecanismo antibacteriano é explicado pelo fato de a molécula catiônica da clorexidina ser rapidamente atraída pela carga negativa da superfície bacteriana, sendo fixada à membrana celular por interações eletrostáticas, provavelmente por ligações hidrofóbicas ou por pontes de hidrogênio. A adsorção é dose-dependente; é uma substância estável e não tóxica aos tecidos. Além disso, sua substantividade, isto é, sua capacidade de retenção, é de aproximadamente 12 horas.[22]

A eficácia da CHX se relaciona à sua capacidade de adesão na placa dentária e de ser liberada lentamente. É utilizada de forma rotineira para controlar infecções, ajudando no reparo de feridas bucais, como substância antiplaca e na prevenção da pneumonia associada à ventilação mecânica. Tem atividade antibacteriana e reduz as bactérias nos epitélios e películas bucais.[24]

Supõe-se que a CHX possa inibir o acúmulo de biofilme subgengival inibindo a formação de biofilme supragengival por 96 horas.[25] O uso do enxaguatório oral com CHX atua como adjuvante do controle diário de placa, especialmente em locais posteriores, onde o controle mecânico da placa é mais difícil.[26,27] A utilização combinada da CHX e outros produtos para a HB pode inibir sua ação biológica, o que remete ao seu uso exclusivo, sem associá-la a outras substâncias.[27]

A clorexidina é comercializada em concentrações aquosas de 0,05%,[28] 0,06%, 0,12% e 0,2%. Em indivíduos saudáveis com gengivite, a concentração de 0,2% teve efeito inibidor de placa significativamente melhor do que a 0,12% e 0,06% até 3 semanas de uso. Nenhum efeito colateral clinicamente visível foi relatado, exceto uma pequena descoloração dos dentes, distribuída de forma desigual entre os participantes, sem diferença entre os grupos.[26]

Além disso, após os dias 7,14 e 21 de uso foram relatadas queixas de "perda do paladar" e "sensação de dormência" naqueles que usaram a CHX em concentrações a 0,2%, 0,12% e 0,06%,[26] enquanto o seu uso por 4 semanas, ou mais, foi associado à coloração alterada dos dentes e acúmulo de cálculo.[29-31]

Frente a isso, verifica-se o uso da CHX em várias concentrações aquosas para a realização da HB, com destaque para a 0,12% e a 0,2%. Além da preparação aquosa, pode ser utilizada a formulação em gel[32-35] nas concentrações entre 0,12% e 5%, apresentando as mesmas propriedades bactericidas e bacteriostáticas, com a desvantagem de não ter a capacidade intrínseca de se ligar aos tecidos orais.[36] Com relação à frequência do seu uso, há relatos do uso somente uma vez ao dia,[37] além de duas,[38,39] três,[32,34,40] e até quatro vezes ao dia.[41,42]

No tocante à pneumonia associada à ventilação mecânica (PAV), houve redução na incidência da PAV precoce em pacientes com trauma[24] e na população adulta quando a HB foi realizada com CHX a 2%.[42] Uma metanálise demonstrou que o uso de CHX na prevenção da PAV é dependente da dose e frequência, sendo sua atividade antibacteriana dose-dependente. Verificou-se que nas concentrações de 0,12% e 0,2% não houve redução significativa na incidência de PAV em adultos, enquanto a CHX a 2% promoveu redução de 40% nas chances de ser desenvolvida PAV em adultos criticamente doentes.[43]

Outra metanálise demonstrou a redução da pneumonia nosocomial quando relacionada às bactérias Gram-positivas e Gram-negativas, a partir da qual a análise dos subgrupos revelou benefício significativo da CHX na pneumonia nosocomial de pacientes não intubados e na prevenção da PAV, sem afetar a mortalidade.[44]

A CHX também foi testada no período pré-intubação, contudo sua aplicação não proporcionou benefícios adicionais na redução do risco de desenvolvimento de PAV precoce, quando comparada com a administração diária de CHX iniciada após a intubação.[45]

Devido ao risco de microaspirações durante a HB, a CHX deve ser usada de forma cautelosa. Estudo realizado com ratos avaliou os efeitos tóxicos pulmonares agudos da CHX após instilação intratraqueal em concentrações de 0,02% e 0,2%, principalmente quando mantida por mais de uma semana, ocasionando alterações nos exames hematológicos e bioquímicos, e ainda indução de atividade inflamatória (edema intra-alveolar e hemorragias).[46] Em adultos, o seu uso foi associado ao aumento na mortalidade em virtude do risco de aspiração do antisséptico durante a aplicação.[47,48]

Higienização bucal no paciente suspeito ou infectado com SARS-CoV-2

O novo coronavírus, denominado SARS-CoV-2, causador da doença Covid-19, foi detectado em 31 de dezembro de 2019, em Wuhan, na China, sendo confirmada a circulação do SARS-CoV-2 pela Organização Mundial da Saúde (OMS) em 9 de janeiro de 2020 e logo declarada como uma epidemia de emergência internacional.[49] Ao final do mês de janeiro, diversos países já haviam confirmado importações de caso, incluindo Estados Unidos, Canadá e Austrália. No Brasil, em 7 de fevereiro de 2020, já havia nove casos sob investigação, mas sem registros de casos confirmados.[50]

A evidência atual indica que a transmissão de pessoa a pessoa ocorre, principalmente, por meio de gotículas respiratórias de tosse ou espirro e/ou contato físico,[49] caracterizando o SARS-CoV-2 como de alta transmissibilidade (de modo especial em locais fechados com pouca ventilação e baixa luminosidade, e em ambientes hospitalares), potencializada por uma alta carga viral no trato respiratório superior, mesmo naqueles pacientes pré-sintomáticos, distinguindo-o de outras doenças respiratórias.[51]

Como o vírus pode persistir em superfícies contaminadas por dias, a infecção pode ocorrer indiretamente pela transferência desse vírus pelo toque em superfícies ou mãos para a mucosa da boca, nariz ou olhos. Assim, medidas de controle de infecção, como desinfecção de superfícies e boa higiene pessoal e das mãos, são importantes para limitar a sua propagação.[52]

Nesse contexto, os profissionais de saúde estão particularmente susceptíveis à infecção, necessitando de paramentação adequada durante os cuidados aos pacientes infectados. Entretanto, à medida que a epidemia acelera no Brasil, o acesso a equipamentos de proteção individual (EPI) para todos esses profissionais de saúde torna-se uma preocupação constante.[51]

E a respeito da HB nesses pacientes graves, a Australian Dental Association recomenda o uso de enxágue bucal pré-procedimento com produtos como a polivinilpirrolidona iodo (PVPI), que tem ampla atividade antibacteriana e antifúngica e que demonstrou atividade *in vitro* contra uma variedade de vírus, incluindo o SARS-CoV-2.[53-55]

Como uma barreira protetora adicional ao EPI, pode ajudar a reduzir a transmissão de doenças. É facilmente administrada e tem sido usada tanto em hospitais como na comunidade por indivíduos acima de 60 anos, o que pode ser facilmente integrado aos protocolos de controle de infecção existentes. Em resumo, o uso de PVPI pode aumentar as medidas de saúde e de higiene para reduzir a disseminação de Covid-19 na comunidade. Produtos como cloreto de cetilpiridínio e peróxido de hidrogênio também reduzem efetivamente o número de microrganismos da microbiota oral.[55]

Assim sendo, como o SARS-CoV-2 é vulnerável à oxidação, o uso de antisséptico bucal ou de gel contendo agentes oxidantes de amplo espectro (p. ex.: peróxido de hidrogênio ou PVPI) é recomendado para reduzir a microbiota oral e, potencialmente, o SARS-CoV-2. Como são frequentes as complicações relacionadas à Covid-19, mais pesquisas devem ser realizadas sobre superinfecções bacterianas, buscando-se uma conexão, se houver, entre o microbioma oral e essas complicações para se estabelecer a importância da HB e doença oral preexistente na gravidade e risco de mortalidade de Covid-19.[56]

Frente a isso, recomenda-se que a HB seja mantida, se não melhorada, durante uma infecção por SARS-CoV-2, a fim de reduzir a carga bacteriana na boca e o risco potencial de uma superinfecção bacteriana.[56]

A má higiene bucal pode ser considerada um risco para complicações pós-virais, principalmente em pacientes já predispostos a biofilmes alterados em decorrência de diabetes, hipertensão arterial ou doença cardiovascular. As bactérias presentes em pacientes com Covid-19 grave estão associadas à cavidade oral, e a melhoria da HB pode desempenhar um papel na redução do risco de complicações.[56]

Intervenção mecânica na prevenção da pneumonia associada à ventilação mecânica

A higiene bucal inclui o uso de *swabs*, escovas de dentes manuais ou elétricas, hidratantes, creme dental, antibióticos tópicos e antissépticos bucais. Falta clareza sobre quais elementos ou combinações são mais efetivos para a melhoria da limpeza da cavidade bucal, sendo apenas possível afirmar que a placa dentária é eficazmente removida de forma mecânica. Isso pode tornar a escova de dentes o método mais efetivo, pois a escovação desorganiza a placa dental, que é reservatório para a infecção pulmonar.[57]

Em 2008, estudo observacional com 345 adultos avaliou os efeitos da escovação mecânica, juntamente com outras intervenções relacionadas à prevenção da PAV. A escovação era realizada por 1 minuto, 3 vezes ao dia, associada à drenagem subglótica, e esses cuidados diminuíram o tempo de ventilação mecânica (VM) e as taxas de PAV.[58] Posteriormente, estudo publicado em 2009 randomizou 147 pacientes que estavam sob VM em dois grupos: o grupo 1 recebeu cuidado oral padrão a cada 8 horas, incluindo lavagem da cavidade bucal com CHX a 0,12% (10 mL) e aspiração após 30 segundos; o grupo 2 recebeu escovação como cuidado adicional, a cada 8 horas, não havendo diferença em PAV, mortalidade, dias livres de antibióticos, tempo de permanência na UTI ou duração da VM.[59]

Outro estudo avaliou 1.538 adultos, comparando dois grupos: no grupo 1, foram realizados os procedimentos padrão (avaliação oral, sucção subglótica ou escovação dental); no grupo 2, foram usadas técnicas de higiene bucal (avaliação oral, aspiração profunda a cada 6 horas, limpeza da cavidade oral a cada 4 horas e escovação duas vezes por dia). Como resultados, evidenciou-se redução das taxas de PAV de 12 para 8 (por mil dias de ventilação), bem como na mortalidade e tempo de permanência na UTI após a instituição do protocolo oral.[60]

Ensaio clínico randomizado testou a limpeza orofaríngea na redução da pneumonia nosocomial em mais de 500 pacientes. A HB foi realizada duas vezes ao dia em um grupo com CHX a 0,2% (intervenção), e outro com permanganato de potássio a 0,01%, com taxas semelhantes de pneumonia nosocomial em ambos os grupos; e, no grupo–controle, houve a redução do tempo de internação na UTI.[61]

Além disso, o uso de escovação por 1 a 2 minutos em intervalos de 12 horas com pasta de monofluorofosfato de sódio a 0,7% e aplicação de 15 mL de solução de clorexidina 0,12% foi eficaz na redução da PAV em 1.648 adultos que receberam VM em momentos pré e pós-intervenção. Após a intervenção, as taxas de PAV diminuíram de 5,2 para 2,4 infecções/1.000 ventilador dias (p = 0,04), como também diminuíram os dias de ventilação mecânica.[62]

Apesar de todas essas evidências, ainda existem controvérsias. Metanálise publicada em 2012 concluiu que a escovação não reduziu a incidência de PAV em pacientes ventilados mecanicamente, tendo em vista que o ato de escovação não reduziu a mortalidade, duração de VM, tempo de internamento na UTI, dias livres de antibióticos e dias livres de VM. Portanto, ainda existem lacunas para que a escovação de pacientes sob VM tenha maior respaldo, sendo necessários mais ensaios clínicos que avaliem a escovação isoladamente.[63]

Metanálises publicadas nos anos de 2013 e 2016 concluíram que o uso de CHX bucal ou gel reduz o risco de PAV, quando comparada com placebo ou cuidados habituais, não havendo evidências de diferença entre CHX e placebo/cuidados habituais para os desfechos de mortalidade, internação, tempo de VM e custos. Com relação aos efeitos da escovação dos dentes, com ou sem antisséptico, não foram encontradas evidências suficientes para determinar se a escovação dental afeta a duração da VM, o tempo de permanência na UTI, o uso de antibióticos sistêmicos, os índices de saúde bucal, efeitos adversos e custos. Além disso, não há superioridade da escovação elétrica e outras soluções na redução da PAV.[64,65]

No intuito de avaliar o impacto das medidas de HB sobre a incidência da PAV, um estudo implementou a escovação de dentes, aplicação de CHX aquosa a 1% e aspiração orofaríngea, com 91% de conformidade da HB alcançada durante os 30 meses do estudo. Dos 528 pacientes graves submetidos à VM por, pelo menos, 48 horas e anterior às intervenções propostas, 47 deles desenvolveram PAV, com incidência média de 8,9% e média de 13,6/1.000 dias de VM. Após a implementação do protocolo, 24 dos 559 pacientes desenvolveram PAV, com incidência média de infecção em torno de 4,1% e média de 6,9/1.000 dias de VM, redução de custos acerca dessa prevenção e no tratamento.[66]

Protocolo para a realização da HB em pacientes graves, adulto e pediátrico, revisado por enfermeiros e cirurgiões-dentistas da Associação de Medicina Intensiva Brasileira (Quadro 19.1), teve como objetivos propor um Procedimento Operacional Padrão de Higiene Bucal (POP-HB) seguro, efetivo, de fácil execução, reprodutível e de baixo custo, com base nas melhores evidências científicas; implementar a rotina de higienização bucal por equipe interprofissional de enfermagem e Odontologia, em pacientes internados em UTI adulto ou pediátrica; sistematizar o processo de HB; controlar o biofilme e reduzir a carga microbiana peribucal, intrabucal e da orofaringe; hidratar os tecidos das regiões peribucal e intrabucal; investigar focos infecciosos, lesões de mucosa, presença de corpo estranho e dor em região orofacial; detectar distúrbios funcionais na movimentação dos maxilares; prevenir infecção respiratória e lesões por pressão; além de proporcionar conforto e bem-estar ao paciente.[67]

Quadro 19.1. Protocolo para a realização da higiene bucal em pacientes internados em UTI adulto ou pediátrica da Associação de Medicina Intensiva Brasileira (2019).

Frequência da higiene bucal

- A frequência da HB está relacionada à via de alimentação utilizada e à necessidade de cada paciente, é determinada após avaliação do cirurgião-dentista e/ou enfermeiro
- A solução aquosa de digluconato de clorexidina a 0,12% ou 0,2% deve ser aplicada somente a cada 12 horas, segundo as recomendações contidas nos seis passos da HB. Nos intervalos de aplicação dessa solução aquosa, a HB poderá ser realizada com água destilada estéril ou filtrada, de acordo com a prescrição

Materiais/medicamentos/equipamentos/instrumentais básicos

- Equipamentos de proteção individual (EPI) – precaução padrão completa e/ou precaução adicional indicada pela Comissão de Controle de Infecção Hospitalar (CCIH)
- Água destilada estéril (pacientes sob VM) ou filtrada; espátula abaixadora de língua; gaze estéril
- Sistema de aspiração montado: sugador odontológico (preferencialmente) ou sondas de aspiração (n. 10, 12 ou 14)
- 15 mL de solução aquosa de digluconato de clorexidina a 0,12% ou 10 mL se a concentração for a 0,2% (dose-dependente)
- Copo/recipiente descartável
- Medidor de pressão de *cuff*
- Lubrificante bucal (extra e intrabucal): óleo de origem vegetal comestível, como o óleo de coco ou similar
- Materiais extras a serem solicitados, exclusivamente, pelo cirurgião-dentista ou enfermeiro: escova de dente extra macia, cabeça pequena e descartável; fio dental não encerado

Cuidados prévios à higiene bucal

- Separar o *kit* de higiene bucal adequado
- Lavar as mãos e paramentar-se com EPI
- Montar previamente gaze estéril em espátula abaixadora de língua
- Checar em prontuário se há restrição quanto à elevação de cabeceira

(Continua)

Quadro 19.1. Protocolo para a realização da higiene bucal em pacientes internados em UTI adulto ou pediátrica da Associação de Medicina Intensiva Brasileira (2019). (*Continuação*)

Cuidados prévios à higiene bucal

- Aspirar a cavidade bucal antes de posicionar a cabeceira do paciente em 30° a 45°, assegurando a correta fixação do tubo orotraqueal naqueles sob VM
- Verificar a pressão do balonete (*cuff*) [manter 18 a 22 mmHg ou 25 a 30 cmH$_2$0] nos pacientes intubados
- Explicar ao paciente e ao acompanhante (quando presente) o procedimento de HB a ser realizado

Os 6 passos da higiene bucal

Antes de abordar a região intrabucal, utilizar como instrumento: gaze estéril, aplicada manualmente.
- Passo 1: remover as sujidades da região peribucal e da parte externa dos lábios com gaze estéril umedecida em água destilada estéril ou filtrada. Se as sujidades estiverem fortemente aderidas, aplicar sobre elas óleo vegetal comestível para facilitar a sua remoção, atentando sempre para não lesionar os tecidos moles (não empregar força manual)
- Passo 2: realizar a antissepsia da região peribucal e parte externa dos lábios, com gaze estéril umedecida em solução aquosa de digluconato de clorexidina a 0,12% ou 0,2%
- Passo 3: lubrificar a região peribucal e parte externa dos lábios, com óleo vegetal comestível Após abordar a região peribucal, utilizar como instrumentos gaze estéril montada em espátula abaixadora de língua, de forma "acolchoada", envolvendo completamente a ponta e o corpo de ação da espátula para evitar lesão em tecidos moles
- Passo 4: remover as sujidades das estruturas intrabucais. Aplicar gaze seca e/ou umedecida em água destilada estéril ou filtrada, a depender das condições preexistentes de lubrificação das mucosas, com movimentos posteroanteriores (de trás para frente), sem empregar força manual, e em todas as estruturas moles e duras presentes na boca: mucosa jugal; parte interna dos lábios; gengiva; palato; dorso da língua; dentes; próteses fixas e tubo orotraqueal. Se houver sujidades fortemente aderidas ao dorso lingual, utilizar o óleo vegetal comestível para amolecer e facilitar a sua soltura. Realizar este passo da arcada superior para a inferior. Evitar raspadores linguais
- Passo 5: reduzir a carga microbiana bucal por meio da aplicação de gaze estéril umedecida em solução aquosa de digluconato de clorexidina a 0,12% ou 0,2% (sem excesso e sem deixar sobrenadante em saliva) em todas as estruturas moles e duras presentes na boca (inclusive o tubo orotraqueal), com movimentos posteroanteriores, sem empregar força manual. Realizar este passo da arcada superior para a inferior
- Passo 6: lubrificar os tecidos intrabucais moles (mucosas da bochecha, parte interna dos lábios, gengivas, palato, dorso e ventre da língua) por meio da aplicação de óleo vegetal comestível sem excesso ou fricção, sem deixar sobrenadante em saliva e com movimentos posteroanteriores. Se não houver risco para o executante, o lubrificante pode ser aplicado com as pontas dos dedos enluvadas. Realizar este passo da arcada superior para a inferior

Para a higiene bucal segura

- Nas primeiras 24 horas da admissão na UTI, o paciente deverá receber cuidados para adequação do meio bucal pelo cirurgião-dentista, com destaque para a remoção de focos de infecção; de dentes com risco de avulsão ou de bordas cortantes; de fatores de retenção de biofilme bucal, como cálculo dentário e aparelhos ortodônticos. A equipe de enfermagem deverá solicitar auxílio em toda situação adversa, tal como patologias associadas, dentes com mobilidade, lesões de mucosa, sangramentos de origem bucal, presença de aparelhos fixos ou móveis, entre outras
- A solução aquosa de digluconato de clorexidina a 0,12% ou 0,2% deverá ser aplicada sempre após a remoção de sujidades e de desorganização do biofilme
- O tubo orotraqueal também deverá ser higienizado da mesma forma que as estruturas bucais, com movimentos posteroanteriores e leves, para a redução do risco de extubação acidental
- O digluconato de clorexidina a 0,12% ou 0,2% não deve ser diluído em água, nem tampouco deve ser realizado enxágue ou lavagem local após aplicação, pois reduzem a sua efetividade. Nunca aplicar a solução diretamente na cavidade bucal (risco de broncoaspiração); umedecer em gaze estéril
- Manter o intervalo de 12 horas entre as aplicações da solução aquosa de digluconato de clorexidina a 0,12% ou 0,2%, mesmo que sejam necessários novos procedimentos de HB no paciente. Assim sendo, a HB intermediária deverá ser realizada com água destilada estéril ou filtrada

(Continua)

Quadro 19.1. Protocolo para a realização da higiene bucal em pacientes internados em UTI adulto ou pediátrica da Associação de Medicina Intensiva Brasileira (2019). (*Continuação*)

Para a higiene bucal segura

- Não raspar a língua com limpadores ou escova dentária pelo maior risco de eventos adversos (lesões e/ou bacteremia), tendo em vista alguns estudos demonstrarem que esta ação reduz de forma ínfima a carga microbiana do dorso lingual. Seguir a sequência de gazes, descrita nos 6 passos da HB
- Executar a HB desvinculada do momento do banho no leito. Na impossibilidade, realizar a HB impreterivelmente antes da higiene corporal, para reduzir os riscos de quebra da cadeia asséptica e eventos adversos. Sempre aspirar a saliva e sobrenadantes, ou seja, proceder à aspiração da cavidade bucal do paciente imediatamente antes, durante e depois dos procedimentos de HB, com sugador odontológico ou sonda de aspiração conectada ao circuito de aspiração
- O uso de escovas dentárias descartáveis e/ou de fio dental somente deverá ser indicado e executado pelo enfermeiro ou cirurgião-dentista. Assim, ao utilizar a escova de dente:
  - Umedecer a escova com água destilada estéril ou filtrada
  - Posicionar suavemente a cabeça da escova, na região de gengiva livre e o dente, de modo que forme ângulo de 45° com o longo eixo do dente. Com movimentos vibratórios brandos, pressione levemente as cerdas de encontro à gengiva, de modo que elas penetrem no sulco gengival e abracem todo o contorno do dente
  - Em seguida, inicie movimento de varredura no sentido da gengiva para o dente, de forma suave e repetida, por pelo menos 5 vezes, envolvendo 2 ou 3 dentes, de forma a desorganizar o biofilme
  - Prossiga sistematicamente com o movimento por todos os dentes pelo lado de fora (face vestibular) e pelo lado interno dos dentes (face lingual)
  - Com movimentos de vaivém, escovar as superfícies mastigatórias dos dentes superiores e inferiores, do palato e da parte interna das bochechas. Na presença de saburra lingual, a associação de raspador de língua está indicada
  - Em pacientes sob VM e portadores de sonda orogástrica ou oroenteral, realizar a higiene do tubo orotraqueal e das sondas com gaze estéril umedecida com água destilada estéril ou filtrada
  - Sempre que necessário, umidificar a escova de dente na água destilada estéril ou filtrada. Em seguida, finalizar o procedimento de HB aplicando a solução aquosa de digluconato de clorexidina a 0,12% ou 0,2% em gaze estéril

Fonte: Adaptado de Associação de Medicina Intensiva (2019).[67]

◀ Considerações finais

A HB é procedimento de natureza simples e rotineiro no cotidiano de todo ser humano e, talvez por isso, muitas vezes negligenciado. As evidências sinalizam com propriedade a importância da sua execução de modo sistemático, com zelo na seleção dos produtos a serem utilizados, estabelecido como protocolo institucional. Mesmo que simples, não é procedimento opcional, sendo necessário ressaltar a importância do trabalho multidisciplinar quando se discute HB.

Desta maneira, torna-se imperiosa a inclusão de protocolos institucionais com base nas atuais evidências, associados à atuação interdisciplinar da enfermagem e odontologia. Com relação às experiências oriundas da SARS (2003) e dos surtos de Influenza, recomenda-se, também, que a HB em pacientes com Covid-19 seja uma preocupação, pois a coinfecção é crítica para o prognóstico.

Referências bibliográficas

1. Cruz MK, Morais TMN, Trevisani DM. Clinical assessment of the oral cavity of patients hospitalized in an intensive care unit of an emergency hospital. Rev Bras Ter Intensiva. 2014;26(4):379-83. Disponível em: https://www.ncbi.nlm.nih.gov/pubmed/25607267. [Acesso em fev. 2019].
2. Landgraf ACM, Reinheimer A, Merlin JC, Couto SAB, Souza PHC. Mechanical ventilation and cytopathological changes in the oral mucosa. Am J Crit Care [Internet]. 2017;26(4):297-302. Disponível em: http://ajcc.aacnjournals.org/content/26/4/297.long. [Acesso em mar. 2019].

3. Colombo APV, Magalhães CB, Hartenbach FARR, Souto RM, Silva-Boghossian CM. Periodontal-disease-associated biofilm: a reservoir for pathogens of medical importance. Microbial Pathogenesis [Internet]. 2016;94:27-34. Disponível em: http://www.sciencedirect.com/science/article/pii/S0882401015001527. [Acesso em fev. 2020].

4. Ajdaharian J, Dadkhah M, Sabokpey S, Biren-Fetz J, Chung NE, Wink C, et al. Multimodality imaging of the effects of a novel dentifrice on oral biofilm. Lasers Surg Med [Internet]. 2014;46(7):546-52. Disponível em: http://www.ncbi.nlm.nih.gov/pmc/articles/PMC4140948/. [Acesso em jul. 2021].

5. Nasiriani K, Torki F, Jarahzadeh MH, Maybodi FR. The effect of brushing with a soft toothbrush and distilled water on the incidence of ventilator-associated pneumonia in the intensive care unit. Tanaffos [Internet]. 2016;15(2):101-7. Disponível em: https://www.ncbi.nlm.nih.gov/pmc/articles/PMC5127611/. [Acesso em jul. 2021].

6. Pessoa DMV, Pérez G, Marí-Dell'Olmo M, Cornejo-Ovalle M, Borrell C, Piuvezam G, et al. Comparative study of the oral health profile of institutionalized elderly persons in Brazil and Barcelona, Spain. Rev Bras Geriatr Gerontol [Internet]. 2016;19:723-32. Disponível em: http://www.scielo.br/scielo.php?script=sci_arttext&pid=S1809-98232016000500723&nrm=iso. [Acesso em mar. 2019].

7. Peres MA, Barbato PR, Reis SCGB, Freitas CHSM, Antunes JLF. Perdas dentárias no Brasil: análise da Pesquisa Nacional de Saúde Bucal 2010. Rev Saúde Pública [Internet]. 2013;47(Supl 3):78-89 Disponível em: http://www.scielo.br/pdf/rsp/v47s3/0034-8910-rsp-47-supl3-00078.pdf. [Acesso em jul. 2021].

8. ADA. Toothbrush care: cleaning, storing and replacement. American Dental Association [Internet]. 2011; 2017: Disponível em: http://www.ada.org/en/about-the-ada/ada-positions-policies-and-statements/statement-on-toothbrush-care-cleaning-storage-and-. [Acesso em jan. 2019].

9. Frazelle MR, Munro CL. Toothbrush contamination: a review of the literature. Nurs Res Pract [Internet]. 2012. Disponível em: http://dx.doi.org/10.1155/2012/420630. [Acesso em fev. 2019].

10. Munro CL, Grap MJ, Jones DJ, McClish DK, Sessler CN. Chlorhexidine, toothbrushing and preventing ventilator-associated pneumonia in critically ill adults. Am J Crit Care. 2009;18(5):428-37.

11. Karibasappa GN, Nagesh L, Sujatha BK. Assessment of microbial contamination of toothbrush head: an in vitro study. Indian J Dent Res [Internet]. 2011;22(1):2-5. Disponível em: http://www.ijdr.in/article.asp?issn=0970-9290;year=2011;volume=22;issue=1;spage=2;epage=5;aulast=Karibasappa. [Acesso em maio 2019].

12. Matreja P, Bhandari R, Anand M, Shetty S, Samuel SR, Thomas BS. Is your Thooth Cleaner, Clean… Global Journals Inc (US). 2013;13(2):19-23.

13. ANVISA. Agência Nacional de Vigilância Sanitária. Resolução da Diretoria Colegiada – RDC n. 222, de 28 de março de 2018. Dispõe sobre o regulamento técnico para o gerenciamento de resíduos de serviços de saúde. Brasília: ANVISA; 2018.

14. ANVISA. Agência Nacional de Vigilância Sanitária. Resolução RE n. 2.605, de 11 de agosto de 2006. Diário Oficial da União: Anvisa; 2006.

15. ANVISA. Agência Nacional de Vigilância Sanitária. Segurança do paciente em serviços de saúde: limpeza e desinfecção de superfícies. Brasília: ANVISA; 2012:118.

16. Bertolini PFR, Biondi Filho O, Pomilio A, Pinheiro SL, Carvalho MSd. Antimicrobial capacity of Aloe vera and propolis dentifrice against Streptococcus mutans strains in toothbrushes: an in vitro study. J Appl Oral Sci [Internet]. 2012;20:32-7. Disponível em: http://www.scielo.br/scielo.php?script=sci_arttext&pid=S1678-77572012000100007&nrm=iso. [Acesso maio 2019].

17. Bueno BRM. Avaliação da atividade antimicrobiana do ácido peracético na desinfecção de escovas de dente. Goiânia/GO: Universidade Federal de Goiás; 2018.

18. Turner LA, McCombs GB, Hynes WL, Tolle SL. A novel approach to controlling bacterial contamination on toothbrushes: chlorhexidine coating. Int J Dent Hyg [Internet]. 2009;7. Disponível em: http://dx.doi.org/10.1111/j.1601-5037.2008.00352.x. [Acesso em maio 2019].

19. Nascimento AP, Watanabe E, Ito IY. Toothbrush contamination by Candida spp. and efficacy of mouthrinse spray for their disinfection. Mycopathologia [Internet]. 2010;169(2):133-8. Disponível em: http://dx.doi.org/10.1007/s11046-009-9239-z. [Acesso em jul. 2021].

20. Gonçalves FAF. A efetividade de escovas descartáveis e submetidas à desinfecção para a higiene bucal em pacientes ventilados mecanicamente: ensaio clínico [Tese de doutorado]. Goiânia-GO: UFG; 2019.

21. ANVISA. Agência Nacional de Vigilância Sanitária. Farmacopeia Brasileira. Brazilian Pharmacopoeia. 2010;1(5th).

22. Bonesvoll P, Gjermo P. A comparision between chlorhexidine and some quaternary ammonium compounds with regard to retention, salivary concentration and plaque-inhibiting effect in the human mouth after mouth rinses. Arch Oral Biol. 1978;23(4):289-94.

23. Loe H, Schiott CR. The effect of mouthrinses and topical application of chlorhexidine on the development of dental plaque and gingivitis in man. J Periodontal Res. 1970;5(2):79-83.

24. Grap MJ, Munro CL, Hamilton VA, Elswick RK, Jr, Sessler CN, Ward KR. Early, single chlorhexidine application reduces ventilator-associated pneumonia in trauma patients. Heart Lung [Internet]. 2011; 40(5):e115-22. Disponível em: http://dx.doi.org/10.1016/j.hrtlng.2011.01.006. [Acesso em dez. 2018].

25. Santos GOD, Milanesi FC, Greggianin BF, Fernandes MI, Oppermann RV, Weidlich P. Chlorhexidine with or without alcohol against biofilm formation: efficacy, adverse events and taste preference. Braz Oral Res [Internet]. 2017;31:e32. Disponível em: http://www.scielo.br/scielo.php?script=sci_arttext&pid=S1806-83242017000100233&lng=en&nrm=iso&tlng=en. [Acesso em jan. 2019].

26. Haydari M, Bardakci AG, Koldsland OC, Aass AM, Sandvik L, Preus HR. Comparing the effect of 0.06%, 0.12% and 0.2% Chlorhexidine on plaque, bleeding and side effects in an experimental gingivitis model: a parallel group, double masked randomized clinical trial. BMC Oral Health [Internet]. 2017;17(1):118. Disponível em: https://www.ncbi.nlm.nih.gov/pmc/articles/PMC5562977/. [Acesso em jul. 2021].

27. Turkoglu O, Becerik S, Tervahartiala T, Sorsa T, Atilla G, Emingil G. The effect of adjunctive chlorhexidine mouthrinse on GCF MMP-8 and TIMP-1 levels in gingivitis: a randomized placebo-controlled study. BMC Oral Health [Internet]. 2014;14:55. Disponível em: https://bmcoralhealth.biomedcentral.com/articles/10.1186/1472-6831-14-55. [Acesso em jul. 2021].

28. Hollaar VRY, van der Putten GJ, van der Maarel-Wierink CD, Bronkhorst EM, Swart BJM, Creugers NHJ. The effect of a daily application of a 0.05% chlorhexidine oral rinse solution on the incidence of aspiration pneumonia in nursing home residents: a multicenter study. BMC Geriatr [Internet]. 2017;17(1):128. Disponível em: https://bmcgeriatr.biomedcentral.com/articles/10.1186/s12877-017-0519-z. [Acesso em jan. 2019].

29. James P, Worthington HV, Parnell C, Harding M, Lamont T, Cheung A, et al. Chlorhexidine mouthrinse as an adjunctive treatment for gingival health. Cochrane Database Syst Rev. 2017;3(3):CD008676.

30. Tantipong H, Morkchareonpong C, Jaiyindee S, Thamlikitkul V. Randomized controlled trial and meta-analysis of oral decontamination with 2% chlorhexidine solution for the prevention of ventilator-associated pneumonia. Infect Control Hosp Epidemiol [Internet]. 2008;29(2):131-6. Disponível em: https://www.ncbi.nlm.nih.gov/pubmed/18179368. [Acesso em dez. 2018].

31. Ozcaka O, Basoglu OK, Buduneli N, Tasbakan MS, Bacakoglu F, Kinane DF. Chlorhexidine decreases the risk of ventilator-associated pneumonia in intensive care unit patients: a randomized clinical trial. J Periodontal Res. 2012;47(5):584-92.

32. Cabov T, Macan D, Husedzinovic I, Skrlin-Subic J, Bosnjak D, Sestan-Crnek S, et al. The impact of oral health and 0.2% chlorhexidine oral gel on the prevalence of nosocomial infections in surgical intensive-care patients: a randomized placebo-controlled study. Wien Klin Wochenschr. Jul 2010;122(13-14):397-404.

33. Kusahara DM, Peterlini MAS, Pedreira MLG. Oral care with 0.12% chlorhexidine for the prevention of ventilator-associated pneumonia in critically ill children: randomised, controlled and double blind trial. Int J Nurs Stud [Internet]. 2012;49(11):1354-63. Disponível em: http://dx.doi.org/10.1016/j.ijnurstu.2012.06.005. [Acesso em jul. 2021].

34. Sebastian MR, Lodha R, Kapil A, Kabra SK. Oral mucosal decontamination with chlorhexidine for the prevention of ventilator-associated pneumonia in children – a randomized, controlled trial. Pediatr Crit Care Med. 2012;13(5):e305-10.

35. Vidal CFL, Vidal AKL, Monteiro Júnior JGM, Cavalcanti A, Henriques APT, Oliveira M, et al. Impact of oral hygiene involving toothbrushing versus chlorhexidine in the prevention of ventilator-associated pneumonia: a randomized study. BMC Infect Dis [Internet]. 2017;17(1):112. Disponível em: https://bmcinfectdis.biomedcentral.com/articles/10.1186/s12879-017-2188-0. [Acesso em jan. 2019].

36. Kloster AP, Lourenco Neto N, Costa SAD, Oliveira TM, Oliveira RC, Machado M. In vitro antimicrobial effect of bioadhesive oral membrane with chlorhexidine gel. Braz Dent J [Internet]. 2018;29(4):354-8. Disponível em: http://www.scielo.br/scielo.php?script=sci_arttext&pid=S0103-64402018000400354&lng=en&nrm=iso&tlng=en. [Acesso em dez. 2018].

37. Scannapieco FA, Yu J, Raghavendran K, Vacanti A, Owens SI, Wood K, et al. A randomized trial of chlorhexidine gluconate on oral bacterial pathogens in mechanically ventilated patients. Crit Care [Internet]. 2009;13(4):1-12. Disponível em: https://ccforum.biomedcentral.com/articles/10.1186/cc7967. [Acesso em jul. 2021].

38. Berry AM, Davidson PM, Masters J, Rolls K, Ollerton R. Effects of three approaches to standardized oral hygiene to reduce bacterial colonization and ventilator associated pneumonia in mechanically ventilated patients: a randomised control trial. Int J Nurs Stud [Internet]. 2011;48(6):681-8. Disponível em: http://www.sciencedirect.com/science/article/pii/S0020748910003743. [Acesso em dez. 2018].

39. Jacomo AD, Carmona F, Matsuno AK, Manso PH, Carlotti AP. Effect of oral hygiene with 0.12% chlorhexidine gluconate on the incidence of nosocomial pneumonia in children undergoing cardiac surgery. Infect Control Hosp Epidemiol. 2011;32(6):591-6.

40. Bellissimo-Rodrigues F, Bellissimo-Rodrigues WT, Viana JM, Teixeira GC, Nicolini E, Auxiliadora-Martins M, et al. Effectiveness of oral rinse with chlorhexidine in preventing nosocomial respiratory tract infections among intensive care unit patients. Infect Control Hosp Epidemiol [Internet]. 2009;30(10):952-8. Disponível em: https://www.cambridge.org/core/journals/infection-control-and-hospital-epidemiology/article/effectiveness-of-oral-rinse-with-chlorhexidine-in-preventing-nosocomial-respiratory-tract-infections-among-intensive-care-unit-patients/74BB1F218E15010128DCF-408606D53F2. [Acesso em jan. 2019].

41. Meinberg MC, Cheade Mde F, Miranda AL, Fachini MM, Lobo SM. The use of 2% chlorhexidine gel and toothbrushing for oral hygiene of patients receiving mechanical ventilation: effects on ventilator-associated pneumonia. Rev Bras Ter Intensiva [Internet]. 2012;24(4):369-74. Disponível em: https://www.ncbi.nlm.nih.gov/pmc/articles/PMC4031818/. [Acesso em jan. 2019].

42. Villar CC, Pannuti CM, Nery DM, Morillo CM, Carmona MJ, Romito GA. Effectiveness of intraoral chlorhexidine protocols in the prevention of ventilator-associated pneumonia: meta-analysis and systematic review. Respir Care [Internet]. 2016;61(9):1245-59. Disponível em: http://rc.rcjournal.com/content/61/9/1245. [Acesso em dez. 2018].

43. Shi Z, Xie H, Wang P, Zhang Q, Wu Y, Chen E, et al. Oral hygiene care for critically ill patients to prevent ventilator-associated pneumonia. Cochrane Database Syst Rev. 2013;13(8):CD008367.

44. Silvestri L, Weir I, Gregori D, Taylor N, Zandstra D, Van Saene JJ, et al. Effectiveness of oral chlorhexidine on nosocomial pneumonia, causative micro-organisms and mortality in critically ill patients: a systematic review and meta-analysis. Minerva Anestesiol [Internet]. 2014;80(7):805-20. Disponível em: https://www.minervamedica.it/en/journals/minerva-anestesiologica/article.php?cod=R02Y-2014N07A0805. [Acesso em jul. 2021].

45. Munro CL, Grap MJ, Sessler CN, Elswick Jr RK, Mangar D, Karlnoski-Everall R, et al. Preintubation application of oral chlorhexidine does not provide additional benefit in prevention of early-onset ventilator-associated pneumonia. Chest [Internet]. 2015;147(2):328-34. Disponível em: https://www.ncbi.nlm.nih.gov/pmc/articles/PMC4314813/. [Acesso em jan. 2019].

46. Xue Y, Zhang S, Yang Y, Lu M, Wang Y, Zhang T, et al. Acute pulmonary toxic effects of chlorhexidine (CHX) following an intratracheal instillation in rats. Human Exp Toxicol [Internet]. 2011;30(11):1795-803.

47. Cantón-Bulnes ML, Garnacho-Montero J. Oropharyngeal antisepsis in the critical patient and in the patient subjected to mechanical ventilation. Med Intensiva. 2019;43(Suppl1):23-30.

48. Klompas M. Oropharyngeal decontamination with antiseptics to prevent ventilator-associated pneumonia: rethinking the benefits of chlorhexidine. Semin Respir Crit Care Med [Internet]. 2017;38(3):381-90.

49. WHO. World Health Organization. IHR procedures concerning public health emergencies of international concern (PHEIC). WHO [Internet]. 2020: Disponível em: http://www.who.int/ihr/procedures/pheic/en/. [Acesso em ago. 2020].

50. Ministério da Saúde. Secretaria de Vigilância em Saúde. Infecção humana pelo novo coronavírus (2019-nCoV). Boletim Epidemiológico 2020 [Internet]. 2020 [cited 2020 Aug 30]; 2. Disponível em: https://portalarquivos2.saude.gov.br/images/pdf/2020/fevereiro/07/BE-COE-Coronavirus-n020702.pdf. [Acesso em ago. 2020].

51. Medeiros EAS. A luta dos profissionais de saúde no enfrentamento da Covid-19. Acta Paul Enferm [Internet]. 2020;33:e-EDT20200003. Disponível em: http://www.scielo.br/scielo.php?script=sci_arttext&pid=S0103-21002020000100202&nrm=iso. [Acesso em ago. 2020].

52. Zhu N, Zhang D, Wang W, Li X, Yang B, Song J, et al. A novel coronavirus from patients with Pneumonia in China, 2019. N Engl J Med [Internet]. 2020 [cited 2020 Aug 30]; 382(8):727-33. Disponível em: https://pubmed.ncbi.nlm.nih.gov/31978945. [Acesso em ago. 2020].

53. ADA. Managing the Guidelines. Covid-19. 2020. Australian Dental Association [Internet]. 2020. Disponível em: https://www.ada.org.au/Covid-19-Portal/Cards/Dental-Profesionals/Guidelines-and-Risk-Factors/Just-an-information-Card. [Acesso em jun. 2020].

54. Eggers M, Eickmann M, Zorn J. Rapid and effective virucidal activity of povidone-iodine products against middle east respiratory syndrome coronavirus (MERS-CoV) and modified vaccinia virus ankara (MVA). Infect Dis Ther. [Internet]. 2015;4(4):491-501. Disponível em: https://pubmed.ncbi.nlm.nih.gov/26416214. [Acesso em ago. 2020].

55. Anderson DE, Sivalingam V, Kang AEZ, Ananthanarayanan A, Arumugam H, Jenkins TM, et al. Povidone-iodine demonstrates rapid in vitro virucidal activity against SARS-CoV-2, the virus causing Covid-19 disease. Infect Dis Ther. [Internet]. 2020 [cited 2020 Aug 30]; 9(3):669-75. Disponível em: https://www.ncbi.nlm.nih.gov/pmc/articles/PMC7341475/. [Acesso em ago. 2020].

56. Sampson V, Kamona N, Sampson A. Could there be a link between oral hygiene and the severity of SARS-CoV-2 infections? Br Dent J [Internet]. 2020;228(12):971-5. Disponível em: https://pubmed.ncbi.nlm.nih.gov/32591714. [Acesso em ago. 2020].

57. Wise MP, Williams DW. Oral care and pulmonary infection – the importance of plaque scoring. Crit Care [Internet]. 2013;17(1):101. Disponível em: http://www.ncbi.nlm.nih.gov/pmc/articles/PMC4057031/. [Acesso em jul. 2021].

58. Fields LB. Oral care intervention to reduce incidence of ventilator-associated pneumonia in the neurologic intensive care unit. J Neurosci Nurs [Internet]. 2008;40(5):291-8. Disponível em: https://www.ncbi.nlm.nih.gov/pubmed/?term=Oral+care+intervention+to+reduce+incidence+of+ventilator-associated+pneumonia+in+the+neurologic+intensive+care+unit. [Acesso em jul. 2020].

59. Pobo A, Lisboa T, Rodriguez A, Sole R, Magret M, Trefler S, et al. A randomized trial of dental brushing for preventing ventilator-associated pneumonia. Chest [Internet]. 2009;136(2):433-9. Disponível em: http://www.ncbi.nlm.nih.gov/pubmed/19482956. [Acesso em jul. 2021].

60. Garcia R, Jendresky L, Colbert L, Bailey A, Zaman M, Majumder M. Reducing ventilator-associated pneumonia through advanced oral-dental care: a 48-month study. Am J Crit Care [Internet]. 2009;18(6):523-32. Disponível em: http://ajcc.aacnjournals.org/cgi/pmidlookup?view=long&pmid=19635805. [Acesso em jul. 2021].

61. Panchabhai TS, Dangayach NS, Krishnan A, Kothari VM, Karnad DR. Oropharyngeal cleansing with 0.2% chlorhexidine for prevention of nosocomial pneumonia in critically ill patients: an open-label randomized trial with 0.01% potassium permanganate as control. Chest [Internet]. 2009;135(5):1150-6. Disponível em: https://www.ncbi.nlm.nih.gov/pubmed/?term=Oropharyngeal+Cleansing+With+0.2%25+-Chlorhexidine+for+Prevention+of+Nosocomial+Pneumonia+in+Critically+Ill+Patients*. [Acesso em jan. 2019].

62. Sona CS, Zack JE, Schallom ME, McSweeney M, McMullen K, Thomas J, et al. The impact of a simple, low-cost oral care protocol on ventilator-associated pneumonia rates in a surgical intensive care unit. J Intensive Care Med [Internet]. 2009;24(1):54-62. Disponível em: http://jic.sagepub.com/content/24/1. [Acesso em jul. 2021].

63. Gu W-J, Gong Y-Z, Pan L, Ni Y-X, Liu J-C. Impact of oral care with versus without toothbrushing on the prevention of ventilator-associated pneumonia: a systematic review and meta-analysis of randomized controlled trials. Crit Care [Internet]. 2012;16(5):R190. Disponível em: http://www.ncbi.nlm.nih.gov/pmc/articles/PMC3682292/. [Acesso em jul. 2021].

64. Shi Z, Xie H, Wang P, Zhang Q, Wu Y, Chen E, et al. Oral hygiene care for critically ill patients to prevent ventilator-associated pneumonia. Cochrane Database Syst Rev. 2013(8):CD008367.

65. Hua F, Xie H, Worthington HV, Furness S, Zhang Q, Li C. Oral hygiene care for critically ill patients to prevent ventilator-associated pneumonia. Cochrane Database Syst Rev [Internet]. 2016;10:CD008367. Disponível em: https://www.ncbi.nlm.nih.gov/pubmed/27778318. [Acesso em jan. 2019].

66. Cutler LR, Sluman P. Reducing ventilator associated pneumonia in adult patients through high standards of oral care: a historical control study. Intensive Crit Care Nurs [Internet]. 2014;30(2):61-8. Disponível em: https://www.sciencedirect.com/science/article/pii/S0964339713000888?via%3Dihub. [Acesso em jul. 2021].

67. AMIB. Departamentos de Odontologia e de Enfermagem-AMIB. Procedimento operacional padrão: higiene bucal (HB) em pacientes internados em UTI adulto ou pediátrica. Associação de Medicina Intensiva Brasileira [Internet]. 2019 [cited 2019 Nov 29]: Disponível em: https://www.amib.org.br/fileadmin/user_upload/amib/2019/novembro/29/2019_POP-HB_em_papel-carta_AMIB.pdf. [Acesso em nov. 2019].

20
Aplicabilidades do Ultrassom pelo Enfermeiro Intensivista

José Melquiades Ramalho Neto
Ítalo Miranda Pereira
Filipe Utuari de Andrade Coelho
Gefferson Antônio Fioravanti Júnior

◖ Introdução

A utilização da ultrassonografia na área da saúde é algo relativamente recente na história. A curiosidade de poder desvendar o corpo humano de outras maneiras levou a grandes feitos, como a descoberta dos raios X. Nas Primeira e Segunda Guerras Mundiais, a utilização de ondas sonoras culminou na criação do sonar (do inglês, *Sound Navigation and Ranging*), utilizado para aprimorar a navegação de submarinos e navios. A partir disso, empresas metalúrgicas criaram equipamentos utilizando ondas sonoras para qualificar sua linha de produção, o que desencadeou o seu uso na saúde.[1]

Na década de 1940, a ultrassonografia foi utilizada para localizar e mensurar tumores por meio da transmissão de sons pelo crânio.[2] Posteriormente, em 1957, um casal de médicos americanos, Douglas e Dorothy Howry, conseguiu produzir uma imagem seccional do corpo humano, e, nesse experimento, o paciente ficava imerso em uma banheira com água em que ondas sonoras eram aplicadas para, então, construírem uma imagem.[1]

No ano de 1961, Richard Siemens Soldner e Walter Krause, entre outros que faziam parte da equipe, desenvolveram um equipamento para ultrassonografia na área da saúde, que logo foi comercializado pela *Siemens Medical Systems*, da Alemanha, denominado "Vidoson" (Figura 20.1).[3] Na área da cardiologia, experimentos vinculados à American Heart Association (AHA), em 1963, tornaram-se referência para a ecocardiografia mundial no intuito de medir os volumes cardíacos.[4]

A partir da década de 1980, houve um incremento na tecnologia dos equipamentos de ultrassom, e a sua utilização na emergência ganhou espaço.[5] Nos anos de 1990, estudos feitos principalmente no Japão, Estados Unidos e Alemanha mostraram evidências para a construção do conceito FAST (do inglês, *Focused Assessment with Sonography for Trauma*), amplamente utilizado nos dias de hoje.[6] A partir disso, a utilização do ultrassom à beira do leito migrou para a unidade de terapia intensiva (UTI) e diversos cursos foram elaborados, como o primeiro curso da *World Interactive Network Focused On Critical Ultrasound* (WINFOCUS), realizado no I Congresso Brasileiro de Medicina de Emergência, na cidade de Gramado, no Rio Grande do Sul, em 2007. Especificamente na área da Medicina, diversos cursos de ultrassonografia se consolidaram no país, a exemplo do Curso de Ecografia em Terapia Intensiva (ECOTIN), promovido pela Associação de Medicina Intensiva Brasileira (AMIB).[3]

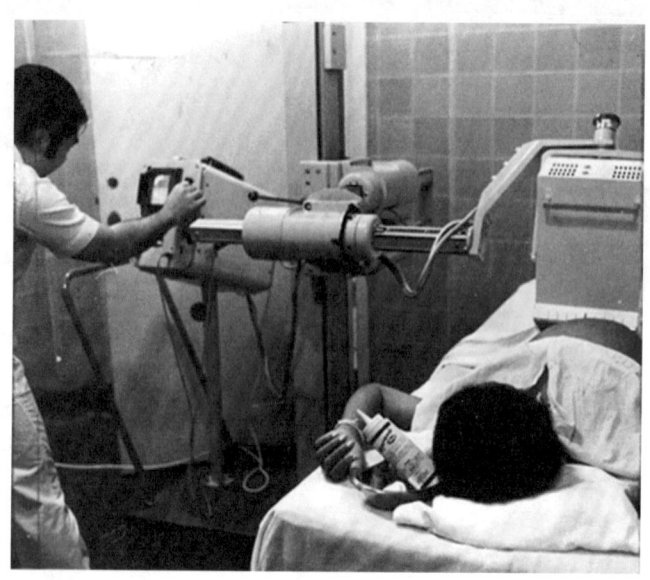

Figura 20.1. Aparelho Vidoson, primeiro equipamento de ultrassom utilizado na avaliação diagnóstica obstétrica.
Fonte: Acervo dos autores do capítulo.

Nesse contexto, surge o conceito POCUS (do inglês, *Point of Care Ultrasound*), com base na aplicação sistemática do ultrassom à beira do leito como uma ferramenta complementar ao exame físico convencional, propiciando avaliação da anatomia e detecção de anormalidades que contribuirão com a acurácia diagnóstica. Este conceito vem sendo amplamente utilizado por diversas especialidades, de modo especial em cenários de maior gravidade e complexidade.[7]

Na enfermagem, a ultrassonografia surge acompanhada dos cateteres centrais de inserção periférica (CCIP) que, em meados dos anos 1990, primeiramente chegam ao Brasil nas UTI neonatais (UTIN) e somente depois migram para outras populações de pacientes.[8]

Nos anos 2000, instituições de saúde como o Hospital Israelita Albert Einstein, na cidade de São Paulo, e o Hospital Mãe de Deus, na cidade de Porto Alegre, passaram a oferecer cursos para a inserção do CCIP, aprofundando a técnica de punção venosa guiada por ultrassom. Em 2010, o Conselho Regional de Enfermagem de São Paulo (COREN-SP) publicou o Parecer COREN-SP CAT n. 006/2010 acerca da técnica de Seldinger modificada para a punção arterial que, apesar de não recomendar enfaticamente o uso da ultrassonografia na punção, traz os benefícios dessa tecnologia.[9]

Em 2013, o Conselho Regional de Enfermagem do Rio Grande do Sul (COREN-RS) publicou a Decisão COREN-RS n. 096/2013 normatizando a execução de passagem de CCIP pelo enfermeiro com uso do microintrodutor e auxílio do ultrassom. Essa decisão, de validade no âmbito regional, torna legal a utilização do ultrassom pelo enfermeiro.[10]

A construção da autonomia do enfermeiro, aliada à filosofia de segurança do paciente, acabou por motivar a utilização do ultrassom à beira do leito na avaliação do volume da retenção urinária, que se iniciou nos pacientes pós-cirúrgicos imediatos e que, rapidamente, migrou para a área da terapia intensiva. Os Pareceres COREN-SP n. 029/2014 e COREN-SC n. 002/CT/2020 versam sobre o uso do ultrassom pelo enfermeiro para avaliação e cálculo do volume residual da bexiga na retenção urinária, servindo como jurisprudência para os enfermeiros de outros estados brasileiros.[11,12]

Atualmente, os equipamentos são portáteis e acessíveis aos profissionais da saúde. A curva de aprendizagem é curta e a sua utilização contribui para agilizar diagnósticos, aprimorar a avaliação e reduzir danos, contribuindo, desse modo, para a segurança do paciente. Além disso, o ultrassom é considerado essencial no manejo de pacientes graves em choque, com disfunção de múltiplos órgãos e insuficiência respiratória aguda.[7,13]

Nesse ínterim, o presente capítulo abre uma discussão sobre a utilização do ultrassom pelo enfermeiro na UTI, trazendo abordagens sobre a forma sistemática de utilização dessa tecnologia na punção vascular, avaliação do volume vesical e confirmação da posição da sonda nasoentérica (SNE), bem como ressaltando conceitos básicos do ultrassom. Com isso, espera-se que este conteúdo sirva de inspiração para que os enfermeiros intensivistas, cada vez mais, incorporem tecnologias à sua prática, contribuindo para a excelência e a segurança da assistência a partir do emprego do ultrassom *point-of-care*.

Conceitos básicos do ultrassom

A ultrassonografia é uma técnica de geração de imagens que resulta da interação da emissão de ondas sonoras de alta frequência e a recepção dos seus ecos. O ouvido humano é capaz de captar sons numa frequência de 20 a 20.000 Hz, enquanto um equipamento de ultrassom é capaz de produzir e captar ondas sonoras numa faixa de 1 a 20 MHz, denominadas "ondas ultrassonoras", que são inaudíveis aos ouvidos humanos.

Os morcegos, baleias e golfinhos possuem a capacidade de se ecolocalizarem por meio da emissão e recepção de sons, pois, mesmo sem enxergarem, conseguem desviar obstáculos e se defender de predadores ou apanhar suas presas (Figura 20.2). Basicamente, esse é o mecanismo da ultrassonografia.[14]

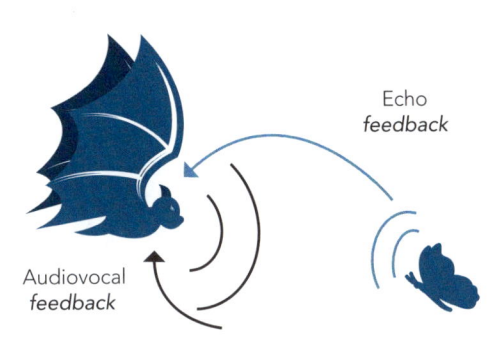

Figura 20.2. Sistema de ecolocalização dos morcegos.

Fonte: Luo; Mos (2017).[14]

Um alto-falante, por exemplo, produz ondas sonoras, transformando a energia elétrica em energia mecânica e, por fim, o som audível ao ouvido humano. No caso do ultrassom, as ondas ultrassonoras são produzidas pelos transdutores. O principal componente dos transdutores são os cristais piezoelétricos, que, ao entrarem em contato com uma corrente elétrica produzida pelo equipamento, vibram e emitem ondas ultrassonoras que alcançarão diferentes tecidos e estruturas. Da mesma forma, os ecos retornam para o transdutor, ocorrendo o mecanismo inverso, em que os cristais transformarão um impulso mecânico em impulso elétrico, que será processado e amplificado até a formação da imagem diagnóstica.

O ultrassom pode ser usado em diversas áreas da saúde para avaliar diferentes estruturas com diferentes características e densidades, sendo de extrema importância a escolha do tipo de transdutor conforme o tipo de exame que se pretende realizar. Os transdutores têm diferentes formas e emitem as ondas sonoras em diferentes frequências, conforme a característica e a profundidade das estruturas a serem avaliadas. Assim, a Figura 20.3 exibe os três tipos de transdutores mais utilizados na terapia intensiva.

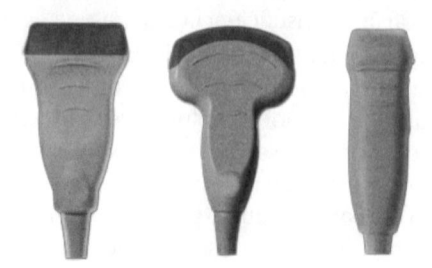

Figura 20.3. Três tipos de transdutores.

Fonte: https://www.susme.org/home/learning-modules/learning-modules/.

Os transdutores lineares utilizam ondas de ultrassom de alta frequência, entre 5 e 11 MHz. Isso permite boa qualidade na imagem, com pouca profundidade na avaliação. Esse tipo de transdutor é usado para exames da tireoide, dos olhos e testículos, sendo também utilizado para realizar a avaliação vascular e a punção venosa ou arterial.

Os transdutores convexos emitem ondas ultrassônicas, com frequências mais baixas do que os transdutores lineares, que variam entre 3 e 6 MHz. A imagem perde um pouco a qualidade, mas tem a capacidade de penetrar mais profundamente no corpo. Esse tipo de transdutor é utilizado para avaliação de cavidades ou de órgãos, como rins, fígado, pulmões e bexiga.

Os transdutores setoriais são menores em comparação aos outros dois tipos e são utilizados nos exames que avaliam as câmaras cardíacas, com frequência variando de 5 a 8 MHz.

A capacidade do tecido, órgão ou líquido de refletir o som denomina-se "ecogenecidade". Líquidos não têm a capacidade de refletir som ou gerar ecos e produzem imagens anecoicas. Os ossos refletem o som de forma substancial, produzindo uma imagem mais brilhante e branca. Quando se avalia um vaso (arterial ou venoso), ou a bexiga de um paciente, a imagem será anecoica, ou toda escura, pois nenhum eco retorna para o transdutor. A Figura 20.4 mostra a imagem transversal de uma bexiga, com a sua parte interna repleta de urina, podendo-se perceber diferenças na ecogenecidade do tecido subjacente que define a forma da bexiga.

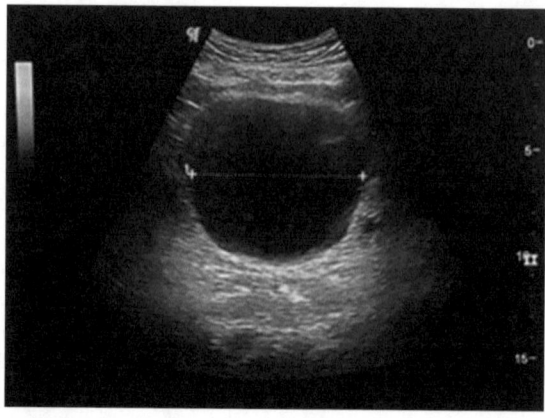

Figura 20.4. Imagem transversal da bexiga.

Fonte: Acervo de Melquiades Ramalho.

Ao se iniciar um exame com o equipamento de ultrassom, deverão ser feitos alguns ajustes básicos pelo operador, a exemplo da escolha do *Preset*, tendo em vista que os equipamentos, em sua maioria, têm alguns comandos pré-ajustados conforme o tipo de exame a ser realizado, como o cardiológico, abdominal, vascular, obstétrico, e assim por diante. Deve-se também selecionar o transdutor de acordo com o *Preset* escolhido. Além disso, outros dois comandos são importantes para conseguir melhorar a qualidade da imagem, que são o ajuste de ganho ou brilho e o ajuste de profundidade.

O manuseio dos equipamentos de ultrassonografia é semelhante ao de televisores ou *smartphones,* no sentido de que a maioria dos comandos segue o mesmo padrão, com algumas particularidades segundo a marca. Então, o primeiro passo para começar a usar essa tecnologia à beira do leito é conhecer bem o equipamento disponível e, assim, poder realizar o procedimento com segurança.

Ultrassom na punção vascular

Estabelecer um acesso venoso periférico seguro ou um CCIP muitas vezes é um desafio para os enfermeiros intensivistas. Esse desafio se torna ainda maior quando se sabe que 90% dos pacientes hospitalizados necessitam de um acesso venoso. Para a localização do vaso são utilizadas marcações anatômicas, palpação ou visualização direta do vaso. O paciente grave na UTI pode apresentar uma rede venosa frágil, causada por edema, hipovolemia, vasculopatias, doenças crônicas, obesidade e estágio final da doença renal. Com o equipamento de ultrassom, é possível encontrar vasos periféricos profundos, impossíveis de serem encontrados por visualização direta ou palpação, mesmo em pacientes com rede venosa frágil.[15-18]

As vantagens da utilização do ultrassom para guiar as punções venosas estão relacionadas com a redução das complicações mecânicas no momento da inserção de cateteres, redução do número de complicações, escolha do vaso mais adequado para o tipo de cateter, possibilidade de escolha do local da punção de acordo com a preferência do paciente, redução no número de tentativas e visualização da progressão do cateter ou guia dentro do vaso.[15] Além disso, acredita-se que, nos pacientes com rede venosa frágil, que estejam utilizando somente drogas cuja administração só é possível por acessos periféricos, possa haver redução da inserção de cateteres venosos centrais, utilizando-se o ultrassom para identificar um vaso periférico e inserir um cateter venoso curto.[19]

Vale ressaltar que, como medida de prevenção de complicações e para a segurança do paciente, a utilização de um método de visualização da veia é recomendada tanto para cateteres periféricos como para cateteres venosos centrais por diversas instituições reguladoras nacionais e internacionais.[18,20-23]

O treinamento para a utilização do ultrassom na punção venosa periférica é relativamente fácil e deve ser composto por uma carga horária teórico-prática, sendo desejável que as primeiras punções (média de 5 a 10 procedimentos) sejam acompanhadas por enfermeiros *experts*.[17]

Técnica da punção venosa guiada por ultrassom

A técnica de punção venosa guiada por ultrassom não requer o uso dos recursos mais avançados dos equipamentos de ultrassom, pois ela pode ser realizada no modo B (do inglês, *brightness mode*), que é bidimensional e utiliza a escala de cinza e sem a necessidade de uso do efeito *Doppler*.[15]

Na avaliação inicial da rede venosa do paciente, é importante diferenciar veias de artérias. Um vaso normalmente tem um aspecto anecoico, ou seja, apresenta uma imagem em forma de um círculo preto, anecoico, e o tecido ao seu redor pode apresentar diferentes níveis de cinza. As veias são mais ovais e facilmente compressíveis, enquanto as artérias são mais circulares e com resistência à compressão com o transdutor (Figura 20.5). Oportunamente, o Quadro 20.1 descreve as diferenças na imagem de veias e artérias.

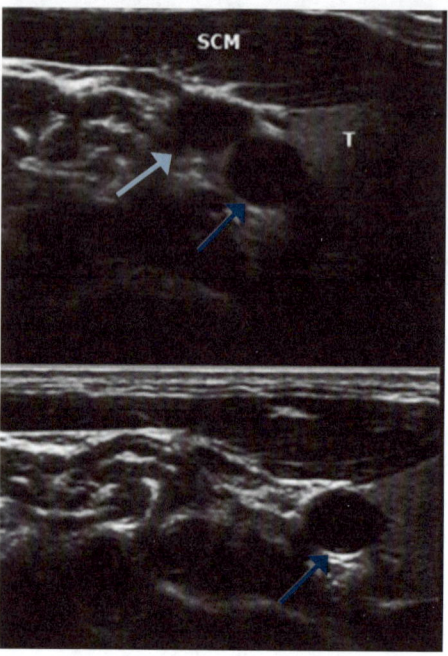

Figura 20.5. Imagem transversal (acima) mostrando a veia jugular (seta azul claro) e a artéria carótida (seta azul escuro), além do músculo esternocleidooccipitomastoideo (SCM) e da glândula tireoide (T).

Fonte: Sabado; Pittiruti (2019).[15]

A imagem de baixo na Figura 20.5 representa o colapso da veia jugular, quando aplicada uma compressão com o transdutor, e a artéria carótida que não se apresenta compressível.

Quadro 20.1. Comparação entre as características ultrassonográficas de veias e artérias.

Veia	Artéria
• Compressível • Não pulsátil • Paredes finas • Presença de válvulas • Distende com torniquete ou mobilização	• Resistente à compressão • Pulsátil (aumenta com a compressão) • Paredes grossas • Sem válvulas • Seu diâmetro não se modifica com uso do torniquete

Fonte: Adaptado de Sábado; Pittiruti (2019).[15]

A avaliação da rede vascular para a punção venosa pode ser feita em dois planos, o plano transversal e o plano longitudinal. Neste, o transdutor é colocado perpendicularmente à pele e longitudinalmente ao vaso, e a imagem mostrará o vaso e a agulha num corte longitudinal, sendo possível visualizar a agulha ao logo da sua trajetória até a entrada no vaso. No entanto, qualquer movimento do paciente ou do operador poderá ocasionar a perda da imagem. A punção nesse plano será feita com a agulha na mesma angulação em que é realizada na punção às cegas. O que determinará a angulação da agulha é a profundidade do vaso e a visualização em tempo real da agulha pelo operador. A punção será feita próximo ao transdutor, na sua porção mais distal, conforme demonstrado na Figura 20.6. Esse plano parece ser mais útil para punções periféricas com dispositivos curtos, nos casos em que não se visualize ou não se palpe o vaso.[15]

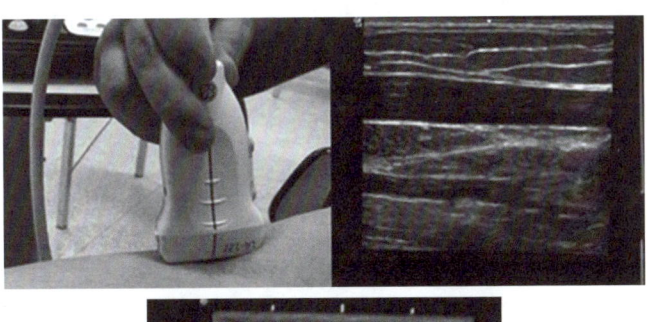

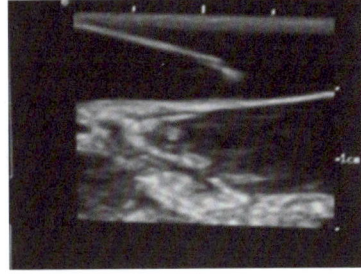

Figura 20.6. Posição do transdutor no plano longitudinal e as imagens do vaso e da agulha.

Fonte: Acervo de Gefferson Fioravanti.

O plano transversal, por sua vez, mostra um corte transversal do vaso, com o transdutor posicionado perpendicularmente à pele, em um ângulo de 90°. Nesse plano, o vaso é encontrado com mais facilidade e a agulha não é visualizada de forma clara, como mostra a Figura 20.7. Esse plano é utilizado para punção com microintrodutor para inserção do CCIP ou de cateter intra-arterial, utilizando-se a técnica de Seldinger modificada. O operador deve posicionar o transdutor de forma que o vaso fique no meio da tela do equipamento e a agulha deve ser inserida exatamente no ponto medial do transdutor, em um ângulo de 45°. Faz-se importante a verificação da profundidade do vaso, pois ela determinará a distância do transdutor ao sítio de inserção da agulha, conforme evidenciado na Figura 20.8.

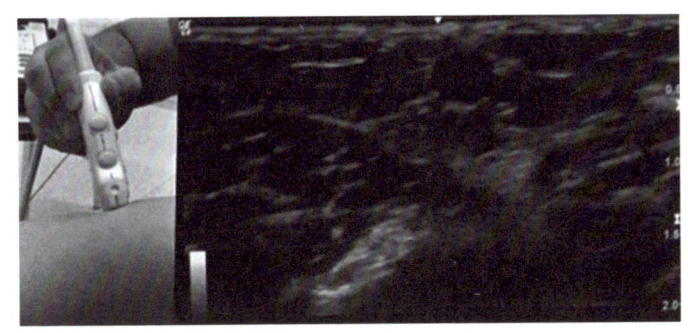

Figura 20.7. Posição do transdutor no plano transversal e a imagem anecoica do vaso.

Fonte: Acervo de Gefferson Fioravanti.

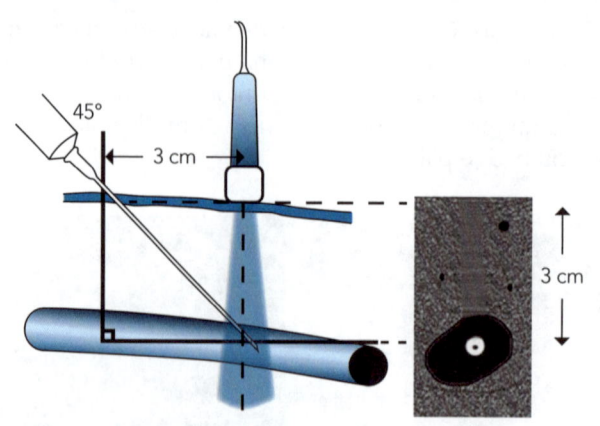

Figura 20.8. Representação de um triângulo isósceles. Um lado representa a distância do transdutor ao sítio da inserção e o outro lado representa a profundidade do vaso.

Fonte: Adaptada de Google imagens; 2021.

Vale ressaltar que a punção venosa guiada por ultrassom não modifica os cuidados de prevenção de infecção primária de corrente sanguínea relacionada a cateter. Para se utilizar o aparelho de ultrassom para punção de um CCIP, recomenda-se o uso de capa plástica estéril para o conjunto do transdutor e cabo, avental e luvas estéreis, bem como a colocação de campos estéreis grandes. No tocante à punção periférica com dispositivo curto, não há na literatura atual orientações específicas, respeitando-se a técnica do *no touch,* que determina que o sítio de inserção não deve ser tocado após a antissepsia. É importante prevenir o contato do dispositivo com o transdutor, utilizando-se capas protetoras ou luvas cirúrgicas estéreis (Figura 20.9).[19]

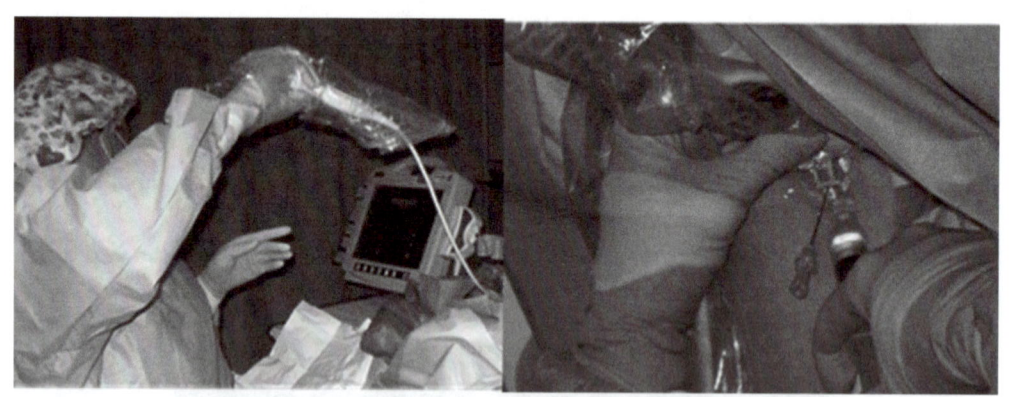

Figura 20.9. Capa de proteção estéril no transdutor e a paramentação completa do profissional.

Fonte: Acervo de Gefferson Fioravanti.

A ultrassonografia auxilia, principalmente, na identificação do vaso a ser puncionado. Na inserção de cateteres periféricos, após a visualização da agulha dentro do vaso, o operador pode soltar o transdutor e proceder à técnica-padrão, conforme rotinas estabelecidas pela instituição e conforme o tipo de cateter utilizado. No caso do CCIP, procede-se da mesma forma. Após a visualização da ponta da agulha dentro do vaso, o operador solta o transdutor e dá continuidade aos passos da técnica de Seldinger modificada, inserindo o guia e, posteriormente, o dilatador/introdutor.

Ultrassom na avaliação da bexiga urinária

A bexiga urinária é um órgão muscular liso que armazena temporariamente a urina e varia em tamanho, formato, posição e relações de acordo com o seu conteúdo e com o estado das vísceras adjacentes. Encontra-se inferiormente ao peritônio, no assoalho pélvico, apresentando quatro superfícies anatômicas – superior, inferolateral direita, inferolateral esquerda e posterior –, que são mais aparentes na bexiga urinária vazia e contraída. Além disso, externamente tem ápice, corpo, fundo e colo.[24]

O ápice da bexiga aponta em direção à margem superior da sínfise púbica quando ela está vazia; o fundo da bexiga é oposto ao ápice, formado pela parede posterior um pouco convexa; o corpo da bexiga é a parte principal da bexiga urinária entre o ápice e o fundo. O fundo e as faces inferolaterais encontram-se inferiormente no colo da bexiga.[24]

Tal como na maioria das vísceras pélvicas, a anatomia da bexiga e a da uretra apresentam diferenças entre o sexo feminino e o masculino. Assim sendo, enquanto nas mulheres a superfície inferior da bexiga assenta na sínfise púbica e a parede posterior está em contato com a parede anterossuperior da vagina e o útero, nos homens a superfície inferior da bexiga assenta na sínfise púbica e na próstata, ao passo em que posteriormente a ela está o terço distal do reto. Entre a superfície posterior da bexiga e a superfície anterior do útero, há o recesso peritoneal denominado "fundo de saco vesicouterino"; e nos homens, o recesso peritoneal entre a bexiga e o reto constitui o fundo de saco retovesical.[24]

A distensão vesical é pré-requisito para o estudo ultrassonográfico das estruturas pélvicas, sendo utilizada como janela acústica. É adequadamente estudada, na maioria dos pacientes adultos, com transdutores convexos de frequência ao redor de 3,5-5 MHz. De modo geral, a avaliação da bexiga urinária é mais bem realizada quando moderadamente distendida, pois uma repleção vesical muito acentuada torna o exame desconfortável.[25]

A capacidade usual da bexiga é de 300 a 500 mL, porém quando se atingem volumes entre 200 e 300 mL, neurorreceptores responsáveis pelo reflexo da micção são logo estimulados, desencadeando no indivíduo a sensação da necessidade de urinar.[26] No âmbito da hospitalização na UTI, alguns pacientes críticos, quando em diurese espontânea, podem experimentar um quadro de incapacidade total ou parcial de esvaziamento da bexiga, denominado "retenção urinária", enquanto outros podem enfrentar problemas no volume urinário drenado por meio de um dispositivo vesical de demora (sonda de Foley).

Frente a isso, o enfermeiro intensivista deve realizar testes diagnósticos à beira do leito a partir da queixa do paciente, que pode relatar sensação de bexiga cheia; dolorosa, especialmente na região suprapúbica; apresentar ansiedade ou agitação psicomotora; alterações de sinais vitais, como taquipneia, taquicardia, níveis pressóricos aumentados; ou, até mesmo, evidenciar incapacidade de esvaziar a bexiga decorrente de um estado de pós-operatório imediato ou do próprio ambiente estranho da UTI. Paralelamente, é imperioso realizar um exame físico da bexiga e analisar os registros da diurese do paciente na planilha do balanço hídrico.

De modo oportuno, o emprego do ultrassom pelo enfermeiro na identificação do volume urinário (Figura 20.10) surge como um método diagnóstico útil à beira do leito na UTI para 1) investigar obstrução da sonda de Foley e presença de bexigoma em pacientes críticos com aparente oligúria ou repentina anúria, frente ao volume urinário drenado e registrado no balanço hídrico, com a subsequente troca, ou mesmo remoção, do dispositivo invasivo; 2) potencializar o raciocínio clínico e evitar procedimentos de cateterismos desnecessários; 3) detectar retenção urinária naqueles com diurese espontânea e possibilitar adequada tomada de decisão, como a realização de cateterismo vesical (intermitente ou de demora); 4) monitorar a produção de urina e, indiretamente, a disfunção renal em pacientes com infecção ou sepse; 5) nortear a discussão clínica com a equipe nos *rounds* multiprofissionais no intuito de agregar valor às medidas terapêuticas médicas complementares, como a ressuscitação de fluidos intravenosos em pacientes hipovolêmicos e fluidorresponsivos, a irrigação vesical contínua, bem como a necessidade de uma avaliação formal de maior complexidade por médicos urologistas e/ou radiologistas.

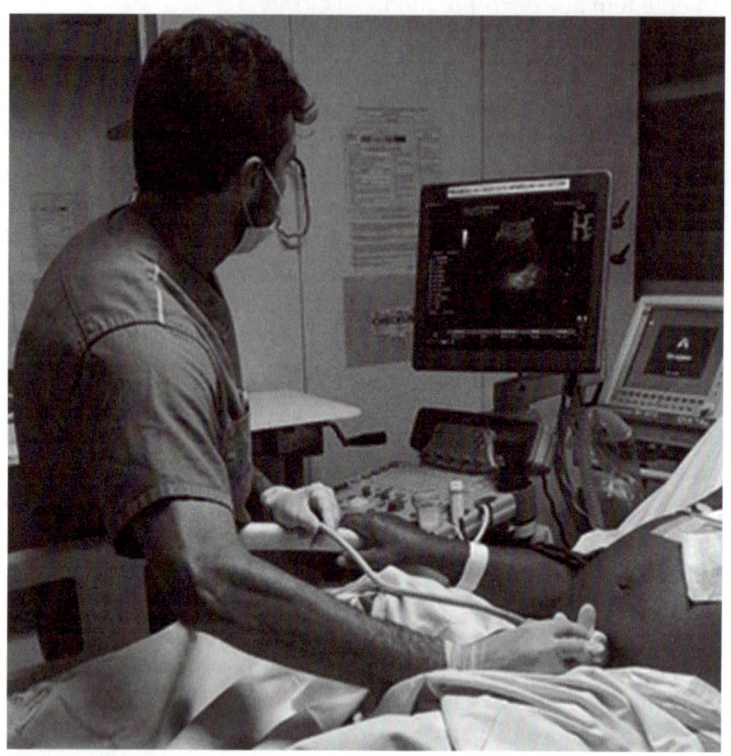

Figura 20.10. Enfermeiro intensivista na realização de ultrassom de bexiga para avaliação do volume urinário.
Fonte: Acervo de Melquiades Ramalho.

Nesse ínterim, a bexiga deve ser estudada nos planos transversal e sagital, com o paciente em decúbito dorsal e, ocasionalmente, lateral. Ecograficamente, a bexiga urinária aparece como uma estrutura anecogênica com morfologia variável, a depender do grau de distensão. O aspecto das suas paredes também varia de acordo com o grau de repleção do órgão e com o transdutor utilizado.[25]

A quantificação do volume residual pós-miccional é extremamente importante em pacientes com diurese espontânea e que apresentam, em algum momento da internação na UTI, retenção urinária, considerada como volumes urinários ≥ 500 mL.[26,27] Na Figura 20.11, percebe-se que a bexiga urinária não aparece por completo no campo de imagem do ultrassom portátil em virtude de sua hiperdistensão, mesmo tendo sido o *zoom* reduzido ao máximo no aparelho pelo enfermeiro durante sua avaliação. Além disso, há no interior da bexiga material ecogênico que, potencialmente, representa material de depósito.

Ainda no cenário da Enfermagem de Prática Avançada (EPA), o cálculo do volume urinário pelo enfermeiro intensivista é igualmente relevante nas avaliações frequentes (e até seriadas) daqueles pacientes em uso de sonda vesical de demora (Foley) e que apresentam sinais ou sintomas sugestivos de obstrução; mau posicionamento do cateter urinário; ou queda repentina na produção de urina, percebida pela equipe multiprofissional.

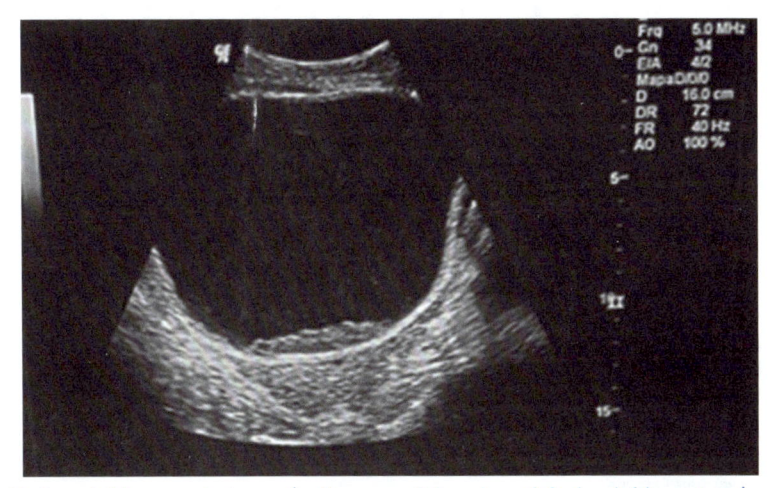

Figura 20.11. Bexiga urinária em paciente com bexiga neurogênica e incontinência urinária por transbordamento. Drenados 1.400 mL de urina por meio de cateterismo vesical de alívio.

Fonte: Acervo de Melquiades Ramalho.

Partindo do pressuposto de que a bexiga tem o formato aproximado de uma elipse, em ambas as situações supracitadas (presença ou ausência da sonda de Foley), estima-se o volume urinário do paciente (Figuras 20.12 e 20.13) a partir da obtenção dos três maiores diâmetros da bexiga urinária – longitudinal (L), anteroposterior (AP) e transversal (T) –, empregando-se a Fórmula do volume da elipse:

$$L \times AP \times T \times 0{,}523$$

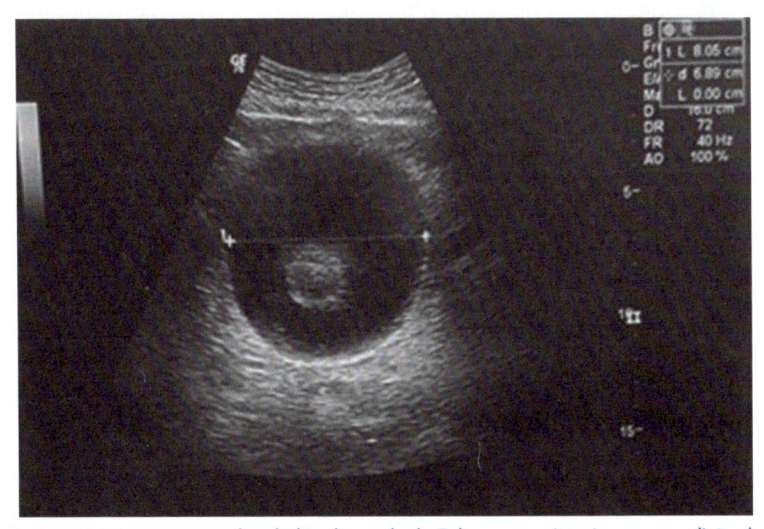

Figura 20.12. Bexiga urinária apresentando o balão da sonda de Foley em seu interior, com medição do diâmetro transversal para se estimar o volume urinário (8,05 cm).

Fonte: Acervo de Melquiades Ramalho.

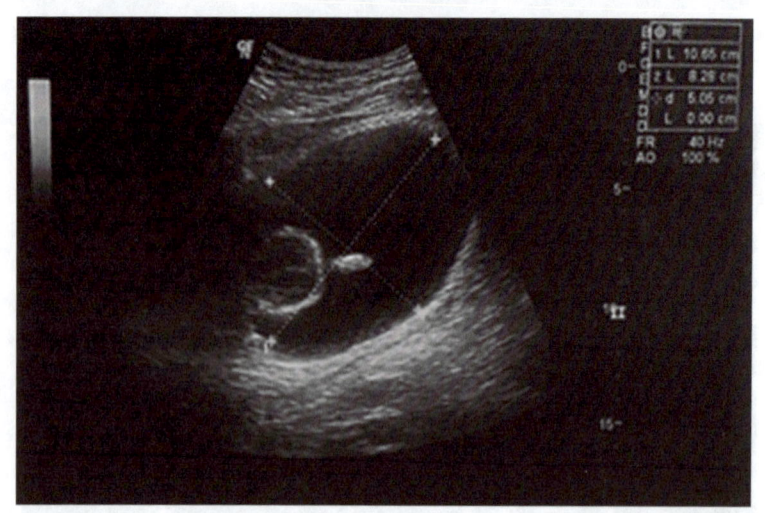

Figura 20.13. Bexiga urinária apresentando o balão da sonda de Foley em seu interior, com medição dos diâmetros longitudinal e anteroposterior para se estimar o volume urinário (8,28 e 10,65 cm respectivamente).

Fonte: Acervo de Melquiades Ramalho.

Quadro 20.2. Avaliação do resíduo vesical por meio da ultrassonografia.

Menos de 30 mL	desprezível
30 a 80 mL	pequeno
80 a 150 mL	moderado
150 a 300 mL	acentuado
Mais de 300 mL	muito acentuado

Fonte: Odisio; Loula; Cerri (2009).

Adotando-se a unidade centímetro (cm) para os diâmetros, o resultado final obtido será dado em centímetros cúbicos (cm³) ou mililitros (mL). No entanto, naqueles pacientes com diurese espontânea, após o cálculo do resíduo vesical, este deve ser comparado com o Quadro 20.2 que gradua, conforme a experiência do examinador, os resíduos do ponto de vista clínico.

Nesse contexto, essas ações inerentes à EPA devem impulsionar um cuidado pautado no Processo de enfermagem para, assim, identificar necessidades humanas afetadas ou parcialmente atendidas e, por consequência, direcionar os julgamentos clínicos necessários para a identificação de diagnósticos de enfermagem, como: Dor abdominal; Risco de infecção; Risco de sepse; Sepse; Choque séptico; Pressão arterial, alterada; Débito cardíaco prejudicado; Disfunção orgânica (renal); Eliminação urinária reduzida; Febre; Incontinência urinária por transbordamento; Micção prejudicada; Agitação.[28]

Ultrassom para posicionamento de sonda nasoenteral

A utilização de sonda nasoenteral (SNE) para a alimentação e a medicação de pacientes críticos é um procedimento comumente realizado por enfermeiros em UTI.[29] Entre os cuidados necessários para uma prática segura, está a checagem adequada do seu posicionamento. Atualmente, são utilizados os métodos do teste de ausculta abdominal, aspiração de conteúdo gástrico com avaliação da sua coloração e pH, traçado eletromagnético, exame radiológico do abdome e ultrassom, visto que o penúltimo método é o mais frequentemente utilizado para a checagem do posicionamento da SNE.[30]

A importância da atenção ao posicionamento da SNE resulta de potenciais complicações tanto no momento da sua passagem como na manutenção.[31] O momento de passagem da SNE requer muito cuidado do enfermeiro, pois, em uma população geral, houve uma frequência em torno de 2,5% de mau posicionamento, subindo para até 59% em pacientes neonatais.[31,32] Esse mau posicionamento ocasiona complicações, entre as quais se destacam as pulmonares, com a ocorrência de pneumotórax ou pneumonia aspirativa;[33] e as complicações do trato gastrointestinal, com ruptura esofágica e o não posicionamento adequado pós-pilórico. Dependendo da gravidade, podem culminar na ocorrência do óbito.[31,34]

Em decorrência de complicações e do impacto no desfecho do paciente, é necessário rigor no momento da passagem e na manutenção da SNE ou da sonda nasogástrica (SNG). Dessa forma, a utilização do ultrassom para guiar diversos procedimentos à beira do leito vem ganhando espaço nas últimas décadas, especialmente na UTI, sendo prática, para guiar a passagem de SNE ou SNG, já bem consolidada no âmbito da EPA e em países da América do Norte.[35] No Brasil, há baixa difusão dessa ferramenta relacionada à sondagem enteral ou gástrica, embora exista, desde o ano de 2015, uma Orientação Fundamentada do COREN-SP n. 028/2015 sobre o uso do ultrassom pelo enfermeiro na passagem de SNG, respaldando o profissional capacitado no uso do aparelho de ultrassom em sua prática.[36]

Em recente revisão da Cochrane, foi evidenciado o importante papel do uso do ultrassom para confirmar o posicionamento da SNE e SNG, porém com a recomendação de se associarem testes neste momento, como a infusão de solução salina pela sonda e a sua visualização via ultrassom. Essa revisão ainda pontua que se reduziria a emissão dos raios X para a confirmação do posicionamento, sendo recomendada a realização de estudos maiores que avaliem o impacto de reposicionamentos por meio do ultrassom a fim de se evitarem as complicações do mau posicionamento desses dispositivos.[37] Outra revisão sistemática com metanálise recente sugere que, em situações de dificuldade na visualização da sonda pelo ultrassom, é necessária a realização da radiografia para a visualização e a confirmação do posicionamento da sonda.[38]

A comparação da utilização do ultrassom com outros métodos confirmatórios revela uma sensibilidade e especificidade de 100% e 33,3% com testes de ausculta abdominal; e de 86,4% e 66,7% com o ultrassom, respectivamente.[39] Em estudo que avaliou o posicionamento da SNG em 49 pacientes, comparando o ultrassom na porção abdominal com os raios X, verificou-se que o transdutor colocado na porção abdominal confirmou o posicionamento adequado da sonda em 37 pacientes, enquanto a radiografia confirmou em 47 deles uma posição adequada da sonda.[40]

Outro estudo evidenciou que, de um total de 130 sondas passadas para serem confirmadas nas imagens do ultrassom, apenas 10,7% não foram visualizadas. Entre aquelas confirmadas (89,3%), quando submetidas ao método dos raios X, todas estavam no posicionamento correto,[41] refletindo que a radiografia simples ainda é o padrão-ouro para se verificar o posicionamento da SNE. Todavia, a utilização do ultrassom caracteriza a disponibilidade de uma ferramenta que pode e deve ser utilizada, desde que o enfermeiro seja treinado e capacitado no seu manuseio.

A técnica para checagem à beira do leito do posicionamento correto da SNE e SNG por meio do ultrassom divide-se em dois momentos:[42,43] com o transdutor posicionado na região cervical e, em seguida, com a colocação do transdutor no abdome, mais precisamente na região subxifoide (Figuras 20.14 e 20.15).

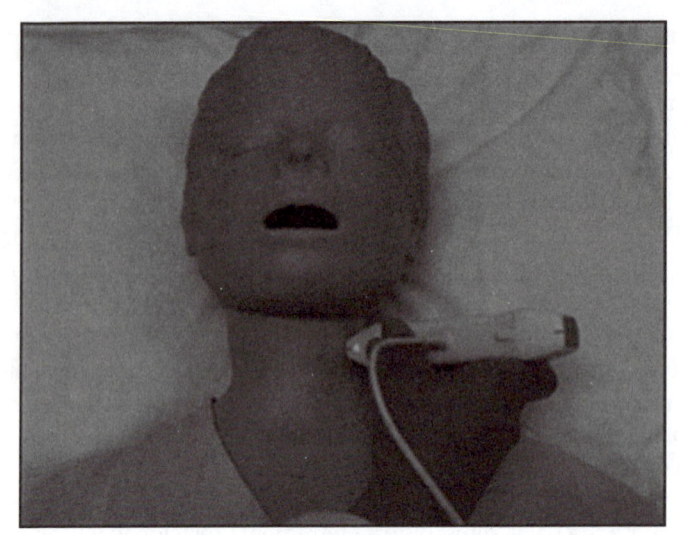

Figura 20.14. Posição cervical do transdutor para a confirmação do posicionamento da sonda pelo enfermeiro intensivista.

Fonte: Acervo de Filipe Utuari de Andrade Coelho.

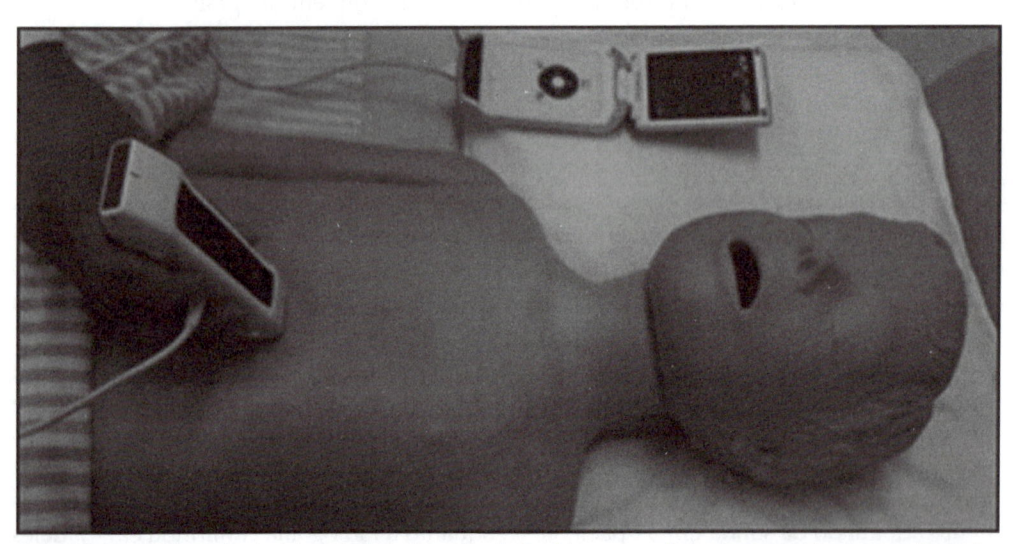

Figura 20.15. Posição abdominal do transdutor (porção subxifoide) para a confirmação do posicionamento da sonda pelo enfermeiro intensivista.

Fonte: Acervo de Filipe Utuari de Andrade Coelho.

Para a posição cervical, é recomendado ao examinador posicionar o probe na posição transversal, situando-o na porção lateral da região cervical, independentemente de ele estar à direita ou à esquerda do paciente. Assim, a imagem gerada nesta posição identifica a traqueia, a tireoide, vasos sanguíneos (artéria carótida) e o esôfago, conforme as Figuras 20.14 e 20.16. O tipo de transdutor utilizado nesta posição é o linear, o qual tem por característica alta frequência para melhor visualização de estruturas mais superficiais da pele.[39,42,43]

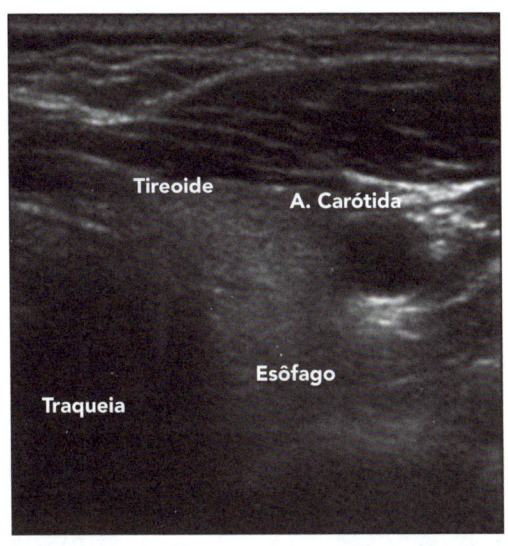

Figura 20.16. Resultado esperado para a posição cervical do transdutor e confirmação do posicionamento da sonda pelo enfermeiro intensivista.

Fonte: Acervo de Filipe Utuari de Andrade Coelho.

Na Figura 20.17, é possível identificar a sonda inserida no esôfago. A análise da sonda nesta posição é de vital importância, tendo em vista que a complicação que usualmente pode ocorrer nesta localidade é a introdução da sonda nas vias aéreas inferiores (traqueia e pulmão), relacionada com desfechos não favoráveis ao paciente crítico.

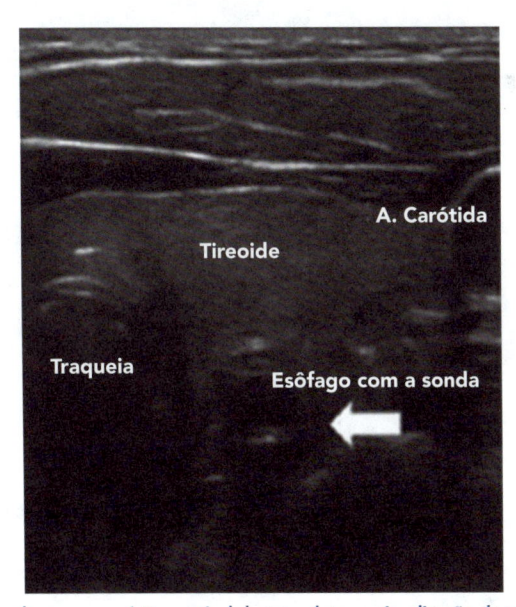

Figura 20.17. Imagem esperada para a posição cervical do transdutor e visualização da sonda.

Fonte: Kim et al. (2012).

Para a posição abdominal, utiliza-se a mesma técnica empregada para visualização do conteúdo gástrico, sendo necessário colocar o probe na posição transversal, abaixo do apêndice xifoide, na região epigástrica (Figura 20.15).[39,42,43] Neste momento, o tipo de transdutor a ser utilizado é o convexo, o qual tem por característica baixa frequência para melhor visualização de estruturas mais profundas.

Dessa maneira, a imagem gerada com o transdutor nesta posição encontra-se na Figura 20.18, na qual é possível identificar, no canto superior esquerdo, o lobo esquerdo do fígado; na porção inferior, um grande vaso; e, na porção superior direita, o estômago. Na Figura 20.19, é possível identificar a sonda presente no estômago. Entretanto, na dificuldade de visualização da sonda nesta posição, é recomendada a infusão de solução salina conjuntamente com ar (20 a 40 mL) e buscando observar na imagem do ultrassom a formação dinâmica de nuvem se expandindo para, então, concluir que a sonda esteja posicionada no estômago.[39,42,43]

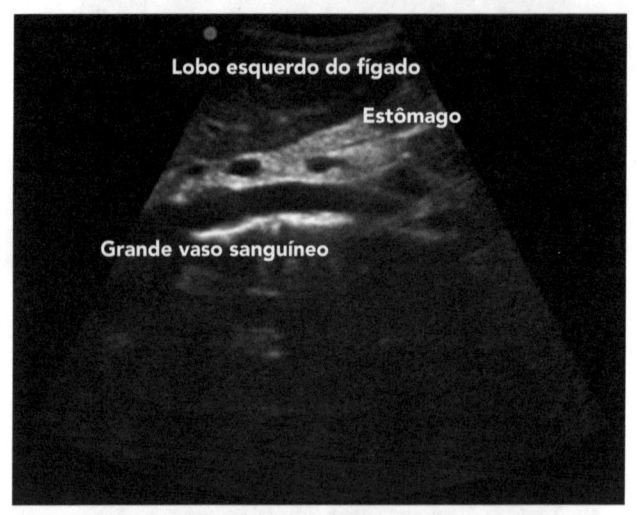

Figura 20.18. Imagem esperada para a posição abdominal do transdutor (porção subxifoide).
Fonte: Acervo de Filipe Utuari.

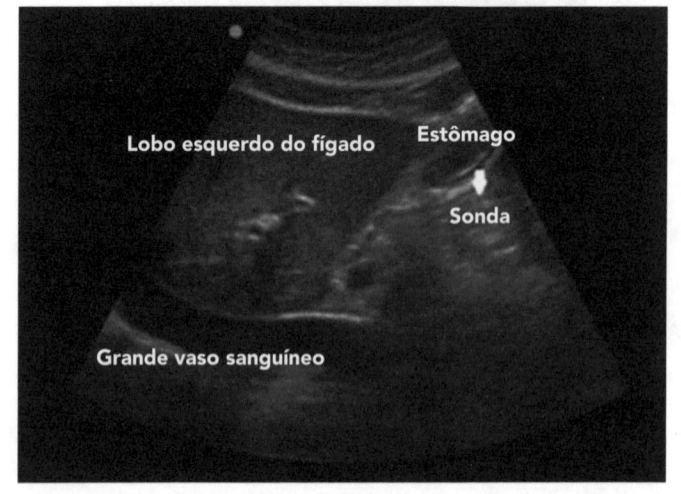

Figura 20.19. Imagem esperada para a posição abdominal do transdutor (porção subxifoide) e visualização da sonda.
Fonte: Acervo de Filipe Utuari.

A não visualização da sonda na posição cervical e na subxifoide suscita a necessidade da realização do raios X para a confirmação do posicionamento da sonda, estando contraindicado qualquer tipo de infusão de medicamento ou dieta por esta via até que haja a confirmação do local ideal da sonda.[40,42]

Para o manuseio do ultrassom e confirmação do posicionamento de sondas enterais ou gástricas, o enfermeiro intensivista deve ser capacitado por meio de um treinamento específico que contenha minimamente competências básicas para operar o aparelho, conhecimento da técnica do ultrassom, identificação das estruturas relacionadas às posições cervical e abdominal e, acima de tudo, não fornecer diagnóstico nosocomial.

A utilização do ultrassom para esta finalidade de confirmação da posição de SNE ou SNG ainda é uma ferramenta desconhecida por uma enorme parcela de enfermeiros no Brasil, sendo imprescindíveis maior aprofundamento nessa técnica e uniformização das competências mínimas que o enfermeiro deve possuir para manejar o aparelho. Desse modo, a implementação da assistência de enfermagem com aparatos que requeiram maior raciocínio clínico e embasamento teórico avançado deve estar em prol da melhoria da qualidade e da segurança dos cuidados intensivos prestados aos pacientes.

Quadro 20.3. Cuidados gerais durante a realização da ultrassonografia à beira do leito.

Cuidados gerais	Justificativa
Posicionar o paciente adequadamente para realizar o exame de ultrassom	O posicionamento incorreto pode resultar em visualizações não fidedignas de estruturas internas, assim como na mensuração errônea do volume residual de urina
Utilizar o tipo de probe correto para cada situação	Para visualizações mais superficiais, utilizar o probe linear (vascular) e, para aquelas mais profundas, utilizar o convexo (abdome e pulmão)
Segurar o probe de maneira correta	Permite melhor acurácia na visualização das estruturas internas
Aplicar gel no probe	Tem por finalidade melhor condução das ondas sonoras do probe para o paciente
Ajustar o brilho e ganho no aparelho	Permite melhor visualização do conteúdo interno
Não deixar o probe cair ou bater em alguma estrutura	Impacto do probe com outras superfícies pode danificar os cristais piezoelétricos, o que impacta no funcionamento adequado do aparelho
Higienizar o probe após o término de cada ultrassonografia	Evita a possibilidade de infecção cruzada
Qualquer visualização de estruturas incomuns, comunicar à equipe médica	Pelo fato de o enfermeiro não realizar diagnósticos nosocomiais durante o exame ultrassonográfico, no momento da visualização de estruturas incomuns deve-se comunicar ao profissional médico para que pondere a necessidade do pedido de uma avaliação formal de maior complexidade por médico radiologista

Fonte: Adaptado de Levitov; Dallas; Slonim (2013).[44]

Considerações finais

A EPA atualmente se mostra um caminho promissor para a reestruturação de algumas práticas na UTI, capaz de inovar o cuidado intensivo e tornar o enfermeiro intensivista um grande protagonista desse cuidado mediante o raciocínio clínico e o uso de tecnologias à beira do leito, como o ultrassom nas suas diversas facetas (inserção de CCIP, instalação de linha arterial para a monitorização da pressão arterial invasiva, posicionamento de sondas) ou o manejo de ventiladores mecânicos microprocessados, com muitas dessas práticas já regulamentadas, mas que ainda refletem escassas discussões e pesquisas no Brasil.

Referências bibliográficas

1. Campos H, Santos O, Naves W, Amaral DO. A história da ultrassonografia no Brasil [Internet]. Goiânia: Contato Comunicação; 2012:98. Disponível em: http://www.doutormedicamentos.com.br/wm/admin/upload/1103114623livro-ultrassongrafia.pdf. [Acesso em jul. 2021].

2. Ballantine HT, Hueter TF, Bolt RH. On the use of ultrasound for tumor detection. J Acoust Soc Am [Internet]. 1954;26(4):581-581. Disponível em: http://asa.scitation.org/doi/10.1121/1.1907378. [Acesso em jul 2021].

3. Barros DS, Bravim BA. Ecografia em terapia intensiva e na medicina de urgência. Rio de Janeiro: Atheneu; 2019.

4. Feigenbaum H. Ultrasound diagnosis of pericardial effusion. JAMA [Internet]. 1965;191(9):711. Disponível em: https://doi.org/10.1001/jama.1965.03080090025006. [Acesso em jul. 2021].

5. Mayron R, Gaudio FE, Plummer D, Asinger R, Elsperger J. Echocardiography performed by emergency physicians: Impact on diagnosis and therapy. Ann Emerg Med [Internet]. 1988 Feb;17(2):150-4. Disponível em: papers2://publication/uuid/631BE5FF-37F6-4A39-BD51-F01D127AFA36. [Acesso em jul.2021].

6. Fuchs PA, del Junco DJ, Fox EE, Holcomb JB, Rahbar MH, Wade CA, et al. Purposeful variable selection and stratification to impute missing focused assessment with sonography for trauma data in trauma research. J Trauma Acute Care Surg [Internet]. 2013;75(SUPPL1):S75-81. Disponível em: http://content.wkhealth.com/linkback/openurl?sid=WKPTLP:landingpage&an=01586154-201307001-00012. [Acesso em jul. 2021].

7. Torres-Macho J, Aro T, Bruckner I, Cogliati C, Gilja OH, Gurghean A, et al. Point-of-care ultrasound in internal medicine: a position paper by the ultrasound working group of the European Federation of internal medicine. Eur J Intern Med [Internet]. 2019;(November):1-5. Disponível em: https://doi.org/10.1016/j.ejim.2019.11.016. [Acesso em jul. 2021].

8. Freitas EM de, Nunes ZB. O enfermeiro na práxis de cateter central de inserção periférica em neonato. Rev Min Enferm. 2009;13(2):215-24.

9. Conselho Regional de Enfermagem de São Paulo. Conselho Regional de Enfermagem de São Paulo Parecer Coren-SP Cat Nº 019/2010. 2010;(32):1-6. Disponível em: http://portal.coren-sp.gov.br/sites/default/files/parecer_coren_sp_2010_18_0.pdf. [Acesso em jul. 2021].

10. Conselho Regional de Enfermagem do Rio Grande do Sul. Decisão Coren-RS Nº096/2013. In 2013. Disponível em: https://www.portalcoren-rs.gov.br/docs/Legislacoes/legislacao_407fe5daa7eaa77c0af8bb47009c2689.pdf. [Acesso em jul. 2021].

11. Conselho Regional de Enfermagem de São Paulo. PARECER COREN-SP 029/2014 – CT PRCI n. 1530/2014. Uso do ultrassom pelo Enfermeiro para cálculo de volume em retenção urinária [Internet]. São Paulo: COREN; 2014. Disponível em: http://portal.coren-sp.gov.br/sites/default/files/parecer_coren_sp_2014_029.pdf. [Acesso em jul. 2021].

12. Conselho Regional de Enfermagem de Santa Catarina. PARECER COREN/SC Nº 002/CT/2020. Manejo de retenção urinária com avaliação de resíduo urinário por ultrassom por enfermeiro [Internet]. Florianópolis: COREN; 2020. Disponível em: http://www.corensc.gov.br/wp-content/uploads/2020/09/Parecer-T%C3%A9cnico-002-2020-Reten%C3%A7%C3%A3o-Urin%C3%A1ria-e-Ultrasson.pdf. [Acesso em jul. 2021].

13. Kumar R, Shah TH, Hadda V, Tiwari P, Mittal S, Madan K, et al. Assessment of quadriceps muscle thickness using bedside ultrasonography by nurses and physicians in the intensive care unit: Intra– and inter-operator agreement. World J Crit Care Med [Internet]. 2019;8(7):127-34. Disponível em: http://www.wjpch.com/article.asp?article_id=519. [Acesso em jul. 2021].

14. Luo J, Moss CF. Echolocating bats rely on audiovocal feedback to adapt sonar signal design. Proc Natl Acad Sci [Internet]. 2017 Oct 10;114(41):10978–83. Disponível em: http://www.pnas.org/lookup/doi/10.1073/pnas.1711892114. [Acesso em jul. 2021].

15. Sabado JJ, Pittiruti M. Principles of ultrasound-guided venous access. Uptodate [Internet]. 2019; Disponível em: http://www.uptodate.com/contents/principles-of-ultrasound-guided-venous-.access?source=search_result&search=ultrasound+vessel&selectedTitle=2~150. [Acesso em jul 2021].

16. Holder MR, Stutzman SE, Olson DM. Impact of Ultrasound on Short Peripheral Intravenous Catheter Placement on Vein Thrombosis Risk. J Infus Nurs [Internet]. 2017;40(3):176-82. Disponível em: http://insights.ovid.com/crossref?an=00129804-201705000-00007. [Acesso em jul. 2021].

17. Stuckey C, Curtis MP. Development of a nurse-led ultrasound-guided peripheral intravenous program. J Vasc Nurs [Internet]. 2019;37(4):246-9. Disponível em: https://linkinghub.elsevier.com/retrieve/pii/S1062030319301219. [Acesso em jul. 2021].

18. Chopra V, Flanders SA, Saint S, Woller SC, O'Grady NP, Safdar N, et al. The Michigan Appropriateness Guide for Intravenous Catheters (MAGIC): Results From a Multispecialty Panel Using the RAND/UCLA Appropriateness Method. Ann Intern Med [Internet]. 2015;163(6_Supplement):S1. Disponível em: http://annals.org/article.aspx?doi=10.7326/M15-0744. [Acesso em jul. 2021].

19. Elia F, Ferrari G, Molino P, Converso M, De Filippi G, Milan A, et al. Standard-length catheters vs long catheters in ultrasound-guided peripheral vein cannulation. Am J Emerg Med [Internet]. 2012 Jun;30(5):712-6. Disponível em: http://dx.doi.org/10.1016/j.ajem.2011.04.019. [Acesso em jul. 2021].

20. Brasil. Agência Nacional de Vigilância Sanitária. Medidas de Prevenção de Infecção Relacionada à Assistência à Saúde. Série: Segurança do Paciente e Qualidade em Serviços de Saúde. Brasília: Anvisa; 2017.

21. Gorski L, Hadaway L, Hagle M, Mc. Infusion therapy standards of practice | Island Health Library Services. J Infus Nursign [Internet]. 2016;39(15). Disponível em: http://viha.andornot.com/permalink/13254. [Acesso em jul 2021].

22. Lamperti M, Bodenham AR, Pittiruti M, Blaivas M, Augoustides JG, Elbarbary M, et al. International evidence-based recommendations on ultrasound-guided vascular access. Intensive Care Med [Internet]. 2012;38(7):1105-17. Disponível em: http://link.springer.com/10.1007/s00134-012-2597-x. [Acesso em jul. 2021].

23. Pittiruti M, Hamilton H, Biffi R, MacFie J, Pertkiewicz M. ESPEN Guidelines on Parenteral Nutrition: Central Venous Catheters (access, care, diagnosis and therapy of complications). Clin Nutr [Internet]. 2009;28(4):365-77. Disponível em: http://dx.doi.org/10.1016/j.clnu.2009.03.015. [Acesso em jul. 2021].

24. Moore KL, Dalley AF, Agur AM. Anatomia orientada para a clínica. 6. ed. Rio de Janeiro: Guanabara Koogan; 2013.

25. Odisio BC, Loula DC, Cerri LMO. Bexiga e uretra. In: Chammas MC, Cerri GG. Ultrassonografia abdominal. 2. ed. Rio de Janeiro: Revinter; 2009;14:671-702.

26. Ceratti RN, Beghetto MG. Incidência de retenção urinária e relações entre queixa do paciente, exame físico e ultrassonografia vesical. Rev Gaúcha Enferm. 2021;42:e20200014.

27. Lee YY, Tsay WL, Lou MF, Dai YT. The effectiveness of implementing a bladder ultrasound programme in neurosurgical units. J Adv Nurs. 2007;57(2):192-200.

28. Ramalho Neto JM. Subconjunto terminológico da CIPE® para pacientes graves com Sepse [Tese de doutorado]. João Pessoa, PB(BR): Universidade Federal da Paraíba; 2019.

29. Roynett CE, Bongers A, Fulbrook P, Abarran JW, Hofman Z. Enteral feeding practices in European ICUs: A survey from the European Federation of critical care nursing associations (EfCCNa). Clinical Nutrition ESPEN. [Internet]. 2008;3(2):e33-e39.

30. Dias FSB, Emídio SCD, Lopes MHBM, Shimo AKK, Beck ARM, Carmona EV. Procedimentos de mensuração e verificação de posicionamento da sonda gástrica em recém-nascidos: revisão integrativa. Rev Latino-Am Enferm [Internet]. 2017;25:e2908.

31. Sorokin R, Gottlieb JE. Enhancing patient safety during feeding-tube insertion: a review of more than 2.00 insertion. JPEN J Parenter Enteral Nutr [Internet]. 2006;30(5):440-5.

32. Quandt D, Schraner T, Ulrich HB, Mieth RA. Malposiiton of feeding tubes in neonates: is it an is issue? J Pediatr Gastroenterol Nutr [Internet]. 2009;48(5):608-11.

33. Ryu JA, Park SB, Lee D, Chung CR, Yang JH, Jeon K, et al. Respiratory complications associated with insertion of small-bore feeding tube in critically ill patients. Korean J Crit Care Med [Internet]. 2019;29(2):131-6.

34. Nadeeshani R, Kulasiri RS. Malpositon of a nasogastric tube: a case report. J Surg Anesth [Internet]. 2018;2:1.

35. Brunhoeber LA, King J, Davis S, Witherspoon B. Nurse practitioner use of point of care ultrasound in critical care. J Nurse Pract [Internet]. 2018;14(5):383-8.

36. Conselho Federal de Enfermagem. Orientação Fundamentada COREN n. 028, de 2015. Dispões sobre o uso do ultrassom na passagem de sonda nasogástrica (SNG). Disponível em: https://portal.coren-sp.gov.br/wp-content/uploads/2015/09/Orienta%C3%A7%C3%A3o%20Fundamentada%20-%20028_0.pdf. [Acesso em dez. 2019].

37. Tsujimoto H, Tsujimoto Y, Nakata Y, Akazawa M, Kataoka Y. Ultrasonography for confirmation of gastric tube placement (Review). Cochrane Database Syst Rev [Internet]. 2017;4:CD012083.

38. Lin T, Gifford W, Lian Y, Liu X, Wang J, Yang B, et al. Diagnostic accuracy of ultrasonography for detecting nasogastric tube (NGT) placement in adults: a systematic review and meta-analysis. Int J Nurs Stud [Internet]. 2017;71:80-8.

39. Kim HM, So BH, Jeong WJ, Choi SM, Park KN. The effectiveness of ultrasonography in verifying the placement of a nasogastric tube in patients with low consciousness at an emergency center. Scand J Trauma Resusc Emerg Med. 2012;12:20-38.

40. Yildirim Ç, Coskun S, Gokhan S, Gunaydin PG, Ozhasenekler A, Ozkula U. Verifying the Placement of Nasogastric Tubes at an emergency center: comparison of ultrasound with chest radiograph. Emerg Med Int [Internet]. 2018;18:2370426.

41. Chenaitia H, Brun PM, Querellou E, Levral J, Bessereau J, Aimé C, et al. Ultrasound to confirm gastric tube placement in prehospital management. Resuscitation [Internet]. 2012;83:447-51.

42. Zatelli M, Vezzali N. 4-Point ultrasonography to confirm the correct position of the nasogastric tube in 114 critically ill patients. J Ultrasound [Internet]. 2017;20:53-8.

43. Gok F, Kilicaslan A, Yosunkaya A. Ultrasound-guided nasogastric feeding tube placement in critical care patients. Nutr Clin Pract. 2015;30(2):257-60.

44. Levitov AB, Dallas AP, Slonim AD. Ultrassonografia à beira do leito na medicina clínica. Porto Alegre: AMGH; 2013.

21
Manejo e Gestão da Dor no Paciente Crítico

Fernanda Alves Ferreira Gonçalves
Regiane Aparecida dos Santos Soares Barreto
Jacqueline Andréia Bernardes Leão Cordeiro
Karina Suzuki

◀ Introdução

A unidade de terapia intensiva (UTI) se distingue das demais unidades hospitalares por sua alta tecnologia e pela habilidade dos profissionais envolvidos na assistência, pela diferenciação de conhecimento e de habilidades e pela destreza para a realização de diagnósticos, terapêuticas e de procedimentos, quase sempre invasivos, agressivos e que promovem desconforto e dor.[1]

Mesmo com todas essas características, que permitem salvar e ou prolongar vidas, os profissionais, não são, por vezes, habilitados para identificar e consequentemente aliviar a dor do paciente.[1,2]

A dor é uma importante condição de saúde e definida como "uma experiência sensorial e emocional desagradável, associada a, ou semelhante àquela associada a, dano real ou potencial ao tecido".[3] Deve ser compreendida e avaliada por meio da descrição que o indivíduo faz, e certamente existe sempre que ele afirmar que ela existe, e é influenciada, em graus variáveis, por fatores biológicos, psicológicos e sociais.[4]

A Declaração de Montreal, documento desenvolvido durante o Primeiro Encontro Internacional de Dor, em 3 de setembro de 2010, afirma que o "acesso ao tratamento da dor é um direito humano fundamental".[5]

Em 1996, James Campbell, na época Presidente da Sociedade Americana de Dor, citou pela primeira vez a necessidade de a dor ser reconhecida como o quinto sinal vital, objetivando conscientizar os profissionais de saúde a promoverem o tratamento da dor com a mesma eficiência como são tratadas alterações nos outros sinais vitais.[6]

Diante dessa problemática e com o mesmo objetivo, no ano de 2000, a Joint Comission on Accreditation on Heathcare Organizations publicou uma normativa considerando fundamental a avaliação da dor como quinto sinal vital.[4]

A American Medical Association's, em um relatório de 2002, mostrou preocupações com essa normativa em exigir que todos os pacientes sejam examinados para presença de dor e elevar seu tratamento a uma questão de "direitos do paciente", em virtude da possibilidade da dependência excessiva de opioides e essas preocupações foram criticadas por especialistas em dor como "opioidefóbicas".

O uso da expressão "quinto sinal vital" também se mostrou problemático; em vez de se interpretar a frase como necessidade de melhorias na avaliação ("tornar a dor visível"), algumas organizações interpretaram-na como se a dor precisasse ser avaliada toda vez que os sinais vitais fossem medidos.[4]

Diante das preocupações de segurança e da má interpretação da frase, uma comissão conjunta fez alterações nos padrões e no exemplo de implementação. O exemplo de implementação de 2001 dizia "dor é considerada um 'quinto' sinal vital no tratamento de pacientes do hospital" e foi alterado em 2002 para "dor costumava ser considerada o quinto sinal vital". Em 2004, essa frase não apareceu mais em alguns manuais de acreditação.[4]

Consequentemente, o padrão de avaliação da dor em todos os pacientes também foi excluído em 2009, exceto para doentes em cuidados de saúde comportamentais que foram considerados menos capazes de trazer à tona o fato de estarem com dor.

Em resposta às críticas de que os padrões encorajavam o uso de opioides, em 2011, a Joint Comission on Accreditation on Heathcare Organizations estabeleceu que as estratégias farmacológicas e não farmacológicas têm um papel fundamental no manejo da dor[4] e recomendou que a avaliação inclua a identificação de fatores de risco psicossociais que podem afetar o autorrelato de dor.

Neste cenário, devem ser estratégicas cada vez mais utilizadas envolver os pacientes no desenvolvimento do seu plano de tratamento e definir expectativas realistas e metas mensuráveis, focando na reavaliação de como a dor prejudica a função física, monitorando os padrões de prescrição de opioides e promovendo acesso às modalidades não farmacológicas de tratamento da dor.

A *Joint Comission on Accreditation on Heathcare Organizations* promoveu mudanças para o uso seguro de opioides durante e após a hospitalização, na tentativa de prevenir o desvio dessas drogas e garantir que os hospitais identifiquem os pacientes dependentes delas, facilitando seu encaminhamento para tratamento e acompanhamento.[4]

Ainda que a avaliação e a mensuração da dor sejam difíceis em pacientes graves, elas devem ser realizadas de maneira válida e confiável a fim de propiciar o controle da dor.[5-7]

Na maioria das vezes os pacientes estão sob ventilação mecânica, em uso de sedativos ou com o nível de consciência rebaixado, sendo incapazes de relatar sua experiência de dor.[7]

O enfermeiro intensivista, como membro da equipe multiprofissional, deve estar preocupado com a avaliação e a mensuração da dor de seus pacientes, uma vez que eles têm o direito a uma analgesia adequada e acesso ao correto e eficiente manejo de quaisquer estímulos nocivos.[8]

A dor intensa afeta negativamente o estado do paciente crítico, podendo causar instabilidade cardíaca e comprometimento respiratório, tornando necessária a implementação de avaliação por protocolos de gerenciamento de dor padronizados e orientados pela melhora nos resultados da prática clínica.[7]

As respostas deletérias advindas da dor são graves e podem piorar a condição do paciente, destacando-se a distensão abdominal, a hipóxia, a hipercapnia, as atelectasias, as infecções pulmonares, a retenção hídrica e ainda os transtornos da coagulação.

Apesar das possíveis complicações que a condição dolorosa possa trazer como o agravo clínico, ainda hoje a dor é subidentificada, subvalorizada e subtratada.[9,10]

As causas principais da dor em UTI estão, muitas vezes, associadas a procedimentos como a aspiração traqueal, a mudança de decúbito, a realização de curativos, a presença do tubo traqueal, o trauma, a lesão cirúrgica ou por queimaduras.[10,11] Neste cenário, a presença de sonda nasogástrica e vesical, o cateter central, os drenos, as lesões por pressão, a punção venosa e/ou arterial, além do uso de faixas para contenção dos membros, também são bons exemplos geradores de dor e desconforto para o doente.[12,13]

O controle da dor é fundamental para a assistência integral, assim o tratamento deve ser enfatizado para minimizar e eliminar o desconforto e facilitar a recuperação.

O tratamento da dor tem como base a monitorização padronizada, por meio de protocolos para uso de analgésicos, controle dos efeitos colaterais e da educação dos profissionais responsáveis pela analgesia.[9]

Caso o paciente esteja consciente e orientado, deve ser adequadamente instruído quanto à terapia, para que haja sucesso no controle da dor e nos sintomas prevalentes.

O enfermeiro pode atuar não somente na terapia medicamentosa, mas também propondo estratégias não farmacológicas, consideradas etapas indispensáveis, para o cuidar nos diferentes tipos de dor, possibilitando sucesso do tratamento.[9]

Adultos criticamente enfermos experimentam dor moderada a grave em repouso e durante os procedimentos de cuidado padrão. Em razão da complexidade que engloba o seu cuidado, a analgesia em terapia intensiva é complexa dadas as alterações farmacocinéticas das drogas, interações medicamentosas, a associação de inúmeras comorbidades e, muitas vezes, a presença de disfunção orgânica. Além desses fatores, ainda há como barreira a falta de uniformidade na conduta médica ao prescrever a analgesia, o uso de protocolos sem evidências científicas sobre a eficácia e a eficiência, a resistência dos profissionais para o tratamento e manejo correto da dor, o emprego de métodos inadequados de avaliação e o treinamento insuficiente da equipe interdisciplinar.[8]

De qualquer modo, o alívio da dor por meio da analgesia adequada deve ser visto como um aspecto humanitário e fundamental para propiciar conforto ao paciente, reduzir o estresse e prevenir retardo na recuperação, devendo constituir parte vital da assistência de enfermagem, principalmente no ambiente da terapia intensiva.[9]

A chave para o adequado controle da dor está em uma abordagem consistente para sua avaliação e uma gestão da dor é fundamental. Consequentemente, a educação dos profissionais de saúde, o uso adequado dos instrumentos de avaliação e o tratamento ao maior número possível de pacientes garantem o sucesso da iniciativa.

A avaliação e o manejo da dor na UTI, incluindo a prescrição segura de opioides, são identificados como uma prioridade organizacional,[9] em que otimizar a analgesia apresenta vários desafios fisiológicos e a necessidade de extubação precoce e a reabilitação merecem destaque. Além disso, pacientes em ventilação mecânica e sedados apresentam como variantes importantes o fato de as ferramentas convencionais de avaliação de dor não poderem ser utilizadas.[10]

O objetivo principal de analgesia/sedação para pacientes em terapia intensiva é receber a estratégia de ventilação de proteção pulmonar com conforto e segurança, facilitando possíveis intervenções e mantendo a interação do paciente com a equipe e família para promover a recuperação física e cognitiva precoce.

Uma abordagem multimodal centrada no paciente, incluindo analgesia precoce eficaz, sedação ideal e emergência livre de *delirium*/agitação, é fundamental para todos os adultos na UTI e deve ser considerada para doentes com síndrome respiratória aguda.[14,15]

Frente ao exposto, os objetivos deste capítulo são compreender a fisiologia da dor e identificar os tipos de dor, os instrumentos de avaliação, tratamentos farmacológicos e não farmacológicos e os cuidados que podem ser oferecidos pelo enfermeiro ao paciente álgico.

◖ Fisiologia da dor

A dor tem a finalidade fisiológica de proteção corporal e ocorre à medida que os tecidos são lesados, provocando uma reação individual em cada ser humano, no intuito de remover o estímulo que provoca o estado álgico.[16]

De forma geral, o fenômeno sensitivo-doloroso inicia-se por meio da transformação dos estímulos ambientais em potenciais de ação, que partem das fibras nervosas periféricas e são transmitidos para o sistema nervoso central (SNC). Os estímulos que atuarão sobre os nociceptores (encontrados nos tecidos superficiais, profundos e nas vísceras) podem ser classificados em estímulos mecânicos, térmicos e químicos.[17]

Avaliação da dor

A avaliação da dor é um dos desafios clínicos diários enfrentados pela equipe da terapia intensiva em pacientes gravemente enfermos.

O padrão-ouro de medida da dor é o autorrelato do paciente e deve ser obtido com a maior frequência possível.[18] Porém, em situações críticas, nem sempre é possível realizá-la, sendo necessário, então, a utilização de ferramentas capazes de mensurar a dor.

Por intermédio da mensuração da dor, pode-se determinar se o tratamento é necessário, se o prescrito é eficaz ou se ele deve ser interrompido.[19]

Por ser o profissional com maior aproximação dos pacientes, o enfermeiro possui ampla autonomia e resolutividade no manejo da dor. Na maior parte dos casos, é ele quem a identifica, avalia e notifica a equipe e, posteriormente, implementa ações específicas para cada caso e avalia sua eficácia, desempenhando ainda atividades ligadas à reabilitação global do indivíduo e às orientações gerais sobre o tratamento da dor.[20, 21]

A Sociedade Brasileira para Estudo da Dor relata as seguintes medidas iniciais para instituir a avaliação da dor:[19]

- Estabelecer rotina de avaliação da dor para todos os pacientes por meio da escala visual analógica ou de observação da dor.
- Documentar a dor e sua intensidade em todos os pacientes.
- Implementar plano de intervenções para o controle da dor e o período para reavaliação a partir da queixa registrada de cada paciente.

Na tentativa de buscar uma forma para avaliar e aliviar a dor, foram desenvolvidos vários instrumentos de mensuração, que possibilitam uma linguagem universal. Porém, é fundamental que se utilizem instrumentos voltados às necessidades de pacientes em terapia intensiva, como estratégia efetiva na obtenção de dados acurados na experiência dolorosa.[22]

Nas situações em que o paciente consegue localizar a dor, pode-se utilizar diagrama corpóreo no qual as áreas dolorosas são marcadas pelo doente, contribuindo, assim, para a identificação da etiologia e, consequentemente, de condutas mais assertivas para melhora ou alívio da dor.[23]

Neste sentido, escalas unidimensionais que mensuram a intensidade da dor são amplamente utilizadas. São exemplos dessas escalas: a analógica visual; a avaliação facial; a numérica de dor; e a escala de descritores verbais.[22,24]

A escala analógica visual, consiste em uma linha, vertical ou horizontal, que representa a qualidade contínua de intensidade da dor: nenhuma dor (considerada 0) ou dor máxima (considerada 10). Apesar de ter variações no tamanho da linha, normalmente é apresentada com 10 centímetros.[25] Nesta escala, o paciente marca o ponto que corresponde ao seu nível de dor e o valor encontrado será utilizado como indicador de gravidade[26] (Figura 21.1).

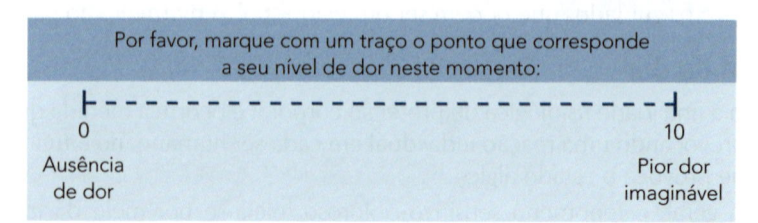

Figura 21.1. Escala analógica visual.

Fonte: Weiner; Peterson; Ladd; Mcconnell; Keefe (1999).

Na escala numérica de dor, é possível quantificar a dor por meio de números em que o ponto 0 (zero) representa nenhuma dor e o ponto 10 (dez), a pior dor possível[27] (Figura 21.2). As demais pontuações representam intensidade intermediária da dor.

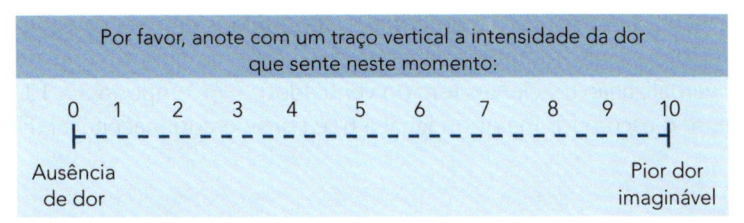

Figura 21.2. Escala numérica de dor.

Fonte: Silva; Forte (2001).

Para a escala de descritores verbais, a sensação dolorosa é quantificada por meio de palavras que representam diferentes intensidades subjetivas de dor com categorias específicas, em que 0 (zero) é considerado dor ausente; 1, dor leve ou fraca; 2, dor moderada; 3, dor intensa; e 4, dor insuportável[27] (Figura 21.3).

> Por favor, marque a intensidade da dor que sente neste momento:
>
> 0. Ausência de dor
> 1. Dor fraca
> 2. Dor moderada
> 3. Dor intensa
> 4. Dor insuportável

Figura 21.3. Escala descritiva verbal.

Fonte: Silva; Forte (2001).

A mais conhecida das escalas é a escala de faces, que consiste em desenhos de seis faces, na qual o paciente deve escolher a face que melhor representa a intensidade de sua dor[24,28] (Figura 21.4).

Figura 21.4. Escala de avaliação facial.

Fonte: Ehieli; Yalamuri; Brudney; Pyati (2017).

Na terapia intensiva, nem sempre trabalhamos com o paciente consciente e orientado, por isso, para aqueles indivíduos impossibilitados de comunicação efetiva, o enfermeiro deve utilizar a escala de dor comportamental, a *Behavioral Pain Scale* (BPS)[12] ou a *Critical Care Pain Observation Tool* (CPOT).

A BPS apresenta um total de 12 descritores, distribuídos em três categorias comportamentais: expressões faciais; membros superiores; e sincronia com o ventilador (pacientes intubados) ou verbalização (pacientes fora do ventilador).[12,29] Comporta 3 a 12 escores e, na avaliação final, se o escore for maior ou igual a 6, é considerado inaceitável (Figura 21.5).

Expressão facial
Relaxada: 1
Parcialmente contraída: 2
Totalmente contraída: 3
Fazendo careta: 4
Movimentos dos membros superiores
Relaxado: 1
Parcialmente flexionado: 2
Totalmente flexionado: 3
Totalmente contraído: 4
Ventilação mecânica
Tolerando movimentos: 1
Tossindo, mas tolerando durante a maior parte do tempo: 2
Lutando contra o ventilador: 3
Impossibilidade de controle do ventilador: 4

Figura 21.5. Escala Comportamental de Dor – *Behavioral Pain Scale* – BPS.

Fonte: AMIB (1999); Garra; Singer; Taira; Chohan; Cardoz; Chisena, et al. (2010).

Já a escala de observação da dor do cuidado crítico (CPOT) é composta por quatro domínios comportamentais: expressão facial; movimentos corporais; tensão muscular; e conformidade com o ventilador mecânico. Ela pode ser utilizada para pacientes intubados ou vocalização para pacientes extubados. Cada domínio varia de zero a 2 pontos, com o escore total podendo variar de zero a 8 pontos. Um escore maior que 2 indica a presença de dor.

Os instrumentos multidimensionais para avaliação da dor consideram, além da intensidade, variáveis como os aspectos fisiológicos, sensoriais, afetivos, cognitivos, comportamentais e socioculturais.[30]

O questionário de McGill é um desses instrumentos, considerado o mais indicado e utilizado para avaliar a dor, quando se pretende obter informações quantitativas e qualitativas.[31] Esse instrumento foi desenvolvido na Universidade de McGill, no Canadá, em 1975, e contém os seguintes descritores: palavras que o paciente escolhe para explicar sua dor; escala de intensidade de zero a 5; e um diagrama para representar o local, características e periodicidade da dor, assim como a duração da queixa álgica. No entanto, esse instrumento apresenta limitações em sua aplicação, pois, quando traduzido do inglês para o português, ocasionou problemas de semântica, dificultando a interpretação das respostas.[32]

No Brasil, foi elaborada e validada uma escala de avaliação da dor para a língua portuguesa, inserindo, assim, o país no cenário mundial com relação à avaliação da dor[33] (Figura 21.6).

( ) Dor aguda	( ) Dor crônica
1) Terrível 1. Que infunde ou causa terror; terrificante. 2. Extraordinária; estranha. 3. Muito grande; enorme. 4. Muito ruim; péssima.	1) Deprimente 1. Que deprime; depressiva; depressora.
2) Insuportável 1. Não suportável; intolerável. 2. Incômoda; molesta.	2) Persistente 1. Que é constante; que continua, prossegue; insiste. 2. Que permanece; que se mantém; que persevera.
3) Enlouquecedora 1. que endoidece; que toma louca; que faz perder a razão.	3) Angustiante 1. Que angústia; angustiosa.
4) Profunda 1. Que tem extensão, considerada desde a entrada até o extremo oposto. 2. Muito marcada. 3. Que penetra muito; dor profunda. 4. Enorme; desmedida; excessiva; demasiada. 5. De grande alcance; muito importante.	4) Desastrosa 1. Em que há ou que produz acontecimento calamitoso; especialmente o que ocorre de súbito, ocasionando grande dano ou prejuízo.
5) Tremenda 1. Terrível fora do comum, extraordinária.	5) Prejudicial 1. que prejudica; nociva; lesiva.

Figura 21.6. Escala multidimensional de avaliação da dor.

Fonte: Sousa; Pereira; Cardoso; Hortense (2010).

◖Tratamento farmacológico

Os opioides continuam sendo um pilar para o controle da dor na maioria dos ambientes de terapia intensiva. No entanto, seus efeitos colaterais preocupam os profissionais de saúde quanto à sua segurança.[10]

Analgésicos não opioides, como paracetamol, nefopam, cetamina, lidocaína, agentes neuropáticos e não esteroides anti-inflamatórios (AINE), foram avaliados em adultos gravemente enfermos com o objetivo de poupar o uso de opioides e melhorar a eficácia analgésica. Além dos opioides, os não opioides podem ser combinados com anestésicos regionais e intervenções não farmacológicas conhecidas por reduzir a dor. Dose, duração e eficácia farmacológica precisam ser avaliadas quando as estratégias de combinação estão sendo avaliadas. [10]

Opções de tratamento farmacológico

Em 1680, um médico inglês escreveu que, entre os medicamentos que podem dar ao homem alívio aos seus sofrimentos, nenhum é tão universal e tão eficaz como ópio.

Os opioides são analgésicos de 1ª linha para a dor moderada a intensa porque são altamente eficazes, baratos e os únicos analgésicos que podem ser administrados por qualquer via.[10]

Mas seu uso indiscriminado pode ter efeitos colaterais deletérios em pacientes críticos, incluindo a depressão respiratória, náuseas, vômitos, prisão de ventre, tolerância e dependência física, *delirium*, íleo paralítico e imunossupressão, que podem prolongar a estadia na UTI e a piora no resultado pós-terapia intensiva.[34]

As diretrizes de prática clínica recomendam o uso intravenoso de opiáceos como agentes de 1ª linha no tratamento da dor não neuropática em pacientes críticos.[35]

A morfina, historicamente, tem sido a droga preferida para o alívio imediato da dor no pós-operatório em virtude do baixo custo, da excelente eficácia analgésica e dos efeitos eufóricos. Uma pesquisa recente no Reino Unido mostrou que a droga foi prescrita para controle da dor em 49% das UTI pesquisadas.[10]

Neste cenário, o fentanil é um opioide sintético com potência 100 vezes maior do que a morfina intravenosa em virtude de sua maior solubilidade lipídica,[10] e sua administração por bólus repetidos ou derivações de infusão contínua resulta na acumulação e em uma meia-vida prolongada (9 a 16 horas). Por ser metabolizado no fígado e não ter metabólitos ativos, é mais seguro na insuficiência renal. Tem sido recomendado como o analgésico de escolha em pacientes criticamente enfermos com instabilidade hemodinâmica pela não associação à liberação de histamina. Está atualmente disponível em diferentes formulações, incluindo intravenosa, transdérmica e transmucosal.[10]

A hidromorfona é um opioide semissintético mais potente que a morfina, mas com menos euforia e seu único metabólito (hidromorfona-3-glucuronídeo (H3G)) é excretado por via renal, não tendo metabólitos ativos que atuam em receptores de opiáceos, portanto apresenta um perfil de segurança aprimorado sobre a morfina em pacientes com doença renal.[10]

A fim de minimizar os efeitos adversos dos opioides, um modelo multimodal de controle da dor tem sido amplamente aceito como alternativa para a abordagem da dor. Independentemente do método de administração, terapias adjuvantes com opioides demonstraram melhorar os escores de dor e diminuir a necessidade total de consumo desses medicamentos. Se múltiplos adjuntos são usados, doses menores de cada medicamento são recomendadas para minimizar seus efeitos colaterais.[10]

A dexmedetomidina tem sido utilizada como sedativo de pacientes intubados e ventilados mecanicamente, para periprocedimento de pacientes não intubados e como um adjunto analgésico sem depressão respiratória. Atualmente, existe suporte emergente para seu uso na facilitação da extubação da ventilação mecânica (VM).[10,14]

Com o tempo, expandiu-se para usos *off-label*, incluindo tratamento e prevenção de *delirium*, analgesia adjuvante, terapia para insônia e tratamento de abstinência de álcool. A dexmedetomidina também foi usada em bloqueios de nervos periféricos para prolongar a duração da analgesia.[14] Apresenta efeito poupador de opioides, beneficiando especialmente os pacientes com obesidade mórbida e apneia obstrutiva do sono. Também reduz o consumo de morfina em comparação com a sedação hipnótica convencional, particularmente em pacientes com hiperalgesia induzida por opioides.

Os eventos adversos mais comuns incluem bradicardia e hipotensão em decorrência de inibição simpática central. Fator limitante para o uso rotineiro é seu custo, relativamente alto em comparação com outros analgésicos sedativos convencionais. No entanto, mostrou-se econômico em pacientes em VM em comparação com o midazolam, pela redução nos dias de ventilação e permanência na UTI.[10,14]

A cetamina é um analgésico por sedação antagonista de N-metil-D-aspartato (NMDA), usada em pacientes que requerem opioides em altas doses e na presença de hiperalgesia induzida por opioides. O seu papel de subanestésico na prevenção da tolerância a opioides no período peri-operatório pode ter impacto na analgesia total requerida e redução significativa no consumo de opioides nas primeiras 24 horas, sem aumento nos efeitos adversos quando usado como adjuvante.[8]

Pode ser usada em UTI como parte de uma analgesia multimodal, particularmente em pacientes com queimaduras e pacientes tolerantes submetidos a grandes cirurgias. Uma infusão intraoperatória de cetamina pode ser continuada na terapia intensiva para melhor analgesia, e as doses para o controle da dor pós-operatória variam de 0,1 a 0,4 mg/kg/hora. Como efeito colateral, pode aumentar a frequência cardíaca e a pressão arterial; mas em pacientes com depleção dos estoques de catecolaminas, torna-se um depressor direto do miocárdio.[8]

A cetamina não está associada com depressão respiratória e tem efeitos broncodilatadores. Sonhos e alucinações são considerados efeitos colaterais e, por isso, deve ser evitada em pacientes com diagnóstico e histórico de psicose.[8]

A lidocaína é um anestésico local que apresenta efeito analgésico e anti-inflamatório e tem múltiplos mecanismos de modulação da dor. Em níveis sanguíneos acima de 5 mg/mL, efeitos colaterais tóxicos graves são observados no SNC, incluindo convulsões focais e de grande mal, psicose e raramente parada respiratória. Portanto, é crucial verificar os níveis de lidocaína que serão administrados.[8]

A infusão de lidocaína na terapia intensiva tem se mostrado eficaz como um complemento para um analgésico opioide no cenário pós-operatório para as primeiras 24 horas.[8]

O acetaminofen é um analgésico eficaz para dor leve a moderada. Tem uma economia no efeito de opioides de 20% a 30%, com um perfil de efeitos adversos favorável. Merece destaque o fato de que foi relatada a preparação intravenosa de propacetamol foi usada em pacientes febris em terapia intensiva e em episódios de hipotensão, exigindo terapia vasopressora. Apresenta potencial para disfunção hepática em doses maiores, com um risco associado à administração prolongada. Faltam dados sobre o perfil de segurança do acetaminofeno em pacientes criticamente enfermos, especialmente com disfunção hepática.[8]

A gabapentina, inicialmente desenvolvida como um anticonvulsivante, foi descoberta por ter propriedades analgésicas e, embora utilizada principalmente no tratamento de dor neuropática, pode ser usada no período perioperatório uma vez que a dor incisional é nociceptiva e neuropática. Embora uma dose não pareça ser suficiente para diminuir o uso de opioides ou o desenvolvimento de dor crônica, uma recente revisão apontou que a dosagem repetida está associada a menores escores de dor e à diminuição no consumo de opioides.[8]

Doses intermediárias a altas apresentam uma significativa redução da dor, e isso deve ser levado em consideração porque pacientes que recebem doses mais altas são mais propensos a efeitos colaterais como sonolência, tonturas, náuseas e distúrbios visuais. Verificou-se ainda que a pregabalina, quando usada no pós-operatório, não reduziu a intensidade da dor nas primeiras 24 horas, diminuiu a dose total de consumo de opioides de forma dependente da dose. Além disso, a incidência de náuseas e vômitos pós-operatórios foi menor.[8]

Tanto a gabapentina como a pregabalina são excretadas na urina e sua depuração está diretamente relacionada à depuração da creatinina, e uma redução da dose deve ser aplicada a qualquer paciente com disfunção renal; as duas drogas estão disponíveis apenas em fórmula oral.[8]

Diretrizes recentes priorizam a analgesia antes da sedação, considerando-a primeiro e/ou uma estratégia com base em analgesia exclusiva.[15]

Tratamento não farmacológico da dor

O tratamento não farmacológico é de baixo custo e seguro, devendo ser considerado 1ª opção no tratamento da dor, podendo ser oferecido a todos os pacientes desde que esteja disponível na instituição de saúde.[10,36]

Pesquisadores estão analisando o papel das práticas complementares na abordagem e gestão da dor e a maioria converge em uma de duas categorias: práticas da mente e do corpo devem ser utilizadas, como acupuntura, massagem terapêutica, meditação e ioga, além de produtos naturais como ervas, vitaminas, minerais e probióticos. No Quadro 21.1, essa diversidade de métodos pode auxiliar na prevenção e controle da dor, bem como facilitar a eficácia dos analgésicos.[37,38]

Por ser considerado ainda uma analgesia alternativa, é necessário orientar o paciente para a utilização dessas técnicas cujos métodos diversificados podem auxiliar na prevenção e no controle da dor, sendo capazes de facilitar a eficácia dos analgésicos.[17,37,39]

Quadro 21.1. Diferentes tratamentos não farmacológicos da dor.

• Técnicas de relaxamento, distração e imaginação dirigida
• Terapia física por aplicação de calor em casos de espasmos musculares e artralgias
• Terapia física por aplicação de frio em casos de dor muscoesquelética como contusão e torção
• Acupuntura em casos de dor decorrente de espasmos musculares, disestesias e nevralgias
• Massoterapia nos casos em que se desejam relaxamento muscular e sensação de conforto
• Neuroestimulação elétrica transcutânea (TENS) em casos de dor por compressões tumoral nervosa, óssea e em região de cabeça e pescoço, na frequência menor que 10 Hz ou acima de 50 Hz, quando necessária alta intensidade
• Psicoterapia (terapia da conversação) abordando pensamentos e emoções negativas além de apoio emocional
• Técnicas de hipnose
• Musicoterapia e escuta de sons da natureza

Fonte: Sandvik; Olsen; Rygh; Moi (2020).

Planejamento da assistência de enfermagem ao paciente com dor

O enfermeiro deve saber avaliar quando ocorre a dor, como e o quanto ela pode afetar o paciente, oferecendo o melhor planejamento por meio das intervenções de enfermagem.[40] Levando em consideração as dificuldades encontradas em atender os pacientes com dor, seguem, no Quadro 21.2, os cuidados de enfermagem justificados para uma adequada elaboração do plano de cuidados.[17,41-45]

Quadro 21.2. Intervenções de enfermagem aos pacientes com dor.

Intervenções de enfermagem[40]	Justificativa[41-45]
• Avaliar a dor de maneira abrangente (local, características, início/duração, descrição, intensidade ou a gravidade da dor e os fatores precipitantes)	A avaliação da dor é essencial para implementar intervenções individualizadas

(Continua)

Quadro 21.2. Intervenções de enfermagem aos pacientes com dor. (*Continuação*)

Intervenções de enfermagem[40]	Justificativa[41-45]
• Controlar os sinais vitais e observar as reações comportamentais e fisiológicas da dor	A adoção de um padrão de avaliação da dor contribui para o aperfeiçoamento da assistência de enfermagem
• Utilizar instrumentos de mensuração da dor e registrar no prontuário do paciente	A adequada avaliação, por meio de instrumentos de mensuração, e o registro da dor contribuem para planejar as intervenções para alívio da dor
• Planejar as medidas farmacológicas e não farmacológicas para o controle da dor • Administrar analgesia de acordo com a prescrição médica e avaliar a eficácia da analgesia empregada	Avaliar a eficácia do analgésico, bem como seus efeitos colaterais e, se necessário, introduzir outro analgésico (terapia adjuvante) ou alternativas não farmacológicas
• Verificar e anotar a resposta do paciente frente à intervenção empregada	A avaliação sistemática da dor deve ser realizada antes e após as intervenções
• Utilizar, inicialmente, métodos não farmacológicos para alívio da dor	Esses tratamentos proporcionam alívio seguro, de baixo risco, e pode ser oferecido a todos os pacientes
• Realizar mudança de decúbito	Pode reduzir a dor, pois alivia a pressão em proeminências ósseas e áreas edemaciadas, promovendo aceleração da circulação, relaxamento muscular e conforto generalizado
• Verificar frequentemente o conforto do paciente	Proporciona tranquilidade e relaxamento ao paciente com dor
• Orientar o paciente sobre a dor. • Controlar os níveis de ruído, luminosidade, temperatura do ambiente • Verificar condições de sono, apetite, atividade • Proporcionar ambiente tranquilo e altere, se possível, a rotina da unidade de internação • Agendar atividades como o uso de dispositivos de som e imagem (televisão e rádio) • Encorajar exercícios passivos e ativos no leito e fora dele (se não for contraindicado).	Proporciona atenção individualizada.
• Permitir a presença de familiares	A presença de familiares é essencial no tratamento intensivo
• Elaborar um plano terapêutico.	Ao elaborar um plano terapêutico, incluir intervenções farmacológicos e não farmacológicas intervenções isoladas raramente proporcionam alívio completo.
• Realizar analgesia antes de procedimentos e das atividades que desencadeiam dor.	A dor deve ser tratada de forma preventiva, com o uso de técnicas adequadas de analgesia.
• Utilizar uma abordagem multidisciplinar no controle da dor, quando adequado.	A avaliação da equipe multidisciplinar permite um controle maior da dor de acordo com a necessidade do paciente

Fonte: Desenvolvido pela autoria do capítulo.

◖ Considerações finais

A equipe de saúde, especialmente o enfermeiro intensivista, deve ter em mente que a dor é um sofrimento a mais para o paciente crítico e pode ser evitada ou minimizada. A chave para a avaliação e gestão da dor está na abordagem multiprofissional, em que, discutidas as condutas, será possível o controle álgico.

Educação continuada da equipe multiprofissional, o uso adequado dos instrumentos de avaliação e o tratamento do maior número possível de pacientes garantem o sucesso da iniciativa em qualquer unidade de terapia intensiva.

Os cuidados de enfermagem prescritos com propriedade implicam o delineamento de estratégias que possibilitem uma assistência segura e de qualidade aos pacientes críticos, em que o cuidado integral é a essência da enfermagem e o alívio da dor do paciente.

Referências bibliográficas

1. Brasil. Ministério da Saúde. Consulta Pública n. 3, de 7 de julho de 2005. Consulta Pública à Portaria GM/MS n. 1.071, de 4 de julho de 2005, que institui a Política Nacional de Atenção ao Paciente Crítico. Secretaria de Atenção à Saúde. Brasília: Diário Oficial da União; 2005:41-8.
2. Takaoka F FA, Junior WN. Sedação e bloqueio neuromuscular no paciente grave. In: Knobel E (ed.). Condutas no paciente grave. 3. ed. São Paulo: Atheneu; 2006:1043-72.
3. Raja SN, Carr DB, Cohen M, Finnerup NB, Flor H, Gibson S, et al. The revised International Association for the Study of Pain definition of pain: concepts, challenges, and compromises. PAIN. 2020;161(9):1976-82.
4. Baker DW. History of the Joint Commission's pain standards: origins and Evolution. Oakbrook Terrace, IL: The Joint Commission; 2017.
5. Declaração de Montreal (2010). Disponível em: http://www.iasp-pain.org/Advocacy/Content.aspx?ItemNumber=1821&navItemNumber=582. [Acesso em jul. 2021].
6. Hortense P, Zambrano E, Sousa FAEF. Validação da escala de razão dos diferentes tipos de dor. Rev Latino-Am Enfermagem [serial on the Internet]. 2008;16(4): Disponível em: http://www.scielo.br/pdf/rlae/v16n4/pt_11.pdf. [Acesso em jul. 2021].
7. Hora TCNS, Alves IGN. Escalas para a avaliação da dor na unidade de terapia intensiva. Revisão Sistemática. BrJP [on line]. 2020; 3(3): 263-74: Disponível em: https://doi.org/10.5935/2595-0118.20200043. [Acesso em jul. 2021].
8. Devlin JW, Skrobik Y, Gélinas C, Needham DM, Slooter AJC, Pandharipande PP, et al. Clinical practice guidelines for the prevention and management of pain, agitation/sedation, delirium, immobility, and sleep disruption in adult patients in the ICU. Crit Care Med [serial on the Internet]. 2018;46(9):825-e873.
9. The Joint Commission. R3 Report: Requirement, Rationale, Reference. Issue 15: Pain assessment and management standards for critical access hospitals. June 25, 2018. Disponível em: https://www.jointcommission.org/standards/r3-report/r3-report-issue-15-pain-assessment-and-management-standards-for-critical-access-hospitals/. [Acesso em jul. 2021].
10. Ehieli E, Yalamurl S, Brudney CS, Pyati S. Analgesia in the surgical intensive care unit. Postgrad Med J. 2017;93:38–45. Disponível em: https://doi:10.1136/postgradmedj-2016-134047. [Acesso em jul. 2021].
11. Riker RR, Fraser GL. Altering intensive care sedation paradigms to improve patient outcomes. Anesthesiol Clin. 2011;29(4):663-74. Disponível em: doi: 10.1016/j.anclin.2011.09.006. [Acesso em jul. 2021].
12. Aïssaoui Y, Zeggwagh AA, Zekraoui A, Abidi K, Abouqal R. Validation of a behavioral pain scale in critically Ill, sedated, and mechanically ventilated patients. Anesth Analg. 2005;101(5):1470-6.
13. Mehta S, Burry L, Fischer S, Martinez-Motta JC, Hallett D, Bowman D, et al. Canadian survey of the use of sedatives, analgesics, and neuromuscular blocking agents in critically ill patients. Crit Care Med [serial on the Internet]. 2006;34(2): Disponível em: http://www.ubccriticalcaremedicine.ca/academic/jc_article/Canadian%20survey%20of%20sedatives%20Mehta%20Crit%20Care%20 Med%20 2006%20(Apr-17-08).pdf. [Acesso em jul. 2021].
14. Reel B, Maani CV. Dexmedetomidine. 2020 May 21. In: StatPearls [Internet]. Treasure Island (FL): StatPearls Publishing; 2021.
15. Chanques G, Constantin JM, Devlin JW, Ely EW, Fraser GL, Gélinas C, et al. Analgesia and sedation in patients with ARDS. Intensive Care Med. 2020;46(12):2342-2356.
16. Craig C, Stidzeil R. Farmacologia moderna com aplicações clínicas. 6. ed. Rio de Janeiro: Guanabara Koogan; 2005.

17. Clayton B, Stock Y. Farmacologia na prática de enfermagem. Rio de Janeiro: Editora Mosby; 2006.
18. Pereira LV, Pereira GA, Moura LA, Fernandes RR. Intensidade da dor em idosos institucionalizados: comparação entre as escalas numérica e de descritores verbais. Rev Esc Enferm USP; 2015;49(5):804-810.
19. SBED. Sociedade Brasileira para o Estudo da Dor. Hospital sem dor diretrizes para a implantação da dor como 5º sinal vital. 2011: Disponível em: http://www.dor.org.br/profissionais/5_sinal_vital.asp.
20. Leão E, Chaves L. Dor 5º sinal vital: reflexões e intervenções de enfermagem. 2. ed: Editora Martinari; 2007.
21. Coelho RGP, Pereira MGN. Atuação do enfermeiro no manejo da dor na sala de urgência e emergência. Revista Internacional de Apoyo a la Inclusión, Logopedia, Sociedad y Multiculturalidad. 2017;3(4):73-86.
22. Pedroso RA, Celich KLS. Dor: quinto sinal vital, um desafio para o cuidar em enfermagem. Texto Contexto Enferm [serial on the Internet]. 2006;15(2): Disponível em: http://www.scielo.br/scielo.php?script=sci_arttext&pid=S0104-07072006000200011. [Acesso em jul. 2021].
23. Departament of Veterans Affairs. Pain as the 5th signal toolkit. Take 5-Pain the 5th vital sign;2000.
24. AMIB. Recomendações da Associação de Medicina Intensiva Brasileira sobre analgesia, sedação e bloqueio neuromuscular em terapia intensiva. 1999:26p.
25. Pessi R, Costa AEK, Pissaia LF. Implantação da escala visual analógica da dor em um ambulatório de baixa complexidade de uma instituição de ensino superior. Research, Society and Development. 2018;7(8):01-10.
26. Weiner D, Peterson B, Ladd K, Mcconnell E, Keefe F. Pain in nursing home residents: an exploration of prevalence, staff perspectives, and practical aspects of measurement. Clin J Pain. 1999;15(2):92-101.
27. Silva I, Forte L. Curso de reciclagem sedação em terapia intensiva. Fascículo 1 – A importância da sedação na UTI. AP Americanas de Publicacões Ltda. 2001.
28. Garra G, Singer A, Taira B, Chohan J, Cardoz H, Chisena E, et al. Validation of the Wong-Baker FACES Pain Rating Scale in Pediatric Emergency Department Patients. Academic Emergency Medicine [serial on the Internet]. 2010;17(50): Disponível em: http://www.ncbi.nlm.nih.gov/pubmed/20003121. [Acesso em jul. 2021].
29. Kotfis K, Zegan-Barańska M, SzydłowskI Ł, Żukowski M, Ely EW. Methods of pain assessment in adult intensive care unit patients – Polish version of the CPOT (Critical Care Pain Observation Tool) and BPS (Behavioral Pain Scale). Anaesthesiology Intensive Therapy. 2017;49(1):66-72.
30. Kazanowski M, Laccetti M. Dor: fundamentos, abordagem clínica, tratamento. Rio de Janeiro: Editora Guanabara Koogan; 2005.
31. Chaves L, Pimenta C. Controle da dor pós-operatória: comparação entre métodos analgésicos. Rev Latino-Am Enfermagem [serial on the Internet]. 2003; 11(2): Disponível em: http://www.scielo.br/pdf/rlae/v11n2/v11n2a11.pdf. [Acesso em jul. 2021].
32. Varoli F, Pedrazzi V. Adapted version of the Mc Gill questionaire to Brazilian Portuguese. Braz Dent J [serial on the Internet]. 2006; 17(4): Disponível em: http://www.scielo.br/pdf/bdj/v17n4/v17n4a12.pdf. [Acesso em jul. 2021].
33. Sousa FAEF, Varanda PL, Cardoso R, Hortense P. Multidimensional pain evaluation scale (EMADOR). Rev Latino-Am Enfermagem [serial on the Internet]. 2010; 18(1): Disponível em: http://www.scielo.br/scielo.php?script=sci_arttext&pid=S0104-11692010000100002. [Acesso em jul. 2021].
34. Kraychete DC, Garcia JBS, Siqueira JTT e GRUPO DE ESPECIALISTAS. Recomendações para uso de opioides no Brasil: parte IV. Efeitos adversos de opioides. Rev. Dor [online]. 2014;15(3):215-223. Disponível em: <http://www.scielo.br/scielo.php?script=sci_arttext&pid=S1806-00132014000300215&lng=en&nrm=iso>. ISSN 1806-0013. https://doi.org/10.5935/1806-0013.20140047. [Acesso em abr. 2021].
35. Kahan M, Mailis-Gagnon A, Wilson L, et al. Canadian guideline for safe and effective use of opioids for chronic noncancer pain: clinical summary for family physicians. part 1: General population. Can Fam Phys. 2011;57:1257-66.
36. Gélinas C, Arbour C, Michaud C, Robar L, Côté J. Patients and ICU nurses' perspectives of non-pharmacological interventions for pain management. Nursing in Critical Care. 2012;18(6):307-18. Disponível em: https://doi.org/10.1111/j.1478-5153.2012.00531.x. [Acesso em jul. 2021].
37. Academia Nacional de Cuidados Paliativos. Manual de cuidados paliativos. Rio de Janeiro: Diagraphic; 2009.
38. National Center for Complementary and Integrative Health. Pain: considering complementary approaches – ebook. 2019. Disponível em: https://www.nccih.nih.gov/health/pain-considering-complementary-approaches-ebook. [Acesso em jul. 2021].
39. Sandvik R, Olsen BF, Rygh LJ, Moi AL. Pain relief from nonpharmacological interventions in the intensive care unit: a scoping review. JClin Nurs.2020;29(9-10):1488-98 Disponível em: https://doi.org/10.1111/jocn.15194. [Acesso em jul. 2021].
40. Butcher HK, Bulechek GM, Dochterman J, Wagner CM. NIC – Classificação Das Intervenções de Enfermagem. 7. ed. Rio de Janeiro: Guanabara Koogan; 2020:440.

41. Posso I, Costa R, Capone Neto A. Analgesia em UTI. In: Knobel E, editor. Condutas no paciente grave. 4. ed. São Paulo: Atheneu; 2016:3604.
42. Vale N. Analgesia adjuvante e alternativa. Rev Bras Anestesiol. 2006;56(5):530-55.
43. Rigotti M, Ferreira A. Intervenções de enfermagem ao paciente com dor. Arq Ciênc Saúde. 2005;12(1):446-8.
44. Leal T, Melo M, Salimena A, Souza I. Dor e dignidade. O cotidiano da enfermeira na avaliação da dor oncológica. Revista Nursing. 2008;10(117):75-80.
45. Batista M. Dor e sedação: cuidados ante o quinto sinal vital. In: Viana R, Whitaker IY (eds.). Enfermagem em terapia intensiva: práticas e vivências. Porto Alegre: Artmed; 2011:167-78.

22
A Importância do Enfermeiro na Prevenção, Detecção e Manejo do *Delirium*

Théia Maria Forny Wanderley Castellões

Tássia Nery Faustino

O *delirium* apresenta-se como uma manifestação comum de disfunção cerebral aguda em pacientes internados em unidade de terapia intensiva (UTI), sendo associado à ocorrência de desfechos clínicos negativos. Neste capítulo, serão abordados a definição, os fatores de risco, as ferramentas para detecção e medidas preventivas e de manejo, por parte da enfermagem, desse importante transtorno neurocognitivo.

Definição, epidemiologia e desfechos

Delirium é um distúrbio da consciência e cognição, associado à desatenção, que se desenvolve de forma aguda, cuja característica marcante é seu curso flutuante. Essas alterações não podem ser explicadas por transtorno neurocognitivo preexistente ou demência em evolução.[1]

Considerado uma manifestação heterogênea, para melhor caracterizá-lo, foram descritos subtipos: hiperativo; hipoativo; e misto. O espectro hiperativo se manifesta por aumento da atividade psicomotora que pode ser acompanhada por agitação e alterações no humor. Já a diminuição da atividade psicomotora, que pode ser acompanhada por lentificação, se aproximando do torpor, está presente no *delirium* hipoativo. No espectro misto, os pacientes apresentam variação entre os dois subtipos anteriores ou cursam com nível normal de atividade psicomotora, mesmo com alterações da atenção e da percepção.[1]

Diversos estudos apresentam uma elevada incidência e prevalência de *delirium* nas UTI, onde a grande variabilidade pode estar relacionada à diversidade dos métodos de detecção e populações estudadas. A prevalência em pacientes sob ventilação mecânica (VM) e internados em UTI parece variar de 50% a 80%, e em pacientes não ventilados de 21% a 68%,[2] embora a VM, isoladamente, não constitua um fator preditor para determinação do distúrbio. Uma recente revisão sistemática com metanálise evidenciou uma prevalência combinada de *delirium* em pacientes críticos em torno de 31%, enquanto a incidência combinada dos seus subtipos apresentou-se maior no espectro hipoativo (11%), seguido do misto (7%) e do hiperativo (4%). Associadamente, o subgrupo de pacientes com maior gravidade da doença, ou ventilados mecanicamente, apresentou maior prevalência combinada de *delirium* hipoativo (29% e 35%, respectivamente) com relação à totalidade dos pacientes acometidos por esse espectro da disfunção.[3]

Além da sua relevância epidemiológica em pacientes gravemente enfermos, essa síndrome está relacionada a piores prognósticos. A ocorrência de *delirium* em pacientes críticos está associada a maior mortalidade durante a internação hospitalar, maior tempo de VM, maior tempo de permanência na UTI e no hospital.[4] Entre os subtipos, o hipoativo tem mostrado resultados piores do que o espectro hiperativos.[5]

Verifica-se também que o impacto do *delirium* no prognóstico do paciente crítico é independente, e está presente mesmo quando ajustado para outras variáveis. Ressalte-se que as repercussões desse transtorno neurocognitivo não se restringem ao período da internação hospitalar, havendo grande probabilidade de desfechos em longo prazo. Nesse sentido, pacientes que cursaram com *delirium* durante a permanência na UTI apresentaram maior comprometimento cognitivo de grau severo em 1 ano pós-alta da unidade crítica.[6] Ressalte-se também que não só a ocorrência, mas também o tempo de duração do *delirium*, está associada à disfunção cognitiva a longo prazo.[7]

Para pacientes, familiares e profissionais de saúde, o *delirium* constitui-se em importante fonte de estresse.[8] Indivíduos que apresentaram a síndrome durante a internação referiram sensações de desconforto, vergonha e muitos recorreram ao isolamento social após o evento.[9]

◖ Fatores de risco

Alguns autores classificam os fatores de risco em três domínios: doença aguda, exposição a medicamentos e fatores ambientais. Outros, em precipitantes e predisponentes. Nós preferimos uma classificação que, de forma mais didática, divide os fatores em: modificáveis; e não modificáveis.[10,11]

Benzodiazepínicos e hemotransfusão são os únicos dois fatores *modificáveis* que apresentam uma forte evidência de associação com *delirium*, detectáveis por meio de ferramentas de rastreamento. Fatores *não modificáveis* com forte evidência de associação com o *delirium* incluem idade, demência, coma prévio, cirurgia de emergência ou trauma, além de escores APACHE ou ASA elevados. Existem fortes evidências de que sexo, uso de opioides e VM não alteram o risco de ocorrência de *delirium*. Existem evidências moderadas que sugerem um aumento do risco em pacientes com história de hipertensão arterial sistêmica; admissão por doença neurológica; trauma; e uso de medicações psicoativas (p. ex., antipsicóticos, anticonvulsivantes). Hemodiálise ou hemofiltração, história de doença respiratória, uso de nicotina, escala de coma Glasgow baixa apresentam moderada evidência de não aumentarem o risco de *delirium*.

Dor, desidratação, hipoglicemia, hipo ou hipernatremia, uso excessivo de opioides e sangramento têm sido identificados como fatores pré-operatórios condicionantes para *delirium*.[10,11]

Atualmente já se dispõem de modelos preditores de *delirium*, validados para aplicação em pacientes críticos. O *PREdiction of DELIRium in ICu patients* (PRE-DELIRIC), desenvolvido em 2012 e recalibrado em 2014, contém dez fatores de risco para a disfunção – idade, APACHE-II, grupo de admissão, internação urgente, infecção, coma, sedação, uso de morfina, valores de ureia e acidose metabólica –, que são coletados dentro das primeiras 24 horas de admissão na UTI. Esse modelo apresenta bom desempenho e informa a probabilidade, em porcentagem, de desenvolvimento de *delirium* na internação na UTI.[12] Contudo, estima-se que até 25% dos pacientes críticos cursem com *delirium* dentro das primeiras 24 horas de internamento na unidade crítica,[13,14] ocasionando, então, o desenvolvimento de um modelo de predição precoce, o E-PRE-DELIRIC.

O E-PRE-DELIRIC foi validado em 2015 e utiliza nove preditores para *delirium* – idade, história de comprometimento cognitivo, história de abuso de álcool, ureia nitrogenada sérica, categoria de admissão, admissão urgente, pressão arterial média, uso de corticosteroides e insuficiência respiratória –, coletados logo na admissão do paciente na UTI. Também apresenta bom desempenho e estratifica a probabilidade de desenvolvimento da disfunção em: muito baixa (valores de 0% a 10%); baixa (10% a 20%); moderada (20% a 35%); e alto risco (> 35%).[15]

Dessa maneira, percebe-se que o conhecimento acerca dos fatores de risco para a ocorrência de *delirium* se constitui como primeiro passo para a execução de medidas preventivas e de controle do quadro pela equipe de enfermagem. Aliado a isso, enfermeiros já contam com modelos preditores desse transtorno neurocognitivo, disponíveis em aplicativos gratuitos para *smartphones*, facilitando a identificação de pacientes que se beneficiariam da implementação precoce de medidas preventivas.

◖ Detecção

A Society of Critical Care Medicine sugere, desde 2002, que todos os pacientes críticos sejam monitorados quanto ao nível de sedação e *delirium*. O surgimento de ferramentas auxiliadoras para essa detecção, tanto do âmbito de sedação como da ocorrência do *delirium*, facilitou o seu monitoramento dentro da terapia intensiva.[16]

Frequentemente é possível observar que o *delirium* é subdiagnosticado, visto que o espectro mais comum é o hipoativo, e apenas a avaliação clínica habitual pode não identificar esse distúrbio.[16] Quando instrumentos sistematizados são utilizados, a capacidade de detecção de *delirium* pode aumentar em até três vezes. Nesse sentido, recomenda-se a monitorização periódica na UTI por meio das ferramentas validadas *The Confusion Assessment Method for the ICU* (CAM-ICU) e *The Intensive Care Delirium Screening Checklist* (ICDSC).[8]

O ICDSC é uma ferramenta que possibilita a detecção do *delirium* por meio da comparação com a avaliação do dia anterior e consulta ao prontuário e contêm oito variáveis: 1) nível de consciência alterado; 2) déficit de atenção; 3) desorientação; 4) alucinação, ideias delirantes, psicose; 5) agitação ou retardamento psicomotor; 6) discurso ou humor desajustados; 7) perturbação do ciclo sono/vigília; e 8) flutuação dos sintomas. É de fácil utilização, podendo ser aplicada em até 5 minutos, ressaltando-se que nessa escala é atribuída ao paciente uma pontuação entre zero e 8, sendo a pontuação igual ou superior a 4 considerada como presença de *delirium* e a pontuação de 1 a 3 considerada como *delirium* subsindrômico.[17]

O CAM-ICU foi desenvolvido, primariamente, para avaliação do *delirium* em pacientes críticos sob VM e foi validado para uso por profissionais intensivistas não psiquiatras. Essa ferramenta avalia o paciente com relação a quatro características do *delirium*: início agudo de alterações do estado mental ou curso flutuante (1); desatenção (2); pensamento desorganizado (3); e nível de consciência alterado (4). Para o CAM-ICU ser positivo, é necessária a presença de três das quatro características citadas, incluindo obrigatoriamente as duas primeiras.[18] Revisões subsequentes do CAM-ICU incluíram o uso da escala de RASS (escala de agitação e sedação de Richmond) para monitorar o nível de consciência, antes da verificação da primeira característica da ferramenta. Com isso, essa ferramenta pode ser aplicada em pacientes ventilados mecanicamente e sedados, contudo, para aplicação do CAM-ICU, o paciente precisa apresentar, obrigatoriamente, RASS maior ou igual a -3, sendo necessários apenas 2 a 3 minutos para a sua aplicação. Mais informações sobre a aplicação da escala podem ser encontradas no Manual de Treinamento do CAM-ICU, disponível em português, no site<www.icudelirium.org>.

Escala de Rass

No ano de 2012, uma revisão sistemática com metanálise de estudos clínicos avaliou a acurácia desses dois instrumentos, expondo que o CAM-ICU é uma excelente ferramenta para o diagnóstico de *delirium* em pacientes graves, com sensibilidade de 80% e especificidade de 95,9%, e que o ICDSC apresenta moderada sensibilidade (74%) e boa especificidade (81,9%).[19]

O CAM-ICU *flowsheet* se originou a partir do CAM-ICU com a finalidade de reduzir o tempo de aplicação dessa escala por inversão da ordem das características 3 (pensamento desorganizado) e 4 (alteração do nível de consciência). A modificação dessa ordem decorre de evidências de maior prevalência de alteração do nível de consciência em pacientes com *delirium* do que de pensamento desorganizado.[20]

Para identificação dos subtipos do *delirium*, pode-se avaliar o nível de atividade psicomotora do paciente (já informada em tópico anterior) ou utilizar a pontuação obtida na escala de RASS no momento da detecção da disfunção: espectro hipoativo, RASS entre -1 e -3; espectro hiperativo, RASS entre +1 e +4; e espectro misto, pacientes com variação entre os dois subtipos anteriores ou que apresentem nível normal de atividade psicomotora (RASS 0), mesmo com alterações da atenção e da percepção.

Em razão do curso flutuante, a enfermagem apresenta papel relevante na monitorização periódica do *delirium* por ser a categoria profissional que permanece por maior período de tempo assistindo o paciente grave. Além da aplicação da escala, rotineiramente duas vezes ao dia, ao observar qualquer alteração aguda ou flutuação do estado mental, o enfermeiro deverá aplicar novamente a ferramenta para confirmar ou refutar a ocorrência do *delirium*, assim como para acompanhar a duração do quadro.

Medidas preventivas e de manejo do *delirium*

Com o surgimento de escalas confiáveis para a detecção do *delirium* e o conhecimento dos fatores de risco, uma abordagem multidisciplinar pode ser construída com ações farmacológicas e não farmacológicas.

Com relação às medidas farmacológicas, não há evidências científicas moderadas/fortes sobre o uso de medicamentos para prevenção do *delirium*. Para o tratamento da disfunção, sugere-se o uso da dexmedetomidina em adultos ventilados mecanicamente, tendo em vista que a agitação desses pacientes impede o desmame ventilatório e a extubação. Associadamente, o uso de antipsicóticos não deve ser efetuado como rotina no tratamento da disfunção, mas seu uso por curto prazo pode beneficiar pacientes em *delirium* hiperativo até a resolução das manifestações clínicas.[8]

Estratégias específicas e especializadas envolvendo enfermeiros, médicos, fisioterapeutas, psicólogos, terapeutas ocupacionais e família do paciente, se realizadas coordenadamente, apresentam maior sucesso na prevenção e no tratamento não farmacológico do *delirium*. Diretrizes clínicas apoiam a utilização de estratégias multicomponentes voltadas para o controle de fatores de risco modificáveis.[8] A seguir, listamos medidas simples, de custo reduzido e de fácil aplicabilidade, fundamentadas em evidências científicas, para prevenir e reduzir a duração e a severidade do *delirium*:[8,21-24]

Reorientação periódica

A reorientação inclui fornecer informações atualizadas quanto ao local de internação, à data e ao horário do dia e às condições clínicas, assim como instalar relógios e calendários próximos ao paciente. Abertura de persianas para entrada da iluminação natural e estimulá-lo a relembrar fatos recentes também se faz importante. A família deve ser orientada a participar do processo. Quem são os profissionais que cuidarão dele neste período e informações sobre possíveis intervenções programadas, tendem a reduzir a ansiedade dos pacientes.

Promover e estimular atividades cognitivas

Durante o período de internação, atividades manuais, jogos, revistas para estimulação cognitiva e leituras da preferência do paciente devem ser oferecidos e estimuladas. A participação da família deve ser encorajada. Música e programas de televisão também são aliados na prevenção do *delirium*.

Desenvolvimento de um protocolo de sono

A quantidade e qualidade do sono do paciente internado na UTI devem ser monitoradas. O uso de protetores oculares em setores em que a luz ambiente não pode ser reduzida e o uso de protetores auriculares tendem a minimizar os fatores estressores. Procedimentos eletivos não devem ser programados para depois das 22 horas, assim como os horários de administração de medicações administradas via oral, subcutânea, intramuscular e de colírios devem ser revistos, buscando evitar despertar o paciente durante o sono. A equipe precisa ser orientada sobre o ajuste adequado dos alarmes do monitor, desligar rádios e televisão e evitar conversas em alto tom de voz durante o período noturno, evitando ruídos desnecessários.

Remover cateteres e limitadores o mais precocemente possível

O uso de contenções nos pacientes portadores de demência ou *delirium* hiperativo tende a agravá-los e aumentar a duração do quadro. A presença de acompanhantes e familiares, comprometidos com a prevenção da patologia e compreendendo o seu papel na melhora do prognóstico, diminui a necessidade das contenções e reduz os eventos adversos como as retiradas inadvertidas de tubos endotraqueais, cateteres, sondas e drenos. De forma complementar, protocolos de restrição física devem ser implementados, com critérios claramente definidos para a sua indicação. A avaliação da necessidade de manutenção de dispositivos invasivos e contenções deve ser efetuada diariamente durante as visitas multidisciplinares.

Implementar protocolo de dor

Os pacientes devem ter o quinto sinal vital verificado e um protocolo de analgesia multidisciplinar implementado. O paciente que sente dor tem mais chance de apresentar *delirium*, e algumas drogas analgésicas se apresentam mais delirogênicas do que outras.

Colocar óculos e aparelho auditivo

O paciente idoso com déficit auditivo e visual se torna isolado do ambiente, facilitando a ocorrência do *delirium*. Quando as próteses são recolocadas, a comunicação fica facilitada e os pacientes com algum comprometimento cognitivo prévio tendem a ficar mais tranquilos e condescendentes.

Sentar-se fora do leito e mobilização precoce

Os pacientes devem ser retirados o mais rápido possível do leito, quando a condição clínica permitir, e colocados para se sentarem em poltronas e/ou deambular, não devendo o uso do ventilador mecânico ser considerado um empecilho para a equipe. Estratégias seguras multidisciplinares devem ser incorporadas à rotina diária da UTI, tanto no posicionamento em sedestação como durante a deambulação do paciente.

Promover extensão da visita

A visita estendida (12 horas por dia) está associada a menor incidência de *delirium*, reduzindo o estresse e ansiedade do paciente, otimizando o processo de reorientação e estimulando a execução dos exercícios cognitivos. Protocolos de visitação aberta, ou estendida, devem ser implementados em pacientes com moderado a alto risco de *delirium*.

Deve-se executar um protocolo de sedação e analgesia que contemple doses mínimas de medicamentos e despertar diário, objetivando, sempre que possível, níveis leves de sedação, evitando a administração de benzodiazepínicos em virtude de seu potencial delirogênico.[24] A prescrição médica deverá ser revista diariamente, avaliando-se a possibilidade de descontinuação ou alteração da dose de medicações com atividade anticolinérgica. Outro ponto de destaque é a efetuação do desmame ventilatório/extubação o mais rápido possível, assim que a condição clínica permitir. Esse procedimento é facilitado pelo emprego do despertar diário e protocolos de sedação guiados pela enfermagem. Observa-se que as intervenções listadas nesse tópico compõem o *bundle* ABCDEF,[22] desenvolvido pela Society of Critical Care Medicine.

Considerações finais

O enfermeiro intensivista ocupa um papel ímpar no cuidado ao paciente grave, sendo a categoria profissional que permanece por mais tempo próxima ao paciente e que executa grande parcela das ações assistenciais. Encontra-se, portanto, em posição privilegiada para instituir medidas preventivas, realizar a monitorização periódica do *delirium* e efetuar ações para reduzir a duração do quadro. Por conseguinte, a prevenção e a monitorização dessa disfunção devem ser incorporadas como uma das metas no cuidado de enfermagem na UTI. Associadamente, criar um ambiente que aumente a reintegração e ajude a reduzir a confusão e a agitação é fundamental ao combate das condições determinantes para o desenvolvimento do *delirium* nas unidades de tratamento intensivo.

Referências bibliográficas

1. American Psychiatric Association. Transtornos neurocognitivos. In: Manual diagnóstico e estatístico de transtornos mentais: DSM-5. 5. ed. Porto Alegre (RS): Artmed; 2014:596-602.
2. Ely EW, Inouye SK, Bernard GR, Gordon S, Francis J, May L, et al. Delirium in mechanically ventilated patients: validity and reliability of the confusion assessment method for the intensive care unit (CAM-ICU). JAMA. 2001;286:2703-10.
3. Krewulak KD, Stelfox HT, Leigh JP, Ely EW, Fiest KM. Incidence and prevalence of delirium subtypes in an adult ICU: a systematic review and meta-analysis. Crit Care Med. 2018;46(12):2029-35.
4. Salluh JI, Wang H, Schneider EB, Nagaraja N, Yenokyan G, Damluji A, et al. Outcome of delirium in critically ill patients: systematic review and meta-analysis. BMJ. 2015;350:h2538.
5. Meagher DJ, Leonard M, Donnelly S, Conroy M, Adamis D, Trzepacz PT. A longitudinal study of motor subtypes in delirium: relationship with other phenomenology, etiology, medication exposure and prognosis. J Psychosom Res. 2011;71:395-403.
6. Wolters AE, Van Dijk D, Pasma W, Cremer OL, Looije MF, Lange DW, et al. Long-term outcome of delirium during intensive care unit stay in survivors of critical illness: a prospective cohort study. Crit Care. 2014;18(3):R125.
7. Van den Boogaard M, Schoonhoven L, Evers AW, Van der Hoeven JG, Van Achterberg T, Pickkers P. Delirium in critically in patients: impact on long-term health-related quality of life and cognitive functioning. Crit Care Med. 2012;40(1):112-8.
8. Devlin JW, Skrobik Y, Gélinas C, Needham DM, Slooter AJC, Pandharipande PP, et al. Clinical practice guidelines for the prevention and management of pain, agitation/sedation, delirium, immobility, and sleep disruption in adult patients in the ICU. Crit Care Med. 2018;46(9):e825-73.
9. Bélanger L, Ducharme F. Patients' and nurses' experiences of delirium: a review of qualitative studies. Nurs Crit Care. 2011;16(6):303-15.
10. Aldemir M, Ozen S, Kara IH, Sir A, Baç B. Predisposing factors for delirium in the surgical intensive care unit. Crit Care. 2001;5(5):265-70.
11. Van Rompaey B, Elseviers MM, Schuurmans MJ, Shortridge-Baggett LM, Truijen S, Bossaert L. Risk factors for delirium in intensive care patients: a prospective cohort study. Crit Care. 2009;13(3):R77.
12. Van den Boogaard M, Schoonhoven L, Maseda E, Plowright C, Jones C, Luetz A. Recalibration of the delirium prediction model for ICU patients (PRE-DELIRIC): multinational observational study. Intensive Care Med. 2014;40(3):361-9.

13. Ely EW, Shintani A, Truman B, Speroff T, Gordon SM, Harrell Jr FE, et al. Delirium as a predictor of mortality in mechanically ventilated patients in the intensive care unit. JAMA. 2004;291(14):1753-62.

14. Serafim RB, Dutra MF, Saddy F, Tura B, Castro JE, Villarinho LC, et al. Delirium in postoperative nonventilated intensive care patients: risk factors and outcomes. Ann Intensive Care. 2012;2(1):51.

15. Wassenaar A, Van den Boogaard M, Van Achterberg T, Slooter AJ, Kuiper MA, Hoogendoorn ME, et al. Multinational development and validation of an early prediction model for delirium in ICU patients. Intensive Care Med. 2015;41(6):1048-56.

16. Morandi A, Jackson JC, Ely EW. Delirium in the intensive care unit. Int Rev Psychiatry. 2009;21(1):43-58.

17. Bergeron N, Dubois MJ, Dumont M, Dial S, Skrobik Y. Intensive care delirium screening checklist: evaluation of a new screening tool. Intensive Care Med. 2001;27(5):859-64.

18. Ely EW, Margolin R, Francis J, May L, Truman B, Dittus R, et al. Evaluation of delirium in critically ill patients: validation of the Confusion Assessment Method for the Intensive Care Unit (CAM-ICU). Crit Care Med. 2001;29(7):1370-9.

19. Gusmão-Flores D, Salluh JIF, Chalhub RA, Quarantini LC. The confusion assessment method for the intensive care unit (CAM-ICU) and intensive care delirium screening checklist (ICDSC) for the diagnosis of delirium: a systematic review and meta-analysis of clinical studies. Crit Care. 2012;16(4):R115.

20. Guenther U, Popp J, Koecher L, Muders T, Wrigge H, Ely EW, et al. Validity and reliability of the CAM-ICU flowsheet to diagnose delirium in surgical ICU patients. J Crit Care. 2010;25(1):144-51.

21. Rivosecchi RM, Kane-Gill SL, Svec S, Campbell S, Smithburger PL. The implementation of a nonpharmacologic protocol to prevent intensive care delirium. J Crit Care. 2016;31(1):206-11.

22. Pun BT, Balas MC, Barnes-Daly MA, Thompson JL, Aldrich JM, Barr J, et al. Caring for critically ill patients with the ABCDEF bundle: results of the ICU liberation collaborative in over 15,000 adults. Crit Care Med. 2019;47(1):3-14.

23. Rosa RG, Tonietto TF, Silva DB, Gutierres FA, Ascoli AM, Madeira LC. Effectiveness and safety of extended ICU visitation model for delirium prevention: a before and after study. Crit Care Med. 2017;45(10):1660-67.

24. Slooter AJC, Van de Leur RR, Zaal IJ. Delirium in critically ill patients. Handb Clin Neurol. 2017;141:449-66.

23
Terapia Nutricional Enteral para Pacientes Críticos

Thatiana Lameira Maciel Amaral

◀ Introdução

Ao tempo em que a nutrição caracteriza uma necessidade humana básica, a atenção nutricional é definida como os cuidados relativos à alimentação e nutrição voltados à promoção e proteção da saúde, bem como à prevenção, ao diagnóstico e ao tratamento de agravos, devendo estar associados às demais ações de atenção à saúde de indivíduos, famílias e comunidades, o que contribui para a conformação de uma rede integrada, resolutiva e humanizada de cuidados.[1,2]

Nesse contexto, a atuação da Enfermagem na Terapia Nutricional (TN) deve ser competente e resolutiva frente à complexidade técnica inerente e à exigência de conhecimentos científicos adequados, com capacidade para a tomada de decisões imediatas,[3] especialmente nos pacientes graves. A Terapia de Nutrição Enteral (TNE), por sua vez, é a estratégia mais comumente utilizada para prevenir ou tratar a desnutrição nesses pacientes que apresentam impossibilidade, parcial ou total, de manter a alimentação por via oral.

No cenário dos cuidados críticos, a prevalência da desnutrição em países desenvolvidos e em desenvolvimento varia de 50,8% a 78,1%, o que contribui para a dificuldade de recuperação do paciente e maior mortalidade.[4,5] Esses pacientes graves respondem com intenso catabolismo proteico e resposta inflamatória sistêmica, resultando em perda de massa muscular para a produção de novas proteínas, para o sistema imunológico, bem como para a reposição de glicogênio muscular e hepático. Dessa maneira, a TN permanece desafiadora nesses pacientes não apenas por causa da resposta acentuada ao estresse, com maior risco de complicações, mas também pela evolução heterogênea nas diferentes fases da doença.[6]

Recomenda-se que a TNE precoce seja iniciada dentro de 48 horas após a admissão do paciente na UTI, podendo ser adiada naqueles pacientes hemodinamicamente instáveis em uso de doses elevadas de vasopressores; parâmetros inadequados de perfusão tecidual, com hipoxemia, hipercapnia ou acidose descontrolada; hemorragia digestiva alta ativa; isquemia intestinal evidente; fístulas digestivas de alto débito (> 500 mL/dia); síndrome compartimental abdominal; e volume de aspirado gástrico superior a 500 mL/6 h. Em caso de contraindicações para alimentação oral e NE, a nutrição parenteral (NP) deve ser implementada dentro de 3 a 7 dias, segundo as recomendações da European Society for Clinical Nutrition and Metabolism.[7]

A enfermagem, portanto, desempenha um papel fundamental para o sucesso da oferta de macro e micronutrientes ao paciente, por ser a responsável pelo acesso, manutenção, administração e resposta às intercorrências na nutrição enteral.[3,8]

Triagem e avaliação nutricional

Todos os pacientes críticos que permanecem por mais de 48 horas na unidade de terapia intensiva (UTI) devem ser considerados em risco para desnutrição, assim como aqueles sob ventilação mecânica, infectados, em jejum por mais de 5 dias e/ou com doença crônica severa. Em virtude de limitações nas ferramentas disponíveis até o momento para a triagem nutricional desses pacientes, a indicação é de uma avaliação geral rotineira para prevenir a desnutrição, visto que o peso corpóreo e o índice de massa corporal (IMC) não indicam com precisão essa morbidade, devendo ser realizadas medidas combinadas de anamnese, coleta do relato de perda de peso indesejada, redução da capacidade física, avaliação da composição corporal, massa magra, força.[7]

No que diz respeito às ferramentas de triagem, a American Society of Parenteral and Enteral Nutrition (ASPEN)[9] e a European Society for Clinical Nutrition and Metabolism (ESPEN)[7] adotam posições diferentes, tendo em vista que as diretrizes atuais da primeira recomendam o uso do *Nutrition Risk Screening* (NRS) 2002 ou do *Nutrition Risk in the Critically Ill* (NUTRIC) para determinação do risco nutricional, enquanto a segunda (ESPEN, de 2019) contraria essa indicação. Dados de um estudo de coorte retrospectivo, realizado em dois centros hospitalares no sul do Brasil, com pacientes adultos ($\geq$ 18 anos), que permaneceram na UTI por um tempo > 24 horas, comparando o NUTRIC e o NRS 2002 no tocante à triagem do risco nutricional, evidenciaram que as duas ferramentas não são equivalentes à prática clínica na UTI.[10] Vale destacar que o NRS 2002 tem foco no estado nutricional, gravidade da doença e idade;[11] e o NUTRIC inclui gravidade, comorbidades e o número de dias hospitalares.[12]

Apesar da inexistência de ferramenta de triagem, para fins de pesquisa e garantia da qualidade, tanto a NRS 2002 como o NUTRIC podem ser utilizados, uma vez que as ferramentas combinadas coletam informações importantes para o acompanhamento dos pacientes.[13]

Entre os parâmetros laboratoriais para avaliação nutricional em situações de estresse metabólico, deve-se levar em consideração que a inflamação é geralmente associada às proteínas da fase aguda positiva, como a proteína C-reativa elevada (PCR); bem como à hipoalbuminemia, seja albumina, seja pré-albumina, frequentemente usadas como marcadores do estado nutricional e, que, durante a doença crítica, apresentam baixos valores como resposta ao aumento da inflamação.[6]

Outros métodos utilizados para estimar a composição corporal e o estado nutricional, como o ultrassom, a tomografia computadorizada (TC) e a bioimpedância elétrica (BIA), constituem-se como ferramentas promissoras que podem ajudar a determinar a extensão da perda de massa magra corporal. Embora o ultrassom e a BIA possam ser relativamente baratos, bem tolerados e sejam úteis à beira do leito, existem preocupações sobre a validade e a reprodutibilidade dos resultados, estando pendentes protocolos padronizados para melhorar o uso na prática clínica. Já a TC pode fornecer resultados mais confiáveis e pode ser realizada em varreduras feitas por outros motivos, mas não é uma ferramenta viável para monitoramento e não está prontamente disponível em todas as unidades.[14]

Após identificação do risco nutricional, segue uma avaliação detalhada. As necessidades energéticas e proteicas devem ser mensuradas nessa fase, embora nenhuma equação preditiva tenha sido validada para os pacientes críticos até o momento. Entretanto, quando forem utilizadas equações preditivas, a TN hipocalórica (< 70% do gasto energético estimado) deve ser preferida à nutrição isocalórica durante a primeira semana de permanência na UTI, a fim de evitar a superalimentação. Na utilização da calorimetria indireta, considerada padrão-ouro para estimativa do gasto energético de repouso, a TN isocalórica pode ser implementada progressivamente após a fase inicial da doença aguda. No entanto, durante essa fase inicial deve-se administrar a TN hipocalórica.

A calorimetria indireta é uma técnica que mede a taxa de captação de oxigênio em todo o corpo (VO_2) e a taxa de produção de dióxido de carbono (VCO_2) durante as trocas respiratórias, associadas à oxidação de carboidratos, lipídeos e proteínas. A principal limitação dessa técnica resulta do elevado custo do aparelho envolvido, da sofisticação dos procedimentos e da necessidade de pessoal especializado para realização. Em razão da impossibilidade do uso dessa ferramenta na maioria das UTI brasileiras, as equações preditivas são as mais utilizadas para se estimarem as necessidades energéticas. Entre as fórmulas disponíveis, tem destaque a equação de Harris-Benedict, sendo necessários a distinção de sexo e o conhecimento da altura (cm), do peso (kg) e da idade (anos).[15]

A necessidade energética dos pacientes críticos é um assunto debatido há anos, no entanto as necessidades proteicas foram incluídas no cenário recentemente. As doenças críticas causam catabolismo proteico, resultando em importante perda muscular, o que influencia na sobrevivência do paciente e no resultado clínico. As diretrizes da ESPEN[7] sugerem uma provisão progressiva de 1,3 g/kg/dia de equivalente de proteína durante a doença crítica, enquanto as diretrizes da ASPEN[9] propõem uma ingestão de proteínas de 1,2 a 2 g/kg/dia. Dados de um grande estudo observacional sugerem que atingir 80% da ingestão de proteínas prescritas na UTI está associado à diminuição da mortalidade,[16] com ingestão de proteínas superior a 1 g/kg/dia.[17] Destaca-se a importância de avaliação de grupos especiais, como pacientes obesos, bariátricos e idosos.

Vale destacar que, no Brasil, ainda existe dificuldade para atingir o aporte proteico mínimo recomendado em razão da necessidade de suplementar as fórmulas enterais com módulos proteicos para não exceder as necessidades calóricas e pela utilização de dietas enterais administradas de forma intermitente, com pausa noturna, impossibilitando a compensação das interrupções ao longo do dia.[18]

Noções básicas para administração da dieta enteral

Segundo a Resolução n. 63, de 6 de julho de 2000, da Agência Nacional de Vigilância Sanitária (Anvisa),[19] a terapia nutricional enteral refere-se à oferta de alimentos e/ou nutrientes específicos por via digestiva (oral ou sonda) para fins especiais, na forma isolada ou combinada, de composição definida ou estimada, industrializada ou não, utilizada exclusiva ou parcialmente para substituir, ou complementar, a alimentação oral em pacientes desnutridos, ou não, conforme as suas necessidades nutricionais em regime hospitalar, ambulatorial ou domiciliar, visando a síntese ou manutenção dos tecidos, órgãos e sistemas.

As vias disponíveis de acesso[3] para administração da TN são:

- **Sonda nasogástrica (SNG), sonda orogástrica (SOG), sonda nasoenteral (SNE) ou sonda oroenteral (SOE):** sondas de alimentação de poliuretano ou de silicone, disponíveis em vários diâmetros (4 a 24 French para sondas gástricas do tipo Levine, sendo as de pequeno calibre usadas para a alimentação; 8 a 14 French para sondas enterais do tipo Dobbhoff), colocadas em posição gástrica, duodenal ou jejunal. Além disso, há, ainda, a sonda nasogastrojejunal, que reúne duas vias separadas de calibres diferentes, permitindo a drenagem do estômago e a alimentação jejunal concomitante.
- **Gastrostomias:** geralmente sonda de alimentação de silicone, com diâmetros que variam de 14 a 26 French, com âncora ou balão de fixação interna para evitar o deslocamento

acidental, e discos de fixação externa, colocada por meio de diversas técnicas, como a gastrostomia endoscópica percutânea, gastrostomia radiológica percutânea, gastrostomia cirúrgica aberta (Stamm, Witzel, Janeway) e a gastrostomia laparoscópica.

- **Jejunostomias:** geralmente sonda de alimentação de poliuretano, com diâmetro de 8 a 10 French, que pode ser colocada pela técnica endoscópica percutânea; por meio de uma sonda de gastrostomia ou, ainda, por técnica cirúrgica aberta (Witzel). Há também a possibilidade de aceso jejunal por cateter através de agulha ou de jejunostomia em Y de Roux.

As diferenças entre SNG/SOG e SNE/SOE podem ser vistas no Quadro 23.1, considerando que as sondas enterais são as indicadas para TNE e podem ser locadas no estômago (pré-pilórica) ou intestino (pós-pilórica), conforme condição clínica do paciente.

Quadro 23.1. Diferenças entre as sondas gástricas e as sondas enterais.

Sonda nasogástrica/orogástrica	Sonda nasoenteral/oroenteral

• Indicação: descompressão gástrica
• Material: polietileno (PVC) ou polivinil
• Características: endurecem com o calor e na presença de secreções; favorecem refluxo gastroesofágico, incompetência da cárdia; e podem promover como complicação mecânica, perfuração do estômago
• Não tem fio-guia e não requer exame de raio X para verificar sua localização
  • Pode ser utilizada de duas formas: aberta (para drenagem de líquidos intragástricos) ou fechada (para alimentação)
• Prazo de troca (duração): a cada 7 dias
	• Indicação: TNE
	• Material: poliuretano ou silicone
	• Características: são biocompatíveis; flexíveis; maleáveis, proporcionando maior conforto ao paciente e menor reação inflamatória local; diminuem o risco de broncoaspiração; apresentam maior durabilidade e menor índice de complicações
	  • Tem calibre fino, fio-guia maleável no seu interior, tarja radiopaca que permite controle radiológico e sistema de fechamento exclusivo. Para esse tipo de sonda, é necessário fazer um exame de raio X para verificação do posicionamento correto
	• Prazo de troca (duração): a cada 3 meses

Fonte: Desenvolvido pela autoria do capítulo.

As dietas por sonda podem ser administradas de forma intermitente, cíclica ou contínua. A forma intermitente, ou fracionada, consiste na administração de frascos de dieta enteral a cada 3 ou 4 horas por método gravitacional (sistema aberto) ou com auxílio de bomba de infusão (sistema fechado), com tempo de administração de cada frasco variando conforme o posicionamento da sonda e a tolerância do paciente. Para aquelas localizadas no estômago, o frasco deve ser administrado em um tempo de 40 a 60 minutos, enquanto as posicionadas no intestino de 1,5 a 2 horas. Todavia, não se recomenda dieta intermitente em bólus, feita por pressão manual pela utilização de seringas, em um curto espaço de tempo.

A forma de administração cíclica é realizada por gotejamento lento, por intermédio de bomba infusora, durante o dia em um período de 14 a 16 horas, havendo uma pausa noturna no intuito de reduzir a população bacteriana intragástrica.

A administração contínua é administrada por bomba de infusão sem pausa noturna, durante 24 horas, a fim de garantir uma velocidade de fluxo constante. Para calcular a velocidade de infusão, deve-se dividir o volume prescrito da NE por 22 a 23 horas, prevendo de 1 a 2 horas de pausa ao longo do dia em razão de procedimentos gerais, como banho no leito, aspiração endotraqueal, medidas hemodinâmicas, medicamentos e outros que requerem pausa da dieta. Está indicada para pacientes em insulinoterapia contínua, reduzindo complicações metabólicas provenientes de pausas na NE, como hipoglicemia; para testar a tolerância dos pacientes críticos na fase inicial da terapia ou, ainda, para controlar a diarreia osmótica, distensão abdominal e cólicas.

As sondas de alimentação intermitente devem ser lavadas com 20 a 30 mL de água antes e após a administração da alimentação enteral. Em infusões contínuas, a água deve ser administrada a cada 4 ou 6 horas, ou quando a fórmula for substituída. É necessário lavar os tubos de alimentação antes e depois da administração de cada medicamento.[20]

Quanto à troca de equipo não existe legislação que determine esse tempo na administração da nutrição enteral, porém a recomendação de troca dos frascos descartáveis e equipos é por horário da dieta. Nos horários em que for administrada água, pode-se utilizar o mesmo equipo do horário anterior para enxaguá-lo. Apesar de existir referência bibliográfica que oriente a troca do equipo a cada 24 horas, ressalte-se que isso implica maior risco de contaminação e de proliferação bacteriana nos resíduos da dieta que ficam no equipo, principalmente se o paciente estiver em uso de dieta enteral artesanal (feita com alimentos, e não com fórmula pronta).

Medicamentos e nutrição enteral

A terapia medicamentosa por sonda enteral pode acarretar prejuízos na prática clínica em decorrência de interação farmaconutriente. Essas interações possibilitam alterações nos efeitos das drogas, podendo afetar o estado nutricional do indivíduo e, até mesmo, diminuir a eficácia dos medicamentos ou aumentar a sua toxicidade quando administrados concomitantemente à dieta.

Para facilitar a compreensão dos processos de interação fármaco-nutriente, é importante a definição dos seguintes termos: "farmacocinética", "farmacodinâmica" e 'biodisponibilidade".

- **Farmacocinética:** abrange os processos de absorção, distribuição, biotransformação e excreção dos fármacos no organismo.
- **Farmacodinâmica:** mecanismo de ação da droga e relação entre a sua concentração no sítio de ação e a produção dos efeitos farmacológicos.
- **Biotransformação:** grau de alcance da droga no sítio de ação farmacológica que depende da sua absorção, distribuição e, inversamente, da sua metabolização e excreção antes de alcançar o sítio de ação.

Os componentes da alimentação afetam a absorção e a biodisponibilidade do fármaco por três mecanismos diferentes:[21]

a. **Interação físico-química entre farmaconutrientes:** estas interações afetam a absorção da droga, do nutriente ou de ambos, por meio da quelação/adsorção, da formação de complexos e de precipitação. Em geral, ocorrem na luz intestinal ou no recipiente em que foram misturados. Como exemplo deste tipo de interação, tem-se a administração de ciprofloxacina juntamente com derivados do leite, rico em cálcio, em que há a quelação do cálcio com o fármaco na luz intestinal, diminuindo a taxa de absorção de ambos.

b. **Alteração no tempo de esvaziamento gástrico e pH:** a presença de alimentos no estômago contribui para o retardo do esvaziamento gástrico, interferindo no tempo de passagem do fármaco pelo estômago e sua biodisponibilidade, exceto para alguns fármacos que se utilizam de mecanismos saturantes, isto é, em que há um prolongamento do tempo de contato do princípio ativo com a superfície de absorção, facilitando a difusão através da membrana celular. Todavia, fármacos ingeridos com o estômago vazio alcançam o intestino delgado mais rapidamente.

O fármaco formulado como uma preparação sólida necessita de desintegração e dissolução para sua posterior absorção, e uma passagem pelo estômago de maneira muito rápida desfavorece esse processo de absorção. Após a ingestão de alimentos ou líquidos, o pH do estômago no valor de 1,5 eleva-se para 3 aproximadamente, o que pode afetar a desintegração das cápsulas, drágeas ou comprimidos e interferir na absorção do princípio ativo.

c. **Competição farmaconutriente no sítio de absorção:** os fármacos são transportados através da membrana lipídica da barreira mucosa por difusão simples ou por carreador específico de mucosa. Alguns fármacos podem ter sua absorção limitada por nutrientes que são substratos normais utilizados nos mecanismos de transporte.

A levodopa, por exemplo, usada no tratamento da doença de Parkinson, tem a sua ação terapêutica inibida por dietas hiperproteicas, em que esta alteração decorre do fato de os aminoácidos competirem com a levodopa tanto na absorção intestinal como na penetração no cérebro.

d. **Distribuição dos fármacos:** o termo "distribuição" diz respeito à disseminação do fármaco via corrente sanguínea para o líquido intersticial e intracelular.

Nesse contexto, vale ressaltar que os fármacos devem estar livres para a sua atividade farmacológica (não ionizado). Entretanto, grande parte deles circula carreada por proteínas (ionizado), com destaque para a albumina e alfa-1 glicoproteína. Algumas enfermidades que cursam com nível baixo de albumina plasmática (p. ex.: insuficiência hepática, renal e desnutrição) diminuem a proporção de fármacos carreados, com possibilidade de dose excessiva (toxicidade).

Exemplos de medicamentos que alteram nutrientes, os diuréticos, esteroides, inibidores de conversão da angiotensina, anfotericina B e suplementos de cálcio. Já os nutrientes afetam medicamentos como a fenitoína (interrupção da dieta por 1 ou 2 horas, a determinação dos níveis plasmáticos é adequada para monitorar a evolução da interação e realizar o manejo com o ajuste da dose), quinolonas, itraconazol, varfarina e alendronato.[22] A absorção da hidralazina, quando associada à nutrição enteral, pode resultar na ausência da resposta anti-hipertensiva, sendo necessário um maior controle dos níveis pressóricos nesses pacientes. Nos pacientes em uso de levotiroxina e nutrição enteral, algumas medidas preventivas para ocorrência de hipotireoidismo são evitar formulações à base de soja e monitorar a função tireoidiana.[23]

Assistência de enfermagem em nutrição enteral

O enfermeiro deve realizar ações de planejamento, organização, coordenação, execução, avaliação dos serviços de enfermagem, treinamento de pessoal e prescrição de cuidados de enfermagem ao paciente em nutrição enteral.[19] A inserção de SOG, SNG, SOE ou SNE é privativa do enfermeiro em razão da complexidade do procedimento e da necessidade de execução com rigor técnico-científico.[8]

A equipe de enfermagem da UTI deve atuar para garantir, quando não contraindicado, o início da terapia de nutrição enteral em até 48 horas da admissão. Os cuidados a serem realizados compreendem:[6,19,20,24]

- Orientar o paciente e sua família sobre todas as etapas da terapêutica escolhida, procedimento de passagem da sonda, tipo de dieta, forma de infusão, principais cuidados e complicações.
- Optar pelo posicionamento entérico das sondas (duodeno ou jejuno), reduzindo, assim, o risco de aspiração gástrica e incidência de pneumonia.

- Fixar a sonda sem tracionar a asa do nariz e trocar essa fixação a cada 24 horas, para proteção da integridade da pele.
- Solicitar radiografia de abdome (método padrão-ouro) para avaliação do correto posicionamento da sonda. Para testes subsequentes, realizar pHmetria à beira do leito, devendo estar atento aos pacientes que estão recebendo tratamento com antiácidos ou com NE contínua.
- **Receber a NE e conferir no frasco:** nome do paciente; número do leito; composição e volume total; data e hora do preparo; da instalação, precipitação e separação de fases. Diante de qualquer alteração, a NE não deve ser instalada, mas encaminhada ao setor de origem para análise das possíveis causas;
- Administrar dieta em temperatura ambiente.
- A lavagem das mãos deve ser rigorosa antes de se administrar a dieta. Utilizar luvas de procedimento como precaução universal.
- Selecionar equipos exclusivos para administração de NE, ou seja, de preferência com cor diferenciada e, rigorosamente, com ponta distal diferenciada que não conecte em acessos endovenosos. Estes devem ser trocados a cada 24 horas (sistema aberto) ou a cada novo frasco de sistema fechado.
- A posição do paciente no leito durante o período de administração da dieta deve ser elevada, com decúbito entre 30º e 45°, para evitar broncoaspiração, independentemente do tipo de acesso (sondas enterais ou estomias) e do posicionamento da sonda (gástrica ou entérica).
- Na SNE/SOE utilizar bomba de infusão para a redução dos riscos de complicações da terapêutica.
- Mensuração e manejo do volume residual gástrico (VRG), considerado importante fator de risco para broncoaspiração e pneumonia, além de um dos grandes responsáveis pela suspensão da TNE após um monitoramento da evolução desse VRG pelo enfermeiro, associado à avaliação clínica do paciente para distensão ou desconforto abdominal, náuseas e/ou vômitos.
- Discutir com a equipe multiprofissional o início de agentes procinéticos, pois aumentam a motilidade intestinal, evitando a intolerância à NE.
- Prevenir e observar os riscos das interações medicamentosas e nutrientes, principalmente com relação à hidralazina, fenitoína, levotiroxina e varfarina.
- Interromper a infusão da NE, se possível, 15 minutos antes da administração do medicamento, exceto para fenitoína, aspirina, ciprofloxacina, levotiroxina, varfarina e levodopa, em que a interrupção deve ser de 60 minutos antes e após a administração do medicamento.
- Preparar os medicamentos e logo administrá-los.
- Os frascos de NE não devem ser manipulados. Portanto, nunca se deve adicionar medicamento no frasco de dieta, seja o de sistema aberto, seja o fechado.
- Escolher a forma farmacêutica líquida como primeira opção; grânulos duros liberados após a abertura de cápsulas e as drágeas não devem ser administrados.
- Reduzir os comprimidos até se tornarem homogêneos ou deixar na água para que se dissolvam e abrir as medicações que forem em cápsulas.
- Evitar as administrações sublinguais.
- Lavar a sonda com 20 mL de água mineral após medicamentos administrados.

- Se houver 2 ou mais medicamentos a serem administrados no mesmo horário, triturar, diluir e administrar cada um separadamente, lavando a sonda entre as administrações dos mesmos.

- Monitorar e registrar em prontuário todas as ocorrências e dados referentes ao procedimento, como nutrição prescrita e recebida, tolerância gástrica, avaliação dos exames laboratoriais de glicemia, eletrólitos, parâmetros hepáticos e triglicerídeos, assim como a pré-albumina para avaliar a eficácia da TN.

- Estimular a retirada da sonda para alimentação via oral, quando for confirmada a possibilidade;

- Realizar prescrições de enfermagem sobre TN no plano de alta hospitalar.

- Manter-se atualizado e promover educação continuada sobre TNE, preparando a equipe de enfermagem e multidisciplinar para o melhor manejo desta terapia nutricional.

Complicações

São inúmeros os benefícios da TNE, porém existem complicações relacionadas ao mau posicionamento da sonda, contaminação, administração inadequada da dieta, intolerância e fatores próprios das condições clínicas do paciente.

As complicações associadas à NE podem ser de caráter mecânico, metabólico, infeccioso ou gastrointestinal[25] e estão listadas no Quadro 23.2.

Quadro 23.2. Complicações da terapia de nutrição enteral.

Mecânica	Metabólica
1. Erosão, necrose e/ou infecção nas zonas de contato	1. Desidratação hipertônica
2. Perfuração faríngea, esofágica e/ou traqueobrônquica, além de estenose	2. Hiperosmolaridade
3. Fístula traqueoesofágica	3. Síndrome hiperglicêmica hiperosmolar não cetótica
4. Mal posicionamento ou remoção inadvertida da sonda	4. Hiperglicemia ou hipoglicemia
5. Obstrução da sonda	5. Desequilíbrio hidroeletrolítico
6. Vazamento da formulação	6. Síndrome de Dumping
7. Aspiração pulmonar	7. Síndrome de realimentação
8. Hemorragia	8. Hipercapnia
Infecciosa	**Gastrointestinal**
1. Sinusite e otite	1. Volume residual gástrico aumentado
2. Pneumonia aspirativa	2. Constipação
3. Peritonite e enterocolite necrosante	3. Distensão abdominal
4. Contaminação dietética	4. Náuseas, vômitos e refluxo
	5. Diarreia
	6. Hipertransaminasemia, hepatomegalia

Fonte: Lew; Yandell; Fraser; Chua; Chong; Miller (2017).

Indicadores de qualidade em terapia nutricional

Os indicadores de qualidade são utilizados como instrumentos avaliativos da efetividade na qualidade da TNE, produzindo parâmetros significativos no monitoramento da terapia e na identificação de resultados que geram o melhor atendimento na assistência nutricional e recuperação clínica progressiva do indivíduo.[26]

Presumindo que os indicadores de qualidade demonstram efetividade de determinado processo e o quão próximo estão do objetivo final, em 2008 a Força Tarefa de Nutrição Clínica do International Life Science Institute (ILSI) – Brasil publicou uma lista de 36 indicadores de qualidade que devem ser aplicados à terapia nutricional.[27] Dessa maneira, os indicadores nutricionais a serem utilizados em terapia intensiva[28] são:

- Frequência de reavaliação periódica em pacientes em TN.
- Frequência de medida ou estimativa do gasto energético e necessidades proteicas em pacientes em TN.
- Frequência de obstrução de sonda de nutrição em pacientes em TNE.
- Frequência de pacientes em TN que atingiram a meta de energia e proteína em 72 horas.
- Frequência de diarreia em pacientes em TNE.
- Frequência de saída inadvertida de sonda de nutrição em pacientes em TNE.

Considerações finais

A TN em pacientes críticos continua sendo um desafio, não apenas porque esses pacientes apresentam uma resposta acentuada ao estresse e têm maior risco de complicações, mas também pior sua heterogeneidade e pelas diferentes fases da doença (aguda, subaguda, crônica agudizada, pós-reanimação). Os conhecimentos aqui compartilhados possibilitarão o melhor atendimento aos pacientes graves em nutrição enteral. Portanto, todos os esforços da equipe multiprofissional que atua na UTI devem estar concentrados para que a terapêutica nutricional seja instituída o mais precoce e adequadamente possível.

Referências bibliográficas

1. Brasil. Ministério da Saúde. Secretaria de Atenção à Saúde. Departamento de Atenção Especializada e Temática. Manual de terapia nutricional na atenção especializada hospitalar no âmbito do Sistema Único de Saúde – SUS. Brasília: Ministério da Saúde; 2016.
2. Brasil. Ministério da Saúde. Secretaria de Atenção à Saúde. Departamento de Atenção Básica. Política Nacional de Alimentação e Nutrição. Brasília: Ministério da Saúde; 2013.
3. Conselho Federal de Enfermagem. Resolução COFEN n. 453/2014. Aprova a Norma Técnica que dispõe sobre a Atuação da Equipe de Enfermagem em Terapia Nutricional. Brasília: COFEN; 2014.
4. Lew CCH, Yandell R, Fraser RJ, Chua AP, Chong MFF, Miller M. Association between malnutrition and clinical outcomes in the intensive care unit: A systematic review. J Parenter Enter Nutr. 2017;41:744-58.
5. Lew CCH, Wong GJY, Cheung KP, Chua AP, Chong MFF, Miller M. Association between malnutrition and 28-day mortality and intensive care length-of-stay in the critically ill: a prospective cohort study. Nutrients. 2018;23:10(1):10.
6. Lugli AK, Watteville A, Hollinger A, Goetz N, Heidegger C. Medical nutrition therapy in critically ill patients treated on intensive and intermediate care units: a literature review. J Clin Med. 2019;8(9):1395.
7. Conselho Federal de Enfermagem. Resolução COFEN n. 619/2019. Normatiza a atuação da Equipe de Enfermagem na Sondagem Oro/nasogástrica e Nasoentérica. Brasília: COFEN; 2019.
8. Singer P, Blaser AR, Berger MM, Alhazzani W, Calder PC, Casaer MP, et al. ESPEN guideline on clinical nutrition in the intensive care unit. Clinical Nutrition. 2019;38:48-79.
9. McClave SA, Taylor BE, Martindale RG, Warren MM, Johnson DR, Braunschweig C, et al. Guidelines for the provision and assessment of nutrition support therapy in the adult critically ill patient: Society of Critical Care Medicine (SCCM) and American Society for Parenteral and Enteral Nutrition (A.S.P.E.N.). J Parenter Enteral Nutr. 2016;40(2):159-211.
10. Coruja MK, Cobalchini Y, Wentzel C, Fink JS. Nutrition Risk Screening in Intensive Care Units: Agreement Between NUTRIC and NRS 2002 Tools. Nutr Clin Pract. 2019.
11. Kondrup J, Rasmussen HH, Hamberg O, Stanga Z. Nutritional risk screening (NRS 2002): a new method based on an analysis of controlled clinical trials. Clin Nutr. 2003;22(3):321-36.

12. De Vries MC, Koekkoek WK, Opdam MH, Van Blokland D, Van Zanten AR. Nutritional assessment of critically ill patients: validation of the modified NUTRIC score. Eur J Clin Nutr. 2018;72(3):428-35.

13. Kondrup J. Nutrition risk screening in the ICU. Curr Opin Clin Nutr Metab Care. 2019;22(2):159-61.

14. Looijaard WGPM, Molinger J, Weijs PJM. Measuring and monitoring lean body mass in critical illness. Curr Opin Crit Care. 2018;24(4):241-7.

15. Paz LSC, Couto AV. Avaliação nutricional em pacientes críticos: revisão de literatura. BRASPEN J. 2016;31(3):269-77.

16. Nicolo M, Heyland DK, Chittams J, Sammarco T, Compher C. Clinical outcomes related to protein delivery in a critically ill population: A multicenter, multinational observation study. J Parenter Enteral Nutr. 2016;40(1):45-51.

17. Weijs PJM, Mogensen KM, Rawn JD, Christopher KB. Protein intake, nutritional status and outcomes in ICU survivors: a single center cohort study. J Clin Med. 2019;8(1):E43.

18. Santos HVD, Araújo IS. Impacto do aporte proteico e do estado nutricional no desfecho clínico de pacientes críticos. Rev Bras Ter Intensiva. 2019;31(2):210-6.

19. Brasil. Ministério da Saúde. Agência Nacional de Vigilância Sanitária. RCD n. 63, de 6 de julho de 2000. Aprova o Regulamento Técnico que fixa os requisitos mínimos exigidos para a Terapia de Nutrição Enteral. Brasília; 2000.

20. Arribas L, Frías L, Creus G, Parejo J, Urzola C, Ashbaugh R, et al. Document of standardization of enteral nutrition access in adults. Nutr Hosp. 2014;30(1):1-14.

21. Moura MRL, Reyes FG. Interação fármaco-nutriente: uma revisão. Rev Nutr. 2002;15(2):223-38.

22. Heldt T, Loss SH. Interação fármaco-nutriente em unidade de terapia intensiva: revisão da literatura e recomendações atuais. Rev Bras Ter Intensiva. 2013;25(2):162-7.

23. Reis AMM, Carvalho REFL, Faria LMP, Oliveira RC, Zago KSA, Cavelagna MF, et al. Prevalência e significância clínica de interações fármaco-nutrição enteral em unidades de terapia intensiva. Rev Bras Enferm. 2014;67(1):85-90.

24. Silva JRL, Cruz ICF. Guidelines for evidence-based practice on nursing prescription enteral feeding in ICU: integrative literature review. **J Specialized Nurs Care.** 2018;10(1).

25. Seron-Arbeloa C, Zamora-Elson M, Labarta-Monzon L, Mallor-Bonet T. Enteral nutrition in critical care. J Clin Med Res. 2013;5(1):1-11.

26. Sá JSM, Marshall NG. Indicadores de qualidade em terapia nutricional como ferramenta de monitoramento da assistência nutricional no paciente cirúrgico. Rev Bras Nutr Clin. 2015;30(2):100-5.

27. Waitzberg DL. Indicadores de qualidade em terapia nutricional. São Paulo: ILSI Brasil; 2008.

28. Santana LS, Ceniccola GD. Classificação de indicadores de qualidade em ouro e prata por cenário clínico do serviço público de acordo com especialistas em terapia nutricional. BRASPEN J. 2017;32(4):369-74.

24
Paciente Idoso na Terapia Intensiva em um Cenário de Pandemia

Laércia Ferreira Martins
Amaurílio Oliveira Nogueira

Introdução

A população brasileira está envelhecendo em ritmo acelerado, e não é de hoje que muitas das projeções já apontavam a mudança na pirâmide etária no país. Neste cenário, dez anos passados, já se percebe uma inversão da pirâmide nacional, em que a base, antes estabelecida nas idades de 0 a 4 anos, atualmente está concentrando a faixa mais larga entre 35 e 39 anos.[1]

O fenômeno do crescimento populacional não é exclusivo do Brasil, mas um movimento mundial que ocorre pelo aumento da expectativa de vida e melhoria das condições de saúde, apresentando importante diminuição da mortalidade em todas as idades e também a redução da taxa de natalidade.[1]

Consequentemente, a definição de idoso dada pela Organização Mundial de Saúde (OMS) não é uniforme para todas as nações e está baseada no nível socioeconômico e cultural de cada país. Assim, para os países em desenvolvimento, como o Brasil, são consideradas idosas as pessoas com 60 anos ou mais e, para os países desenvolvidos, amplia-se para 65 anos.[2]

Segundo o censo realizado pelo Instituto Brasileiro de Geografia e Estatística (IBGE) em 2010, a população de idosos era de 20.590.599 pessoas, totalizando 11% da população e a estimativa após os dados do Censo era de um crescimento médio de 1 milhão de idosos a cada ano. Essa projeção foi superada no levantamento de 2017, que apresentou o crescimento de mais de 4.800.000 idosos entre 2012 e 2017, dados que superaram a marca de 30,2 milhões de pessoas idosas no Brasil, mostrando ainda que as mulheres são a maioria com 16,9 milhões (56% dos idosos), enquanto os homens são 13,3 milhões (44% do grupo).[3] A seguir, o Quadro 24.1 ilustra esses valores.

Quadro 24.1. Censo de 2010 mostrando o percentual da população idosa no país e a projeção de 2017.

Censo 2010	PNAD 2017
População total: 190,7 milhões	População total: 207,1 milhões
População idosa: 20,6 milhões	População idosa: 30,3 milhões
% de população idosa: 10,8%	% de população idosa: 14,6%

Fonte: IBGE (2017).[1]

A Pesquisa Nacional por Amostra de Domicílios (PNAD) mais recente ocorreu em 2018 e indica que 15,39% da população brasileira (aproximadamente 32.242.000 pessoas) tem 60 anos ou mais.[4]

Essa transição epidemiológica pela qual o mundo passa representa grande desafio para os sistemas de saúde, principalmente no que se refere ao atendimento e financiamento dos serviços. Estudos mostraram que os pacientes com mais de 65 anos representam 50% das admissões em terapia intensiva; com mais de 80 anos somam 10%; e acima de 85 anos; 5% a 6%.[5]

O atendimento ao paciente idoso exige qualificação específica dos profissionais de saúde, por se tratar de um doente complexo, muitas vezes com comorbidades e que requer vigilância contínua frente aos cuidados intensivos.[5] Consequentemente, os custos devem ser considerados, pois cerca de 60% de seu valor são consumidos por indivíduos acima de 65 anos, cujos gastos por dia de tratamento intensivo chegam a ser sete vezes maiores quando comparados com os apresentados por pacientes com idade inferior a 65 anos.[6]

Nesta nova edição, abordaremos também os protocolos para o paciente idoso que foi acometido pela doença pandêmica que assola o mundo no momento atual, a Covid-19.

A Covid-19 é uma infecção respiratória aguda e, no Brasil, o primeiro caso foi registrado em fevereiro de 2020, em um idoso com histórico de viagem pela Itália. Sobre a distribuição de casos da doença e de óbitos por faixa etária, observou-se maior incidência na população adulta, e a maior letalidade, nos idosos.[8]

Nos casos descritos, observou-se que a presença de morbidades associadas contribuiu significativamente para o incremento da mortalidade. No Brasil, 69,3% dos óbitos ocorreram em pessoas com mais de 60 anos e, destes, 64% eram portadores de ao menos um fator de risco.[8] Os dados da Covid-19 apontam que, entre as pessoas com 80 anos ou mais, 14,8% dos infectados morreram, comparados a 8% entre os idosos de 70 a 79 anos e 8,8% entre aqueles de 60 a 69 anos. Logo, entende-se que o risco de morrer infectado pelo SARS-CoV-2 aumenta com a idade, já que até o momento a maioria das mortes ocorreu em idosos, especialmente naqueles com doenças crônicas.[8]

Critérios para a admissão de idosos na terapia intensiva e nos cuidados paliativos

Não é uma tarefa simples indicar ou negar tratamento intensivo a qualquer paciente, em especial a um idoso, pois, para muitos, a unidade de terapia intensiva (UTI) poderá resultar em declínio funcional, piora da qualidade de vida e também na institucionalização pós-alta hospitalar. Por isso, faz-se necessária uma avaliação criteriosa da necessidade, das indicações e contraindicação para a admissão na UTI.

A Resolução n. 2.156/16 do Conselho Federal de Medicina (CFM) definiu os critérios de admissão dos pacientes em UTI visando nortear as decisões na seleção de doentes para ocupação dos leitos. Esses critérios têm como base princípios científicos e éticos que deverão tornar-se o parâmetro para as decisões.[9] Neste sentido, são listadas como precedências para admissão:[9]

1. Pacientes que necessitam de intervenções de suporte à vida, com alta probabilidade de recuperação e sem nenhuma limitação de suporte terapêutico.
2. Pacientes que necessitam de monitorização intensiva, pelo alto risco de precisarem de intervenção imediata e sem nenhuma limitação de suporte terapêutico.
3. Pacientes que necessitam de intervenções de suporte à vida, com baixa probabilidade de recuperação ou com limitação de intervenção terapêutica.

4. Pacientes que necessitam de monitorização intensiva, pelo alto risco de precisarem de intervenção imediata, mas com limitação de intervenção terapêutica.

5. Pacientes com doença em fase de terminalidade, ou moribundos, sem possibilidade de recuperação. Em geral, esses pacientes não são apropriados para admissão na UTI (exceto se forem potenciais doadores de órgãos). No entanto, seu ingresso pode ser justificado em caráter excepcional, considerando as peculiaridades do caso e condicionado ao critério definido pelo médico intensivista.

De acordo com esses critérios, o idoso seria prioridade de ordem 3 e 4, mas a realidade observada nas terapias intensivas brasileiras é outra, uma vez que 52% dos internamentos são de idosos, que consomem 60% das diárias e dos recursos financeiros disponíveis e ainda apresentam uma taxa de mortalidade de 62% quando comparados com indivíduos adultos, cuja taxa é 37% menor.[10]

Quanto aos critérios para a indicação de admissão na UTI, alguns estudos sugerem a análise da funcionalidade do paciente antes da internação, realizada por meio da avaliação das atividades de vida diária (AVD), que permite calcular a estimativa da mortalidade neste grupo.[11] Neste instrumento, quanto maior o grau de dependência para as AVD, maior é o risco de morte.

Determinar a funcionalidade do idoso é essencial, uma vez que o alto grau de dependência está relacionado ao aumento do tempo de hospitalização e de institucionalização, aos custos elevados e a maior mortalidade. Por isso, pacientes idosos submetidos às cirurgias de urgência e sob condições de internações clínicas prolongadas, em que ocorre a presença de disfunção orgânica, como na disfunção renal, e que na admissão na UTI apresentam escores elevados em índices prognósticos como APACHE II e o SOFA, estão sujeitos a um pior desfecho e, consequentemente, a maior mortalidade.[12]

As características da população idosa admitida em UTI são compostas por adoecimentos crônicos e/ou degenerativos, a exemplo do câncer, das doenças cardiovasculares, neurodegenerativas e osteomusculares, que acometem esta população, causando prejuízos à sua capacidade funcional de modo que a tornam elegível para a indicação de cuidados paliativos.

No Brasil, as principais causas definidas de mortalidade entre idosos são as doenças do aparelho circulatório (35%), as neoplasias (19%) e as doenças do aparelho respiratório (9%), representando cerca de 60% do total de óbitos em ambos os sexos.[13,14]

◖ Cuidados paliativos

A condução de cuidados paliativos em unidades de tratamento intensivo parece contraditória em virtude de o foco estar em pacientes sem expectativa de tratamento curativo ou modificador da doença, pois estes indivíduos não seriam "elegíveis" para uma vaga de UTI por não se beneficiarem do arsenal terapêutico disponível. Todavia, o fato é que todo paciente que necessitar de cuidados intensivos tem de permanecer com seu direito garantido de receber cuidados para conforto.

Em se tratando das condições de terminalidade, o objetivo não é um manejo clínico intensivo de medidas com o foco na sustentação da vida, mas sim no alívio da dor, bem como na oferta de suporte aos familiares durante as situações de não reversibilidade. Nesse contexto, é importante identificar o motivo da solicitação de vaga em UTI para o paciente em prognóstico de terminalidade, com a finalidade de se definirem condutas e traçar o melhor plano terapêutico.[12,15]

De modo geral, existem cinco situações comuns que ocasionam internação deste público na UTI:

1. Piora clínica não ligada à doença de base, que necessita de cuidados intensivos.
2. Paciente em cuidados paliativos parciais, com terapêuticas associadas e necessidade de intervenções específicas.
3. Utilização de recursos para conforto, não disponíveis em setores de baixa complexidade.
4. Paciente terminal cuja situação real não foi abordada com familiares.
5. Paciente com cuidados paliativos cujos familiares não apresentam condições emocionais para acompanharem os momentos finais da doença.

Na prática, entende-se que apenas os três primeiros perfis apresentam benefícios associados às terapêuticas específicas da UTI, ficando os dois últimos como demandas ligadas a fatores inter-relacionais e de manejo do caso. O paciente com perfil 4 por vezes chega à unidade em situação bastante limitada do ponto de vista terapêutico. Habitualmente, vivenciam situações agudas que se manifestaram nas horas anteriores e comprometeram gravemente o prognóstico, ou com quadros crônicos avançados que, por algum motivo, não foram esclarecidos à família. Nestas situações, é questionável a retirada ou a não iniciação de medidas de suporte à vida, sem que antes seja especificada a real situação aos familiares.[16]

Já o perfil 5, na maioria das vezes, reflete o paciente com quadro crônico descompensado (em fase final), com internação prolongada em setores de baixa complexidade. Não sendo incomum que, nos momentos finais do paciente, já em situação "agonizante", a família se perceba sem condições de acompanhar o processo e os profissionais da assistência sintam-se incapazes de oferecer suporte à demanda emocional familiar, solicitando retorno à unidade de terapia intensiva.

As questões principais da condução de cuidados paliativos na terapia intensiva estão ligadas à limitação terapêutica e humanização. Isso porque a equipe da UTI, no geral, é treinada para salvar vidas, utilizando todos os recursos e tecnologias disponíveis para que essa meta seja atingida.

A rotina da UTI foi montada para que o paciente crítico permaneça monitorizado 24 horas por dia, tratado em tempo hábil e curado. Essa premissa vai na contramão de um ambiente acolhedor, individualizado e preconizado nos cuidados paliativos, pois as condutas invasivas, a urgência e o ambiente restrito são dificultadores da assistência humanizada.

Para que as necessidades biopsicossocio-espirituais de um paciente em cuidados paliativos sejam contempladas, são necessárias organização da dinâmica da unidade e a atualização contínua da equipe assistencial e, assim, o atendimento à urgência subjetiva seja tão eficiente quanto o atendimento à urgência fisiológica.[17]

A avaliação do sofrimento entra como uma das questões mais importantes do cuidado paliativo, visto que o objetivo principal é o alívio do sofrimento, que pode se manifestar em várias esferas. De nada adianta conseguir estabelecer um esquema de analgesia plena se as dores emocionais são o que mais têm mantido o paciente desconfortável. Também não seria suficiente montar uma estrutura acessível para a presença de familiares, se não conseguimos manter o paciente com um nível adequado de conforto físico. Ambas as tentativas são falhas se feitas de modo isolado ou sem consenso da equipe multidisciplinar, pois não atingirão o nível de cuidado integral.[15,17]

Abordar de modo claro e empático as limitações terapêuticas, os benefícios e os prejuízos ao paciente com a mudança do tratamento, apesar de difícil, pode ser feito com o respaldo de um diagnóstico objetivo e bem embasado. A criação desse vínculo de confiança e o conhecimento sobre quem é o paciente enquanto ser humano podem nortear o profissional sobre o melhor momento de abordar paciente e família para falar da limitação de suporte terapêutico. Enfim, não existem regras ou protocolos, e sim princípios que embasam o cuidado paliativo, esteja o paciente na UTI, na enfermaria ou em seu domicílio.[17]

A fisiologia do envelhecimento

A senescência caracteriza-se por alterações que ocorrem no organismo com o envelhecimento natural do corpo humano, mudanças que não podem ser definidas como doença e que promovem o declínio progressivo do metabolismo celular. Estas mudanças podem tornar o idoso vulnerável às condições clínicas comuns, favorecendo a evolução negativa das causas que resultaram no seu ingresso no ambiente da terapia intensiva.

Além das alterações fisiológicas, são observáveis mudanças no componente emocional advindas da vivência social com base em perdas, separações e, em diversos casos, na solidão, no isolamento e até mesmo na marginalização social.

Diante desses fatores, é necessário que o enfermeiro de terapia intensiva compreenda as alterações fisiológicas do envelhecimento, com a finalidade de proporcionar ao paciente idoso cuidados orientados e individualizados durante a internação. Nas páginas seguintes, descreveremos as possíveis alterações nos diversos sistemas do organismo envelhecido.

Sistema neurológico

Efeitos do envelhecimento sobre o sistema nervoso

- **Cérebro:** na fase adulta, o funcionamento do cérebro é estável, contrastando com a infância em que as capacidades de pensar e raciocinar aumentam de forma constante, permitindo o aprendizado de elementos mais complexos; na velhice (de acordo com a vida pregressa de cada indivíduo), o funcionamento diminui. Neste cenário, os aspectos do funcionamento do cérebro mais afetados são:
    - A memória a curto prazo e a capacidade de aprender coisas novas são afetadas de forma relativamente precoce.
    - As habilidades verbais, o vocabulário e o uso das palavras podem decair por volta dos 70 anos de idade.
    - O desempenho intelectual (capacidade de processar informações, independentemente da velocidade) é geralmente mantido até pelo menos 80 anos na ausência de problemas neurológicos ou vasculares subjacentes.[18]

Todavia, os efeitos do envelhecimento sobre o funcionamento do cérebro e os efeitos de várias doenças comuns em pessoas idosas podem ser confundidos e as doenças podem ser depressão, acidente vascular cerebral (AVC), hipoatividade da glândula tireoide e doenças degenerativas do cérebro como a doença de Alzheimer.

De fato, o número de células nervosas no cérebro tende a diminuir com a idade, porém varia de acordo com o grau de saúde do indivíduo durante o envelhecimento. A prática contínua de exercícios físicos interfere diretamente na redução das células nervosas, mas o cérebro tem certas características que ajudam a compensar essas perdas, como veremos a seguir.[18]

- **Redundância:** existem mais neurônios do que o cérebro precisa para funcionar normalmente; com isso, a redundância também ajuda a compensar a perda de células nervosas resultante do envelhecimento ou das doenças.
- **Formações de novas conexões:** a perda de células neurais relacionada à idade pode ser compensada ativamente por meio da formação de novas conexões entre as células nervosas remanescentes.

- **Produção de novas células nervosas:** surpreendentemente, novas células nervosas podem ser produzidas em algumas áreas, em especial após uma lesão cerebral ou um AVC. Essa produção pode acontecer em áreas que incluem o hipocampo (relacionado à formação e restauração de memórias) e os gânglios basais (relacionados aos movimentos).

A partir dessa explicação, entende-se o a razão de as pessoas que tiveram uma lesão cerebral ou um AVC poderem aprender novas habilidades desde que exercitadas.

A irrigação sanguínea cerebral é outro fator afetado pela senescência, pois diminui em média 20%. Esse fato é comumente visto em indivíduos que tiveram AVC isquêmico, e são considerados fatores de complicação para essa doença o diabetes *mellitus*, a dislipidemia, a hipertensão arterial sistêmica alta, além do tabagismo de longa data. Pessoas nessas condições podem perder células cerebrais prematuramente, com possibilidade de comprometimento do funcionamento mental, resultando em risco para o desenvolvimento de demência.[18]

Medula espinhal

Pelo envelhecimento corporal do indivíduo, os discos entre as vértebras na coluna cervical vão perdendo sua elasticidade e a capacidade de absorção de compressão, tornando-se duros e quebrantáveis. Outro ponto é que parte das vértebras pode crescer excessivamente, resultando na incapacidade dos discos de amortecimento, decorrendo em maior pressão sobre a medula espinhal e suas ramificações nervosas (raízes nervosas espinhais). Essa excessiva pressão pode causar lesões nas fibras nervosas no ponto em que se ligam na medula espinhal e tais lesões podem acarretar diminuição sensorial e redução da força e do equilíbrio no idoso.[18]

Nervos periféricos

Ao passo que o indivíduo envelhece, os nervos periféricos geralmente conduzem os impulsos mais lentamente com consequente diminuição sensorial, reflexos lentificados e impacto na coordenação motora. A redução da condução nervosa ocorre em função da degeneração das bainhas de mielina, que são camadas de tecido que isolam os nervos e protegem a velocidade de condução de impulsos. Essa degeneração decorre do próprio envelhecimento corporal, da diminuição do fluxo sanguíneo e do crescimento excessivo dos ossos próximos, acarretando maior pressão sobre os nervos. Ocorre também a redução da resposta do sistema nervoso periférico à lesão. Na pessoa jovem, quando o axônio de um nervo periférico sofre uma lesão, o nervo consegue se recuperar desde que o corpo celular não tenha sido danificado. Essa autorrecuperação é mais lenta e incompleta em pessoas mais velhas, deixando-as mais vulneráveis às lesões e às doenças.[18]

Sobre a cognição na senescência, habitualmente não existe perda cognitiva perceptível na maioria dos idosos que não apresentem doença neurológica. Em geral, a perda cognitiva resulta de algum grau de comprometimento na audição, na visão, no olfato, na regulação da temperatura corporal e na sensação de dor.[19]

Além da perda cognitiva, o comprometimento e a redução das informações sensoriais resultam também na diminuição do controle postural (equilíbrio), impondo maior risco para quedas ao idoso.[19]

Existem várias teorias que tentam explicar o envelhecimento e são classificadas entre as teorias programadas e as teorias estocásticas. As teorias programadas defendem a existência de relógios biológicos que regulam do crescimento à senescência, enquanto as teorias estocásticas determinam que agravos induzem danos moleculares e celulares de forma aleatória e progressiva.[20]

Entre as teorias, encontramos a teoria do acúmulo de danos ou mutações, proposta por Peter Medawar (1952), que descreve o envelhecimento como um processo de acúmulo passivo de danos, decorrente do amontoado de moléculas danificadas por radicais livres evidenciada pela presença de lipofuscina nas células dos indivíduos mais velhos. As células do sistema nervoso são sensíveis ao dano oxidativo, e a lipofuscina é um resíduo celular formado a partir da peroxidação dos fosfolipídeos de membranas presentes nas organelas, especialmente as mitocôndrias. Esses danos celulares geram um processo de erro na transcrição do DNA em RNA e sua não ocorrência com confiabilidade gera proteínas não funcionais.

Os erros são acumulativos e quando atingem uma elevada ocorrência, desencadeiam o efeito chamado de erro catástrofe, em que a célula sofreria uma ineficiência letal, ocasionando sua morte e por consequência, a redução da capacidade funcional, caracterizando o envelhecimento.[19]

Com o envelhecimento, as mudanças no corpo humano também ocorrem mediante distúrbios comuns do sistema nervoso, como a demência e o *delirium*. Por isso, é importante estabelecer a distinção entre demência e *delirium* para que o idoso possa ser beneficiado pelo tratamento adequado.

Demência, doença de Alzheimer e *delirium* – para entender a diferença

A demência é a diminuição no funcionamento mental ou cognitivo, caracterizada por um ou mais dos seguintes sintomas: afasia (distúrbios da linguagem); apraxia (dificuldade em realizar atos intencionais); agnosia (comprometimento da capacidade de reconhecer objetos ou pessoas) ou dificuldade progressiva de atuar em um ambiente social ou ocupacional. Com a demência, há um declínio progressivo na memória, o que provoca dificuldade em aprender algo sobre um assunto novo e/ou o esquecimento do que foi aprendido anteriormente.[21] Nos idosos, a causa mais comum de demência é a doença de Alzheimer, responsável por 50% dos casos e a segunda causa é a demência multi-infarto ou demência vascular, que decorrem da hipertensão ou de aterosclerose.[21]

É importante caracterizarmos que a doença de Alzheimer é um estado crônico, que resulta em perda do funcionamento neurológico por declínio cognitivo progressivo e demência. A doença tem progressão lenta e sua duração média, desde o início dos sintomas até a morte, é de aproximadamente 8 a 10 anos. Inicia-se com o esquecimento generalizado, que progride até a pessoa ficar afásica e totalmente dependente de terceiros para o autocuidado. Se o início for precoce, ocorrendo antes dos 65 anos, sua evolução mostra-se mais maligna do que no início tardio, especialmente se ocorrer após os 80 ano s, quando já existe uma dramática redução na expectativa de vida.

Na doença de Alzheimer, foram identificados quatro estágios:

1. Estágio inicial, caracterizado pela fase de esquecimento e de incerteza. Neste estágio, os sintomas são muito sutis e muitas vezes atribuídos, de forma equivocada, ao envelhecimento natural ou ao estresse.
2. Estágio médio que ocorre na fase confusional.
3. Estágio posterior, a fase de demência propriamente dita.
4. Estágio final, considerado a fase terminal da doença. Em virtude da lentidão da doença, o declínio do paciente é progressivo e as fases são facilmente identificadas, embora a doença possa ser muito individualizada.[22]

Delirium, segundo o *Diagnostic and Statistical Manual of Mental Disorders* (DSM-V), é definido como um distúrbio da consciência e da cognição que se desenvolve em um curto período de tempo (horas a dias) e flutua ao longo desse tempo.[21] Com prevalência entre

20% e 80%, isto é, muito prevalente e subdiagnosticado, principalmente na terapia intensiva, não raramente é confundido com demência, depressão e outras patologias. Uma vez que sua fisiopatologia não é completamente esclarecida, existindo várias hipóteses para sua ocorrência, como as teorias do desequilíbrio entre os neurotransmissores, a inflamatória, a tdo estresse oxidativo e a da disponibilidade de aminoácidos neutros de cadeia longa, todas demonstrando correlação com as alterações do nível de consciência.[23]

O *delirium* é classificado de acordo com o comportamento psicomotor, podendo ser hipoativo (quando ocorre a redução da resposta aos estímulos), hiperativo (em virtude de agitação, inquietação e labilidade emocional) e misto, (considerado o tipo mais comum), ocorrendo em 54% dos casos. Entretanto, em ambiente hospitalar, os estudos têm mostrado que o hipoativo se configura como o de pior prognóstico.[24]

O *delirium* está associado a múltiplas complicações do quadro clínico e somatória de eventos adversos como a extubação acidental; a perda de cateteres venosos centrais; ao maior período de internação na UTI; ao aumento da mortalidade e dos custos.[23,24] Estudos apontam que a associação entre a ventilação mecânica em pacientes portadores de *delirium* acarreta aumento da mortalidade em até 6 meses, e o aumento do risco para o paciente apresentar declínio cognitivo de 1 a 3 anos após a alta hospitalar.[23,24]

No Quadro 24.2, estão relacionados os principais fatores de risco de *delirium*, que podem estar associados ao paciente na terapia intensiva.

Quadro 24.2. Principais fatores de risco para o desenvolvimento de *delirium* em pacientes críticos.

Fatores de risco de *delirium* em pacientes críticos[23,24]		
Fatores do hospedeiro	**Fatores da doença crítica**	**Fatores iatrogênicos**
• Idade avançada • Alcoolismo • Polimorfismo – APOE4 • Impacto cognitivo • Depressão • Hipertensão • Tabagismo • Abstinência ao álcool/medicação • Redução da visão ou da audição • Novo processo intracraniano • Dor/desconforto • Distúrbios do sono • Desidratação • Retenção urinária ou intestinal	• Acidose • Anemia • Febre/infecção/sepse • Hipotensão • Distúrbios hidroeletrolíticos (p. ex.: hipo/hipernatremia, hipo/hiperglicemia, hipo/hipercalcemia) • Doença respiratória • Maior gravidade da doença • Insuficiência de órgãos • (insuficiências renal, respiratória e/ou hepática)	• Imobilização do doente por uso de contenção • Uso de cateteres e drenos • Uso de opioides e benzodiazepínicos • Efeito adverso do medicamento/interação medicamentosa • Drogas ou outra toxicidade

Fonte: Reznik; Slooter (2019); Štubljar et al. (2019).

É extremamente difícil avaliar a presença de *delirium* no paciente intubado ou traqueostomizado. Por isso, o *Confusion Assessment Method for the Intensive Care Unit* (CAM-ICU) é um instrumento eficaz para a avaliação neste tipo de doente. O CAM-ICU é de fácil aplicabilidade, com sensibilidade de 81% e especificidade de 96%. Para aplicá-lo, o enfermeiro deve anteriormente aplicar a escala de agitação e sedação de Richmond (escala de RASS – Quadro 24.3). O CAM-ICU somente deverá ser utilizado se o valor de RASS encontrado for > – 4.

Quadro 24.3. Escala agitação e sedação de Richmond (RASS).[25]

Pontos	Classificação	Descrição
+4	Combativo/agressivo	Francamente combativo, agressivo, violento, levando ao perigo imediato a equipe de saúde
+3	Muito agitado	Agressivo, pode puxar tubos e cateteres
+2	Agitado	Movimentos não intencionais frequentes, briga com o respirador (se estiver em ventilação mecânica)
+1	Inquieto	Ansioso, inquieto, mas não agressivo
0	Alerta e calmo	
-1	Torporoso/sonolento	Não completamente alerta, mas mantém olhos abertos e contato ocular ao estímulo verbal por ≥ 10 segundos
-2	Sedado leve	Acorda rapidamente e mantém contato ocular ao estímulo verbal por< 10 segundos
-3	Sedado moderado	Movimento ou abertura dos olhos, mas sem contato ocular com o examinador
-4	Sedado profundamente	Sem resposta ao estímulo verbal, mas tem movimentos ou abertura ocular ao estímulo tátil/físico
-5	Coma	Sem resposta aos estímulos verbais ou exame físico

Fonte: Desenvolvido pela autoria do capítulo.

Procedimento de aplicação da Escala RASS

1. Observar o paciente

• Paciente está alerta, inquieto ou agitado   (0 a +4)

2. Se não está alerta: dizer o nome do paciente e pedir-lhe que abra os olhos e olhe para o enfermeiro.

• Paciente acordado, com abertura de olhos sustentada e realizando contato visual   (-1)

• Paciente acordado realizando abertura de olhos e contato visual, porém breve   (-2)

• Paciente capaz de fazer algum tipo de movimento, porém sem o contato visual   (-3)

3. Quando paciente não responde ao estímulo verbal, realizar estímulos físicos.

• Paciente realiza algum movimento ao estímulo físico   (-4)

• Paciente não responde a qualquer estímulo   (-5)

A seguir, apresentamos o fluxograma CAM-ICU para diagnóstico do *delirium:*

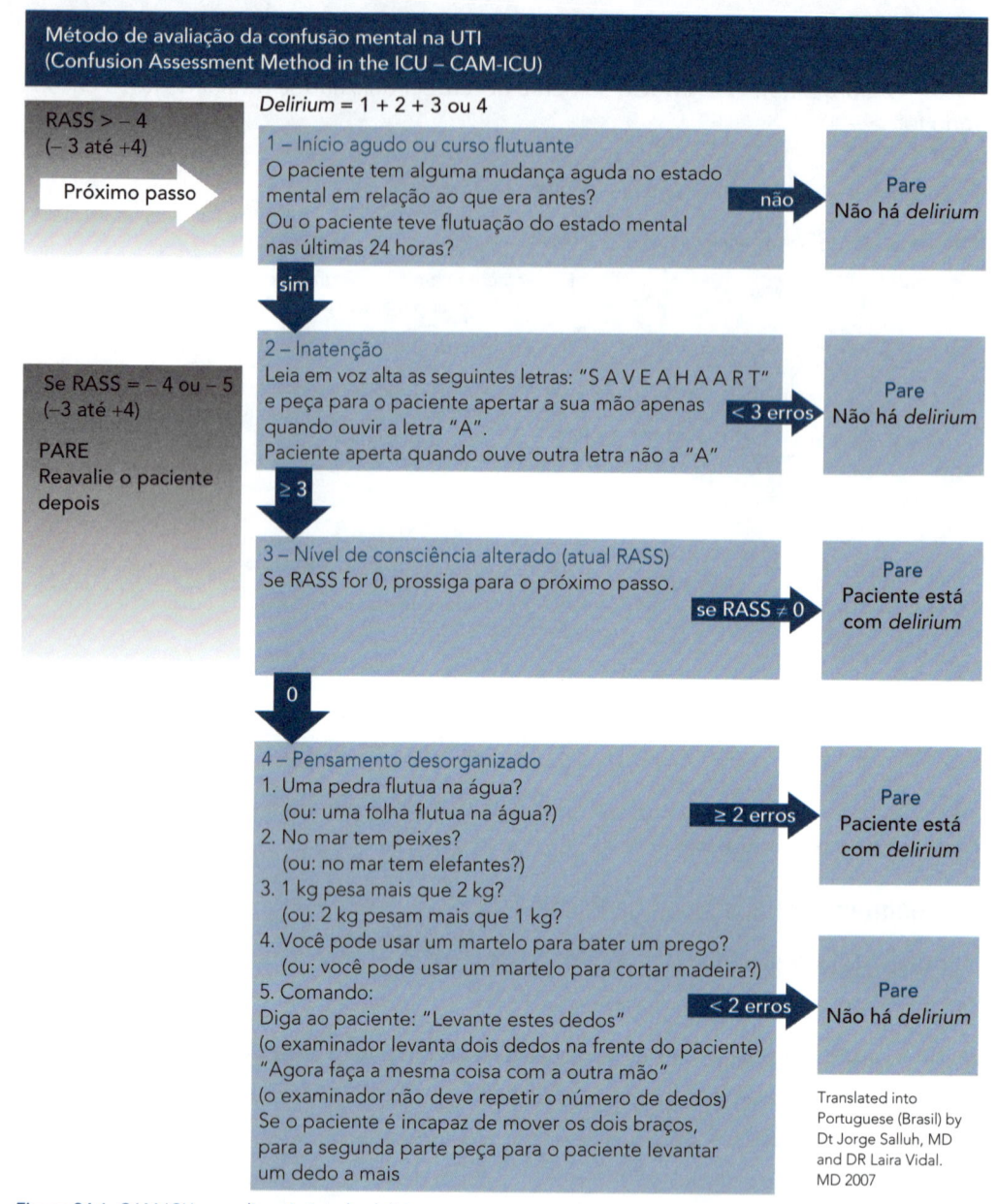

Figura 24.1. CAM-ICU para diagnóstico do *delirium*.

Fonte: CAM-ICU Flowsheet. https://www.icudelirium.org/medical-professionals/downloads/resource-language-translations.

Limitações para a aplicabilidade do CAM-ICU

Para um instrumento de detecção, o CAM-ICU se apresenta como uma ferramenta dicotômica, ou seja, o diagnóstico é pela presença ou ausência de *delirium*. Dessa forma, ocorre a perda de sensibilidade na detecção de *delirium* subsindrômico – que pode ser identificado com o uso do *Intensive Care Delirium Screening Checklist* (ICDSC), uma vez que esse *check-list* apresenta graduação de pontuação.[26]

Associadamente, não permite a estratificação do *delirium* em seus espectros (hipoativo, hiperativo ou misto) ou em graduação de sintomas como leves, moderados ou graves. Para determinação dos subtipos do *delirium*, o enfermeiro pode utilizar a escala de RASS, com identificação do espectro hipoativo nos pacientes com RASS entre -1 e -3; espectro hiperativo nos pacientes com RASS entre +1 e +4; e espectro misto, nos pacientes com variação entre os dois subtipos anteriores ou que apresentem nível normal de atividade psicomotora (RASS 0), mesmo com alterações da atenção e da percepção.[26]

Outra limitação da escala decorre da utilização da entrevista como método de avaliação, dependendo, por conseguinte, da cooperação do paciente. Pacientes que se recusam a seguir as orientações do entrevistador ou que, por motivos quaisquer, não respondem ao exame com a seriedade necessária podem gerar resultado falso-positivo.[26]

Nos idosos internos em terapia intensiva, o *delirium* é um problema sério e deve ser levado em consideração em razão da morbimortalidade e da redução da cognição ao longo dos anos no pós-alta da UTI. Por isso, é imprescindível o tratamento urgente das condições clínicas que causam o *delirium*, como reverter a desidratação e os distúrbios eletrolíticos, verificar a presença de hipoglicemia, tratar adequadamente as infecções, controlar a dor por meio de escalas de analgesia, evitar o excesso de estímulos, restaurar o ciclo sono-vigília e estimular a mobilização precoce.[24]

O enfermeiro precisa ter total consciência de que o idoso não deve receber contenção mecânica, pois esta condição pode precipitar e perpetuar os quadros de *delirium*. Se houver a necessidade de algum tipo de contenção para a proteção do próprio paciente, é indicada a utilização de fármacos sedativos, preferencialmente de forma intermitente, uma vez que a sedação contínua aumenta o tempo de hospitalização e de terapia intensiva, devendo ser utilizada apenas em casos específicos e com interrupção diária da infusão. Nesses casos, o haloperidol se torna o fármaco de escolha, que, segundo a Society of Critical Care Medicine (SCCM) e a American Psychiatric Association, é um antipsicótico típico que bloqueia os receptores dopaminérgicos D2, aliviando os sintomas de alucinação, delírios e pensamento desestruturado.[24]

O protocolo clínico em terapia intensiva sugere a aplicação da escala RASS nos três turnos de serviço da enfermagem (manhã, tarde e noite), acompanhado do devido registro em formulário próprio e da anotação de enfermagem e, a depender desse resultado, iniciar o protocolo de suspensão diária das drogas de sedoanalgesia.

◖ SARS-CoV-2 no sistema neurológico do paciente idoso

O vírus SARS-CoV-2 tem interferência direta no sistema respiratório afetando sobremaneira os pulmões, e observa-se crescente número de pacientes infectados pelo Covid-19, com manifestações de sintomas no sistema nervoso, principalmente os pacientes idosos.

Estudo que teve o objetivo de identificar as manifestações neurológicas em pacientes com Covid-19 e analisou 214 pessoas internadas evidenciou que as principais manifestações neurológicas foram: tontura; dor de cabeça; convulsão; diminuição do nível de consciência; comprometimento do paladar (disgeusia ou ageusia); comprometimento do olfato (anosmia); comprometimento da visão; ausência de coordenação dos movimentos; dores musculares; e doença cerebrovascular aguda.[27]

Os mecanismos de envolvimento do sistema nervoso pelo SARS-Cov-2 são multifatoriais, sendo as principais causas o processo inflamatório, com consequente aumento da produção de citocinas, distúrbios metabólicos e distúrbios da coagulação que promovem sangramento ou isquemia cerebral, em que o vírus tem o potencial de invadir os neurônios, porém ainda não se conhece o mecanismo exato pelo qual o vírus promove danos aos neurônios.[21]

Outro estudo publicado pela equipe de Varatharaj (2020) analisou 153 pacientes portadores de Covid-19, no Reino Unido, para avaliar as complicações neurológicas e neuropsiquiátricas que afetaram o cérebro. Dos pacientes estudados, a média de idade era 71 anos e os eventos cerebrovasculares encontrados foram predominantes nos mais idosos, como a presença de AVC e o estado mental alterado.[29] Os pesquisadores inferiram que o elevado índice de complicações cerebrovasculares pode ser reflexo do estado de saúde dos vasos sanguíneos cerebrais, associado aos fatores de riscos e às doenças prévias que pioram a gravidade dos pacientes criticamente enfermos e dos idosos com Covid-19.[29]

As manifestações ou impactos do vírus SARS-CoV-2 no sistema neurológico ainda estão sendo estudadas. Por hora, precisamos entender que é fundamental reconhecer os sintomas neurológicos e prováveis complicações em pessoas infectadas, já que a deterioração clínica e a piora do quadro podem ser rápidas, em especial nos pacientes graves e idosos.

◖ Funcionamento do sistema cardiovascular no idoso

A incidência de doenças cardiovasculares aumenta dramaticamente com o envelhecimento e representa importante causa de morbidade, mortalidade e piora na qualidade de vida dos idosos.

O envelhecimento encontra-se associado às alterações na estrutura cardíaca que habitualmente ocorrem pelo aumento da sua massa na ordem de 1 a 1,5 g/ano. As paredes do ventrículo esquerdo aumentam levemente de espessura e as valvas cardíacas ficam mais espessas e rígidas; consequentemente, o coração e as artérias perdem a elasticidade, determinando o aumento na impedância e as dificuldades para o esvaziamento do ventrículo esquerdo, gerando um aumento na pós-carga.[30] O acúmulo de cálcio e gordura dentro das paredes arteriais e a infiltração de colágeno no miocárdio aumentam a rigidez, promovendo a perda do componente elástico, condição descrita na literatura como arteriosclerose, que, nos idosos, pode provocar ataque cardíaco, angina e AVC.[31]

Quanto à circulação periférica, esta sofre alterações morfológicas e funcionais, como a redução da relação capilar/fibra muscular, menor diâmetro capilar e alteração da função endotelial. Desse modo, as artérias sofrem alterações na elasticidade e na dilatação, e, com isso, o esvaziamento ventricular dentro da aorta favorece o aumento da pressão arterial sistólica, enquanto o aumento da resistência arterial periférica determina o incremento progressivo da pressão arterial média. E isso também provoca aumento na hipotensão postural em decorrência de regulação deficiente da pressão arterial.[31]

No entanto, os estudiosos do coração e do sistema cardiovascular deduzem que o miocárdio do idoso funciona tão bem quanto o de um jovem quando não acometido por doenças cardiovasculares. Em indivíduos idosos e sem histórico de doença cardíaca, não existem indícios de declínio funcional cardíaco com a idade.[31]

◖ SARS-CoV-2 no sistema cardiovascular do paciente idoso

Em um estudo comparativo entre o perfil dos pacientes portando Covid-19 internados em UTI e internados em unidades clínicas mostrou-se que aproximadamente 72% dos pacientes de UTI apresentavam doenças crônicas pregressas contra 37% dos pacientes de unidade de internação.[32] Estudos utilizando a metanálise como metodologia inferiram que pacientes com doenças prévias do sistema cardiovascular apresentaram maior risco de formas graves da Covid-19.[32]

Em observação aos estudos das pandemias anteriores pelo coronavírus, as doenças cardiovasculares foram frequentes. Durante a pandemia do SARS houve prevalência de diabetes *mellitus* (11%) e doenças cardiovasculares (8%), e a presença dessas comorbidades aumentou o risco de morte em 12 vezes. Já na pandemia do MERS-CoV, o diabetes *mellitus* e a hipertensão arterial apresentaram prevalência de aproximadamente 50%, enquanto as doenças cardiovasculares apresentaram prevalência em 30% dos pacientes.[33]

E por que o vírus atinge o sistema cardiovascular e outros sistemas? Porque penetra no interior da célula pelo receptor da enzima conversora de angiotensina-2 (ECA2), abundante no trato respiratório inferior. A ECA2 também é expressa no coração, epitélio intestinal, endotélio vascular e nos rins, tornando esses órgãos potenciais alvos de infecção pelo SARS-CoV-2. Dessa forma, em associação aos acometimentos respiratórios, a Covid-19 pode eclodir em cascata de liberação de citocinas pró-inflamatórias e quimiocinas produzidas pelo sistema imunológico, ocasionando danos em diversos órgãos, incluindo o sistema cardiovascular.[33]

A Covid-19 impacta no sistema cardiovascular em vários níveis, aumentando a morbimortalidade em pacientes com patologias cardiovasculares subjacentes. As principais complicações cardiovasculares descritas até o momento em pacientes portadores de Covid-19 foram:[33]

- **Miocardite ou injúria miocárdico:** descrita em 20% dos pacientes hospitalizados com troponina alterada (acima do valor de referência), configurando injúria miocárdica. Essa alteração no músculo cardíaco foi classificada com prognóstico significativamente pior, resultando em aumento de cinco vezes na necessidade de ventilação mecânica invasiva e aumento de 11 vezes na taxa de mortalidade e sua maior ocorrência foi em pacientes idosos. Esses achados sugerem que a injúria miocárdica não é apenas uma manifestação comum da Covid-19, mas um fator de risco para prognóstico ruim.

- **Síndrome coronariana aguda:** pode ocorrer em função da ruptura de placa, espasmo coronário ou microtrombos advindos da inflamação sistêmica ou da cascata de citocinas em decorrência da inflamação causada pela Covid-19. Outro fator relevante são as lesões endoteliais e vasculares diretas causadas pelo SARS-Cov-2 e que também poderiam aumentar o risco de formação de trombos e consequentemente o risco de síndrome coronariana aguda.

- **Insuficiência cardíaca:** o SARS-Cov-2, quando no interior celular, provoca elevada resposta inflamatória sistêmica resultando em injúria renal e prejudicando o metabolismo de sódio e água, ocasionando a piora da insuficiência cardíaca, em que a resposta inflamatória e o estresse oxidativo predispõem a um curso clínico mais severo da doença. Esse fenômeno é particularmente significativo em pacientes com insuficiência cardíaca preexistente, uma vez que sofrem diminuição das reservas circulatórias e fisiológicas. Essa complicação cardiovascular foi a mais presente e descrita em 24% dos pacientes com Covid-19% e 49% daqueles que foram ao óbito. Quando o paciente é idoso e apresenta doença cardiovascular preexistente, conhecida ou não, essa infecção aguda causada pela Covid-19 poderá precipitar a exacerbação de uma insuficiência cardíaca.

- **Arritmias:** a relação da Covid-19 com arritmias cardíacas não está muito clara, uma vez que podem ser desencadeadas por injúria miocárdica, febre, sepse, distúrbios hidroeletrolíticos, hipóxia e medicamentos antivirais ou antibióticos utilizados em estágios avançados da Covid-19. O desenvolvimento de arritmias são manifestações relativamente comuns na Covid-19. Estudos mostraram que a arritmia cardíaca foi descrita em 17% dos pacientes de unidades de internação e em 44% dos pacientes internados na UTI.[31,32]

- **Trombose:** tem sido relatada e descrita frequentemente em pacientes com Covid-19 dentro e fora dos ambientes hospitalares. Sua patogênese na Covid-19, que resulta na ocorrência de trombos, ainda não é completamente entendida, mas é possível se observarem os três itens da tríade de Virchow que contribuem para a formação de coágulos e estão presentes na infecção grave pelo novo coronavírus:

1. **Lesão endotelial:** existem indícios da invasão SARS-CoV-2 nas células endoteliais culminando em injúria celular.
2. **Estase venosa:** redução do fluxo sanguíneo em decorrência da imobilização. Pode ocorrer em qualquer hospitalização de pacientes críticos, independentemente da presença da Covid-19.
3. **Hipercoagulabilidade:** uma série de alterações nos fatores pró-trombóticos circulantes foi relatada em pacientes com Covid-19 grave, incluindo elevação de fator VIII, elevação de fibrinogênio, micropartículas pró-trombóticas circulantes, armadilhas extracelulares de neutrófilos e hiperviscosidade.

Outro indicador importante observado foi o D-dímero, que, com elevados níveis, correlaciona-se com a gravidade da doença, sendo um produto da degradação da fibrina, indicando aumento da geração de trombina e a dissolução da fibrina pela plasmina.

Entende-se que a Covid-19 interage com o sistema cardiovascular em múltiplos níveis e isso impacta no aumento da morbimortalidade em pacientes com patologias cardiovasculares pregressas. Estudos indicam que a Covid-19 parece promover o desenvolvimento de doenças cardiovasculares, tais como miocardite, arritmias, síndrome coronariana aguda e tromboembolismo venoso nos pacientes que não tinham histórico dessas doenças.[32,33]

Sistema respiratório

A senescência não interfere diretamente no surgimento de doenças no sistema respiratório, mas, por sua ação, ocorrem as alterações anatômicas e da dinâmica do funcionamento pulmonar, com decorrente troca gasosa ineficaz, que são reconhecidas em função da vulnerabilidade ocasionada pelo envelhecimento.

No Quadro 24.4, encontram-se as principais alterações ocorridas no sistema respiratório em decorrência da senescência:[34]

Quadro 24.4. Principais alterações ocorridas no sistema respiratório.

Parede torácica

- O endurecimento da grelha costal é a principal alteração fisiológica do envelhecimento do sistema respiratório e está associada à parede torácica. Esta mudança pode ser causada pelo processo de osteoporose senil, que se caracteriza pela descalcificação das costelas e vértebras. Nos idosos que se dizem "fragilizados", este processo pode ser mais intenso em virtude de maiores alterações posturais e menos flexibilidade, resultante da inatividade física. O funcionamento do aparelho respiratório no idoso está reduzido à custa do endurecimento da parede torácica, em oposição aos efeitos da redução da elasticidade pulmonar, ocasionando mudanças no formato do pulmão, o que reduz a dinâmica respiratória. A caixa torácica torna-se mais rígida, havendo maior dependência da ventilação diafragmática e do uso da musculatura abdominal. Há também redução da elasticidade pulmonar e do fluxo respiratório
- Todas essas alterações causam aumento da capacidade residual funcional e volume residual com consequente redução da capacidade vital

Músculos respiratórios

- No envelhecimento fisiológico, ocorre substituição do tecido muscular por tecido gorduroso, o que, associado à inatividade e à imobilidade, ocasiona redução da massa e da potência da musculatura esquelética, resultando em menor capacidade de sustentar o trabalho muscular
- O aumento da rigidez do gradeado torácico promove maior participação do diafragma, dos músculos abdominais e menor ação dos músculos torácicos na respiração. O endurecimento dos músculos respiratórios relaciona-se com a atividade física, isto é, pode ser aumentado com exercícios.

(Continua)

Quadro 24.4. Principais alterações ocorridas no sistema respiratório. (*Continuação*)

Músculos respiratórios

- Já nos doentes acamados os músculos respiratórios podem ser exercitados durante a fisioterapia pulmonar e motora. A redução da massa e da potência muscular é certamente um fator com grande importância para a diminuição da função pulmonar, que pode ser modificada por meio de um programa de atividade física adequada

Alterações das trocas gasosas

- Apesar das alterações fisiológicas que ocorrem, o sistema respiratório permanece capaz de manter as trocas gasosas adequadamente durante toda a vida, apresentando somente uma leve diminuição na pressão do oxigênio e redução não significativa da pressão do dióxido de carbono

Função pulmonar: as alterações no paciente idoso estão relacionadas com

- Redução da complacência da parede torácica
- Aumento da complacência pulmonar
- Redução da força dos músculos respiratórios
- Redução da capacidade vital
- Aumento dos volumes residual
- Manutenção da capacidade pulmonar total
- Redução da relação volume expiratório forçado (VEF)/capacidade vital forçada (CVF)
- Aumento do gradiente arterioalveolar de oxigênio
- Redução da pressão arterial do oxigênio
- Redução da taxa de fluxo expiratório
- Redução da difusão pulmonar de dióxido de carbono

Fonte: Roach (2003).

▶ Senilidade é contraindicação para ventilação mecânica?

Estudiosos da senescência inferem que a idade não é fator determinante de maior mortalidade em pacientes sob ventilação mecânica (VM). O estudo de Seneff e colaboradores não evidenciou aumento de mortalidade nos pacientes idosos em VM, mas mostrou que a mortalidade estava relacionada à presença de doença pulmonar obstrutiva crônica (DPOC), desnutrição e também relacionada à gravidade da doença de base.[35]

Sobre os eventos adversos relacionados, observou-se que o índice de extubação orotraqueal não difere entre os jovens e os idosos, contudo o índice de reintubação foi maior nos idosos, possivelmente pela própria condição que o envelhecimento pulmonar proporciona.

Em outro estudo não houve diferença quantitativa da necessidade de traqueostomia, entretanto foi observada tendência para a realização mais precoce desse procedimento nos pacientes idosos.[36] Porém, as consequências da VM para o idoso podem ser dramáticas, como o elevado índice de institucionalização (56%) após a alta hospitalar. A idade não é mais considerada o principal fator determinante para a mortalidade, não podendo ser utilizada como o único critério de limitação para a realização de cuidados e do esforço terapêutico. Os principais determinantes da sobrevida do idoso em VM são a avaliação de sua funcionalidade, por intermédio das AVD), e a presença ou ausência de insuficiência renal ou de estados de choque.[36]

A ventilação mecânica não invasiva (VNI) é uma opção considerável nos casos de pacientes com recomendação de cuidado paliativo em insuficiência respiratória, em que não é desejável uma intubação orotraqueal. A VNI pode apresentar efetividade de até 87% nos pacientes com indicação de cuidado paliativo, a maior parte com DPOC. Porém, deve ser observado se a VNI não está causando mais desconforto e sofrimento do que benefícios.[37]

A incidência da síndrome de desconforto respiratório agudo (SDRA) no idoso aumenta com a idade e a principal causa desse quadro é a sepse, representando uma mortalidade de 69% a 80% dos casos.[36]

SARS-CoV-2 no sistema respiratório do paciente idoso

A Covid-19 ocasionada pelo coronavírus SARS-CoV-2 é membro do gênero Betacoronavírus que já foi responsável por epidemias anteriores, como *severe acute respiratory syndrome coronavirus* (SARS-CoV) e a *Middle East respiratory syndrome coronavirus* (MERS-CoV).

O principal sistema de atuação do SARS-CoV-2 é o respiratório, gerando repercussões primárias sobre o sistema respiratório e podendo causar infecção respiratória, pneumonia viral e síndrome de angústia respiratória aguda grave.[33] O vírus penetra no interior da célula pelo receptor da enzima conversora de angiotensina-2 (ECA2), que é abundante no trato respiratório inferior. Atuando no sistema respiratório, a Covid-19 pode desencadear uma cascata de liberação de citocinas pró-inflamatórias e quimiocinas produzidas pelo sistema imune, ocasionando danos em diversos órgãos do sistema humano. Essa infecção pode ser dividida em três fases distintas: de infecção inicial; pulmonar; e de hiperinflamação.[33] O período médio de incubação da Covid-19 tem sido determinado para ser de 5 a 7 dias e tendo como os sintomas mais comuns: febre, fadiga, tosse seca, anorexia, mialgia, anosmia, disgeusia, rinorreia, náusea e diarreia.[33]

O espectro clínico da infecção por coronavírus é muito amplo, podendo variar de um simples resfriado até uma pneumonia grave. O quadro clínico inicial da doença é caracterizado como uma síndrome gripal, geralmente com sinais e sintomas que incluem problemas respiratórios leves e febre persistente. A febre pode ser persistente, mas pode não aparecer em alguns tipos de pacientes como os idosos, imunossuprimidos ou jovens.[32]

Em torno dos 80% dos pacientes confirmados em laboratório tiveram doença leve a moderada, que incluiu casos com e sem pneumonia e 13,8% apresentaram doença grave (dispneia, frequência respiratória $\geq$ 30/min, saturação de O_2 no sangue $\leq$ 93%, relação $PaO_2/FiO_2 < 300$ e/ou pulmão com infiltrado ocupando mais de 50% do parênquima pulmonar dentro de 24 a 48 horas) e 6,1% foram críticos, com falência respiratória, choque séptico e/ou disfunção/falha de múltiplos órgãos.[32]

Dos pacientes com a Covid-19, 10% a 15% necessitarão, nos casos mais graves, de suporte de oxigênio para atingirem a saturação alvo de 90% a 96% de saturação periférica de oxigênio (SpO_2) e necessitarão de internação na UTI. Esses pacientes geralmente apresentam aumento da frequência respiratória (maior que 24 incursões respiratórias por minuto), hipoxemia, saturação de oxigênio (SpO_2) menor que 90% em ar ambiente, necessitando de oxigênio nasal de baixo fluxo (até 6L/min).[38]

Vários são os dispositivos para oxigenação adequada (Quadro 24.5), no entanto deve ser evitado o uso de dispositivos que causem a aerossolização e para a proteção dos profissionais, que devem atender o paciente utilizando toda a paramentação estabelecida.

Quadro 24.5. Suporte de oxigenação ao paciente com Covid-19.

Suporte de oxigenação ao paciente com Covid-19[38]
Cateter nasal (CN)
• Indicado para o uso em pacientes sem indicação de ventilação mecânica
• Para pacientes dispneicos e hipoxêmicos em cateter nasal de oxigênio a 5 L/minuto, mas que não atinjam $SpO_2 > 93\%$, sugere-se trocar para o cateter nasal de alto fluxo desde que mantidas as orientações para o seu uso
• O CN poderá ser utilizado intercalando o uso do cateter nasal de alto fluxo ou a ventilação mecânica não invasiva, desde que o paciente mantenha uma $SpO_2 > 93\%$

(Continua)

Quadro 24.5. Suporte de oxigenação ao paciente com Covid-19. (*Continuação*)

Suporte de oxigenação ao paciente com Covid-19[38]

Máscara reservatório
* A máscara com reservatório de O_2 pode oferecer FiO_2 entre 65% e 90% quando regulado um fluxo de 12 a 15 L/minuto Sugere-se usar de 7 a 15 L/minuto de fluxo de O_2 neste tipo de dispositivo, visando meta de SpO_2 de pelo menos 90%. Este tipo de dispositivo também cursa com alto grau de aerossolização de partículas. As exigências para este uso são a realização em quarto isolado ou unidade dedicada ao tratamento de Covid-19, em que todos os profissionais deverão utilizar EPI para procedimento aerossolizante

Cânula nasal de alto fluxo
* O uso de cânula) nasal de alto fluxo (CNAF) pode reduzir a necessidade de intubação orotraqueal (IOT) em casos de insuficiência respiratória hipoxêmica quando comparada à oxigenoterapia convencional e com resultados superiores à VNI. O emprego da CNAF somente será considerado atendendo-se estritamente aos três requisitos a seguir:
1. Dispositivo pronto para uso imediato na unidade
2. Equipe treinada ou experiente na técnica
3. Os equipamentos de proteção individual (EPI) para procedimentos aerossolizantes estejam sendo corretamente usados pela equipe
Caso um destes três requisitos não seja atendido, o CNAF não deve ser utilizada sob o risco de aerossolização de patógenos e contaminação do ambiente, de outros pacientes e dos profissionais de saúde. Se não instalada a CNAF, deve-se proceder à intubação traqueal.
Se instalada a CNAF, seguir o protocolo estabelecido:
* Preferencialmente deve ser feito em quarto isolado com pressão negativa
* A equipe que atende o paciente deve ser alertada para somente entrar no quarto paramentada com EPI para procedimento aerossolizante
* Montar equipamento e selecionar cânula nasal com tamanho compatível com as narinas do paciente. Iniciar CNAF com fluxo de 40 L/minuto e titular ao valor máximo tolerado para visando manter Fr< 25 rpm e avaliando o conforto respiratório e o alívio da dispneia. O paciente deve ser orientado a manter a boca fechada o máximo de tempo possível.
* Titular FiO_2 (iniciar com 60%, fluxos iguais de ar comprimido e O_2) para manter uma SpO_2 de 90% a 96%
* Avaliar resposta em até 1 hora mediante melhora clínica (SpO_2 > 90%, sinais vitais estáveis) e conforto, o que determina sucesso da terapia
* Com melhora dos sinais vitais (frequência respiratória e frequência cardíaca) e dos sintomas acima após 1 hora, diminuir gradativamente FIO_2 até 30%, mantendo SpO_2 entre 90% e 96%. Manter oferta de fluxo inicialmente titulada por pelo menos 24 horas. Após 24 horas, colher nova gasometria arterial e reavaliar
* Atenção para falha: em caso de falha, não se deve protelar a IOT. Se melhora após 24 horas de início da terapia, iniciar o desmame do fluxo, conforme tolerância, reduzindo 5 L/minuto a cada 6 horas, observada Fr < 25 rpm
* Descontinuar CNAF se fluxo < 15 L/minuto, instalar cateter nasal de O_2 conforme necessidade para manter SpO_2 entre 90% e 96%.

Capacete elmo[39]
É um dispositivo de suporte ventilatório assistido não invasivo capaz de manter pressão positiva contínua nas vias aéreas por meio da oferta de alto fluxo de oxigênio e ar medicinal, reduzindo consideravelmente o esforço respiratório do paciente. Outro ponto a destacar desse equipamento é a segurança para os profissionais da saúde em atendimento ao paciente com Covid-19, pois elimina qualquer chance de aerossolização
O Elmo envolve toda a cabeça do paciente, sendo fixado no pescoço com uma base que veda a passagem do ar. Aplica-se um fluxo de gases medicinais com oxigênio (O_2) e ar comprimido capaz de gerar uma pressão positiva (acima da pressão atmosférica). Essa pressão permite ao paciente respirar com conforto, segurança e sem esforço em virtude do projeto, *design* e leveza dos materiais utilizados. Os resultados dos ensaios clínicos realizados em voluntários evidenciaram que o Elmo apresentou baixo índice de reinalação (entre 0 e 1 mmHg). Em pacientes acometidos pela Covid-19 em risco de evolução para ventilação invasiva, o uso do Elmo foi capaz de evitar em até 60% a intubação traqueal,

(*Continua*)

Quadro 24.5. Suporte de oxigenação ao paciente com Covid-19. (*Continuação*)

Suporte de oxigenação ao paciente com Covid-19[38]

apresentando rápida recuperação da função pulmonar e aumento, na primeira hora de uso contínuo, do percentual de oxigênio de sangue dissolvido. Outro fator importante é que, por usar um filtro HEPA, no ramo expiratório, os profissionais podem realizar, com mais segurança, atividades de fisioterapia motora, sem exposição a aerossóis

Ventilação mecânica não invasiva
Seguir o protocolo estabelecido:
- Realizar ventilação não invasiva (VNI) em quarto individual, se possível com pressão negativa
- Realizar a VNI com máscara conectada a dispositivo HME e circuito duplo do ventilador mecânico convencional com *software* (módulo) de ventilação não invasiva e com filtro HEPA no ramo expiratório
- Usar máscara vedada à face, com película protetora para evitar lesão de pele, e respectivo ajuste com o mínimo vazamento de ar para o ambiente
- Neste caso, ajustar com parâmetros pressóricos baixos: até 10 cmH_2O de EPAP e no máximo 10 cmH_2O de delta de IPAP para manter SpO_2 de pelo menos 90%, com máximo de 96%, com $FIO_2 \leq 50\%$ e frequência respiratória< 28 rpm observando a sincronia do paciente com o ventilador
- Reavaliar a resposta clínica do paciente em 30 a 60 minutos. Se o paciente apresentar melhora clínica, com menos dispneia, queda da frequência respiratória, saturação no alvo e melhora da gasometria arterial, a VNI poderá ser mantida. Caso não haja melhora ou ainda piora durante o uso da VNI, esta deve ser interrompida e o paciente prontamente intubado e ventilado mecanicamente
- As sessões de ventilação não invasiva podem ser intercaladas com períodos de suporte por cateter nasal de baixo fluxo ou máscara de oxigênio com reservatório de O_2 (sempre com o devido isolamento e uso de EPI para proteção da aerossolização pela equipe). Pode ser mantida esta estratégia se estiver sendo percebida melhora clínica entre uma sessão e outra. No entanto, havendo piora clínica ou ainda situação de não melhora, deve-se indicar a intubação orotraqueal

Fonte: Desenvolvido pela autoria do capítulo.

Posição prona

A pronação já era uma intervenção bem indicada para o tratamento dos pacientes em síndrome da angústia respiratória aguda (SARA) e a mesma estratégia tem sido aplicada aos pacientes acometidos pela Covid-19 que desenvolvem a síndrome respiratória aguda gGrave (SRAG).

Os pacientes acometidos pelo coronavírus têm referido melhora no desconforto respiratório quando posicionados em prona. Essa posição é utilizada com intuito de melhorar o padrão respiratório em pacientes com SRAG e a justificativa técnica é que a ventilação pulmonar fisiológica se torna mais homogênea, pois diminui a distensão alveolar ventral e o colapso dorsal alveolar ao reduzir a diferença entre as pressões transpulmonares dorsal e ventral, além de reduzir a compressão dos pulmões melhorando a perfusão destes.

Esta estratégia pode abreviar o tempo do paciente em VM e diminuir a taxa de mortalidade,[40] e o posicionamento do paciente em pronação no leito deve ser instituído precocemente, de preferência nas primeiras 24 horas ou em até 48 horas, diante do quadro de SRAG e padrão grave de ventilação-perfusão com índice inferior a 150 mmHg.[38]

O efeito fisiológico da posição prona é a melhora da oxigenação em 70% a 80% em relação aos valores basais dos pacientes com SARA. Os mecanismos relacionados à respiração estão associados ao posicionamento do paciente no leito e, de acordo com a posição, poderá reduzir o risco de atelectasias e otimizar a redistribuição da ventilação e perfusão alveolares.

A distribuição da pressão transpulmonar fica mais homogênea na posição prona se comparada à posição supina em virtude das mudanças nos gradientes de pressão pulmonar. Os pulmões em prona adquirem uma fisionomia retangular, o que diminui a formação de colapsos alveolares. O peso da massa cardíaca minimiza o gradiente de pressão transpulmonar influenciando na aeração sobre as regiões dependentes do pulmão, o que propicia o colabamento pulmonar e a região dorsal recebe menor pressão, resultante do peso dos pulmões e, consequentemente, pode melhorar sua expansibilidade.[41]

A pronação deve ser uma intervenção bem pensada e planejada, principalmente se o paciente for idoso e estiver em ventilação mecânica. Não há diferenciação entre o procedimento de pronação em idosos ou adultos jovens. Deve-se atentar para o fator fragilidade física presente no idoso e realizar a paramentação adequada de todos os membros que participarão da pronação. Estes somente deverão participar da pronação do paciente se adequadamente paramentados.

É imprescindível zelar pela segurança dos profissionais da saúde, assim como se atentar para eventos adversos que podem ocorrer como a extubação acidental, a perda de cateteres venosos central e periférico (que podem estar em curso de drogas vasoativas), a perda do cateter vesical de demora e a formação de lesão por pressão. O procedimento deverá ser realizado com o número adequado de profissionais para que não resulte em erros que concorram para a não segurança do paciente.

Sistema gastrintestinal e hepático

De todos os sistemas fisiológicos, o gastrointestinal é o que mais sofre alterações estruturais e funcionais com o envelhecimento. Tais alterações podem ocorrer ao longo de todo o trato, desde a cavidade oral até o reto, ocasionando consequências e implicações importantes à saúde do idoso.

No Quadro 24.6, apresentamos as alterações observadas com o envelhecimento e suas prováveis consequências.[34,42,43]

Quadro 24.6. Alterações e consequência do envelhecimento no sistema gastrointestinal.

Alterações	Consequências
Deterioração e perda dos dentes, assim como perda do paladar	Risco elevado para nutrição prejudicada Risco de aumento para alteração dos níveis de albumina plasmática, influenciando no volume de droga presente na corrente sanguínea
Diminuição das secreções salivares	Dificuldade para deglutir
Redução da peristalse esofágica	Aumento dos espasmos esofágicos, que podem ser confundidos com infarto agudo do miocárdio em razão das dores no peito localizadas por trás do esterno
Diminuição da peristalse gástrica	Esvaziamento do conteúdo gástrico retardado, causando intolerância a determinados alimentos e sensação de plenitude, pirose e indigestão
Diminuição da produção de enzimas digestivas, como a pepsina e do ácido clorídrico	Redução da acidez gástrica, dificultando a formação do quimo e a absorção de algumas vitaminas e minerais
Redução da função hepática	Diminuição do *clearance* de fármacos Aumento da meia-vida de antidepressivos, antipsicóticos, betabloqueadores, antiarrítmicos
Diminuição da secreção de ácido biliar	Maior prevalência de colelitíase e seus agravos (colecistite, entre outros)

(Continua)

Quadro 24.6. Alterações e consequência do envelhecimento no sistema gastrointestinal. (*Continuação*)

Alterações	Consequências
Constipação intestinal	Desconforto abdominal, flatulência e, em casos graves, impactação fecal e obstrução. A constipação piora a dinâmica ventilatória, pois distende o abdome, aumentando a pressão intra-abdominal, que dificulta a ação do diafragma, reduzindo a complacência pulmonar, podendo também aumentar o consumo de oxigênio pelo miocárdio e precipitar síndromes anginosas
Hipotrofia da parede colônica	Maior incidência de diverticulose; aumento do risco para diverticulite
Alterações da musculatura abdominal (diminuição da massa muscular)	Risco para hérnias abdominais
Alteração da musculatura intestinal	Perda de elasticidade e da sensibilidade à distensão retal, aumento do risco para incontinência fecal

Fonte: Freitas et al. (2016); Roach (2003); Smeltzer; Bare (2020).

Portanto, alguns cuidados devem ser observados durante a prática da assistência a estes pacientes, conforme aponta o Quadro 24.7[34,42,43]

Quadro 24.7. Cuidados de enfermagem.

• Inspecionar a cavidade oral diariamente
• Promover a limpeza oral com escovação dos dentes e/ou gengivas, três vezes ao dia, ou sempre que necessário
• Observar a capacitada de deglutição do paciente
• Controlar rigorosamente a dieta nutricional, atentando para a composição, volume infundido e tempo de infusão, lembrando que pacientes idosos devem alimentar-se frequentemente
• Observar cuidados com sondas gástricas e enterogástricas
• Atentar para os pacientes em uso de nutrição parenteral total (NPT), observar os cuidados com bombas de infusão contínua, equipos e cateter venoso central, restringindo o manuseio a fim de evitar infecção da corrente sanguínea
• Valorizar relatos relacionados ao desconforto gástrico
• Controlar a frequência das eliminações fecais
• Realizar inspeção, palpação e ausculta abdominal sempre que necessário
• Atentar para sinais de má absorção nutricional: resíduo gástrico acima de 500 mL ou sinais de sangramento; presença de êmese, distensão gástrica, entre outros
• Realizar controle rigoroso de balanço hídrico
• Observar prescrição médica, atentando para a ocorrência de eventos adversos de origem medicamentosa e relacionados principalmente a superdosagem e toxicidade
• Estimular a evacuação, a fim de prevenir a constipação e obstrução fecal
• Manter o paciente sempre higienizado

Fonte: Desenvolvido pela autoria do capítulo.

◀ SARS-CoV-2 no sistema gastrointestinal e hepático do paciente idoso

Os estudos sobre a Covid-19 identificaram como via de transmissão do SARS-CoV-2, mais comumente conhecida, as gotículas respiratórias ou de contato. No entanto, o SARS-CoV e o coronavírus da síndrome respiratória do Oriente Médio (MERS-CoV) tiveram transmissão identificada também pela via fecal-oral, sugerindo que o vírus da Covid-19 tem mesma forma de infecção.

Já é sabido o potencial danoso do vírus SARS-CoV-2 no parênquima pulmonar do indivíduo, entretanto a descoberta do ácido nucleico da SARS-CoV-2 em fezes de paciente e a análise realizada de células únicas podem inferir que o sistema gastrointestinal também pode ser uma via potencial para a infecção pelo vírus.

Como já mencionado, os sintomas respiratórios foram evidenciados principalmente como tosse e dispneia, além de febre inicialmente. Mas novos sintomas vêm sendo catalogados como identificadores da infecção pelo coronavírus como os sintomas gastrointestinais.

Em uma revisão de literatura com síntese de evidências, em que se analisaram 26 artigos com as palavras-chaves *gastrointestinal disorders associated to covid 19* na plataforma Pub-Med, foi identificado que as doenças gastrointestinais eram a terceira linha de sintomas mais comum em paciente infectados por Covid-19. Em percentuais, de 3% a 23% apresentavam apenas sintomas gastrointestinais, sendo os principais diarreia, vômitos, náuseas, anorexia e dor abdominal.

Um dos artigos analisados acompanhou 4.234 pacientes, 17,6% relataram sintomas gastrointestinais que também ocorreram em casos graves de Covid-19. Ainda nessa população, observou-se a prevalência combinada de anorexia, diarreia e náusea em 26,8%, vômito e dor em 10,2%, e desconforto abdominal em 9,2%. Surpreendentemente, a prevalência de amostras de fezes com resultado positivo para SARS-CoV-2 foi de 48,1%, incluindo 70,3% das amostras coletadas após o retorno da amostra respiratória negativa. Outro estudo de 138 pacientes demonstrou maior prevalência de diarreia entre os internados na UTI (17%).[45]

A patogênese do envolvimento do sistema gastrointestinal na Covid-19 indica o uso da ECA2, abundante no sistema gastrointestinal, o que pode desempenhar um papel na piora dos sintomas gastrointestinais à medida que a doença progride. Contudo, não se concluiu se esses sintomas são um marcador clínico substituto para níveis mais altos de viremia ou de um processo fisiopatológico alternativo, em que o tempo de duração dos sintomas relacionados ao trato digestivo foi em média de 1 a 4 dias.

As evidências encontradas nos artigos demonstraram que 17% dos pacientes avaliados (de um total de 52) desenvolveram pancreatite aguda. A fisiopatologia desta pancreatite poderia ser justificada pela alta expressão da ECA2 nas células β-pancreáticas, podendo o pâncreas ser um possível alvo viral. O atingimento do pâncreas pelo coronavírus pode gerar uma alteração no controle glicêmico e piora do diabetes preexistente nos pacientes com Covid-19.[44]

O acometimento hepático em decorrência da síndrome inflamatória sistêmica pode lesar o fígado por meio da indução de tempestades de citocinas pró-inflamatórias. Todavia, nenhum dos estudos analisados apontou lesão hepática fulminante aguda ou insuficiência hepática aguda como uma complicação da Covid-19. Apesar de nenhuma das pesquisas analisadas apontar qualquer complicação significativa hepática, exceto complicação por choque, deduz-se que haja graus variados de lesão hepática isquêmica nos pacientes portadores da Covid-19.[44]

Finalmente, o trato gastrointestinal do idoso, que sofre as perdas e complicações do envelhecimento, parece estar mais vulnerável ao vírus do SARS-CoV-2 do que o trato gastrointestinal do jovem, adulto ou criança, uma vez que o sistema do idoso já se encontra fragilizado pela própria atuação do tempo, sendo esta constatação mais um achado para justificar a elevada mortalidade entre os idosos portadores de Covid-19.

Sistema geniturinário

Os rins são os órgãos mais afetados pelo processo de envelhecimento, que resulta em alterações anatômicas e funcionais progressivas do sistema urinário, ocasiona mudanças no estilo de vida e causa alterações corporais e comportamentais nos idosos, decorrentes da condição de doentes crônicos.[45] Concomitantemente, ocorre redução de massa muscular e, consequentemente, redução da produção de creatinina, mantendo os níveis séricos relativamente estáveis. Por isso, qualquer aumento de creatinina no paciente idoso deve ser valorizado e visto como patológico.[46,47]

As alterações da função renal incluem também a alteração na função tubular, com menor eficiência na reabsorção e concentração da urina, assim como restauração lenta do equilíbrio acidobásico em resposta ao estresse, por isso a desidratação é bastante comum nesta fase da vida.[48]

A filtração glomerular (FG) é a primeira etapa na formação da urina e, com o seu declínio, aumentam as chances de ocorrer desequilíbrios hidroeletrolíticos, como a diminuição do mecanismo da sede e a diminuição da capacidade de concentração urinária. Com o avançar da idade, ocorre menor distensibilidade arterial e os mecanismos homeostáticos se tornam mais lentos, acarretando alterações hemodinâmicas, pois uma disfunção apresentada nesse processo está relacionada à conservação do sódio relacionada à perda de néfrons, à carga de filtração por néfron ou à diminuição da atividade do sistema renina-angiotensina-aldosterona.[49] A atividade plasmática de renina está diminuída em 30% a 50% nos indivíduos idosos, havendo uma redução similar nos níveis plasmáticos da aldosterona.[50]

Na terapia intensiva, o paciente idoso crítico tem maior pré-disposição para a insuficiência renal aguda (IRA), pois, além dos efeitos do envelhecimento, existem fatores como as comorbidades (diabetes, hipertensão, arteriosclerose, insuficiência cardíaca), a sepse, o uso de contraste e fármacos nefrotóxicos, o pós-operatório de grandes cirurgias, entre outros, que podem contribuir para uma piora da função renal. Todo este contexto pode contribuir para o agravamento do paciente e para a necessidade da realização de procedimento dialítico.[46,49] A bacteriúria assintomática também é uma condição comum e os procedimentos invasivos, assim como as drogas comumente utilizadas, colaboram para o agravamento do quadro, aumentando a morbimortalidade do idoso na terapia intensiva.[50]

No Quadro 24.8, apresentamos várias intervenções de enfermagem que podem minimizar os riscos de complicações geniturinárias para os pacientes idosos.

Quadro 24.8. Cuidados de enfermagem para minimizar os riscos de complicações geniturinários em pacientes idosos.

• Observar os níveis séricos de creatinina
• Avaliar sinais de desidratação (tugor de pele diminuído, ressecamento de mucosas, taquicardia etc.), principalmente para pacientes com risco elevado de perda de líquidos como os pós-cirúrgicos, hiper térmicos, em uso de ventilação mecânica e em uso de diuréticos
• Observar sinais de hidratação elevada, principalmente de pacientes com comprometimento cardíaco (transudato, edemas, anasarca, pressão venosa central elevada)
• Realizar controle de balanço hídrico rigoroso e observar a função renal do paciente com relação ao débito urinário (valores adequados entre 0,5 e 1,5 mL/kg/h), assim como para as características da diurese (coloração, concentração, piúria etc.)

(Continua)

Quadro 24.8. Cuidados de enfermagem para minimizar os riscos de complicações geniturinários em pacientes idosos. (*Continuação*)

• Atentar para sinais sugestivos de sepse
• Observar a prescrição médica, atentando para ocorrência de eventos adversos de origem medicamentosa relacionados a nefrotoxicidade, principalmente pelo uso de contrastes radiológicos, anti-inflamatórios não esteroides e antibióticos nefrotóxicos (amicacina, tobramicina, neomicina, anfotericina B, polimixina B, vancomicina, entre outros)
• Mediante incontinência urinária, manter paciente higienizado, além dos cuidados para a manutenção de cateter utilizado para procedimentos dialítico (manter o curativo sempre limpo e seco, livre de umidade, sangramento e exsudato e avaliar a presença de sinais flogísticos no sítio de inserção do cateter de diálise)
• Manter monitorização rigorosa do paciente durante o processo dialítico, atentando para sinais de instabilidade do paciente de qualquer natureza (respiratória, hemodinâmica e sensorial)
• Observar os cuidados para a manutenção da sonda vesical de demora (SVD) e avaliar diariamente a necessidade de manutenção de SVD ou alívio e retirá-la o mais breve possível
• Garantir a manutenção do sistema fechado e, havendo necessidade de retirada do cateter vesical ou do sistema de drenagem, trocar o sistema por completo; rodiziar locais para a fixação do cateter, manter sistema de drenagem em posição abaixo do nível do paciente, atentando para não tocar o chão, manter a sonda clampeada durante procedimentos de mobilidade com o paciente e atentar para possíveis sinais de infecção

Fonte: Desenvolvido pela autoria do capítulo.

◖ SARS-CoV-2 no sistema geniturinário do paciente idoso

Atualmente estudos apontam um quantitativo expressivo de pacientes com Covid-19 hospitalizados que desenvolvem lesão renal aguda (LRA), importante preditor de mortalidade.[51,52,53] A fisiopatologia da LRA na infecção por Covid-19 ainda não é clara, mas os primeiros dados relatados apontam partículas virais de SARS-CoV-2 em células tubulares renais e podócitos, sugerindo infecção viral *in situ*, além da presença de áreas de necrose tubular, também observando-se a associação de outros distúrbios como a rabdomiólise, e glomerulopatias também podem ocorrer.[51,52]

A fisiopatologia da LRA na Covid-19 ainda é mal compreendida, portanto pode envolver uma combinação de agressões renais em níveis pré-renais e intrínsecos. Estudos descrevem a associação do vírus ao receptor da ECA-2, que é expressa em abundância no sistema geniturinário.[54,55]

Os rins têm uma alta concentração de receptores ECA-2, sendo um dos principais alvos da infecção pelo SARS-CoV-2, pois o receptor de ECA-2 é expresso nos rins, bem como nos pulmões, fato este que se associa à alta incidência de lesão renal aguda relacionada à Covid-19.[55]

◖ Sistema tegumentar

O sistema tegumentar é o maior órgão do corpo humano e forma uma barreira física entre o ambiente externo e o interno e inclui a epiderme, derme, hipoderme, glândulas associadas, cabelo e unhas. Além da função de barreira, este sistema exerce diversas funções como a regulação da temperatura corporal, manutenção do fluido celular, síntese de vitamina D e detecção de estímulos.[56]

Com o envelhecimento, ocorrem alterações que afetam a função e a aparência da pele. O colágeno torna-se mais rígido, o número de fibras elásticas diminui, assim como o tecido adiposo subcutâneo, os capilares da pele e o aporte sanguíneo. Todas essas alterações provocam a perda da elasticidade e o enrugamento da pele e comprometem suas funções de proteção, regulação da temperatura, sensação e excreção.[56-58]

A redução das atividades das glândulas sebáceas e sudoríparas propicia o ressecamento e a escamação da pele, tornando-a mais susceptível às lesões, que podem ser agravadas pelo retardamento do processo cicatricial e processo infeccioso, em virtude do comprometimento do sistema imonológico.[59]

É importante ressaltar que a desnutrição afeta de forma negativa todos os sistemas citados, inclusive o tegumentar, influenciando drasticamente o processo de cicatrização da pele. Os idosos, sobretudo aqueles que se encontram em UTI, estão mais vulneráveis aos efeitos da inatividade, pois, além de terem sua mobilidade reduzida, a utilização de sedativos, analgésicos e de drogas vasoativas pode comprometer a distribuição de oxigênio e de nutrientes para as células.[60]

Todas estas alterações favorecem o risco de comprometimento tegumentar, inclusive para a formação de lesão por pressão. Diante do exposto, competem ao enfermeiro e à sua equipe a promoção e garantia dos cuidados para a manutenção da integridade da pele (Quadro 24.9).

Quadro 24.9. Cuidados de enfermagem para minimizar os riscos de complicações no sistema tegumentar de pacientes idosos.

• Manter a hidratação e a ingesta alimentar programadas na terapêutica nutricional
• Realizar avaliação criteriosa da pele de acordo com a rotina da unidade
• Manter a pele hidratada e protegida dos fatores ambientais como a temperatura e a umidade
• Evitar hipotermia, principalmente durante o banho
• Realizar rodízio de falanges para fixação de dispositivos de monitorização de oximetria periférica, assim como dos membros para aferição de pressão arterial não invasiva
• Realizar rodízio de locais para fixação de sondas enterais e vesicais
• Realizar rodízio de locais para punção de acesso venosos e administração medicamentosa por via parenteral
• Promover cuidados com a manutenção de cateteres venosos, a fim de evitar lesões de vasos e infecção de corrente sanguínea
• Realizar cuidados para prevenção e tratamento da lesão por pressão
• Estimular a mobilidade assistida de pacientes colaborativos e a atividade física passiva de pacientes acamados
• Observar os cuidados, como a troca diária dos fixadores de tubo orotraqueal e traqueóstomo, a fim de prevenir lesão de pele
• Avaliar, de acordo com rotina da unidade, perfusão periférica, padrão respiratório e saturação periférica, a fim de identificar situações que possam prejudicar a disponibilidade de oxigênio
• Atentar para sinais vitais e condições clínicas do paciente, a fim de auxiliar no processo de desmame das drogas utilizadas, sempre que possível

Fonte: Desenvolvido pela autoria do capítulo.

◗ SARS-CoV-2 no sistema tegumentar do paciente idoso

A infecção por Covid-19 está associada à morbidade e mortalidade significativas e, em razão da gravidade e da complexidade dos danos aos sistemas cardiovascular, pulmonar e renal, os olhares da comunidade científica se voltaram para as complicações nesses sistemas.

Entretanto, existem vários componentes dermatológicos importantes, dos quais o enfermeiro deve estar ciente para melhor assistência ao idoso, pois este tem nuances dermatológicas adquiridas com o processo de envelhecimento que podem compor um quadro de complexidade associado à infecção pelo vírus.[61]

Estudos apontam achados dermatológicos como erupção cutânea maculopapular, urticária, erupção cutânea vesicular, petéquias, púrpura, livedo racemosa e isquemia distal, os quais, associados às condições do sistema tegumentar do idoso, podem aumentar a mortalidade associada à Covid-19.[60,61]

Um dos achados mais comuns é a erupção cutânea em pacientes com Covid-19 e várias etiologias foram propostas; a primeira é a vasculite microvascular difusa, resultante da ativação do sistema complemento.[61] Um estudo encontrou deposição significativa de proteína do complemento nos capilares dérmicos, bem como neutrofilia intersticial e perivascular com leucocitoclasia proeminente, sugerindo um fenômeno vasculítico.[60] Outros artigos sugeriram que esta condição decorre de um efeito direto do vírus, com base em altas concentrações de linfócitos sem eosinófilos, edema cutaneopapilar, espongiose epidérmica e infiltrados linfo-histiocíticos.[61]

Uma erupção cutânea associada com Covid-19 pode envolver várias regiões do corpo, mais comumente o tronco; porém, o envolvimento das extremidades também pode ocorrer.[62,63] O prurido costuma ser mínimo, mas depende do tipo de erupção, e as lesões em geral se curam rapidamente, aparecendo em 3 dias e desaparecendo em 8 dias.[64]

Um aspecto desafiador da erupção cutânea associada à Covid-19 é a diversidade de tipos de apresentação. Muitas dessas erupções apresentam um amplo diagnóstico diferencial, o que torna essencial o olhar clínico da equipe multiprofissional para os achados dermatológicos na Covid-19.

◖ Sistema musculoesquelético

A diminuição gradual e progressiva da massa óssea começa a ocorrer a partir dos 40 anos de idade, e a perda excessiva de densidade óssea resulta em osteoporose, comumente desenvolvida por homens e mulheres idosos. A perda de altura também é observada em paciente com idade avançada em consequência das alterações osteoporóticas da coluna vertebral, de cifose e da flexão dos quadris e joelhos.[65,66]

Existe um declínio relativo na massa e da força musculares concomitante a elevações na massa gorda. Por volta dos 80 anos, o idoso perdeu 40% de sua massa muscular em comparação com os 20 anos de idade, enquanto a massa gorda aumenta diferencialmente, dependendo das características do indivíduo. Além disso, o número e o tamanho das fibras musculares esqueléticas (com perda preferencial para as fibras do tipo II) diminuem com o envelhecimento.[66,67] Essas alterações comprometem a mobilidade e o equilíbrio, dificultando a marcha e facilitando as quedas, além de comprometer as funções dos órgãos internos.[68]

A existência de doenças crônicas é outro fator que aumenta o risco de mobilidade destes pacientes.[67,68] em que o envelhecimento causa mudanças severas sobre a massa óssea e musculoesquelética. A redução do movimento consequentemente ao aumento dos períodos de descanso e à redução da atividade física provavelmente exemplifica a redução do fenótipo ósseo e muscular em indivíduos mais velhos.[69]

No mesmo período, ocorre a perda óssea relacionada à idade, o que ocasiona a osteoporose e a perda muscular relacionada à idade, conhecida como sarcopenia. Tanto a perda muscular como a perda óssea, na verdade, começam logo após os 30 anos, mas se tornam uma condição rápida, progressiva e debilitante após os 60 anos. Projeta-se que em 2050, 20% da população mundial com mais de 60 anos sofrerá de sarcopenia e, até 2150, essa porcentagem aumentará para 33% da população.[68,70]

O processo de desnutrição afeta diretamente, o sistema musculoesquelético, comprometendo a formação de massa muscular. Em casos de desnutrição acentuada, a massa muscular também pode sofrer redução por utilização do organismo, de suas proteínas como fonte de energia alternativa.[71] Neste caso, quando o paciente idoso apresenta um comprometimento muscular acentuado e com mobilidade comprometida, aumentam os riscos para o comprometimento de outros sistemas, riscos para desenvolvimento de lesão por pressão e para infecção e há aumento também do tempo em ventilação mecânica e de permanência em UTI.

O Quadro 24.10 apresenta os principais cuidados que o enfermeiro deve realizar quanto ao sistema musculoesquelético.

Quadro 24.10. Cuidados de enfermagem para minimizar os riscos de complicações no sistema musculoesquelético de pacientes idosos.

• Realizar controle nutricional rigoroso
• Atentar para sinais de intolerância alimentar e de má absorção nutricional: resíduo gástrico acima de 500 mL, sinais de sangramento gástrico; presença de êmese e distensão gástrica
• Observar cuidados com sondas e cateteres utilizados como via de administração nutricional
• Estimular atividade física para o fortalecimento muscular a fim de diminuir as consequências da imobilidade por período prolongado
• Em casos de deambulação ou de uso de poltronas, assistir o paciente durante a marcha e o processo de mobilidade, a fim de evitar quedas, lesões e perda de cateteres, sondas, tubos, traqueóstomos, entre outros dispositivos
• Observar os cuidados com ventilação mecânica para os pacientes que fazem uso desta terapia
• Realizar avaliação da pele rigorosa, atentado para a formação de lesões, principalmente de lesão por pressão, que possam atingir o tecido ósseo e facilitar sua infecção (osteomietile)
• Promover os cuidados para prevenção e tratamento de lesões por pressão
• Observar os cuidados com a pele, a fim de prevenir e tratar lesões diversas

Fonte: Desenvolvido pela autoria do capítulo.

SARS-CoV-2 no sistema musculoesquelético do paciente idoso

A diminuição de massa muscular pode ocorrer por várias causas, como envelhecimento, desnutrição, repouso prolongado, sedentarismo e doenças crônicas (neurológicas, cardíacas, respiratórias, endócrinas).[72] A diminuição da massa muscular está associada a outras consequências negativas, como perda de força e desempenho físico, uma síndrome conhecida como sarcopenia.[73]

A sarcopenia é um determinante crucial da fragilidade, ensejando perda de autonomia e da funcionalidade nas atividades de vida diária, hospitalização e institucionalização de pacientes.[74] Os mecanismos da sarcopenia incluem aumento da degradação de proteínas e diminuição da síntese, desregulação da autofagia, aumento do estresse oxidativo e apoptose mionuclear e disfunção mitocondrial. Consequentemente, as moléculas solúveis regulam esses mecanismos denominados "fatores atróficos", e um deles é a Ang II.[75-80]

A ligação da Ang II ao receptor pode gerar uma cascata de eventos intracelulares no músculo esquelético, incluindo aumento da produção de espécies reativas de oxigênio (ROS), degradação de proteínas, desenvolvimento de fibrose e diminuição da síntese de proteínas.[81,82] Níveis aumentados de Ang II foram observados em patologias crônicas, como insuficiência cardíaca, insuficiência renal crônica e obesidade. Esse evento tem relevância clínica significativa, pois a sarcopenia ocorre secundariamente à maioria das doenças crônicas, tornando-se um acelerador da perda de funcionalidade e acréscimo à morbimortalidade.[83]

Nesse contexto, a perda muscular envolvendo os músculos diafragmáticos e dos membros inferiores acomete 50% dos pacientes de UTI, causando graves complicações respiratórias e físicas que podem permanecer por anos após a alta hospitalar.[83,84]

Sistema imunológico

Durante toda a vida do ser humano, o seu sistema imunológico sofre mudanças morfológicas e funcionais que atingem o pico da sua função imunológica na puberdade e um declínio gradual no envelhecimento. As alterações provocadas pelo envelhecimento do sistema imunológico envolvem principalmente as células T e, como consequência, tornam o idoso mais susceptível a maior incidência de infecções, doenças autoimunes e neoplasias.[85] Na grande maioria dos casos, as alterações imunológicas encontram-se associadas ao processo de estresse, aos procedimentos invasivos, à desnutrição e às doenças crônicas e aumentam os riscos para o paciente idoso crítico desenvolver infecção hospitalar, principalmente associadas aos sistemas respiratório e urinário, elevando a incidência de morbidade e mortalidade em UTI.[86]

Grande parte dos pacientes idosos tende a desenvolver sepse, porém as alterações fisiológicas sofridas por estes doentes dificultam a identificação da mesma. Como exemplo, podemos citar a diminuição da resposta febril às infecções ou a processos inflamatórios, que está associada ao declínio das funções do hipotálamo; a ausência de taquicardia em processos inflamatórios iniciais ou, ainda, o não aumento de células brancas causado pela própria imunossenescência (envelhecimento do sistema imune); entre outros.[85]

Tais condições podem retardar a identificação do quadro séptico e agravar ainda mais as condições destes pacientes. Desse modo, a atenção aos cuidados de enfermagem (Quadro 24.11) devem ser relacionados ao sistema imunológico e abranger principalmente os cuidados no controle de infecções.

Quadro 24.11. Cuidados de enfermagem para minimizar os riscos de complicações no sistema imunológico de pacientes idosos.

• Realizar a lavagem das mãos, instituindo-a como medida protocolar da unidade, aplicável a todos os que a adentrarem e a supervisão direta pelo enfermeiro do cumprimento da medida
• Promover os cuidados com cateteres venosos, relacionados à inserção, manutenção e retirada, a fim de evitar infecção de corrente sanguínea
• Prover os cuidados com sondas vesicais e, havendo sinais de infecção, solicitar a retirada imediata
• Observar cuidados com a pele, a fim de evitar infecção de lesões por pressão e demais lesões
• Realizar técnica estéril para a troca de curativos, principalmente em pacientes pós-operatórios e imunossuprimidos
• Manter elevação de cabeceira entre 30° e 40° para prevenir broncoaspiração
• Manter cuidados com higiene oral, principalmente para pacientes em ventilação mecânica para evitar ocorrência de pneumonia associada à ventilação mecânica (PAVM)
• Manter o paciente monitorizado e atentar para os sinais vitais
• Instalar isolamento de contato, gotículas ou aerossóis se necessário
• Observar prescrição médica, atentando para ocorrência de eventos adversos de origem medicamentosa

Fonte: Desenvolvido pela autoria do capítulo.

SARS-CoV-2 no sistema imunológico do paciente idoso

A produção de anticorpos é uma etapa imprescindível para o combate as infecções e para a aquisição de imunidade. Essa barreira não é a única, pois uma via pouco apontada como protagonista do sistema imune adquirido são os linfócitos T, que comandam o sistema inato e atuam na linha de frente, destruindo células infectadas que ajudariam no mecanismo de replicação celular do vírus invasor.[87]

Uma estreita interação entre o vírus SARS-CoV-2 e o sistema imunológico de um indivíduo resulta em uma manifestação clínica diversificada e sistêmica da doença Covid-19. Embora as respostas imunes adaptativas sejam essenciais para a liberação do vírus SARS-CoV-2, as células imunes inatas, como macrófagos, podem contribuir, em alguns casos, para a progressão da doença e os macrófagos têm mostrado uma produção significativa de interleucina 6 (IL-6), sugerindo que podem contribuir para a inflamação excessiva na Covid-19.[88]

A síndrome de ativação do macrófago pode explicar ainda mais os altos níveis de soro de proteína C-reativa (PCR), que normalmente não apresentam infecções virais. Em respostas imunes adaptativas, foi revelado que as células CD8+ T citotóxias apresentam padrões funcionais de exaustão, como a expressão de NKG2A, PD-1 e TIM-3. Uma vez que o SARS-CoV-2 restringe a apresentação de antígenos, reduzindo as moléculas MHC classe I e II e, portanto, inibe as respostas imunes mediadas por células T, as respostas imunes humorais também desempenham um papel substancial. A resposta específica do IgA parece ser mais forte e mais persistente do que a resposta IgM. Além disso, os anticorpos IgM e IgG apresentam dinâmicas semelhantes na doença Covid-19.[89]

Considerações finais

Para implementar uma assistência de enfermagem segura ao paciente idoso na terapia intensiva, o conhecimento do enfermeiro sobre as alterações fisiológicas ocorridas em decorrência do processo do envelhecimento e suas implicações frente à doença é essencial.

A prevenção, a monitoração e a monitorização das alterações, somadas às intervenções efetivas da enfermagem, favorecem o tratamento humanizado ao paciente idoso e a seus familiares, fator que deve ser priorizado continuamente por toda a equipe que presta cuidados ao paciente crítico no ambiente da terapia intensiva.

O cuidado deve se ater ao aspecto humanístico e relacional, sendo que na prática a assistência ao idoso na UTI é norteada pelo paradigma positivista que, entre suas características, assume a existência de uma realidade que pode ser visualizada por meio de leis e mecanismos naturais imutáveis, cuja postura básica é reducionista e determinista.

A Covid-19, principal causa do mal que assola o mundo nos anos de 2020 e 2021, ainda está sendo investigada, precisamos compreender melhor os seus mecanismos e a sua fisiopatogênese, e, com o advento da vacina contra a Covid-19, os profissionais da saúde se sentem mais confiantes e seguros em continuar prestando uma assistência de qualidade. O trabalho desenvolvido pela enfermagem em todo o mundo tem sido imprescindível para a recuperação das vítimas da Covid-19. A pandemia também serviu como cenário para evidenciar a importância da enfermagem para a Saúde do Brasil e do Mundo. Sem enfermagem não há saúde!

Referências bibliográficas

1. Brasil. Ministério da Cidadania. Secretaria Especial do Desenvolvimento Social. Disponível em: http://mds.gov.br/assuntos/brasil-amigo-da-pessoaidosa/estrategia1#:~:text=O%20avan%C3%A7o%20dos%20n%C3%BAmeros%20ultrapassou,30%2C3%20milh%C3%B5es%20de%20pessoas. [Acesso em out. 2020].

2. WHO (2002) Active Ageing – a police framework. A Contribution of the World Health Organization to the second United Nations World Assembly on Aging. Madrid, Spain, April, 2002.
3. Disponível em: https://agenciadenoticias.ibge.gov.br/agencia-noticias/2012-agencia-de-noticias/noticias/20980-numero-de-idosos-cresce-18-em-5-anos-e-ultrapassa-30-milhoes-em-2017#:~:text=Os%204%2C8%20milh%C3%B5es%20de,(44%25%20do%20grupo). [Acesso em out. 2020].
4. Disponível em: https://www.cps.fgv.br/social/4/evolucaoBRATOTHIBcodpanorama/visualizacao/tudo. [Acesso em out. 2020].
5. Cintra MTG, et al. The impact of intensive care admission criteria on elderly mortality. Revista da Associação Médica Brasileira, 2019;65(7):1015-1020.
6. Mittel A, Hua M. Supporting the Geriatric Critical Care Patient: Decision Making, Understanding Outcomes, and the Role of Palliative Care. Anesthesiol Clin. 2019; 37(3):537-546.
7. Disponível em: https://coronavirus.saude.gov.br/sobre-a-doenca. [Acesso em jan.2021].
8. Barbosa IR, GMHR, Souza TA de GSM, Medeiros A de A, Lima KC de. Incidência e mortalidade por Covid-19 na população idosa brasileira e sua relação com indicadores contextuais: um estudo ecológico. Rev. Bras. Geriatr. Gerontol, 2020.
9. Disponível em: https://portal.cfm.org.br/noticias/resolucao-cfm-no-2-156-2016-conselho-define-criterios-para-melhorar-fluxo-de-atendimento-medico-em-utis/. [Acesso em out. 2020].
10. Bonfada D, et al. Análise de sobrevida de idosos internados em unidades de terapia intensiva. Revista Brasileira de Geriatria e Gerontologia, 2017;20(2):197-205.
11. Garrouste-Orgeas M, Boumendil A, Pateron D. Selection of intensive care unit admission criteria for patients aged 80 years and over and compliance of emergency and intensive care unit physician with the selected criteria: An observacional, multicenter, prospective study. Crit Care Med. 2009;37(11):2919-28.
12. Gao CA, Ferrante LE. Assistência ao idoso crítico. In: Vincent JL. Atualização anual em terapia intensiva e medicina de emergência. New York: Springer; 2019.
13. Schein LEC, Cesar JA. Perfil de idosos admitidos em unidades de terapia intensiva gerais em Rio Grande, RS: resultados de um estudo de demanda. Revista Brasileira de Epidemiologia, 2010;13:289-301.
14. Alves GC, et al. Fatores de risco para óbito em pacientes idosos gravemente enfermos. Revista Brasileira de Terapia Intensiva, 2010;22(2):138-143.
15. Ramos, et al. Clinical significance of palliative care assessment in patients referred for urgent intensive care unit admission: a cohort study. J Crit Care. 2017;37:24-29.
16. Nierman DM, Schechter CB, Cannon LM. Outcome prediction model for very elderly critically ill patients. Crit Care Med. 2001;29(10):1853-9.
17. Wysham NG, et al. Improving ICU-based palliative care delivery: a multicenter, multidisciplinary survey of critical care clinician attitudes and beliefs. Crit Care Med. 2017;45:(4):372-78.
18. Disponível em: https://www.msdmanuals.com/pt/casa/dist%C3%BArbios-cerebrais,-da-medula-espinal-e-dos-nervos/biologia-do-sistema-nervoso/efeitos-do-envelhecimento-sobre-o-sistema-nervoso. [Acesso em nov. 2020].
19. Watson H, Cohen AA, Isaksson C. A theoretical model of the evolution of actuarial senescence under environmental stress. Exp Gerontology. 2015;71:80-88.
20. Teixeira IND, Guariento ME. Biologia do envelhecimento: teorias, mecanismos e perspectivas. Ciência & Saúde Coletiva, 2010;15:2845-2857.
21. AMERICAN PSYCHIATRIC ASSOCIATION. Diagnostic and Statistical Manual of Mental Disorders. 5. ed. (DSM-V). Arlington, VA: American Psychiatric Association, 2013.
22. Roach SS. Introdução à enfermagem gerontológica. Rio de Janeiro: Guanabara Koogan; 2003.
23. Štubljar D., et al. Prolonged hospitalization is a risk factor for delirium onset: one-day prevalence study in Slovenian intensive care units. Acta Clinica Croatica, 2019;58(2):265.
24. Reznik ME, Slooter AJC. Manejo do delirium na UTI. Opções de tratamento atuais em neurologia, 2019;21(11):1-18.
25. Namigar T, et al. Correlação entre a escala de sedação de Ramsay, escala de sedação-agitação de Richmond e escala de sedação-agitação de Riker durante sedação com midazolam-remifentanil. Brazilian Journal of Anesthesiology, 2017;67(4):347-354.
26. Carvalho JPLM, Almeida ARP de, Gusmao-Flores D. Escalas de avaliação de delirium em pacientes graves: revisão sistemática da literatura. Revista Brasileira de Terapia Intensiva, 2019;25(2):148-154.
27. Mao L, Jin H, Wang M, Hu Y, Chen S, He Q, et al. Neurologic manifestations of hospitalized patients with coronavirus disease 2019 in Wuhan, China. JAMA Neurology, 2020.
28. Disponível em: https://www.hospitalanchieta.com.br/saiba-como-a-covid-19-afeta-o-sistema-nervoso/. [Acesso em mar. 2021).]
29. Varatharaj A, Thomas N, Ellul MA, et al. Neurological and neuropsychiatric complications of Covid-19 in 153 patients: a UK-wide surveillance study. Lancet Psychiatry, 2020.

30. Nóbrega ACL, Freitas EV, Oliveira MAB, Leitão MB, Lazzoli JK, Nahas RM, et al. Posicionamento oficial da Sociedade Brasileira de Medicina do Esporte e da Sociedade Brasileira de Geriatria e Gerontologia: atividade física e saúde no idoso. Rev Bras Med Esporte. 1999.
31. Fechine BRA; Trompieri N. O processo de envelhecimento: as principais alterações que acontecem com o idoso com o passar dos anos. InterSciencePlace, 2015.
32. Nunes BP, et al. Multimorbidade e população em risco para Covid-19 grave no estudo longitudinal da saúde dos idosos brasileiros. Cadernos de Saúde Pública, 2020.
33. Campos H, Sena ALS, Reis RM. Complicações cardiovasculares associadas ao Covid-19. SAPIENS-Revista de divulgação Científica, 2020.
34. Roach, SS. Introdução à enfermagem gerontológica. 2. ed. Rio de Janeiro: Guanabara Koogan; 2003.
35. Seneff MG, Wagner DP, Wagner RP. Hospital and 1-year survival of patients admitted to intensive care units with acute exacerbation of chronic obstructive lung disease. JAMA. 1995.
36. Esteban A, Anzueto A, Frutos-Vivar F. Outcome of older patients receiving mechanical ventilation. Intensive Care Med., 2004.
37. Scarpazza P, Incorvaia C, Franco G. Effect of nonivasive ventilation in elderly patients with hypercapnic acute-on-chronic respiratory failure and a do-not-intubate order. International Journal of COPD. 2008.
38. Disponível em: https://www.amib.org.br/fileadmin/user_upload/amib/2021/janeiro/27/ORIENTACOES_SOBRE_O_USO_RACIONAL_DO_GAS_OXIGENIO_EM_PACIENTES_GRAVES_COM_SUSPEITA_DE_INFECCAO_POR_SARS-COV-2VJS.pdf. [Acesso em abr. 2021].
39. Disponível em: https://sus.ce.gov.br/elmo/. [Acesso em jan. 2021].
40. Da Guirra PSB, et al. Manejo do paciente com Covid-19 em pronação e prevenção de lesão por pressão. Health Residencies Journal-HRJ. 2020;1(2):71-87.
41. Paiva KC de A, Beppu OS. Posição prona. Jornal Brasileiro de Pneumologia, 2005.
42. Smeltzer SC, Bare GB. Brunner & Suddarth – Tratado de enfermagem médico-cirúrgica. 14. ed. Rio de Janeiro: Guanabara Koogan, 2020.
43. Freitas EV, et al. Tratado de geriatria e gerontologia. 4. ed. Rio de Janeiro: Guanabara Koogan; 2016.
44. Da Silva JN et al. Desordens gastrointestinais associadas à infecção pelo SARS-CoV-2: síntese de evidências. Brazilian Journal of Health Review, 2021.
45. Chang-Panesso M. Acute kidney injury and aging. Pediatr Nephrol. Disponível em: doi: 10.1007/s00467-020-04849-0. Epub ahead of print. PMID: 33411069. [Acesso em jan. 2021].
46. Li Z, Wang Z. Aging kidney and aging-related disease. Adv Exp Med Biol. 2018;1086:169-187.
47. O'Sullivan ED, Hughes J, Ferenbach DA. Renal aging: causes and consequences. J Am Soc Nephrol. 2017;28(2): 407-420.
48. Fang Y, Gong AY, Haller ST, Dworkin LD, Liu Z, Gong R. The ageing kidney: molecular mechanisms and clinical implications. Ageing Res Rev. 2020;63:101151.
49. Farouk SS, Fiaccadori E, Cravedi P, Campbell KN. Covid-19 and the kidney: what we think we know so far and what we don't. J Nephrol. 2020;33(6):1213-1218.
50. Singler K, Christ M, Sieber C, Gosch M, Heppner HJ. Geriatric patients in emergency and intensive care medicine. Internist (Berl). 2011;52(8):934-8.
51. Yang XH, Sun RH, Chen DC. Diagnosis and treatment of Covid-19: acute kidney injury cannot be ignored. Zhonghua Yi Xue Za Zhi. 2020;100(16):1205-1208.
52. Zou X, Li S, Fang M, Hu M, Bian Y, Ling J, Yu S, Jing L, Li D, Huang J. Acute physiology and chronic health evaluation ii score as a predictor of hospital mortality in patients of coronavirus disease 2019. Crit Care Med. 2020;48(8):e657-e665.
53. Salimi S, Hamlyn JM. Covid-19 and crosstalk with the hallmarks of aging. J Gerontol A Biol Sci Med Sci. 2020;75(9):e34-e41.
54. Martinez-Rojas MA, Vega-Vega O, Bobadilla NA. Is the kidney a target of SARS-CoV-2?. American Journal of Physiology-Renal Physiology. 2020;318(6): F1454-F1462.
55. Batlle D, Soler MJ, Sparks MA, Hiremath S, South AM, Welling PA, Swaminathan S, Covid-19 e ACE2 em Cardiovascular, Lung e Kidney Working Group. J Am Soc Nephrol. Julho de 2020;31(7):1380-1383.
56. Aires MM. Fisiologia. 4. ed. Rio de Janeiro: Guanabara Koogan; 2017.
57. Brown TM, Krishnamurthy K. StatPearls [Internet]. StatPearls Publishing; Treasure Island (FL), 2020. Histology, Dermis.
58. Buffoli B, Rinaldi F, Labanca M, Sorbellini E, Trink A, Guanziroli E, Rezzani R, Rodella LF. The human hair: from anatomy to physiology. Int J Dermatol. 2014;53(3):331-41.
59. Nguyen AV, Soulika AM. The dynamics of the skin's immune system. Int J Mol Sci. 2019;20(8).
60. Flaatten H, Beil M, Guidet B. Elderly patients in the intensive care unit. Semin Respir Crit Care Med. 2021;42(1):10-19.
61. Guan WJ, Ni ZY, Hu Y. Clinical features of coronavirus disease 2019 in China.
62. Gianotti R, Veraldi S, Recalcati S. Cutaneous clínico-pathological findings in three Covid-19-positive patients observed in the metropolitan area of Milan, Italy. Acta Derm Venereol. 2020.

63. Sanchez A, Sohier P, Benghanem S. Digitate papulosquamous eruption associated with severe acute respiratory syndrome coronavirus 2 infection. JAMA Dermatol. 2020.

64. Marzano AV, Genovese G, Fabbrocini G, Pigatto P, Monfrecola G, Piraccini BM, et al. Varicella-like exanthem as a specific Covid-19-associated skin manifestation: Multicenter case series of 22 patients. J Am Acad Dermatol. 2020;83(1):280-285.

65. Baumgartner RN, Wayne SJ, Waters DL, Janssen I, Gallagher D, Morley JE. Sarcopenic obesity predicts instrumental activities of daily living disability in the elderly. Obes. Res. 2004;12:1995–2004.

66. Schultz Y, Kyle UU, Pichard C. Fat-free mass index and fat mass index percentiles in Caucasians aged 18–98 y. Int. J. Obes. 2002;26:953-960.

67. Gallagher D, Visser M, De Meersman RE, Sepúlveda D, Baumgartner RN, Pierson RN, et al. Appendicular skeletal muscle mass: effects of age, gender, and ethnicity. J. Appl. Phys. 1997;83:229-239.

68. Bonewald L. Use it or lose it to age: a review of bone and muscle communication. Bone. 2019;120:212-218.

69. Ali S, Garcia JM, Sarcopenia, cachexia and aging: diagnosis, mechanisms and therapeutic options – a mini-review. Gerontology. 2014;60(4):294-305.

70. Mitchell WK, Williams J, Atherton P, Larvin M, Lund J, Narici M, Sarcopenia, dynapenia, and the impact of advancing age on human skeletal muscle size and strength; a quantitative review. Front Physiol 3; 2012:260.

71. Besora-Moreno M, Llauradó E, Tarro L, Solà R. Fatores sociais e econômicos e desnutrição ou o risco de desnutrição em idosos: uma revisão sistemática e meta-análise de estudos observacionais. Nutrientes. 2020;12(3):737.

72. Yoshida T, Tabony AM, Galvez S, Mitch WE, Higashi Y, Sukhanov S, et al.Mecanismos moleculares e vias de sinalização de perda de músculo induzida por angiotensina II: alvos terapêuticos potenciais para caquexia cardíaca. Int. J. Biochem. Cell Biol. 2013;45:2322-2332.

73. Wei Y, Sowers JR, Nistala R, Gong H, Uptergrove GM, Clark SE, et al. A ativação de NADPH oxidase induzida por angiotensina II prejudica a sinalização de insulina em células do músculo esquelético. J. Biol. Chem. 2006;281:35137-35146.

74. Song YH, Li Y., Du J., Mitch WE, Rosenthal N., Delafontaine P. Muscle-specific expression of IGF-1 blocks angiotensin II -uced skeletal muscle wasting. J. Clin. Investig. 2005;115:451-458.

75. Yoshida T, Semprun-Prieto L, Sukhanov S, Delafontaine P. IGF-1 impede atrofia do músculo esquelético induzida por ANG II via inibição Akt– e Foxo-dependente da expressão da atrogina-1 da ubiquitina ligase. Sou. J. Physiol. Heart Circ. Physiol. 2010;298:H1565-H1570.

76. Echeverría-Rodríguez O, Del Valle-Mondragón L, Hong E. A angiotensina 1-7 melhora a sensibilidade à insulina, aumentando a captação de glicose no músculo esquelético in vivo. Peptides. 2014;51:26-30.

77. Zhou MS, Liu C, Tian R, Nishiyama A, Raij L. Skeletal muscle insulin insulin in salt-sensitive hypertension: Role of angiotensin II activation of NFkappaB. Cardiovasc. Diabetol. 2015;14:45.

78. Zhang L, Du J, Hu Z, Han G, Delafontaine P, Garcia G, et al. IL-6 e a sinergia da amiloide A sérica medeia a perda muscular induzida pela angiotensina II. Geleia. Soc. Nephrol. 2009;20: 604-612.

79. Shen C, Zhou J, Wang X, Yu XY, Liang C, Liu B, et al. A perda de massa muscular induzida por angiotensina-II é mediada por 25-hidroxicolesterol através da via de sinalização GSK3beta. EBioMedicine. 2017;16:238-250.

80. Costamagna D, Costelli P, Sampaolesi M, Penna F. Role of inflammation in muscle homeostasis and myogenesis. Mediat. Inflamação. 2015;2015:805172.

81. Aguirre F, Abrigo J, Gonzalez F, Gonzalez A, Simon F, Cabello-Verrugio C. Protective effect of angiotensin 1-7 on sarcopenia induced by chronic liver disease in mice. Int. J. Mol. Sci. 2020;21:3891.

82. Meneses C, Morales MG, Abrigo J, Simon F, Brandan E, Cabello-Verrugio C. O eixo angiotensina–(1-7)/Mas reduz a apoptose mionuclear durante a recuperação da atrofia do músculo esquelético induzida por angiotensina II Em ratos. Pflug. Arco. 2015;467:1975-1984.

83. Arentz M, Yim E, Klaff L, Lokhandwala S, Riedo FX, Chong M, et al. Características e resultados de 21 pacientes criticamente enfermos com Covid-19 no estado de Washington. JAMA. 2020;323:1612-1614.

84. Herridge MS, Moss M, Hough CL, Hopkins RO, Rice TW, Bienvenu OJ, et al. Recuperação e resultados após a síndrome da angústia respiratória aguda (ARDS) em pacientes e seus cuidadores familiares. Intensive Care Med. 2016;42: 725-738.

85. Frieman M, Heise M, Baric R. SARS coronavirus and innate immunity. Virus Res 2008;133:101-112.

86. Chowdhury MA, Hossain N, Kashem MA, Shahid MA, Alam A. Immune response in Covid-19: a review. J Infect Public Health. 2020;13(11):1619-1629.

87. Eakachai Prompetchara, Chutitorn Ketloy, Tanapat Palaga. Immune responses in Covid-19 and potential vaccines: lessons learned from SARS and MERS epidemic. Asian Pac J Allergy Immunol. 2020.

88. Felsenstein S, Herbert JA, McNamara PS, Hedrich CM. Covid-19: immunology and treatment options. Clin Immunol. 2020;215.

89. Swatantra Kumar, Rajni Nyodu, Maurya Vimal K., Saxena Shailendra K. Coronavirus disease 2019 (Covid-19) 2020. Host immune response and immunobiology of human SARS-CoV-2 infection; 2020:43-53.

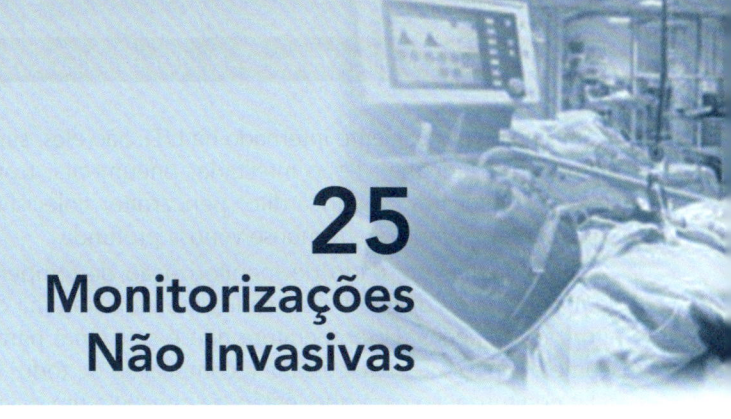

25
Monitorizações Não Invasivas

Renata Andréa Pietro Pereira Viana
Laurindo Pereira de Souza
Amanda Gabrielle Silva Queiroz

◀ Introdução

Monitorizar, no mais simples significado da palavra, refere-se ao acompanhamento e à avaliação de dados fornecidos por aparelhagem elétrica e ao controle mediante monitorização. Na terapia intensiva, diferentes são as maneiras de monitorizar um paciente, podendo ser de forma não invasiva, minimamente invasiva ou invasiva. Neste capítulo, abordaremos a monitorização não invasiva.

Para o enfermeiro que atua na terapia intensiva, é essencial o conhecimento das diferentes formas de monitorizar um paciente, bem como a habilidade técnica e o conhecimento científico para atuar frente aos dados apresentados mediante a monitorização. Esses dados auxiliarão na avaliação do estado hemodinâmico do paciente e indicarão uma série de condutas a serem tomadas com o objetivo de restabelecer o seu estado adequado de saúde.

A monitorização não invasiva exige elementos que vão desde a observação, anamnese e exame físico até a utilização de equipamentos e monitores que auxiliam na tomada de decisão para o cuidado com o paciente. De acordo com a Resolução da Diretoria Colegiada n. 7 (RDC n. 7),[1] os profissionais que atuam na terapia intensiva devem participar de um programa de educação continuada que envolva o aprendizado e treinamento de técnicas e novas tecnologias aplicadas ao cuidado ao paciente crítico. Ainda destaca que cada unidade tenha equipamentos e materiais que permitam a monitorização não invasiva contínua da frequência respiratória, oximetria de pulso, frequência cardíaca, cardioscopia, temperatura e pressão arterial não invasiva.

Os parâmetros obtidos com a monitorização do paciente são fundamentais para manter um controle adequado das alterações apresentadas pelo paciente, que, na maioria das vezes, estão sob a responsabilidade da enfermagem.

◀ Porque e quando monitorizar

A monitorização permitirá à equipe de saúde um entendimento sobre o que está acontecendo com o paciente e também como conduzir cada caso de acordo com os dados apresentados e a condição clínica do doente.

Vejamos o exemplo de um paciente que apresenta febre na unidade de terapia intensiva (UTI). Alguns questionamentos surgem a partir deste dado, o principal deles se refere à causa da febre. Para esclarecê-la, é necessário conhecer os fatores que desencadeiam a febre no organismo de um paciente internado na UTI. São eles: sinusite; sepse (por cateter, com foco pulmonar ou urinária); lesão infectada; pneumonia; tromboembolismo pulmonar; infarto agudo do miocárdio; endocardite; pericardite; colecistite; úlcera perfurada; pancreatite; isquemia mesentérica; e trombose venosa profunda.

Com apenas um dado de monitorização da temperatura, podemos obter uma gama de possibilidades diagnósticas e cada uma indicará uma conduta diferente. Portanto, a monitorização apenas da temperatura não é suficiente para chegar à conclusão sobre o que acomete o paciente. É necessária a compilação de todos os dados e respostas apresentadas pela monitorização para que, então, se chegue a um diagnóstico.

Todo paciente criticamente enfermo deve ser monitorizado. Em se tratando de unidades de um paciente internado na UTI, a monitorização atinge a totalidade dos pacientes. Vale ressaltar que, dependendo do caso, a monitorização pode variar entre formas invasivas e não invasivas, mas todos os pacientes estarão, pelo menos, sob monitorização não invasiva.

Como monitorizar

Diferentes são as formas de monitorização não invasiva; para o paciente crítico, deve ser utilizada a monitorização básica contínua que consta de monitorização eletrocardiográfica, de pressão arterial não invasiva, respiração, oximetria de pulso e temperatura. A monitorização em si não é o bastante para que se tenha o controle do paciente, mas sim a interpretação dos dados que se apresentam ao monitor. Na maioria das vezes, esse papel cabe à enfermagem.

Existem diferentes tipos de monitores, o mais comumente utilizado na terapia intensiva é o multiparamétrico (Figura 25.1).

Podemos observar que em apenas um monitor são distribuídos os dados eletrocardiográficos, de pressão arterial e venosa central, oximetria e temperatura, o que facilita a visualização e interpretação dos dados em conjunto.

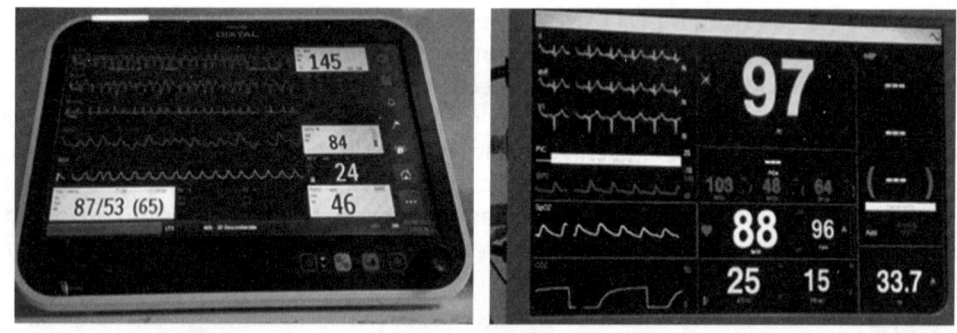

Figura 25.1. Monitor multiparamétrico mostrando diferentes parâmetros hemodinâmicos.

Fonte: Acervo da autoria do capítulo.

Para utilizar a monitorização não invasiva de forma eficaz, o primeiro passo é verificar a veracidade das informações apresentadas no monitor. Como todo sistema de condução elétrica, este pode apresentar artefatos, provocando falha desde a captação dos sinais até a apresentação dos dados. Cabe à equipe de enfermagem identificar e eliminar os fatores que contribuem para possíveis interferências nessa monitorização.

Mais importante do que a monitorização é a interpretação dos dados. Para isso, é ter necessário atenção e conhecimento científico para discernir entre o fisiológico e o anormal.

A seguir, apresentaremos os parâmetros que podem ser obtidos com a monitorização não invasiva:

Monitorização eletrocardiográfica

O eletrocardiograma (ECG) é uma ferramenta não invasiva de diagnóstico que relata a atividade elétrica do coração captada por eletrodos na pele. O sinal captado pode ser utilizado para medir a frequência e a regularidade dos batimentos cardíacos, assim como o tamanho e a posição das câmaras cardíacas. Qualquer variação da transmissão do impulso pelo coração pode causar potenciais elétricos anormais e, consequentemente, alterar os formatos de onda no eletrocardiograma. Sendo assim, quase todas as anormalidades podem ser detectadas pela análise da forma de onda.[2,3]

A monitorização eletrocardiográfica pode ser feita utilizando-se cabos de três ou cinco derivações conectados aos eletrodos (Figura 25.2). Cada eletrodo fixado capta a atividade elétrica do coração e todos combinados auxiliam na leitura adequada da morfologia da onda eletrocardiográfica que fisiologicamente é representada pela onda P, complexo QRS e onda T.

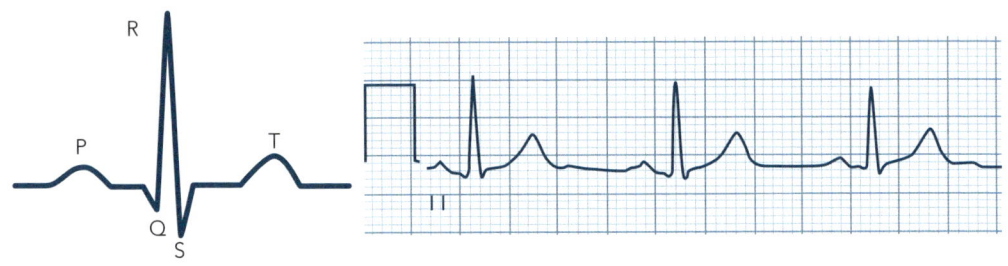

Figura 25.2. Apresentação do ECG normal: ondas P, complexo QRS e onda T.

Fonte: Acervo da autoria do capítulo.

A vantagem da utilização de cabos com cinco derivações está no fato de permitir a monitorização de derivações dos membros (I, II, III, aVR, aVL, aVF) e de uma precordial. Esses cabos são padronizados pelos fabricantes com cores e/ou letras nas pinças onde serão conectados os eletrodos, para que haja conexão correta do cabo ao seu eletrodo específico. Caso não sejam observados esses fatores, pode ocorrer erro na leitura do ECG. A monitorização pode ocorrer tanto em paciente na posição supina como na posição prona, conforme mostram as Figuras 25.3 e 25.4, respectivamente.

No ECG, devem ser analisados a frequência cardíaca e o ritmo. A FC normal é de 60 a 100 batimentos por minuto (bpm). Frequência acima de 100 bpm é designada taquicardia, e bradicardia quando está abaixo de 60 bpm.[4]

No que se refere ao ritmo, a equipe deve conhecer o ECG considerado normal para que as arritmias possam ser identificadas quando qualquer onda ou intervalo entre elas estiverem fora do padrão de normalidade (Figura 25.3).

Durante a observação do traçado eletrocardiográfico, o profissional deve se questionar sobre a regularidade do ritmo e da frequência e observar a existência das ondas P, complexo QRS e o intervalo entre as ondas.

Qualquer alteração no ritmo pode significar uma arritmia, portanto é fundamental que, ao se detectar qualquer alteração no traçado do ECG, seja realizado um eletrocardiograma com as 12 derivações e, após esse exame, as condutas serão tomadas. No entanto, quando se tratar de arritmia grave, com instabilidade hemodinâmica, a atuação deve ser imediata com o intuito de se reverter o quadro e restabelecer a circulação adequada no organismo.

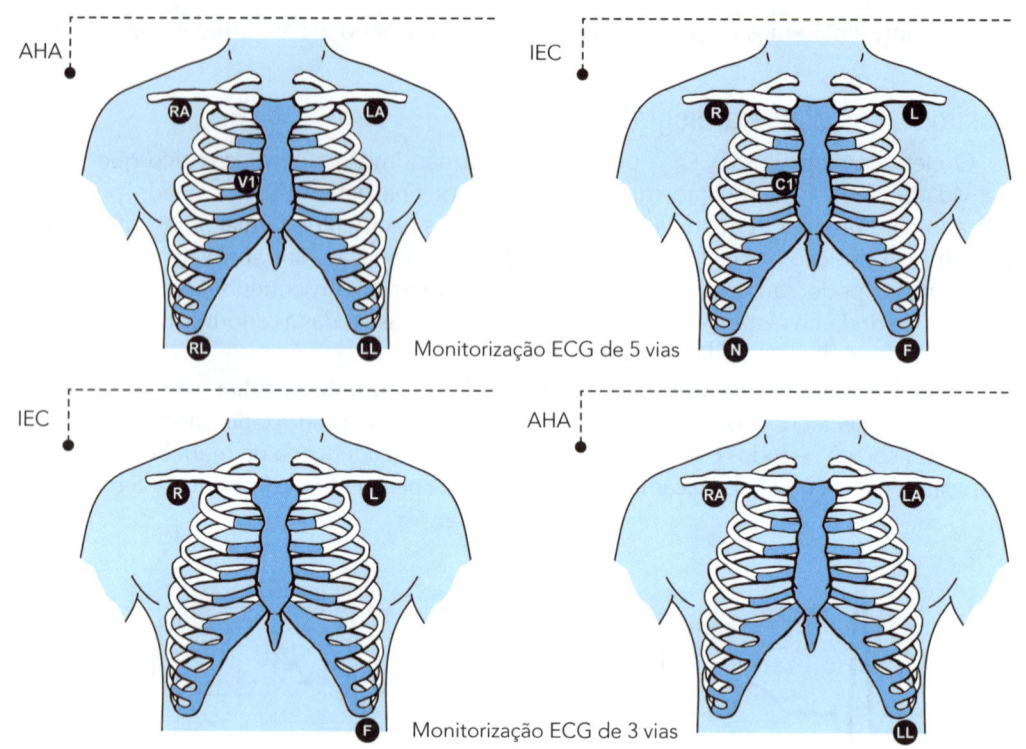

Figura 25.3. Locais de fixação de eletrodos, com monitorização de três e cinco cabos.

AHA: American Heart Association (Padrão EUA).

IEC: International Electro Technical Commission (Padrão Europeu).

Fonte: Adaptada de Bionet Co., Ltd. Monitor de Sinais Vitais BM3.

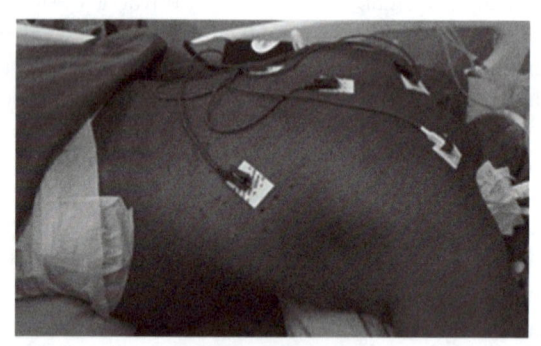

Figura 25.4. Locais de fixação de eletrodos em paciente na posição prona.

Fonte: Acervo da autoria do capítulo.

Monitorização da pressão arterial não invasiva (PNI)

Assim como a eletrocardiografia, a monitorização da PNI deve ser realizada em todos os pacientes internados na terapia intensiva. No entanto, alguns pacientes necessitarão de aferição da PNI com uma frequência maior – como é o caso dos hipertensos, dos acometidos por acidente vascular cerebral (AVC), dos pacientes sépticos e outros que poderão ter um intervalo maior entre as medidas.

Os pacientes que apresentarem instabilidade e piora do quadro, poderão se beneficiar mais da pressão invasiva, porém cada caso deve ser analisado separadamente.

Para a medida da PNI, é utilizado um manguito de pressão com esfigmomanômetro que pode estar conectado diretamente ao monitor – método automático –, ou com verificação convencional utilizando esfigmomanômetro com estetoscópio – método auscultatório. Empregando-se o primeiro método, faz-se possível programar no monitor o intervalo de tempo em que se pretende verificar a pressão.[5]

Uma medida eficaz da PNI deve considerar o tamanho e o posicionamento do manguito. A largura do manguito deverá ser aproximadamente dois terços da circunferência do membro, um manguito para adulto, em média, tem de 12 a 14 cm de largura e 30 cm de comprimento. A utilização de manguitos pequenos poderá fornecer uma leitura de pressão superior ao valor real e manguitos maiores normalmente subestimam os valores pressóricos.[6]

Alguns manguitos apresentam o tamanho ideal para cada paciente (Quadro 25.1).

Quadro 25.1. Dimensões do manguito e circunferência do braço.[5]

Circunferência	Denominação do manguito	Largura do manguito	Comprimento da bolsa
≤ 6 cm	Recém-nascido	3 cm	6 cm
6 a 15 cm	Criança	5 cm	15 cm
16 a 21 cm	Infantil	8 cm	21 cm
22 a 26 cm	Adulto pequeno	10 cm	24 cm
27 a 34 cm	Adulto	13 cm	30 cm
35 a 44 cm	Adulto grande	16 cm	38 cm
45 a 52 cm	Coxa	20 cm	42 cm

Fonte: Desenvolvido pela autoria do capítulo.

Após avaliação do melhor método para aferir a PNI, os dados apresentados pela monitorização devem ser interpretados. A Sociedade Brasileira de Cardiologia apresenta a classificação da pressão arterial (PA) para o adulto[5] (Quadro 25.2).

Quadro 25.2. Classificação brasileira diagnóstica da pressão arterial.[5]

PAS em mmHg	PAD em mmHg	Classificação
< 120	< 80	Ótima
120 a 129	80 a 84	Normal
130 a 139	85 a 89	Pré-hipertensão
140 a 159	90 a 99	HA estágio 1
160 a 179	100 a 109	HA estágio 2
> 180	> 110	HA estágio 3

HA: hipertensão arterial; PAD: pressão arterial diastólica; PAS: pressão arterial sistólica.

Fonte: Desenvolvido pela autoria do capítulo.

É importante ressaltar que um aumento da pressão arterial só pode ser considerado patológico quando outros fatores forem descartados, como a dor. Uma das respostas fisiológicas da dor é o aumento tanto da frequência cardíaca como da pressão arterial. Reiteramos novamente a relevância da interpretação dos dados em conjunto, para que se chegue a um diagnóstico preciso e a uma tomada de decisão assertiva.

Quando se tratar de hipertensão arterial acima dos níveis descritos (Quadro 25.2), esta pode ser considerada urgência ou emergência hipertensiva, o que demandará atuação rápida para o restabelecimento da PA com o intuito de prevenir complicações.

As urgências hipertensivas são situações clínicas sintomáticas em que há elevação acentuada da pressão arterial (PA ≥ 180 e/ou PAD ≥ 120 mm Hg) sem lesão aguda e progressiva em órgãos-alvo (LOA) e sem risco iminente de morte. Já as emergências hipertensivas são situações clínicas sintomáticas em que há elevação acentuada da PA (PAS ≥ 180 e/ou PAD ≥ 120 mm Hg) com LOA aguda e progressiva, com risco iminente de morte. O principal não é a intensidade da elevação da PA, e sim a descompensação do(s) órgão(s)-alvo.[5]

Tão importante quanto o aumento súbito da pressão arterial é a sua queda. Quando a pressão arterial está muito abaixo da normalidade ou cai drasticamente, pode prejudicar a perfusão tecidual. No caso da sepse, por exemplo, é fundamental que se mantenha a pressão arterial média acima de 65 mmHg.[6]

Monitorização da frequência respiratória

Para a monitorização da frequência respiratória, o examinador deve observar e quantificar os ciclos respiratórios (inspiração e expiração) em 1 minuto. É considerado normal ou eupneico, o paciente que respira a uma frequência de 12 a 20 incursões por minuto, e a relação entre a inspiração e expiração normalmente é de 1:2. Porém, não só a frequência deve ser monitorizada, mas também a qualidade da respiração, considerando:[7-8]

a. **Taquipneia:** definida como a respiração rápida e superficial. Está presente em casos de doenças pulmonares, dor torácica, distúrbios do diafragma, alcalose respiratória e quadros de febre.

b. **Bradipneia:** respiração lenta e superficial, sendo fisiológica no sono e em atletas. Também ocorre secundariamente ao coma diabético e à depressão respiratória no centro respiratório causada por hipertensão intracraniana e intoxicação exógena.

c. **Apneia:** ausência de respiração.

d. **Hiperpneia ou hiperventilação:** respiração rápida e profunda, sendo fisiológica após exercício intenso. Também pode ser causada por ansiedade, acidose metabólica e lesões neurológicas.

Além dessas alterações, outros padrões respiratórios podem ser identificados:

a. **Respiração de Kussmaul:** respiração profunda com frequência que varia entre rápida, normal ou lenta. O paciente apresenta inspirações rápidas e amplas intercaladas por inspirações rápidas com pouca amplitude e períodos curtos de apneia em inspirações e expirações profundas e ruidosas e períodos de apneia expiratória. Está associada à acidose metabólica, cetoacidose diabética e insuficiência renal com uremia.

b. **Respiração de Biot ou atáxica:** períodos irregulares de apneias e incursões rápidas, lentas, superficiais ou profundas, cessando por curtos períodos, sem relação direta entre os tipos respiratórios. Normalmente está associada à lesão cerebral no nível de bulbo e depressão respiratória

c. **Respiração de Cheyne-Stokes ou dispneia periódica:** respiração lenta e superficial que gradualmente se torna rápida e profunda, alternando com períodos de apneia.

A causa está associada a uma sensibilidade anormal no centro bulbar, comum na insuficiência cardíaca grave, AVC, traumatismo cranioencefálicos e intoxicações por barbitúricos e opiáceos.

Em alguns aparelhos, é possível monitorizar a frequência respiratória utilizando-se os eletrodos da monitorização cardíaca, este exercerá, então, duas funções – a monitorização eletrocardiográfica e a respiratória –, quando reconhecer os movimentos respiratórios e expressá-los ao monitor, porém esse sistema frequentemente apresenta interferências.

Monitorização da oximetria de pulso

A oximetria de pulso é um método de monitorização não invasivo que permite a estimativa da saturação de oxigênio de hemoglobina arterial, além de monitorar a frequência cardíaca e a largura de pulso.[7]

A mensuração da saturação de oxigênio da hemoglobina significou uma revolução na gestão e monitoramento de pacientes graves, principalmente nos portadores de insuficiência respiratória. Esse método é utilizado nos ambientes de cuidados intensivos, como parâmetro de avaliação da oxigenação, avisando a equipe sobre a presença de hipoxemia. Com a presença dos oxímetros de pulso, a hipoxemia é rapidamente identificada resultado em um tratamento imediato de forma que contorne complicações graves.[9,10]

O oxigênio deve ser prescrito para atingir uma meta de saturação entre 94% e 98% para pacientes com doenças mais aguda.[9] Para a maioria dos pacientes com doença pulmonar obstrutiva crônica (DPOC) ou outros fatores de risco conhecidos para insuficiência respiratória hipercápnica (p. ex.: obesidade mórbida, fibrose cística, deformidades da parede torácica, distúrbios neuromusculares ou fixas obstrução do fluxo de ar associada à bronquiectasia), uma faixa de saturação alvo de 88% a 92% é sugerida. O oxigênio deve ser administrado por profissionais treinados. Essa equipe deve usar taxas de fluxo adequadas e dispositivos apropriados para monitorização, a fim de atingir o intervalo de saturação-alvo. A oximetria de pulso deve estar disponível em todos os locais onde o oxigênio de emergência é usado. A avaliação clínica é recomendada se a saturação cair em ≥ 3% ou abaixo do intervalo-alvo para o paciente.[9,10] O local comumente utilizado para aferição da SpO_2 é o dedo, acima do leito pulsante da unha. Porém alguns pacientes podem ser monitorizados com oxímetros específicos para o lobo da orelha ou abas das narinas, como mostra a Figura 25.5.

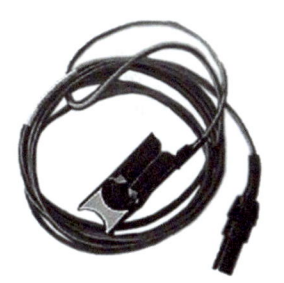 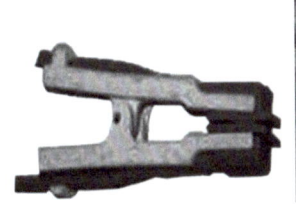 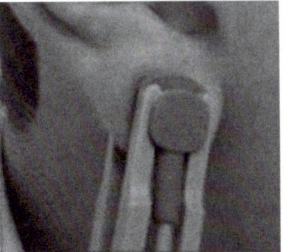

Oxímetro de dedo.   Oxímetro de orelha.

Figura 25.5. Diferentes oxímetros e locais para monitorização.

Fonte: Viana; Whitaker; Zanei (2020).

Como qualquer dispositivo para monitorização, este pode sofrer interferências, que podem estar relacionadas ao paciente ou a fatores do ambiente. No que se refere ao paciente, aquele que apresenta hipoperfusão tecidual, extremidades frias, hipotermia, ou mesmo um movimento que o retire o dispositivo do local (estados de agitação) pode afetar a aferição da SpO_2. Outros fatores como esmaltes nas unhas, principalmente escuros, corantes intravasculares, pigmentação da pele e excesso de luminosidade no ambiente também interferem na leitura adequada.

A forma de onda, que está disponível na maioria dos oxímetros de pulso, ajuda os enfermeiros a distinguir artefatos de uma onda plestimográfica confiável conforme demostrado na Figura 25.6.

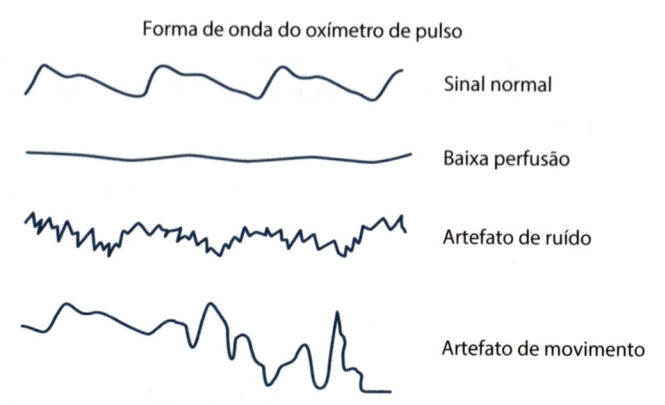

Figura 25.6. Ondas de saturação oxigênio adequada e com artefatos.

Fonte: (A) Onda normal mostrando a forma de onda nítida com um entalhe dicrótico claro. (B) Sinal pulsátil durante a baixa perfusão mostrando uma onda sinusoidal típica. (C) Sinal pulsátil com artefato de ruído sobreposto dando uma aparência irregular. (D) Sinal pulsátil durante o artefato de movimento mostrando uma forma de onda errática.[11]

Quando o paciente está submetido a esta monitorização, é importante que se faça o rodízio do oxímetro, alternando-se entre os dedos das mãos e dos pés (se o oxímetro for de dedo) e entre os lobos e abas da narina (oxímetro específico) para evitar lesões.

Monitorização da temperatura

A temperatura corporal central é definida como a temperatura de sangue no hipotálamo ou dentro das estruturas centrais do corpo. O hipotálamo regula a temperatura corporal por mecanismos de feedback negativo para: vasodilatar a pele em resposta a temperaturas superiores a 37 °C ou estimular tremores em resposta à hipotermia. Outros fatores que podem afetar a termorregulação incluem variação diurna, metabolismo celular, exercício, ambiente temperatura e idade. O Quadro 25.3 traz a classificação da temperatura corporal de acordo com a diretriz de prática clínica para medição de temperatura nos adultos em estado crítico.[12,13]

Quadro 25.3. Classificação da temperatura corporal de acordo com a diretriz de prática clínica para medição de temperatura nos adultos em estado crítico.[12]

> 41,5	Hiperpirexia extrema
40 a 41	Hiperpirexia
38,4 a 39,9	Hipertermia
37,5 a 38,3	Febre
36,5 a 37,5	Normal

(Continua)

Quadro 25.3. Classificação da temperatura corporal de acordo com a diretriz de prática clínica para medição de temperatura nos adultos em estado crítico.[12] *(Continuação)*

34 a 35,9	Hipotermia leve
32 a 33,9	Hipotermia moderada
30,3 a 31,9	Hipotermia de profundidade
< 30	Hipotermia profunda

Fonte: Desenvolvido pela autoria do capítulo.

A manutenção de temperatura dentro dos limites fisiológicos garante condições ideais para atividade enzimática e reações químicas,[10] tornando-se inegável o importante papel do enfermeiro no controle da temperatura corporal.[12]

Para monitorizar a temperatura, podem ser utilizadas formas invasivas e não invasivas. Para a forma não invasiva, foco deste capítulo, existem os dispositivos:

a. Termômetros manuais digitais (Figura 25.7): comumente utilizados na UTI, porém por muitas vezes refletem uma temperatura incorreta, frequentemente associada ao tempo de permanência definido como no mínimo 3 minutos para mensuração correta e/ou hipoperfusão tecidual de alguns pacientes.

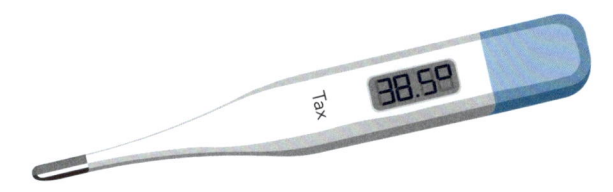

Figura 25.7. Termômetro manual digital.

Tax: temperatura axilar.
Fonte: Acervo da autoria do capítulo.

b. Termômetros menos comuns nas terapias intensivas do Brasil são os adesivos, que contêm cristal líquido aplicados em suas tiras, estes podem ser aplicados em qualquer parte do corpo, mas são comumente fixados à região frontal. Também sofrem maior interferência em virtude de adesão à pele e da hipoperfusão tecidual.

c. Os termômetros timpânicos (Figura 25.8) são mais precisos; por emissão de infravermelhos, conseguem captar a temperatura do tímpano, local considerado apropriado para a medida da temperatura corporal em decorrência de rica vascularização.

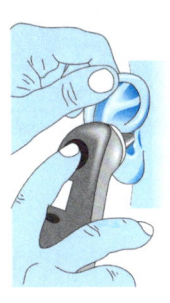

Figura 25.8. Termômetro timpânico.

Fonte: Acervo da autoria do capítulo.

Termômetros com termistores (Figuras 25.9 e 25.10): quando acoplados ao monitor, comumente refletem uma melhor mensuração da temperatura, além de possibilitar sua medida contínua. Podem ser utilizados por via axilar, esofágica e retal, em que as formas esofagiana e retal são consideradas invasivas. Contudo, alguns cuidados devem ser observados e seguidos pela equipe de enfermagem para que se possa obter uma temperatura fidedigna.

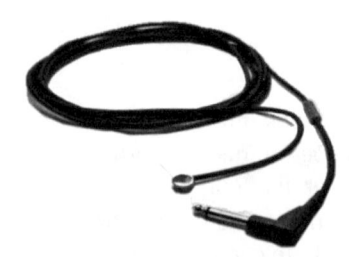

Figura 25.9. Termômetro axilar.
Fonte: Acervo da autoria do capítulo.

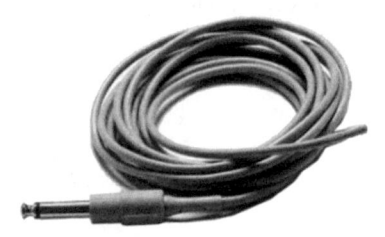

Figura 25.10. Termômetro esofágico.
Fonte: Acervo da autoria do capítulo.

O controle da temperatura (Figura 25.11) muitas vezes pode servir como base terapêutica ou parâmetro para intervenções. Como no caso dos pacientes pós-parada cardiorrespiratória, para os quais se recomenda indução de hipotermia e também àqueles acometidos por AVC, em que o centro regulador da temperatura pode sofrer influências ou a febre pode causar danos neurológicos maiores, sendo fundamental o controle estrito da temperatura.[14]

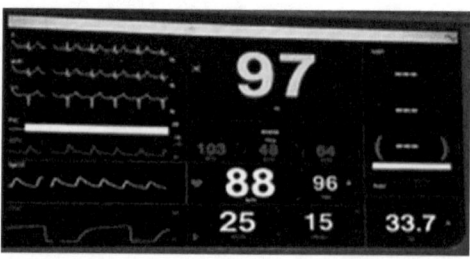

Figura 25.11. Registro T° no monitor.
Fonte: Acervo da autoria do capítulo.

◖ Considerações finais

Monitorizar os pacientes na terapia intensiva é uma tarefa que envolve todos os profissionais, mas principalmente a enfermagem, que é a responsável por controlar os sinais vitais.

Qualquer parâmetro alterado é primeiro detectado pela equipe de enfermagem, portanto é imperativo, por parte dessa equipe, o conhecimento científico, bem como dos equipamentos destinados à monitorização.

Como descrito no capítulo, a monitorização não invasiva é de simples obtenção e deve ser aplicada a todos os pacientes internados na terapia intensiva. Dependendo do caso, existirá uma definição sobre o intervalo de tempo entre as mensurações de frequência cardíaca, pressão não invasiva, frequência respiratória, oximetria de pulso e temperatura. Lembrando que todos os outros parâmetros podem ser obtidos online, exceto a PNI que deve ser programada e pode funcionar com intervalo mínimo de 5 minutos.

É importante lembrar que os equipamentos podem sofrer interferências tanto do paciente como do ambiente e o enfermeiro deve reconhecer todas as alterações para evitar erros de diagnósticos. Outro fator relevante é a observação constante do estado do paciente, tanto fisiológico, para definir ou modificar condutas, como no que se refere à integridade da pele, uma vez que esses dispositivos podem causar lesões se utilizados de forma inadequada.

Referências bibliográficas

1. Brasil. Resolução da Diretoria Colegiada. Agência Nacional de Vigilância Sanitária. RDC n. 7, de 24 de fevereiro de 2010. Disponível em: http://portal.anvisa.gov.br/wps/wcm/connect/5212a780430d-77d7a64bb6536d6308db/RDC+N%C2%BA.+7-2007.pdf?MOD=AJPERES. Acesso em maio 2021.
2. Ribeiro LO, Pires SR. Monitorização de sinal vital por meio de um monitor cardíaco. 2013, XI CEEL–ISSN, 2178-8308. Disponível em: https://www.peteletricaufu.com/static/ceel/doc/artigos/artigos2013/ceel2013_051.pdf. Acesso em maio 2021.
3. Pastore CA, Pinho JA, Pinho C, Samesima N, Pereira-Filho HG, Kruse JCL, et al. III Diretrizes da Sociedade Brasileira de Cardiologia sobre Análise e Emissão de Laudos Eletrocardiográficos. Arq Bras Cardiol 2016;106(4Supl.1):1-23.
4. Quilici AP, Bento AM, Ferreira FG, et al. Enfermagem em cardiologia. 2. ed. São Paulo: Atheneu; 2014.
5. Barroso WKS, Rodrigues CIS, Bortolotto LA, Mota-Gomes MA, Brandão AA, Feitosa ADDM, et al. Diretrizes brasileiras de hipertensão arterial. Arquivos Brasileiros de Cardiologia, 2020;116(3),516-658.
6. Levy MM, Evans LE, Rhodes A. The Surviving Sepsis Campaign Bundle: 2018 update. Intensive care medicine, 2018;44(6):925-928.
7. Barros ALBL, et al. Anamnese e exame físico: avaliação diagnóstica de enfermagem no adulto. 3. ed. Porto Alegre: Artmed; 2016.
8. Schettino G, Cardoso LF, Mattar Jr. J, Ganem F, et al. Paciente crítico diagnóstico e tratamento: Hospital Sírio Libanês. 2. ed. São Paulo: Manole; 2012.
9. Salas HM, Suaréz MM. Oximetría de pulso. Revista de la Sociedad Boliviana de Pediatría, 2012;51(2):149-155. Disponível em: http://www.scielo.org.bo/scielo.php?script=sci_arttext&pid=S1024-06752012000200011&lng=es. Acesso em maio 2021.
10. O'driscoll BR, Howard LS, Earis J Mak V. BTS guideline for oxygen use in adults in healthcare and emergency settings. 2017;72(1). Disponível em: http://dx.doi.org/10.1136/thoraxjnl-2016-209729. (Acesso maio 2021).
11. Jubran A. Pulse oximetry. Critical Care. 2015;19(1):272. Disponível em: https://doi.org/10.1186/s13054-015-0984-8. Acesso em maio 2021.
12. Rolls KD, Wrightson D, Schacht S, Keating L, Irwin S, Walker S. Temperature measurement for critically ill adults: a clinical practice guideline, 2014. Disponível em: https://www.aci.health.nsw.gov.au/__data/assets/pdf_file/0004/240178/ACI14_Temperature-1-4.pdf. Acesso em maio 2021.
13. Salgado PDO, Silva LCR, Silva PMA, Paiva IRA, Macieira TGR, Chianca TCM. Cuidados de enfermagem a pacientes com temperatura corporal elevada: revisão integrativa. Revista Mineira de Enfermagem, 2015;19(1), 212-226. Disponível em: doi: http://www.dx.doi.org/10.5935/1415-2762.20150017. Acesso em maio 2021.
14. Viana, RAPP, Whitaker IY, Zanei ssv, et al. Enfermagem em terapia intensiva: práticas e vivências. 2. ed. Porto Alegre: Artmed; 2020.

26
Monitorização da Pressão Arterial Invasiva e Pressão Venosa Central

Andrezza Serpa Franco
Rodrigo Francisco de Jesus
Viviane de Lima Quintas dos Santos
José Melquiades Ramalho Neto

◖ Considerações iniciais

As unidades de terapia intensiva (UTI), a partir da década de 1960, apresentaram maior desenvolvimento com o crescente uso de tecnologias e o aumento da disponibilidade de aparelhos para mensurar, regular e monitorar os sistemas orgânicos, caracterizando a UTI como o ambiente destinado para acomodar pacientes de alta gravidade, carentes de avaliação clínica permanente e de sistemas de suporte à vida.[1] Desse modo, aliar as boas práticas de enfermagem na vertente da monitorização invasiva requer do profissional habilidades e competências que sustentarão a tomada de decisão à beira do leito, envolvendo desde a instalação dos dispositivos até a interpretação de dados provenientes da clínica e dos recursos tecnológicos disponíveis.

Nesse sentido, a reflexão crítica exige habilidades cognitivas, psicomotoras e afetivas para utilizar os instrumentos de uma ampla base do conhecimento, do processo de enfermagem e de padrões estabelecidos para o cuidado, assim como da pesquisa de enfermagem para análise dos dados e planejamento do curso da ação com base em novas evidências e conclusões científicas.[2]

A monitorização hemodinâmica é o estudo das pressões da circulação sanguínea por meio da observação metódica de parâmetros clínico-laboratoriais, que permitirá a vigilância contínua de um sistema do organismo de forma invasiva e não invasiva.[3,4] A equipe de enfermagem, por estar presente 24 horas à beira do leito, necessita fazer destes aparatos tecnológicos não apenas uma ferramenta para otimizar o trabalho na terapia intensiva, mas principalmente um meio para realizar o planejamento de sua assistência de forma precoce e prudente junto ao paciente gravemente enfermo.

Atualmente, a disponibilidade de avanços tecnológicos muito contribui para reverter situações antes insolúveis, uma espécie de ferramenta para a equipe de saúde oferecer melhores condições de vida e potencializar uma decisão terapêutica mais adequada. No paciente em UTI, a monitorização invasiva pode ser utilizada sob o aspecto preventivo para antecipar ações com relação aos problemas orgânicos, ou no aspecto curativo, na necessidade da escolha da melhor intervenção quando um processo fisiopatológico foi identificado.[5]

Contudo, o objetivo deste capítulo é fornecer informações relacionadas às tecnologias disponíveis para monitorização hemodinâmica invasiva com foco no planejamento das ações de enfermagem para conferir maior segurança aos pacientes, promover a melhoria da qualidade assistencial e dar maior autonomia aos profissionais. É importante ressaltar que não pretendemos esgotar o assunto, mas proporcionar dados para a reflexão da necessidade da organização da assistência pautada na identificação de diagnósticos de enfermagem em pacientes monitorizados invasivamente, como base para a seleção de intervenções de enfermagem e o alcance de resultados pelos quais o enfermeiro é responsável. Frente a isso, primeiramente são apresentadas as ações comuns aos métodos de monitorização invasiva para, depois, descrever os cuidados inerentes à monitorização da pressão arterial invasiva (PAI) e da pressão venosa central (PVC).

Ações comuns aos métodos de monitorização invasiva

Para atender às transformações tecnológicas, sociais e econômicas, as responsabilidades no cuidar incluem: conseguir operar uma linguagem interdisciplinar, traduzida em indicadores de qualidade; qualidade do cuidado; protocolos assistenciais e/ou do cuidado; gestão de risco; Enfermagem Baseada em Evidências (EBE); eventos adversos; segurança do paciente; acreditação hospitalar; comissão de ética e estratégias preventivas.[6]

A implementação da Sistematização da Assistência de enfermagem (SAE) no âmbito da UTI possibilita, por meio do Processo de enfermagem, um adequado julgamento clínico das condições do paciente pelo enfermeiro assistencial, muitas vezes mediado por protocolos e *checklists* bem definidos, o que passará a ser o diferencial na assistência e promoverá a identificação de alguns diagnósticos de enfermagem, com base na taxonomia NANDA-I,[7] que podem ser utilizados em situações nas quais a monitorização hemodinâmica se faz necessária: Risco para infecção; (Risco) Perfusão tecidual periférica ineficaz; Volume de líquidos excessivo; Risco de volume de líquidos deficiente; (Risco) Débito cardíaco diminuído; Troca de gases prejudicada.

Assim, enunciados diagnósticos são bem estruturados pelo enfermeiro a partir de um título do diagnóstico, fatores relacionados, características definidoras ou, ainda, fatores de risco, evidenciados pela leitura e interpretação de dados que refletem respostas humanas às condições de saúde/processos vitais ou suscetibilidade apresentada pelos pacientes. Ou seja, o diagnóstico de enfermagem possibilita o adequado planejamento das intervenções necessárias.

No que tange aos riscos para infecção, cada tipo de monitorização tem sua forma de montagem, e o respeito à técnica asséptica caracteriza um fator primordial para minimizar esses riscos. As medidas preventivas envolvem higienização das mãos, barreira máxima estéril para a inserção do cateter, preparo da pele com clorexidina degermante e alcóolica, seleção do sítio de inserção e revisão diária acerca da necessidade da manutenção do cateter.[8] Nesse ínterim, recomenda-se que cada serviço tenha seus *checklists* e/ou protocolos por meio dos quais os enfermeiros, em corresponsabilidade com a equipe de saúde, possam controlar as diretrizes estabelecidas para a prevenção de infecção por cateter.

Os demais "rótulos" apresentados têm relação direta com a vigilância dos parâmetros apresentados pela tecnologia. Por isso, é necessário o registro dos dados em folha de balanço hídrico ou folha própria para monitorização hemodinâmica, pois, a partir dos dados registrados, o enfermeiro fará o julgamento clínico necessário para identificar os diagnósticos de enfermagem centrais e iniciar suas intervenções independentes ou colaborativas, que são subsídios para a evolução de enfermagem.

A seguir, alguns cuidados que são comuns aos sistemas de monitorização invasiva:

Sistemas de monitorização

Os sistemas de monitorização de pressão estão divididos em dois componentes: os o sistema elétrico; e os do sistema de fluido.

O sistema elétrico consiste no amplificador, osciloscópio, processador ou *display* e registrador analógico. O amplificador amplifica o sinal do transdutor, e o sinal é mostrado no osciloscópio como uma curva de pressão acompanhada numericamente dos níveis pressóricos do paciente, como um *display* digital.[9]

Os componentes do sistema de fluido estão em contato direto com o sistema vascular do paciente e carregam o sinal mecânico para o transdutor (Figura 26.1). Esses componentes consistem no cateter vascular, tubo de pressão não complacente, além de um dispositivo de fluxo contínuo que permite o *flush*, de duas ou três torneirinhas, dependendo do fabricante, do transdutor de pressão, de uma bolsa de pressurização e uma solução salina para irrigação do sistema. A chave para otimizar o sistema de leitura da pressão invasiva é manter esse sistema o mais simples possível para melhorar a sua capacidade para reproduzir com precisão as curvas de pressão.[3-9]

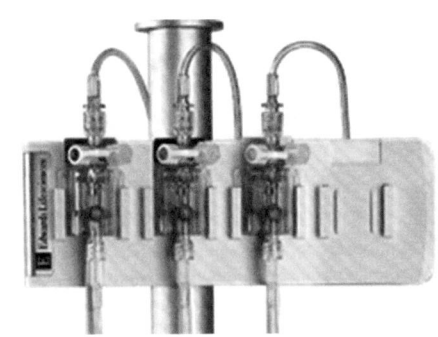

Figura 26.1. Sistema de monitorização invasiva com *kit* de transdutores de pressão: suporte, garras e transdutores de pressão para monitorização invasiva.

Fonte: Edwards Lifesciences.

Nivelamento dos sistemas de monitorização

O nível de referência para o posicionamento do transdutor de pressão é de extrema relevância para determinar a leitura fidedigna das variáveis fisiológicas monitorizadas. Diversos estudos foram realizados a fim de garantir o correto nivelamento, independentemente do posicionamento do paciente no leito. Para a realização da monitorização invasiva ideal, faz-se necessário que o nivelamento seja ajustado no eixo flebostático, um ponto de intersecção localizado no 4º espaço intercostal com a linha axilar média,[3,9-11] conforme a Figura 26.2.

Após o nivelamento no eixo flebostático, é preciso zerar o sistema para corrigir o desvio causado pela pressão hidrostática. Nivelar e zerar implica colocar a interface ar-fluido (torneirinha) do sistema do cateter em um ponto de referência específico para anular o efeito do tubo do cateter e assegura maior precisão na medida da pressão arterial e/ou pressão venosa central. Quando a torneirinha que fica acoplada ao transdutor é colocada acima do eixo flebostático, a medida da pressão é mais baixa; como resultado, a pressão hidrostática diminui. Se a torneirinha estiver posicionada abaixo do eixo flebostático, a medida da pressão é falsamente aumentada. Para cada 1,36 cmH$_2$O de discrepância, a pressão medida é alterada em 1 mmHg.[3]

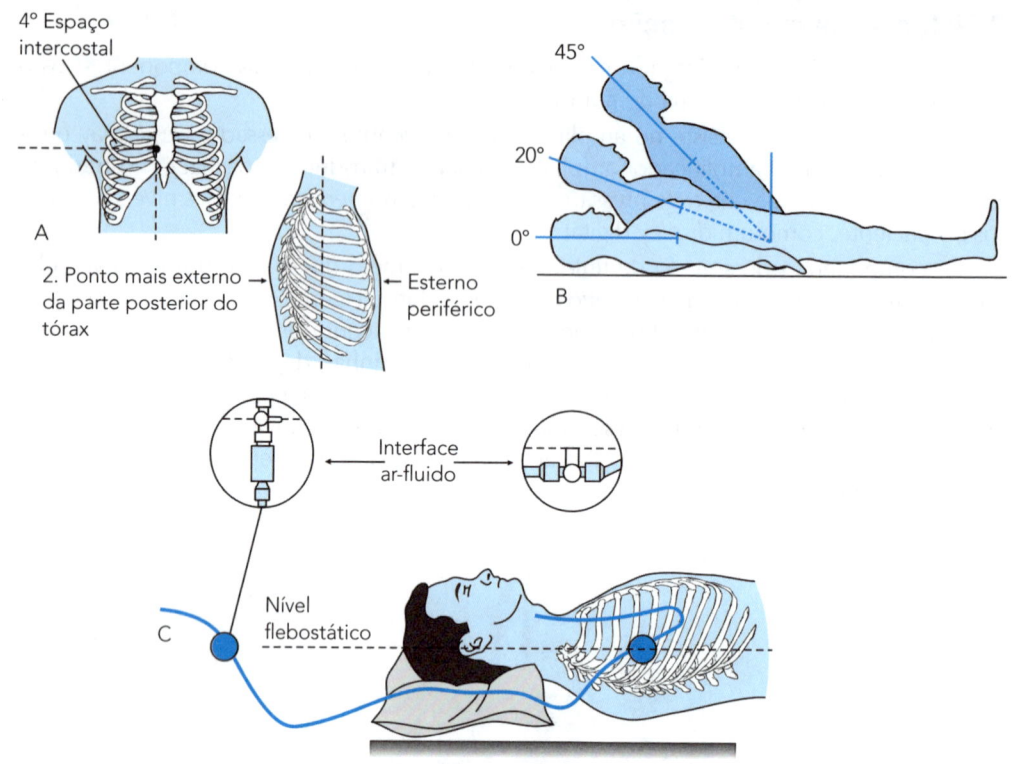

Figura 26.2. Eixo flebostático e o nível flebostático. (A) Eixo flebostático é o cruzamento de duas linhas de referência. (B) Nível flebostático é uma linha horizontal imaginária que parte do eixo flebostático. (C) Métodos para relacionar sistema de pressão ao eixo flebostático. O sistema pode ser referenciado pela colocação da interface ar-fluido da torneirinha na linha ou a torneirinha ao topo do transdutor no nível flebostático.

Fonte: Adaptada de Viana (2011).[12]

Uso de heparina na solução pressurizada

Desde muito tempo, reflete-se sobre as melhores práticas no tocante à adição (ou não) de heparina na solução salina dos sistemas de monitorização invasiva. Mesmo havendo protocolos institucionais que versem sobre esse uso da solução heparinizada (1-2 UI/mL), estudos ressaltam prós e contras acerca dessa prática. Estudos demonstraram que, em cateteres arteriais, o uso de doses baixas de heparina em solução salina, aponta para uma prática mais segura e aumento da patente do cateter,[13,14] sendo de extrema importância que o enfermeiro e outros profissionais estejam atentos aos sinais e sintomas de hemorragias (petéquias, hematomas, sangue nas fezes, sangue na urina, hemorragia nasal etc.), correlacionando com os dados do coagulograma do paciente.

Todavia, estudos ressaltam que essa adição de heparina na solução fisiológica é dispensável pelos seguintes motivos: boa parte dos cateteres na artéria radial com problemas não apresenta obstrução do lúmen em si, podendo estar associado a uma trombose intravascular bem na frente da ponta do cateter; a adição de heparina para lavagem e manutenção do sistema da PAI não reduziu a incidência de trombose do cateter, mas aumentou levemente (com significância estatística) o tempo de coagulação ativado e o tempo de tromboplastina parcial ativada (TTPa).[15-17]

A bolsa pressórica deverá ficar insuflada em 300 mmHg, permitindo que o dispositivo de fluxo sanguíneo irrigue de 1 a 3 mL/hora e evite o retorno sanguíneo, caso a solução tenha chegado ao fim.[3,18] Alguns cuidados gerais são identificados no Quadro 26.1.

Quadro 26.1. Cuidados gerais ao paciente grave sob monitorização invasiva.[3,8-12,18]

Cuidados gerais	Fundamentação
• Separar o material para realização da punção ou dissecção: gorro, máscara, avental, luva estéril, clorexidina alcóolica e degermante, gaze, seringas de 5 ou 10 mL, agulhas, cateter arterial e/ou venoso, fio de sutura agulhado, bandeja de punção profunda e campos estéreis, lidocaína sem vasoconstrictor, *kit* descartável de pressão invasiva, suporte de soro, cabo do módulo de pressão invasiva, bolsa pressurizadora, bolsa de 500 mL de soro fisiológico a 0,9%, material para curativo	• Confirmar com a equipe médica qual o sítio de punção adequado para a correta separação do cateter. • Um bom planejamento pelo enfermeiro do material a ser utilizado otimiza o tempo do procedimento
• Preparar o sistema de monitorização de forma estéril	• Antes do preparo do material de monitorização, o enfermeiro instala o suporte (chassi) compatível com os transdutores de pressão. A colocação da solução salina no sistema de monitorização, bem como a manipulação deste deverá ser realizada de forma asséptica
• Evitar conexões que alonguem o sistema de tubos	• Quanto maior o trajeto para a realização da leitura, menos fidedignos tornam-se os valores da pressão arterial e/ou da pressão venosa central
• Verificar a altura do zero hidrostático	• Após a montagem, é necessário realizar a calibração do sistema para produzir uma pressão referencial, com uma linha de base igual a zero, no ponto de intersecção localizado no eixo flebostático para o estabelecimento de pressões precisas, que garantem uma melhor assistência relacionada à hemodinâmica
• Zerar (calibrar) o sistema com relação à pressão atmosférica	• Após o teste de fluxo, o transdutor é colocado em contato com a pressão atmosférica (three-way aberto para o ambiente e fechado para o cateter do paciente), acionando-se o sistema de zeramento do monitor e visualizando-se a linha de pressão com nível zero na tela e nos valores das pressões sistólica, diastólica e média. Em seguida, retornar o three-way para a posição original, iniciando a monitorização. Mobilizações e demais cuidados com o paciente podem requerer novo nivelamento e subsequente zeragem do sistema
• Procurar e reparar o sistema em decorrência da presença de bolhas	• Irrigação contínua e integridade do sistema são essenciais para prevenir a entrada de ar, que pode entrar pelas conexões, torneirinhas ou na realização de retirada de sangue através do sistema, aumentando o risco de embolia gasosa. O ar que entra no sistema arterial flui rapidamente para o coração e cérebro, obstruindo potencialmente o fluxo de sangue nos tecidos e cérebro

(Continua)

Quadro 26.1. Cuidados gerais ao paciente grave sob monitorização invasiva.[3,8-12,18] (*Continuação*)

Cuidados gerais	Fundamentação
• Manter bolsa pressórica insuflada em 300 mmHg	• Para que o sistema possa manter um fluxo contínuo, garantindo permeabilidade e evitando fluxo retrógrado para o sistema
• Atentar para os riscos de infecção, minimizando o número de manipulações e entradas no sistema de monitoramento de pressão	• Quando possível, o transdutor descartável, o dispositivo de irrigação contínua e a solução de irrigação devem ser substituídos a cada 96 horas. Caso haja coleta de sangue via sistema aberto (através das torneirinhas), realizar antissepsia antes e após a coleta para minimizar os riscos de infecção
• Manter cuidados com o sítio de inserção do cateter, avaliando sinais de infecção ou sangramento • Avaliar coagulograma na busca de alguma discrasia sanguínea • Trocar curativos conforme rotina do serviço	• Na presença de sinais de flogose, comunicar imediatamente à equipe médica para possível retirada do cateter e coleta de culturas • Após 24 a 48 horas, o curativo deve ser trocado por filme transparente estéril, o qual pode ser mantido por até 7 dias quando em boas condições
• Manter o cateter o mínimo de tempo necessário, com avaliação diária da necessidade de sua permanência	• Juntamente com a equipe multiprofissional, discutir as indicações clínicas para manutenção da cateterização, tendo em vista os riscos de complicações associadas aos dispositivos invasivos

Fonte: Desenvolvido pela autoria do capítulo.

A técnica de remoção de um cateter arterial inicia-se com a instalação de uma seringa de 5 a 10 mL no introdutor, devendo posteriormente ser realizada compressão no local de punção ao longo da artéria anterior para evitar exsanguinação, por até 30 segundos. Após a compressão, retirar o cateter ao mesmo tempo em que se realiza uma aspiração com a seringa para retirada de possíveis trombos locais. Por fim, deve-se comprimir o local da retirada por 5 minutos e observar a homeostasia. Em pacientes com coagulopatia ou terapia com anticoagulante, o tempo de compressão pode se estender de 20 a 30 minutos.[4]

Monitorização da pressão arterial invasiva (PAI)

Indicações

A monitorização da pressão intra-arterial acontece diante da necessidade de monitorização precisa e contínua da situação hemodinâmica do paciente grave. As principais indicações para que a artéria seja canulizada são: pós-operatório de cirurgia cardíaca ou de cirurgias nas quais não podem ocorrer grandes alterações da pressão arterial; hipotensão ou hipertensão graves e refratárias; necessidade do uso de drogas vasoativas ou de um controle rigoroso da troca gasosa por meio da gasometria arterial; emergências hipertensivas; hipertensão intracraniana; estados de choque e outras complicações que não toleram hipotensão ou variações bruscas da pressão arterial média, como na monitorização da pressão intracraniana (PIC) e em pacientes com uso de balão intra-aórtico.

Vale também destacar que não há contraindicações absolutas, mas somente contraindicações relativas de uma canulização arterial: doença vascular periférica; coagulopatia; uso de anticoagulantes e trombolíticos (cautela); áreas infectadas; e queimaduras no local da punção.[3,9,10]

O cateter arterial pode ser inserido na artéria radial, pediosa, femoral ou axilar, sendo a radial considerada o vaso de 1ª escolha por estar associada ao menor número de complicações possíveis em virtude de sua circulação colateral promovida pela artéria ulnar. Ademais, faz-se necessária a realização do teste de Allen antes da canulização da artéria radial a fim de se garantirem procedimento seguro e adequada avaliação da circulação da mão, considerado um exame bom, válido e seguro para essa avaliação.[19]

A punção da artéria braquial deve ser evitada em razão do risco potencial de complicações trombolíticas em antebraço e mão. As desvantagens do cateter femoral consistem na sua localização, como o risco potencial de contaminação pela proximidade com a genitália, embora seja um vaso de maior calibre e com menor risco de obstrução. Desta forma, a análise dos riscos para cada paciente deve ser considerada.

Outro fator importante que precisa ser valorizado diz respeito à Enfermagem em Práticas Avançadas (EPA), considerada um instrumento de inovação para melhoria da atenção à saúde e que integra pesquisa, educação, prática assistencial e gestão. O enfermeiro que realiza a EPA precisa ter um certo grau de autonomia, competência para tomada de decisão clínica para a realização da punção arterial e monitorização hemodinâmica.[20] Nesse sentido, a Resolução n. 390/2011 do Conselho Federal de Enfermagem normatiza a realização da punção arterial pelo enfermeiro tanto para coleta de sangue para gasometria como para a instalação de cateter intra-arterial e monitorização da PAI, ressaltando-se nesse cenário a importância da realização de treinamentos que garantam, assim, competência técnica para a efetivação das boas práticas para o procedimento.[21]

◖ Análise da curva arterial

A pressão arterial média (PAM), que representa a pressão média por meio de um ciclo cardíaco, é afetada pelo débito cardíaco (DC) e pela resistência vascular sistêmica (RVS), como descritos na equação: PAM = DC × RVS. A pressão arterial normal produz uma curva característica, que é dividida em três componentes: dicrótico; anacrótico; e nó dicrótico. O componente anacrótico é representado pela ejeção do sangue, ou seja, pressão sistólica; o componente dicrótico representa a diástole; o nó dicrótico representa o fechamento da válvula aórtica (Figura 26.3).

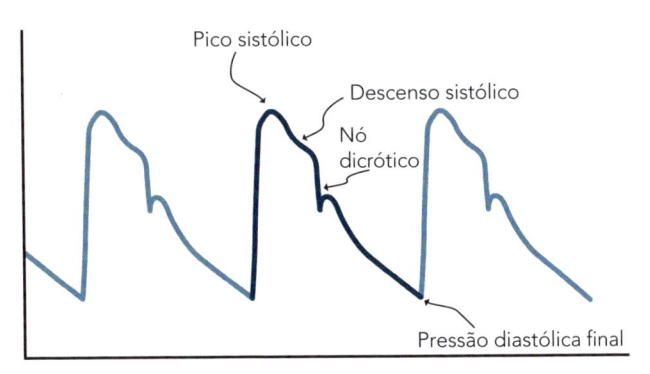

Figura 26.3. Curvas de pressão arterial normais com sístole; nó dicrótico e diástole.

Fonte: Adaptada de Edwards Lifesciences.

Além disso, a curva da pressão arterial poderá ser diferentemente representada no gráfico de acordo com o seu sítio de canulização, ou seja, a curva é representada por uma forma ascendente quando aumenta a pressão sistólica, tornando a curva com um traço ascendente, íngreme; imediatamente depois ocorre uma incisura (nó dicrótico), que representa o fechamento da valva aórtica; iniciando um momento decrescente, representado pela diástole. Na Figura 26.4, estão representadas as diferentes formas de curvas arteriais e suas respectivas canulizações anatômicas, ressaltando-se que quanto mais distante da raiz da aorta, menos evidente se torna o declive diastólico correspondente ao fechamento da valva aórtica e mais proeminente se torna o pico sistólico.[20,22]

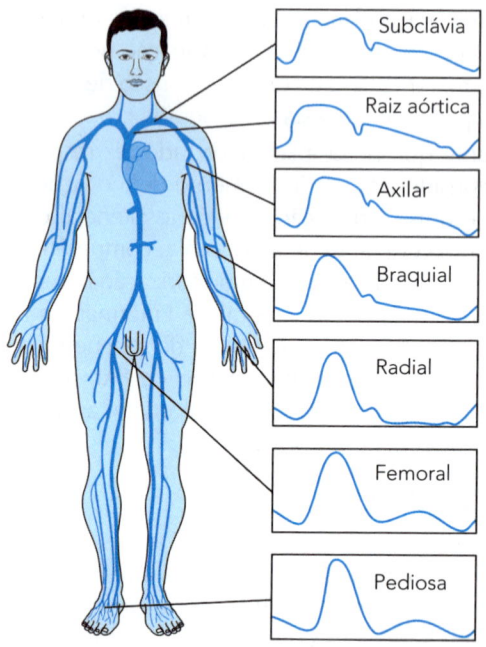

Figura 26.4. Configuração das curvas de pressão arterial em locais variados da árvore arterial.

Fonte: Adaptada de Assunção; Rezende (2004).[22]

Oportunamente, o Quadro 26.2 aborda os cuidados de enfermagem ao paciente submetido à monitorização da PAI:

Quadro 26.2. Cuidados ao paciente grave submetido à monitorização invasiva da pressão arterial.

Cuidados gerais	Fundamentação
Realizar o teste de Allen antes da instalação do cateter na artéria radial	Antes do procedimento, pedir ao paciente que feche e aperte a mão com força, ao tempo em que o profissional comprime concomitantemente as artérias radial e ulnar. Em seguida, solicitar que abra a mão enquanto se mantém a pressão sobre ambas as artérias, liberando primeiro a artéria ulnar para avaliar se a palma da mão é reperfundida em cerca de 5 segundos. Caso não ocorra reperfusão, não puncionar a artéria radial para se evitar o risco de isquemia da mão em situações de trombose da artéria puncionada. Garantia de prática segura, certificando-se da circulação colateral pela ulnar/arco palmar
Utilizar técnica asséptica para instalação do cateter	Para minimizar o risco de infecção e garantir um tempo ideal de permanência do cateter. A preferência é pela utilização de *kits* específicos de PAI para a artéria escolhida

(Continua)

Quadro 26.2. Cuidados ao paciente grave submetido à monitorização invasiva da pressão arterial. (*Continuação*)

Cuidados gerais	Fundamentação
Analisar a morfologia das curvas	A morfologia da curva direciona a equipe para avaliação de possíveis patologias, alterações na dinâmica da pressão (hipotensão gera curva amortecida; aterosclerose, possível aumento na curva sistólica e diminuição do nó dicrótico e na pressão diastólica; miocardiopatia dilatada, a curva arterial pode se caracterizar por um pico sistólico tardio e arritmias). Outro fator que interfere na qualidade da curva e pode direcionar terapêutica indevida é o esvaziamento da solução salina no interior da bolsa pressórica, pois as pressões diminuem e as curvas tornam-se amortecidas
Determinar a resposta dinâmica do sistema de mensuração por meio do "teste de fluxo ou lavagem do sistema"	É necessário realizar o *flush test* sempre que o enfermeiro analisar curva não fidedigna, acionando o sistema de lavagem (flush) e verificando se após a lavagem houve a despressurização da bolsa
Atentar para os riscos de complicações, como embolização arterial e sistêmica, insuficiência vascular, necrose, isquemia, infecções, hemorragias, injeção acidental de drogas por via intra-arterial, trombose, espasmos arteriais, hematoma local, dor local, fístula arteriovenosa	Embolização arterial pode acontecer na presença de ar dentro do sistema de fluido; obstruções no cateter ou formação de coágulos no circuito de fluidos podem obstruir o lúmen arterial e causar isquemia distal. Esta causará membros frios, mal perfundidos e cianóticos. Paciente sofre riscos de necrose e gangrena em membros Importante educar a equipe para não realização de medicações no circuito

Fonte: Desenvolvido pela autoria do capítulo.

Monitorização da pressão venosa central (PVC)

A pressão venosa central (PVC) representa, indiretamente, a pressão do átrio direito (PAD). Quantifica-se, então, a pressão gerada pelo volume de sangue durante o retorno venoso com objetivo de se estimarem a pré-carga cardíaca e o status volêmico do paciente grave. No contexto da PVC, a pré-carga se refere ao ventrículo direito. Vários fatores podem interferir nessa mensuração, porém devido à facilidade do uso na prática clínica, a PVC se torna um dos parâmetros mais utilizados na monitorização hemodinâmica.[23]

Indicações

A monitorização da PVC está indicada a todo paciente que necessite de controle e avaliação do seu estado volêmico, como nas situações clínicas de choque, insuficiência renal aguda, sepse ou choque séptico, cirurgias de grande porte, desconforto respiratório.[8]

A equipe de enfermagem pode usar a monitorização da PVC para avaliar, à beira do leito, fluidorresponsividade dos pacientes gravemente enfermos. Apesar de não ser a melhor ferramenta para essa avaliação, a PVC sofreu muitas críticas por ser uma medida estática, não dinâmica e volumétrica, embora muitas UTI tenham apenas essa tecnologia para esse fim. A ausência de até 3 mmHg, após uma prova de volume não padronizada, quase sempre é garantia de um bom desempenho cardíaco em resposta à infusão de líquidos.[23]

É importante ressaltar que disfunções cardíacas, ventilação mecânica ou uso de drogas vasoativas, podem interferir em seus valores, pois nestes casos ocorrem variações na complacência ou na capacitância venosa.[10] Além de não ser um indicador preciso da função do ventrículo esquerdo ou da pré-carga do lado esquerdo do coração.[20]

Ademais, as contraindicações estão relacionadas ao acesso venoso central: síndromes obstrutivas da veia cava superior; trombose venosa profunda de membros superiores; infecção ou queimaduras nos locais do acesso venoso.[9,23]

Monitorização

As vias utilizadas consistem na introdução de um cateter venoso central, implantado pelo médico, geralmente na veia jugular interna, subclávia ou femoral (utilizando cateteres de longo comprimento), além da possibilidade de implantação de um cateter central de inserção periférica (PICC), muitas vezes realizada pelo enfermeiro.[9-24]

Sua monitorização eletrônica contínua por meio de transdutores de pressão, com registro e análise das curvas, considerada padrão-ouro.[22] Valores obtidos por manômetros ou colunas de água são menos precisos.[17-23]

Em cateteres venosos profundos que têm mais de uma via de infusão, existe controvérsia na escolha da via utilizada para aferição da PVC. Acredita-se que a via proximal do cateter deve ser escolhida, pois ela sofrerá menor interferência ocasionada por infusão de fluidos sobre as demais vias. Entretanto, o Consenso Brasileiro de Hemodinâmica[23] preconiza a via distal por refletir a pressão no átrio direito.

◖ Avaliação e interpretação das curvas

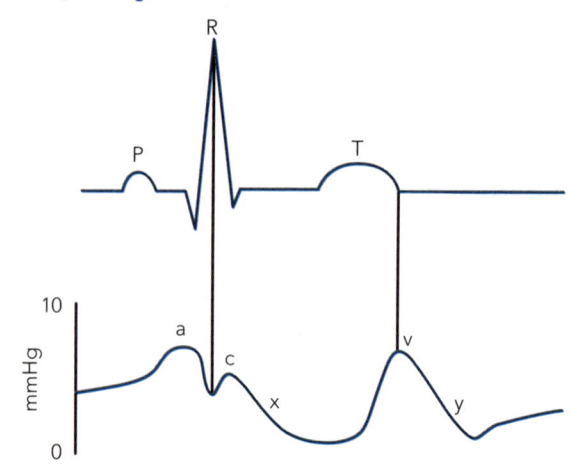

Onda "a": reflete a contração atrial.
Onda "c": fase final da diástole, antes do fechamento da valva tricúspide.
Onda "v": fluxo venoso do AD contra a valva tricúspide fechada.
Descida "x": relaxamento de AD.
Descida "y": enchimento passivo de AD.

Figura 26.5. Curvas da pressão venosa central.
Fonte: Adaptada de Viana (2011).[12]

Na Figura 26.5, a onda "a" correlaciona-se com o final da onda P no eletrocardiograma (ECG) e a onda "c" com o final do complexo QRS.

Os valores de normalidade giram em torno de 2 a 8 mmHg, apesar de esses valores variarem na literatura. Contudo, independentemente do registro do valor isolado, o enfermeiro deve associá-lo a outros parâmetros hemodinâmicos e interpretá-lo como uma medida de acompanhamento da *performance* cardíaca nas terapias de reposição volêmica. Valores menores poderão refletir hipovolemia, hemorragia, vasodilatação ou aumento da contratilidade miocárdica, enquanto valores maiores poderão estar relacionados ao aumento do volume sanguíneo por sobrecarga de volume ou vasoconstricção periférica, insuficiência tricúspide, falência de ventrículo direito, estenose mitral grave, tamponamento cardíaco, edema pulmonar e embolia pulmonar.[24,25]

Mensuração correta

A mensuração da PVC deve ser cuidadosa, uma vez que essa medida pode gerar intervenções terapêuticas imediatas à beira do leito. Idealmente deve ser medida com um cateter venoso central, cuja extremidade distal deve ser junto à veia cava superior com átrio direito. O paciente deve estar em posição supina, a posição do transdutor de pressão deve estar correta com relação ao zero hidrostático. Como a PVC pode sofrer variações da pressão intratorácica durante o ciclo respiratório, preconiza-se a sua aferição ao final da expiração e da diástole, tanto na ventilação espontânea como em respiração com pressão positiva.[23]

Cuidados com a mensuração da PVC [23]

1. Manter o paciente em posição supina (retire o travesseiro).
2. Certificar-se do correto posicionamento do transdutor.
3. Identificar o nível zero hidrostático.
4. Verificar o preenchimento completo do cateter com solução salina (remover bolhas e coágulos, quando presentes).
5. Realizar o teste de fluxo: observar o traçado da curva de pressão durante e logo após a infusão de soro fisiológico pelo sistema de pressurização.
6. Ajustar o nível zero com a pressão atmosférica, abrindo-se o sistema para o meio ambiente e mantendo o mesmo fechado com relação ao paciente.
7. Identificar as ondas de PVC/PAD.
8. Localizar o componente "a" da PVC/PAD, que corresponde à pressão diastólica final do ventrículo direito (PdFVD). Procurar relacionar a onda "a" do traçado pressórico com o final da onda P do ECG. Caso o monitor não disponha da tecnologia para "congelar" as ondas de pressão e do traçado de ECG, considerar a média da PVC durante a fase expiratória.
9. Proceder à mensuração ao final da expiração, tanto em pacientes sob ventilação mecânica como em pacientes em respiração espontânea, verificando a morfologia da curva e sua relação com o ciclo respiratório.
10. Caso não seja possível uma via exclusiva para mensuração contínua da PVC, recomenda-se utilizar a via distal para as outras soluções que estejam infundindo em conjunto (soluções de baixo risco de alteração hemodinâmica, como antibióticos, soluções cristaloides, reposição eletrolítica). O ideal é verificar a PVC com as soluções "paradas", ao menos no momento da mensuração para evitar falsos resultados.

Considerações finais

O paciente internado na UTI necessita de cuidados intensivos e, por vezes, seu estado geral de saúde é muito instável, requerendo acompanhamento constante e tomada de decisões rápidas. Dispositivos para realização da monitorização invasiva tem exigido do enfermeiro uma atuação extremamente complexa, e evidenciamos a necessidade do manejo constante para o acompanhamento tecnológico dessas inovações.

O foco das ações será sempre o paciente. Todavia, o conhecimento sobre as tecnologias que se transformam na extensão do cuidado garante a redução de complicações e os desfechos indesejáveis, a partir da utilização de métodos de trabalho que possibilitem a assistência pautada na SAE, respaldados legalmente pelos Conselhos de Enfermagem.

Dessa forma, a montagem, a instalação de dispositivos, a vigilância e a interpretação dos dados obtidos pela monitorização invasiva permitem ao enfermeiro a garantia da prestação de cuidados de forma segura. Não raramente encontramos uma equipe repleta de conhecimento técnico relacionado ao manuseio da tecnologia, porém se faz necessário que seus integrantes juntamente com a equipe médica possuam conhecimentos específicos sobre as indicações e aplicações clínicas da monitorização hemodinâmica invasiva.

Referências bibliográficas

1. Barra DCC, Nascimento ERP, Martins JJ, Albuquerque GL, Erdmann AL. Evolução histórica e impacto da tecnologia na área da saúde e da enfermagem. Rev Eletr Enf [Internet]. 2006;8(3):422-30.
2. Doenges ME, Moorhouse MF, Geisser AC. Plano de cuidados de enfermagem: orientações para o cuidado individual do paciente. 5 ed. Rio de Janeiro: Guanabara Koogan; 2003.
3. Silva LD. Cuidados ao paciente crítico: fundamentos para a enfermagem. Rio de Janeiro: Cultura Médica; 2003.
4. Viana RAPP, Whitaker IY. enfermagem em terapia intensiva: práticas e vivências. 2. ed. Porto Alegre: Artmed; 2019.
5. Azeredo NSG, Aquim EE, Santos AA. Assistência ao paciente crítico: uma abordagem multidisciplinar. Rio de Janeiro: Atheneu; 2019.
6. Vargas MAO, Luz AMH. Práticas seguras no contexto hospitalar: é preciso pensar sobre isso e aquilo. Enferm Foco. 2010;1(1):23-7.
7. Herdman TH, Kamitsuru S. Diagnósticos de enfermagem da NANDA-I: definições e classificação 2018-2020. 11. ed. Porto Alegre: Artmed; 2018.
8. O'Grady NP, Alexander M, Burns LA, Dellinger EP, Garland J, Heard SO, et al. Guidelines for the prevention of intravascular catheter-related infections. Clin Infect Dis. 2011;52(9):e162-93.
9. Cintra EA, Nishide VM, Nunes WA. Assistência de enfermagem ao paciente gravemente enfermo. 2. ed. São Paulo: Atheneu; 2005.
10. Woods SL, Froelicher ESS, Motzer SU. enfermagem em cardiologia. São Paulo: Manole; 2005.
11. Bridges EJ, Woods SL. Pulmonary artery pressure measurement: state of the art. Heart Lung. 1993;22(2):99-111.
12. Viana, RAPP. enfermagem em terapia intensiva: práticas baseadas em evidências. São Paulo: Atheneu; 2011.
13. Hepzibha A. Heparin *versus* normal saline as a flush solution. International J Advancement Science Arts. 2010;1(1).
14. Everson M, Webber L, Penfold C, Shah S, Freshwater-Turner D. Finding a solution: heparinised saline *versus* normal saline in the maintenance of invasive arterial lines in intensive care. J Intens Care Soc. 2016;17(4):284-9.
15. Robertson-Malt S, Malt GN, Farquhar V, Greer W. Heparin *versus* normal saline for patency of arterial lines. Cochrane Database Syst Rev. 2014;(5):CD007364.
16. Fleury Y, Arroyo D, Couchepin C, Robert-Ebadi H, Righini M, Lobrinus JA, et al. Impact of intravascular thrombosis on failure of radial arterial catheters in critically ill patients: a nested case-control study. Intensive Care Med. 2018;44:553-63.
17. Xiong J, Pan T, Jin H, Xie X, Wang Y, Wang D. A comparison of heparinised and non-heparinised normal saline solutions for maintaining the patency of arterial pressure measurement cannulae after heart surgery. J Cardiothorac Surg. 2019;14(39):1-9.
18. Knobel E. Monitorização hemodinâmica no paciente grave. São Paulo: Atheneu; 2013.
19. Kohonen M, Teerenhovi O, Terho T, Laurikka J, Tarkka M. Is the Allen test reliable enough? Eur J Cardiothorac Surg. 2007;32(6):902-5.
20. Miranda Neto MV, Rewa T, Leonello VM, Oliveira MAC. Prática avançada em enfermagem: uma possibilidade para a atenção primária em saúde?. Rev Bras Enferm. 2018;71(Suppl1):716-21.
21. Conselho Federal de enfermagem. Resolução COFEN n. 390/2011. Normatiza a execução, pelo enfermeiro, da punção arterial tanto para fins de gasometria como para monitorização de pressão arterial invasiva. Brasília (DF): COFEN; 2011.

22. Assunção MSC, Rezende EAC. Monitorização da PVC e da PAM. In: Réa Neto A, Mendes CL, Rezende EAC, Dias FS. Monitorização em UTI. Rio de Janeiro: Revinter; 2004;8:55-62.
23. Réa-Neto A, Rezende E, Mendes CL, David CM, Dias FS, Schettino G, et al. Consenso brasileiro de monitorização e suporte hemodinâmico – parte IV: monitorização da perfusão tecidual. Rev Bras Ter Intensiva. 2006;18(2):154-60.
24. Boldt J. Clinical review: hemodynamic monitoring in the intensive care unit. Crit Care. 2002;6(1):52-9.
25. Dias FS, Rezende E, Mendes CL, Réa-Neto A, David CM, Schettino G, et al. Parte II: monitorização hemodinâmica básica e cateter de artéria pulmonar. Rev Bras Ter Intensiva. 2006;18(1):63-77.

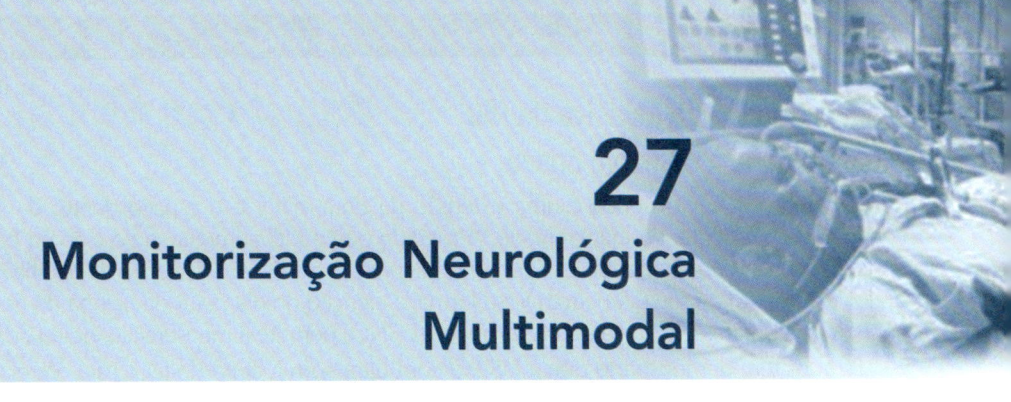

27
Monitorização Neurológica Multimodal

Rennan Martins Ribeiro
Solange Diccini

Introdução

O manejo de pacientes neurocríticos tem como objetivos principais identificar, prevenir e tratar insultos cerebrais potencialmente prejudiciais, bem como evitar eventos adversos. Entre as estratégias utilizadas para o cuidado desses pacientes, destaca-se o uso da monitorização neurológica multimodal (MNM), definida como um conjunto de informações obtidas a partir de diversas tecnologias para avaliar a integridade do sistema nervoso central (SNC), bem como a prevenção e detecção precoce de lesões neurológicas secundárias decorrentes de um insulto cerebral primário.

As informações obtidas por meio da MNM são essenciais para o cuidado do paciente neurocrítico e fornecem dados sobre a pressão intracraniana, fluxo sanguíneo cerebral, atividade elétrica cerebral e metabolismo cerebral. Para a mensuração do fluxo sanguíneo cerebral, podem ser utilizados o doppler transcraniano (DTC), a pressão de perfusão cerebral (PPC), o fluxo sanguíneo cerebral (FSC), a oximetria cerebral (PtiO$_2$) e a saturação de bulbo jugular (SjO$_2$). Para a atividade elétrica cerebral, usam-se o eletroencefalograma (EEG) e o índice bispectral (BIS); enquanto para o metabolismo cerebral, a microdiálise cerebral.

A implementação dessas tecnologias requer interpretação de resultados obtidos com base em conhecimentos de funcionamento do sistema nervoso. Dessa forma, é necessário que o enfermeiro tenha conhecimentos básicos de neurofisiologia, neuroanatomia, neuropatologia e das tecnologias empregadas na MNM. Portanto, estratégias de educação permanente são utilizadas para garantir a qualidade da assistência de enfermagem prestada ao paciente neurocrítico.

A seguir, são descritas as principais variáveis mensuradas pela MNM e tecnologias empregadas, bem como os respectivos cuidados intensivos de enfermagem.

Pressão intracraniana

A monitorização da pressão intracraniana (PIC) refere-se a um dos métodos mais tradicionais e comumente utilizados no manejo do paciente neurocrítico. A monitorização da PIC com análise do formato e tendência de onda permite a avaliação, interpretação e intervenção ativa no tratamento de situações de emergências neurológica relacionadas à hipertensão intracraniana (HIC). Atualmente, a monitorização da PIC pode ser obtida por meio da monitorização invasiva e não invasiva.[1,2]

Monitorização não invasiva da PIC

Ultrassonografia do nervo óptico

A bainha do nervo óptico é uma extensão da dura-máter e o espaço dentro da bainha é contínuo com o conteúdo intracraniano. À medida que a PIC aumenta, a pressão na bainha do nervo óptico também aumenta. Esse aumento de pressão resulta em dilatação da bainha do nervo óptico e aumento do seu diâmetro. Dessa forma, a aferição do diâmetro da bainha do nervo óptico (BNO) pela ultrassonografia do nervo óptico (USNO) permite a mensuração indireta da PIC.[1-4]

Estudos têm demonstrado que a USNO com ultrassom à beira do leito está correlacionada de maneira confiável com os sinais radiológicos de aumento da PIC. A correlação entre o aumento da bainha do nervo óptico e o aumento da PIC é linear, assim a bainha do nervo óptico começa a se expandir quando a PIC é maior que 15 mmHg. Uma medição do diâmetro da BNO maior que 5 mm está relacionada a uma medição elevada da PIC superior a 20 mmHg.[1-4]

Os principais benefícios do uso da USNO incluem a sua versatilidade e portabilidade. As imagens podem ser obtidas à beira do leito, mesmo em pacientes gravemente instáveis. Além disso, a curva de aprendizado é baixa e as imagens podem ser salvas para futuras comparações. As principais limitações são que a USNO é uma imagem com medição estática, em vez de uma avaliação dinâmica e contínua e, por fim, a obtenção da imagem depende do operador.[1-5]

Pupilometria digital

A avaliação pupilar refere-se ao componente essencial da avaliação neurológica do paciente neurocrítico, permitindo ao enfermeiro avaliar o II (nervo óptico) e o III (nervo oculomotor) pares de nervos cranianos. Essa avaliação torna-se importante, uma vez que a diminuição ou ausência da resposta dos nervos cranianos podem indicar hipertensão intracraniana, bem como traduzir um risco de herniação cerebral.[6,7]

O ato de mensurar o tamanho, forma e reflexo pupilar é uma prática adotada e bem estabelecida há centenas de anos no manejo do paciente neurológico e anteriormente ao avanço tecnológico com a eletricidade, sendo essa avaliação realizada por meio da luz de velas. Com a criação da eletricidade, as primeiras lanternas portáteis permitiram a avaliação subjetiva da resposta pupilar.[6,7]

Estudos científicos têm demonstrado a baixa sensibilidade na detecção de alterações pupilares interobservadores. Nos anos 1960, foi desenvolvido o primeiro pupilômetro digital, utilizando filme para avaliar a resposta de dilatação pupilar a respostas emocionais . Ao longo dos anos, a tecnologia foi aprimorada chegando à tecnologia disponível nos dias de hoje com o pupilômetro digital automático portátil.[6,7]

A pupilometria digital automática é uma série de imagens fotográficas da pupila, capturadas digitalmente e pontuadas quanto a alterações de tamanho ao longo do tempo (Figura 27.1).[6,7]

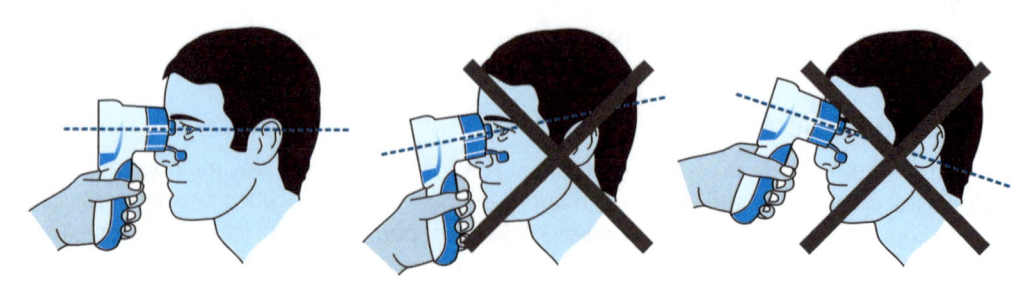

Figura 27.1. Pupilômetro digital automatizado.

Fonte: Adaptada de https://neuroptics.com.

Esses dispositivos são portáteis e permitem a mensuração de parâmetros, como tamanho mínimo, tamanho máximo, velocidade de constrição e latência (Figura 27.2). Uma das tecnologias mais difundidas no mundo permite, ainda, a obtenção do índice pupilar – NeuroPupilar Index (NPi).

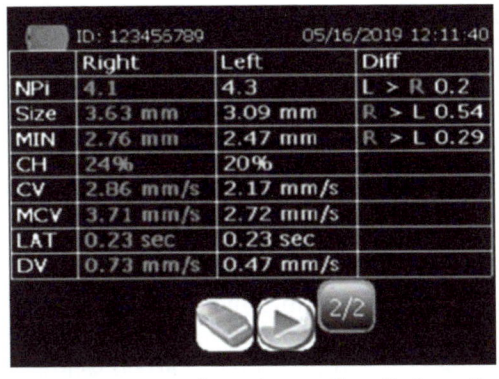 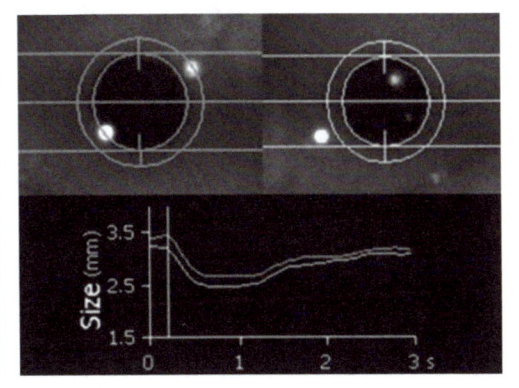

Figura 27.2. Registro dos parâmetros da avaliação pupilar automatizada.

Fonte: Adaptada de https://neuroptics.com.

Estudos recentes têm demonstrado a correlação entre as alterações no registro pupilar, como redução da velocidade de constrição e aumento do tempo de latência, com o desenvolvimento de HIC. Vale ressaltar que esses parâmetros não são passíveis de acurada identificação subjetiva pelo enfermeiro conforme o modelo tradicional, ratificando o potencial dessa tecnologia no manejo precoce do paciente com lesão cerebral aguda e risco de HIC.[6-7]

Apesar dos recentes estudos demonstrarem relação direta entre alterações pupilares e desenvolvimento de HIC, ainda não existem recomendações e diretrizes que indiquem a sua rotineira aplicação na prática clínica. Entretanto, a pupilometria digital tem demonstrado capacidade para aumentar a precisão, confiabilidade e reprodutividade quando comparada com avaliação manual, além da utilidade em determinar nível de analgesia e profundidade de sedação e correlacionar prognóstico em pacientes com HSA.[6,7]

Sensor extracraniano de deformação

A tecnologia de monitorização da PIC de forma minimamente invasiva foi desenvolvida por pesquisadores brasileiros e tem sido foco de estudo em diferentes populações nos últimos anos.

O princípio da monitorização consiste na aplicação de uma cinta externa (lâmina de plástico) em volta do crânio, acoplada a um sensor de deformação, constituído por um extensômetro elétrico de resistência (strain gauge), medindo a variação que essa resistência sofre conforme a superfície em questão se deforma. Assim, um sensor é acomodado sobre a pele e preso com uma fita elástica, sendo capaz de aferir a deformação craniana por um sistema de extensômetro embutido, exibido em um monitor próprio ou multiparamétrico (Figura 27.3).

A tecnologia permite a avaliação da tendência de curva de pressão intracraniana. Assim, consegue-se identificar padrões anormais com baixa complacência cerebral, caracterizado por P2 > P1. Estudos adicionais estão em desenvolvimento para determinação de algoritmos matemáticos com a finalidade de proporcionar registros numéricos de PIC relacionados com extensão de deformidade óssea detectada pelo sensor e, então, correlacioná-lo com HIC.

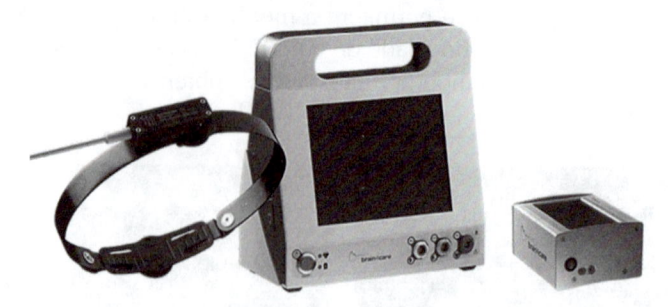

Figura 27.3. Monitorização não invasiva da PIC – sensor extracraniano de deformação.

Fonte: https://brain4.care.com.br.

A versão mais recente do dispositivo permite a comunicação com smartphones ou tablets para acompanhamento real do registro de curva de PIC, bem como disponibiliza relatórios de tendências. Com esta tecnologia, é necessário que o enfermeiro utilize a fita (cinta) adequada ao tamanho/circunferência craniana, adequado ao posicionamento do sensor e apoio sobre a calota craniana e acompanhamento do padrão de curva registrado no monitor.

Apesar da limitação no oferecimento de registros numéricos de PIC, a tecnologia tem sido validada no manejo de diferentes populações, como em pacientes com encefalopatia hepática, hipertensão intracraniana e hidrocefalia.

Monitorização invasiva da PIC

A técnica inclui a inserção de um cateter intracraniano por um orifício de trepanação ou craniotomia pelo neurocirurgião. A porção distal do cateter pode ser posicionada em diferentes locais do espaço intracraniano (Figura 27.4), dependendo das condições clínicas e neurológicas do paciente, bem como da integridade do sistema ventricular.[9-11]

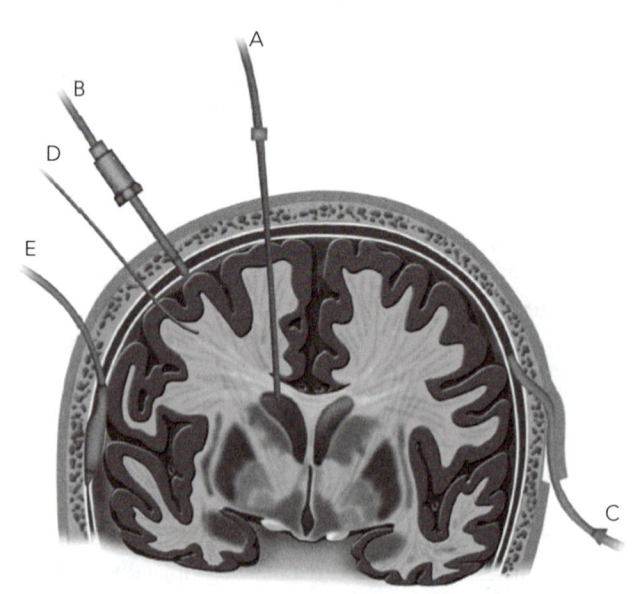

Figura 27.4. Posicionamento do cateter de pressão intracraniana: (A) intraventricular; (B) subaracnóideo; (C) subdural; (D) intraparenquimatoso; (E) epidural.

Fonte: Diccini; Ribeiro (2018).

Os cateteres de pressão intracraniana devem atender aos requisitos mínimos de padrões internacionais para garantir acurada mensuração da PIC. Assim, um cateter deve apresentar amplitude de variação da medida de pressão (0 a 100 mmHg), erro máximo de 10% na faixa de variação da PIC de 20 a 100 mmHg e precisão na medida da PIC de 0 a 20 mmHg, com variação média de ± 2 mmHg.[9-11]

Os componentes que permitem o adequado funcionamento do sistema de monitorização da PIC incluem:

- Cateter intracraniano adequadamente posicionado.
- Sensor.
- Meio de transmissão.
- Leitor externo/amplificador.

Portanto, se esses elementos não estiverem adequadamente funcionais e integrados, não será possível a obtenção de mensurações quantitativas e qualitativas acuradas da PIC.

O cateter de PIC posicionado no espaço ventricular, acoplado a um sistema de derivação ventricular externa, é comumente utilizado na prática clínica. A derivação ventricular externa (DVE) refere-se a um sistema de drenagem ventricular conectado a um cateter inserido no espaço intracraniano, nos ventrículos laterais, com objetivo de drenagem do líquido cefalorraquidiano (LCR) e monitorização da pressão intracraniana.[9-11]

O sistema é composto por um cateter de silicone, flexível, conectado a um sistema de drenagem graduada que tem uma câmara de gotejamento e uma bolsa coletora (Figura 27.5).[9-11]

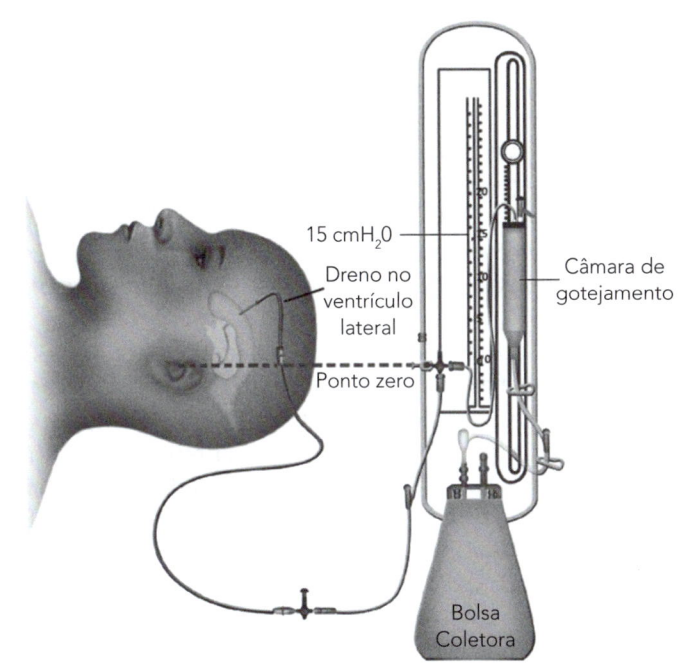

15 cmH$_2$0

Dreno no ventrículo lateral

Ponto zero

Câmara de gotejamento

Bolsa Coletora

Figura 27.5. Sistema de derivação ventricular externa (DVE).

Fonte: Diccini; Ribeiro (2018).

O sistema de DVE funciona por meio de pressão hidrostática. Dessa forma, o posicionamento do dispositivo e do paciente determina a diferença no gradiente de pressão entre o compartimento intracraniano e a DVE, permitindo a drenagem.[9-11]

Antes de abrir o sistema para drenagem, é importante determinar a referência para nivelamento das pressões, sendo o marco no SNC o forame de Monro e, no paciente, o meato acústico externo (MAE). A partir desta definição, a base da régua da câmara de gotejamento deve ser alinhada com o MAE, consequentemente com o forame de Monro.[9-11]

A partir dessa referência do marco zero em relação ao MAE, o médico deve determinar a prescrição da pressão de drenagem na qual deve ser posicionada a câmara de gotejamento em relação ao MAE. A condição clínica do paciente e objetivos da drenagem determinam a altura da câmara de gotejamento, que pode oscilar entre 8 e 20 cmH_2O do MAE.[9-11]

Os cuidados de enfermagem ao paciente com DVE incluem:[11]

- Manutenção do decúbito elevado a 30° e alinhamento mentoesternal do paciente.
- O sistema de drenagem da DVE dever ser fechado temporariamente para transporte, banho, mobilização fora do leito e deambulação. O paciente deve ser mobilizado com cautela, evitando a tração e/ou desconexão do sistema. Após o posicionamento do paciente no leito, a câmara de gotejamento deve ser colocada na altura prescrita e reaberta a DVE. Durante o período de tempo em que a DVE estiver fechada, avaliar alterações no nível de consciência.
- O primeiro curativo deve ser realizado após 24 a 48 horas da inserção do cateter e, depois, diariamente. A técnica deve ser asséptica, com soro fisiológico a 0,9% e clorexidina alcoólica, e o curativo mantido oclusivo.
- Observação e registro do aspecto e medida do volume drenado devem ser realizados a cada plantão. O débito do LCR esperado em 24 horas pode variar de 450 a 700 mL, dependendo da PIC.
- O volume da câmara de gotejamento deve ser drenado para a bolsa coletora a cada final de plantão, ou quando o volume do LCR se aproximar da capacidade máxima da câmara de gotejamento, cerca de 100 mL. Não deve ser permitido o volume máximo na câmara de gotejamento (100 mL), pelo risco de molhar o filtro de ar, na extremidade superior da câmara, o que pode causar sua pressurização, com alteração ou ausência da drenagem. A produção do LCR é em torno de 20 mL/hora no adulto.
- Esvaziamento da bolsa coletora deve ocorrer quando esta se apresenta com ¾ preenchidos, usando técnica asséptica. O sistema deve ser manipulado o menos possível, em virtude do risco de infecção.
- Evitar dobras, compressão e tração do sistema, mantendo as conexões íntegras e estéreis. Caso ocorra o descolamento do cateter, não reintroduzir e comunicar à equipe médica.
- Nos pacientes com a DVE fechada e monitorização da PIC, qualquer mobilização do paciente, pela aspiração traqueal, pela fisioterapia respiratória ou motora, pode desencadear aumentos nos valores da PIC. A PIC elevada e sustentada (por mais de 5 minutos) deve ser comunicada ao médico, que pode manter a DVE aberta de forma transitória, até a estabilização do paciente.
- Quando a DVE é utilizada tanto para drenagem de LCR como para monitorização da PIC (com transdutor de pressão e coluna líquida), alguns cuidados devem ser observados para a medida da PIC: fechar a via de drenagem do LCR, aguardar 10 minutos para avaliar o valor da PIC. zerar o transdutor de pressão. anotar o valor da PIC e da PPC. avaliar o traçado da PIC e reabrir o sistema de drenagem.
- A administração de medicação via intratecal deve ser realizada somente por médicos e com técnica asséptica.
- Recomenda-se a utilização de *bundle* em relação à técnica asséptica de inserção da DVE, manipulação do sistema, tipo de curativo e retirada da DVE.

No Quadro 27.1, é descrito o passo a passo para a instalação da monitorização da pressão intracraniana por meio de sistema de transdução com utilização da DVE.

Quadro 27.1. Monitorização da PIC por meio de sistema de transdução com DVE.[11]

Materiais necessários: monitor multiparamétrico, módulo para pressão invasiva, cabo para monitorização de pressão invasiva, equipo de pressão invasiva com transdutor, suporte de soro, solução fisiológica a 0,9% 100 mL, gorro, máscara, luva estéril, gaze, álcool a 70%, dânula três vias, fita adesiva.

Procedimento:
1. Confirme o paciente e o procedimento a ser realizado
2. Reúna o material em uma bandeja e leve ao quarto do paciente
3. Explique o procedimento ao paciente e/ou ao acompanhante
4. Higienize as mãos
5. Acople o módulo de pressão ao monitor multiparamétrico
6. Conecte uma extremidade do cabo de monitorização ao módulo
7. Identifique, no painel eletrônico do monitor, o canal utilizado para monitorização, selecionando a opção PIC
8. Ajuste os alarmes limites para pressão intracraniana
9. Em pacientes com monitorização da pressão arterial invasiva (PAI), habilite a monitorização da PPC no painel eletrônico do monitor.
10. Conecte a solução fisiológica a 0,9% no equipo de pressão invasiva com transdutor e preencha todo o sistema com solução fisiológica, evitando formação de bolhas
11. Posicione a dânula proximal ao transdutor de pressão do equipo de pressão invasiva no ponto de referência "zero" da DVE e fixe com fita adesiva
12. Remova as dânulas ventiladas do equipo de transdução e DVE e substitua-as por dânulas não ventiladas
13. Conecte a outra extremidade do cabo ao equipo de transdução
14. Calce o gorro, óculos, máscara e luva estéril
15. Remova a porção distal do equipo de transdução previamente a sua conexão ao cateter de PIC
16. Realize desinfecção com gaze e álcool a 70% da conexão do cateter de PIC/DVE e conecte o equipo de transdução ao cateter de PIC/DVE em sua dânula proximal à inserção craniana
17. Na ausência de dânula entre o cateter de PIC e a DVE, inserir uma dânula de três vias, permitindo a instalação e a monitorização da pressão intracraniana.
18. Posicione o paciente em decúbito prescrito (dorsal horizontal 30°) e alinhamento mentoesternal
19. Nivele a DVE/equipo de transdução com o ponto de referência – meato acústico externo
20. Remova a tampinha da dânula proximal ao transdutor no ponto zero da DVE e posicione a dânula na posição aberta ao ambiente e fechada para o paciente
21. Realize flush de soro no equipo de transdução, selecione a opção "Zero" no painel eletrônico do monitor multiparamétrico e observe a leitura do número zero no monitor
22. Posicione a dânula proximal ao equipo de transdução na posição fechada ao ambiente e aberta ao transdutor. Oclua a dânula com nova tampinha não ventilada e estéril
23. Posicione a dânula proximal à inserção craniana na posição aberta para equipo de transdução e fechado para a DVE (somente monitorização)
24. Observe a curva e o valor da PIC no monitor
25. Registre na folha de anotação de enfermagem os valores da PIC/PPC e comunique ao médico/ enfermeiro qualquer alteração
26. Recolha o material, deixe a unidade organizada e o paciente, confortável
27. Lave a bandeja com água e sabão, seque com papel-toalha e passe álcool a 70%
28. Higienize as mãos
29. Anote, no prontuário do paciente, o procedimento realizado

Fonte: Desenvolvido pela autoria do capítulo.

Interpretação da PIC

A avaliação do paciente com monitorização da PIC deve ser global e inclui análise quantitativa dos valores obtidos, bem como a análise qualitativa do padrão de ondas observado no monitor. [9-11]

Análise quantitativa da PIC

A PIC normal em adultos varia de 0 a 10 mmHg, com o limite superior de 15 mmHg. Nas crianças, a PIC normal varia de 5 a 10 mmHg. Em situações fisiológicas como tosse, espirro, esforço para evacuar e na posição de Trendelenburg, a PIC pode aumentar sem causar sintomas de HIC. Nas condições clínicas agudas, o paciente torna-se sintomático quando as pressões alcançam de 20 a 25 mmHg. Na monitorização da PIC, a HIC pode ser considerada quando:[9-11]

- PIC maior que 20 mmHg por intervalo maior que 10 minutos, sem estímulos externos.
- Medidas repetidas maiores que 20 mmHg em qualquer intervalo, sem estímulos externos.

A PIC ≥ 20 mmHg necessita de avaliação e de tratamento. A HIC é considerada moderada até 40 mmHg e grave a partir de 41 mmHg. Uma PIC sustentada e maior que 60 mmHg geralmente é fatal.

Quando há um aumento da PIC, ocorre também aumento da pressão arterial média (PAM), numa tentativa de manter a PPC. Quando os valores da PIC estão próximos ou iguais aos valores da PAM, PPC está próxima a zero e, consequentemente, há ausência do fluxo sanguíneo cerebral, com evolução do paciente para morte encefálica.

A manutenção dos valores normais da PIC (PIC<15 mmHg) deve ser determinada pela análise de diferentes condições do paciente, como etiologia da lesão neurológica, localização da lesão neurológica, idade, antecedentes patológicos, tempo de evolução da doença neurológica e condição clínica do paciente. [9-11]

As medidas da PIC podem ser apresentadas em mmHg ou cmH_2O. Os fatores de conversão são apresentados a seguir:

$$1 \text{ mmHg (torr)} = 1,36 \text{ } cmH_2O$$
$$1 \text{ } cmH_2O = 0,735 \text{ mmHg}$$

A monitorização da PIC deve ser mantida até que os seus níveis estejam normais ou próximos ao normal, isto é, por pelo menos 18 a 24 horas. O tempo médio de permanência da monitorização da PIC pode variar de 7 a 10 dias, dependendo da resposta do paciente à terapia específica para HIC, bem como da sua suspensão. [9-11]

Análise qualitativa da PIC

A análise da morfologia das ondas da PIC é importante, pois as variações da sua forma podem indicar a falência dos mecanismos de compensação da PIC, diminuição ou ausência da complacência cerebral e antecipar as elevações da mesma. As formas das ondas da PIC podem ser avaliadas pela análise de cada pulso arterial visualizado na tela do monitor ou pelo registro em papel gravado em forma contínua.[9-11]

A forma das ondas da PIC é determinada pelo comportamento do conteúdo intracraniano em relação ao volume de sangue que entra no crânio durante a sístole. A curva normal da PIC é composta por três componentes: P1, P2 e P3 (Figura 27.6):[9-11]

- O componente P1, denominado "onda de percussão", tem uma forma de pico, sendo a mais alta de todas, e representa o pulso arterial sistólico.
- O P2 é denominado "onda de maré" ou tidal wave, sendo a mais variável em forma e amplitude, representando a complacência cerebral.
- O P3 é denominado "onda dicrótica", ocorre após o nó dicrótico e é gerado pelo lado venoso da circulação. Após a onda dicrótica, a onda de pressão afila-se na sua posição

diastólica e podem ser observadas algumas ondas mínimas únicas, ou múltiplas, durante a fase descendente da onda.

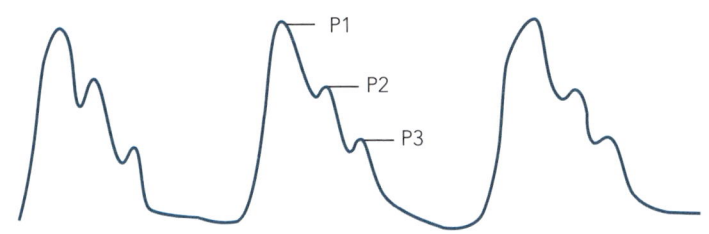

Figura 27.6. Curva normal de pressão intracraniana.

Fonte: Diccini; Ribeiro (2018).

Uma vez que a curva de PIC apresente um padrão em que P2 encontra-se maior que P1 (Figura 27.7), entende-se que a complacência cerebral se encontra diminuída, indicando falha nos mecanismos compensatórios para controle da PIC.

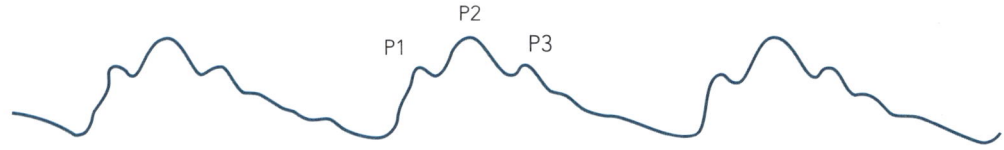

Figura 27.7. Curva anormal de pressão intracraniana, P2 > P1 e P3.

Fonte: Diccini; Ribeiro (2018).

Na monitorização contínua da PIC, podem, ainda, ser observados três tipos de variações das ondas de pressão em relação ao tempo, denominadas "onda A", "onda B" e "onda C":[9-11]

- **Ondas A ou ondas de platô:** caracterizadas por aumento súbito da PIC, alcançando valores que oscilam de 50 a 100 mmHg, com uma duração variável de 2 a 15 minutos (platô), seguida por uma queda abrupta para níveis que podem ser maiores do que a PIC inicial. São ondas patológicas que significam descompensação dos mecanismos de controle da PIC e estão relacionadas com a diminuição da complacência cerebral, aumento do volume sanguíneo cerebral, redução da PPC e do FSC (Figura 27.8). Podem estar associadas a um mau prognóstico do paciente.

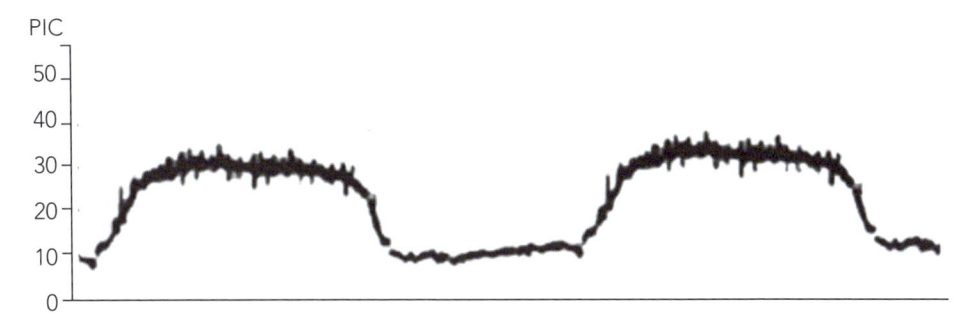

Figura 27.8. Ondas A.

Fonte: Diccini; Ribeiro (2018).

- **Ondas B:** oscilações fisiológicas da PIC, correspondendo a alterações na respiração, acentuando-se nos processos patológicos. Apresentam uma frequência de 1 a 2 por minuto, com amplitudes de 10 a 20 mmHg, podendo chegar até 50 mmHg, com uma característica de elevações pontiagudas (Figura 27.9). Indicam diminuição da complacência cerebral.

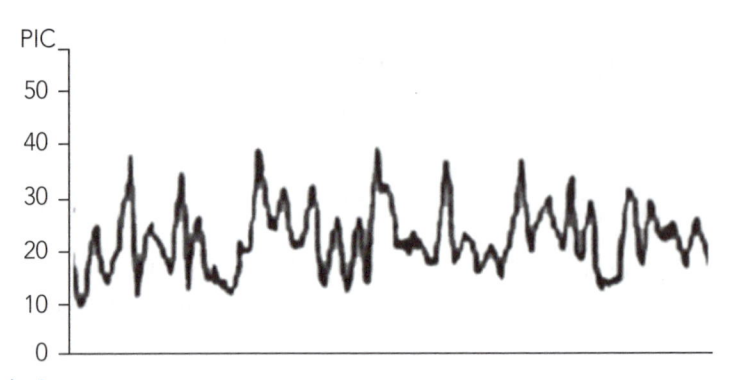

Figura 27.9. Ondas B.

Fonte: Diccini; Ribeiro (2018).

- **Ondas C:** ocorrem em uma frequência de 4 a 8 por minuto, são rápidas, rítmicas e de amplitude pequena (Figura 27.10). Não têm significado clínico e assemelham-se às variações da pressão arterial sistêmica, do tipo de Traube-Hering-Mayer. O seu valor é discutível, mas podem também ser causadas por aumento da transmissão do pulso arterial intracraniano por diminuição da complacência, mesmo com os valores da PIC nos limites normais.

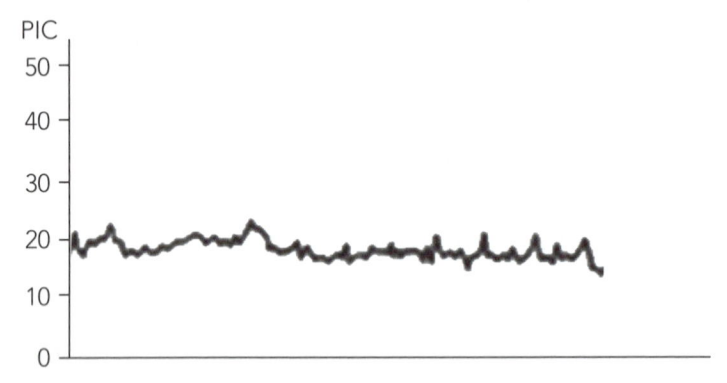

Figura 27.10. Ondas C.

Fonte: Diccini; Ribeiro (2018).

Cuidados de enfermagem na monitorização da pressão intracraniana[11]

O cateter de PIC preferencialmente é inserido pelo neurocirurgião no centro cirúrgico. Entretanto, quando as condições do paciente não permitirem o transporte do paciente, o cateter pode ser inserido à beira do leito na própria UTI, cabendo à equipe de enfermagem a assistência durante o procedimento, como posicionamento do paciente e provisão de materiais para a inserção do mesmo.

O enfermeiro intensivista é responsável pela montagem do sistema de monitorização da PIC, sendo o tipo de tecnologia utilizada determinante para a estratégia de monitorização utilizada pelo enfermeiro. No entanto, independentemente da tecnologia utilizada, os cuidados gerais na mensuração da PIC incluem:

- Posicionar paciente com cabeceira elevada a 30°, mantendo alinhamento mentoesternal.
- Estabelecer o ponto de referência para mensuração da PIC: MEA/tragus da orelha ou canto externo do olho.
- Calibrar o transdutor ao menos uma vez por plantão e sempre que houver desconexão do cateter com o monitor. A calibração deve ser realizada com o fechamento da via da dânula para o paciente e abertura ao ambiente, permitindo a calibração com a pressão atmosférica.
- Calcular e anotar o valor da PPC (PPC = PAM – PIC), juntamente com o valor da PIC, a cada hora e quando ocorrerem alterações; manter a PIC < 20 mmHg e PPC entre 60 e 70 mmHg.
- Avaliar e interpretar o traçado das ondas da PIC e avisar ao médico se presença de ondas patológicas.
- Avisar ao médico quando o valor da PIC ≥ 15 mmHg.
- Avaliar as intervenções de enfermagem que elevam a PIC (aspiração traqueal, banho, mudança de decúbito, curativos, enemas), bem como o retorno dos valores da PIC antes do início dos cuidados.
- Anotar, no registro da PIC, os momentos em que foram realizados procedimentos que provocaram o seu aumento, para que fique claro que o aumento da PIC foi provocado e não espontâneo.
- Avaliar os fatores que possam aumentar a PIC, como obstrução de vias aéreas, hipóxia, hipercapnia, hipotensão arterial, hipertermia, PEEP, posicionamento da cabeça, posicionamento do paciente, diminuição da elevação da cabeceira da cama, posturas de decorticação e descerebração, crises convulsivas, distensão abdominal, distensão da bexiga, dor, ansiedade, medo etc.
- Avaliar e monitorar os valores das medidas da PIC após tratamento médico, como manitol ou salina hipertônica, sedação, bloqueio neuromuscular, hipotermia e hiperventilação.

Pressão de perfusão cerebral

A pressão de perfusão cerebral (PPC) descreve um indicador indireto do FSC. É obtida por meio da diferença entre a pressão arterial média (PAM) e a pressão intracraniana (PIC).[4-5,9]

$$PPC = PAM - PIC$$

Assim, para sua obtenção, faz-se necessária a monitorização da PAM por meio de um cateter intra-arterial (radial, pediosa ou femoral), conectado a um sistema de monitorização hemodinâmica invasiva com transdução de pressão. A PAM pode, ainda, ser obtida por meio da técnica não invasiva com manguito e exibida no monitor multiparamétrico.[9]

A PIC, por sua vez, pode ser obtida com um cateter de PIC posicionado em diferentes localizações do espaço intracraniano. Importante ressaltar que mensurações adequadas da PIC são essenciais para obtenção de valores acurados de PPC, logo o enfermeiro deve implementar as melhores práticas da monitorização da PIC quando utilizar a PPC como parâmetro clínico em pacientes neurocríticos.[4,5,9]

Estudos têm demonstrado que valores de PPC entre 60 e 70 mmHg estão associados a melhores resultados funcionais. Valores inferiores a 60 mmHg estão associados à isquemia cerebral, bem como disfunção elétrica; e valores elevados podem favorecer a HIC.[4,5,9]

A prática na monitorização da PPC ainda é alvo de muitas discussões, especialmente no que se refere ao posicionamento do transdutor da pressão arterial invasiva. Na literatura, a prática é variável e alguns autores sugerem que o nivelamento do transdutor de pressão arterial ao nível do MAE, em vez do eixo flebostático, reflete com maior precisão a real PPC. Apesar dos poucos estudos, não há evidências que recomendem essa prática fortemente. Assim sendo, a atual recomendação no que se refere à PPC é que a unidade utilize uma padronização do posicionamento do transdutor com monitoramento da adesão às boas práticas.[4,5,9]

Oximetria de bulbo jugular

A monitorização da oximetria de bulbo de jugular (SjO_2) permite a avaliação indireta do equilíbrio entre a oferta e o consumo de oxigênio pelo tecido cerebral. Essa mensuração pode ser realizada com a inserção de um cateter no bulbo da jugular. Essa avaliação pode ser realizada de forma intermitente ou contínua com conexão do cateter a um sistema de leitura de fibra óptica acoplada um monitor.[4,5,9]

O bulbo da jugular refere-se a uma porção dilatada do sistema venoso da jugular, logo abaixo na base do crânio, onde ocorre o encontro do sangue venoso proveniente dos hemisférios cerebrais, tronco e cerebelo. Essa técnica, por sua vez, apresenta limitações porque permite uma avaliação regional (hemisférica) da oximetria cerebral com baixa sensibilidade para descrever isquemia global.[4,5,9]

O equilíbrio entre demanda e oferta de oxigênio é encontrado quando valores de saturação do bulbo de jugular estão entre 55% e 75%. Valores inferiores a 55% descrevem estados de isquemia, relacionados à baixa oferta de oxigênio e/ou demanda metabólica e consumo elevado. Valores acima de 75% indicam hiperemia cerebral, relacionada ao baixo consumo de oxigênio e/ou oferta aumentada. Assim, ao se utilizar a monitorização com bulbo de jugular, outras avalições como avaliação hemodinâmica, função respiratória são necessárias para compreensão dos elementos que interferem no seu resultado.[4,5,9]

Os cuidados de enfermagem com o paciente em monitorização da oximetria de bulbo de jugular incluem: assistência e auxílio ao médico durante a inserção do cateter; confirmação do posicionamento adequado do cateter com radiografia, antes de manipulação do cateter; utilização exclusiva do cateter para mensuração da SjO_2; manipulação e curativo com técnica asséptica.

A monitorização da SjO_2 pode ser realizada de forma intermitente ou contínua. Quando utilizada de forma intermitente, o enfermeiro deve aspirar lentamente o sangue para evitar contaminação do sangue extrajugular, desprezar a primeira amostra e encaminhar o material ao laboratório a cada 6 ou 8 horas, ou conforme quadro clínico do paciente e intervenções realizadas. A monitorização contínua exige a utilização de um cateter de fibra óptica conectado ao monitor, sendo necessárias calibrações *in vivo* com obtenção de amostra de sangue seguindo o mesmo princípio da obtenção intermitente, com inserção no monitor de dados laboratoriais do paciente. Os dados da oximetria são registrados a cada hora ou de acordo com quadro clínico do paciente e intervenções realizadas, associado à avalição de outras variáveis como SpO_2, $PaCO_2$, PIC, PPC, PAM e da extração cerebral de oxigênio (ECO_2).[4,5,9]

◖ Oximetria tissular cerebral

A mensuração da oximetria tecidual cerebral (PtiO$_2$) refere-se à mensuração direta e contínua da pressão parcial de oxigênio intersticial do tecido cerebral com a utilização de um cateter flexível, inserido na substância branca, geralmente na região de penumbra isquêmica, garantido uma área de alcance de leitura de 2 cm^2.[4,5,11-13]

Com esse cateter, por ser de lúmen único, mas que incorpora recentes avanços tecnológicos da neuromonitorização, a partir de um único orifício de trepanação e inserção de um parafuso em um lúmen de acesso, é possível monitorizar a PIC, a oximetria tecidual e a temperatura cerebral.[4,5,11-13]

A mensuração da PtiO$_2$ tem se tornado útil, pois permite a identificação precoce de alterações da perfusão cerebral e, consequentemente, possibilita a prevenção de insultos cerebrais secundários, considerando que a manutenção da adequada oxigenação está relacionada a melhores resultados. São considerados normais valores de PtiO$_2$ entre 23 e 30 mmHg, sendo valores inferiores a 20 mmHg relacionados abaixo FSC e lesões isquêmicas importantes.

Os cuidados de enfermagem ao paciente com monitorização da oximetria tecidual cerebral incluem: assistência e auxílio do médico durante a inserção do cateter; realização do curativo com técnica asséptica; encaminhamento do paciente para exame de tomografia para observar o adequado posicionamento do cateter; avaliação da integridade do cateter diariamente, evitando tensões, dobraduras ou quebra do cateter com as mobilizações. Após a sua inserção, a estabilização e a obtenção de valores acurados são feitos a partir da segunda hora de monitorização, após esse período os valores da PtiO$_2$ são registrados a cada hora ou conforme quadro clínico e intervenções realizadas.[4,5,11-13]

◖ Doppler transcraniano

O doppler transcraniano (DTC) é um dispositivo utilizado para mensurar a velocidade do FSC nas principais artérias intracranianas.[4,5,9,11,14]

Para a sua realização, utiliza-se um ultrassom portátil à beira do leito, onde um transdutor de 2 MHz é utilizado tanto para transmitir como para receber energia gerada através de ondas ultrassônicas em intervalos regulares, que são convertidas em imagens (curvas), valores e sons.

O transdutor é posicionado em uma região craniana de baixa densidade óssea ou em um forame ósseo, denominadas "janelas". Pela "janela" temporal são avaliadas as artérias carótida interna (porção supraclinoídea), cerebral média (segmentos M1 e M2), anterior (segmento A1) e posterior (segmentos P1 e P2). O sifão carotídeo e a artéria oftálmica são avaliados pela "janela" transorbitária. As artérias vertebrais e basilar são avaliadas pela "janela" suboccipital e a artéria carótida interna é avaliada pela "janela" submandibular.[4,5,9,11,14]

O aumento da velocidade de fluxo pode significar uma constrição vascular em razão de um vasoespasmo, assim o DTC tem sido utilizado para avaliação da autorregulação e da vasorreatividade cerebrais; detecção de vasoespasmo após a hemorragia subaracnóidea; avaliação da reserva vascular cerebral após traumatismo cranioencefálico; determinação da PPC e confirmação da morte encefálica.[4,5,9,11,14]

Os cuidados de enfermagem incluem monitorar diariamente os valores obtidos para nortear a assistência, sobretudo em pacientes com vasoespasmo. O paciente deve ser posicionado de forma adequada para realização do exame, geralmente em decúbito dorsal. A agitação e a movimentação podem prejudicar a realização do DTC. O enfermeiro deve orientar o paciente sobre o procedimento e a sua importância. Em pacientes agitados, o enfermeiro deve permanecer durante o procedimento.[4,5,9,11,14]

Eletroencefalograma

O eletroencefalograma (EEG) é uma técnica não invasiva para avaliação espontânea e atual da atividade elétrica cerebral cortical. Tem-se utilizado o EEG na UTI para manejo de pacientes com estado epilético convulsivo e não convulsivo, para determinação do estado neurológico em pacientes com diminuição do nível de consciência, detecção de isquemia cerebral, manejo de pacientes em coma barbitúrico e exame complementar no diagnóstico de morte encefálica.[4,5,11,14,15]

Rotineiramente, o EEG é realizado de forma intermitente em intervalos preestabelecidos com tempo de registro aproximado em 25 minutos, porém evidências atuais sugerem o registro contínuo do traçado do EEG como melhor estratégia para avaliação do paciente neurocrítico.[4,5,11,14]

A colocação dos eletrodos de monitorização de EEG pode ser realizada por equipe específica ou pela própria equipe de enfermagem da UTI devidamente treinada. Para garantir a adequada monitorização, são necessários o adequado posicionamento dos eletrodos e a avaliação da manutenção do correto posicionamento. Após a realização do procedimento, os cuidados com higiene do couro cabeludo são necessários para garantir futuras monitorizações.[4,5,11,14]

Durante a monitorização, o enfermeiro deve ser treinado para as características e padrões de ondas observadas no traçado do EEG. Ao analisar um traçado, o enfermeiro deve avaliar a amplitude, latência e frequência das ondas eletroencefalográficas. No traçado de EEG são observados padrões de ondas, denominadas "ondas delta", "onda teta", "onda alfa", "onda beta", "onda gama" e "onda mú". O enfermeiro intensivista deve, então, monitorar o traçado obtido a fim de detectar alterações eletroencefalográficas sugestivas de atividade cerebral epileptiforme, bem como relacioná-las às observações clínicas do paciente (nível de consciência e comportamento).

Ademais, os traçados também podem ser levados em consideração na titulação de drogas sedativas pelo enfermeiro na UTI.[4,5,11,14]

Índice bispectral

A monitorização com o índice bispectral (BIS) proporciona detecção da atividade elétrica cerebral e avalia a profundidade da sedação/anestesia. O BIS vem sendo utilizado há muito tempo no intra-operatório por anestesistas para monitorização da profundidade da sedação. Nos últimos anos, tem sido usado nas UTI para auxiliar no manejo da sedação em pacientes críticos.[4,5,11,14,15]

O BIS utiliza os princípios da monitorização do EEG, em que, por meio de equações complexas, realiza a somatória dos registros da atividade cerebral, sendo expressos em números e curvas eletroencefalográficas em um monitor.[4,5,11,14,15]

Para a sua mensuração, eletrodos (Figura 27.11) devem ser posicionados na região frontal do paciente em posições preestabelecidas e conectados a um monitor.

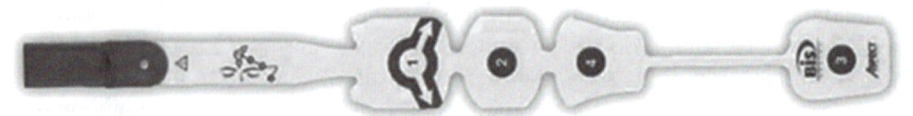

Figura 27.11. Eletrodos de monitorização do BIS.

Fonte: https://www.medtronic.com/covidien/en-us/products/brain-monitoring/bis-4-electrode-sensor.html.

Os valores do BIS obtidos no monitor devem ser registrados e confrontados com a avaliação clínica, variando entre 0 e 100. O BIS de 100 indica que o paciente está desperto. BIS entre 80 e 100, paciente responde à voz normal. BIS de 60 a 80, responde à voz alta ou ao toque, sedação moderada. BIS de 40 a 60, representa ausência de resposta ao estímulo verbal, sedação profunda. BIS de 0 a 20, surtossupressão. Todavia, a supressão total da atividade elétrica cortical resulta em um valor de BIS igual a 0. Valores de BIS de 60 estão relacionados com controle da PIC.

O manejo de pacientes sedados em UTI deve ser realizado pela aplicação de escalas validadas para avaliação do nível de sedação (RASS, SAS, Ramsay) e não deve ser substituído pela mensuração com o BIS, exceto em casos de pacientes em uso de bloqueadores neuromusculares, em que a avaliação clínica está comprometida.[4,5,11,14]

Na monitorização com o índice bispectral (BIS), os cuidados de enfermagem incluem preparo da pele para permitir adequada fixação dos eletrodos e sua troca diária dos mesmos, garantindo mensurações acuradas; e inspeção da pele diariamente para prevenção e detecção de lesões cutâneas. Os valores obtidos no monitor devem ser registrados e confrontados com a avaliação clínica.[4,5,11,14]

Microdiálise cerebral

A microdiálise cerebral (MD) refere-se à monitorização à beira do leito da atividade bioquímica e do metabolismo celular do tecido cerebral. O princípio da MD consiste na percepção de eventos clínicos no nível metabólico antes da manifestação clínica observada pelo exame clínico ou nas repercussões na PIC e perfusão cerebral. Dessa forma, é útil no estabelecimento de condutas a fim de prevenir a lesão cerebral secundária.[4,5,11,14,15]

O cateter de MD pode ser inserido através de um parafuso em um orifício de trepanação ou durante uma cirurgia. O cateter posicionado no parênquima cerebral, perilesional em lesões traumáticas ou próximo à artéria em risco de vasoespasmo em pacientes com HSA, apresenta um capilar semipermeável irrigado com uma solução de perfusão, a uma velocidade controlada por uma bomba de seringa a 0,3 μ/minuto. A solução de perfusão é isotônica em relação ao interstício cerebral, permitindo a captação de até 70% do fluido intersticial por meio da difusão de solutos. No caso da MD, são avaliados metabólitos enérgicos como glicose, lactato, piruvato e marcadores como glicerol e glutamato. Amostras de fluido intersticial são coletadas rotineiramente, permitindo avaliação do metabolismo cerebral e respostas aos tratamentos propostos.[4,5,11,14,15]

A microdiálise cerebral tem sido utilizada em pacientes com hemorragias cerebrais, epilepsia, AVC, traumatismo cranioencefálico, entre outros. Nestes pacientes, a HIC e a isquemia cerebral foram correlacionadas com um aumento da relação lactato/piruvato; aumento dos níveis de aminoácidos excitatórios; aumento de marcadores de lesão celular, como o glicerol; e indicadores da formação de radicais livres.[4,5,11,14,15]

Apesar de a microdiálise ter um grande potencial, as sondas de microdiálise podem capturar dados de apenas um pequeno volume de tecido cerebral e, por isso, sofre de uma suscetibilidade de falha na amostragem. Finalmente, pelo fato de o cateter de microdiálise ser invasivo, ainda há muitas dúvidas em relação aos riscos e benefícios.[4,5,11,14,15]

Os cuidados de enfermagem com o paciente em microdiálise cerebral (MD) incluem: providenciar materiais para inserção do cateter e auxiliar na sua instalação; preparar o paciente para tomografia de crânio após a inserção do cateter; aplicar curativo estéril na inserção do cateter de MD cerebral; calibrar o analisador com as soluções padronizadas; verificar a presença do sinal verde no painel da bomba de seringa; registrar a cada hora a velocidade de infusão da solução de perfusão (0,3 L/minuto); avaliar a integridade do cateter nas mobilizações do paciente; obter amostra do microfrasco e colocar no analisador portátil com os reagentes.[4,5,11,14,15]

◖ Considerações finais

O cuidado do paciente neurocrítico e as tecnologias inovadoras empregadas na monitorização neurológica multimodal vêm apresentando evoluções exponenciais nos últimos anos. A complexidade e quantidade de dados adquiridos no cuidado são complexos e ultrapassam a capacidade humana para o processamento desses dados de forma assertiva e agregar valor no cuidado.

Estratégias como sistemas integrados de aquisição de dados em monitores multiparâmetros, com síntese de dados, são tendências na neuromonitorização multimodal. Esses monitores individuais oferecem um feedback numérico em um *display* gráfico que pode ajudar a equipe de saúde a aumentar sua compreensão ao tempo em que fornece registros da fisiologia significativa do paciente e, assim, melhoram a qualidade do atendimento ao paciente.[4,5,14,16]

Além disso, a grande quantidade de informações adquiridas permite a criação de big data em cuidados neurocrítico, bem como princípios de *learning machine* permitem a compreensão da evolução da história natural das injúrias cerebrais e facilitam a identificação precoce de padrões de resposta e estabelecimento de tratamentos eficazes.[4,5,14,16]

Aliados aos avanços tecnológicos apresentados, os princípios da prática baseada em evidências e medicina de precisão norteiam os cuidados aos pacientes neurocríticos. Nesse contexto, o enfermeiro precisa reinventar continuamente a sua prática frente à rápida evolução tecnológica no cuidado aliado ao uso do raciocínio clínico e ao cuidado centrado no paciente.

Referências bibliográficas

1. Lazaridis C. Advanced hemodynamic monitoring: principles and practice in neurocritical care. Neurocrit Care. 2012;16(1):163-9.
2. Harris C. Neuromonitoring indications and utility in the intensive care unit. Crit Care Nurse. 2014;34(3):30-9 Crit Care Nurs Clin North Am. 2016;28(1):1-8.
3. Olson DM, Kofke WA, O'Phelan K, Gupta PK, Figueroa SA, Smirnakis SM, Leroux PD, Suarez JI. Global monitoring in the neurocritical care unit. Neurocrit Care. 2015;22(3):337-47.
4. Korbakis G, Vespa PM. Multimodal neurologic monitoring. Handb Clin Neurol. 2017;140:91-105
5. Mahdavi Z, Pierre-Louis N, Ho TT, Figueroa SA, Olson DM. Advances in cerebral monitoring for the patient with traumatic brain injury. Crit Care Nurs Clin North Am. 2015;27(2):213-23.
6. Monitorização multimodal In: Diccini S, Ribeiro RM. enfermagem em neurointensivismo. Rio de Janeiro: Atheneu; 2018. p. 169-178.
7. Olson DM, Fishel M. The use of automated pupillometry in critical care. Crit Care Nurs Clin North Am. 2016;28(1):101-7.
8. Livesay SL. The bedside nurse: the foundation of multimodal neuromonitoring. Crit Care Nurs Clin North Am. 2016;28(1):1-8.
9. March KS, Hickey, JV. Intracranial hypertension: theory and management of increased. In: Hickey JV. The clinical practice of neurological and neurosurgical nursing. 7. ed. Philadelphia: Lippincott Williams & Wilkins; 2014. p. 266-99.
10. Monitorização da pressão intracraniana. In: Diccini S, Ribeiro RM. enfermagem em neurointensivismo. Rio de Janeiro: Atheneu; 2018. p. 157-168.
11. Littlejohns LR, Bader MK, March K. Brain tissue oxygen monitoring in severe brain injury,I. Crit Care Nurs. 2003;23(4):17-27.
12. Bader MK, Littlejohns LR, March K. Brain tissue oxygen monitoring II. Implications for critical care teams and case study. Critical Care Nurse 2003;23(4):29-44.
13. Peacock SH, Tomlinson AD. Multimodal neuromonitoring in neurocritical care. AACN Adv Crit Care. 2018;29(2):183-194.
14. Presciutti M, Schmidt JM, Alexander S. Neuromonitoring in intensive care: focus on microdialysis and its nursing implications. J Neurosci Nurs. 2009;41(3):131-9.
15. Szatala A, Young B. Implementation of a data acquisition and integration device in the neurologic intensive care unit. AACN Adv Crit Care. 2019;30(1):40-47.

28
Tecnologias de Monitorização Hemodinâmica Minimamente Invasiva

Andrezza Serpa Franco
Danielle de Mendonça Henrique
José Melquiades Ramalho Neto
Roberto Carlos Lyra da Silva

Os profissionais envolvidos na assistência aos pacientes em unidades de terapia intensiva (UTI) precisam exercer vigilância constante sobre diversas variáveis fisiológicas e promover um aporte adequado de oxigênio aos tecidos para garantir a homeostase durante a criticidade dos diferentes quadros clínicos. A monitorização hemodinâmica, por sua vez, consiste na vigilância de variáveis relacionadas diretamente ao sistema cardiovascular, no intuito de identificar alguma instabilidade e, até mesmo, as suas possíveis causas, além de monitorar a resposta desses pacientes a determinado tratamento, representando grande desafio para os profissionais intensivistas a correta interpretação de dados para guiar as metas terapêuticas à beira do leito.[1]

Nesse cenário, o manejo hemodinâmico certamente constitui um dos principais pilares do tratamento em UTI. Para otimizar a implementação desse cuidado, tecnologias de monitoramento são desenvolvidas de forma a ofertar parâmetros fisiopatológicos e contribuir na orientação das melhores estratégias para o tratamento dos pacientes gravemente enfermos.[2]

A monitorização de parâmetros fisiológicos por meio do cateter de artéria pulmonar (CAP), de maneira segura, rápida e confiável, foi muito utilizada nos últimos 40 anos, considerada padrão-ouro no Consenso Brasileiro de Monitorização e Suporte Hemodinâmico.[3] Ainda assim, novos métodos de monitorização hemodinâmica, tidos como minimamente invasivos, vêm sendo utilizados na prática, oferecendo novas alternativas que possibilitam a aferição do débito cardíaco (DC) e de outras variáveis hemodinâmicas que permitem a avaliação do estado volêmico, prometendo melhores níveis de usabilidade.[4]

Embora de extrema importância, informações a respeito de montagem e calibração desses sistemas não serão abordadas neste capítulo. Desse modo, a proposta é oferecer orientações para o melhor uso das informações contidas nos *displays* dos monitores das diferentes tecnologias de monitorização hemodinâmica minimamente invasiva atualmente disponíveis e, como consequência, potencializar a tomada de decisão da equipe de enfermagem à beira do leito na UTI.

Apesar da evolução constante dos equipamentos desenvolvidos para a monitorização hemodinâmica, conhecimentos básicos de anatomia e fisiologia cardiovascular, em especial da unidade cardiopulmonar, são fundamentais para um melhor aproveitamento daquilo que as tecnologias de monitorização poderão oferecer como substrato para o cuidado intensivo.

A unidade cardiopulmonar é responsável por manter a oxigenação tecidual e celular de acordo com as necessidades metabólicas para manter o metabolismo oxidativo e adequar a homeostasia (Figura 28.1) do organismo.[1,5]

Didaticamente, o coração pode ser descrito como duas bombas funcionando de forma separada, cada uma trabalhando de forma particular e gerando pressões diferentes. O lado direito do coração recebe o sangue venoso no átrio direito, que conduz até os vasos pulmonares por meio de valvas de baixa resistência e com mínima oposição da resistência vascular pulmonar, ou seja, essa circulação pulmonar representa um circuito de baixas pressões. Já o coração esquerdo recebe sangue oxigenado dos pulmões e precisa vencer a grande resistência representada pela circulação sistêmica e aparelhos valvares, constituindo um sistema que trabalha com altas pressões.[1,5]

Como o volume sanguíneo total encontra-se distribuído de maneira não uniforme ao longo do corpo, a maior parte do sangue se encontra no território venoso; uma fração menor no leito arterial; e uma porção menor ainda nos capilares da microcirculação. A sístole e a diástole são conhecidas como eventos cardíacos que dizem respeito à atividade dos ventrículos, e a quantidade de sangue bombeada pelo coração durante um determinado intervalo de tempo é conhecida como "débito cardíaco" (DC).[1,5]

O DC constitui um dos melhores parâmetros para aferir a *performance* cardíaca global e corresponde ao produto entre a frequência cardíaca e o volume sistólico

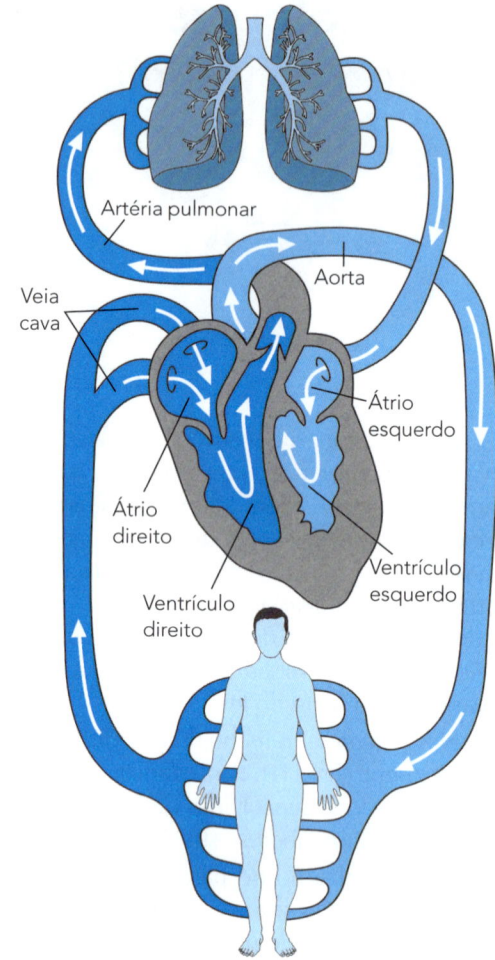

Figura 28.1. Anatomia do sistema cardiovascular simplificada.

Fonte: Adaptada de Pixabay, https://pixabay.com/pt/images/search/cardiovascular/.

(VS), sendo este a quantidade de sangue ejetada em cada batimento e que depende de três fatores distintos: pré-carga, pós-carga e contratilidade.[1] Em pacientes graves com alterações da perfusão tecidual, o manejo do DC é ideal para um tratamento eficaz pelo fato de ele ser o principal determinante do transporte de oxigênio aos tecidos e do metabolismo orgânico, podendo variar com o gênero, área de superfície corpórea, idade, necessidade de demanda metabólica e posição postural, sendo preconizada a sua medida em posição supina para evitar uma redução em cerca de 20% quando verificado na posição ortostática.[6]

A partir deste momento, as variáveis hemodinâmicas disponibilizadas nos *displays* de monitores de tecnologias invasivas e, sobretudo, de tecnologias minimamente invasivas, serão contextualizadas com a prática do enfermeiro intensivista à beira do leito para melhor compreensão acerca do cuidado.

Entende-se que alterações na frequência cardíaca podem produzir variações no DC, suscitando um mecanismo comum compensatório. Por exemplo, quando ocorrem taquicardias extremas, o consumo do oxigênio fica muito elevado e a redução no período diastólico diminui a perfusão coronariana e o tempo de enchimento, gerando menor força contrátil e menor volume sistólico, com uma queda esperada do DC.[1,6] Assim sendo, monitorar a frequência cardíaca, independente do ritmo, pode ser um aliado do enfermeiro para uma monitorização indireta do DC quando não se dispõe de tecnologias de monitorização para a sua avaliação à beira do leito.

É importante reforçar que este DC não é mensurado, mas estimado por meio de técnicas minimamente invasivas ou invasivas disponíveis no cenário assistencial da UTI. Em geral, a sua medida objetiva se dá, experimentalmente, pelo implante de um fluxômetro que envolve a aorta, de preferência próximo à sua raiz.[1] Todavia, uma monitorização invasiva que permite estimar de maneira prática, rápida e repetitiva, dá-se pelo método da termodiluição contínua ou intermitente com o CAP (ver Capítulo 29: Inovações na Monitorização com Cateter de Artéria Pulmonar).

Assim, a estimativa do DC, por meio da monitorização minimamente invasiva, pode ser: apenas por análise de contorno de pulso; por contorno de pulso calibrado pela técnica da termodiluição transpulmonar (TDTP) ou pela diluição de um indicador; pelo emprego de derivadas da complacência arterial; por doppler esofágico, ecocardiograma transtorácico ou técnicas de ultrassonografia.

Vale também ressaltar que muitos pacientes gravemente enfermos necessitam de monitorização do DC contínuo, e não operador-dependente. Algumas tecnologias, como o doppler transtorácico, o ecocardiograma e a ultrassonografia, necessitam de um operador à beira do leito para a sua medida.

Tecnologias de monitorização do débito cardíaco não operador-dependente e outras variáveis hemodinâmicas

Diferentes métodos são propostos para a avaliação do DC, e não existe ainda consenso sobre qual deles deverá ser indicado. No entanto, recomenda-se levar em consideração a invasividade, precisão, capacidade de fornecer informações reais, leitura contínua do DC e possibilidade de calibração.[2]

Nesse ínterim, serão apresentados métodos minimamente invasivos e que analisam a forma de onda da pressão arterial obtida por cateter intra-arterial (análise da onda de pulso) para a mensuração do DC, além da calibração por termodiluição transpulmonar ou pela diluição de indicador.

Sistema LiDCO®plus

O sistema LiDCO® (do inglês, *Lithium-dilution Cardiac Output*) utiliza a análise da pressão de pulso, não sendo necessária a leitura morfológica de onda arterial, uma vez que utiliza a força do pulso para calcular o VS e, consequentemente, o DC por meio da técnica de diluição de um indicador (cloreto de lítio), injetado em bólus (0,15 a 0,3 mmoL/kg) por um acesso venoso periférico ou central. A curva de concentração-tempo arterial é medida por um sensor conectado a uma linha arterial, preferencialmente femoral, a partir do qual essa informação é usada para gerar uma curva de tempo de concentração do lítio e, então, o DC pode ser calculado pela quantidade de lítio circulado após o primeiro pico (Figura 28.2).[7]

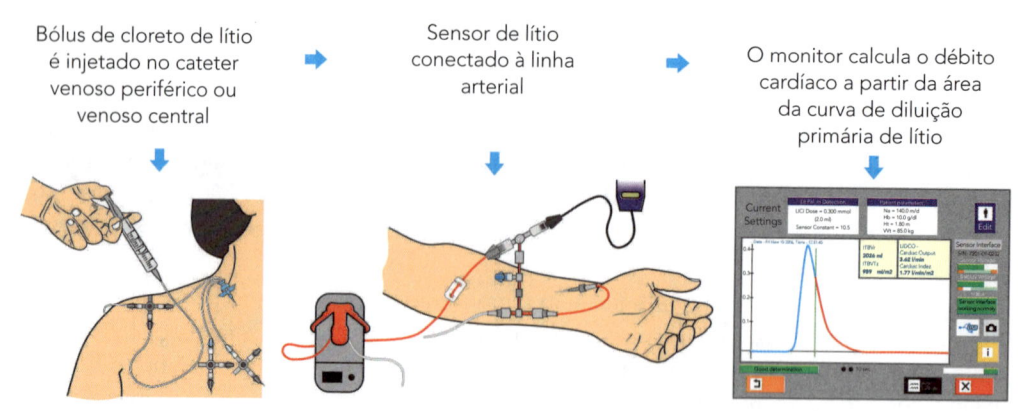

Bólus de cloreto de lítio é injetado no cateter venoso periférico ou venoso central

Sensor de lítio conectado à linha arterial

O monitor calcula o débito cardíaco a partir da área da curva de diluição primária de lítio

Figura 28.2. Sistema de diluição para mensuração do DC pelo sistema LiDCO®.

Fonte: Adaptada de Manual LiDCO™ Cardiac Sensor Systems.

Para melhor acurácia, é preciso realizar uma calibração do sistema a cada 8 horas ou quando ocorrerem alterações na complacência vascular. Nas diferentes situações, instabilidades hemodinâmicas no paciente grave requerem uma nova calibração antes mesmo desse intervalo de 8 horas recomendado.[8]

As principais limitações para o uso estão associadas à utilização do lítio em pacientes que necessitam de relaxantes musculares (interação medicamentosa) e naqueles de difícil obtenção de leituras confiáveis, quando em uso do lítio terapêutico. Além disso, alguns fatores também podem interferir na interpretação dos dados, como regurgitação da válvula aórtica, uso de balão intraórtico e resistência vascular sistêmica aumentada, sendo contraindicado em pacientes que têm shunt intracardíaco.[1]

A Figura 28.3 mostra um esquema do *display* do monitor LiDCO®plus, o qual poderá ser bastante útil para auxiliar os profissionais durante a monitorização do paciente grave, incluindo enfermeiros e sua equipe de enfermagem. A indústria desenvolve diferentes designs para facilitar o cotidiano assistencial e a tarefa desses profissionais no momento da interpretação dos parâmetros e no processo de tomada de decisão clínica à beira do leito.

Um bom exemplo para a utilização dessas variáveis pela equipe de enfermagem diz respeito à situação de um paciente grave frente a um quadro clínico de choque, caracterizado por um desequilíbrio entre a oferta de oxigênio (DO_2) e o consumo de oxigênio (VO_2).[9]

Sabendo que o oxigênio é essencial no processo de geração de energia nos organismos multicelulares, e que uma adequada DO_2 depende do DC e do conteúdo arterial de oxigênio (CaO_2), durante alguns procedimentos na UTI, como mudança de decúbito ou banho no leito, torna-se imperiosa a avaliação do enfermeiro acerca de potenciais mudanças tanto no DC como em alterações na DO_2 ou VO_2 do paciente, não se esquecendo de outras condições clínicas que podem influenciar em ambas variáveis, como febre, infecção, instalação de disfunções orgânicas, entre outras.

Outra variável apresentada no *display* e que poderá contribuir para tomadas de decisão é a resistência vascular sistêmica indexada (SVRI). Em situações de choque distributivo, um dos eventos patológicos primários é a perda do controle vascular termorregulatório e a vasodilatação súbita associada à queda importante da SVRI. Além disso, ocorre uma hipovolemia relativa decorrente do aumento da capacitância vascular por conta da perda de integridade endotelial e extravasamento de líquido intravascular para o interstício. Monitorar a pressão arterial em conjunto com a SVRI poderá alertar o enfermeiro para situações de risco iminente do paciente grave.[9]

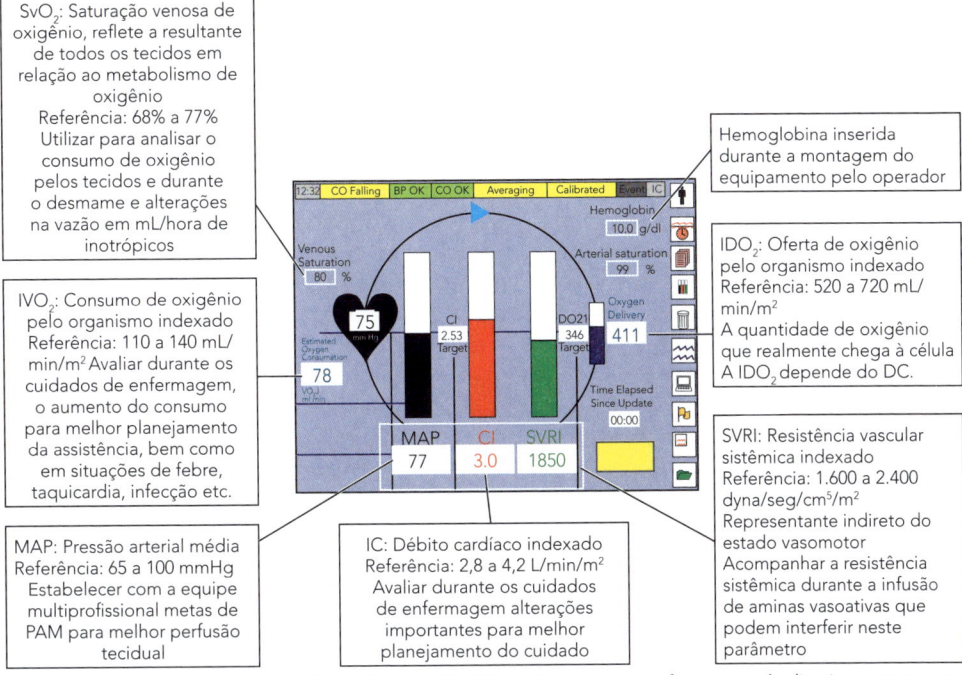

Figura 28.3. Esquema representativo do *display* do LiDCO®plus das principais informações de direcionamento para os cuidados de enfermagem.

Fonte: Adaptada de Franco; Henrique; Silva (2019).

A saturação venosa de oxigênio (SvO$_2$), com valores aceitáveis de 68% a 77%, pode direcionar o enfermeiro com relação à oferta e ao consumo de oxigênio. Na prática clínica diária, observa-se uma preocupação constante diante de valores abaixo de 68%, pois podem indicar anemia, hipoxemia, aumento de demandas energéticas, queda do DC, enquanto valores acima de 77% parecem pouco valorizados, apesar de poderem indicar aumento na DO$_2$ e refletirem que os órgãos estão extraindo menos oxigênio, muito comum em quadros de sepse ou choque séptico, pancreatite e politrauma.[1]

A monitorização da SvO$_2$ também poderá ser utilizada para o desmame de um inotrópico, por exemplo. Pacientes com síndrome do baixo débito, mesmo após a correção da volemia, no choque cardiogênico, podem se beneficiar com o uso de um agente inotrópico (dobutamina). Embora não seja uma medida isolada, a SvO$_2$ poderá ser um marcador sobre a possibilidade ou impossibilidade de o DC gerado com auxílio do fármaco ser suficiente para o atendimento de demandas metabólicas, inclusive para as próprias situações de desmame do fármaco.

Sistema PiCCO®

A tecnologia PiCCO® (do inglês, *Pulse Index Contour Cardiac Output*) foi introduzida no mercado, em 1997, pela empresa alemã Munique Pulsion Medical System®. Essa tecnologia mede e integra variáveis hemodinâmicas por meio de um cateter intra-arterial e um cateter venoso central. Basicamente é composto por três itens: um cateter arterial com termistor ; um dispositivo para injeção de líquido frio, conectado ao lúmen distal do cateter venoso central; e um monitor interface para dispor os dados indiretos e diretos oferecidos pelo sistema de monitoramento.[7]

O sistema PiCCO® é uma forma de monitoramento que combina TDTP e análise de contorno de pulso para calcular DC, parâmetros que fornecem informações sobre a pré-carga, além de estimar o volume intratorácico, oferecer informações sobre parâmetros de pós-carga e contratilidade cardíaca.[7]

Está indicado para pacientes com distúrbio hemodinâmico grave e, de modo especial, no intra e pós-operatório de grandes cirurgias, nas quais estão presentes comorbidades complexas ou direcionamento para o emprego de estratégias de gerenciamento de fluidos; manejo intra e pós-operatório de cirurgia cardíaca; e manejo de pacientes graves para auxílio na fluidoterapia direta e terapia com drogas vasoativas.[7]

As contraindicações estão associadas a pacientes com doença arterial periférica grave, coagulopatia grave, distúrbios anatômicos e fisiológicos que provavelmente podem tornar as medições derivadas do PiCCO® grosseiramente imprecisas. A canulização da artéria para medida do DC por análise de contorno de pulso pode ser realizada em artéria radial, braquial ou femoral, sendo esta última a mais utilizada.[10]

Quando se faz necessária a canulização da veia por meio de um cateter venoso profundo, é importante que a punção seja realizada próxima ao início da circulação cardiopulmonar central, dentro ou diretamente proximal ao átrio direito; e, após a instalação do cateter intra-arterial com termistor e do cateter venoso com dispositivo para injeção de líquido frio, é preciso que seja providenciada a integração de um monitor de dados (Figura 28.4).[7]

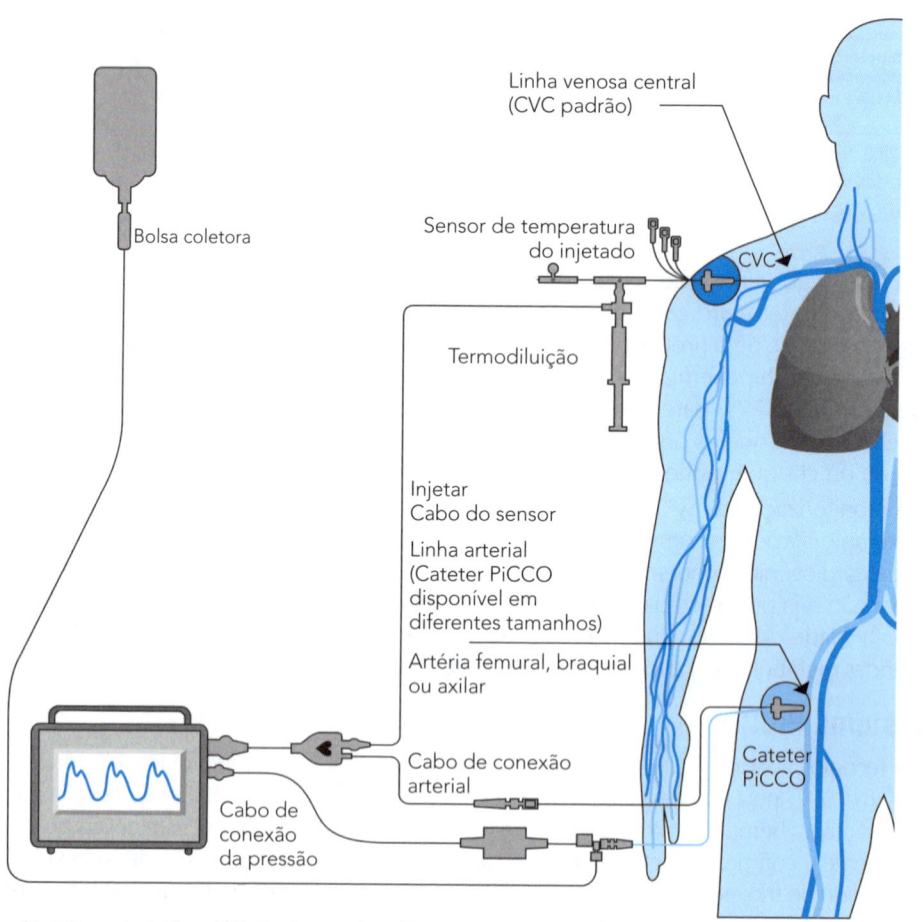

Figura 28.4. Representação gráfica do sistema de calibração por TDTP e análise do débito cardíaco por contorno de pulso do sistema PiCCO®.

Fonte: Adaptada de Brochura do sistema PiCCO tecnhnology. Getting Groupe (2010).

Antes de se iniciar a monitorização, deve-se realizar uma calibração do sistema. Para a calibração por TDTP, é necessária uma injeção de 15 a 30 mL de SF 0,9% frio, em temperatura de aproximadamente 8° C. Recomenda-se calibrar com três injeções em um período de 5 minutos, realizada pela mesma pessoa e com a mesma velocidade, garantindo precisão, sendo um valor médio extraído dessas três medições. A calibração recomendada pelo fabricante, por sua vez, deve ser realizada a cada 8 horas ou na presença de uma instabilidade hemodinâmica importante.

O sistema PiCCO® mede e exibe uma ampla variedade de dados hemodinâmicos transpulmonares e contínuos com base na análise da onda de contorno de pulso arterial.

As medidas intermitentes permitem estimar débito cardíaco (CO – *Cardiac Output*) ou índice cardíaco (CI – *Cardiac Index*); água extrapulmonar (EVLW – *Extra Vascular Lung Water*); volume diastólico final global (GEDI – *Global End-Diastolic final Index*); força cardíaca indexada (CPI – *Cardiac Power Index*); fração de ejeção global (FE); além da permeabilidade pulmonar indexada (PVPI – *Pulmonary Vascular Permeability Index*).

Já as medidas contínuas permitem estimar débito cardíaco contínuo (CCO – *Continuous Cardiac Output*); volume sistólico (SV – *Stroke Volume*); variação do volume sistólico indexado (SVVI – *Stroke Volume Variation Index*); variação da pressão de pulso (PPV – *Pulse Pressure Variation*) e índice de resistência vascular sistêmica (SVRI – *Systemic Vascular Resistance Index*); associados ao monitoramento contínuo da saturação venosa central de oxigênio (ScvO$_2$) por meio de uma sonda de fibra óptica inserida através do lúmen distal do cateter venoso central.[7]

A análise do DC por contorno de pulso com o uso do cateter arterial permite a medição contínua, porém indireta, usando uma variedade de características da forma de onda de pressão de um traço de linha arterial para calcular o volume a cada batimento (Figura 28.5). Essa estimativa a partir da forma de onda da pressão arterial é complexa, pois a forma de onda depende não apenas do volume de sangue, mas também da impedância aórtica que pode variar entre os indivíduos; do uso de balão intraórtico; da presença de arritmias e dispositivos de assistência circulatória mecânica. A extensão desta imprecisão dependerá da natureza de qualquer desequilíbrio hemodinâmico, podendo limitar o uso clínico.[11]

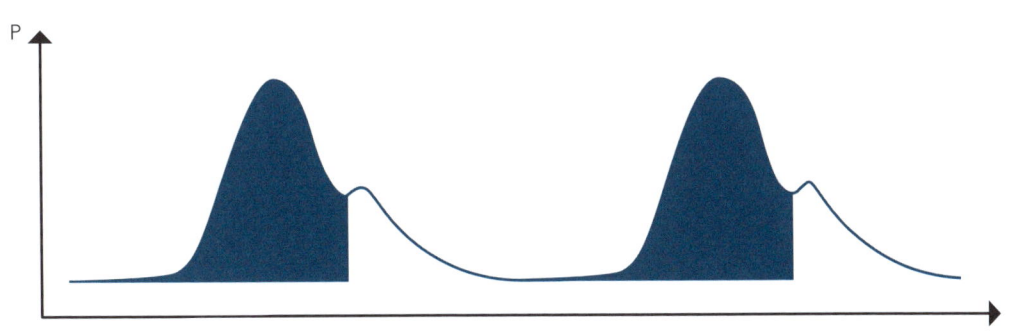

Figura 28.5. Representação gráfica da avaliação do contorno de pulso por meio de cateter arterial.

Fonte: Adaptada de Brochura do sistema PiCCO tecnhnology. Getting Groupe (2010).

Termodiluição transpulmonar

A calibração para a medida do DC por TDTP é baseada na equação de Stewart-Hamilton, fórmula que relaciona o DC à temperatura, a partir da qual o débito cardíaco está inversamente relacionado à concentração da substância injetada e ao tempo total de passagem da solução indicadora fria pela circulação pulmonar e coração esquerdo, medido após esse "trânsito" pelo coração.[7]

Inicia-se a mensuração com uma injeção de soro fisiológico a 0,9% (15 a 30 mL) sob uma temperatura inferior a 8° C, na circulação da veia cava superior, via cateter central. O indicador mistura-se com o sangue circulante, sendo conduzido até o lado direito do coração, circulação pulmonar, que segue para o lado esquerdo e chega até a artéria aorta. Um termistor (sensor) localizado no ramo da aorta registra a temperatura e gera uma curva (Figuras 28.6 e 28.7) de termodiluição qualitativa.[12]

A velocidade da injeção da solução deve ser inferior a 5 segundos e, logo em seguida, a curva de termodiluição será apreciada em um intervalo de aproximadamente 10 segundos. Recomenda-se que sejam realizadas três injeções sequenciais da solução indicadora para medir ou determinar o perfil hemodinâmico.

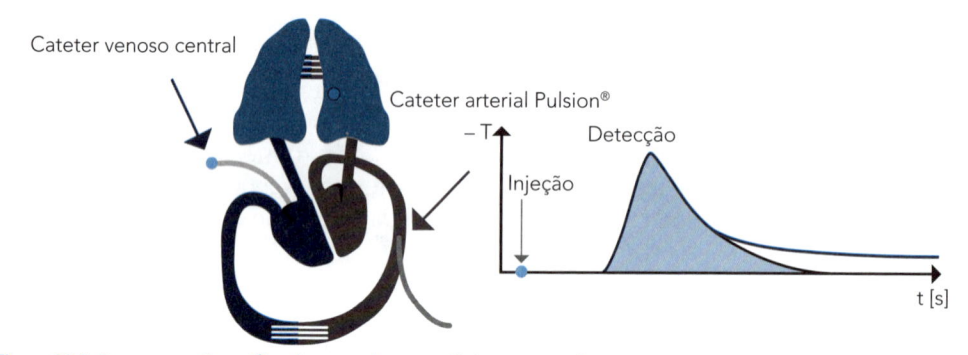

Figura 28.6. Representação gráfica da curva de termodiluição transpulmonar.

Fonte: Adaptada de Brochura do sistema PiCCO tecnhnology. Getting Groupe (2010).

A magnitude do fluxo determina se a diluição acontecerá de forma rápida ou lenta. Se o fluxo entre os dois pontos é elevado, a substância injetada, em geral gelada, será rapidamente diluída, enquanto na presença de um fluxo lento, a diluição da substância no local da detecção será menos rápida e a temperatura cairá de forma mais lenta.

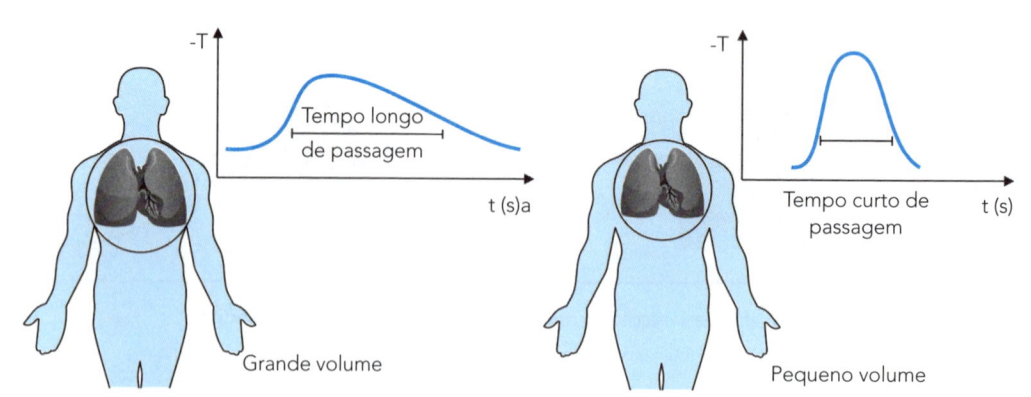

Figura 28.7. Representação didática da avaliação do volume pela termodiluição transpulmonar.

Fonte: Adaptada de Brochura do sistema PiCCO tecnhnology. Getting Groupe (2010).

Esse método de termodiluição foi exaustivamente estudado e validado em vários grupos de pacientes, incluindo aqueles com instabilidade hemodinâmica, mas podendo ser passível de erros por imperfeições em virtude da recirculação de indicador e falhas no traçado da linha de base. Em qualquer método de termodiluição, shunts intracardíacos e lesões valvulares que resultam em insuficiência afetam os valores absolutos do DC.[1]

Diferentes variáveis são disponibilizadas pela calibração por meio da TDTP (Quadro 28.1), bem como pela análise do DC por contorno de pulso (Quadro 28.2). A partir de então, o enfermeiro intensivista, mediante valores de referência, entenderá cada objetivo (aplicação) e poderá direcionar as suas tomadas de decisão à beira do leito frente à monitorização desses parâmetros fisiológicos.

Quadro 28.1. Variáveis fornecidas por meio da TDTP durante a monitorização hemodinâmica, siglas, valores de referência e aplicações clínicas.

Parâmetros fisiológicos	Sigla	Valores de referência	Aplicações clínicas
Débito cardíaco	CO	4-8 L/minuto	Medição do fluxo e pós-carga
Volume diastólico global	GEDEV	600-800 mL/m²	Administração de volume
Volume sanguíneo intratorácico	ITBV	850-1.000 mL/m²	Administração de volume
Água pulmonar extravascular	EVLW	3-7 mL/kg	Avaliação pulmonar
Índice de permeabilidade vascular pulmonar	PVPI	1-3	Avaliação pulmonar
Índice de função cardíaca	CFI	4,5 a 6,5 L/minuto	Avaliação da contratilidade cardíaca
Fração de ejeção global	GEF	25% a 35%	Avaliação da contratilidade cardíaca

Fonte: Knobel (2013).

Além das pressões arteriais (sistólica, diastólica e média), o cateter PiCCO® oferece outras informações, extraídas por meio da análise de contorno de pulso e que poderão direcionar as terapêuticas e orientar a assistência de enfermagem.

Quadro 28.2. Variáveis fornecidas por meio da análise de contorno de pulso durante a monitorização hemodinâmica, siglas, valores de referência e aplicações clínicas.

Parâmetros fisiológicos	Sigla	Valores de referência	Aplicações clínicas
Débito cardíaco contínuo	CCO	4-8 L/minuto (variando com a superfície corporal)	Medição do fluxo e pós-carga
Volume sistólico	SV	30-65 mL/batimento/m²	Medição do fluxo e pós-carga
Variação do volume sistólico	SVV	> 13%	Administração de volume
Variação da pressão de pulso	PPV	> 13%	Administração de volume
Resistência vascular sistêmica	SVR	1.600-2.400 dyna/s/cm⁵/m²	Medição do fluxo e pós carga
Índice de contratilidade ventricular	dPmx	900-1.200 mmHg/s	Avaliação da contratilidade cardíaca

Fonte: Adaptado de Knobel (2013).

◖ Plataforma EV1000®

Este sistema de monitorização de débito cardíaco minimamente invasivo exibe medições hemodinâmicas intermitentes e contínuas, relacionadas à avaliação de componentes da entrega e consumo de oxigênio, DC e variáveis indiretas.

A medida do DC se dá por meio de análise de contorno de pulso, calibrada por TDTP, como na tecnologia PiCCO®. Sua indicação está relacionada a pacientes de cuidados críticos, nos quais o equilíbrio entre a função cardíaca, o estado de fluido e a resistência vascular precisam de avaliação contínua ou intermitente.[12]

A plataforma EV1000® foi projetada para contribuir com o clínico na avaliação do estado do paciente e direcionar as decisões clínicas relacionadas à otimização do fornecimento de oxigênio por meio do gerenciamento da pré-carga, pós-carga e contratilidade. Essa tecnologia parece se diferenciar das demais disponíveis no mercado, pois a tela de fisiologia exibe parâmetros monitorados usando uma representação visual do coração, pulmão e sistema circulatório e seu volume medido.

Os pulmões aparecem em cinza, em modo contínuo, para indicar que nenhuma informação está disponível para a água pulmonar extravascular. São exibidas na tela do monitor uma imagem do coração em movimento, como uma representação visual do pulso, além de figuras cilíndricas em forma de globo e representações gráficas de valores alvo e valores fora do alcance, nas cores verde, vermelho e amarelo.

A plataforma EV1000® é uma monitorização minimamente invasiva, que utiliza acesso arterial em via femoral para análise de DC por contorno de onda de pulso, denominado "cateter Volume View®" (podendo também ser substituído por um do tipo FloTrac®); um acesso venoso profundo em via central, denominado "cateter PreSep®" para oximetria; sensores de termodiluição e temperatura para calibração por termodiluição, além de acessórios que contemplam um conjunto para um sistema informatizado de exposição de parâmetros volumétricos denominado "Volume View®" (Figura 28.8).[12]

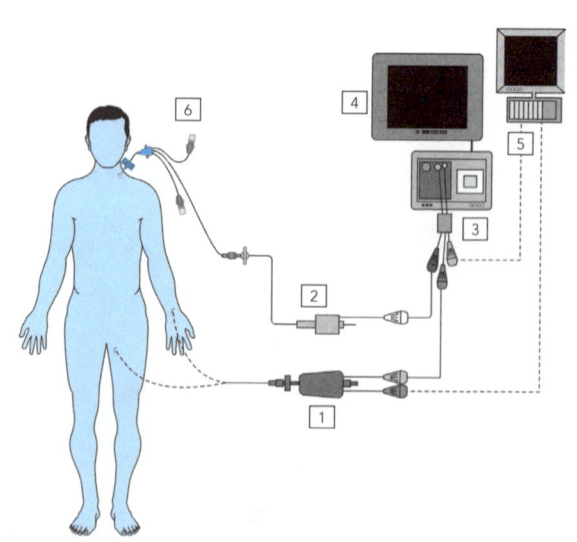

Figura 28.8. Esquema representativo das tecnologias associadas para montar a plataforma EV1000® de monitorização hemodinâmica.

Nota: Sistema integrado da plataforma EV1000®. 1) Cateter Volume View®. 2) Transdutor de pressão. 3) Box EV1000®, caixa de dados de base clínica modular. 4) Monitor EV1000® para exposição de valores volumétricos. 5) Monitor multiparamétrico. 6) Cateter venoso profundo com sensor de temperatura.

Fonte: Adaptada de Edwards Lifesciences EV1000® Clinical Platform Operator's Manual (2011).

É muito importante esclarecer que a equipe de profissionais que decide pelo uso dessa plataforma clínica pode vislumbrar a obtenção de medidas paramétricas contínuas e autocalibradas, devendo-se, para tal, optar pelo cateter FloTrac® na artéria femoral.

O cateter FloTrac® usa a forma de onda de pressão arterial do paciente para medir continuamente o DC. A partir da entrada de informações, como altura, peso, idade e gênero do paciente (inseridas antes mesmo do início da monitorização), a resistência vascular é determinada. O ajuste automático por meio do FloTrac® reconhece e ajusta as mudanças na resistência e conformidade vascular. O DC é exibido de forma contínua, multiplicando a frequência cardíaca e o volume sistólico calculado, a partir da forma de onda de pressão.[12]

Assim, as medidas fornecidas, quando se opta por esta modalidade, são débito cardíaco (CO ou DC); volume sistólico (SV ou VS); variação do volume sistólico (SVV ou VVS); quando conectado ao cateter venoso central, por meio de um sistema *three-way* e transdutor de pressão e da pressão venosa central, a resistência vascular sistêmica (SVR ou RVS) e o índice de resistência vascular sistêmica (SCRI ou IRVS) podem ser fornecidos.

Portanto, se a equipe escolher medidas paramétricas intermitentes, será necessário o cateter Volume View® na artéria femoral, que exibirá cálculos por TDTP para calibração.

A plataforma EV1000®, em conjunto com o cateter Volume View® e o seu sensor, exibirá continuamente estimativas do DC calibrado e fornecerá cálculos de TDTP intermitentes de débito cardíaco (CO), função cardíaca indexada (ICF), índice cardíaco (IC), água pulmonar extravascular (EVLW) e índice de água pulmonar extravascular (IEVLW), fração de ejeção global (GEF), volume global diastólico final (GEDV) e índice de volume global diastólico final (IGEDV), volume de sangue intratorácico indexado (ITBV), permeabilidade pulmonar indexada (PVPI), volume sistólico (SV) e índice de volume sistólico (SVI), variação do volume sistólico (SVV), resistência vascular sistêmica (RVS) e índice de resistência vascular sistêmica (ISRV).[12]

Os parâmetros de TDTP são medidos quando uma solução indicadora, com temperatura e volume conhecidos, é injetada na circulação venosa central. Em seguida, passa pelo sistema vascular pulmonar do "coração direito", "coração esquerdo" e sistema arterial. Uma curva tempo-temperatura é medida usando-se um termistor (sensor) por meio de um cateter arterial femoral, como descrito anteriormente neste capítulo com o cateter PiCCO®.[12]

Algumas medidas paramétricas são consideradas contínuas pelo cateter Volume View®, o qual fornece parâmetros volumétricos (EVLW, GEDV, GEF, PVPI, ITBV) e parâmetros hemodinâmicos calibrados (CCO, CCI, SV, SVI, SVV, SVR, SVRI).[13]

Ademais, para a medida da oximetria intravascular, o sistema EV1000® usa uma técnica espectrofotométrica por meio de uma via do cateter PreSep®, medindo e exibindo a $SvcO_2$ como um valor percentual. Ele emprega diodos emissores de luz (LED) para transmitir luz nos espectros vermelho e infravermelho para o sangue por meio de uma fibra óptica contida no cateter venoso central, a qual é refletida do sangue para um módulo óptico por uma fibra óptica separada no cateter. A quantidade de luz refletida depende, principalmente, da cor do sangue, determinada pela quantidade de oxigênio ligado à hemoglobina.

O sistema EV1000® mede e analisa eletricamente a luz refletida para determinar os valores da oximetria, detectando mudanças na cor dos glóbulos vermelhos. A localização da ponta do cateter de fibra óptica determina o parâmetro de oximetria que o operador configura no monitor para exibição. Mais comumente, a oximetria venosa central ($SvcO_2$) é medida na veia cava superior, enquanto a oximetria venosa mista (SvO_2) é medida pelo lúmen distal de um cateter localizado na artéria pulmonar.[13]

O monitor de informações fornecidas pela plataforma é considerado pelo fabricante como o de maior usabilidade, pelo menos é o que o fabricante promete. Entendendo que a usabilidade é um termo usado para definir a facilidade com que as pessoas podem empregar uma ferramenta ou objeto a fim de realizar uma tarefa específica e importante.[14]

No intuito de oferecer ao leitor maior aplicabilidade prática com a leitura deste capítulo, um modelo de tela da plataforma será exibido na Figura 28.9, com alguns exemplos de como utilizar as informações para direcionamento dos cuidados intensivos de enfermagem.

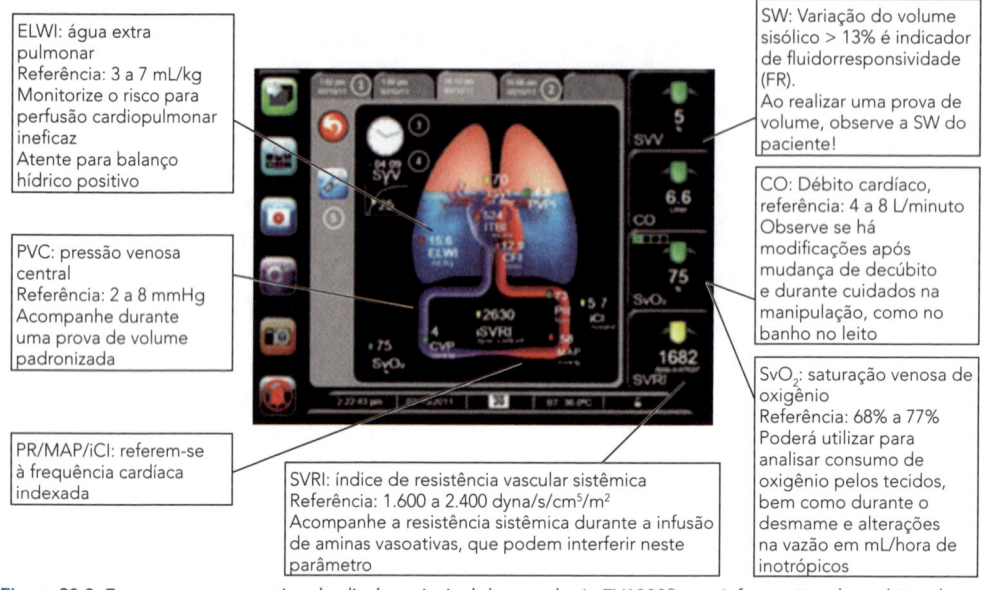

ELWI: água extra pulmonar
Referência: 3 a 7 mL/kg
Monitorize o risco para perfusão cardiopulmonar ineficaz
Atente para balanço hídrico positivo

PVC: pressão venosa central
Referência: 2 a 8 mmHg
Acompanhe durante uma prova de volume padronizada

PR/MAP/iCI: referem-se à frequência cardíaca indexada

SVRI: índice de resistência vascular sistêmica
Referência: 1.600 a 2.400 dyna/s/cm^5/m^2
Acompanhe a resistência sistêmica durante a infusão de aminas vasoativas, que podem interferir neste parâmetro

SW: Variação do volume sisólico > 13% é indicador de fluidorresponsividade (FR).
Ao realizar uma prova de volume, observe a SW do paciente!

CO: Débito cardíaco, referência: 4 a 8 L/minuto
Observe se há modificações após mudança de decúbito e durante cuidados na manipulação, como no banho no leito

SvO$_2$: saturação venosa de oxigênio
Referência: 68% a 77%
Poderá utilizar para analisar consumo de oxigênio pelos tecidos, bem como durante o desmame e alterações na vazão em mL/hora de inotrópicos

Figura 28.9. Esquema representativo do *display* principal da tecnologia EV1000® com informações de padrões de referência e cuidados de enfermagem.

Fonte: Adaptada de Franco; Henrique; Silva (2019).

Como utilizar as variáveis das tecnologias de monitorização hemodinâmica por análise de contorno de pulso e/ou calibrado por TDTP, para prever quando o paciente é capaz de responder a volume?

O objetivo da resposta à infusão de volumes representa o aumento do DC. Habitualmente, considera-se o paciente fluidorresponsivo (FR) quando ocorre um incremento de 15% no índice cardíaco. Esta informação à beira do leito é de extrema importância, pois caso o paciente não seja fluidorresponsivo e apresente sinais de má perfusão, deve-se pensar em outra alternativa farmacoterapêutica, como o uso de inotrópicos diante de baixo débito cardíaco com pré-carga otimizada.[15]

Reconhecer os pacientes fluidorresponsivos é muito importante, tendo em vista que uma infusão desnecessária pode resultar em congestão tanto sistêmica como pulmonar, e está associada a piores desfechos clínicos e maior mortalidade.

Todavia, não basta apenas avaliar se o paciente é FR. Faz-se necessário avaliar, continuamente, a resposta desses pacientes ao volume administrado, pois uma boa resposta inicial pode não se manter diante das condutas terapêuticas escolhidas a posteriori. Assim sendo, um dos parâmetros mais importantes na avaliação da hipovolemia/hipoperfusão tecidual, que facilmente pode ser monitorado, é o débito urinário.[15]

O controle do balanço hídrico poderá ser um forte aliado do enfermeiro na avaliação da resposta do paciente à oferta de volume. Porém, ele não pode agir de forma reativa ao se basear somente no débito urinário, uma vez que o volume já foi administrado. Alguns métodos para avaliar a FR antes da prova de volume poderão prevenir e, até mesmo, evitar complicações importantes do paciente na UTI, sendo possível agir de forma proativa e antecipar-se a eventuais problemas.

◼ Elevação passiva de membros inferiores (EPMI)

O levantamento passivo das pernas foi proposto inicialmente com o propósito de predizer a responsividade dos pacientes em respiração espontânea à infusão de fluidos.

Partindo de uma posição em que o paciente está com a cabeceira elevada a 45°, a manobra de EPMI consiste em abaixar a cabeceira até a posição supina (zero grau) e, ao mesmo tempo, elevar seus membros inferiores a um ângulo de 45°. Durante essa manobra, ocorre o aumento do retorno venoso das extremidades e do compartimento abdominal da circulação central (torácica), promovendo um aumento da pré-carga ventricular.

Se a dinâmica cardíaca obedecer à lei de Frank-Starling (quanto maior a força de estiramento, melhor a ejeção), ocorrerá um incremento no DC do paciente, que deverá ser avaliado de 60 a 120 segundos pelo profissional.

O efeito hemodinâmico da EPMI funciona como uma prova de volume, mas com a própria volemia do paciente. Uma metanálise mostrou que o aumento do DC com EPMI é capaz de identificar pacientes fluidorresponsivos com sensibilidade e especificidade próximas a 90%.[15]

No equipamento EV1000®, PiCCO® e até na monitorização invasiva por meio do cateter de artéria pulmonar (cateter de Swan-Ganz), diante da realização da EPMI é possível acompanhar a resposta orgânica do paciente por meio da observação do aumento do volume sistólico, uma vez que se deseja avaliar se a manobra oferece incremento no DC (Figura 28.10).

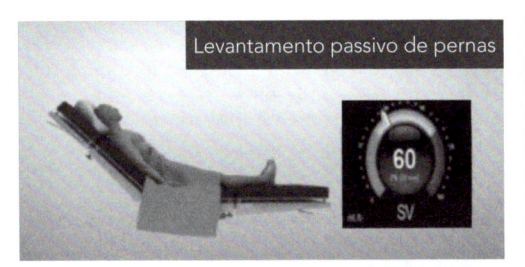
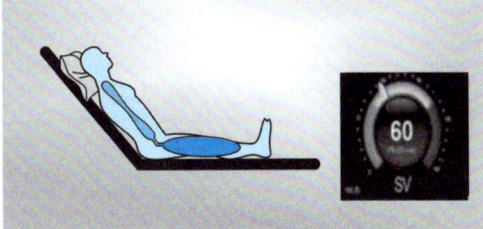
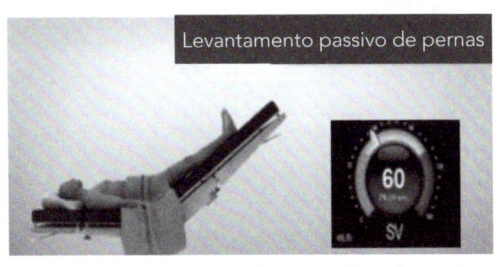
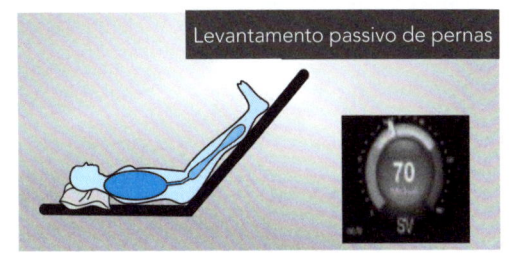

Figura 28.10. Monitorização da EPMI pela avaliação do volume sistólico (SV) na tela de monitorização do EV1000®.

Fonte: EV1000® Clinical Plataform: Operator's Manual (2010).

A variação do volume sistólico (VVS), o débito cardíaco (CO) e a variação da pressão de pulso (delta PP) poderão ser variáveis destas tecnologias apresentadas neste capítulo para avaliação da FR. Um aumento acima de 13% na VVS, bem como no DC ou delta PP, quase sempre é garantia de FR. Como estas tecnologias oferecem estas variáveis no *display* do monitor, cabe ao enfermeiro, antes de uma prova de volume (mínima de 500 mL), avaliar o percentual da VVS dos seus pacientes graves e, em conjunto com a equipe médica, partilhar a velocidade da infusão intravenosa da fluidoterapia.[15]

Considerações finais

Nos dias atuais, métodos de monitorização minimamente invasivos encontram-se disponíveis com tecnologias baseadas na análise de contorno de pulso, calibradas por TDTP, para monitorar de modo efetivo o DC e outras variáveis hemodinâmicas à beira do leito.

Vale ressaltar que não existe um equipamento ideal para todos os pacientes nos diversos cenários clínicos e a escolha do método para ser utilizado na monitorização hemodinâmica e da perfusão tecidual depende diretamente da sua disponibilidade na instituição hospitalar, conhecimento e familiaridade de médicos e enfermeiros com os equipamentos e as tecnologias nele empregadas, em associação também às características clínicas específicas de cada paciente.

Referências bibliográficas

1. Knobel E. Monitorização hemodinâmica no paciente grave. São Paulo: Atheneu; 2013.
2. Saugel B, Vincent JL. Cardiac output monitoring: how to choose the optimal method for the individual patient. Curr Opin Crit Care. 2018;24(3):165-72.
3. Dias FS, Rezende E, Mendes CL, Réa-Neto A, David CM, Schettino G, et al. Parte II: monitorização hemodinâmica básica e cateter de artéria pulmonar. Rev Bras Ter Intensiva. 2006;18(1):63-77.
4. Alpach JG. Core curriculum for critical care nursing. 6. ed. St Louis: Elsevier Saunders; 2006.
5. Arthur C, Guyton JE. Textbook of medical physiology. 12. ed. Philadelphia: Elsevier Saunders; 2011.
6. Quilici AP, Bento AM, Ferreira FG, Cardoso LF, Moreira RSL, Silva SC. enfermagem em cardiologia. 2. ed. São Paulo: Atheneu; 2014.
7. Litton E, Morgan M. The PiCCO monitor: a review. Anaesth Intensive Care. 2012;40(3):393-409.
8. LiDCO Cardiac Sensor Systems. LiDCOplus: continuous, real-time cardiovascular monitoring. 2010. Disponível em: http://www.lidco.com/archives/LiDCOplus_brochure_1914.pdf. [Acesso em jul. 2021].
9. Piras C, Azevedo L. Choque circulatório. São Paulo: Atheneu; 2012.
10. Belda FJ, Aguilar G, Teboul JL, Pestaña D, Redondo FJ, Malbrain M, et al. Complications related to less-invasive haemodynamic monitoring. Br J Anaesth. 2011;106(4):482-86.
11. Mendes CL, Silva JR, Araújo FF, Gottardo P. Monitorização minimamente invasiva. In: Manual de medicina intensiva. São Paulo: Atheneu; 2010.
12. Oren-Grinberg A. The PiCCO monitor. Int Anesthesiol Clin. 2010;48(1):57-85.
13. Edwards Lifescience EV1000. Clinical Plataform Operator's Manual. USA; 2011.
14. Brasil. Ministério da Saúde. Avaliação de tecnologias em saúde: ferramentas para gestão do SUS. Brasília (DF): Ministério da Saúde; 2009. Disponível em: http://bvsms.saude.gov.br/bvs/publicacoes/avaliacao_tecnologias_saude_ferramentas_gestao.pdf. [Acesso em jul. 2021].
15. Silva PGMB, Lopes RD, Lopes AC. Semiologia cardiovascular baseada em evidências.. Rio de Janeiro: Atheneu; 2018.

29
Inovações na Monitorização com Cateter de Artéria Pulmonar

Andrezza Serpa Franco
Lilian Moreira do Prado
Mônica de Almeida Karam

◖ Introdução

Um breve histórico sobre a real necessidade da monitorização invasiva poderá contribuir para melhor compreensão sobre a evolução dos equipamentos médicos assistenciais (EMA) e a busca por uma tecnologia que atenda às necessidades dos pacientes críticos.

A Segunda Grande Guerra acelerou sobremaneira os estudos sobre a reposição volêmica e o suporte hemodinâmico. Débito urinário normalizado, frequência cardíaca e pressão arterial aferiram pouca precisão no alvo correto para realizar uma reposição volêmica e melhorar o débito cardíaco (DC). A partir de então, medidas como a pressão venosa central (PVC) passaram a ser mais populares na busca pela correlação da volemia.[1]

Nas décadas de 1960 e 1970, algumas tecnologias sofreram testes para predição do volume sistólico, como a bioimpedância torácica. A partir de 1972, o Dr. Jeremy Swan, com a ajuda do Dr. William Ganz, desenvolveu um cateter que atingia a circulação pulmonar aferindo parâmetros hemodinâmicos antes imensuráveis. Surge, então, a possibilidade de medir o DC pela técnica da termodiluição transpulmonar (TDTP),[2] representando um novo despertar para a monitorização do estado hemodinâmico, permitindo avanços no estudo de pacientes críticos e no tratamento mais racional dos estados de choque, infarto do miocárdio, insuficiência respiratória aguda e quadros sépticos.[3]

Entretanto, nessa mesma época havia também uma crescente necessidade de se estabelecerem evidências científicas, e o cateter de artéria pulmonar (CAP) começou a encontrar críticas que contestavam a sua efetividade e o seu real benefício clínico, especialmente por oferecer bases para tomadas de decisão clínica mais direcionadas. O fato é que a diminuição da mortalidade ainda não era o desfecho almejado. Frente a isso, defensores da tecnologia reforçaram a ideia de que o problema estava concentrado na interpretação clínica das informações e na tomada de decisão correta, baseadas nos dados advindos do CAP para que, então, as taxas de mortalidade pudessem ser diminuídas.[4]

Na década de 1990, as evidências científicas conduziram a indústria de equipamentos médicos para a elaboração de tecnologias mais versáteis e que pudessem avaliar continuamente não somente parâmetros macro-hemodinâmicos, como também aqueles referentes à oxigenação tecidual. Nesse sentido, foi introduzido um novo tipo de CAP, que permitiu medir continuamente o débito cardíaco e a oximetria venosa mista por análise espectrofotométrica. A teoria para se medir continuamente o débito cardíaco tinha os mesmos princípios da TDTP, porém preconizava o uso de aquecimento em vez do resfriamento. Ressalta-se que, em 1984, os monitores já eram capazes de detectar as variações de temperatura a cada batimento por meio de um filamento metálico que permitia a leitura contínua do débito cardíaco.[5-7]

Apesar de os estudos terem demonstrado que a utilização do CAP não reduz mortalidade, mesmo quando o seu uso está associado a terapias guiadas por metas, esse método ainda é considerado padrão-ouro, com o qual todos os outros métodos de aferição do DC precisam ser comparados.[6]

A utilização clínica do CAP iniciou-se nos primeiros anos da década de 1970 e difundiu-se rapidamente em razão de sua praticidade e eficácia na medida de pressões hemodinâmicas e determinação do débito cardíaco, guiando a administração de líquidos intravenosos, inotrópicos e agentes redutores da pós-carga.[2]

A medida do débito cardíaco pelo CAP depende do tipo de cateter. Os cateteres de termodiluição (CCO – *Continuous Cardiac Output*/CEDV – *Continuous End Diastolic Volume*) de débito cardíaco contínuo/volume diastólico final contínuo (modelos 177F75 e 177HF75) são cateteres de artéria pulmonar com fluxo direcionado para possibilitar a monitorização de pressão hemodinâmica e para proporcionar a medição do DC contínuo e volume diastólico final contínuo. Quando usado com o monitor Vigilance® e o HemoSphere®, o cateter de termodiluição CCO/CEDV leva em conta o cálculo contínuo e a apresentação do débito cardíaco e do volume diastólico final. Outros modelos oferecem, ainda, oximetria (modelos 774F75 e 774HF75).

A medição contínua do DC é feita pelo aquecimento periódico do sangue no átrio direito ou no ventrículo direito com uma quantidade conhecida de calor. O termistor do cateter detecta a pequena mudança de temperatura do sangue, daí o monitor Vigilance® e o HemoSphere® calculam a curva de diluição por meio de uma equação do indicador Stewart-Hamilton modificada. Esta técnica de medição é realizada sem calibração adicional do instrumento de preparação de materiais ou intervenção do operador.

Para a instalação do CAP da marca Edwards Lifesciences®, é necessária uma nova punção venosa profunda, por meio de um introdutor percutâneo, o cateter de CAP, o monitor Vigilance® para medida do débito cardíaco contínuo, sensor de temperatura para calibração, cabos de conexão, sistema de lavagem estéril, transdutores de pressão, um monitor multiparamétrico para registrar a eletrocardiografia e sinais vitais, material para coleta de sangue e subsequente calibração *in vivo* (gasometria coletada pelo operador para imputar dados, como hematócrito (Ht), hemoglobina (Hb) e oximetria).

As questões relacionadas ao CAP parecem não estar resolvidas, incluindo indicações exatas, identificação de pacientes que potencialmente se beneficiem dessa tecnologia e o custo-efetividade. O seu uso fora do Brasil parece estar em declínio. Alguns autores defendem, ainda, que não há um declínio, mas sim um uso mais seletivo e mais bem indicado, alegando que no passado o cateter era utilizado de forma rotineira sem critérios definidos. A maior crítica à tecnologia gira em torno de como a equipe de saúde utiliza os dados para direcionamento terapêutico, desde o desconhecimento até a discordância.[7]

Importante destacar que, no Brasil, apenas um fabricante disponibiliza no mercado nacional os diferentes modelos de CAP, que é a empresa Edwards Lifesciences®, para a qual a Agência Nacional de Vigilância Sanitária (Anvisa) emitiu registro de validação (n. 80219050049) para a utilização do cateter de artéria pulmonar.

Em uma publicação no ano de 2014, um grupo de 211 médicos intensivistas (hospitais públicos e privados), foi questionado sobre suas preferências e principais variáveis hemodinâmicas "perseguidas" em pacientes gravemente enfermos na UTI. Quando avaliado o grau de confiança das tecnologias de monitorização de DC, o CAP foi considerado o método mais confiável em 56% dos entrevistados; ecocardiografia em 22,3%; Flotrac/Vigileo® em 12,3%; LiDCO® em 4,7%; PiCCO® e doppler esofágico em 1,9% dos métodos. Com relação às variáveis hemodinâmicas, as consideradas mais importantes foram DC, saturação venosa central de oxigênio ($SvcO_2$), saturação venosa mista de oxigênio (SvO_2), volume diastólico final do ventrículo direito e pressão de oclusão (também conhecida como pressão de cunha) da artéria pulmonar.[6]

Quando questionado sobre os métodos mais utilizados na prática, o ecocardiograma foi apontado como o método mais utilizado (64,5%), seguido do CAP (49,3%). Vale lembrar que o ecocardiograma não é uma monitorização contínua, sendo altamente dependente do operador e que requer treinamento específico.[8]

Muito embora este tipo de tecnologia não esteja presente em uma quantidade significativa das UTI brasileiras, os autores deste capítulo empenharam-se em oferecer ao leitor uma participação maior do enfermeiro neste cenário, tanto na montagem e calibração, como na interpretação de dados para direcionar os cuidados intensivos de enfermagem.

◖ Planejamento de enfermagem para monitorização por meio do CAP

Como se trata de uma tecnologia invasiva, é importante que o enfermeiro implemente, em consonância com o Serviço de Controle de Infecção Hospitalar da unidade, o protocolo para prevenção de infeção relacionada a dispositivos médicos. Portanto, neste capítulo faremos sugestões baseadas em literaturas sobre material para barreira de infecção durante o cateter, bem como troca de dispositivos do *kit* de monitorização.

A assistência de enfermagem pode ser dividida em três momentos: 1) preparo do material para realização da monitorização; 2) assistência durante a inserção do CAP; 3) manutenção dos cuidados durante a monitorização.[9]

Preparo do material[9,10]

- Reunir o material para a punção: barreira de proteção com campos estéreis; *kit* com cateter de Swan-Ganz 7 ou 7,5 F; introdutor percutâneo do cateter, com dilatador venoso, 8 F; e *kit* de monitorização invasiva.
- Colocar solução fisiológica 0,9% no equipo que acompanha o *kit* de monitorização invasiva e adaptar a bolsa pressurizadora (necessita ficar pressurizada, depois de montada, em 300 mmHg, fornecendo um fluxo depois de adaptado ao soro fisiológico 0,9% de 3 mL/hora para o cateter), posicionando todo o sistema em um suporte para soluções a serem infundidas.
- Providenciar gorro, máscaras, óculos de proteção, avental estéril, clorexidina alcóolica a 0,5% e degermante a 2%, anestésico local (lidocaína a 2%, sem vasoconstritor), seringas descartáveis de 10 e 20 mL, agulhas descartáveis (40×12; 25×7), fios cirúrgicos Mononylon 3.0, lâmina de bisturi, equipo de soro, torneira de três vias e campos estéreis.
- Antes de iniciar o procedimento, recomenda-se checar o eletrocardiograma, pois se houver alterações de bloqueio de ramo, as chances de uma nova arritmia na passagem do CAP aumentam. O paciente deve estar com monitorização eletrocardiográfica, oximetria de pulso e controle da pressão arterial (invasiva ou não invasiva) durante todo o procedimento.

- Deve-se posicionar o paciente em leve Trendelenburg (10 a 15°), que facilita a punção pelo aumento do retorno venoso, bem como diminui os riscos de embolia gasosa durante o procedimento. O uso do ultrassom à beira do leito, como guia para a punção venosa profunda, diminui os riscos associados ao procedimento.

Cuidados de enfermagem durante a inserção do CAP

A passagem do cateter de Swan-Ganz é um procedimento invasivo, o que demanda cuidados habituais durante a sua introdução. O enfermeiro intensivista, conhecendo as curvas durante a inserção do CAP nas câmaras cardíacas, poderá auxiliar a equipe médica com o objetivo de evitar complicações durante o adequado posicionamento do cateter.

As curvas ou traçados correspondentes às câmaras são didaticamente projetados na Figura 29.1 a seguir:

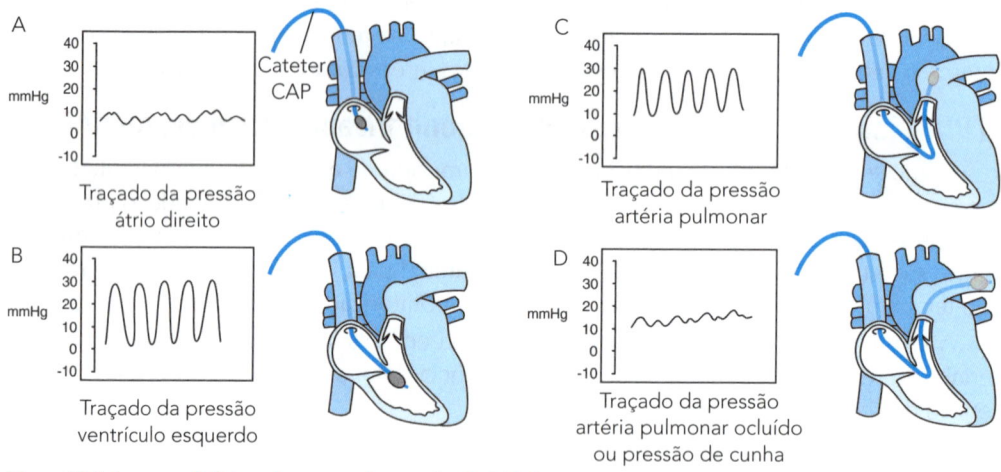

Figura 29.1. Imagens didáticas das curvas de pressão do CAP durante a sua inserção.

Fonte: Adaptada de Scales (2016).

Uma lista de atribuições e cuidados de enfermagem durante a passagem do CAP são destacadas no Quadro 29.1 para contribuir no planejamento da assistência de enfermagem durante a monitorização hemodinâmica invasiva com o cateter de Swan-Ganz.

Quadro 29.1. Cuidados durante a passagem do cateter de artéria pulmonar.[9-12]

• Proporcionar e garantir a colocação do campo estéril e das barreiras de proteção (uso de máscara, gorro, luva estéril)
• Checar as conexões dos transdutores de pressão de artéria pulmonar (via distal, de cor amarela) e de pressão de átrio direito (via proximal, de cor azul) no cateter
• Preencher o CAP com soro fisiológico 0,9% (já conectado aos transdutores de pressão) no intuito de garantir a permeabilidade do cateter e a ausência de ar
• Certificar-se de que o balonete de ar foi insuflado e testado antes da inserção do CAP, a fim de ratificar a integridade do mesmo

(Continua)

Quadro 29.1. Cuidados durante a passagem do cateter de artéria pulmonar.[9-12] (*Continuação*)

• Assegurar que o médico insira o invólucro de proteção do CAP, que deverá estar bem adaptado ao introdutor. Este invólucro permite que o cateter possa ser reposicionado, quando necessário, de maneira estéril e sem riscos de contaminação ao sistema
• Avaliar as curvas de pressão durante a passagem do CAP e detectar a presença de arritmias. Comunicar qualquer alteração
• Verificar as curvas das pressões do CAP, calibrar o sistema, coletar amostras de sangue e realizar a primeira medida
• Realizar exame radiológico para verificar o posicionamento do CAP

Fonte: Desenvolvido pela autoria do capítulo.

Montagem do cateter com as conexões do monitor HemoSphere®

Em virtude da descontinuidade do monitor Vigilance II, em abril de 2017, com troca realizada pela empresa Edwards Lifesciences Corporation™, neste capítulo abordaremos o novo e único monitor denominado HemoSphere®, comercializado para ser usado com o CAP.[13]

A indústria afirma que a plataforma HemoSphere® é uma proposta de interação do profissional de saúde com os dados hemodinâmicos. A vantagem deste equipamento é a possibilidade de se integrar com cateter Flotrac® (para análise do DC por contorno de pulso), Swan-Ganz e cateter venoso central para oximetria e, ainda, disponibilizar um *software* preditor de hipotensão arterial.[13]

Embora o CAP (dependendo do tipo) possa oferecer medidas pelo método manual (intermitente), a partir do qual o enfermeiro infunde solução gelada, em temperatura conhecida, pela via proximal do cateter, neste capítulo abordaremos o método semicontínuo oferecido pela maioria dos subtipos de cateter, no qual ele apresenta um filamento de cobre inserido no corpo do cateter, emitindo pequenas ondas de energia na extremidade distal, propiciando a variação da temperatura do sangue de forma ininterrupta, permitindo, assim, estimar o DC.

Após a separação do material de punção e cateter, será necessário iniciar o planejamento da montagem e calibração do sistema. Para tanto, é necessário que já tenha no leito o monitor HemoSphere®, o cabo de débito cardíaco/cardiac output (CO) e o módulo do cateter de Swan-Ganz para acoplar no monitor (Figura 29.2).

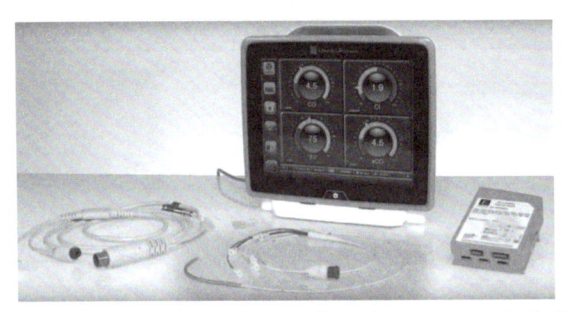

Figura 29.2. Tecnologias de apoio para iniciar a monitorização hemodinâmica por meio do CAP com a plataforma de monitorização avançada HemoSphere®.

Fonte: Manual HemoSphere® Advanced Monitoring Platform (2018).

A interface do cateter de Swan-Ganz com o HemoSphere® deve ser realizada de forma padronizada, respeitando-se as conexões. Vale ressaltar que este monitor HemoSphere®

também pode ser convertido para monitorização minimamente invasiva, caso a opção pelo CAP não seja adequada.[13] Algumas adaptações podem ser feitas e as informações serão as mesmas da plataforma EV1000®, abordada no capítulo anterior.

A seguir, a Figura 29.3 traz a interface do Swan-Ganz com o monitor HemoSphere®.

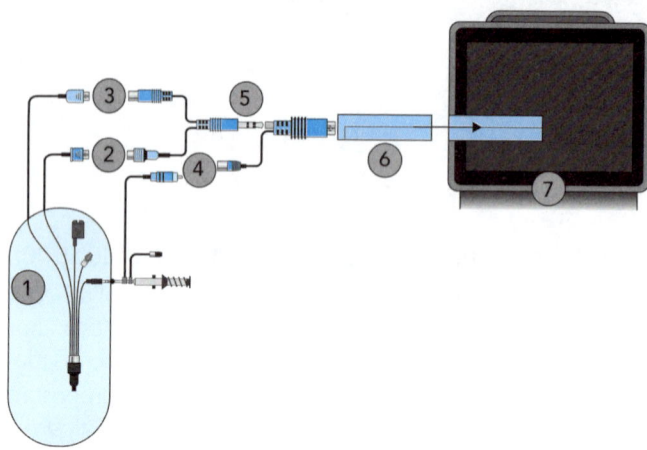

Figura 29.3. Configuração do módulo Swan-Ganz do HemoSphere® com o cateter.

([1]Cateter de Swan-Ganz. [2]Conexão do filamento térmico. [3]Conexão do termistor. [4]Conexão do sensor de temperatura para injeção fria, caso seja necessária a termodiluição, ou para *kit* de minimamente invasiva. [5]Cabo do débito cardíaco contínuo. [6]Módulo HemoSphere® Swan-Ganz. [7]Monitor HemoSphere®).

Fonte: Manual HemoSphere® Advanced Monitoring Platform (2018).

Calibração para análise do débito cardíaco e variáveis no HemoSphere®

É importante que o enfermeiro, ao conectar o cateter com o monitor, coloque dados da altura e do peso do paciente para que as variáveis que necessitam destas informações possam enviar informações indexadas. Para calibração do equipamento na inserção do cateter, recomenda-se a calibração *in vivo*, ou seja, depois do cateter inserido no paciente, obedecendo as etapas do fabricante (Figura 29.4).[9] Para as medidas de CO e variáveis, é necessário que o enfermeiro realize uma coleta de sangue venoso pelo cateter para exame gasométrico e, em seguida, insira dados, como SvO_2 ou $SvcO_2$, Hb e Ht.

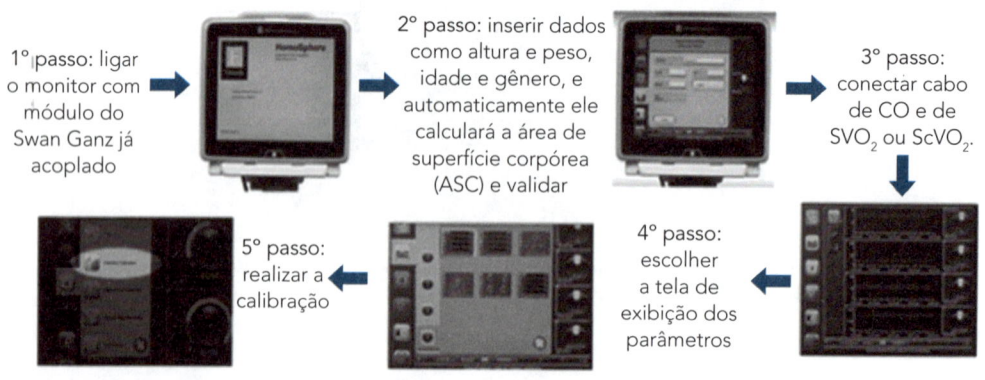

1º passo: ligar o monitor com módulo do Swan Ganz já acoplado

2º passo: inserir dados como altura e peso, idade e gênero, e automaticamente ele calculará a área de superfície corpórea (ASC) e validar

3º passo: conectar cabo de CO e de SVO_2 ou $ScVO_2$.

4º passo: escolher a tela de exibição dos parâmetros

5º passo: realizar a calibração

Figura 29.4. Passo a passo para iniciar a monitorização através do CAP pelo monitor HemoSphere®.
Fonte: Adaptada pelas autoras (2020).

Para a conexão das informações a respeito do débito cardíaco, é necessário, ainda, acoplar ao módulo de Swan-Ganz do HemoSphere® um cabo específico (Figura 29.5), que apresenta três conexões, para que as variáveis de CO e as derivadas possam ser inseridas.

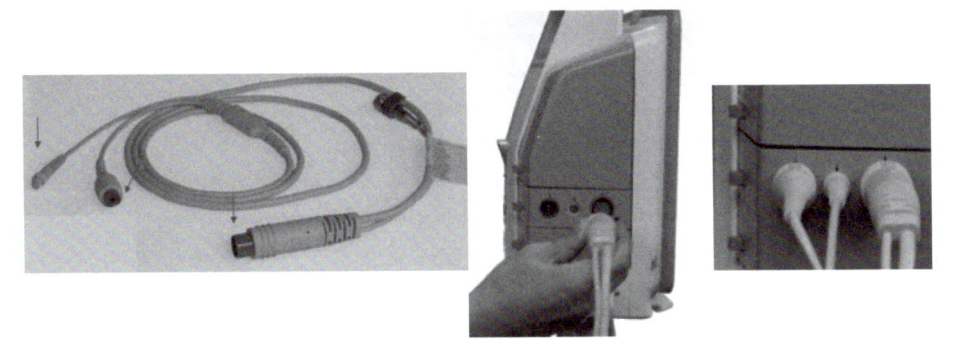

Figura 29.5. Cabo de conexão para leitura do débito cardíaco e variáveis.
Fonte: Manual HemoSphere® Advanced Monitoring Platform (2018).

Outro fator que a tecnologia disponibiliza é o armazenamento de dados durante o transporte. Em uma situação hipotética, caso o paciente seja transportado para exames ou procedimento cirúrgico, as informações poderão ser salvas. Neste caso, deve-se desconectar o cabo de oximetria do monitor, porém não desconectar do CAP. Após o retorno para a unidade de terapia intensiva (UTI), deve-se reconectar o cabo de oximetria ao monitor do HemoSphere® e apertar o ícone de calibração de oximetria. Se os dados de oximetria tiverem menos de 24 horas, tocar no botão "Sim" para iniciar o monitoramento da oximetria usando-se as informações de calibração recuperadas; porém, se durante o transporte ou procedimento cirúrgico, o paciente apresentou alterações hemodinâmicas importantes, é sugerida uma nova calibração *in vivo*.[13]

As medidas devem ser realizadas a cada 8 horas, mas esse intervalo pode variar de acordo com a gravidade do paciente. A calibração do sistema é feita a cada 24 horas, com a coleta de uma amostra do sangue venoso, hemograma e uma amostra de sangue para gasometria venosa, coletada da via distal do cateter.[13,15]

Índice de previsão de hipotensão (HPI) por meio do CAP no HemoSphere®

Poderá ser anexado ao sistema um sensor denominado "Acumen IQ®" na linha do cateter arterial, como mais uma opção de monitorização e, embora faça parte do HemoSphere® utilizado também com Swan-Ganz, o sensor é considerado minimamente invasivo.

O *software* oferece um dado preditor de hipotensão arterial, conhecido como índice de previsão de hipotensão (HPI) que detecta um evento hipotensivo antes de ele acontecer e fornece informações para entender a sua causa. O algoritmo do HPI é exibido como um valor que varia de zero a 100, e valores acima de 100 indicam a probabilidade de um evento hipotensor.[13,17,18]

Trata-se de um algoritmo próprio que detecta tendências hipotensivas da pressão arterial média (PAM), sensor atualizado a cada 20 segundos. Um *pop-up* de alerta (Figura 29.6) é emitido no *display* quando o HPI apresenta valor elevado e pode representar uma tendência à hipotensão arterial, ou quando realmente o paciente está hipotenso. Uma tela secundária ao evento poderá ainda direcionar a equipe para uma oportunidade de investigar e identificar a causa do problema (Figura 29.6).

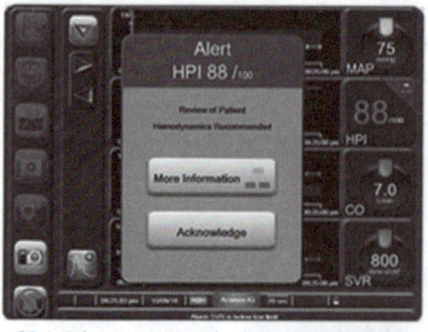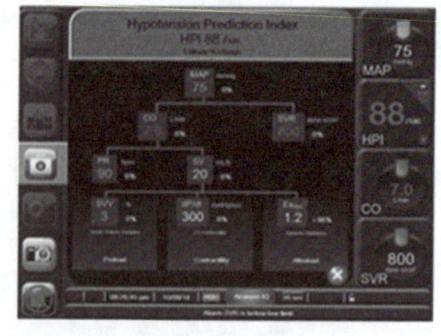

Figura 29.6. Tela com *pop-up* de alerta do HPI e tela de investigação da hipotensão.

Fonte: Manual do Predictive Decision Support (2018).

Manutenção dos cuidados durante a monitorização

Nos últimos 20 anos, a enfermagem vem mudando o seu olhar e aprimorando a assistência ao paciente grave. Inicialmente, os recursos tecnológicos eram limitados, as publicações científicas escassas e de menor relevância, o que dificultava a elaboração de uma assistência baseada em evidência científica. Com o desenvolvimento das UTI, os avanços tecnológicos e do próprio tratamento intensivo, houve o crescimento e o aprimoramento da assistência, trazendo maior esclarecimento e compreensão do processo história-doença e da fisiologia do paciente grave para o enfermeiro, que desenvolveu de forma substancial o cuidado de enfermagem ao paciente crítico.[17]

Nos cuidados intensivos, os enfermeiros têm em seu cotidiano ações desafiadoras e estressantes, em que um número grande de decisões complexas deve ser tomada. Os pacientes críticos que utilizam o CAP geralmente fazem parte deste cenário, pois são pacientes hemodinamicamente instáveis e, neste cenário, o conhecimento científico aliado à prática clínica diária constitui os instrumentos auxiliadores para a realização de uma assistência segura na monitorização com o CAP.[18,19] Assim, o conhecimento sobre a monitorização hemodinâmica no paciente grave é um dos pilares para o enfermeiro intensivista.

Ao pensarmos na monitorização propriamente dita, inicialmente cabe o conhecimento sobre as variáveis hemodinâmicas de maior relevância, oferecidas no monitor multiparamétrico por meio do CAP; e variáveis indiretas pelo HemoSphere®, por meio das quais o enfermeiro intensivista poderá monitorá-las, fazendo, assim, o melhor uso das informações para a tomada de decisão à beira leito (Quadro 29.2).

Quadro 29.2. Variáveis de maior relevância para o cuidado intensivo de enfermagem ao paciente com CAP.

Variáveis relevantes	Sigla	Valores de referência	Cuidados de enfermagem
Saturação venosa de oxigênio	SVO_2	60 a 80%	Monitorar consumo de oxigênio pelos tecidos e monitorar desmame de inotrópicos
Pressão sistólica de artéria pulmonar	PSAP	15 a 25 mmHg	Monitorar valores elevados de PSAP, pois podem interferir na perfusão adequada de oxigênio aos tecidos

(Continua)

Quadro 29.2. Variáveis de maior relevância para o cuidado intensivo de enfermagem ao paciente com CAP. (*Continuação*)

Variáveis relevantes	Sigla	Valores de referência	Cuidados de enfermagem
Pressão diastólica da artéria pulmonar	PDAP	8 a15 mmHg	Monitorar valores diminuídos de PDAP, pois podem interferir na perfusão adequada de oxigênio aos tecidos
Pressão média de artéria pulmonar	PMAP	10 a 20 mmHg	Valores elevados podem sobrecarregar o ventrículo direito (VD). Importante que o enfermeiro monitore os volumes infundidos, incluindo as diluições e controle do balanço hídrico (BH)
Pressão de artéria pulmonar ocluída	PAPO	6 a 12 mmHg	Medir ao final da expiração por meio da insuflação do balonete pela seringa situada no CAP. Valores elevados podem indicar sobrecarga volêmica (se IC normal) ou falência cardíaca (se IC baixo)
Débito cardíaco/ "Cardiac output"	DC/CO	4 a 8 L/minuto	Monitorar o DC durante a realização de procedimentos que alterem o posicionamento do corpo do paciente, fluidoterapia, alterações da frequência cardíaca (FC) e BH
Débito cardíaco indexado	IC	2,5 a 4 L/min/m²	Monitorar o DC durante a realização de procedimentos que alterem o posicionamento do corpo do paciente, fluidoterapia, alterações da FC e BH
Volume sistólico	VS	30 a 65 mL/batimento/m²	Monitorar os fluidos infundidos, inclusive a diluição de medicamentos e o BH, fazendo correlação com FC e DC, bem como com a pressão arterial
Variação do volume sistólico	VVS	10 a 15%	Monitorar durante uma prova de volume padronizado. A variação acima de 10% indica na maioria das situações que o paciente é fluidorresponsivo (FR)
Índice de resistência vascular sistêmica	IRVS	1.970 a 2.390 dyna/s/cm⁵/m²	Observar, caso o paciente esteja fazendo uso de aminas vasoativas. Atentar para outros fármacos que produzem alterações no endotélio vascular, bem como situações de choque, infecção e politrauma
Índice de resistência vascular pulmonar	IRVP	255 a 285 dyna/s/cm⁵/m²	Monitorar, especialmente nos casos de hipertensão pulmonar

Fonte: Adaptado de Knobel (2013).

Vale mencionar que parâmetros advindos da TDTP, como água pulmonar extravascular, por exemplo, não poderão ser mensurados em métodos semicontínuos com cateter de Swan-Ganz por termodiluição, em que não se faz a injeção de solução fria para calibração. A solução de injeção fria faz o trajeto cardiopulmonar e pode ser mais bem entendida no Capítulo 28: Tecnologias de Monitorização Hemodinâmica Minimamente Invasiva.

Baseando-se nessas informações, a elaboração de um plano de assistência de enfermagem é a chave para conduzir os cuidados de enfermagem. O Quadro 29.3 traz um plano de assistência de enfermagem ao paciente com CAP.[14,16,17,20]

Quadro 29.3. Cuidados intensivos de enfermagem ao paciente com CAP.

• Monitorar rigorosamente os sinais vitais: pressão arterial (preferencialmente invasiva); frequência cardíaca; traçado eletrocardiográfico; frequência respiratória; balanço hidroeletrolítico; e temperatura corporal
• Anotar parâmetros a cada hora e comunicar qualquer alteração
• Controlar a infusão de volume e o balanço hídrico, manter controle rigoroso
• Realizar curativo na inserção do CAP, com trocas programadas conforme protocolo e normas da instituição
• Observar e anotar aspecto da inserção dos cateteres, comunicar presença de hiperemia, secreções e sinais de inflamação
• Manter fixação adequada para o cateter, evitar o tracionamento e movimentação do cateter em sua inserção
• Utilizar apenas solução fisiológica a 0,9% para permeabilidade das vias
• Não é necessário utilizar heparina na solução fisiológica dos sistemas de pressurização
• Manter sistema fechado nos equipos e conexões para prevenir contaminação do sistema
• Trocar as soluções fisiológicas conforme protocolo e normas da instituição
• Trocar os equipos dos transdutores de pressão a cada 72 horas para prevenção de infecção, ou conforme protocolo e normas da instituição
• Manter bolsa pressurizadora insuflada em 300 mmHg para garantir adequada perfusão do cateter
• Evitar a presença de bolhas na extensão do cateter e equipos para evitar o risco de embolia
• Manter o "zero" da pressão hidrostática para garantir a fidedignidade das medidas e "zerar" o sistema a cada manipulação do paciente
• Observar os parâmetros dos alarmes no monitor, não os manter desligados e programados com valores discrepantes
• Observar a amplitude das ondas de pressão para garantir o valor correto das medidas, evitando monitorização inadequada e ineficiente
• Garantir que o balonete do CAP não permaneça insuflado, de modo a não permitir lesões ao ramo da artéria pulmonar
• Proporcionar a calibração do sistema impreterivelmente a cada 24 horas
• Verificar e comunicar alterações das medidas hemodinâmicas, verificar a necessidade de nova coleta de exames para checar e controlar os parâmetros hemodinâmicos

Fonte: Desenvolvido pela autoria do capítulo.

Por fim, é recomendado, sempre antes da retirada do cateter, avaliar a radiografia de tórax mais recente do paciente para visualização da posição do CAP e certificar-se de que o balão esteja desinsuflado durante a retirada para prevenir lesões estruturais. A retirada do cateter deve ser realizada com paciente em decúbito dorsal na posição Trendelenburg e monitorado. Durante a retirada do cateter, observa-se o recuo dos traçados até que apareçam as curvas de pressão de átrio direito. Posteriormente, realiza-se um curativo oclusivo.[9,11]

◖ Considerações finais

O paciente gravemente enfermo é monitorizado de modo intensivo e requer atenção redobrada por parte de toda a equipe. O enfermeiro intensivista é o profissional que está à beira do leito, intimamente ligado nas alterações hemodinâmicas, devendo ter, por isso, uma participação ativa frente à monitorização com o CAP.

Desta maneira, certificamo-nos do desenvolvimento de nossas competências e do cumprimento de nossas responsabilidades, proporcionando ao paciente uma assistência digna e a satisfação do planejamento de cuidados elaborados, norteado por uma enfermagem baseada em evidências.

Referências bibliográficas

1. Costa IA. História da Cirurgia Cardíaca Brasileira. Revista Brasileira de Cirurgia Cardiovascular, 2008. Disponível em: http://www.sbccv.org.br/residentes/downloads/historia_cirurgia_cardiaca_brasil.pdf. [Acesso em jul. 2021].
2. Swan HJ, Ganz W, Forrester J, Marcus H, Diamond G, Chonette D, et al. Catheterization of the heart in man with use of a flow-directed balloon-tipped catheter. N Engl J Med 1970;283:447-51.
3. Shoemaker WC, Appel PL, Kram HB, Waxman K, Lee TS. Prospective trial of supranormal values of survivors as therapeutic goals in high-risk surgical patients. Chest. 1988;94(6):1176-86.
4. Harvey S, Harrison DA, Singer M, Ashcroft J, Jones CM, et al. (2005) Assessment of the clinical effectiveness of pulmonary artery catheters in management of patients in intensive care (PAC-Man): a randomized controlled trial. Lancet 2005;366:472-477.
5. Junior RCB, LEÃO BCC. Monitorização do débito cardíaco: vantagens e desvantagens dos métodos disponíveis. Rev Med Minas Gerais 2010;20(2):29-45.
6. Dias FS, et al. Consenso Brasileiro de Monitorização e Suporte Hemodinâmico. Parte II: monitorização hemodinâmica básica e cateter de artéria pulmonar. Revista Brasileira de Terapia Intensiva, 2006;18(1):63-77.
7. Stawicki SP, Prosciak MP. (2017). The pulmonary artery catheter in 2008 – A (finally) maturing modality? International Journal of Critical Illness and Injury Science, 2008;7(3):172-176. Disponível em: http://doi.org/10.4103/IJCIIS.IJCIIS_57_17. Acesso em jul. 2021].
8. Dias FS, Rezende EA, Mendes CL, Silva Jr JM, Sanches JL. Monitorização hemodinâmica em unidade de terapia intensiva: uma perspectiva no Brasil. Rev Bras Ter Intensiva.2014;26(4):360-366.
9. Knobel E. Monitorização hemodinâmica no paciente grave. São Paulo: Atheneu; 2013.
10. Quilici AP, Bento AM, Ferreira FG, Cardoso LF, Moreira RSL, Silva SC. enfermagem em cardiologia. 2. ed. São Paulo: Atheneu; 2014.
11. Edward Lifiscience Corporation. Brochure hemosphere advanced monitoring platform, 2018. Disponível em: https://edwardsprod.blob.core.windows.net/media/Gb/devices/monitoring/hemodynamic%20monitoring/hemosphere-brochure.pdf. [Acesso em jul. 2021].
12. Ramos CCC, Dal Sasso GTM, Martins CR, Nascimento ER, Barbosa SFF, Martins JJ, Sardo PMG, Kuerten P. Monitorização hemodinâmica invasiva à beira-leito: avaliação e protocolo de cuidados de enfermagem. Rev Esc Enferm USP 2008;42(3):512-8.
13. Aitken L. Expert critical care nurses' use of pulmonary artery pressure monitoring. Intensive Care Nurs 2000;16(4):209-20.
14. Scales K. How to remove a pulmonary artery catheter. Nurs Stand. 2016;30(26):36-39.
15. Thakkar AB, Desai SP. Swan, Ganz, and their catheter: its evolution over the past half century. Ann Intern Med. 2018;169(9):636-642.
16. Raut MS, Missing Swan-Ganz catheter. Ann Card Anaesth. 2018;21(4):462-463.
17. Viana RAPP, Torre M. enfermagem em terapia intensiva: práticas integrativas. São Paulo: Manole; 2017.
18. Santana JCB, Melo CL, Dutra BS. Monitorização invasiva e não invasiva – fundamentação para o cuidado. São Paulo: Atheneu; 2013.
19. Brasil, Anvisa. Critérios Diagnósticos de Infecção Relacionadas à Assistência à Saúde. Série: Segurança do Paciente e Qualidade de Serviços de saúde. 2. ed. Brasília; 2017. Disponível em: http://portal.anvisa.gov.br/documents/33852/3507912/Caderno+2+-+Critérios+Diagnósticos+de+Infecção+relacionada+à+Assistência+à+Saúde/7485b45a-074f-4b34-8868-61f1e5724501. [Acesso em fev. 2019].
20. Azeredo NSG, Aquim EE, Santos AA. (org.). Assistência ao paciente crítico: uma abordagem multidisciplinar. Rio de Janeiro: Atheneu; 2019.

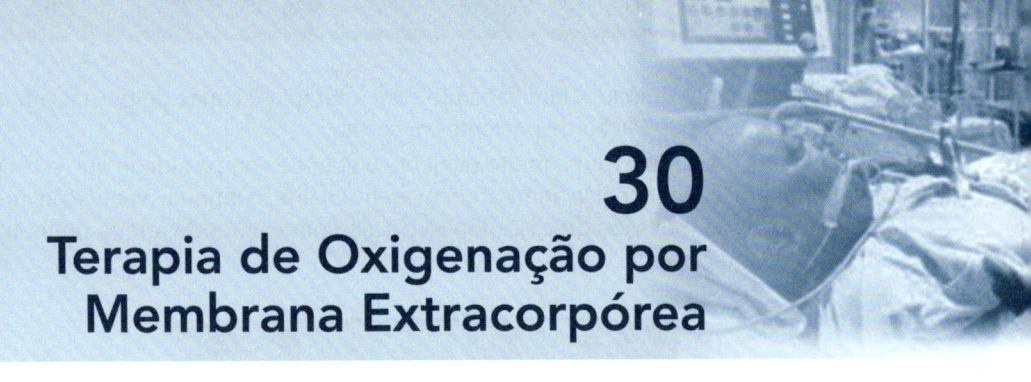

30
Terapia de Oxigenação por Membrana Extracorpórea

Francisney Vargas Fialho Júnior

Considerações iniciais

Oxigenação extracorpórea por membrana ou oxigenação por membrana extracorpórea (do inglês *Extracorporeal Membrane Oxygenation* – ECMO) ou, ainda, suporte de vida extracorpóreo (do inglês *Extracorporeal Life Support* – ECLS) é uma terapia de suporte de vida cujo uso vem crescendo de maneira expressiva nos últimos anos.[1,2] Para se ter uma ideia disso, segundo dados da Extracorporeal Life Support Organization (ELSO), na década de 1980 havia 80 centros de ECMO em todo o mundo e, atualmente, há 467 centros ativos, e seu banco de dados conta com informações de mais de 112 mil pacientes.[3]

Esta tecnologia visa garantir a manutenção da perfusão sistêmica e/ou das trocas gasosas em situações de insuficiência respiratória e/ou cardíaca refratárias ao tratamento convencional, desde que se trate de causas "curáveis" ou que exista uma estratégia de saída do suporte extracorpóreo.[4] O objetivo da ECMO é promover a perfusão sistêmica e as trocas gasosas, permitindo ao coração e/ou aos pulmões repouso e recuperação; servir como ponte para outra modalidade de suporte ou para transplante. A canulação e o modo da ECMO dependerão do órgão cuja função está prejudicada.[3]

A ECMO é complexa, invasiva e associa a um paciente já em situação crítica, com diversos riscos inerentes à própria terapia. Por este motivo, raramente será a 1ª linha de tratamento para a maioria das situações clínicas nas quais é geralmente utilizada, sendo, dessa maneira, considerada uma terapia de resgate quando op paciente é refratário ao manejo convencional.[5]

O manejo do paciente em ECMO requer monitorização 24 horas por um profissional treinado e demanda um profundo conhecimento da fisiologia cardiopulmonar, fisiopatologia, hemostasia e fisiologia da ECMO.[3]

Frente a isso, o objetivo deste capítulo é auxiliar os profissionais da área da saúde a compreenderem e familiarizarem-se com os diferentes aspectos englobados nesta terapia.

ECMO e enfermagem

Os enfermeiros possuem papel central e integral nos cuidados aos pacientes em unidade de terapia intensiva (UTI),[6] e o paciente grave em ECLS exigirá cuidados de enfermagem de alta complexidade.[7] Frequentemente, o paciente em ECMO será o paciente mais grave da unidade de internação, talvez de todo o hospital, demandando o cuidado de um enfermeiro altamente treinado, familiarizado com a terapia e capaz de prestar um cuidado integral de que esta população de pacientes necessita.[7]

A Figura 30.1 ilustra de forma muito evidente o grau de complexidade que estes pacientes representam: ECMO; balão intra-aórtico; hemodiálise contínua; ventilação mecânica invasiva; infusão de múltiplas drogas; monitorização com cateter de artéria pulmonar; monitorização do índice bispectral.

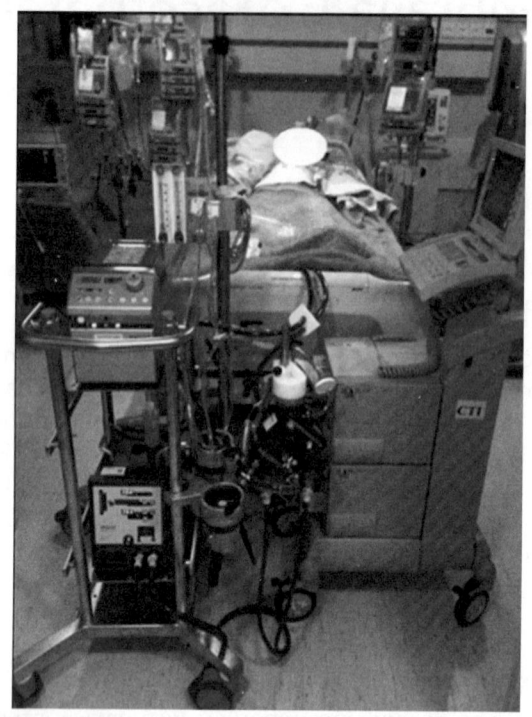

Figura 30.1. O paciente grave em ECMO, associando múltiplos suportes aos seus sistemas fisiológicos.

Fonte: Cortesia de Frederico Krieger Martins.

A International ECMO Network (ECMONet) sugere que a proporção de enfermeiros para cada paciente em ECMO deveria ser de 1:1 ou mesmo 2:1.[8] O dimensionamento correto da escala de enfermeiros de uma UTI reduz de 14% a 36% a mortalidade hospitalar.[6,9] A proporção 1:1 entre pacientes em ECMO e enfermeiros nas UTI é encontrada em cerca de 60% dos centros ao redor do mundo.[10]

A ECMO pode gerar estresse físico e mental não só ao paciente e familiares, mas para toda a equipe multidisciplinar, especialmente à enfermagem, por aumentar a carga de trabalho e, não raro, demandar a totalidade dos recursos disponíveis na unidade. O subdimensionamento da equipe de enfermagem pode afetar negativamente não só o cuidado ao paciente em ECMO, como também o cuidado a todos os demais na unidade.[7] Assim sendo, recomenda-se que cada paciente em ECMO tenha o cuidado exclusivo de um enfermeiro e de um técnico de enfermagem.

◀ Componentes da ECMO

A ECMO é composta por um conjunto de tubos (linhas do circuito), cânula de drenagem e cânula de retorno, bomba centrífuga ou de roletes, oxigenador e permutador de calor (Figura 30.2),[11] com uma equipe de enfermagem que permanece 24 horas ao lado do paciente. Os cuidados de enfermagem, por sua vez, devem incluir a monitorização dos componentes da ECMO.[7]

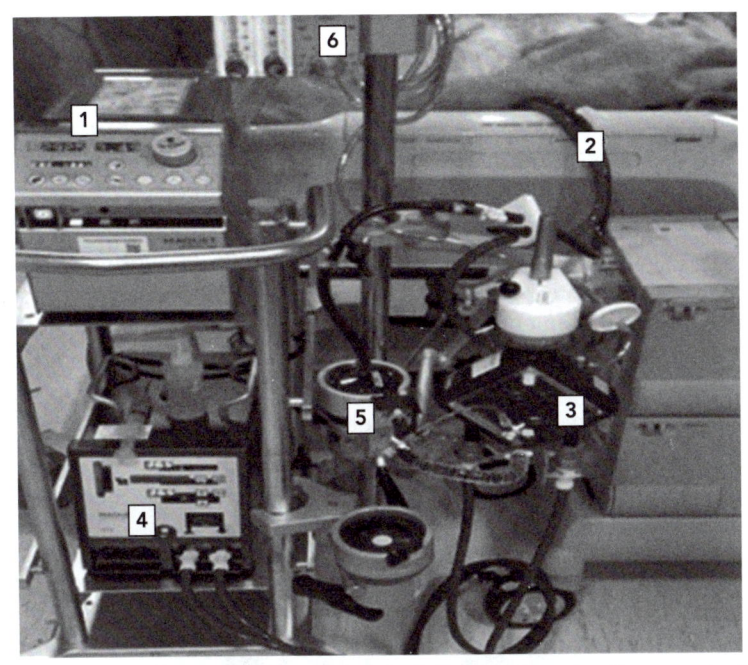

Figura 30.2. Componentes da ECMO: 1) console; 2) linhas do circuito; 3) oxigenador; 4) permutador de calor; 5) bomba sanguínea; 6) misturador de gases e fluxômetro de oxigênio.

Fonte: Cortesia de Frederico Krieger Martins.

Cânulas

As cânulas são aramadas, de múltiplo estágio (cânula de drenagem) ou de estágio único (cânula de retorno). O enfermeiro deverá avaliar o sítio de inserção das cânulas e avaliar a integridade do curativo.[7,12] Distensão, abaulamento ou inchaço no sítio de inserção podem indicar pseudoaneurisma.[7]

Uma vez por turno, o enfermeiro deverá medir e registrar o quanto da cânula arterial e da venosa permanece exteriorizado. Caso haja indícios ou suspeita de deslocamento das cânulas, deverá ser realizada uma radiografia de tórax ou ecografia para confirmar o correto posicionamento.[12-14]

Em caso de sangramento na inserção das cânulas (complicação mais comum em ECMO), podem ser realizados curativos compressivos, aplicação de peso sobre o local, ou mesmo compressão manual, sempre observando se essas medidas não geram impacto negativo sobre o fluxo de sangue da ECMO. Se nenhuma delas for efetiva ou alguma delas gerar queda do fluxo sanguíneo da ECLS, o cirurgião deverá ser acionado.[13] Bandagem elástica de algodão e *rayon* com adesivo de borracha permeável não devem ser utilizados para curativo hemostático nas cânulas, pois sua forte aderência aumenta o risco de deslocamento das cânulas quando da retirada do curativo.

Para evitar o risco de deslocamento da cânula, recomenda-se que o curativo seja realizado por dois profissionais: um para firmar e estabilizar as cânulas e outro para a realização do curativo propriamente dito.[15] A remoção do curativo sujo deve ser realizada no sentido da cânula em direção à inserção para prevenir o deslocamento acidental desta.[12,13]

Solventes orgânicos (acetona, álcool etílico, álcool isopropílico, clorofórmio, metanol) reagem com os componentes da ECMO, promovendo ressecamento e fissuras, o que contraindica o uso de soluções com álcool para a realização do curativo.[15-16]

Uma das complicações da ECMO com canulação femoral é a síndrome compartimental. Para que se possa identificar essa complicação precocemente, deve-se medir, uma vez em cada turno, a circunferência da coxa do membro canulado.[13] Além disso, em pacientes com canulação femoral, o enfermeiro avaliará a cada hora a temperatura, a coloração, o pulso pedioso, o tempo de enchimento capilar e perfusão do membro canulado.[12,16]

Outra complicação da ECMO venoarterial (ECMO-VA) com canulação femoral é a isquemia de extremidade do membro canulado. Para prevenir ou mesmo tratar esta complicação, recomenda-se o uso de uma cânula de reperfusão, que consiste na inserção de um cateter em uma artéria, distalmente à cânula da ECMO.[7] Por meio deste cateter, uma parte do sangue arterializado que retorna ao paciente será desviada e reinfundida no membro inferior. A inserção da cânula pode ser realizada pelo cirurgião no momento da canulação ou imediatamente após o início da ECMO (Figura 30.3).[15]

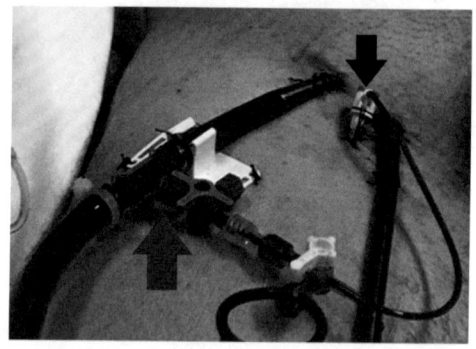

Figura 30.3. Seta azul mostrando o sangue arterializado sendo desviado para a cânula de reperfusão (seta preta).

Fonte: Cortesia de Frederico Krieger Martins.

Pode ocorrer lesão vascular no momento da canulação, mas essa complicação pode não ser percebida imediatamente. A ocorrência de hematoma retroperitoneal extenso é a mais grave complicação neste caso,[7] sendo muito importante avaliar tensão, distensão, descoloração, presença de ruídos hidroaéreos, presença de hematomas ou equimoses abdominais, nos flancos e região inguinal, além de atentar para hipotensão e anemia aguda.[7] Tanto o sangramento retroperitoneal como o edema de vísceras podem gerar síndrome compartimental abdominal, recomendando-se a mensuração da pressão intra-abdominal nos pacientes em ECMO.[12]

Linhas do circuito

A tração exercida pelas linhas do circuito, o deslocamento, a ruptura das suturas ou a fixação inadequada podem tracionar as cânulas ou provocar fluxo inadequado.[7,12,13] Para a prevenção de tais complicações, alinham-se essas linhas junto ao paciente e assegura-se a fixação adequada das cânulas.[7] As cânulas femorais devem ser alinhadas ao longo do membro canulado (Figura 30.4), enquanto a cânula jugular deve ser alinhada junto à cabeça do paciente.[12,15,16] Entre a pele do paciente e as linhas, podem ser aplicados apósito ou curativo hidrocelular com adesivo de silicone para prevenir lesões por pressão.

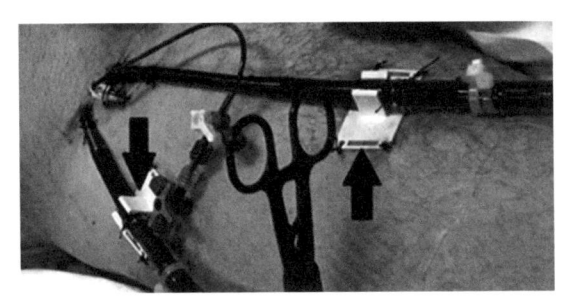

Figura 30.4. As setas mostram a fixação e o alinhamento das cânulas.

Fonte: Cortesia de Frederico Krieger Martins.

No circuito da ECMO, existem vias de acesso que podem ser usadas para coleta de exames, administração de medicações ou mesmo para conexão com máquinas para terapia de substituição renal contínua (Figura 30.5). No entanto, a manipulação destas vias deve ser restrita ao mínimo possível para diminuir o risco de infecções.[17]

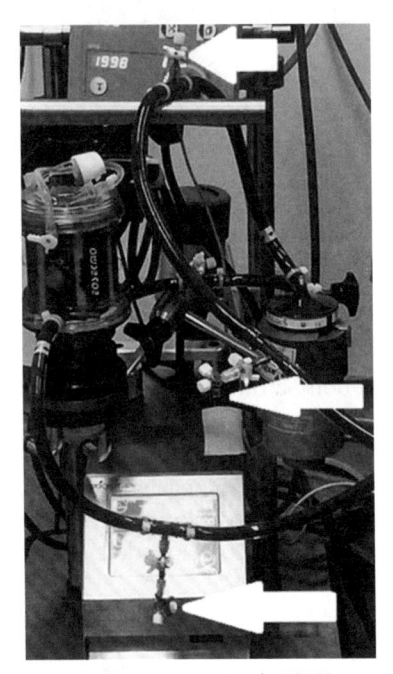

Figura 30.5. As setas apontam para as vias de acesso no circuito da ECMO.

Fonte: Cortesia de Getulio Apratto.

Infecções nosocomiais acometem de 13% a 26% dos adultos em ECMO, especialmente as infecções de corrente sanguínea, e estão associadas a um tempo de permanência maior na UTI, mais dias em ECMO e em ventilação mecânica (VM), além de maior mortalidade. O uso de esteroides, a insuficiência adrenal, o controle externo da temperatura e as múltiplas transfusões durante a ECMO podem interferir na apresentação das infecções.[7]

Nesse sentido, é imprescindível a observância aos cuidados de higiene das mãos, desinfecção de conexões e utilização de técnicas assépticas para a manipulação do circuito, cateteres, equipos e conexões.[7,12,17] Recomenda-se o uso de conectores sem agulha para sistema fechado nas vias de acesso do circuito, para minimizar tanto o risco de infecções[17] como o risco de entrada de ar no sistema por torneirinhas abertas.[13]

O contato do sangue do paciente com o circuito da ECMO e a resposta inflamatória sistêmica (SIRS) resultam na ativação da cascata de coagulação, fibrinólise, formação de trombina e ativação plaquetária.[7] O enfermeiro deverá, no início de seu turno, inspecionar o circuito em sua totalidade em busca de coágulos, trombos ou fibrina, utilizando uma lanterna ou similar, ressaltando-se que as áreas de maior risco são aquelas onde há maior turbulência do sangue (Figura 30.6).[13,15,18] A formação de trombos é mais frequente em ECMO-VA e, além disso, vale lembrar que a presença de trombos, coágulos ou fibrina deve ser comunicada ao ECMO especialista ou ao perfusionista.[7]

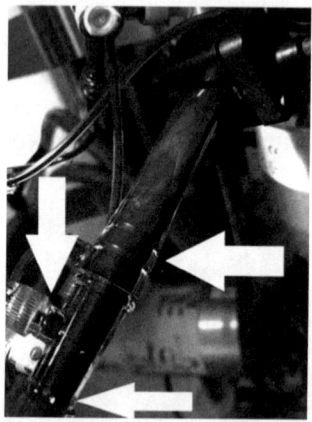

Figura 30.6. Desnivelamentos e conexões no circuito provocam turbilhonamento do sangue, tornando-se áreas de risco para formação de trombos.

Fonte: Cortesia de Christa Huberdeau.

A formação de trombos na bomba ou no oxigenador poderá ser percebida pela inspeção, pelo aumento da pressão transmembrana ou pela piora da gasometria pós-membrana.[7]

Problemas de fluxo na drenagem de sangue provocarão "chicoteamento" do circuito. Com fluxo de sangue inadequado, a pressão negativa excessiva no interior do circuito pode originar o fenômeno da cavitação no interior do circuito (Figura 30.7), além de hemólise. A causa deve ser identificada e o problema solucionado com urgência.

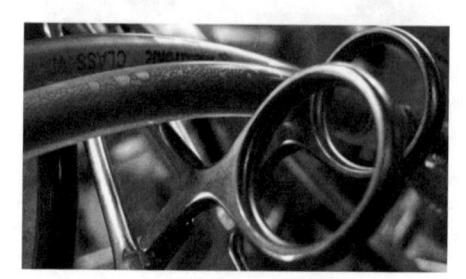

Figura 30.7. Cavitação por pressão negativa excessiva no interior do circuito.

Fonte: Cortesia de Christa Huberdeau.

Durante a inspeção do circuito, o enfermeiro também deve avaliar a diferença de coloração entre o sangue drenado (pré-oxigenador) e o sangue devolvido (pós-oxigenador), conforme a Figura 30.8.[14] A coloração de sangue venoso pós-membrana é indicativa de falha no oxigenador. A coloração de sangue arterial pré-membrana é sugestiva de recirculação excessiva na ECMO venovenosa (ECMO-VV), explicada de forma mais detalhada adiante neste capítulo.

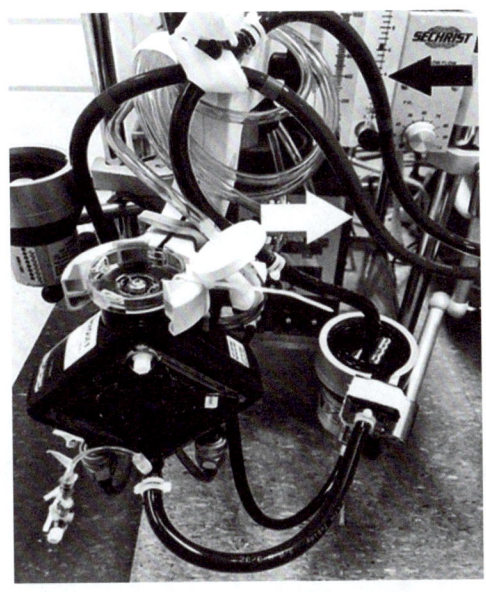

Figura 30.8. Diferença de coloração no lado pré-oxigenador (seta preta) e pós-oxigenador (seta branca).

Fonte: Cortesia de Frederico Krieger Martins.

Tanto o circuito como o oxigenador adsorvem medicações, especialmente as sedações.[12] Midazolam, fentanil e propofol são drogas com alta taxa de sequestro por parte das linhas, e isso implica que o uso dessas medicações pode demandar aumentos progressivos de suas infusões para se obter o efeito desejado.[19-21]

Console

É por meio do console que se controla a velocidade da bomba de sangue, bem como se monitoriza o fluxo de sangue da ECMO. Enquanto a velocidade da bomba é medida em rotações por minuto (RPM) constantes, o fluxo de sangue pode ser alterado por vários fatores: RPM da bomba de sangue, movimentação do paciente, pressão intra-abdominal, volemia, pressão arterial etc. Um sensor de fluxo acoplado ao circuito fará a leitura do fluxo de sangue, e esse leitor pode ter uma localização pré-determinada no circuito (saída da bomba de sangue), ou não, e determinar cuidados específicos (lubrificação do sensor), ou não, dependendo do fabricante.

A bateria interna do console tem autonomia de aproximadamente 1 hora.[13] O enfermeiro deverá conferir no início do plantão se o cabo de energia está conectado na rede de energia elétrica e no próprio console.

Bomba sanguínea

Pode ser de roletes ou centrífuga. As bombas centrífugas são as mais utilizadas na ECMO com canulação periférica.[22] Caso o motor da bomba falhe, é possível manter o fluxo de sangue no sistema colocando-se a bomba em um dispositivo de segurança denominado "manivela" ou *hand crank*. Cabe ao enfermeiro conferir a presença e o posicionamento do *hand crank* próximo à bomba (Figura 30.9).

Na ECMO-VA, a bomba centrífuga pode substituir de forma parcial, ou total, a função miocárdica, mantendo a circulação sanguínea e a perfusão tecidual, mesmo que o paciente esteja em parada cardíaca.

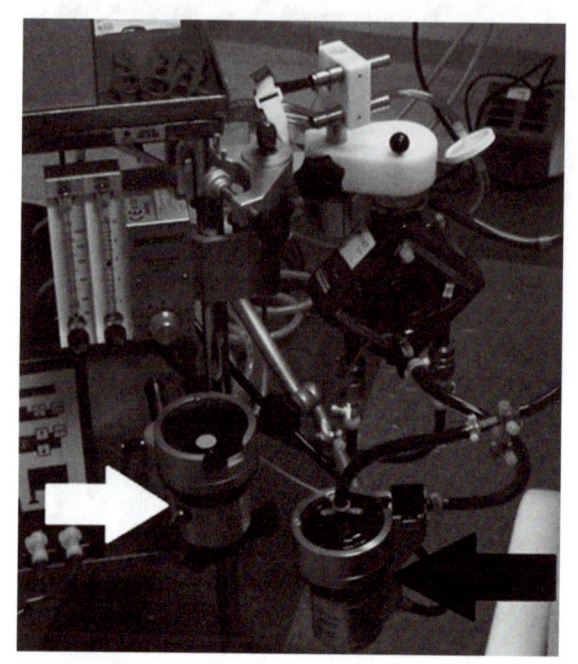

Figura 30.9. Seta preta indicando a bomba de sangue e seta branca indicando o *hand crank*. Observam-se pinças de segurança azuis sobre a mesinha, que servem para clampear o circuito em situações de urgência ou retirar o paciente do suporte extracorpóreo. O enfermeiro deve assegurar a presença das pinças no início do plantão, mantendo sempre em local visível e de fácil acesso.

Fonte: Acervo da autoria do capítulo

Permutador de calor

Possibilita tanto manter a normotermia como induzir uma hipotermia moderada no paciente em ECMO.[15-16] O permutador de calor deve ser preenchido com água destilada estéril e pode ser encontrado acoplado ao oxigenador (Figura 30.2), ou distalmente a ele.[23]

Membrana ou oxigenador

Responsável pela oxigenação e descarbonização do sangue, podendo substituir de forma total, ou parcial, a função nativa dos pulmões.[18] Idealmente, os oxigenadores de ECMO devem ter fibras de polimetilpenteno (PMP), pois reduzem a pressão transmembrana, o vazamento de plasma e têm maior durabilidade.[4] O oxigenador deve ser mantido sempre abaixo da altura do paciente para prevenir a ocorrência de embolia aérea.[13,15] Nas Figuras 30.2, 30.5 e 30.10, veem-se diferentes modelos de oxigenadores.

O enfermeiro deve sempre conferir a conexão do extensor de oxigênio à membrana e à rede de gases, assegurando que não haja dobras e que o fluxo de oxigênio não seja interrompido.[16]

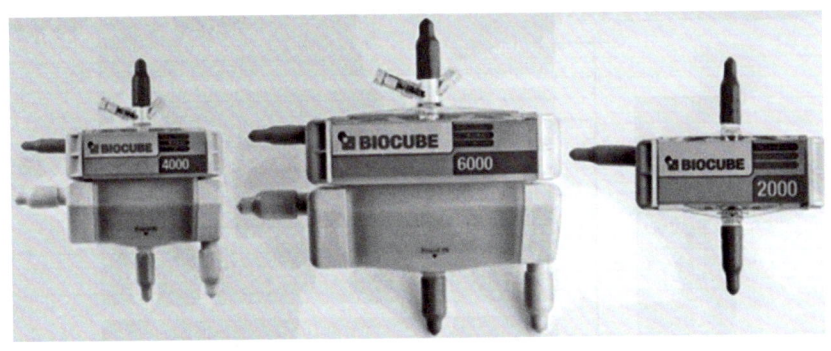

Figura 30.10. Modelos de oxigenadores de ECMO.

Fonte: Cortesia de Vinícius Rodrigues.

Integram o oxigenador um *blender* (ou misturador de gases, ou concentrador de oxigênio) e um fluxômetro (Figura 30.2). Por meio do *blender*, ajusta-se a fração inspirada de oxigênio (FIO_2) do oxigenador, enquanto no fluxômetro ajusta-se a remoção do dióxido de carbono (CO_2).[13] Normalmente, ajusta-se o fluxo de gás em uma relação de 1:1 com o fluxo da bomba de sangue. No entanto, a correção muito agressiva da hipercapnia associou-se a uma maior incidência de acidente vascular cerebral hemorrágico e maior mortalidade. Para prevenir eventos adversos em pacientes mais hipercápnicos, recomenda-se iniciar a ECMO com uma relação gás/fluxo de sangue menor do que 1:1.[25]

Nesse contexto, vale destacar que a oxigenação do sangue pela ECMO não depende apenas da FIO_2 do oxigenador, mas também do fluxo de sangue,[13,15,26] da recirculação,[26] do débito cardíaco[15,26] e da concentração de hemoglobina.[13,26]

A cada 24 horas, deve-se realizar a "manobra de tosse do oxigenador", que consiste na elevação breve (menos de 1 segundo) do fluxo de gás, e serve para eliminar o acúmulo de líquido na membrana.[27]

A função do oxigenador é avaliada por meio da coleta de uma gasometria pós-membrana. O enfermeiro pode realizar a coleta de exames no circuito da ECMO, desde que tenha recebido capacitação para isso. A perda de função da membrana pode ocorrer gradativamente ou de maneira abrupta, podendo ser causada por acúmulo de líquidos ou formação de trombos. Outra forma de identificar a perda de função da membrana é pela inspeção do circuito, ao comparar a coloração do sangue pré e pós-oxigenador.

Monitorização de pressão do circuito

Conectam-se transdutores de pressão no circuito da ECMO para medirem as pressões pré, pós e transmembrana. Pressões excessivamente negativas (-300 mmHg) podem gerar cavitação (Figura 30.7), hemólise, lesão endotelial e embolia aérea. Pressões elevadas no circuito podem provocar vazamentos, ou mesmo sua ruptura.[13,18] A pressão transmembrana resulta do gradiente de pressão formado entre a pressão pré e pós-membrana.

⬤ ECMO venovenosa

A ECMO-VV substitui de forma parcial, ou total, a função nativa dos pulmões, fornecendo suporte respiratório ao paciente. A manutenção extracorpórea das trocas gasosas permite aos pulmões o repouso necessário para a recuperação, além de possibilitar nos pacientes em VM o emprego seguro de parâmetros ventilatórios (VM protetora ou ultra protetora), prevenindo a lesão pulmonar induzida pela ventilação mecânica.[28,29]

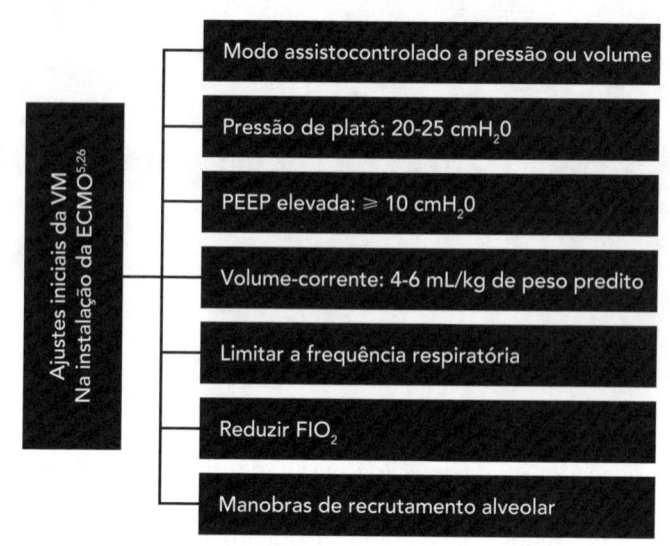

Figura 30.11. Proposta de programação inicial da VM na instalação da ECMO, que pode variar conforme a rotina de cada instituição.

Fonte: Acervo da autoria do capítulo.

A ECMO-VV não fornece suporte hemodinâmico, por isso a função cardíaca deve estar preservada.[22]

A circulação extracorpórea trabalha em série com a circulação nativa do paciente na ECMO-VV, ou seja, o sangue é drenado da circulação venosa para o circuito e devolvido ao paciente, também no lado venoso da circulação. Assim, todo o sangue que retorna da ECMO passará, obrigatoriamente, pelo coração e pelos pulmões do paciente (Figura 30.12).

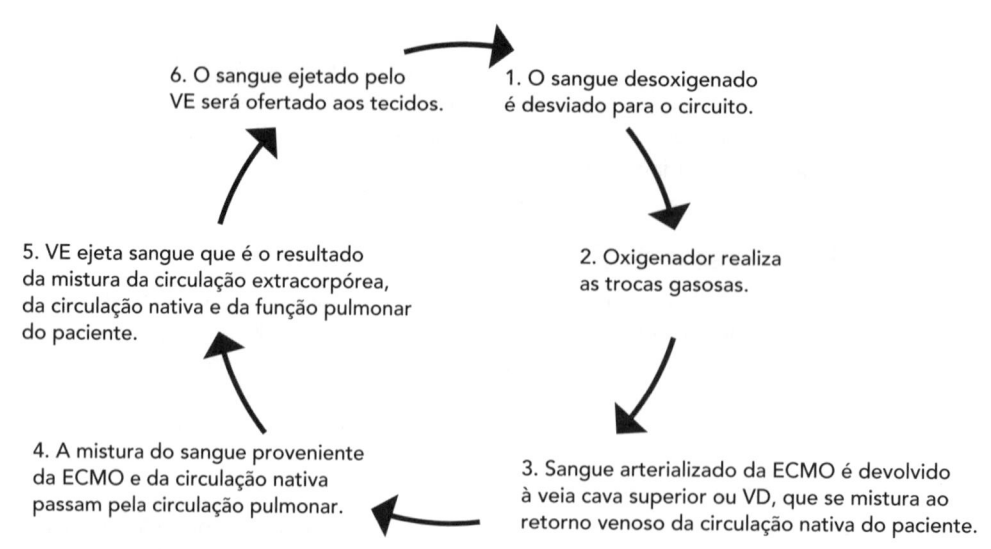

Figura 30.12. Relação entre a circulação extracorpórea, circulação nativa e função pulmonar nos pacientes em ECMO-VV.

ECMO: oxigenação extracorpórea por membrana ou oxigenação por membrana extracorpórea; VE: ventrículo esquerdo; VD: ventrículo direito.

Fonte: Adaptada pela autoria do capítulo.

Conforme a Figura 30.12, o sangue ejetado pelo ventrículo esquerdo (VE) e distribuído para a circulação sistêmica do paciente será resultado de uma mistura entre o sangue venoso do paciente, o sangue arterializado da ECMO e da função pulmonar nativa. Os pulmões terão pouca, ou nenhuma, participação nas trocas gasosas no início do suporte, seja pelo comprometimento secundário à doença de base do paciente, seja por estarem hipoventilados (VM protetora ou ultra protetora). Dessa forma, níveis de saturação arterial de 80% a 85%,[15,26,28] normocapnia[28] ou uma pressão parcial de oxigênio no sangue arterial (PaO_2) de 50 a 55 mmHg[15,16] em VM protetora[13] e níveis adequados de hemoglobina[15] podem ser tolerados para estes pacientes.

A avaliação da adequação da oferta de oxigênio aos tecidos deverá levar em consideração marcadores de perfusão tecidual, como a gasometria arterial, lactatemia e distribuição de oxigênio (DO_2). Como o sangue arterializado proveniente da ECMO é devolvido à circulação nativa na veia cava superior ou no ventrículo direito (VD), misturando-se ao retorno venoso da circulação nativa, a gasometria venosa não pode ser utilizada para avaliar perfusão nos pacientes em ECMO-VV.[12]

Indicações da ECMO-VV em adultos

- Insuficiência respiratória aguda hipoxêmica com relação $PaO_2/FIO_2 < 100$ com $FIO_2 > 90\%$ e *Murray score* de 3 a 4, índice de oxigenação ajustado para idade (AOI) > 80, APPS escore de 8 (*Age, PaO_2/FIO_2 and Plateau Pressure Score*), a despeito de cuidado otimizado por 6 horas ou menos.[13]
- Insuficiência respiratória aguda hipercápnica, apesar de alta pressão de platô (Pplat > 30 cmH_2O).[13]
- Ponte para transplante pulmonar.[13,22]

A ELSO afirma não haver contraindicações absolutas para a ECMO-VV. No entanto, a seleção adequada dos pacientes é a chave para o sucesso da ECMO.[3,13] Li e colaboradores atribuem o sucesso da ECMO a critérios de inclusão e exclusão menos inclusivos, aplicação de manobras de resgate, treinamento continuado e amadurecimento da equipe multidisciplinar, conhecimento profundo da fisiologia e de possíveis intercorrências durante o suporte com ECMO.[25]

A escala RESP (*Respiratory ECMO Survival Prediction*) pode ser utilizada na determinação de situações nas quais o uso da ECLS constitui uma medida fútil. Essa escala calcula, a partir de 10 parâmetros clínicos, a sobrevivência estimada do paciente candidato à ECMO-VV.[5,30]

A escala RESP pode ser acessada no link: http://www.respscore.com/.

Recirculação

Na ECMO-VV, uma parte do sangue oxigenado e descarboxilado, que é devolvido à circulação do paciente pela cânula de retorno, é drenada de volta para o circuito pela cânula de drenagem sem ser oferecida à circulação sistêmica. Este fenômeno é denominado "recirculação".[31]

Sempre existe algum grau de recirculação em ECMO-VV. A recirculação reduz a eficiência da ECMO em prover oxigenação adequada aos tecidos, porém a sua relevância clínica dependerá de quanto o paciente depende da ECLS para a oxigenação.[31]

$$\text{Recirculação (\%)} = (SpreO_2 - SvO_2)/(SpostO_2 - SvO_2) \times 100$$

Figura 30.13. Cálculo da recirculação em ECMO-VV.

$SpreO_2$: saturação pré-oxigenador; SvO_2: saturação venosa; $SpostO_2$: saturação pós-oxigenador.[31]

Fonte: Acervo da autoria do capítulo.

A Figura 30.13 traz uma fórmula para se calcular a recirculação na ECMO-VV. Entretanto, a SvO_2 pode ser de difícil mensuração na prática clínica, uma vez que o retorno venoso nativo mistura-se ao sangue arterializado devolvido pela ECMO.[31]

Outra forma de avaliar a recirculação é pela coleta de uma gasometria venosa pré-oxigenador, também denominada "gasometria pré-membrana", na qual a saturação venosa deve estar entre 55% e 75%.[15] Quanto mais próxima da saturação venosa normal for o valor da gasometria pré-membrana, menor é o grau de recirculação; e quanto mais próximo ao padrão de uma gasometria arterial na gasometria pré-membrana, maior é o grau de recirculação.

Diversos fatores podem influenciar na recirculação, como: tamanho e posição das cânulas; configuração da canulação; posição do paciente; fluxo da bomba de sangue; pressão intratorácica; pressão intra-abdominal; e pressão intracardíaca.[31]

Uma recirculação excessiva, por sua vez, pode ser manejada por meio de um reposicionamento das cânulas, inserção de uma segunda cânula de drenagem, mudança na posição do paciente, utilização de cânula duplo-lúmen específica para ECMO.[31] Esta última opção ainda não está disponível no Brasil.

Canulação em ECMO-VV

Existem diferentes configurações de canulação:[27]

- Femoral (cânula de drenagem) – jugular interna (cânula de retorno):[27] a mais comum e costuma apresentar menor grau de recirculação.[31]
- Femoral (cânula de drenagem) – femoral (cânula de retorno).[27]
- Jugular interna (cânula de drenagem) – femoral (cânula de retorno).[27]

Tendo em vista que o correto posicionamento das cânulas é de suma importância para evitar a recirculação excessiva para o circuito, a cânula de drenagem ficará posicionada abaixo do nível do diafragma se a inserção for femoral, e na veia cava superior se a inserção for jugular. A cânula de retorno será posicionada em direção ao átrio direito.[15]

A canulação normalmente se dá pela técnica de Seldinger, guiada por ecografia transtorácica ou transesofágica,[15] ou sob fluoroscopia.[22] Em adultos, a cânula deve permitir, idealmente, um fluxo de até 60 mL/kg/min[15] para que se atinja um fluxo de sangue necessário para o paciente, sendo de grande importância a escolha correta do diâmetro das cânulas.[26] Geralmente as cânulas têm um calibre de 23 a 31 Fr para as de drenagem e 15 a 19 Fr para as de retorno.[27]

Desmame da ECMO-VV

Cogita-se o desmame da ECMO-VV quando os pulmões apresentam aumento na participação das trocas gasosas,[29,32] quando se percebem melhora da mecânica respiratória[29,32] e melhora radiográfica pulmonar.[5,32]

Nesse ínterim, é preciso avaliar se os pulmões serão capazes de manter sozinhos os gases sanguíneos normais. Para isso, devem-se ajustar, no ventilador mecânico, os parâmetros adequados ao paciente e reduzir progressivamente a FIO_2 e o fluxo de gás do fluxômetro do ECLS. Não se faz necessária a redução do fluxo de sangue para o desmame da ECMO-VV, mas caso seja feito, a redução deve se limitar a um fluxo de 2,5 a 3 L/minuto para evitar o risco de estagnação do sangue e formação de coágulos,[28] bem como o aumento na dose de heparina contínua,[13] não sendo consenso entre os centros de ECMO essa redução, ou não, do fluxo sanguíneo.[13] A duração dos testes de desmame pode variar de 1 a 6 horas e, em alguns casos, demanda períodos ainda maiores.[32]

Recomenda-se clampear o extensor de oxigênio da membrana, ou mesmo desconectá-lo da parede durante o desmame. E quando confirmada a possibilidade de interromper a assistência extracorpórea, será necessário suspender a heparina contínua e aguardar a normalização da coagulação para a retirada das cânulas.[28]

Diante da necessidade de suturar o sítio prévio de inserção das cânulas no momento da decanulação, este procedimento é realizado pelo cirurgião. Após a retirada das cânulas, deve-se realizar compressão manual sobre o local por, no mínimo, 20 minutos ou até que não haja sangramento.[13] Obtida a hemostasia, deve ser realizado curativo compressivo.

Ademais, a awake ECMO consiste em outra estratégia de desmame, na qual o paciente será mantido em ECMO e retirado da VM.[33]

◖ECMO venoarterial

A ECMO-VA substitui, de forma parcial ou total, a função cardíaca e/ou pulmonar do paciente, ou seja, fornece tanto suporte hemodinâmico como respiratório.

A circulação extracorpórea trabalha em paralelo com a circulação nativa do paciente. O fluxo de sangue é drenado da circulação venosa para o circuito da ECMO, sendo o sangue arterializado devolvido diretamente no segmento ascendente da artéria aorta, sem passar pelo coração e pelos pulmões.

Caso o miocárdio mantenha algum grau de função contrátil, a perfusão cerebral e do próprio músculo cardíaco dependerá do volume sistólico do ventrículo esquerdo e da função pulmonar nativa.[34] Dependendo do grau de disfunção miocárdica e nível de suporte oferecido pela ECMO, a linha arterial pode ou não gerar curva de pressão no monitor multiparamétrico.[35] Na ausência de curva de pressão, o oxímetro de pulso não será capaz de mensurar a oximetria. As alterações no formato da curva de pressão invasiva devem ser monitoradas pelo enfermeiro e comunicadas à equipe médica, pois podem refletir mudanças na função miocárdica do paciente.

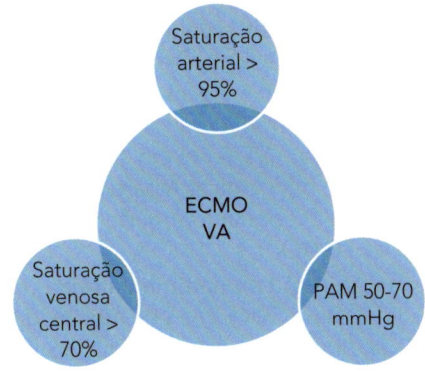

Figura 30.14. Parâmetros fisiológicos que indicam efetividade da ECMO-VA.[13,15]

Fonte: Acervo da autoria do capítulo.

Indicações da ECMO-VA em adultos

- Choque cardiogênico com perfusão tecidual inadequada, manifestada por hipotensão e redução persistente do débito cardíaco a despeito de volemia adequada, inotrópicos, vasoconstritores e balão intra-aórtico, quando apropriado.[36]
- Choque séptico.[36]
- Parada cardíaca.[36]
- Ponte para implantação de dispositivo de assistência ventricular (VAD) ou transplante cardíaco.[37]

Contraindicações absolutas da ECMO-VA

- Miocárdio sem condições de recuperação em paciente não candidato a transplante ou VAD.[36]
- Idade avançada.[36]
- Disfunção orgânica crônica (enfisema, cirrose, insuficiência renal),[29,36] limitações cognitivas ou psiquiátricas.[29]
- Reanimação cardiopulmonar prolongada, sem adequada perfusão tecidual.[36]
- Idade gestacional < 34 semanas.[36]
- Doença vascular periférica (se canulação periférica).[38]
- Dissecção aórtica.[15]
- Regurgitação aórtica severa.[15,29]

Contraindicações relativas da ECMO-VA

- Contraindicação para anticoagulação.[36]
- Obesidade.[36]

A escala SAVE (Survival After Venoarterial ECMO) pode ser utilizada na determinação de situações nas quais o uso da ECLS constitui uma medida fútil. Essa escala calcula, a partir de 10 parâmetros clínicos, a sobrevivência estimada do paciente candidato a ECMO-VA.[35,39]

A escala SAVE pode ser acessada através do link: <http://www.save-score.com/>

Síndrome de Arlequim

A síndrome de Arlequim, também denominada "hipoxemia diferencial" ou North-South syndrome, é uma temida complicação que pode ocorrer na ECMO-VA quando o miocárdio recupera-se, mas os pulmões perdem a função.[7,22] A característica marcante desta complicação é a cianose da parte superior do corpo.[7]

Quando o VE mantém função contrátil, o volume sistólico (VS) "competirá" com o fluxo de sangue retrógrado proveniente da ECMO, ou seja, o VS do VE será pós-carga ao sangue reinfusionado pela ECMO na artéria aorta. Assim, a perfusão cerebral e do próprio miocárdio dependerá da função contrátil do VE e da função pulmonar nativa.[34] Neste cenário, se ocorrer perda de função pulmonar, o VE receberá sangue pouco oxigenado, o qual será ofertado para a circulação cerebral e miocárdica. A parte superior do corpo receberá sangue pouco oxigenado proveniente do VE, enquanto a parte inferior do corpo receberá sangue rico em oxigênio proveniente da ECMO.[39]

Nessa síndrome, a oxigenação será compartimentalizada, heterogênea, variando conforme o local onde for medida. Na ECMO-VA, em função da circulação em paralelo e da possível regionalização da saturação arterial, para que se possa estimar de forma mais fidedigna a saturação de oxigênio miocárdica e cerebral, o posicionamento do sensor de oximetria deve estar nos dedos da mão direita ou na orelha.[35] Também pelos mesmos motivos, sempre que possível, a linha arterial deverá ser posicionada na artéria radial direita para refletir de forma mais fidedigna a oxigenação miocárdica e cerebral.

Dessa maneira, o manejo do paciente com síndrome de Arlequim inclui o ajuste dos parâmetros da VM; a otimização da função pulmonar, com o uso de diuréticos e controle rigoroso do balanço hídrico; ou, ainda, migrar para uma modalidade híbrida de ECMO.[22]

Em ECMO-VA, a VM deve ser tão protetora quanto possível. No entanto, em razão das especificidades da interação da circulação nativa e do suporte extracorpóreo descritas anteriormente, o paciente pode não tolerar níveis de suporte da VM tão reduzidos quanto aqueles empregados na ECMO-VV pelo risco da hipoxemia diferencial e isquemia miocárdica ou cerebral.[16]

A síndrome de Arlequim ocorre apenas na ECMO-VA com canulação periférica.

Canulação periférica em ECMO-VA

Encontrada em cerca de 90% dos casos,[40] pode ser feita pela técnica de Seldinger ou dissecção, utilizando-se cânulas de 19 a 25 Fr para a canulação venosa e 15 a 23 Fr para a canulação arterial, ressaltando que o calibre da cânula dependerá do tamanho do vaso a ser canulado e do fluxo de sangue estimado para atender às demandas metabólicas do paciente.[22]

A canulação venosa é realizada na veia femoral ou jugular interna, com a ponta da cânula posicionada no nível do átrio direito. A canulação arterial é realizada na artéria femoral, axilar (adultos) ou carótida comum (neonatos e crianças com menos de 15 kg), com a ponta da cânula posicionada na aorta descendente.[22]

Canulação central/transtorácica em ECMO-VA

A configuração mais frequente na canulação central é aquela em que a cânula de drenagem é inserida no átrio direito e a cânula de retorno, na aorta ascendente.[41] Este tipo de canulação é mais encontrado em pacientes submetidos à cirurgia cardíaca, nos quais não foi possível realizar o desmame da circulação extracorpórea (CEC) ao final do procedimento.[22]

Outras situações nas quais pode-se cogitar o uso da canulação central são:[22]

- Pacientes com canulação periférica que apresentam distensão do VE.
- Pacientes com canulação periférica que apresentam síndrome de Arlequim.
- Pacientes com canulação periférica e nos quais não se consegue atingir o fluxo sanguíneo necessário para garantir uma perfusão adequada.

As vantagens deste tipo de canulação são a possibilidade de gerar melhores fluxos de sangue e a entrega do sangue arterializado diretamente na aorta ascendente, permitindo fluxo anterógrado para os vasos do arco aórtico e retrógrado para as coronárias.[40] As desvantagens da canulação central consistem na sua invasividade, aumentando o risco de sangramento e infecção; na impossibilidade de mobilizar os pacientes frente ao risco de deslocamento das cânulas e lesão vascular; e no risco aumentado de trombose pulmonar pela redução do fluxo sanguíneo para os pulmões.[22]

A fixação adequada das cânulas é de suma importância para prevenir sangramentos, deslocamentos ou lesão vascular.[22]

Desmame da ECMO-VA

O desmame da ECMO-VA implica reduzir o suporte hemodinâmico extracorpóreo e avaliar o comportamento do miocárdio. Como a ECMO-VA funciona em paralelo à circulação do paciente, ao se reduzir o fluxo da bomba de sangue há um aumento na pré-carga do VD e redução na pós-carga do VE. Com isso, espera-se observar aumento da pressão arterial e retorno, ou aumento, da pulsatilidade na curva de pressão arterial.[36] É importante a avaliação da função sistólica do VE por meio de ecocardiografia transtorácica ou transesofágica durante o desmame.[42]

A redução do suporte hemodinâmico fornecido pela ECMO será obtida com a redução do fluxo da bomba de sangue. Assim, o sangue passará mais lentamente pelo circuito do ECLS, aumentando o risco de complicações tromboembólicas e, por esta razão, durante o desmame da ECMO será necessário aumentar o alvo de tempo de coagulação ativada (TCA) para > 400 segundos ou tempo de tromboplastina parcial ativada (TTPa) 1,5 a 2,5 vezes o valor de referência.[16] Caso o miocárdio demonstre recuperação durante os testes de desmame e esteja indicada a suspensão do suporte extracorpóreo, será necessário aumentar novamente o fluxo de sangue, interromper a infusão de heparina e aguardar a normalização da coagulação para a decanulação.[28]

A retirada da cânula arterial é considerada um procedimento cirúrgico, pois exige reparo na parede do vaso.[13] Após a retirada das cânulas, é necessário realizar compressão manual e curativo compressivo.

Extracorporeal Cardiopulmonar Ressuscitation (ECPR)

A *American Heart Association* (AHA) e a ELSO reconhecem a ECPR como uma técnica a ser considerada em populações específicas de pacientes durante a parada cardíaca.[41,43,44] Esta modalidade de ECMO nada mais é do que a instalação de ECMO-VA em paciente em parada cardíaca súbita durante os esforços de reanimação.[45]

As contraindicações para ECPR são as mesmas que para a ECMO-VA.[15,36,38]

Modalidades híbridas de ECMO

Consistem na inserção de uma terceira ou quarta cânulas de drenagem ou reinfusão do sangue. Os motivos mais comuns para a necessidade de configurações híbridas são:[34]

- Hipoxemia diferencial (síndrome de Arlequim).
- Instabilidade hemodinâmica em ECMO-VV.
- Impossibilidade de fluxo sanguíneo adequado para atender as demandas metabólicas do paciente.

Assim, as modalidades híbridas mais comuns de ECMO são a venoarteriovenosa (VAV) e a venovenoarterial (VVA).[34]

Anticoagulação

A anticoagulação é um dos aspectos mais importantes no manejo do paciente em ECMO, para evitar trombose do circuito ou dos demais componentes da ECLS.[46,47] Contudo, o sangramento e a trombose estão entre as principais causas de morbidade e mortalidade nos pacientes em ECMO, sendo imperioso um controle rigoroso da anticoagulação. A heparina é uma medicação bem conhecida, facilmente monitorada e revertida, sendo a droga mais utilizada no manejo da anticoagulação destes pacientes.[4,7,18,47,48]

O paciente recebe bólus de heparina antes de ser canulado[4,28] e, após o início da ECLS, inicia-se a infusão intravenosa contínua de heparina (13 a 30 UI/kg/h).[48] Para a canulação, são aceitos como adequados valores de TCA > 200 segundos.[15]

O TCA é o teste de controle da coagulação mais utilizado pelos centros de ECMO e, nos pacientes em ECLS, o alvo de TCA é entre 180 e 220 segundos.[4,13,18,47,48] O TTPa também pode ser utilizado,[3,29] mantendo-se entre 60 e 80 segundos,[15] idealmente 1,5 a 2 vezes o valor de referência para a idade.[4,13,18,48] Outros exames, embora ainda disponíveis em poucas instituições, consistem na dosagem do fator anti-Xa, considerada padrão-ouro no controle da anticoagulação e usada para determinar a dosagem de heparina no plasma;[3,48] na tromboelastografia (TEG) e tromboelastometria rotacional (ROTEM).[4,48]

É importante monitorar a contagem de plaquetas nos pacientes em ECMO. Adesão plaquetária, sangramentos crônicos, transfusão e trombocitopenia induzida por heparina (HIT) podem depletar os fatores de coagulação e causar trombocitopenia. Geralmente, transfundem-se plaquetas quando a contagem plaquetária é menor que 50.000 células/mm.[3,47]

Uma alternativa ao uso da heparina são os inibidores diretos da trombina (IDT): lepirudin,[7] bivalirudin[3] (Angiomax®) ou argatroban,[3] que também podem ser utilizados nos pacientes com HIT. O controle da anticoagulação nos pacientes em uso de IDT deve ser monitorado pelo TTPa.[3] Outra alternativa ao uso da heparina é a varfarina.[7]

O ácido tranexâmico pode ser administrado em pacientes em ECMO,[15] mas o uso da protamina é contraindicado pelo risco de trombose do circuito.[13,15]

Em virtude dessa anticoagulação, a aspiração de vias aéreas é um procedimento de risco, que deve ser realizado conforme necessário, mas com o máximo de cuidado para não causar trauma nas vias aéreas.[12]

◀ Cuidados com a pele e a mobilização

A mobilização e a reabilitação física precoces nos pacientes em ECMO demonstraram significativa redução no tempo de internação na UTI e hospitalar, redução do *delirium*, tempo em VM e menor tempo para deambulação. A utilização da cânula de duplo-lúmen específica para ECMO permite mais facilmente a deambulação precoce e mobilização,[7] embora no Brasil ainda não se tenha disponível este dispositivo.

Pacientes em ECMO têm elevado risco de desenvolver lesões por pressão,[13] o que pode aumentar o tempo de internação em até 11 dias e gerar dor, infecção (podendo evoluir para sepse), perda de função motora e, até mesmo, óbito. A equipe de enfermagem pode ter receio de mobilizar tais pacientes pelo risco de decanulação acidental ou de piora hemodinâmica.[7]

Os pacientes em ECMO-VA são aqueles em quem, com menor frequência, são realizadas mobilizações. Medo da decanulação acidental, risco de instabilidade hemodinâmica e inexperiência são barreiras para a mobilização. No entanto, tem havido um significativo esforço para mobilizar todos os pacientes em ECMO, independentemente da localização das cânulas e tipo de canulação.[49]

É essencial que haja um plano de cuidados relativo à prevenção de lesões por pressão para os pacientes em ECMO.[7] Um dos pontos-chave para o sucesso e a segurança na mobilização desses pacientes, incluindo a retirada para a poltrona e a deambulação, é a presença de equipes multidisciplinares treinadas para este processo, incluindo enfermeiros, fisioterapeutas, médicos e perfusionistas.[19] A mudança de decúbito é um cuidado multidisciplinar:[7] a equipe de enfermagem realiza a mobilização, enquanto outro profissional (médico, ECMO especialista, perfusionista ou enfermeiro) assegura o correto posicionamento das cânulas e um outro profissional (médico, ECMO especialista, perfusionista ou enfermeiro) monitora o fluxo de sangue no console. Essa mudança de decúbito deve ser realizada em bloco.[12,13,15,16]

O ECLS, por si só, apenas contraindica a mobilização de pacientes quando a canulação é central.[13,27] A instabilidade hemodinâmica é uma limitação para a mobilização deles. Nas primeiras 24 a 48 horas de ECMO, os pacientes demandam o máximo de suporte respiratório e/ou hemodinâmico, o que não permite que seja realizada uma mobilização mais efetiva. Caso algum paciente não tolere, ou seja, contraindicada, a mudança de decúbito, deve-se realizar descompressão leve das áreas de apoio.[7]

◀ Avaliação neurológica

Um acompanhamento de 24 mil pacientes graves em ECMO identificou uma incidência de 10,9% de complicações neurológicas, havendo maior mortalidade entre os pacientes em ECMO que apresentaram AVC hemorrágico.[50,51]

O uso de sedativos e bloqueadores neuromusculares são comuns nos pacientes em ECMO, especialmente no início da terapia, comprometendo a avaliação neurológica. Por este motivo, a avaliação horária do diâmetro pupilar e a fotorreação são importantes componentes da avaliação neurológica no ECLS.[12,15,24]

Além da avaliação pupilar, algumas tecnologias também são utilizadas para a avaliação neurológica nestes pacientes: monitorização do índice bispectral; monitorização do índice de espectroscopia por infravermelho proximal (NIRS);[24] doppler transcraniano (DTC);[24,52] neuroimagem;[24] e eletroencefalograma (EEG).[24,53] A ressonância eletromagnética é contraindicada em pacientes em uso de cânulas aramadas.[24]

Deve-se atentar para que a correção agressiva da $PaCO_2$ aconteça no início da ECMO, pois foi preditor independente para hemorragia intracraniana nos pacientes em modo VV.[54]

Controle de diurese e balanço hídrico

O início do suporte extracorpóreo é acompanhado por uma importante resposta inflamatória, síndrome do extravasamento vascular, piora da função renal e redução do débito urinário, sendo necessário um rigoroso controle da diurese e do balanço hídrico do paciente grave em ECMO.[7,13,26,53] Inclusive recomenda-se a mensuração horária do débito urinário nas primeiras 24 a 48 horas,[13,53] e a equipe de enfermagem deve atentar para a coloração da diurese[16,53] pelo fato de uma cor rosada ou avermelhada da diurese poder caracterizar o primeiro sinal de hemólise.[16]

Nos pacientes em ECMO, a sobrecarga hídrica é fator de risco isolado para aumento da mortalidade, maior tempo de permanência em UTI, VM e maior tempo em ECLS, sendo a sobrecarga uma das indicações mais frequentes para terapia renal substitutiva (TRS) nestes pacientes.[7]

No início da terapia de oxigenação por membrana extracorpórea, é esperada uma redução da diurese, porém os pacientes costumam apresentar boa resposta à administração de diuréticos.[13] Caso sigam oligúricos, positivando balanço hídrico, com perda da função renal nos exames laboratoriais, será necessário iniciar TRS contínua,[14] e a máquina pode ser conectada diretamente no circuito da ECMO ou em cateter específico para isso.[7,12] A incidência de injúria renal aguda pode chegar a 80% nos pacientes em ECMO e está associada a um risco 4 vezes maior de óbito nestes pacientes.[7]

São considerados fatores de risco independentes para mortalidade em 6 meses nos pacientes em ECMO:[54] idade avançada; retenção hídrica; hiperlactatemia; e necessidade de TRS após início do ECLS.

Considerações finais

Cuidar de um paciente em ECMO é como jogar uma partida de xadrez. Exige criatividade, estratégia, capacidade de resolução de problemas, pensamento abstrato, calma sob pressão e paciência.

A ECMO, embora complexa, invasiva e cara, é custo-efetiva e salva vidas quando bem indicada, com equipes treinadas e bem qualificadas, com profissionais que tenham um profundo conhecimento da relação entre a fisiologia do paciente e da circulação extracorpórea, bem como do funcionamento e particularidades dos componentes do ECLS. Não existe cuidado em ECMO sem a presença de enfermeiros. Espera-se, assim, que este capítulo tenha auxiliado na compreensão dos diferentes aspectos dessa terapia e que desperte no leitor a curiosidade de se aprofundar mais no tema.

Referências bibliográficas

1. Gerke AK, Tang F, Cavanaugh JE, et al. Increased trend in extracorporeal membrane oxygenation use by adults in the United States since 2007. BMC Res Notes 2015;8:686.
2. Extracorporeal Life Support Organization. ECLS Registry Report International Summary. Jul 2017. ELSO. Disponível em: www.elso.org/Registry/Statistics.aspx. [Acesso em dez. 2018].

3. Luc P. An introduction to extracorporeal membrane oxygenation (ECMO). Nov 2018. Disponível em: https://www.perfusion.com/ecmo-introduction/. [Acesso em nov. 2019].

4. Doymaz S. Anticuagulation during ECMO: the past, present and future. J Intensive Care 2018;4(2):12.

5. Zhang Z, Gu WJ, Chen K, Ni H. Mechanical ventilation during extracorporeal membrane oxygenation in patients with acute severe respiratory failure. Can Respir J. 2017;2017:1783857.

6. Driscoll A, et al. The effect of nurse-to-patient ratios on nurse-sensitive patient outcomes in acute specialist units: a systematic review and meta-analysis. European Journal of Cardiovascular Nursing. 2018;17:6-22.

7. Botsch A, Protain E, Smith AR, Szilagyi R. Nursing Implications in the ECMO Patient. Jun 2019. IntechOpen. Disponível em: https://www.intechopen.com/online-first/nursing-implications-in-the-e-cmo-patient. [Acesso em nov. 2019].

8. Combes A, et al. The international ECMO network (ECMONet). Position paper for the organization of extracorporeal membrane oxygenation programs for acute respiratory failure in adult patients. American Journal of Respiratory and Critical Care Medicine. 2014;190:488-496.

9. Sakr Y, Moreira C, Rhodes A, Ferguson N, Kleinpell R, Pickkers, P, Kuiper M, Lipman M, Vincent JL. The impact of hospital and ICU organizational factors on outcome in critically ill patients: results from the extended prevalence of infection in intensive care study. Journal of Critical Care Medicine. 2015;43:519-526.

10. Daly KJR, Camporota L, Barrett NA. An international survey: the role of the specialist nurses in adult respiratory extracorporeal membrane oxygenation. British Association of Critical Care Nurses. 2016;22(5): 305-311.

11. Squiers JJ, Lima B, DiMaio JM. Contemporary extracorporeal membrane oxygenation therapy in adults: Fundamental principles and systematic review of the evidence. J Thorac Cardiovasc Surg. 2016;152(1):20-32.

12. Bombino M, Redaelli S, Patroniti N. Patient Care During ECMO. In: Sangalli F et al, editores. ECMO-Extracorporeal Life Support in Adults, DOI 10.1007/978-88-470-5427-1_30, Itália: Springer-Verlag; 2014;345-359.

13. Extracorporeal Life Support Organization. ELSO Guidelines for Cardiopulmonary Extracorporeal Life Support Extracorporeal Life Support Organization, Version 1.4. Aug 2017. Ann Arbor, MI, USA. Disponível em: www.elso.org. [Acesso em dez. 2019].

14. Williams KE. Extracorporeal membrane oxygenation for acute respiratory distress syndrome in adults. AACN Adv Crit Care. 2013;24(2):149-158.

15. Strickland R, Frantzis P, Buttery J. Royal Adelaide Hospital ICU ECMO Guidelines, Version 2. Maio 2015. Disponível em: hhttps://icuadelaide.com.au. [Acesso em nov. 2019].

16. Nekic P. Extracorporeal oxygenation (ECMO) learning package. 2016. Liverpool Hospital. Disponível em: https://www.aci.health.nsw.gov.au. [Acesso em dez. 2018].

17. Hines MH, Berkowitz I, Bizzaro M, Bryant K, Conrad S, Fortenberry J, et al. The ELSO Infectious Disease Task Force. 2008. Disponível em: https://www.elso.org/Portals/0/Files/Infection-Control-and--Extracorporeal-Life-Support.pdf. [Acesso em jan. 2019].

18. Isgrò S, Mojoli F, Avalli L. Monitoring the ECMO patient: the extracorporeal circuit. In: Sangalli F et al. (eds.). ECMO-Extracorporeal Life Support in Adults, DOI 10.1007/978-88-470-5427-1_30, Itália: Springer-Verlag; 2014;401-414.

19. Shekar K, Roberts JA, McDonald CI, Fisquet S, Barnett AG, Mullany DV, et al. Sequestration of drugs in circuit may lead to therapeutic failure during extracorporeal membrane oxygenation. Crit Care 2012, 16:R194. Disponível em: http://ccforum.com/content/16/5/R194. [Acesso em dez. 201]8.

20. Preston TJ, Ratcliff TM, Gomez D, Olshove VF, Nicol KK, Sargel CL, et al. Modified surface coating and their effect on drug adsorption within the extracorporeal life support circuit. JECT. 2010;42:199-202.

21. Lemaitre F, Hasni N, Leprince P, Corvol E, Belhabib G, Fillâtre P et al. Propofol, midazolam, vancomycin and cyclosporine therapeutic drug monitoring in extracorporeal membrane oxygenation circuits primed with whole human blood. Crit Care 2015; 19:40. Disponível em: DOI 10.1186/s13054-015-0772-5. [Acesso em dez. 2018].

22. Pavlushkok E, Merman M, Valchanov K. Cannulation techniques for extracorporeal life support. Ann Transl Med 2017; 5(4):70.

23. Toomasian JM, Lawson S, Harris EH. The circuit. In: Annich G, Lynch W, MacLaren G, Wilson J, Bartlett R (org.). ECMO: extracorporeal cardiopulmonary support in critical care. 4. ed. Michigan: Extracorporeal Life Support Organization; 2012;107-132.

24. Kazmi SO, Sivakumar S, Karakitsos D, Alharthy A, Lazaridis C. Cerebral pathophisiology in extracorporeal membrane oxygenation: pitfalls in daily clinical management. Crit Care Res Pract, 2018 Mar Crit Care Res Pract. 2018 Mar 18;2018:3237810. Disponível em: https://doi.org/10.1155/2018/3237810. [Acesso em jan. 2019].

25. Li HY, et al. Caracterização de pacientes transportados com suporte respiratório e/ou cardiovascular extracorpóreo no estado de São Paulo – Brasil. Rev Bras Ter Intensiva. 2018;30(3):317-326.

26. Schmidt M, Pellegrino V, Combes A, Scheinkestel C, Cooper DJ, Hodgson C. Mechanical ventilation during extracorporeal membrane oxygenation. Crit Care. 2014;18(1):203.

27. Romano TG, Mendes PV, Park M, Costa EL. Suporte respiratório extracorpóreo em pacientes adultos. Jornal Brasileiro de Pneumologia. 2017;43(1):60-70.

28. 28. Broman LM, Malfertheiner MV, Montisci A, Pappalardo F. Weaning from veno-venous extracorporeal membrane oxygenation: how I do it. J Thorac Dis. 2018;10(Suppl 5):S692-S697.

29. Roman ES, et al. Implementation and results of a new ECMO program for lung transplantation and acute respiratory distress. Rev Bras Ter Intensiva, São Paulo, 2015;27(2):134-140. Disponível em:<http://www.scielo.br/scielo.php?script = sci_arttext&pid = S0103-507X2015000200134&lng = en&nrm = iso>. (Acesso em nov. 2019).

30. Schmidt M, Bailey M, Sheldrake J, Hodgson C, Aubron C, Rycus PT, et al. Predicting survival after extracorporeal membrane oxygenation for severe acute respiratory failure. The Respiratory Extracorporeal Membrane Oxygenation Survival Prediction (RESP) score. Am J Respir Crit Care Med. 2014;189(11):1374-82.

31. Abrams D, Brodie D. Identification and management of recirculation in venovenous ECMO. Maio 2015. ELSO. Disponível em: https://www.elso.org/Portals/0/Files/ELSO_Recirculation_guideline_May2015.pdf. [Acesso em dez. 2019].

32. Grasselli G, Mangili P, Sosio S, Patronit N. Weaning from VV ECMO. In: Sangalli F, et al. (eds.). ECMO--Extracorporeal Life Support in Adults, DOI 10.1007/978-88-470-5427-1_30, Itália: Springer-Verlag; 2014:317-326.<V>

33. Santini A, Bottino N, Crotti S, Batchinsky AI, Pesenti A, Gattinoni L. "Awake" extracorporeal membrane oxygenation (ECMO): pathophysiology, technical considerations, and clinical pioneering. Critical Care 2016;20:150.

34. Brasseur A, Scolletta S, Lorusso R, Taccone FS. Hybrid extracorporeal membrane oxygenation. J Thorac Dis. 2018;10(Suppl 5): S707–S715.

35. Keebler ME, Haddad EV, Choi CW, et al. venoarterial extracorporeal membrane oxygenation in cardiogenic shock. JACC Heart Fail. 2018;6:503-15.

36. Extracorporeal Life Support Organization. Guidelines for Cardiac Adult Failure, Version 1.3. Dec 2013. Ann Arbor, MI, USA. Disponível em: www.elso.org. [Acesso em jan. 2019].

37. Chaves RC de F, Rabello Filho R, Timenetsky KT, Moreira FT, Vilanova LC da S, et al. Oxigenação por membrana extracorpórea: revisão da literatura. Rev Bras Ter Intensiva. 2019;31(3):410-424.

38. Makdisi G, Wang, I. Extracorporeal membrane oxygenation (ECMO): review of a lifesaving technology. J Thorac Dis. 2015;7(7):166-176.

39. Schmidt M, Burrell A, Roberts L, Bailey M, Sheldrake J, Rycus PT, Hodgson C, et al. Predicting survival after ECMO for refractory cardiogenic shock: the survival after veno-arterial-ECMO (SAVE)-score. Eur Heart J. 2015;36(33):2246-56.

40. Min H, Lee YT. Role of percutaneous cardiopulmonary support (PCPS) in patients with unstable hemodynamics during the peri-coronary-intervention period, coronary angiography. Branislav Baškot, IntechOpen, DOI: 10.5772/20969. Disponível em: https://www.intechopen.com/books/coronary--angiography-the-need-for-improvement-in-medical-and-interventional-therapy/role-of-percutaneous-cardiopulmonary-support-pcps-in-patients-with-unstable-hemodynamics-during-the1. [Acesso em jul.2021].

41. Extracorporeal Life Support Organization. ELSO ECPR Supplement to the ELSO General Guidelines, Version 1.3. Dec 2013 Ann Arbor, MI, USA. Disponível em: www.elso.org. [Acesso em jan. 2019].

42. Aissaoui N, Brehm C, El-Banayosy A, Combes A. Weaning strategy from veno-arterial extracorporeal membrane (ECMO), extracorporeal membrane oxygenation. Firstenberg MS. IntechOpen. Disponível em: http://dx.doi.org/10.5772/64013/https://www.intechopen.com/books/extracorporeal-membrane-oxygenation-advances-in-therapy/weaning-strategy-from-veno-arterial-extracorporeal-membrane-oxygenation-ecmo-. [Acesso em jan. 2019].

43. Link MS, Berkow LC, Kudenchuk PJ, et al. Part 7: adult advanced cardiovascular life support. Circulation 2015;132:S444-64.

44. Pappalardo F, Montisci A. What is extracorporeal cardiopulmonary resuscitation? J Thorac Dis 2017;9(6):1415-1419.

45. Zhong Z, Wang H, Hou X. Extracorporeal membrane oxygenation as a bridge for heart failure and cardiogenic shock. BioMed Research International, vol. 2016, Article ID 7263187, 2016. Disponível em: https://doi.org/10.1155/2016/7263187. [Acesso em jul. 2021].

46. MacLaren G, Combes A, Bartlett RH. Contemporary extracorporeal membrane oxygenation for adult respiratory failure: life support in the new era. Intensive Care Med 2012;38(2): 210-220.

47. Chung YS, Cho DY, Sohn DS, Lee WS, Won H, Lee DH, et al. Is Stopping Heparin Safe in Patients on Extracorporeal Membrane Oxygenation Treatment? ASAIO J.<https://www.ncbi.nlm.nih.gov/pubmed/27660900#>. [Acesso em jul. 2021]. 2017;63(1):32-36.

48. Maul TM, Massicotte MP, Wearden PD. ECMO biocompatibility: surface coatings, anticoagulation, and coagulation monitoring. In: Firstenberg MS. Extracorporeal Membrane Oxygenation. 2016. IntechOpen, DOI: 10.5772/63888. Disponível em: https://www.intechopen.com/books/extracorporeal--membrane-oxygenation-advances-in-therapy/ecmo-biocompatibility-surface-coatings-anticoagulation-and-coagulation-monitoring. [Acesso em jul. 2021].

49. Abrams D et al. Early mobilization of patients receiving extracorporeal membrane oxygenation: a retrospective cohort study. Critical Care 2014, 18:R38 Page 3 of 9. Disponível em: https://ccforum.biomedcentral.com/track/pdf/10.1186/cc13746. [Acesso em dez. 2019].

50. Wells CL, Forrester J, Vogel J, Rector R, Tabatabai A, Herr D. Safety and feasibility of early physical therapy for patients on extracorporeal membrane oxygenator: University of Maryland Medical Center Experience. Crit Care Med. 2018;46(1):53-59.

51. Nasr DM, Rabinstein AA. Neurologic complications of extracorporeal membrane oxygenation. J Clin Neurol 2015;11(4):383-389.

52. Zanatta P, Bosco E, Forti A, Polesel E, Sorbara. Neurological monitoring during ECMO. In: Sangalli F, et al. (eds.). ECMO-Extracorporeal Life Support in Adults, DOI 10.1007/978-88-470-5427-1_30, Itália: Springer-Verlag; 2014:345-359.

53. Combes A. ECMO: extracorporeal membrane oxygenation. Disponível em: https://criticalcarecanada.com. [Acesso em dez. 2020].

54. Schmidt M, et al. Mechanical ventilation management during extracorporeal membrane oxygenation for acute respiratory distress syndrome. An International Multicenter Prospective Cohort. Am J Respir Crit Care Med. 2019;200(8):1002-1012.

31
Monitorização da Pressão Intra-Abdominal

◖ Introdução

Com a crescente incidência de complicações relacionadas ao aumento da pressão intra--abdominal (PIA) em pacientes críticos, recomenda-se a sua mensuração com a finalidade de reduzir um estado de hipoperfusão aguda grave, já que a perfusão orgânica dentro de compartimentos ou cavidades pode ser comprometida quando a pressão abdominal excede a pressão nos capilares.[1,2]

O surgimento da hipertensão intra-abdominal (HIA) durante a internação na unidade de terapia intensiva (UTI) é um fator de risco independente para mortalidade, porém alguns estudos demonstram que a PIA elevada esteve associada ao desenvolvimento da disfunção de múltiplos órgãos e, consequentemente, à alta letalidade.[1-4]

Hipertensão intra-abdominal é definida como um aumento agudo da PIA, que pode promover complicações em razão do acometimento do sistema orgânico, resultando em falência de múltiplos órgãos e ao óbito.[1,2]

Dada a elevada incidência de HIA nos pacientes criticamente enfermos, torna-se mais clara a necessidade da verificação da PIA em pacientes críticos e cirúrgicos em UTI em decorrência de complicações relacionadas à sua elevação. Essa necessidade ocorre pelo fato de que não se trata apenas da manutenção de um estado de hipoperfusão prolongado, como em condições fisiológicas (p. ex.: gravidez) ou crônicas (p. ex.: ascite), mas sim da denominada "síndrome policompartimental", que se torna perceptível quando ocorre elevação da PIA, culminando em HIA.[1,5,6]

A síndrome policompartimental, termo recentemente empregado, resulta da instauração da HIA e de sua repercussão em diversos sistemas orgânicos que, independentemente da causa, causam diminuição do retorno venoso e consequente aumento da resistência vascular periférica, que, por sua vez, provocará aumento da resistência sobre o diafragma, que, por conseguinte, eleva a pressão intratorácica (PIT), diminuindo o débito cardíaco e a pressão de perfusão cerebral (PPC), culminando, inevitavelmente, na elevação da pressão intracraniana (PIC). Sendo assim, compreende-se por síndrome policompartimental o somatório da elevação da PIA, PIT e PIC que pode acarretar alterações multisistêmicas no paciente criticamente enfermo.[1,5,6]

Os impactos negativos decorrentes do aumento da PIA no paciente crítico são tão significativos que tornam a sua mensuração e interpretação quase obrigatórias na UTI. Em suas últimas diretrizes, a *World Society of the Abdominal Compartment Syndrome* (WSACS) – Sociedade Mundial do Compartimento Abdominal, recomenda que a mensuração da PIA no paciente crítico, com fator de risco para HIA, seja realizada na sua admissão na UTI.[1,6,7]

A monitorização da PIA é um procedimento de indicação médica, porém a sua realização é de competência do enfermeiro.[8] Serão abordados neste capítulo alguns conhecimentos necessários para que a monitorização seja realizada adequadamente.

Anatomia e fisiologia do abdome

O abdome é uma região corporal que não tem estruturas sólidas para sua proteção, sendo formada de tecido conjuntivo, massa muscular e gordura.[9] Nesta mesma região, estão localizados os órgãos do aparelho digestivo (estômago, intestino delgado, intestino grosso, fígado, vesícula, vias biliares e pâncreas), o baço, os rins, as glândulas suprarrenais, as vias urinárias, a bexiga e os órgãos do aparelho reprodutor, que também encontram-se alocados nessa estrutura.

Além dos órgãos, a cavidade abdominal é a responsável pelo armazenamento de grande parte da rede de vasos sanguíneos e ligamentos, sendo evidente a importância da integridade de suas estruturas para o adequado funcionamento de todo o organismo.[9,10]

Para abrigar todo esse complexo sistema, a cavidade abdominal é composta por camadas de pele, tela subcutânea, músculos, tecido extraperitoneal e peritônio. Suas camadas exercem pressão sobre os órgãos e sobre as ramificações venoarterial da cavidade abdominal. Esta pressão não pode afetar o funcionamento orgânico por se tratar de um local que exerce também a função de proteção e acomodação dos órgãos e sistema circulatório.

A camada muscular é constituída por diversos músculos planos, que permitem a contração e o relaxamento da parede abdominal, adaptando-se às modificações do tamanho das vísceras e dos demais órgãos, de forma que, mesmo havendo um aumento fisiológico, não ocorram alterações funcionais e, consequentemente, da PIA.[11] Desta forma, se os músculos sofrerem uma pressão e aumento da estrutura a qual revestem, haverá alteração do funcionamento dos órgãos, por exercer uma pressão negativa, fazendo a circulação alterar a mobilidade funcional orgânica.

Pressão intra-abdominal (PIA)

O aumento da PIA foi descrito pela primeira vez, em 1963, pelo fisiologista francês Tiennes-Jules Marey, e somente mais tarde, em 1989, o termo "síndrome compartimental abdominal" (SCA) foi definido por Fiestsam. Após 15 anos, foi, então, fundada a WSACS no intuito de melhorar o diagnóstico, tratamento, prognóstico e complicações relacionadas ao aumento da PIA, tudo isso por meio de estudos e pesquisas que visem à definição de diretrizes na área.[11-13]

A cavidade abdominal é um compartimento com complacência limitada. Vítimas de trauma abdominal grave, principalmente quando submetidas à laparotomia exploradora, normalmente apresentam aumento da PIA. Os efeitos adversos da HIA são conhecidos há muitos anos, mas recentemente tem se dado a devida importância clínica à pressão intra-abdominal elevada.[14]

Quando uma pressão é exercida acima do normal na região abdominal, ocorre alteração da perfusão tecidual, podendo originar isquemia e alterações circulatórias importantes. Estudos vêm demonstrando a correlação entre as alterações orgânicas ocorridas em pacientes após sofrerem alguma lesão, ou enfermidade na cavidade abdominal, ao aumento da PIA e, consequentemente, à piora do estado geral do doente.[14,15]

No paciente adulto grave, o valor fisiológico da PIA é considerado normal entre 5 e 7 mmHg. A HIA pode ser definida como uma elevação da pressão intra-abdominal acima de 12 mmHg, adquirida por três mensurações realizadas com intervalos de 4 a 6 horas. Pressões entre 15 e 20 mmHg podem ser comprometedoras e causar redução do débito urinário, oligúria, hipoxemia, aumento da pressão respiratória e redução do débito cardíaco. Pressões superiores a 25 mmHg geram mudanças fisiológicas clinicamente significativas, sendo indicação de descompressão cirúrgica.[6-8,14,16,17] Porém, não é correto afirmar que somente os pacientes que passam por estresse cirúrgico abdominal podem evoluir com aumento da PIA, pois existem outras causas que também podem estar relacionadas, conforme os fatores de risco para HIA e SCA relacionados no Quadro 31.1 a seguir.

Quadro 31.1. Fatores de risco para hipertensão intra-abdominal e síndrome do compartimento abdominal.

• Diminuição da complacência abdominal (insuficiência respiratória, posição prona, cirurgias abdominais, trauma, uso de PEEP, obesidade)
• Aumento do volume intra-abdominal (pancreatite aguda, ascite volumosa, hemoperitônio, pneumoperitônio, disfunção hepática, tumor abdominal)
• Aumento do conteúdo de vísceras ocas (gastroparesia, pseudo-obstrução colônica)
• Reanimação volêmica agressiva e extravasamento capilar (politransfusão, coagulopatia, acidose, sepse, hipotensão, hipotermia, grandes queimados)

Fonte: Adaptado de Malbrain; De Laet.[18]

A PIA elevada é um achado comum no paciente grave, que pode gerar o comprometimento da perfusão dos órgãos presentes na cavidade abdominal. Essa condição é detectada principalmente em pacientes em choque, nos quais ocorre isquemia na mucosa intestinal, com liberação de toxinas bacterianas, mediadores inflamatórios, radicais livres e de oxigênio, que, através da reperfusão induzida pela reposição volêmica, em que há uma redistribuição das toxinas aos tecidos adjacentes não lesados, causam edema da parede intestinal e do conteúdo retroperitonial – conhecida como "lesão de reperfusão".[3,19] Nesta condição, além da PIA, é importante realizar o controle da pressão de perfusão abdominal (PPA).

A PPA avalia não somente a gravidade da PIA, mas também a adequação relativa do fluxo sanguíneo abdominal, em que a falha em manter uma PPA > 60 mmHg por 3 dias prediz a sobrevida do paciente.[20] Análoga à pressão de perfusão cerebral, a PPA é calculada com a subtração do valor da pressão arterial média (PAM) pelo valor da PIA, ou seja, PPA = PAM – PIA.

Complicações da PIA: hipertensão intra-abdominal (HIA) e síndrome do compartimento abdominal (SCA)

A HIA e a SCA são consequências do aumento da PIA, e essas complicações estão diretamente relacionadas às alterações na cavidade intra-abdominal que, se não detectadas e corrigidas em tempo hábil, podem resultar em outras complicações, reconhecidas pela WSACS como um sério agravo ao paciente, aumentando a morbimortalidade associada.[20]

Existem alguns fatores clínicos que podem evidenciar uma HIA: abdome distendido e tenso; aumento da pressão inspiratória; hipercapnia refratária à administração de oxigênio; e oligúria.[21,22]. Todos esses sinais são preditores de alterações no compartimento abdominal que, segundo a WSACS, define HIA como PIA > 12 mmHg, classificada em graus: I, II, III e IV; além de SCA, quando a PIA se eleva > 20 mmHg e está associada à disfunção orgânica[7,20] (Quadro 31.2).

Quadro 31.2. Parâmetros de avaliação para pressão intra-abdominal, hipertensão intra-abdominal e síndrome do compartimento abdominal.

PIA: valor normal em adulto 0-5 mmHg
HIA: avaliada a partir da sustentação ou elevação da PIA > 12 mmHg. Classificada em graus: • Grau I: PIA 12-15 mmHg • Grau II: PIA 16-20 mmHg • Grau III: PIA 21-25 mmHg • Grau IV: PIA > 25 mmHg

SCA: sustentação da PIA > 20 mmHg, associada a alterações ou falência orgânica.

Fonte: Adaptado de Malbrain et al.[20]

De acordo com a duração, as complicações relacionadas à PIA podem ser classificadas em hiperagudas, agudas, subagudas e crônicas. As hiperagudas ocorrem em curtos intervalos de tempo (segundos ou minutos), como durante a realização de atividades físicas; a forma aguda pode durar horas e provém do resultado de um trauma ou hemorragia intra-abdominais; as subagudas apresentam duração de dias e são comuns em pacientes clínicos; enquanto as complicações crônicas podem durar meses, ou anos, e estão associadas à gestação, obesidade mórbida, ascite crônica e cirrose.[17] Toda essa avaliação deve ser analisada em conjunto com os parâmetros que elevam a PIA, que, associada a uma pressão acima de 20 mmHg, e na presença de disfunção orgânica, caracteriza a SCA.[20]

O termo "síndrome compartimental abdominal" foi utilizado pela primeira vez no final de 1980 para descrever a fisiopatologia e as alterações resultantes da HIA secundária à cirurgia de correção de aneurisma de aorta.[23] Descrita como uma disfunção orgânica que dificulta a viabilidade dos tecidos adjacentes e decorrente do aumento da pressão em um espaço anatômico delimitado, prejudica a circulação local, justamente por isso é que podemos mensurá-la e traçar um comparativo entre os sinais e sintomas, obtendo parâmetros para diferenciar as patologias.[21,22]

A SCA é definida como PIA acima de 20 mmHg, com ou sem PPA inferior a 50 mmHg, associada à disfunção ou falência orgânica. É classificada em primária ou secundária, sendo a primária uma condição associada à doença abdominal pélvica, e a secundária definida como doenças de outra área, exceto região abdominal e pélvica. Ambas as formas necessitam de seguimento e intervenção radiológica ou cirúrgica precoce.[20,24]

Tanto na HIA quanto na SCA, podem ocorrer manifestações clínicas e disfunções nos seguintes órgãos ou sistemas:

- **Cardiovascular:** a elevação da PIA pode resultar em uma alteração do fluxo sanguíneo, iniciando-se na microcirculação e alcançando o retorno venoso. Essa alteração causa diminuição de CO_2, por comprimir a veia cava inferior, aumentando a pressão torácica que, por sua vez, reduz o retorno venoso para o coração e aumenta a pressão venosa central (PVC), propiciando também aumento da pós-carga e redução do débito cardíaco.[25]

- **Neurológica:** a HIA aguda pode causar a elevação na pressão intracraniana (PIC) em virtude do aumento na pressão pleural. A pressão de perfusão cerebral (PPC) diminuirá em decorrência de uma obstrução funcional do fluxo venoso cerebral, causado por aumento da pressão intra-torácica (PIT), decorrente do deslocamento do diafragma, em combinação com a redução da pressão sanguínea sistêmica e resultando na pré-carga diminuída. O fluxo sanguíneo cerebral e a saturação do bulbo jugular consequentemente diminuirão.[16,18]

- **Pulmonar:** com a elevação do diafragma resultante do aumento persistente da PIA, ocorre a diminuição da complacência pulmonar, da capacidade funcional e do volume ventilado. Essas alterações decorrem da pressão extrínseca do parênquima pulmonar, ocasionando anormalidades na ventilação e na perfusão, causando hipoventilação e resultando em hipóxia e hipercapnia, com alteração na hematose.[18,25]

- **Hepática/Gastrintestinal:** com o aumento da PIA, ocorre a diminuição da perfusão visceral, ocasionando a queda do fluxo sanguíneo para os diferentes órgãos – fígado, estômago, duodeno, intestino, pâncreas e baço –, podendo causar isquemia grave e edema generalizado no local em razão da translocação bacteriana e possivelmente da falência de múltiplos órgãos.[18]

- **Renal:** a oligúria é um dos indicadores de HIA, isso porque quando existe o aumento da PIA, ocorre também compressão da artéria renal, da veia renal e do próprio rim. Esses fatores podem provocar diminuição da pressão de filtração glomerular e, como resultado, queda do fluxo de diurese.[21]

O diagnóstico e consequente manejo da HIA geralmente passam despercebidos, por esse motivo é fundamental a criação de rotinas e de protocolos de monitoramento da PIA nas UTI a fim de evitar progressão para SCA e piora do quadro geral do doente crítico, já que o exame físico abdominal não é suficiente para indicar o aumento da PIA, como visto anteriormente.[6,26]

◀ Métodos de verificação da PIA

Vários são os métodos descritos na literatura acerca da verificação da PIA, a aferição direta é feita por meio de punção com agulha e transdutor de pressão dentro da cavidade abdominal, porém este método apresenta maior risco de perfuração visceral.[18,20,24]

Estudos demonstram que podem ser utilizados métodos indiretos para essa verificação por meio da inserção de cateteres na veia cava inferior, intragástrico, intracolônicos ou intravesicais, porém, entre os métodos indiretos, o padrão-ouro para mensurar a PIA é a medida intravesical.

A bexiga é considerada um reservatório passivo para conteúdos, o que a faz se comportar como um transmissor da pressão intra-abdominal, sem influência pressórica por parte das duas paredes. Apesar de ser um método invasivo, é considerado de execução mais simples e de menor custo (Figura 31.1).

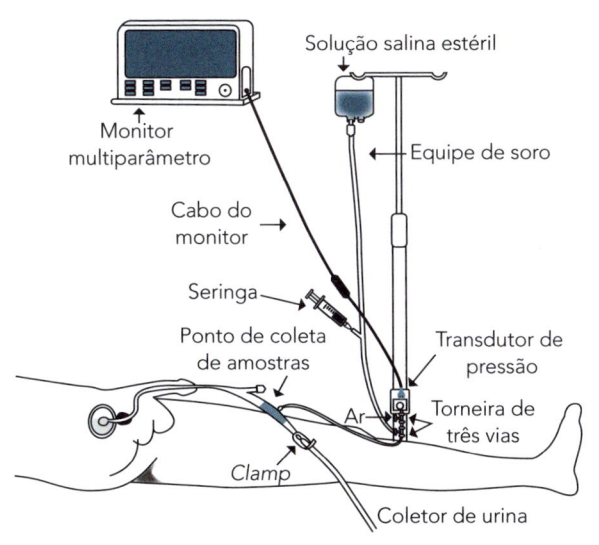

Figura 31.1. Sistema de monitoramento da pressão intra-abdominal por meio de cateter vesical.

Fonte: Adaptada de Milanesi; Caregnato (2016).[14]

O método intravesical é realizado mediante inserção de um cateter urinário, conectado a um transdutor de pressão ou coluna de água com régua graduada. O valor da PIA será expresso em mmHg e a medida deve ser realizada ao final da expiração, com o paciente em decúbito dorsal e certificando-se da ausência de contração da musculatura abdominal. O transdutor de pressão deve ser zerado no nível da linha axilar média.[21]

◖ Cuidados de enfermagem no método de avaliação da PIA

Como qualquer procedimento de monitorização invasiva, a avaliação da PIA deve ser realizada de maneira correta, a fim de que os resultados facilitem o diagnóstico e o tratamento do paciente criticamente enfermo e que sejam isentos de complicações. A maior dificuldade na verificação da PIA está associada ao risco de contaminação no momento da infusão da solução salina por via vesical. Desta forma, recomenda-se que o profissional que realizará este procedimento esteja devidamente capacitado e treinado para evitar complicações.

A WSACS instituiu algumas recomendações para a adequada mensuração da PIA, tais como: deixar o paciente em posição supina completa com o transdutor de pressão nivelado na linha axilar média. A PIA deverá ser medida no final da expiração para que não haja interferência de contrações dos músculos abdominais. O volume máximo de soro fisiológico 0,9% a ser instilado na técnica de mensuração intravesical, não deve exceder 25 mL em adultos e 3 mL/kg em crianças. A mensuração da PIA deverá ser realizada de 30 a 60 segundos depois da instilação de soro fisiológico a 0,9% para evitar valores inadequados e a PIA deverá ser expressa em mmHg, lembrando de realizar a conversão quando necessário (1 mmHg = 1,36 cmH_2O).[6,7,20,27]

No Quadro 31.3, estão traçados os procedimentos e principais cuidados na verificação da PIA.

Quadro 31.3. Procedimentos para verificação da pressão intra-abdominal.

• Procedimento	• Justificativa
• Orientar o paciente e familiar quanto ao procedimento a ser realizado	• Promover conforto e confiança entre equipe de saúde, paciente e familiar
• Realizar a higienização das mãos	• Diminuir o risco de infecções
• Montar o sistema transdutor de pressão ou coluna d'água em um suporte de soro ao lado do paciente, de maneira que o ponto de calibração seja nivelado na linha axilar média	• Verificar a PIA em momento oportuno relacionado às necessidades do paciente e de acordo com as alterações no quadro fisiopatológico
• Realizar sondagem vesical (caso o paciente ainda não esteja sondado), preferencialmente com sonda de Folley de três vias, respeitando-se técnica asséptica	• Prevenir manipulações extras na via vesical, mantendo, desta forma, um monitoramento fechado e reduzir o risco de infecções
• Manter sonda vesical devidamente fixada	• Prevenir a retirada acidental da sonda, lesões uretrais e reduzir o risco de infecções
• Conectar uma torneirinha na terceira via da sonda vesical, e nesta a ponta do equipo do sistema transdutor, o qual deverá estar preenchido com soro fisiológico a 0,9%	• Prevenir manipulações, diminuindo o risco de infecções
• Conectar o cabo do monitor ao transdutor de pressão	• Verificação fidedigna dos valores e da curva

(Continua)

Quadro 31.3. Procedimentos para verificação da pressão intra-abdominal. (*Continuação*)

• Procedimento	• Justificativa
Realizar as medidas no monitor após a zeragem e calibração do sistema.	Verificação fidedigna dos valores e da curva
• Manter paciente em posição supina completa	• Assegurar que as contrações da musculatura abdominal estejam ausentes, proporcionando resultado fidedigno
Clampear a extensão da bolsa de drenagem de débito urinário que deve estar abaixo da sínfise púbica	Garantir que a solução contida na bexiga não vá para o coletor. Atentar para o desclampeamento após o procedimento, para que não ocorra retenção urinária
• Realizar desinfecção da via e infundir um volume máximo de 25 mL de soro fisiológico a 0,9%, utilizando seringa estéril	• Prevenir infecção urinária e evitar que volumes maiores de infusão sejam indutores de PIA falsamente elevadas
• Realizar a leitura de 30 a 60 segundos depois da infusão do soro fisiológico a 0,9% e ao término da expiração	• Permite o relaxamento do músculo detrusor da bexiga, evitando sua influência nos valores obtidos e ao término da expiração para que não haja interferência de contrações dos músculos abdominais
• Preencher todo o sistema com solução salina e, caso a leitura seja em coluna d'água, atentar para o zero na linha axilar média. Garantindo que os resultados sejam sempre expressos em mmHg	• Permitir a mensuração da PIA com resultados fidedignos, garantindo a segurança na assistência
• Abrir o clamp do sistema vesical e, ao mensurar o volume drenado, descontar o valor infundido para mensuração da PIA	• Evitar o desconforto ao paciente, bem como alterações no balanço hídrico
• Realizar troca do sistema de mensuração a cada 72 horas ou de acordo com protocolo institucional	• Prevenir infecções e garantir a segurança do paciente
• Realizar os devidos registros em prontuário	• Respaldo legal e acesso da equipe multidisciplinar aos procedimentos realizados

Fonte: Adaptado de Yamashita et al.[28]

Considerações finais

No dia a dia da UTI, percebe-se a valiosa função do enfermeiro na identificação precoce de complicações no paciente crítico. Diante deste cenário, a mensuração da PIA deve ser considerada parte da rotina de avaliação, haja vista que esse parâmetro tem oferecido subsídios à detecção precoce de diversas disfunções orgânicas no paciente crítico, tais como a recém-descrita síndrome policompartimental.

O conhecimento dos valores da PIA e dos fatores de risco para o desenvolvimento da HIA e da SCA, associado à capacitação para a correta mensuração da PIA e seus devidos cuidados, enriquece a abordagem do enfermeiro ao paciente crítico, orientando-o a um diagnóstico precoce de complicações e a intervenções que colaborem para um melhor prognóstico do paciente.

O padrão-ouro para a mensuração indireta da PIA é o método intravesical em virtude de sua baixa complexidade, baixo custo e do fato de que o exame físico abdominal não é suficiente para indicar o aumento da PIA; portanto, para que este procedimento seja realizado adequadamente, é fundamental investir na criação de protocolos de monitoramento da PIA e em capacitação dos profissionais para a correta mensuração deste parâmetro, garantindo o cuidado de qualidade e a assertividade.

Referências bibliográficas

1. Hipertensão intra-abdominal na prática atual [Internet]. Bruno Pereira; 15 de abril de 2019. Hipertensão intra-abdominal na prática atual. Disponível em: https://pebmed.com.br/hipertensao-intra-abdominal-na-pratica-atual/. [Acesso em set. 2020].
2. Rogers WK, Garcia L. Intraabdominal hypertension, abdominal compartment syndrome, and the open abdomen. Chest. 2018; 153(1):238-250. Disponível em: https://doi.org/10.1016/j.chest.2017.07.023. [Acesso em set. 2020].
3. Malbrain ML, Chiumello D, Pelosi P, Wilmer A, Brienza N, Malcangi V, et al. Prevalence of intra-abdominal hypertension in critically ill patients: a multicentre epidemiological study. Intensive Care Med. 2004;30:822-829.
4. Malbrain Ml, Chiumello D, Pelosi P, Bihari D, Innes R, Ranieri Vm, et al. Incidence and prognosis of intraabdominal hypertension in a mixed population of critically ill patients: a multiple-center epidemiological study. Crit Care Med. 2005;33(2):315-322.
5. Malbrain ML, Roberts DJ, Sugrue M, De Keulenaer BL, Ivatury R, Pelosi P, et al. The polycompartment syndrome: a concise state-of-the-art review. Anaesthesiol Intensive Ther. 2014;46:433-50.
6. Ferraz LR, Lomar FP. Monitorização da pressão Intra-abdominal. In: Knobel E. Condutas no paciente grave. 4. ed. São Paulo: Atheneu; 2016.
7. Kirkpatrick AW, Roberts DJ, De Waele J, Jaeschke R, Malbrain ML, De Keulenaer B, et al. Intra-abdominal hypertension and the abdominal compartment syndrome: updated consensus definitions and clinical practice guidelines from the World Society of the Abdominal Compartment Syndrome. Intensive Care Med. 2013;39(7):1190-1206.
8. Machado AF. Mensuração de pressão intra-abdominal. Conselho Regional de enfermagem de São Paulo. [Internet]. São Paulo; 2009. Disponível em: https://portal.coren-sp. gov.br/sites/default/files/Mensura%C3%A7%C3%A3o%20de%20Press%C3%A3o%20Intra-Abdominal.pdf. [Acesso em set. 2020].
9. Dângelo JG, Fattini CA. Anatomia humana sistêmica e segmentar. 2. ed. São Paulo: Atheneu; 1998:546-617.
10. Prado LFA, Alves Júnior AA, Cardoso ES, Andrade RS, Fernandes MK. Pressão intra-abdominal em pacientes com trauma abdominal. Rev Col Bras Cir. 2005;32(2):83-89.
11. Costa S, Gomes A, Graça S, Ferreira A, Fernandes G, Esteves J, et al. Síndrome de compartimento abdominal. Questionário sobre a sensibilidade dos cirurgiões gerais portugueses. Acta Med Port. 2011;24(S2):131-6.
12. Bersani AL, Gomes JO, Braga ILS, Guimarães HP, Lopes RD. Síndrome compartimental abdominal. Rev. Bras. Clin. Med. 2009;7:313-321.
13. Bahten LCV, Lange PAL, Alves RFF, Soares HMN, Souza TM de, Bahten ACV. Síndrome compartimental abdominal: análise do conhecimento da equipe médica de um hospital universitário de Curitiba. Rev. Col. Bras. Cir. [Internet]. 2018;45(3):e1884. Disponível em: http://www.scielo.br/scielo.php?script = sci_arttext&pid = S0100-69912018000300160&lng = pt. [Acesso em set. 2020].
14. Milanesi R, Caregnato RCA. Pressão intra-abdominal: uma revisão integrativa. Einstein (São Paulo) [Internet]. 2016; 14(3):423-430. Disponível em: http://www.scielo.br/scielo.php?script = sci_arttext&pid = S1679-45082016000300423&lng = en. [Acesso em set. 2020].
15. Viana RA, Whitaker IY. enfermagem em terapia intensiva: práticas e vivências. Porto Alegre: Artmed; 2011.
16. Malbrain Ml, Deeren D, De Potter TJ. Intra-abdominal hypertension in the critically ill: it is time to pay attention. Curr Op Crit Care, 2005;11:156-171.
17. Hunter Jd, Damani Z. Intra-abdominal hypertension and the abdominal compartment syndrome. Anaesthesia, 2004;59:899-907.
18. Malbrain M, De Laet Ie. Intra-abdominal hypertension: envolving concepts. Clin Chest Med, 2009; 30:45-70.
19. Paz Ar, Ariel L, Yisell Dro. Valor predictivo de la presión intra-abdominal em el diagnóstico de complicaciones posoperatorias abdominales. Revista Cub. Med. Militar. 2007;36(4).
20. Malbrain Mln, Cheatham Ml, Kirkpatrick A, Sugrue M, Parr M, Waele Jd, et al. Results from the International Conference of Experts on Intra-abdominal Hypertension and Abdominal Compartment Syndrome. I. Definitions. Intensive Care Med, 2006;32:1722-1732.

21. Bendahan J, Coetzee Cj, Papagianopoulos C, Muller R. Abdominal compartment syndrome. J Trauma 1995;38:152-153.
22. Schein M, Wittman DH, Aprahamian CC, Condon RE. The abdominal compartment syndrome-the physiological and clinical consequences of raised intra-abdominal pressure. J Am Coll Surg 1995;745-753.
23. Fietsam R Jr, Villalba M, Glover JL, et al. Intra-abdominal compartment syndrome as a complication of ruptured abdominal aortic aneurysm repair. Am Surg 1989;55:396-402.
24. Sugrue M. Abdominal compartment syndrome. Current Opinion in Critical Care. 2005;11:333-338.
25. Walker J, Criddle LM. Pathophysiology and management of abdominal compartiment syndrome. Am J Crit Care. 2003;12(4):367-71.
26. Magnan GB. Mensuração da pressão intra-abdominal. In: Viana RAPP, Torre M. enfermagem em terapia intensiva: práticas integrativas. São Paulo: Manole; 2016.
27. Cheatham ML, Malbrain ML, Kirkpatrick A, Sugrue M, Parr M, Waele JD, et al. Results from the International Conference of experts on intra-abdominal hypertension and abdominal compartment syndrome. II. Recommendations. Intensive Care Med. 2007;33:951-62.
28. Yamashita MAA, Rosa CACA, D'arco C. Terapia intensiva enfermagem. Knobel E, Laselva CR, Júnior DFM. São Paulo: Atheneu; 2006:508-509.

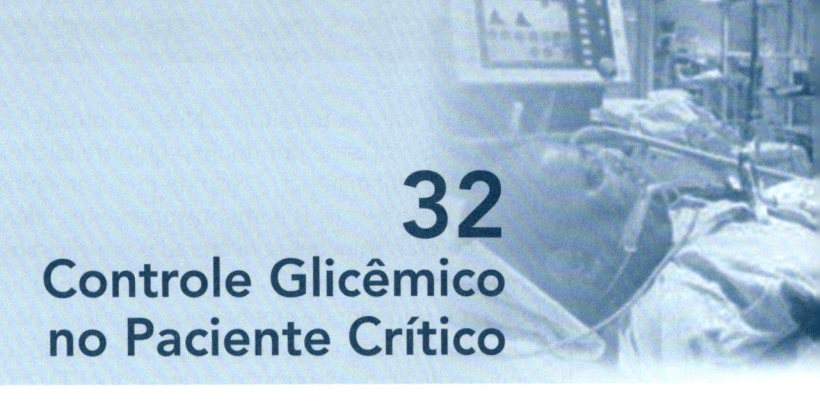

32
Controle Glicêmico no Paciente Crítico

Jaime de Oliveira Campos Júnior
Rogério Sandrey Couras de Carvalho

Considerações iniciais

O controle dos níveis glicêmicos na unidade de terapia intensiva (UTI) é um dos principais objetivos do plano terapêutico do paciente crítico. Embora considerada uma atividade de responsabilidade multiprofissional no âmbito do cuidado intensivo, é a equipe de enfermagem quem contribui com a rigorosa monitorização à beira do leito e com o manejo das disglicemias.

Atingir a meta glicêmica é importante frente à resposta endocrinometabólica pertinente às condições de estresse, como pós-operatório, trauma e sepse, que propiciam a ocorrência de quadros hiperglicêmicos. Por muitos anos, o controle glicêmico não recebeu a devida atenção, o que impactou diretamente no aumento de complicações e no incremento da mortalidade na UTI.

Hiperglicemia no paciente crítico

Os primeiros relatos científicos sobre hiperglicemia intra-hospitalar datam do final do século XIX.[1] Ela é sabidamente causada pela resistência periférica à ação da insulina em resposta à secreção de hormônios contrarreguladores e citocinas pró-inflamatórias, associada ao aumento da gliconeogênese. Comumente na UTI, a hiperglicemia era tratada após atingir valores ≥ 215 mg/dL, pois se acreditava que essa condição era melhor para o paciente do que a hipoglicemia. Porém, após estudos de metanálise, e definição por consenso da Associação Americana de Diabetes (*American Diabetes Association*, ADA) e da Associação Americana de Endocrinologistas Clínicos (*American Association of Clinical Endocrinologists*, AACE), a meta terapêutica recomendada para a maioria dos pacientes críticos é de glicemias entre 140 e 180 mg/dL.[2-4]

Fatores como a injúria acidental ou cirúrgica, sepse, queimadura ou, ainda, doenças coronarianas e cerebrovasculares provocam uma resposta sistemática nos pacientes críticos, conhecida como "resposta adaptativa ao estresse", que aumenta os níveis glicêmicos. A hiperglicemia do estresse manifesta-se como uma síndrome que consiste em hipermetabolismo, provocando um aumento do consumo de oxigênio, hiperglicemia, hiperlactacidemia e catabolismo proteico, estado hiperdinâmico cardiovascular e algumas manifestações clínicas, como hipertermia ou hipotermia, taquicardia, taquipneia e leucocitose.[5]

A hiperglicemia do estresse tem um aspecto fisiopatológico complexo, compreendendo um estado de resistência insulínica aliado à supressão da liberação de insulina pelas células β-pancreáticas, embora de caráter transitório. Nesse contexto, contribuem parar essa condição: a desidratação; a liberação de hormônios contrarreguladores; o estresse oxidativo; a produção de citocinas pró-inflamatórias; o uso de medicamentos hiperglicemiantes, como glicocorticosteroides, drogas vasoativas e imunossupressores; além da administração de nutrição enteral e/ou parenteral; soluções concentradas em glicídios.[3]

Vale ressaltar que o paciente com hiperglicemia em ambiente hospitalar pode ser classificado como diabético ou portador de hiperglicemia induzida por estresse, e esses níveis glicêmicos aumentados estão relacionados com o comprometimento das funções dos linfócitos e leucócitos, havendo redução da população de linfócitos CD_4 e CD_8, prejuízos no processo de quimiotaxia, diapedese e fagocitose leucocitária. A conjunção desses fatores predispõe a quadros de infecção hospitalar (risco aumentado em 5,8 vezes) e agravam a resposta orgânica nos pacientes com sepse. O processo de cicatrização também está comprometido pela disfunção leucocitária e por prejuízos na síntese do colágeno, este último por um processo conhecido por glicação não enzimática do colágeno, que altera a sua qualidade estrutural.[6]

Ademais, na fisiopatologia da hiperglicemia intra-hospitalar, estão envolvidos os hormônios contrarreguladores (glucagon, catecolaminas, cortisol e hormônio do crescimento), que agem inibindo a secreção de insulina endógena, incrementando a glicogenólise hepática, muscular e renal, além da gliconeogênese hepática e renal, lipólise no tecido adiposo branco e proteólise nos músculos esqueléticos. Essa situação é caracterizada por aumento nos níveis circulantes de glicose, na concentração plasmática de ácidos graxos livres, nos níveis de corpos cetônicos, aumento da resistência periférica à insulina e do estresse oxidativo, além de intenso catabolismo proteico.[6]

Hipoglicemia no paciente crítico

Assim como a hiperglicemia, a ocorrência de hipoglicemia no contexto da UTI também é preditiva de maior mortalidade, tanto por causa iatrogênica como espontânea, merecendo atenção.[2] São considerados fatores de risco para hipoglicemia no paciente crítico: diabetes *mellitus*; sepse; tratamento com doses elevadas de insulina; uso de fármacos vasopressores; interrupção não programada da nutrição sem ajuste da insulinoterapia; uso de soluções bicarbonatadas; insuficiência renal; e uso de técnicas de depuração extrarrenal. Ainda que existam diferentes valores de corte para definir a hipoglicemia, considera-se que os mais utilizados habitualmente estão entre 40 e 50 mg/dL, embora na prática clínica os valores < 70 mg/dL são adotados como alvo de correção para maior segurança glicêmica.[5]

Assim sendo, a prevenção da hipoglicemia também é de extrema importância e causa impacto na morbimortalidade dos pacientes críticos. A solução hipertônica de glicose (soro glicosado a 25% ou 50%) ainda é muito utilizada de forma indiscriminada na correção da hipoglicemia, devendo-se atentar para potenciais riscos inerentes a este procedimento, relacionados à trombose e flebite. Além disso, o extravasamento da solução de glicose hipertônica pode causar lesões cutâneas e/ou de partes moles, isquemia ou até síndrome do compartimento.[2] Conforme a hipoglicemia persiste e agrava-se, a consciência é progressivamente comprometida, ocorrendo o início de uma excitação (agitação motora e confusão mental) seguida de uma depressão, resultando em torpor, convulsão ou coma.[6]

Controle glicêmico intensivo

A preocupação com relação ao controle glicêmico nos pacientes críticos teve destaque a partir do ano de 2001, com a publicação do estudo de Van den Berghe e colaboradores,[7] que demonstrou que o controle dos níveis de glicose sanguínea com terapia insulínica endovenosa intensiva geraria queda da morbimortalidade em pacientes cirúrgicos admitidos na UTI. Com isso, a insulina endovenosa começa a ser utilizada amplamente para manter os níveis glicêmicos entre 80 e 110 mg/dL por meio de um protocolo gerenciado por enfermeiros, no qual a cada hora a glicemia era monitorada até a estabilização do paciente. Para o sucesso dessa terapia, simultaneamente era ofertado aporte nutricional ou glicose exógena. Foram monitorados 1.548 pacientes na UTI, dos quais 765 foram submetidos ao tratamento com controle glicêmico e que apenas 35 (4,6%) evoluíram para o óbito, enquanto no grupo convencional 63 pacientes (8%) evoluíram para o óbito. Além da redução da mortalidade, o controle rigoroso da glicemia esteve associado à redução da morbidade de patologias, como infecções na corrente sanguínea, insuficiência renal dialítica e polineuropatia do paciente grave.

Todavia, o estudo apresentava algumas restrições, pois os doentes eram predominantemente cirúrgicos, o que limitava uma avaliação do sucesso da terapia frente ao paciente clínico. No ano de 2006, um novo estudo coordenado pelo mesmo grupo foi publicado.[8] Dessa vez, a amostra era composta por pacientes clínicos e houve redução apenas na morbidade, ou seja, reduziu a taxa de insuficiência renal aguda (IRA), desmame ventilatório, além do tempo de internação na UTI e no hospital. Não houve redução da mortalidade, que ocorreu apenas no subgrupo que se beneficiou do uso da insulina por um tempo superior a 3 dias.

A partir de então, as recomendações de controle glicêmico intensivo foram reconhecidas e incorporadas por 16 sociedades profissionais, incluindo a ADA, a AACE e a Surviving Sepsis Campaign (SSC), quando foram confirmados os benefícios em estudo realizado com 2 mil pacientes não cirúrgicos de uma UTI.[4]

As discussões sobre os riscos e os benefícios pertinentes ao controle glicêmico intensivo e o controle convencional nas UTI foram sustentadas pelos resultados de estudos como o NICE-SUGAR.[3,9] Nele foi possível estabelecer uma meta glicêmica menos rigorosa, com manutenção das glicemias entre 140 e 180 mg/dL. Uma metanálise falhou em demonstrar melhora ou piora da mortalidade com o controle glicêmico intensivo, porém foi observado um aumento aproximado de 5 vezes no risco de hipoglicemia.[10] Podemos concluir que a hiperglicemia é um marcador da severidade da doença no paciente grave, embora fosse vista apenas como uma resposta ao estresse.

Padronização do controle glicêmico intensivo

A abordagem terapêutica da hiperglicemia hospitalar enfrenta grandes desafios, já que é preciso proceder à redução dos níveis glicêmicos e, ao mesmo tempo, evitar a ocorrência de hipoglicemia e de padrões com grande variabilidade glicêmica, ambos determinantes de maior morbimortalidade.[2] Em razão disso, alguns hospitais brasileiros, seguindo tendência internacional, criaram núcleos multiprofissionais especializados no controle glicêmico hospitalar, com o desenvolvimento de protocolos validados para a realidade de cada serviço, o que também tem sido uma exigência de alguns institutos de acreditação hospitalar, como a Joint Commission.[11]

A SSC, por sua vez, recomenda uma abordagem padronizada do controle glicêmico intensivo nos pacientes com sepse ou choque séptico na UTI, iniciando as doses de insulina quando houver dois níveis consecutivos de glicose no sangue > 180 mg/dL. Além disso, recomenda-se o monitoramento da glicose no sangue a cada 1 ou 2 horas até a estabilização dos valores de glicose e das taxas de infusão de insulina e, após isso, a cada 4 horas. Em pacientes com cateter intra-arterial, é sugerido o uso de sangue arterial em vez da glicemia na ponta do dedo, também conhecida por glicemia capilar.[12]

Não obstante, é notória a preocupação para que não ocorram episódios de hipoglicemias pelo fato de caracterizarem grave ameaça à homeostase e, quando persistentes, poderem culminar em disfunção celular irreversível com falência de órgãos e morte cerebral.[2]

A fim de garantir uma assistência segura de enfermagem aos pacientes críticos, as UTI do Brasil e do mundo vêm adotando o uso de um protocolo de controle glicêmico que, embora tenha suas limitações, é uma ferramenta para a prática segura. Para atingir o ideal da aplicação de um protocolo de controle glicêmico intensivo, é fundamental que a equipe de enfermagem participe da sua elaboração e implementação para que, assim, compreenda plenamente esse instrumento, tenha segurança em seu manuseio e procedimentos, de modo a oferecer uma assistência segura e de qualidade aos pacientes.

Nos pacientes críticos, a infusão endovenosa contínua de insulina é o método mais aceito de tratamento. Em virtude da ação imediata e da meia-vida curta da insulina por via endovenosa, em comparação com outras vias de administração, o manejo da hiperglicemia hospitalar e o ajuste da glicemia podem ser feitos com mais rapidez e previsibilidade e com menor risco de hipoglicemia.[3]

● Modelo de protocolo de infusão contínua de insulina

Entre os vários protocolos nas diversas UTI brasileiras, podem-se considerar elegíveis ao início do protocolo da terapia insulínica intensiva, por meio de bombas infusoras, pacientes instáveis que apresentaram resultado de glicemia capilar superior a 180 mg/dL na admissão, seguido de um segundo resultado também superior a 180 mg/dL após 1 hora. Para tais pacientes, conforme prescrição médica, deve-se iniciar insulina endovenosa contínua com solução 1:1, geralmente 100 mL SF 0,9% com 100 UI insulina regular, após suspender as demais drogas orais e subcutâneas para controle do diabetes *mellitus*.[7,8]

A meta glicêmica é a manutenção de valores entre 140 e 180 mg/dL. Para isso, o enfermeiro ou técnico de enfermagem deve verificar a glicemia capilar a cada hora até o alcance deste alvo. Após estabilização, ou seja, três glicemias capilares com valores consecutivos na faixa de 140 a 180 mg/dL, as mensurações poderão ser realizadas a cada 2 horas. Nos casos de modificação da dose da insulina, início ou interrupção de vasopressores, corticosteroides, ou nos pacientes em sessões de hemodiálise, as glicemias capilares deverão ser retomadas a cada hora. Nos pacientes estáveis, a aferição da glicemia capilar poderá ocorrer em intervalos regulares de 4 a 6 horas.

A interrupção da infusão de insulina deverá ocorrer 24 horas antes da alta prevista da UTI ou quando os critérios de inclusão forem resolvidos. Antes disso, deve-se iniciar insulina regular subcutânea 2 horas antes de desligar a insulina regular endovenosa contínua, para se evitar o efeito rebote hiperglicêmico. Na transição da insulinização endovenosa para a subcutânea com insulina NPH, esta deverá ser iniciada utilizando um terço do número de unidades de insulina regular (mL da solução) utilizados nas últimas 24 horas. Por exemplo, se em 24 horas foram utilizados um total de 48 mL da solução (ou 48 UI de insulina regular), administram-se 16 UI de insulina NPH, que poderão ser divididas em duas ou 3 aplicações.

Todavia, alguns parâmetros clínicos podem sugerir que ainda não seja segura essa transição da infusão endovenosa para a via subcutânea, entre eles: taxa de infusão de insulina maior que 3 UI/hora; grande variabilidade glicêmica; grande edema de partes moles; e instabilidade hemodinâmica.

Para a eficiência no manejo do Protocolo de Insulina Contínua, faz-se necessário o constante monitoramento glicêmico de "ponta de dedo" à beira do leito, realizado por meio de glicosímetros capilares validados para uso hospitalar, segundo normas estritas de segurança, que incluem tiras reagentes individualizadas.

A glicemia capilar, no entanto, pode falsear o resultado na presença de anemia, acidose, hipoperfusão ou edema, devendo-se, nesses casos, utilizar coletas de amostras de cateteres venosos ou arteriais, tomando-se o cuidado de evitar contaminação com soluções ricas em glicose infundidas próximas ao sítio de coleta. A utilização de monitores contínuos de glicemia (*continuous glucose monitoring*, CGM) ainda está em desenvolvimento para o ambiente hospitalar, sendo necessários estudos sobre a eficácia e a segurança para se estabelecer uma recomendação.[3]

Quanto ao tempo de estabilidade da solução de insulina, as trocas das soluções são realizadas a cada 6 horas na maioria das instituições ou, até mesmo, a cada 24 horas. A adsorção da insulina é um fenômeno de superfície inespecífico, pouco conhecido, que se inicia instantaneamente e interfere na demanda confiável de insulina ao paciente. Estudo brasileiro que avaliou a eficiência da solução de insulina quanto aos diferentes tempos de manutenção da solução concluiu que tanto o protocolo de troca da solução de insulina em 6 horas como o protocolo em 24 horas mostraram-se seguros com relação à ocorrência de hipoglicemias e eficientes na redução da glicemia capilar a níveis desejados. Além disso, percebeu-se a não alteração na eficiência da solução de insulina na 25ª hora, ensejando a conclusão segundo a qual essa troca da solução a cada 6 horas seria desnecessária.[13-15]

Associação da terapia nutricional

Como parte do protocolo glicêmico, devemos instituir a terapia nutricional, garantindo aporte calórico ao paciente crítico. Ao iniciar o uso de insulina sem o adequado fornecimento de calorias ou carboidratos, aumenta-se o risco de desenvolvimento de condições como a hipoglicemia. A dieta enteral contínua é a mais indicada por prevenir a translocação bacteriana. Não havendo possibilidade de dieta enteral, a infusão de solução glicosada ou nutrição parenteral deve ser instituída conforme protocolo institucional. Os lipídeos devem ser ofertados diariamente, não só para prevenir a deficiência de ácidos graxos essenciais, mas como requerimento energético, uma vez que a oxidação de glicose está limitada.[13-16] Quando oferecido um aporte calórico nas 24 horas iniciais do tratamento e associado ao controle glicêmico, geralmente há normoglicemia.

Cuidados intensivos de enfermagem

A elaboração de um protocolo de cuidados direcionados para pacientes sob controle intensivo da glicemia pode contribuir para a dinâmica da assistência, tendo em vista que ele traz informações acerca do controle glicêmico, valores de glicemia-alvo, orientações quanto aos intervalos de aferições da glicemia, periodicidade de troca das soluções, entre outras peculiaridades segundo a rotina de cada instituição.

Nesse ínterim, é extremamente importante que o enfermeiro intensivista:

- Avalie se o paciente crítico apresenta critérios para inclusão no protocolo.
- Avalie as condições do acesso venoso central ou periférico.
- Monitorize constantemente à beira do leito sinais e sintomas de hipoglicemia (confusão mental, escurecimento da visão ou diminuição da acuidade visual, fadiga, perda de consciência, sudorese, palidez, palpitações, tremores e taquicardia) ou hiperglicemia (poliúria, polidipsia, polifagia, desidratação, astenia, torpor, hálito cetônico, respiração de Kussmaul);[2,5]
- Avalie as condições da pele e rodízio de punção das falanges.
- Mantenha atenção ao início da infusão endovenosa contínua de insulina e ao controle rigoroso das glicemias subsequentes, em especial naqueles pacientes em terapia renal substitutiva em curso (hemodiálise).

- Realize o preparo da solução de insulina de acordo com o protocolo institucional, observando a sua estabilidade, velocidade de administração em bomba de infusão contínua e ajustes necessários conforme os valores glicêmicos.
- Promova adequado aporte calórico.

◖ Considerações finais

Estudos clínicos demonstraram melhor controle glicêmico quando os protocolos institucionais são gerenciados por enfermeiros. O sucesso desta terapia ocorre ao passo em que ele está totalmente envolvido na ação, tornando-se o responsável direto pelo controle glicêmico no paciente crítico, possibilitando o monitoramento e o gerenciamento de indicadores clínicos que, posteriormente, possam pontuar resultados do cuidado de enfermagem com foco na segurança do paciente, minimizando erros e garantir a qualidade nas ações do enfermeiro intensivista.

Referências bibliográficas

1. Saad MJA, Maciel RMB, Mendonça BB. Endocrinologia: princípios e prática. 2. ed. Rio de Janeiro: Atheneu; 2017.
2. Lyra R, Cavalcanti N, Santos RD (org.). Diabetes *mellitus*: uma abordagem cardiovascular. São Paulo: Clannad; 2019.
3. Diener JRC, Prazeres CEE, Rosa CM, Alberton UC, Ramos CCS. Avaliação da efetividade e segurança do protocolo de infusão de insulina de Yale para o controle glicêmico intensivo. Rev Bras Ter Intensiva. 2006;18(3):268-75.
4. Hansen TK, Thiel S, Wouters PJ, Christiansen JS, Van den Bergue G. Intensive insulin therapy exerts antiinflammatory effects in critically ill patients and counteracts the adverse effect of low mannose-binding lectin levels. J Clin Endocrinol Metab. 2003;88(3):1082-8.
5. Morton PG, Fontaine DK. Cuidados críticos de enfermagem: uma abordagem holística. 9. ed. Rio de Janeiro: Guanabara Koogan;2011.
6. Kahn CR, Weir GC, King GL, Jacobson AM, Moses AC, Smith RJ. Joslin: diabetes melito. 14. ed. Porto Alegre: Artmed; 2009.
7. Van den bergue G, Wilmer A, Hermans G, Meersseman W, Wouters PJ, Milants I, et al. Intensive insulin therapy in the medical ICU. N Engl J Med. 2006;354:449-61.
8. Finkielman JD, Oyen Lj, Afessa B. Agreement between bedside blood and plasma glucose measurement in the ICU setting. Chest. 2005;127(5):1749-51.
9. Maia FFR, Araújo LR. Acurácia, efeitos na terapia insulínica e controle glicêmico e complicações do sistema de monitorização contínua da glicose em pacientes com diabetes *mellitus* tipo 1. Arq Bras Endocrinol Metab. 2005;49(4):563-8.
10. Pereira RAP, Neto MCR, Azevedo NS. A busca da qualidade dos cuidados prestados pelo enfermeiro: a monitoração do controle rigoroso da glicemia com infusão contínua de insulina como indicador clínico da assistência de enfermagem. In: XII Congresso Brasileiro de Terapia Intensiva. Rev Bras Ter Intensiva. 2006;Supl 1.
11. Brand-Miller J, Hayne S, Petocz P, Colagiuri S. Low-glycemic index diets in the management of diabetes: a meta-analysis of randomized controlled trials. Diabetes Care. 2003;26(8):2261-7.
12. Schrier RW. Beneficial effects of intensive insulin therapy in critically II patients. Nephrol Dial Transplant. 2006;21:285-7.
13. Lazzari CM, Volkart T. Effectiveness of insulin solution: a comparison between different times for maintaining the solution. Rev Bras Ter Intensiva. 2010;22(4):358-62.
14. Silva WO. Controle glicêmico em pacientes críticos na UTI. Rev HUPE. 2013;12(3):47-56.
15. Sousa TL, Matos E, Salum NC. Indicators for best practices in glycemic control in the intensive care unit. Esc Anna Nery. 2018;22(2):e20170200.
16. Domingos CMH, Iida LIS, Poveda VB. Glycemic control strategies and the occurrence of surgical site infection: a systematic review. Rev Esc Enferm USP. 2016;50(5):868-74.

33
Pneumonia Associada à Ventilação Mecânica

Débora Feijó Villas Bôas Vieira
Dulce Inês Welter

Estudos demonstram uma redução das taxas de pneumonia associada à ventilação mecânica (PAVM), porém ela ainda constitui uma causa expressiva de infecção nosocomial que representa 25% das infecções nas unidades de terapia intensiva (UTI), carreando consigo custo adicional estimado em 4 mil dólares por paciente[1,2] decorrente do aumento do uso de antibióticos, tempo de ventilação mecânica e tempo de permanência na UTI.

No final da década de 1990, iniciou-se um movimento nos Estados Unidos para a melhoria da qualidade e segurança do paciente, inspirado nos livros *Errar é humano: construindo um sistema de saúde seguro* (do inglês, *To err is human: building a safer health system*) e *Cruzando o caminho da qualidade: um novo sistema de saúde para o século 21* (do inglês, *Crossing the quality chasm: a new health system for the 21st century*). Esse movimento expandiu-se para outras nações e resultou em campanhas para salvar vidas, gerenciadas pelo *Institute for Healthcare Improvement* (IHI), pela Organização Mundial de Saúde (OMS) e outras instituições. Um dos pontos chave das campanhas diz respeito à proposta de trabalhar com pacotes de medidas para prevenção (*bundles* da prevenção), estipulando as metas de segurança ao paciente que cada unidade ou instituição deseja alcançar com base nas melhores evidências existentes. Esses *bundles* representam um conjunto de intervenções (cuidados) que, quando executadas juntas, resultam em melhores desfechos do que realizadas individualmente. Para efetividade do resultado, as equipes devem executar todos os cuidados do pacote, a menos que alguma das intervenções seja clinicamente contraindicada para um determinado paciente.

Um dos *bundles* propostos inicialmente foi o de prevenção da PAVM. O resultado de campanhas preventivas e outros movimentos nas instituições hospitalares, em busca da melhoria da qualidade e segurança dos pacientes, mostrou uma efetiva diminuição dessa infecção nas UTI. Entretanto, a manutenção de taxas menores de 10% a 5% necessita de um trabalho diário de toda a equipe multiprofissional da UTI e, especialmente, das suas lideranças, ressaltando que transpor essa realidade para todas as unidades ainda é um grande desafio.[3-5]

A incidência de PAVM é muito variável entre as instituições, países e populações analisadas, oscilando de 13,6 a 51 por 1 mil dias de ventilação mecânica (VM) e, somente nos Estados Unidos, afeta em torno de 10% dos pacientes mecanicamente ventilados.[6,7]

O relatório do *International Nosocomial Infection Control Consortium* (INICC)[8] destacou um estudo de coorte em 703 UTI de 50 países da América Latina, Europa, Mediterrâneo

Oriental, Sudeste Asiático e Pacífico Ocidental, coletando dados de infecção associada a dispositivos de saúde de 861.284 pacientes, conforme as definições da Rede Nacional de Segurança de Saúde do *Centers for Disease Control and Prevention* (CDC), com um total de 3.506.562 dias de internação. Quando comparados aos dados relatados de PAVM em UTI americanas, as taxas do INICC foram mais elevadas provavelmente pelo nível de adesão ao cumprimento das diretrizes; proporções de equipe extremamente baixas de enfermagem para cada paciente; superlotação hospitalar; falta de suprimentos médicos; número insuficiente de enfermeiras experientes ou profissionais de saúde capacitados; relação entre as taxas de infecção e sua associação com o tipo de hospital (público, ensino ou privado) ou o nível socioeconômico de cada país.

Recente estudo espanhol demonstrou a redução da incidência de PAVM ajustada de 9,83 (IC 95% 8,42-11,48) por 1mil dias de ventilação para 4,34 (IC 95% 3,22-5,84), ou seja, uma redução maior de 50%, sustentada por 21 meses após a implantação de *bundle* de cuidados em âmbito nacional. Todavia, os autores ressaltam a importância de um programa de educação continuada, com constantes reforços e feedback para a equipe assistencial, além de acompanhamento e envolvimento das lideranças.[9]

Estudos que introduziram a aspiração subglótica em seus *bundles* apresentaram uma diminuição significativa nas taxas de PAVM, chegando a quase zero,[10] embora uma das críticas a esses trabalhos esteja relacionada ao seu tempo curto de duração.

Essa busca por taxas próximas a zero é um desafio para as equipes intensivistas ao redor de todo o mundo. Klompas[11] faz uma ponderação quanto às taxas de PAVM zero em 50% das UTI americanas, questionando se os números refletiam melhoras verdadeiras ou se eram meramente artifícios utilizados no processo de vigilância. Comparou também essas taxas com as das UTI europeias e que, apesar da taxa zero, os pacientes estavam recebendo antibióticos para pneumonia nosocomial. Ademais, chama atenção para a subjetividade do critério clínico diagnóstico da PAVM.

Diante da ausência na literatura de um padrão-ouro para os critérios diagnósticos da PAVM, que contribuía para a divergência de resultados no seu indicador, o National Healthcare Safety Network (NHSN) do CDC, em 2011, modificou as diretrizes para a vigilância de eventos associados à VM que, anteriormente, considerava somente a pneumonia e passou a ter um conceito mais abrangente ao considerar também as complicações relacionadas à VM (Quadro 33.1).[12,13] Desde de 2013, os indicadores com as novas definições e algoritmos são contemplados nos relatórios do CDC/NHSN, sendo o algoritmo de definição de eventos associados ao ventilador (VAE) usado para vigilância, não como uma definição clínica ou destinado ao uso no manejo clínico de pacientes.[14]

As novas definições prometem enriquecer a amplitude da vigilância e a qualidade das informações ao nível de população, disponíveis para a equipe assistencial, gestores de hospitais, pacientes e público.[11,13]

Quadro 33.1. Novos conceitos do CDC para a vigilância de eventos associados à ventilação mecânica.

Conceito	Nome	Definição
Nova piora funcional respiratória	Complicação associada à VM	VM por um tempo ≥ 2 dias com diminuição ou estabilização da menor PEEP ou FiO_2, seguida de aumento na PEEP ≥ 3 cmH_2O ou na FiO_2 ≥ 20 pontos, sustentado por 2 dias

(Continua)

Quadro 33.1. Novos conceitos do CDC para a vigilância de eventos associados à ventilação mecânica.
(*Continuação*)

Conceito	Nome	Definição
Nova piora funcional respiratória com sinais clínicos de infecção	Infecção relacionada à complicação associada à VM	VAC associada à temperatura< 36 °C ou 38 °C, ou contagem de leucócitos ≤ 4.000 ou ≥ 12.000/mm³; com um ou mais antibióticos novos, mantidos por, pelo menos, 4 dias. Sinais infecciosos em um período de 2 dias anteriores ou posteriores ao início da VAC
Nova piora funcional respiratória com evidência de infecção pulmonar	PAVM possível	IVAC associada a Gram de aspirado traqueal ou lavado broncoalveolar com ≥ 25 neutrófilos e ≤ 10 células epiteliais/campo, ou cultura positiva para organismo potencialmente patogênico, em um período de 2 dias anteriores ou posteriores ao início da VAC, excluindo-se os primeiros 2 dias de VM
Nova piora funcional respiratória com provável evidência de infecção pulmonar	PAVM provável	IVAC associada a Gram de aspirado traqueal ≥ 10⁵ UFC/mL ou cultura de lavado broncoalveolar com ≥ 10⁴ UFC/mL, ou escovado protegido com ≥ 10³ UFC/mL, em um período de 2 dias antes ou após do início da VAC, excluindo-se os 2 primeiros dias de VM

VM: ventilação mecânica; PEEP: pressão positiva expiratória final; FiO$_2$: fração inspirada de oxigênio; UFC/mL: unidades formadoras de colônia por mililitro; VAC: complicação associada à ventilação mecânica; IVAC: infecção relacionada à complicação associada à ventilação mecânica.

Fonte: Spalding, Cripps, Minshall (2017).[12]

No Brasil, para fins de vigilância epidemiológica e redução da subjetividade na definição de infecções relacionadas à assistência à saúde, a Agência Nacional de Vigilância Sanitária (Anvisa) propõe critérios diagnósticos de PAVM em pacientes adultos e pediátricos,[15,16] levando em consideração uma combinação de achados clínicos, radiológicos e laboratoriais (Quadro 33.2):

Quadro 31.2. Diagnóstico de pneumonia associada à ventilação mecânica.

PAVM definida clínica e/ou microbiologicamente

Paciente em VM por um período acima de 2 dias (D1 como o dia de início da VM) e que na data da infecção estava sob VM ou o ventilador mecânico havia sido removido no dia anterior.
E
Com doença cardíaca ou pulmonar de base com DOIS ou mais exames de imagens seriados (radiografia de tórax, tomografia computadorizada de tórax, ultrassom), apresentando UM dos achados: infiltrado persistente novo ou progressivo OU opacificação OU cavitação.
E
Pelo menos UM dos sinais e sintomas:
• Febre (temperatura > 38 °C), sem outra causa associada.
• Leucopenia (< 4.000 células/mm³) ou leucocitose (> 12.000 células/mm³)
• Alteração do nível de consciência, sem outra causa aparente, em idosos ≥ 70 anos
E
Pelo menos DOIS (critério clínico) ou UM (critério microbiológico) dos sinais e sintomas:
• Surgimento de secreção purulenta ou mudança nas características da secreção ou aumento da secreção respiratória ou aumento da necessidade de aspiração

(*Continua*)

Quadro 31.2. Diagnóstico de pneumonia associada à ventilação mecânica. (*Continuação*)

PAVM definida clínica e/ou microbiologicamente

- Piora da troca gasosa (dessaturação, p. ex., $PaO_2/FiO_2 < 240$ mmHg), aumento da oferta de oxigênio ou aumento dos parâmetros ventilatórios
- Ausculta pulmonar com roncos ou estertores
- Início ou piora da tosse, dispneia ou taquipneia

E

Pelo menos UM dos seguintes resultados (critério microbiológico):

- Hemocultura positiva, sem outro foco de infecção aparente
- Cultura positiva de líquido pleural ou tecido pulmonar
- Cultura quantitativa positiva de secreção pulmonar obtida por procedimento com mínimo potencial de contaminação (lavado broncoalveolar, escovado protegido ou aspirado endotraqueal)
- Na bacterioscopia do lavado broncoalveolar, achado ≥ 5% de leucócitos e macrófagos contendo microrganismos (presença de bactérias intracelulares)
- Exame histopatológico mostrando, pelo menos, uma das seguintes evidências de pneumonia: formação de abscesso ou foco de consolidação, com infiltrado de polimorfonucleares nos bronquíolos e alvéolos; evidência de invasão de parênquima pulmonar por hifas ou pseudo-hifas
- Vírus, *Bordetella*, *Legionella*, *Chlamydophila* ou *Mycoplasma* identificados a partir de cultura de secreção ou tecido pulmonar ou identificados por teste microbiológico realizado para fins de diagnóstico clínico ou tratamento
- Aumento de 4 vezes nos valores de IgG na sorologia para patógeno (p. ex., *influenza, chlamydophila*)
- Aumento de 4 vezes nos valores de IgG na sorologia para *Legionella pneumophila* sorogrupo I titulada ≥ 1:128 na fase aguda e convalescença por imunofluorescência indireta
- Detecção de antígeno de *Legionella pneumophila* sorogrupo I em urina

E

- Sinais e sintomas, além de exames de imagem, ocorreram no período de janela da infecção.

Fonte: ANVISA.[15-16]

Frente a isso, quando se realiza *benchmarking* dos indicadores de PAVM, é importante observar os critérios diagnósticos e como foi feita a construção desses indicadores para saber o quão comparável poderão ser. Acredita-se que, neste momento, a melhor comparação deve acontecer com a própria série histórica de cada instituição, e esta análise deve ser realizada pela Comissão de Controle de Infecção Hospitalar (CCIH) e equipe assistencial da UTI que, juntos, podem construir um protocolo institucional de prevenção, diagnóstico e tratamento da PAVM, alinhado com a política de uso racional de antimicrobianos vigente na instituição.

Os fatores de maior risco para PAVM (razão de chances [OR] > 3) consistem em: trauma; queimaduras; doença neurológica; tempo de VM > 10 dias; broncoaspiração presenciada; colonização do trato respiratório por bacilos Gram-negativos; ausência de antibioticoterapia; e uso de PEEP (≥ 7,5 cmH_2O). Fatores de risco menores (OR de 1,5 a 3) são: doença cardiovascular; doença respiratória; doença gastrointestinal; cirurgia torácica ou abdominal; administração de bloqueadores neuromusculares; tabagismo; hipoalbuminemia na admissão (≤ 2,2 g/dL). Além disso, outros fatores devem ser considerados, como idade acima de 60 anos, sexo masculino, pacientes provenientes da emergência, piora do SOFA, nutrição nasoenteral, nutrição enteral por qualquer via, síndrome do desconforto respiratório agudo, insuficiência renal, bacteremia e a presença de dreno de tórax.[9,17]

De modo geral, o paciente em VM por um período superior a 48 horas tem, em média, de 6 a 21 vezes mais chances de desenvolver PAVM. Nos primeiros 5 dias de VM, o risco é de 3% ao dia, sendo que do 5º ao 10º dia as chances são de 2% e, após o 10º dia, o paciente apresenta 1% de risco para desenvolver essa infecção relacionada à assistência à saúde.[18] A taxa de mortalidade geral de pacientes com PAVM varia de 20% a 60%, já a mortalidade atribuída diretamente à patologia é muito variável, aproximando-se dos 33% segundo a Anvisa,[16] apesar de esses dados ainda serem amplamente discutidos na literatura.

Fisiopatologia

A proteção natural das vias aéreas inferiores, como a proteção mucociliar e a tosse, ficam prejudicadas no momento da colocação de vias aéreas artificiais, tendo em vista que se abre um caminho direto para a contaminação das vias aéreas inferiores e, consequentemente, pode resultar em PAVM, de modo especial em pacientes graves com resistência diminuída. Os pontos críticos de contaminação decorrem do acúmulo de secreções acima do balonete do tubo endotraqueal (TET) com origem na orofaringe, cavidades sinusais e trato digestivo; contaminação por bactérias na formação de biofilme no TET após 24 horas; contaminação durante aspiração do TET e na realização de exames com uso de broncoscópio, uso de aerossóis contaminados nas nebulizações; contaminação do circuito de ventilação, via corrente sanguínea e, principalmente, pelas mãos dos profissionais da saúde.[19-21]

Entre os microrganismos causadores da PAVM, destacam-se os Gram-negativos: *Klebsiella pneumoniae*; *Escherichia coli*, quando produtoras de betalactamase podem ser resistentes à penicilina e cefalosporinas; *Pseudomonas aeruginosa*; *Acinetobacter baumannii*, que costuma ser multirresistente, mas algumas vezes sensível a polimixinas. Gram-positivos: *Staphylococcus aureus* resistente à meticilina (MRSA) ou oxacilina; *Streptococcus pneumoniae*; enterococos resistente à vancomicina (VRE). Alguns agentes etiológicos não habituais, como *Aspergillus sp.*, *Legionella pneumophila*, citomegalovírus, *Candida sp.* são mais prevalentes em PAVM de pacientes imunodeprimidos, em especial naqueles com DPOC ou em corticosteroideterapia crônica.[8] Chama também a atenção a transmissão de microrganismos Gram-positivos e negativos pelo contato, em objetos, equipamentos, materiais contaminados e transmitidos pelas mãos dos profissionais de saúde, sendo a lavagem das mãos a melhor prevenção para uma infecção cruzada.

Observa-se nas últimas diretrizes internacionais e publicações uma preocupação cada vez maior com os germes multirresistentes (GMR),[22] mais frequentes em pacientes hospitalizados por períodos ≥ 5 dias e/ou que receberam antibióticos nos 90 dias anteriores à internação.

Recomenda-se que a equipe médica conheça o perfil de sensibilidade dos microrganismos aos antimicrobianos da sua instituição, promovendo o seu uso racional. Importante que na instituição seja implementado um protocolo de prevenção e controle da transmissão de GMR, com adesão dos profissionais de saúde e participação do paciente e/ou de seus familiares:[21]

- Higienização das mãos.
- Rotina de instalação e liberação das medidas de precaução de contato da CCIH.
- Medidas de bloqueio epidemiológico, que incluem as medidas de precaução padrão e precauções de contato.
- Higienização do ambiente.
- Desinfecção.
- Gerenciamento de resíduos.
- Cuidados com a alimentação.
- Cuidados no transporte do paciente com GMR entre unidades clínicas e serviços.
- Cuidados do paciente portador de GMR em procedimentos terapêuticos e diagnósticos.
- Cuidados após o óbito do paciente com GMR.
- Uso racional de antimicrobianos.
- Comunicação e educação permanente da equipe de profissionais da instituição.

◖ Diagnóstico de PAVM

A PAVM é uma infecção nosocomial, do parênquima pulmonar, causada por bactérias, vírus ou fungos em pacientes sob VM por um período ≥ 48 horas, após intubação. Não se considera como PAVM no paciente que já apresentava pneumonia nosocomial grave antes de necessitar do suporte ventilatório invasivo.[22] Deve-se diferenciar a PAVM da traqueo-bronquite associada ao ventilador, situação clínica em que o paciente ventilado por, pelo menos, 48 horas apresenta sinais de infecção sem novos infiltrados radiográficos.[4,22]

Ao longo dos últimos anos, a comunidade científica vem buscando um diagnóstico de PAVM de maior acurácia, sem sucesso, pois os achados clínicos são subjetivos.[13,21,22]

O diagnóstico clínico da PAVM, segundo as diretrizes da *Infection Diseases Society of America* e *American Thoracic Society*,[22] é feito diante de um infiltrado pulmonar com evidências clínicas de origem infecciosa, novo ou progressivo à radiografia e/ou tomografia de tórax, estando associado à presença de febre ou hipotermia, e/ou leucocitose ou leucopenia, com expectoração purulenta ou mudança nas características da secreção ou, ainda, aumento da secreção, com declínio da oxigenação e/ou estado geral. Acompanhada de resultado positivo de uma amostra de secreção pulmonar microbiológica.[13,15,21-23]

Importante ressaltar que muitos especialistas não incluem as novas orientações do CDC, que foram implantadas para a melhoria da qualidade da vigilância epidemiológica de eventos associados ao ventilador (VAE): VAC, IVAC e PAVM, justificando-se que elas não auxiliam no diagnóstico e nas decisões de tratamento para pacientes individuais.[13,23]

O diagnóstico laboratorial deve ser baseado em amostras de secreções para culturas, obtidas por meios invasivos e testes quantitativos, como no lavado broncoalveolar colhido por técnicas ligadas à fibrobroncoscopia; ou meios não invasivos e testes semiquantitativos, como no aspirado endotraqueal para identificação do germe causador da pneumonia.[22] A principal vantagem das culturas semiquantitativas é a de ser realizada de forma mais rápida, com uso de menos recursos e conhecimento técnico necessário.

Culturas invasivas podem resultar em menos exposição a antibióticos e, portanto, menor risco de resistência bacteriana, uma das preocupações atuais nos serviços de saúde. Essa é a abordagem definida pelas diretrizes de 2017 emitidas pela *European Respiratory Society* (ERS), *European Society of Intensive Care Medicine* (ESICM), *European Society of Clinical Microbiology and Infectious Diseases* (ESCMID) e *Asociación Latinoamericana del Tórax* (ALAT),[22] que declaram preferência por métodos de amostragem invasivos (p. ex., mini lavado broncoalveolar, lavado broncoalveolar broncoscópico e escovado protegido) com culturas quantitativas.

Testes de diagnóstico molecular para detecção de patógenos respiratórios estão sendo desenvolvidos com uma proposta de identificação mais rápida da causa da PAVM.

O material para exames microbiológicos deve ser coletado antes do início da terapia antimicrobiana, que deve ser processado em até 2 horas da coleta e armazenamento em temperatura ambiente, ou em até 24 horas quando refrigerado a 4º C.

Considerando-se que o resultado desses exames leva de 2 a 3 dias, o diagnóstico, na realidade, é retrospectivo. O início dos antimicrobianos ou a sua adequação, quando o paciente já está fazendo uso deles, é realizado após uma avaliação médica com base no julgamento clínico individualizado do paciente e protocolo da instituição. Essa adequação do regime, caso necessária, deverá ser realizada tão logo o resultado da cultura com antibiograma esteja disponível, tendo em vista que um ajuste dos antibióticos pode gerar redução dos custos, efeitos colaterais e, possivelmente, de resistência antimicrobiana, considerada um grande problema de saúde em âmbito mundial.[23]

Já a recomendação do regime empírico de antibióticos deve seguir tanto o perfil local de patógenos associados à PAVM como o seu perfil de sensibilidade aos antimicrobianos, dados que devem ser gerados pelo próprio serviço de saúde, já que o perfil pode mudar significativamente dentro do país e, até mesmo, entre as instituições hospitalares. Na ausência de perfil local, estudos mais aproximados da realidade local poderão ser utilizados como referência.[13,15,23]

Ademais, existem muitas causas para infiltrado pulmonar, febre, anormalidades respiratórias e leucocitose, as quais devem ser avaliadas e descartadas para o diagnóstico da PAVM. São elas: pneumonite por aspiração; embolia pulmonar com infarto; síndrome do desconforto respiratório agudo; hemorragia pulmonar; contusão pulmonar; tumor infiltrativo; pneumonite por radiação; toxidade pulmonar por drogas; pneumonia criptogênica em organização; e vasculite.[22,23]

Prevenção da PAVM

Protocolos para a prevenção da PAVM são considerados a melhor ferramenta, e a literatura ressalta a importância de se instituírem protocolos e *bundles* de prevenção para se alcançarem resultados positivos por serem instrumentos dinâmicos.

Os protocolos caracterizam-se por orientações sistematizadas, às vezes em formato de fluxograma ou de uma matriz temporal, baseados nas diretrizes e melhores evidências da literatura, elaborados por especialistas de uma instituição na qual serão implementados. Prioriza pontos críticos e chaves no processo de decisão.[5]

Os *bundles* (pacotes) consistem em uma forma estruturada de melhorar os processos e os resultados dos cuidados para o paciente, ou seja, caracterizam um conjunto pequeno e simples de práticas baseadas em evidências (em geral, de 3 a 5) que, quando executadas coletivamente e de forma confiável, melhoram os resultados para os pacientes.[5]

Para utilizar a taxa de PAVM como indicador, Uçkay e colaboradores apontaram para a necessidade das seguintes padronizações: definição dos casos (diagnóstico); classificação de risco; sistema de vigilância epidemiológica; uso de indicadores; e o conhecimento das características dos pacientes. De todo modo, a existência de um sistema de vigilância inter-hospitalar, capaz de consolidar dados padronizados de diferentes instituições, poderia auxiliar na comprovação de que as medidas implantadas realmente determinam uma redução das taxas da PAVM.[24]

A rotina e a carga de trabalho nas UTI podem criar um vácuo que só será percebido mais tarde, com a elevação das taxas de PAVM e de outros indicadores utilizados para gerenciar a qualidade da assistência na terapia intensiva. Diante disso, faz-se necessário o monitoramento do protocolo, por auditoria com retroalimentação dos resultados, para o gestor acompanhar e avaliar os seus resultados e a assistência como um fator sensibilizador para a equipe, a fim de manter a motivação do grupo para a prevenção da PAVM.[5]

A capacitação da equipe multiprofissional qualifica e reforça a importância do procedimento, de modo que equipe e gestores assumam o compromisso contínuo pela prevenção da PAVM nas UTI. Estudos que enfocam os cuidados de prevenção da PAVM, com estratégias educacionais, mostram redução na incidência da doença nos EUA, Canadá e Paquistão, com diminuição de 25% a 50% da incidência de PAVM.[5]

Para tais resultados, o protocolo institucional deve resultar do trabalho de toda a equipe multiprofissional, formada por médicos, enfermeiros, técnicos de enfermagem, fisioterapeutas, farmacêuticos, gestores hospitalares e membros da comissão de controle de infecção, devendo ser propostos cuidados de prevenção e tratamento com tecnologia simples, factíveis à realidade local e baseados em boas práticas clínicas. Após a elaboração, o protocolo deve ser discutido com a equipe da UTI e, antes da sua implantação, deve ser realizada uma capacitação acerca das estratégias de prevenção da PAVM por meio da apresentação e discussão dos cuidados a serem implementados, de modo a sensibilizar a equipe de saúde sobre a importância diante das evidências e recomendações.

As sugestões feitas pela equipe, quanto ao processo de cuidado, devem ser discutidas e executadas, quando cabíveis. Além disso, é muito importante que os profissionais admitidos após essa capacitação do grupo também sejam treinados. Mensalmente, a equipe deve receber retorno quanto às taxas de PAVM, com o objetivo de conhecer os resultados do seu trabalho e possuír um fator motivacional ou de alerta para a equipe.[4,5,8]

A equipe médica da UTI, juntamente com a comissão de infecção, deve estabelecer os critérios do diagnóstico a serem realizados na instituição, para que haja acurácia deste.[24]

Para estabelecer um *bundle* de prevenção de PAVM, foi realizada uma coorte prospectiva em instituição pública de ensino, sendo aferida a adesão a seis cuidados em pacientes sob VM: manutenção da cabeceira elevada; do circuito de ventilação e do filtro trocador de umidade e calor; monitorização da pressão do balonete; realização de higiene bucal (HB); e fisioterapia respiratória. Uma análise multivariável com regressão logística caracterizou os cuidados como adequados quando presentes em $\geq$ 80% das observações; caso contrário, seriam inadequados. A adesão aos cuidados foi aferida em 5.781 observações em 541 internações (111 delas com PAVM), sendo que, nas internações em que houve uma frequência adequada de cuidados, os resultados ajustados para número de intubações, tempo de VM no estudo, escore APACHE II, sexo e idade mostraram uma redução da ocorrência de PAVM de 61% associada à realização de fisioterapia respiratória e de 43% quando associada à manutenção da cabeceira elevada. Houve interação entre a realização de HB e a monitorização da pressão do *cuff*, com uma redução da razão de chances de PAVM de 56% (OR = 0,44; IC95% 0,24-0,82) associada à prática da HB e de 58% (OR = 0,42; IC 95%, 0,21% a 0,85%) associada à monitorização da pressão do balonete. Na ausência de um dos fatores, o fator presente deixa de exercer proteção com relação à chance de ocorrência de PAVM. Cuidados com relação aos circuitos e filtro não apresentaram associação. Porém, cuidados como fisioterapia respiratória, cabeceira elevada de 30° a 45° e medida da pressão do balonete com HB mostraram-se medidas tecnologicamente simples, exequíveis em qualquer realidade e de baixo custo, apresentando comportamento protetor para o desenvolvimento de PAVM. No início do estudo, a incidência de PAVM era de 22 por mil dias de VM, após treinamento e familiarização das rotinas por todos, chegou-se a um resultado de 8 PAVM por mil dias de VM. Posteriormente, com o monitoramento do protocolo com todas as recomendações mencionadas, verificou-se, ainda, uma taxa menor 2%.[5,25,26]

Entre os principais *bundles* de PAVM, há o do Institute for Healthcare Improvement (IHI) nos Estados Unidos, 5 Million Lives Campaign,[27] e o da campanha canadense Safer Healthcare Now,[28] em que ambos conseguiram atingir resultados positivos, inclusive com a participação de instituições que conseguiram incidências menores que 5 PAVM por mil dias de VM.[8] A seguir, destacam-se no Quadro 33.3 as intervenções selecionadas nessas duas campanhas e no estudo de Vieira em uma instituição de ensino[5,25-28] para a prevenção da PAVM.

O Projeto Pneumonia Zero, realizado em 181 UTI espanholas, diminuiu a incidência de PAVM de 9,8 para 4,3 episódios por mil pacientes dia de VM. O pacote instituído incluiu sete medidas obrigatórias: educação e treinamento no manejo das vias aéreas; higienização das mãos antes do manejo das vias aéreas; controle e manutenção da pressão do balonete; higiene bucal com clorexidina; cabeceira elevada de 30º a 45º; protocolo de avaliação da sedação diária; além de se evitarem trocas eletivas do circuito do ventilador, umidificadores e tubos endotraqueais.[9]

Quadro 33.3. *Bundles* para a prevenção da pneumonia associada à ventilação mecânica.

Campanha 5 Million Lives Campaign IHI – USA[27] 2012	Campanha Safer Healthcare Now! CPSI – Canadá[28] 2016	*Bundle* Adaptado de Vieira[5] 2009 e Protocolo do HCPA[25-26] 2018
Elevação da cabeceira entre 30° e 45°	Elevação da cabeceira a 45°, quando possível. Caso contrário, manter a cabeceira da cama > 30°	Fisioterapia respiratória 2 vezes ao dia
Interrupção diária da sedação e avaliação diária da prontidão para a extubação	Avaliar a prontidão para a extubação diariamente	Elevação da cabeceira entre 30° e 45°
Profilaxia da úlcera gástrica	Uso de tubos endotraqueais com drenagem subglótica	Manter pressão do balonete entre 20 e 25 mmHg e medir a cada 6 horas Higiene bucal com escovação com dentifrício e gluconato de clorexidina 0,12% de 12 em 12 horas*
Profilaxia do tromboembolismo venoso periférico (TVP), a menos que contraindicado	Realização de cuidados bucais e descontaminação com clorexidina Iniciar nutrição enteral segura dentro de 24 a 48 horas após a admissão na UTI	Lavagem de mãos Troca de filtro HMEF a cada 7 dias, ou quando saturado Manter circuitos do ventilador sem condensação e trocá-los somente na alta, internação ≥ 30 dias ou na presença de sujidade Interrupção diária da sedação conforme plano diário do paciente, discutido no round multiprofissional Não instilar solução fisiológica para aspiração do TET Utilizar sistema fechado de aspiração para PEEP ≥ 8 cmH$_2$O ou doença respiratória infecto contagiosa

TET: tubo endotraqueal; HMEF: Heat and Moisture Exchanger Filter; IHI: Institute for Healthcare Improvement; CPSI: Canadian Patient Safety Institute. HCPA: Hospital de Clínicas de Porto Alegre.

* As medidas, para terem efeito protetor, e não de risco, devem ser realizadas em conjunto: pressão do balonete e higiene bucal.

Fonte: Vieira (2009); IHI (2012); CPSI (2016); HCPA (2016); Santos (2018).[5,25-28]

Intervenções não farmacológicas na PAVM

Não houve surgimento ou alteração importante nas medidas de prevenção da PAVM nos últimos anos, com base nas diretrizes internacionais.[4,16,18,23,24,27-29] A qualidade das evidências científicas acerca desses cuidados, na sua maioria, ainda é mais sugestão de especialistas, necessitando de mais estudos. Alguns cuidados, apesar de apresentarem resultados na diminuição das taxas de PAVM, não apresentam significância nos desfechos de mortalidade e tempo de internação na UTI.

Manutenção da cabeceira elevada de 30° a 45°

A manutenção da cabeceira da cama elevada em 30° a 45°, desde que não haja contraindicação, é o cuidado não farmacológico mais frequente nos protocolos de prevenção da PAVM.[4] O princípio é evitar a aspiração de secreções colonizadas das vias aéreas superiores e do trato digestivo.

O principal estudo sobre esse cuidado foi o de Drakulovic e colaboradores, que investigaram a incidência de PAVM em hospital universitário de nível terciário. Dos 86 pacientes randomizados em VM, houve relação da posição da cabeceira da cama com o desfecho de PAVM após se comparar a posição em 45° (n = 39) com a posição supina a 0° (n = 47), para suspeita e comprovação microbiológica da PAVM. A frequência da suspeita de PAVM foi menor no grupo de cabeceira elevada em 45° (8%) do que naqueles em posição supina (34%), sendo também encontrada uma menor confirmação microbiológica da PAVM nos doentes que estavam com cabeceira elevada (5%) do que na posição supina (23%). Paciente na posição supina tem chance 6,8 (IC95% 1,7 a 26,7; p = 0,006) vezes maior de desenvolver PAVM em relação ao paciente com a cabeceira elevada a 45°, evidenciando-se que esta posição de cabeceira elevada reduz a frequência e o risco de pneumonia hospitalar, especialmente nos pacientes que recebem nutrição enteral.[30]

O posicionamento do paciente e a manutenção da cabeceira da cama elevada (maior que 30°), em camas não eletrônicas, podem ser realizados por meio de medidas simples, como a confecção de uma régua ou instalação de um inclinômetro de cama de hospital[31] (Figura 33.1A, B e C).

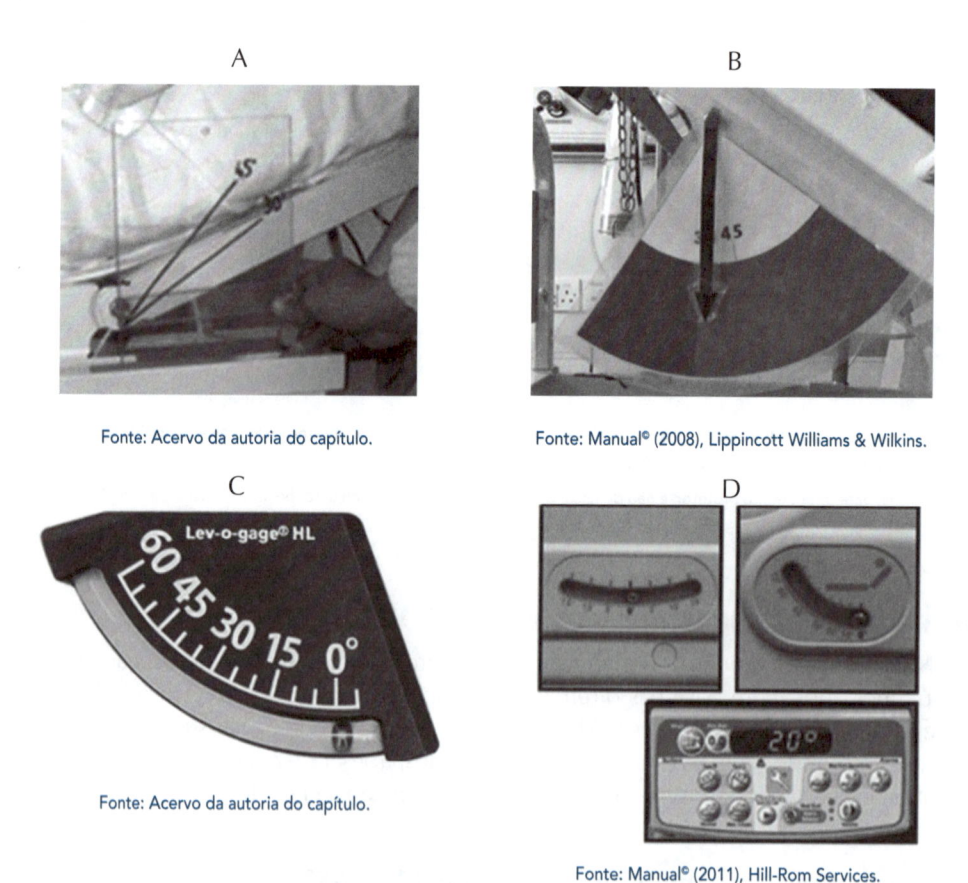

A

Fonte: Acervo da autoria do capítulo.

B

Fonte: Manual® (2008), Lippincott Williams & Wilkins.

C

Fonte: Acervo da autoria do capítulo.

D

Fonte: Manual® (2011), Hill-Rom Services.

Figura 33.1. Maneiras de medir a angulação da cabeceira do paciente em cama manual, elétrica ou eletrônica.

(A) Cama manual: régua em acrílico posicionando o ângulo da cabeceira; (B) Cama manual: dispositivo móvel marcando o ângulo; (C) Cama manual: colocação de inclinômetro; (D) Cama elétrica/eletrônica: dispositivo inclinômetro já instalado ou controle eletrônico do ângulo.

Vale ressaltar que o ponto essencial a ser monitorado é o posicionamento adequado do paciente, onde a cabeceira da cama deve estar na altura correta. Entretanto, se o paciente não estiver com toda a parte do tórax recostada na cabeceira, ele não estará na posição elevada correta de 30° a 45° (Figura 33.2).

Nas camas elétricas/eletrônicas (Figura 33.1D), por sua vez, considerando-se os seus recursos para posicionamento, deve-se atentar para a prática de colocar a cama na posição de Trendelemburg (para o paciente não deslizar para a parte inferior da cama) e a cabeceira em 30°.

Posicionamento correto | Posicionamento errado | Posicionamento correto

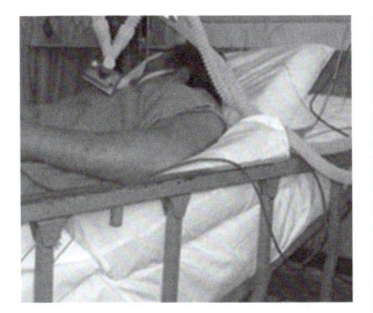 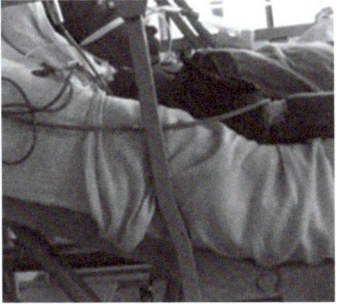 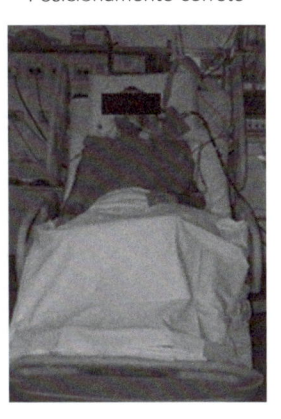

Figura 33.2. Posicionamento do paciente no leito.

Fonte: Acervo da autoria do capítulo.

Monitorização da pressão do balonete

A função do balonete do tubo endotraqueal é selar a via aérea. Durante a ventilação mecânica, a pressão do balonete deve ser, ao mesmo tempo, baixa o suficiente para permitir a perfusão da mucosa, e alta o suficiente tanto para prevenir o vazamento de ar como para impedir a aspiração de secreções.[32]

Estudo realizado com 70 pacientes, em sala de emergência, sobre a influência da posição do paciente e a pressão do balonete, evidenciou valores maiores que 22 mmHg em 142 (50,7%) das 280 medidas realizadas, além de valores menores que 18 mmHg em outras 14 (5%). Quando movidos da posição semi-Fowler (35°) para o decúbito lateral, 58 (82,2%) dos pacientes apresentaram valores médios de pressão do balonete mais altos (> 22 mmHg). Assim, os resultados mostraram que alterações na posição corporal podem alterar a pressão do balonete, sugerindo a importância da verificação da pressão, principalmente após mudanças de decúbito.[33,34]

Todavia, não existe um padrão-ouro para o tempo de verificação da pressão do balonete, mesmo que se evidenciem os benefícios ao paciente quando a sua realização é frequente. Deste modo, sugere-se a verificação da pressão do balonete, no mínimo, a cada 6 horas e após grandes manipulações da cabeça e da região cervical, mantendo-a entre 18 e 22 mmHg, quando verificada com manômetro, ou de 25 a 30 cmH$_2$O, quando utilizado um *cuff*ômetro. Importante evitar pressões do balonete superiores a 22 mmHg ou 30 cmH$_2$O.[16]

Com base na pesquisa de Vieira,[5] ressalta-se a importância de verificar essa pressão do balonete antes da higiene bucal. Outro estudo chama a atenção para a monitorização manual da pressão do balonete, no qual foram realizadas 190 manobras para inflar o balonete manualmente, realizada por enfermeiros experientes, sendo observada uma pressão do balonete abaixo de 20 cmH$_2$O em todas as medidas, e destas, 20% estava abaixo de 10 cmH$_2$O. A queda foi causada principalmente na conexão inicial do manômetro ao balonete; na desconexão também houve uma pressão final, após manobra, abaixo do requerido, o que pode predispor a uma aspiração silenciosa das secreções das vias aéreas superiores para as vias aéreas inferiores.[35]

Assim sendo, sugere-se que as lideranças das UTI onde esse sistema manual de aferição é utilizado (maioria das UTI no Brasil), seja programada uma simulação da manobra para que os enfermeiros treinem a aferição de modo a minimizar essa diferença, mas que, em breve, uma tecnologia mais avançada para o controle eletrônico e contínuo do manômetro de pressão do balonete esteja mais acessível.

Aspiração subglótica

O acúmulo de secreção respiratória no espaço subglótico é uma das causas de PAVM. Essas secreções são uma provável fonte de contaminação para as vias aéreas inferiores, caso ultrapassarem o balonete, o que pode ocorrer quando não existe pressão adequada, ou em momentos como a extubação planejada ou não planejada. Para a prevenção desses casos, o dispositivo de aspiração subglótica (ASG) tem um lúmen dorsal independente, que permite a aspiração contínua ou intermitente das secreções acumuladas no espaço subglótico, em que o volume da área é de aproximadamente 3,6 mL (Figura 33.3).

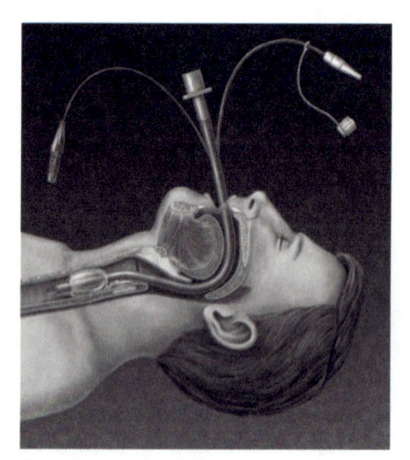

Figura 33.3. Tubo endotraqueal com dispositivo de aspiração subglótica.
Fonte: Adaptada de Vieira; Zanei (2020).[19]

Estudos que introduziram a aspiração subglótica em seu *bundle* evidenciam uma diminuição significativa nas taxas de PAVM.[9,10] Atenção deve ser dada para o manômetro de controle da aspiração subglótica para não aspirar com uma pressão superior, causando lesão no paciente. Existem manômetros específicos para esse procedimento. Na prática clínica, os tubos de aspiração subglótica não estão disponíveis na maior parte das instituições hospitalares brasileiras em razão do seu custo.

Alguns estudos prospectivos randomizados avaliaram o efeito da ASG comparado à aspiração convencional, com resultados inconclusivos, pois as populações estudadas não eram homogêneas e as conclusões quanto à eficácia na prevenção de PAVM foram contraditórias. Neles, não foram encontradas diferenças significativas nos desfechos de mortalidade, tempo de permanência na UTI, duração da ventilação mecânica ou uso de antibióticos.

Uma metanálise avaliou 13 ensaios clínicos randomizados, com um total de 2.442 pacientes. Desses estudos, 12 relataram uma redução nas taxas de PAVM nos pacientes sob ASG. A razão de risco para PAVM foi 0,55 (IC95% 0,46-0,66; p< 0,00001), sem heterogeneidade (I = 0%). O uso da ASG de secreções foi associado à uma redução do tempo de permanência em UTI; redução do tempo de ventilação mecânica; e aumento do tempo para o surgimento do primeiro episódio de PAVM. Não houve efeito sobre eventos adversos, mortalidade na UTI ou hospitalar.[36]

Apesar de não haver consenso quanto à ASG, as Diretrizes do CDC, da *American Thoracic Society* (ATS) e da *American Association of Critical Care Nurses* (AACCN), recomendam esse dispositivo para prevenção da PAVM.

Aspiração com solução salina na aspiração do tubo endotraqueal

Na literatura, existe baixa evidência se a instilação de solução salina antes da aspiração causa ou evita PAVM. Independentemente dessa questão, a justificativa de não se instilar solução salina não beneficia pacientes submetidos à intubação endotraqueal. Revisão sistemática de cinco estudos clínicos randomizados, incluindo 337 pacientes, verificou que a saturação de oxigênio foi significativamente maior no grupo sem instilação de solução salina com relação ao que utilizou 5 minutos após a aspiração. Frente a isso, recomenda-se não instilar solução salina antes da aspiração do TET.[37]

Realização da higiene bucal

O cuidado com a HB visa reduzir a formação de placa e acumulação de resíduos na orofaringe, prevenindo o surgimento de microrganismos patogênicos que podem causar gengivites, estomatites e, consequentemente, a PAVM. Portanto, a manutenção da boa saúde bucal diminuiu a incidência de PAVM.[38]

Ressalta-se a importância do cuidado da HB ser realizado após a aferição da pressão do balonete do TET, conforme resultado do estudo de Vieira[5] em que foi encontrado risco em vez de benefício se os dois cuidados não fossem realizados em conjunto.

O uso do digluconato de clorexidina a 0,12% ou 0,2% na HB está no protocolo da maioria das UTI brasileiras, sendo indicada a aplicação 2 vezes ao dia, segundo recomendação da AACCN e da Associação Brasileira de enfermagem em Terapia Intensiva (ABENTI).

Metanálise realizada com estudos randomizados e controlados verificou a eficácia da clorexidina tópica aplicada na orofaringe *versus* placebo ou cuidado padrão de higiene bucal para prevenção da PAVM. Cinco dos sete estudos coincidem com os trabalhos analisados na primeira metanálise. Os resultados sugerem que o uso da clorexidina reduz a incidência da PAVM, risco relativo de 0,74 (IC95% 0,56 a 0,96; p = 0,02), usando modelo de efeitos fixos com moderada heterogeneidade. Na análise de subgrupos, mostrou-se o benefício do uso da clorexidina para pacientes cardíacos cirúrgicos, com risco relativo 0,41 (IC95% 0,17 a 0,98; p = 0,04).[29,39]

Todavia, outra metanálise e um estudo observacional apresentaram resultado em que a eficácia da clorexidina é incerta e apresenta possível associação com aumento da mortalidade.[29,40] O mecanismo pelo qual a clorexidina pode aumentar a mortalidade não está claro. Uma hipótese é que a aspiração de clorexidina pode precipitar a síndrome do desconforto respiratório agudo em uma pequena fração dos pacientes.

Sistema fechado de aspiração

Estudos não encontram diferença entre o uso de sistema aberto ou fechado de aspiração do TET na prevenção da PAVM. Entretanto, o uso do sistema fechado é indicado para pacientes que necessitam de PEEP $\geq$ 8 cmH$_2$O, na proteção da equipe no caso de doenças respiratórias infectocontagiosas ou na presença de grandes quantidades de secreções.[29]

Realização de fisioterapia respiratória

A realização de fisioterapia dentro das UTI já é uma realidade em todo o Brasil, mas ainda há poucos estudos com relação à prevenção da PAVM.

Entre consensos estudados, o CDC aconselha instruir pacientes em pós-operatório, principalmente aqueles de alto risco para PAVM, a realizem exercícios de respiração profunda e deambulação precoce, não indicando o uso de rotina de fisioterapia respiratória.[9] Já os consensos do *Canadian Critical Care Trials* e da *Canadian Care Society*[40] não recomendam esse cuidado, pois consideram que o estudo realizado por Ntoumenopoulos[41] apresenta limitações que desaconselha o uso desta intervenção.

A Diretriz da *British Society for Antimicrobial Chemotherapy* indica a fisioterapia respiratória para pacientes em pós-operatório em VM e sugerem como boas práticas, a atuação holística de fisioterapeutas e terapeutas respiratórios, com pacientes em pré e pós-operatório, especialmente os de alto risco.[42]

As Diretrizes Brasileiras de Ventilação Mecânica de 2013 da Associação de Medicina Intensiva Brasileira (AMIB) e da Sociedade Brasileira de Pneumologia e Tisiologia (SBPT) recomendam a fisioterapia em pacientes sob ventilação mecânica. Em estudo[5] com 541 pacientes, verificou-se que a fisioterapia respiratória contribuiu para a redução da PAVM (OR = 0,39; IC95% 0,18 a 0,84).

Troca e posicionamento do circuito ventilatório

Existe um consenso nas diretrizes internacionais e nacionais de que o circuito de ventilação deve ser trocado somente na presença de sujidade, em internações prolongadas com tempo superior a 30 dias ou na alta do paciente.[4,9,16,22,29,40] Atentar para manter o circuito sem condensação. Caso haja a necessidade de abrir o sistema para retirar a condensação excessiva, recomenda-se pinçar quando a PEEP > 8 cmH$_2$O para não perder o recrutamento alveolar, ressaltando que essa abertura do sistema predispõe à contaminação do circuito de ventilação.

Filtro de troca de calor e umidade

Em pacientes mecanicamente ventilados, a umidificação e o aquecimento do ar inspirado devem ser realizados de maneira artificial, pois os mecanismos fisiológicos responsáveis por essa tarefa estão prejudicados em decorrência da intubação e da própria ventilação. O processo fisiológico é, então, substituído pelo processo artificial da umidificação aquecida por água e aquecedor (umidificação ativa) ou pelos trocadores de umidade e calor HME (*Heat and Moisture Exchanger*) ou filtro trocador de umidade e calor HMEF (*Heat and Moisture Exchanger Filter*).

Na umidificação aquecida, há formação maior de condensação de líquidos para o aquecimento e umidificação do ar, em comparação ao HME ou HMEF. Estudos não demostraram diferença entre as duas estratégias.[36,42] Atualmente, por uma questão de praticidade, o uso do HME/HMEF tem sido mais utilizado.

A indústria recomenda a troca do HME/HMEF a cada 24 e 48 horas, mas em estudos e na observação prática diária é preconizada a troca a cada 7 dias, ou quando apresentar saturação. Ressalta-se também que seja observado o posicionamento do HME/HMEF com relação ao TET, devendo ficar equilibrado entre o TET e o circuito ventilatório.

Vale destacar a diferença entre o HME e o HMEF, em que o segundo, além de realizar o aquecimento e a umidificação, filtra o ar e evita a dispersão de aerossol. Por ocasião de doença infectocontagiosa respiratória existe a necessidade de acrescentar o filtro HEPA (High Efficiency Particulate Air) entre o circuito e o ventilador, quando estiver fazendo uso do HME. O HMEF e o filtro HEPA devem ter, no mínimo, eficiência de filtração de 99,99% para emprego com segurança na VM no caso de infecção respiratória de pacientes suspeitos ou confirmados, do tipo da Covid-19.

Aprendizagem em tempos de pandemia da Covid-19

Durante a pandemia de Covid-19, não foram implantadas novas ações de prevenção de PAVM. Alguns cuidados foram instituídos com o objetivo de proteção da equipe de saúde, e não como prevenção de PAVM. Destacam-se a manutenção de sistema fechado de aspiração, mesmo com PEEP abaixo de 8 cmH$_2$O; as conexões do circuito bem conectadas para não abrirem; o pinçamento do TET para troca do filtro ou do circuito ventilatório; a utilização de filtro HMEF ou HME associado ao HEPA; a realização de HB, com prévia aplicação de peróxido de hidrogênio 0,5% a 1% ou cloreto de cetilpiridínio a 0,05% para diminuição da carga viral, com posterior aplicação da solução aquosa de digliconato de clorexidina a 0,12% ou 0,2% a cada 12 horas; utilização de filtro HEPA ou HMEF acoplado ao dispositivo bolsa-válvula-máscara-reservatório.

Algumas instituições relataram que houve aumento da PAVM nesse período de pandemia. Refletindo sobre as possíveis causas, estão o aumento das necessidades do cuidado do paciente; doença, até então, desconhecida, com implementação de novos protocolos de cuidado com o paciente e de proteção da equipe; necessidade de abertura de novos leitos e, com isso, admissão de novos membros na equipe a serem capacitados para o trabalho na UTI; remanejamento de equipes de outros locais em virtude do aumento de leitos de UTI; diminuição da habilitação de profissionais que compunham a equipe intensivista devido ao deslocamento de profissionais de outras áreas para a UTI; comportamento disruptivo de profissionais às normas de segurança do paciente. Assim, manter a vigilância dos índices de PAVM e estimular a equipe multiprofissional a manter um *bundle* de prevenção é importante nesse momento, tarefas consideradas um grande desafio para todos os gestores e equipe das UTI.

Considerações finais

É importante ressaltar que diretrizes, protocolos, *bundles* nem sempre levam em consideração a variabilidade individual dos pacientes. São baseados na evidência científica no sentido do contexto global, com isso não visam suplantar o julgamento clínico no contexto de pacientes específicos ou situações clínicas especiais. A utilização da diretriz, protocolo, *bundle* na prática diária deve considerar as circunstâncias individuais de cada paciente.

Para que as medidas de prevenção da PAVM tenham sucesso, é imprescindível o envolvimento de toda a equipe de enfermagem. A capacitação da equipe é importante para a compreensão de que é um evento evitável se as medidas forem incorporadas ao processo de trabalho da equipe de saúde. A vigilância dos processos e a adesão das medidas devem ser monitoradas.

Quanto aos resultados, necessitam ser divulgados para toda a equipe para que sirvam como fator de retroalimentação e motivação da equipe. Perseguir uma meta para a incidência de PAVM cada vez menor deve ser o objetivo, pois os estudos têm demonstrado que as ações de prevenção podem e devem ser aplicadas em qualquer UTI.

Referências bibliográficas

1. Asehnoune K, Seguin P, Allary J, Feuillet F, Lasocki S, Cook F, et al. Hydrocortisone and fludrocortisone for prevention of hospital-acquired pneumonia in patients with severe traumatic brain injury (Corti-TC): a double-blind, multicenter phase 3, randomized placebo-controlled trial. Lancet Respir Med. 2014;2(9):706-16.

2. Warren DK, Shukla SJ, Olsen MA, Kollef MH, Hollenbeak CS, Cox MJ, et al. Outcome and attributable cost of ventilator-associated pneumonia among intensive care unit patients in a suburban medical center. Crit Care Med. 2003;31(5):1312-7.

3. kollef MH. What is ventilator-associated pneumonia and why is it important? Respir Care. 2005;50(6):714-24.

4. American Thoracic Society/Infectious Diseases Society of America. Guidelines for the management of adults with hospital-acquired, ventilator-associated, and healthcare-associated pneumonia. Am J Respir Crit Care Med. 2005;171(4):388-416.

5. Vieira DFVB. Implantação de protocolo de prevenção da pneumonia associada à ventilação mecânica: impacto do cuidado não farmacológico. Porto Alegre: UFRGS, 2009,149 p. Tese (Doutorado) Programa de Pós-Graduação em Epidemiologia. Faculdade de Medicina, Universidade Federal do Rio Grande do Sul. Porto Alegre, 2009. Disponível em: http://hdl.handle.net/10183/18777. [Acesso em jul. 2021].

6. Borges ER, Lomar FP, Barbas CSV. Pneumonia associada à ventilação mecânica. In: Knobel E. Condutas no paciente grave. 4. ed. São Paulo: Atheneu; 2017:739-42,71.

7. Metersky ML, Wang Y, Klompas M, Eckenrode S, Bakullari A, Eldridge N. Trend in ventilator-associated pneumonia rates between 2005 and 2013. JAMA. 2016;316(22):2427-29.

8. Rosenthal VD, Al-Abdely HM, El-Kholy AA, Alkhawaja SAA, Leblebicioglu H, Mehta Y, et al. International Nosocomial Infection Control Consortium Report – data summary of 50 countries for 2010-2015: device-associated module. Am J Infect Control. 2016;44(12):1495-1504.

9. Álvarez-Lerma F, Palomar-Martínez M, Sánchez-García M, Martínez-Alonso M, Álvarez-Rodríguez J, Lorente L, et al. Prevention of ventilator-associated pneumonia: the multimodal approach of the Spanish ICU "Pneumonia Zero" Program. Crit Care Med. 2018;46(2):181-88.

10. Marra AR, Cal RGR, Silva CV, Caserta RA, Paes AT, Moura Júnior, DF, et al. Successful prevention of ventilator-associated pneumonia in an intensive care setting. Am J Infect Control. 2009;37(8):619-25.

11. Klompas M. Complications of mechanical ventilation – the CDC´s new surveillance paradigm. N Engl J Med. 2013;368(16):1472-5.

12. Spalding MC, Cripps M, Minshall CT. Ventilator-associated pneumonia: news definitions. Crit Care Clin. 2017;33(2):277-92.

13. Dalmora CH, Deutschendorf C, Nagel F; Santos RP; Lisboa T. Definindo pneumonia associada à ventilação mecânica: um conceito em (des)construção. Rev Bras Ter Intensiva. 2013;25(2):81-6.

14. Center for Disease Control and Prevention. Surveillance for Ventilator-associated Events: Ventilator-Associated Event (VAE) Protocol, CDC. January 2020. Disponível em: https://www.cdc.gov/nhsn/pdfs/pscmanual/10-vae_final.pdf. [Acesso em ago. 2020].

15. Brasil. Anvisa. Nota técnica GVIMS/GGTES n. 03/2019, critérios diagnósticos das infecções relacionadas à assistência à saúde. Gerência de Vigilância e Monitoramento em Serviços de Saúde. Gerência Geral de Tecnologia em Serviços de Saúde. Brasília: Anvisa; 2019.

16. Brasil. Anvisa. Medidas de Prevenção de Infecção Relacionada à Assistência à Saúde. Série: Segurança do Paciente e Qualidade em Serviços de Saúde. Brasília: Anvisa; 2017, Módulo 4.

17. Diretrizes brasileiras para tratamento das pneumonias adquiridas no hospital e das associadas à ventilação mecânica. J Bras Pneumol. 2007;33(Suppl 1):s1-s30.

18. Cook DJ, Walter SD, Cook RJ, Griffith le, Guyatt gh, Leasa d, et al. Incidence of and risk factors for ventilator-associated pneumonia in critically ill patients. Ann Intern Med. 1998;129(6):433-40.

19. Vieira DFVB, Zanei SSV. Pneumonia associada à ventilação mecânica e os cuidados de prevenção. In: Viana RAPP, Whitaker IY, Zanei SSV (org.). enfermagem em terapia intensiva: práticas e vivências. 2. ed. Porto Alegre: Artmed, 2020:30.

20. Safdar N, Crnich CJ, Maki DG. The pathogenesis of ventilator-associated pneumonia: its relevance to developing effective strategies for prevention. Respir Care. 2005;50(6):725-39.

21. Echer IC, Lovatto CG, Knies CB. Estratégias de prevenção de transmissão de germes multirresistentes: educação aos profissionais de saúde. Porto Alegre: HCPA, 2010;PGP002-287737.

22. Torres A, Niederman MS, Chastre J, Ewig S, Fernandez-Vandellos P, Hanberger H, et al. International ERS/ESICM/ESCMID/ALAT guidelines for the management of hospital-acquired pneumonia and ventilator-associated pneumonia: guidelines for the management of hospital-acquired pneumonia (HAP)/ventilator-associated pneumonia (VAP) of the European Respiratory Society (ERS), European Society of Intensive Care Medicine (ESICM), European Society of Clinical Microbiology and Infectious Disea-

ses (ESCMID) and Asociación Latinoamericana del Tórax (ALAT). Eur Respir J. 2017;50(3):1700582. Disponível em: https://doi.org/10.1183/13993003.00582-2017. [Acesso jul. 2021].

23. Kalil AC, Metersky ML, Klompas M, Muscedere J, Sweeney DA, Palmer LB, et al. Management of adults with hospital-acquired and ventilator-associated pneumonia: 2016 Clinical Practice Guidelines by the Infectious Diseases Society of America and the American Thoracic Society. Clin Infect Dis. 2016;63(5):e61-e111.

24. Uçkay I, Ahmed QA, Sax H, Pittet D. Ventilator-associated pneumonia as a quality indicator for patient safety? Clin Infect Dis. 2008;46(4):557-63.

25. Hospital das Clínicas de Porto Alegre. Protocolo assistencial de pneumonia associada à ventilação mecânica em adultos. Proqualis; 2015. Disponível em: https://proqualis.net/protocolo/protocolo-assistencial-de-pneumonia-associada-%C3%A0-ventila%C3%A7%C3%A3o-mec%C3%A2nica. [Acesso ago. 2020].

26. Santos RP. Prevenção de pneumonia associada a ventilação mecânica. Proqualis; 2018. Disponível em: https://proqualis.net/aula/aula-webinar-proqualis-mar%C3%A7o-preven%C3%A7%C3%A3o-de-pneumonia-associada-%C3%A0-ventila%C3%A7%C3%A3o-mec%C3%A2nica. (Acesso ago. 2020).

27. Institute for Healthcare Improvement. How-to Guide: Prevent Ventilator-Associated Pneumonia. Cambridge, MA: Institute for Healthcare Improvement;2012. Disponível em: http://www.ihi.org/resources/Pages/Tools/HowtoGuidePreventVAP. aspx. [Acesso em out. 2020].

28. Canadian Institute for Health Information and The Canadian Patient Safety Institute. Hospital harm improvement resource Pneumonia. 2016. Disponível em: https://www.patientsafetyinstitute.ca/en/toolsResources/Hospital-Harm-Measure/Documents/Resource-Library/HHIR%20Pneumonia.pdf. [Acesso em nov. 2020].

29. Klompas M, Branson R, Eichenwald EC, Greene LR, Howell M, Lee G, et al. Strategies to prevent ventilator-associated pneumonia in acute care hospitals: 2014 update. Infect Control Hosp Epidemiol. 2014;35(8):915-36.

30. Drakulovic MB, Torres A, Bauer TT, Nicolas JM, Nogué S, Ferrer M. Supine body position as a risk factor for nosocomial pneumonia in mechanically ventilated patients: a randomized trial. Lancet. 1999;354:1851-8.

31. Williams Z, Chan R, Kelly E. A simple device to increase rates of compliance in maintaining 30-degree head-of-bed elevation in ventilated patients. Crit Care Med. 2008;36(4):1155-7.

32. Grap MJ. Survey of *Cuff* Management Practices, Section Editor. Am J Crit Care. 2008;17(5):406.

33. Godoy ACF, Vieira RJ, De Capitanl EM. Alteraçao da pressão intra-*cuff* do tubo endotraqueal após mudança da posição em pacientes sob ventilação mecânica. J Bras Pneumol. 2008;34(5):294-7.

34. Lizy C, Swinnen W, Labeau S, Poelaert J, Vogelaers D, Vandewoude K, et al. *Cuff* pressure of endotracheal tubes after changes in body position in critically ill patients treated with mechanical ventilation. Am J Crit Care. 2014;23(1):e1-8.

35. Aeppli N, Lindauer B, Steurer MP, Weiss M, Dullenkopf A. Endotracheal tube *cuff* pressure changes during manual *cuff* pressure control maneuvers: an in□vitro assessment. Acta Anaesthesiol Scand. 2019;63:55-60.

36. Muscedere J, Rewa O, McKechnie K, Jiang X, Laporta D, Heyland DK. Subglottic secretion drainage for the prevention of ventilator-associated pneumonia: a systematic review and meta-analysis. Crit Care Med. 2011;39(8):1985-91.

37. Wang CH, Tsai JC, Chen SF, Su CL, Chen L, Lin CC, et al. Normal saline instillation before suctioning: a meta-analysis of randomized controlled trials. Aust Crit Care. 2017;30(5):260-5.

38. Rello J, Koulenti D, Blot S, Sierra R, Diaz E, De Waele JJ, et al. Oral care practices in intensive care units: a survey of 59 European ICUs. Intensive Care Med. 2007;33(6):1066-70.

39. Chlebicki MP, Safdar N. Topical chlorhexidine for prevention of ventilator-associated pneumonia: a meta-analysis. Crit Care Med. 2007;35(2):595-602.

40. Dodek P, Keenan S, Cook D, Heyland D, Jacka M, Hand L, et al. Evidence-based clinical practice guideline for the prevention of ventilator-associated pneumonia. Ann Intern Med. 2004;141(4):305-13.

41. Ntoumenopoulos G, Presneill JJ, Mcelholum M, Cade JF. Chest physiotherapy for the prevention of ventilator-associated pneumonia. Intensive Care Med. 2002;28(7):850-6.

42. Masterton RG, Galloway A, French G, Street M, Armstrong J, Brown E, et al. Guidelines for management of hospital-acquired pneumonia in the UK: report of the working party on hospital-acquired pneumonia of the British Society for Antimicrobial Chemotherapy. J Antimicrob Chemother. 2008;62(1):5-34.

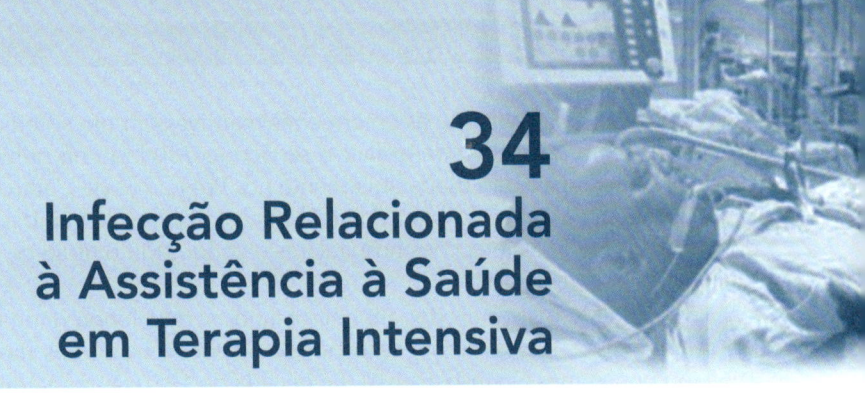

34
Infecção Relacionada à Assistência à Saúde em Terapia Intensiva

Patricia Rezende do Prado

Thatiana Lameira Maciel Amaral

◖ Contextualização histórica e controle das IRAS no Brasil

Ao abordar a temática da infecção hospitalar, atualmente conceituada como "Infecção Relacionada à Assistência à Saúde" (IRAS), é imprescindível discorrer sobre alguns fatos do século XIX que contribuíram de modo peculiar para o controle das infecções. Neste contexto, um dos principais marcos históricos foi descoberto pelo médico húngaro Ignaz Phillip Semmelweis (1818 a 1865), que assumiu o cargo de assistente na primeira Clínica Obstétrica do Hospital Geral de Viena e, por volta de 1847, obteve importante notabilidade por seus achados diagnósticos relativos à transmissão cruzada de microrganismos pelas mãos ao demonstrar que a incidência da infecção puerperal era maior nas parturientes assistidas por médicos (9,92%) do que nas assistidas por parteiras (3,38%) em virtude da sujidade das mãos dos estudantes de medicina que circulavam livremente pela sala de autópsia e enfermaria, sem lavar as mãos antes de atender e realizar os partos.[1,2]

A partir dessa descoberta, em 15 de maio de 1847, todo estudante ou médico foi obrigado, antes de entrar nas salas da Clínica Obstétrica, a lavar as mãos com uma solução de ácido clórico, em uma bacia colocada na entrada da clínica. Assim, a mortalidade, que chegou aos 18,27% no mês de abril, caiu para a média de 1,89% a partir de junho daquele ano.[1]

Outra grande contribuição para o controle da infecção hospitalar, nesse mesmo século, foi realizada pela enfermeira inglesa Florence Nightingale (1820 a 1910), que ficou famosa por seu pioneirismo no tratamento a feridos durante a Guerra da Crimeia (1853 a 1856). Florence criou a primeira Escola de enfermagem da Inglaterra, no Hospital Saint Thomas, em Londres, e recebeu a Ordem ao Mérito, em 1901, durante a Era Vitoriana. Trabalhou arduamente na criação de escolas de enfermagem e na reforma sanitária dos hospitais militares e quartéis.[1]

Em 1863, Florence descreveu procedimentos, como a limpeza das enfermarias; ressaltou sua preocupação com a iluminação, o sanitarismo, a ventilação, a temperatura, os odores e os ruídos com a finalidade de diminuir os riscos da infecção hospitalar. Priorizava o isolamento de pacientes com doenças infecciosas, dieta adequada, a individualização do cuidado, a redução do número de leitos por enfermaria e a diminuição da circulação de pessoas fora do serviço em âmbito hospitalar. Ela também abriu cozinhas, lavanderias, melhorou as condições sanitárias e fazia rondas à noite levando assistência e conforto aos pacientes, reduzindo, com isso, as taxas de mortalidade de 42,7% para 2,2%.[1]

Além disso, solicitava que as enfermeiras mantivessem um sistema de relato dos óbitos hospitalares com o objetivo de avaliar o serviço, consistindo na primeira referência à vigilância epidemiológica, tão usada atualmente nos Programas de Controle de Infecção Hospitalar. Assim, em uma era pré-bacteriana, Florence Nightingale não desprezou a importância dos cuidados frente às infecções hospitalares e conquistou o título de pioneira na vigilância sanitária e epidemiológica.[1]

No século XX, o advento dos antimicrobianos revolucionou o tratamento das infecções. Em alguns países, surtos de infecção por Staphylococcus aureus nas décadas de 1950 e 1960, ou por germes Gram-negativos, na década de 1970, aumentaram os custos hospitalares e suscitaram o interesse para medidas de controle de infecção hospitalar.[1] Sendo assim, em 1983, por meio da Portaria n. 196, foi instituída a Comissão de Controle de Infecção Hospitalar (CCIH) em todas as instituições de saúde brasileiras, independentemente da classe mantenedora, com critérios diagnósticos das infecções hospitalares. Posteriormente, em 1997, por meio da Lei n. 9.431, tornaram-se obrigatórios a existência e as ações da CCIH e o Programa de Controle de Infecção Hospitalar para reduzir a incidência dessas infecções nos hospitais.[3,4]

Em 1998, a Portaria n. 2.616 trouxe as competências e as ações da CCIH e a pactuação entre a Agência Nacional de Vigilância Sanitária (Anvisa), Secretarias Estaduais e Municipais de Saúde para o controle da infecção hospitalar.[5] A Anvisa é responsável por definir as normas gerais, os critérios e os métodos para a prevenção e controle das IRAS no Brasil, coordenar as ações e estabelecer um sistema de avaliação e divulgação dos indicadores nacionais por meio das CCIH e do Programa Nacional de Prevenção e Controle de Infecção Relacionada à Assistência à Saúde (PNPCIRAS) que devem realizar vigilância epidemiológica das unidades de terapia intensiva (UTI).[6]

A UTI é uma unidade onde as IRAS são frequentes e oferecem alto risco para os pacientes graves em razão da presença constante de microrganismos resistentes, do uso frequente de antimicrobianos, da presença de indivíduos imunodeprimidos e, principalmente, da grande realização de procedimentos invasivos.[6]

Conceito e epidemiologia das IRAS

As IRAS contemplam o conceito de infecção adquirida durante a internação hospitalar ou relacionada a algum procedimento realizado no hospital, ambulatório, cuidados domiciliares e à infecção ocupacional adquirida por profissionais de saúde, podendo se manifestar, inclusive, após a alta do paciente.[3] As principais síndromes clínicas responsáveis pela maioria das IRAS no âmbito da terapia intensiva, e de notificação pela CCIH, compreendem à: infecção primária de corrente sanguínea associada ao cateter central laboratorialmente confirmada (IPCSL); infecção do trato urinário associada ao cateter vesical de demora (ITU-AC) e pneumonia associada à ventilação mecânica (PAV), as quais serão discutidas neste capítulo.[6]

Frente a isso, as IRAS caracterizam um grave problema de saúde pública pelo fato de serem os eventos adversos associados à assistência à saúde mais frequentes, com alta morbimortalidade, e que repercute diretamente na segurança do paciente e na qualidade dos serviços de saúde.[7] Centenas de milhões de pacientes são afetados pelas IRAS a cada ano em todo o mundo, resultando em uma mortalidade significativa e dispendiosa repercussão financeira para os sistemas de saúde, especialmente em unidades de terapia intensiva, enfermarias cirúrgicas e ortopédicas, conforme estudo da Organização Mundial de Saúde (OMS).[8]

Uma revisão sistemática com metanálise sobre a magnitude das IRAS identificou incidência de 7,6% em países desenvolvidos e 15,5% em países em desenvolvimento.[9] Dados do Centers for Disease Control and Prevention (CDC), referentes ao ano de 2017, destacam uma incidência de PAV de 18%; ITU-AC de 15% e IPCSL de 11%.[10] Enquanto isso, dados da Anvisa, referentes ao ano de 2016 e às notificações das CCIH das UTI brasileiras, cuja meta alcançou 60% de notificação, a incidência de PAV foi de 13,6%; ITU-AC de 5,1% e IPCSL de 4,6%, ressaltando-se que as notificações dessas duas últimas IRAS são obrigatórias desde 2016 no Brasil, embora exista a potencial subnotificação em alguns estados brasileiros.[11]

No entanto, a causa da redução da incidência das IRAS nesses países ocorreu pelo mesmo motivo, ou seja, pela diminuição do uso de dispositivos invasivos nos pacientes de UTI, demonstrando a importância da avaliação e retirada precoce desses dispositivos invasivos para o controle e prevenção de IRAS em pacientes graves.[11]

◖ Critérios diagnósticos das principais IRAS na UTI

Entende-se que as principais IRAS nas UTI são a PAV, a ITU-AC e a IPCSL.

O diagnóstico de PAV leva em consideração uma combinação de achados clínicos, radiológicos e laboratoriais. Em pacientes adultos e pediátricos, a PAV é definida clinicamente naquele paciente sob ventilação mecânica por um período maior que 2 dias de calendário e, que na data da infecção, estava em ventilação mecânica, ou foi dela retirado no dia anterior, apresentando doença cardíaca ou pulmonar de base com dois ou mais exames de imagens seriados com infiltrado persistente novo ou progressivo; opacificação ou cavitação.

Ademais, o paciente deve manifestar, pelo menos, um dos destes sinais e sintomas: febre (> 38 °C), sem outra causa associada; leucopenia (< 4.000 células/mm³) ou leucocitose (> 12.000 células/mm³); alteração do nível de consciência, sem outra causa aparente, em pacientes acima de 70 anos de idade. E, por fim, em associação com dois ou mais dos sinais e sintomas: secreção purulenta ou mudança das características da secreção, ou aumento da necessidade de aspiração; piora da troca gasosa; ausculta com roncos ou estertores; início ou piora da tosse, dispneia ou taquipneia. Microbiologicamente, a PAV pode ser definida pela hemocultura positiva, sem outro foco de infecção; cultura positiva do líquido pleural; ou cultura quantitativa positiva de secreção pulmonar obtida por lavado broncoalveolar, escovado protegido e aspirado endotraqueal; entre outros.[6]

A ITU-AC ocorre em pacientes em uso de cateter vesical de demora instalado por um período maior que 2 dias e que, na data do diagnóstico, ou no dia anterior, estava com o cateter instalado. O paciente pode apresentar, pelo menos, um dos seguintes sinais e sintomas: febre (T > 38 °C), dor ou desconforto suprapúbico, dor ou desconforto lombar; urgência miccional, polaciúria ou disúria em pacientes dos quais foi removido o cateter. E, somado a isso, apresentar cultura de urina positiva com até duas espécies microbianas com ≥ 10⁵ UFC/mL.[6]

A IPCSL pode ser causada por agente patogênico ou contaminante de pele. Ocorre em paciente em uso de cateter venoso central por um período maior que 2 dias de calendário e que, na data da infecção, estava em uso do dispositivo ou este foi retirado no dia anterior, com agente patogênico identificado em uma ou mais hemoculturas, não estando este microrganismo relacionado a outro foco infeccioso. O paciente pode, ainda, apresentar febre (T > 38 °C), calafrios e/ou hipotensão (pressão sistólica ≤ 90 mmHg), com duas ou mais hemoculturas positivas para agentes contaminantes de pele, como Bacillus spp. , estafilococos-coagulase negativa, não relacionados a outro foco infeccioso.[6]

◖ Fatores de risco e medidas de prevenção de IRAS

Para melhor visualização, os fatores de risco e as medidas de prevenção de IRAS foram dispostos nos Quadros 34.1 e 34.2, que trazem, inclusive, esses fatores de risco separados em modificáveis e não modificáveis, sendo os primeiros passíveis de intervenção, prevenção e controle nas UTI.

Quadro 34.1. Fatores de risco das principais IRAS em unidades de terapia intensiva.

	PAV	ITU-AC	IPCSL
Fatores de risco modificáveis	• Fatores que aumentem a colonização da orofaringe e do estômago por microrganismos: administração de agentes antimicrobianos, admissão em UTI ou presença de doença pulmonar crônica de base • Condições que contribuam para a aspiração do trato respiratório ou para o refluxo do trato gastrointestinal, como: intubação endotraqueal; utilização de sonda nasogástrica; posição supina; coma; procedimentos cirúrgicos envolvendo cabeça, pescoço, tórax e abdome superior, além de imobilização em decorrência de trauma • Condições que requeiram uso prolongado de ventilação mecânica, com exposição a dispositivos respiratórios e contato com mãos contaminadas ou colonizadas, principalmente de profissionais da área da saúde[12]	• Cateterismo vesical de alívio ou de demora: avaliar a indicação adequada para o uso • Tempo de permanência do cateter vesical, considerado fator crucial para a colonização e a infecção do trato urinário[12]	• Inserção de cateter de curta ou longa permanência: avaliar a indicação adequada para o uso • Tempo de permanência do cateter. • Tempo de internação • Cateteres de longa permanência, nos quais prevalece a colonização da via intraluminal • Contaminação durante a inserção do cateter • Colonização da conexão • Infusão de soluções contaminadas em decorrência da adoção de práticas inadequadas de preparo e de falhas em seguir recomendações preconizadas[12]
Fatores de risco não modificáveis	• Fatores inerentes ao paciente, como: extremos de idade, desnutrição, condições clínicas de base graves, incluindo imunossupressão[12]	• Doenças de base[12]	• Microbiota residente na pele do paciente • Material utilizado na fabricação dos cateteres e seus componentes • Doenças de base[12]

PAV: pneumonia associada à ventilação mecânica; ITU-AC: infecção do trato urinário associada ao cateter vesical de demora; IPCSL: infecção primária de corrente sanguínea associada ao cateter central laboratorialmente confirmada.

Fonte: Adaptado pelas autoras do capítulo a partir da referência: Brasil. Agência Nacional de Vigilância Sanitária. Medidas de Prevenção de Infecção Relacionada à Assistência à Saúde. Série: Segurança do Paciente e Qualidade em Serviços de Saúde. Brasília: Anvisa; 2017.

Quadro 34.2. Medidas de prevenção das principais IRAS em unidades de terapia intensiva.

	PAV	ITU-AC	IPCSL
Medidas gerais de prevenção	• Higienizar as mãos deve fazer parte de todas as campanhas educativas, devendo a utilização de preparação alcoólica para as mãos ser estimulada em todas as áreas do serviço de saúde • Realizar a vigilância epidemiológica: calcular taxas de PAV, dar retorno para a equipe de saúde e instituir medidas de prevenção • Treinar a equipe multiprofissional que presta assistência aos pacientes em ventilação mecânica é fundamental e tem impacto direto nas taxas de PAV • Realizar visitas multidisciplinares com a participação dos profissionais do setor e da CCIH[12]	• Aderir às medidas de prevenção de ITU-AC, como: higiene adequada das mãos, capacitação da equipe, técnica asséptica na inserção e manutenção, além de vigilância • Disponibilizar infraestrutura para a prevenção; criar e implantar protocolos de inserção e manutenção do cateter • Assegurar que a inserção do cateter urinário seja realizada apenas por profissionais capacitados e treinados • Assegurar a disponibilidade de materiais para a inserção com técnica asséptica • Implantar sistema de documentação em prontuário com informações do tipo: indicações do cateter, responsável pela inserção, data e hora da inserção e retirada do cateter • Avaliar o uso do cateter e monitorar suas complicações • Utilizar critérios nacionais para o diagnóstico de ITU associada ao cateter[12]	• Higienizar as mãos antes e após a inserção de cateteres e para qualquer tipo de manipulação dos dispositivos • Selecionar o cateter periférico com base no objetivo pretendido, na duração da terapia, na viscosidade e componentes, bem como nas condições de acesso venoso do paciente • Selecionar cateteres de menor calibre e comprimento de cânula porque causam menos flebite mecânica e menor obstrução do fluxo sanguíneo. Um bom fluxo sanguíneo auxilia na distribuição dos medicamentos administrados e reduz o risco de flebite • Utilizar agulha de aço apenas para coleta de amostra sanguínea e administração de medicamento em dose única, sem manter o dispositivo no sítio • Em adultos, as veias de escolha para a canulação periférica são as das superfícies dorsal e ventral dos antebraços • Não utilizar as veias de membros inferiores, a não ser que seja absolutamente necessária, em virtude do risco de embolias e tromboflebites • Evitar regiões de flexão e membros comprometidos por alguma lesão (infiltração, flebite, necrose), áreas com infiltração e/ou extravasamento prévios[12]

(Continua)

Quadro 34.2. Medidas de prevenção das principais IRAS em unidades de terapia intensiva. (*Continuação*)

	PAV	ITU-AC	IPCSL
Medidas específicas de prevenção	• Manter o decúbito elevado (30° a 45°) diminui a incidência de PAV, especialmente naqueles pacientes recebendo nutrição enteral; melhora os parâmetros ventilatórios porque nesta posição o paciente apresenta um maior volume corrente quando ventilado com pressão de suporte; reduz o esforço muscular e a taxa de atelectasia. • Adequar diariamente o nível de sedação e o teste de respiração espontânea: a utilização da menor dose de sedação e a avaliação para a extubação favorecem a redução do tempo de ventilação mecânica invasiva e, consequentemente, uma redução na taxa de PAV • Aspirar a secreção subglótica reduz a PAV, o tempo de ventilação mecânica invasiva, a internação e, ainda, está associado a uma menor utilização de antibióticos • Realizar higiene bucal com antisséptico a cada 12 horas (solução aquosa de digluconato de clorexidina a 0,12% ou 0,2%) • Fazer uso criterioso de bloqueadores neuromusculares porque eles diminuem a capacidade de despertar diário • Preferir a utilização da ventilação mecânica não invasiva, quando possível, por reduzir a incidência de pneumonia	• Manusear corretamente o cateter: após a inserção, fixar o cateter com segurança para não permitir movimentação • Manter o sistema de drenagem estéril e fechado • Não desconectar o cateter ou tubo de drenagem, exceto se a irrigação for necessária • Trocar todo o sistema quando ocorrer desconexão, quebra da técnica asséptica ou vazamento • Coletar amostra de urina por meio da aspiração com agulha estéril, após desinfecção da conexão de coleta de urina com álcool a 70% • Manter o fluxo de urina desobstruído • Esvaziar a bolsa coletora regularmente, utilizando recipiente coletor individual • Manter sempre a bolsa coletora abaixo do nível da bexiga • Realizar a higiene rotineira do meato uretral • Não fechar o cateter urinário antes da remoção • Implantar visita diária com médico e enfermeiro revisando a necessidade da manutenção do cateter[12]	• Preparar a pele. Em caso de sujidade visível no local da punção, realizar limpeza com água e sabão antes da aplicação do antisséptico • Não tocar o sítio de inserção do cateter intravascular após a aplicação do antisséptico (técnica do no *touch*) • Realizar fricção da pele com solução a base de álcool: digluconato de clorexidina > 0,5%, iodopovidona alcoólico 10% ou álcool a 70% • Aguardar a secagem espontânea do antisséptico antes de realizar a punção • Remover os pelos, quando necessário, com tricotomizador elétrico ou tesouras • Limitar, no máximo, a duas tentativas de punção periférica por profissional, e até quatro no total. Muitas tentativas de punções causam dor, atrasam o início do tratamento, comprometem o vaso, aumentam custos e os riscos de complicações • Avaliar pacientes com dificuldade de acesso venoso para a melhor opção de cateter • Utilizar um novo cateter periférico a cada tentativa de punção no mesmo paciente • Não utilizar fitas adesivas não estéreis (esparadrapo comum; fitas do tipo micropore, não estéreis) • Utilizar cobertura estéril para cateter periférico, podendo ser semioclusiva (gaze e fita adesiva estéreis) ou membrana transparente semipermeável

(*Continua*)

Quadro 34.2. Medidas de prevenção das principais IRAS em unidades de terapia intensiva. (*Continuação*)

	PAV	ITU-AC	IPCSL
	• Trocar o circuito do ventilador mecânico apenas se estiver visivelmente sujo, com mau funcionamento ou diante de ventilação prolongada (> 30 dias). • Dar preferência ao sistema passivo de umidificação das vias aéreas inferiores em pacientes ventilados mecanicamente em razão da facilidade de manuseio e da ausência de condensação nos circuitos, além do menor custo • Utilizar sistema de aspiração fechado: reduz a possibilidade de contaminação ambiental • Evitar extubação não programada (acidental) e reintubação • Monitorar a pressão do balonete (*cuff*) e manter entre 18 e 22 mmHg ou 25 e 30 cmH$_2$O • Dar preferência à intubação orotraqueal porque a nasotraqueal aumenta os riscos de sinusite e pneumonia • Trocar inaladores e nebulizadores a cada 24 horas. Para inalação, dar preferência às medicações em aerossol em dose única • Inserir a sonda enteral na posição gástrica ou pós-pilórica: evita a aspiração de conteúdo colonizado para as vias aéreas inferiores		• Trocar imediatamente a cobertura se houver suspeita de contaminação, umidade, sujidade ou com integridade comprometida • Manter técnica asséptica durante a troca • Proteger o sítio de inserção e conexões com plástico durante o banho • Realizar o flushing e aspiração para verificar o retorno de sangue antes de cada infusão para garantir o funcionamento do cateter e prevenir complicações • Realizar o flushing com seringa de 10 mL de soro fisiológico a 0,9% antes de cada administração para prevenir a mistura de medicamentos incompatíveis • Avaliar o sítio de inserção do cateter periférico e áreas adjacentes quanto à presença de rubor, edema e drenagem de secreções • Avaliar a necessidade de permanência do cateter diariamente • Trocar o cateter periférico instalado em situação de emergência, se ele tiver sido instalado com comprometimento da técnica asséptica • Remover o cateter periférico na suspeita de contaminação, complicações, mau funcionamento ou quando não houver medicamentos endovenosos

(*Continua*)

Quadro 34.2. Medidas de prevenção das principais IRAS em unidades de terapia intensiva. (*Continuação*)

	PAV	ITU-AC	IPCSL
	• Processar adequadamente os produtos de assistência respiratória: em conformidade com a diretriz sanitária. Os produtos críticos devem ser esterilizados após limpeza, enquanto os semicríticos devem ser limpos e, no mínimo, desinfetados em nível intermediário[12]		• Não trocar o cateter periférico em um período inferior a 96 horas, se estiver viável e íntegro • Desenvolver e implementar um *checklist* de inserção de cateter central, treinando a equipe multiprofissional envolvida na inserção e aplicação do instrumento[12]

PAV: pneumonia associada à ventilação mecânica; ITU-AC: infecção do trato urinário associada ao cateter vesical de demora; IPCSL: infecção primária de corrente sanguínea associada ao cateter central laboratorialmente confirmada.

Fonte: Adaptado a partir da referência: Brasil. Agência Nacional de Vigilância Sanitária. Medidas de Prevenção de Infecção Relacionada à Assistência à Saúde. Série: Segurança do Paciente e Qualidade em Serviços de Saúde. Brasília: Anvisa; 2017.

Considerações finais

As IRAS são um grave problema de saúde pública, principalmente nas UTI. É imprescindível o conhecimento de sua etiologia, fatores de risco e a realização de medidas de prevenção visando à diminuição da sua incidência, principalmente ao se avaliar diariamente a necessidade de permanência dos dispositivos invasivos durante a visita multiprofissional à beira do leito (*rounds*). Além disso, são fundamentais a adoção de protocolos e a realização de procedimentos assépticos para a prevenção das IRAS nas UTI.

Referências bibliográficas

1. Pereira MS, Morya TM. Infecção hospitalar: estrutura básica de vigilância e controle. Goiânia: AB; 1995.
2. Oliveira HM, Silva CPR, Lacerda RA. Policies for control and prevention of infections related to healthcare assistance in Brazil: a conceptual analysis. Rev Esc Enferm USP. 2016;50(3):502-8.
3. Brasil. Ministério da Saúde, Agência Nacional de Vigilância Sanitária. Critérios diagnósticos de infecção relacionada à assistência à saúde. Série: Segurança do Paciente e Qualidade em Serviços de Saúde. Brasília: Anvisa; 2017.
4. Brasil. Lei n. 9.431, de 06 de janeiro de 1997. Dispõe sobre a obrigatoriedade da manutenção de Programa de Controle de Infecções Hospitalares pelos hospitais do país. Brasília: Diário Oficial [da] República Federativa do Brasil; 6 de janeiro de 1997.
5. Brasil. Portaria 2.616, de 12 de maio de 1998. Brasília: Diário Oficial [da] República Federativa do Brasil; 1998;1:133.
6. Brasil. Agência Nacional de Vigilância Sanitária. Nota Técnica GVIMS/GGTES n. 03/2019. Critérios Diagnósticos das Infecções Relacionadas à Assistência à Saúde. Brasília: Anvisa; 2019.
7. Brasil. Agência Nacional de Vigilância Sanitária. Programa Nacional de Prevenção e Controle de Infecções Relacionadas à Assistência à Saúde (2016-2020). Brasília: Anvisa; 2016.
8. World Health Organization [Internet]. Health care-associated infections: fact sheet. 2014. Disponível em: https://www.who.int/gpsc/country_work/gpsc_ccisc_fact_sheet_en.pdf. [Acesso em jul. 2021].
9. Alp E, Damani N. Healthcare-associated infections in Intensive care units: epidemiology and infection control in low-to-middle income countries. J Infect Dev Ctries. 2015;9(10):1040-5.
10. Centers for Disease Control and Prevention [Internet]. 2019. Disponível em: https://gis.cdc.gov/grasp/PSA/HAIreport.html. [Acesso em jul. 2021].
11. Brasil. Agência Nacional de Vigilância Sanitária. Boletim Segurança do Paciente e Qualidade em Serviços de Saúde n. 16: avaliação dos indicadores nacionais das infecções relacionadas à assistência à saúde (IRAS) e resistência microbiana do ano de 2016. Brasília: Anvisa; 2017.
12. Brasil. Agência Nacional de Vigilância Sanitária. Medidas de Prevenção de Infecção Relacionada à Assistência à Saúde. Série: Segurança do Paciente e Qualidade em Serviços de Saúde. Brasília: Anvisa; 2017.

35
Assistência de Enfermagem Frente aos Diferentes Tipos de Choque

Antônio José Lopes de Almeida
Débora Soares Santos
Thais Oliveira Gomes
Renata Andréa Pietro Pereira Viana

Definição de choque

Ao longo dos anos, a definição de choque evoluiu na medida em que o conhecimento fisiopatológico da microcirculação e da oxigenação tecidual evoluiu. Há pouco mais de um século, ele era caracterizado por uma breve pausa no ato de morrer, evidenciado por sudorese fria, pegajosa e pulso filiforme. Todavia, a possibilidade de monitorização dos níveis pressóricos do paciente trouxe uma associação do choque à hipotensão arterial, cuja reversão potencializava a recuperação de alguns doentes e, a partir de então, medidas como a reposição volêmica, a administração de drogas vasoativas, a instituição de antibioticoterapia, o emprego da ventilação mecânica e da terapia nutricional contribuíram para aumentar a sobrevida e reduzir agravos decorrentes de disfunções orgânicas.[1-3]

Atualmente, a tecnologia envolvida no âmbito do cuidado e a padronização das ações de enfermagem podem minimizar problemas interdependentes e favorecer a assistência, tendo em vista que tais problemas compreendem certas complicações fisiológicas que o enfermeiro monitoriza e nos quais intervém por meio do seu conhecimento, como também os aborda usando a prescrição médica e determinadas intervenções para reduzir as complicações de eventos clínicos.[4] Desse modo, o foco principal é monitorar o paciente quanto ao início de complicações ou alterações preexistentes a partir do entendimento de que a precocidade das intervenções de enfermagem potencializa as chances de sobrevida do paciente grave.

A partir desse contexto, o choque pode ser definido como uma síndrome ameaçadora à vida, caracterizada pelo suprimento inadequado de oxigênio e nutrientes para atender as demandas metabólicas dos tecidos e células do corpo, o que pode causar hipóxia celular associada ao aumento nos níveis de lactato.[5]

O fluxo sanguíneo aos tecidos apresenta-se ameaçado, ou interrompido, quando houver o comprometimento de um, ou mais, dos seguintes componentes:

- Volume sanguíneo ou capacidade de transporte de oxigênio inadequados (choque hipovolêmico).
- Distribuição imprópria do volume e fluxo sanguíneos (choque distributivo).
- Contratilidade cardíaca debilitada (choque cardiogênico).
- Fluxo sanguíneo obstruído (choque obstrutivo).

Assim sendo, o choque pode advir como uma complicação de muitos distúrbios, e qualquer paciente pode desenvolvê-lo. Adicionalmente, um paciente pode apresentar comprometimento em um dos componentes descritos e evoluir com piora clínica em um outro, como é o caso de pacientes admitidos com um quadro de choque séptico e que evoluem com choque cardiogênico em virtude da disfunção orgânica. Por isso, ao se pensar em choque, devem-se ter em mente a diminuição da pressão arterial, a hipoperfusão tecidual e a disfunção orgânica.[5-7]

Importante destacar que a definição de choque não requer a presença de hipotensão arterial, definida como uma pressão arterial sistólica (PAS)< 90 mmHg ou pressão arterial média (PAM)< 65 mmHg ou, ainda, uma queda maior que 40 mmHg na pressão arterial basal. Muito embora a hipotensão arterial esteja comumente presente nos estados de choque, estudos demonstram que pacientes com pressão arterial normal podem apresentar marcadores de perfusão tecidual inadequados, como aumento do lactato > 2 mEq/L e redução da saturação venosa central de oxigênio (SvcO$_2$)< 70%.[5] Isso porque mecanismos compensatórios comuns nos estados iniciais do choque, como elevação da frequência cardíaca e vasoconstrição periférica, podem manter a pressão arterial inalterada inicialmente.

Fisiopatologia do choque

Choque é um estado de falência circulatória aguda, que resulta em uma transferência inadequada de oxigênio aos tecidos. Pelo fato de diferentes fatores poderem influenciar nessa transferência (Figura 35.1), conhecer tais mecanismos é fundamental para o entendimento das alterações hemodinâmicas, laboratoriais e clínicas presentes no choque, além das medidas terapêuticas a serem instituídas pela equipe.

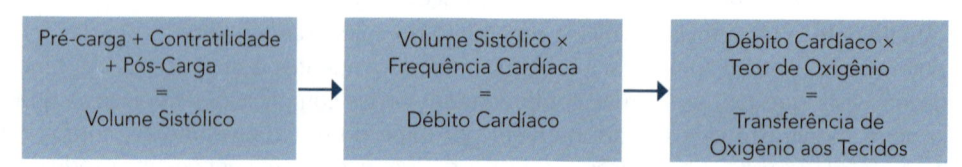

Figura 35.1. Fatores que influenciam a transferência de oxigênio aos tecidos.

Fonte: Adaptada de Knobel (2016).[3]

Portanto, a transferência de oxigênio aos tecidos dependerá do débito cardíaco (DC) e do teor de oxigênio no sangue, o qual é determinado, principalmente, pela concentração de hemoglobina e pela saturação de oxigênio arterial. O Quadro 35.1 resume alguns conceitos relacionados aos fatores determinantes do DC, ressaltando-se que qualquer condição que altere um desses fatores influenciará diretamente no DC do paciente e, consequentemente, na oferta de oxigênio aos tecidos. Um exemplo disso é a perda volêmica maciça que reduz o retorno venoso, a pré-carga e o DC do paciente.

Quando a transferência de oxigênio é inadequada para atender às demandas teciduais do organismo, as células utilizam o metabolismo anaeróbio para produzir energia, gerando ácido láctico. Essa transferência inadequada de oxigênio aos tecidos, presente no choque circulatório, também pode ser evidenciada por uma redução na SvcO$_2$, o que indica que os tecidos estão extraindo um maior percentual do oxigênio transferido, traduzindo-se em uma menor saturação de oxigênio no sangue venoso que retorna ao coração.

Quadro 35.1. Fatores determinantes do débito cardíaco.

Débito cardíaco	Volume de sangue ejetado pelo coração por minuto, sendo determinado pelo produto do volume sistólico e da frequência cardíaca
Frequência cardíaca	Número de contrações do ventrículo por minuto
Pré-carga	Volume de sangue presente no ventrículo ao final da diástole. Depende da quantidade de sangue que retorna ao coração (retorno venoso) e, também, do estiramento das fibras cardíacas
Contratilidade	Força de contração miocárdica
Pós-carga	Resistência à ejeção de sangue pelo ventrículo. É determinada pela resistência vascular sistêmica

Fonte: Adaptado de Knobel (2016).[3]

Classificação dos estágios evolutivos do choque

O choque é uma síndrome caracterizada por estágios que correspondem às alterações fisiológicas e manifestações do organismo frente à hipoperfusão tecidual. Trata-se, portanto, de uma classificação didática da progressão da lesão tecidual e da subsequente resposta fisiológica frente às alterações do choque (Figura 35.2), podendo ser dividida em 3 estágios:[3,8]

- Choque compensado (também denominado "críptico" ou "oculto").
- Choque descompensado (ou hipotensivo).
- Síndrome de disfunção de múltiplos órgãos.

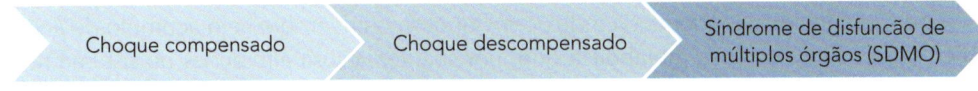

Choque compensado → Choque descompensado → Síndrome de disfunção de múltiplos órgãos (SDMO)

Figura 35.2. Estágios do choque.
Fonte: Adaptada de Knobel (2016).[3]

A progressão do estágio do choque é imprevisível, podendo levar desde horas para que um choque compensado progrida para um choque descompensado, até minutos para que se evolua para a SDMO,[8] representando um contínuo de gravidade em que a presença de qualquer sinal ou sintoma deve suscitar ações imediatas.

Dessa forma, quanto mais precoces forem o diagnóstico, o tratamento clínico e as intervenções de enfermagem, melhores as chances de sobrevida do paciente e menor o número de disfunções orgânicas.[9] Nesse contexto, os Escores de Alerta Precoce (EAP), do inglês Early Warning Score, têm sido amplamente utilizados na prática clínica, pois são capazes de identificar precocemente o paciente com risco de deterioração clínica, ao pontuarem alterações em sinais vitais, mesmo que sutis.[10]

Os EAP são ferramentas de simples acesso que podem ser utilizados à beira do leito, pois quantificam alterações em parâmetros clínicos já avaliados rotineiramente pela enfermagem, como frequência cardíaca, pressão arterial, temperatura, nível de consciência, frequência respiratória e saturação periférica de oxigênio. Assim, auxiliam no reconhecimento do paciente com piora clínica e que necessita de atenção especial, como no caso de um choque compensado, que poderia inicialmente passar despercebido pela equipe de saúde.

Um EAP atual, já traduzido e validado para utilização na população brasileira é o National Early Warning Score 2 (NEWS 2).[10]

Choque compensado

Nessa fase, a pressão arterial pode apresentar níveis aceitáveis (paciente normotenso). A manutenção do DC ocorre por meio da vasoconstrição, aumento da contratilidade e da frequência cardíaca decorrentes da estimulação do sistema nervoso simpático e da liberação de catecolaminas.[11] O sangue é desviado de órgãos "não essenciais", como pele, pulmões, rins e trato gastrointestinal, promovendo uma redistribuição do fluxo sanguíneo e assegurando suprimento adequado para o cérebro e coração.[12]

Os mecanismos homeostáticos do corpo compensam a hipoperfusão. Portanto, as manifestações clínicas são discretas, como taquicardia; leve taquipneia; e uma pequena queda nos níveis da pressão arterial, que pode, ou não, estar presente, dependendo do tipo de choque. O choque compensado, ou oculto, tem essa nomenclatura pelo fato de poder passar despercebido a uma avaliação clínica inicial, sendo detectado por meio de exames laboratoriais que avaliam a perfusão sistêmica. Embora seja mais difícil reconhecer o paciente nesse estágio, quanto mais precoce o diagnóstico e tratamento nesta fase, melhor o prognóstico.[3,13]

Choque descompensado

Ocorre falência dos mecanismos compensatórios, com a presença de sinais e sintomas de disfunções orgânicas, sendo as principais delas a cardiovascular, a renal, a metabólica, a pulmonar e a neurológica.[9] A taquicardia e a taquipneia tornam-se mais intensas, surge a hipotensão arterial, ocorre oligúria aguda (débito urinário < 0,5 mL/kg/hora), a pele apresenta-se fria e pegajosa, além de haver alteração do estado mental.[3,5]

A perfusão tecidual inadequada induz o metabolismo anaeróbico e o acúmulo de ácido láctico, produzindo acidose metabólica que, por sua vez, causa alterações no sistema nervoso central (SNC), como confusão mental.[5,10] Em resposta a esse desequilíbrio acidobásico, ocorre um aumento da frequência respiratória para remoção do excesso de CO_2 e elevação do pH sanguíneo, o que pode gerar uma alcalose respiratória compensatória.

Nesse estágio, todo o sistema orgânico sofre hipoperfusão e há queda do índice cardíaco (IC) abaixo de 2,5 L/min/m², mesmo que o choque não seja de origem cardiogênica. Ocorre o aumento da permeabilidade capilar e vasodilatação, resultado da ausência de resposta da função autorreguladora da microcirculação e numerosos mediadores químicos liberados pelas células.[5,13] O prognóstico do paciente piora.[12]

Síndrome de disfunção de múltiplos órgãos

Nesse estágio, a disfunção orgânica se torna progressiva, podendo culminar na falência de múltiplos órgãos e na morte. Essa disfunção orgânica pode ser avaliada por meio de escores que pontuam alterações fisiológicas, laboratoriais e a necessidade de suporte terapêutico, sendo um deles o escore SOFA (do inglês Sequential Organ Failure Assessment) – escore de Avaliação da Falência Sequencial de Órgãos, a partir do qual as variáveis por ele mensuradas estão oportunamente destacadas no Quadro 35.2 a seguir.

Quadro 35.2. Escore Sequential Organ Failure Assessment (SOFA) resumido.

Sistema orgânico	SOFA
Cardiovascular	PAM e vasopressores
Respiratório	PaO_2/FiO_2
Renal	Creatinina e diurese
Hematológico	Plaquetas
Hepatobiliar	Bilirrubinas
Neurológico	Escala de coma de Glasgow

PAM: pressão arterial média; PaO_2/FiO_2: relação pressão parcial de oxigênio arterial/fração inspirada de oxigênio.

Fonte: Adaptado de Knobel (2016).[3]

Aqui, geralmente há uma ausência de resposta cardiovascular à infusão de volume e de drogas vasoativas. Os mecanismos de reserva para novos suprimentos foram destruídos, as reservas de ATP mostram-se exauridas e o metabolismo anaeróbico contribui para uma piora da acidose láctica.[8,9] A disfunção de múltiplos órgãos decorre da progressão do choque não revertido.[13]

Classificação dos estados de choque quanto ao padrão hemodinâmico e intervenções de enfermagem

Embora todos os tipos de choque possam desembocar no mesmo estágio final de falha de múltiplos órgãos, como resultado do desequilíbrio entre a demanda e a oferta de oxigênio, reconhecer as diferenças em sua patogênese e fisiopatologia torna-se fundamental não somente para fins de ensino, mas, principalmente, para guiar medidas terapêuticas e os cuidados de enfermagem. Nesse sentido, o choque é classificado em quatro categorias principais:[2,14,15]

- Choque hipovolêmico.
- Choque cardiogênico.
- Choque distributivo.
- Choque obstrutivo.

Choque hipovolêmico

O choque hipovolêmico é caracterizado pela perfusão inadequada de órgãos, geralmente causada pela perda aguda de volume intravascular, com diminuição das pressões e volumes de enchimento diastólico. O resultado é uma queda na pré-carga para um nível crítico, além de uma redução da macro e microcirculação. O baixo volume intravascular pode se apresentar como uma hipovolemia relativa ou absoluta, com consequências negativas para o metabolismo tecidual, podendo desencadear uma reação inflamatória, ou mesmo ser por ela causada, como na sepse, em que a hipovolemia relativa é decorrente da venodilatação, comum nos quadros inflamatórios graves.[3,14]

Nas unidades de terapia intensiva (UTI), o choque hipovolêmico representa cerca de 15% dos demais tipos, com maior prevalência por trauma. Pode ser, ainda, classificado em subtipos, conforme a sua etiologia (Figura 35.3): choque hemorrágico traumático; choque hemorrágico não traumático; choque hipovolêmico com sequestro de líquidos; e choque hipovolêmico com restrição de líquidos.[3,18]

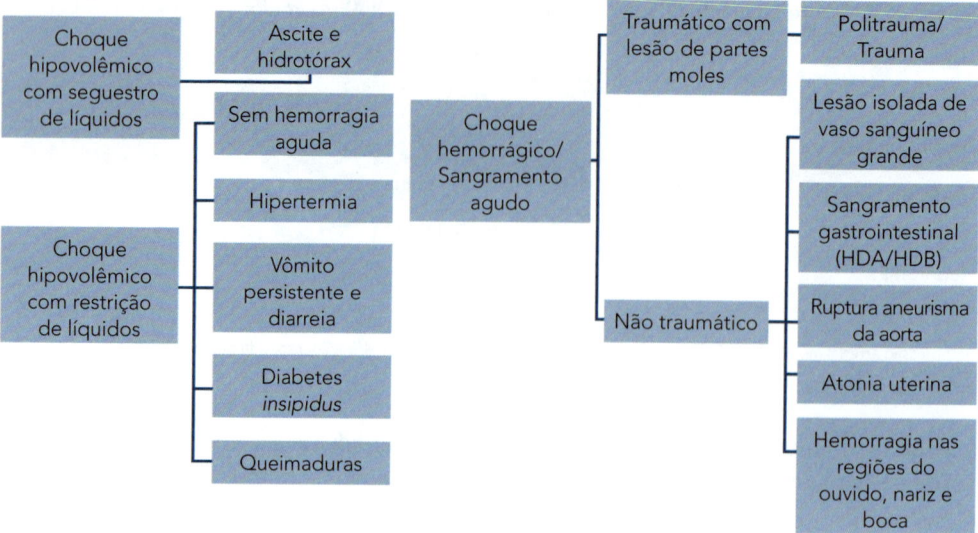

Figura 35.3. Subtipos de choque hipovolêmico.

HDA: hemorragia digestiva alta; HDB: hemorragia digestiva baixa.

Fonte: Adaptada de Borges, Carvalho, Serufo (2012);[18] Knobel (2016).[3]

A monitorização adequada e a assistência qualificada ao paciente em choque hipovolê-mico contemplam as etapas apresentadas no Quadro 35.3:[3,5,14]

Quadro 35.3. Choque hipovolêmico.

Choque hipovolêmico		
Identificação do choque	**Medidas gerais**	
• História e exame clínico dirigidos • Hipotensão arterial – ocorre na fase tardia do choque, após os mecanismos de compensação serem esgotados. Pode ser absoluta (PAS < 90 mmHg ou PAM< 65 mmHg) ou relativa (queda da PAS > 40 mmHg) • Oligúria • Pele fria e pegajosa • Alteração do estado mental • Acidose metabólica	• Oxigênio • Oximetria de pulso • Monitorização cardíaca contínua	• Acesso intravenoso ou intraósseo • Suporte básico de vida, de acordo com a indicação • Exames laboratoriais e glicemia • Admissão em UTI
Tratamento específico		
O tratamento clínico e pré-clínico do choque hipovolêmico consiste em: • Reposição volêmica intravascular imediata (reanimação hídrica) com cristaloides balanceados • Controle rápido do sangramento • Prevenção ou alívio da hipóxia, geralmente ocorrendo a intubação endotraqueal com normoventilação • Estadiamento da extensão da perda de sangue por meio do escore ATLS (Advanced Trauma Life Support') e, desta forma, indicação do tratamento específico • Transferência direta de pacientes em trauma com choque para um centro de trauma		

(Continua)

Quadro 35.3. Choque hipovolêmico. (Continuação)

Classificação do choque hemorrágico com relação à gravidade				
	Classe I	Classe II	Classe III	Classe IV
Perda sanguínea (mL)	até 750	750-1.500	1.500-2.000	> 2.000
Perda sanguínea (%versus)	até 15%	15% a 30%	30%-40%	> 40%
Frequência de pulso	< 100	> 100	> 120	> 140
Pressão arterial	Normal	Normal	Diminuída	Diminuída
Pressão de pulso (mmHg)	Normal/ Aumentada	Diminuída	Diminuída	Diminuída
Frequência respiratória	14 a 20	20 a 30	30 a 40	> 35
Diurese (mL/hora)	> 30	20 a 30	5 a 15	Desprezível
Estado mental/ Sistema nervoso central	Ansiedade leve	Ansiedade moderada	Ansiedade e confusão	Confusão e letargia
Reposição volêmica	Cristaloide	Cristaloide	Cristaloide e sangue	Cristaloide e sangue

PAS: pressão arterial sistólica; PAM: pressão arterial média; UTI: unidade de tratamento intensivo.

Fonte: Adaptado de Cecconi et al. (2014);[5] Standl et al. (2018).[14]

Choque cardiogênico

O choque cardiogênico é caracterizado por uma disfunção primária no desempenho cardíaco. O coração torna-se incapaz de atender às demandas metabólicas dos tecidos periféricos por conta de uma diminuição do DC. Essa disfunção pode ser sistólica ou diastólica, ocasionando uma fração de ejeção reduzida ou um comprometimento do preenchimento ventricular, com evidência de hipóxia tecidual na presença de volume intravascular adequado, resultando em hipoperfusão de órgãos importantes. O infarto agudo do miocárdio (IAM) é o mais frequente desta categoria, podendo também o choque cardiogênico ocorrer por outras etiologias, como cardiopatia dilatada, arritmias ventriculares ou alterações mecânicas como defeitos valvares.[3,14,16]

A Figura 35.4 descreve a fisiopatologia do choque cardiogênico.

O choque cardiogênico caracteriza uma situação clínica de alto risco e, uma vez estabelecido o seu diagnóstico, medidas terapêuticas devem ser iniciadas de imediato. Didaticamente, seu tratamento pode ser dividido em etapas, embora na prática clínica todas as medidas sejam tomadas de modo simultâneo no sentido de se restabelecer o mais rápido possível a perfusão dos diversos tecidos, visando interromper o círculo vicioso de piora progressiva até a morte.[3,5,16]

Desse modo, o tratamento inclui medidas de suporte geral, monitorização hemodinâmica invasiva, não invasiva e metabólica, tratamento farmacológico, assistência circulatória mecânica, reperfusão coronária e tratamento cirúrgico, a depender da causa do choque. A principal causa desse choque é a síndrome coronariana aguda e, apesar de os avanços na terapia de reperfusão estarem associados a melhorias na sobrevida, foram relatadas disparidades regionais significativas nos cuidados baseados em evidências, o que mantém alta a mortalidade hospitalar (27% a 51%).[3,14] A seguir, o Quadro 34.4 detalha aspectos do referido choque.

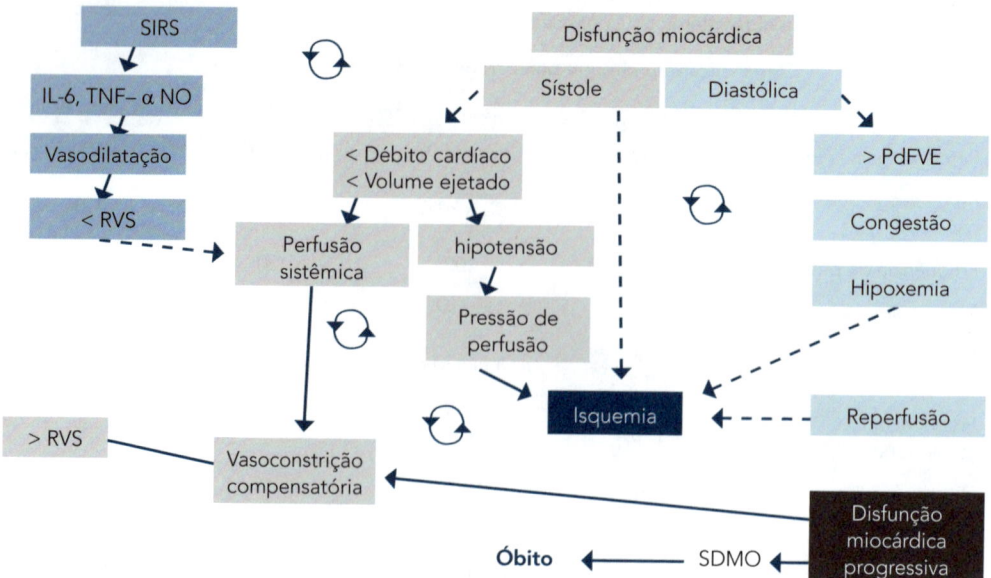

Figura 35.4. Fisiopatologia do choque cardiogênico.

SRIS: síndrome da resposta inflamatória sistêmica; RVS: resistência vascular sistêmica; PdFVE: pressão diastólica final do ventrículo esquerdo.

Fonte: Adaptada de Van Diepen, et al. (2017).[16]

Quadro 35.4. Choque cardiogênico.

Choque cardiogênico		
Identificação do choque	**Medidas gerais**	
• PAS< 80 a 90 mmHg ou queda de, pelo menos, 30 mmHg da PAM com relação à pressão basal por 30 a 60 minutos, quando não responder à reposição volêmica e for secundária à disfunção cardíaca • IC< 2 a 2,2 L/min/m² (ou 1,8 L/min/m² sem suporte terapêutico) • Pressão de oclusão da artéria pulmonar (POAP) > 18 mmHg ou pressão diastólica final do ventrículo direito > 10 a 15 mmHg • Diferença arteriovenosa de oxigênio (CAV) > 5,5 mL/dL • Resistência vascular sistêmica (RVS) > 2000 dinas/s/cm⁵/m²	• Exame físico: • Hipotensão • Taquicardia • Taquipneia • Pulso fino • B3 • Estase jugular • Estertores	• Avaliação de aspectos clínicos: • Pele fria e pegajosa • Alteração do estado mental • Diminuição da diurese • Sudorese • Dispneia • Acidose metabólica • Agitação psicomotora
Exames complementares		
• Exames laboratoriais: troponina/CKMB, gasometria arterial, lactato, função renal e eletrólitos • Eletrocardiograma: evidência de isquemia miocárdica e alterações de ritmo • Radiografia de tórax: sinais de congestão; tamanho da área cardíaca; presença de alterações de aorta e mediastino • Ecocardiograma: exame de fundamental importância que determina contratilidade miocárdica (função de ventrículo esquerdo e direito, avalia presença de alterações segmentares); complicações mecânicas; valvopatias e derrame pericárdico		

(Continua)

Quadro 35.4. Choque cardiogênico. (*Continuação*)

Tratamento específico		
Medidas gerais	**Tratamento farmacológico**	**Assistência circulatória mecânica/reperfusão coronariana**
• Controle da dor: morfina é a droga de escolha. Administrar 2 mL IV a intervalos de 5 a 15 minutos até o alívio da dor ou surgimento de sinais de toxicidade • Oxigenação: administração de oxigênio por meio de cânula nasal com 2 a 3 L/ minuto deve ser utilizada em pacientes com saturação de O_2< 94%, o que propicia maior oferta de oxigênio em nível tissular. Pode ser necessária a instalação de ventilação mecânica (não invasiva ou invasiva) • Sedação: muitas vezes torna-se necessária, além da analgesia • Tratamento de arritmias: pode ser necessário o uso de drogas antiarrítmicas (p. ex., amiodarona) e/ou cardioversão elétrica, bem como tratamento de acidose metabólica, ou distúrbios hidroeletrolíticos • Hipovolemia: deve ser excluída como causa ou fator contribuinte para o estado do choque. Realizar a reposição volêmica desde que não esteja presente congestão pulmonar clínica e radiológica – para correção da hipovolemia e da hipotensão (PAM< 65 a • 70 mmHg e/ou a PAS < 80 a 90 mmHg)	• O uso de inotrópicos deve ser feito na presença de hipoperfusão tecidual, depois que o volume intravascular for adequadamente restaurado • Dobutamina: se hipotensão moderada (PAS entre 70 e 100 mmHg), sem sinais de choque, pode ser usada em doses de até 20 mcg/kg/min, aumentando a contratilidade cardíaca e promovendo aumento do fluxo coronariano. Tem ação inotrópica e cronotrópica positivas. Deve ser associada a outras drogas (dopamina ou norepinefrina), em casos de exacerbação da hipotensão • Norepinefrina: deve ser o agente de 1ª linha a ser empregado quando houver hipotensão arterial severa (PAS < 70 mmHg). A sua ação beta-adrenérgica promove aumento na contratilidade miocárdica e no cronotropismo do coração • Dopamina: estimula receptores adrenérgicos e dopaminérgicos. Os efeitos hemodinâmicos são dependentes da dose empregada. Pode ser utilizada em pacientes com hipotensão menos severa (PAS 70 a 90 mmHg) • Vasodilatadores: podem ser empregados na PAS > 100 mmHg. A nitroglicerina ou nitroprussiato de sódio diminuem a pré e a pós-carga, a congestão pulmonar e facilitam o esvaziamento ventricular, diminuindo, assim, o consumo de oxigênio pelo miocárdio. Fazê-lo sempre com monitorização hemodinâmica, preferencialmente invasiva • Nitroglicerina: iniciar com 5 mcg/minuto IV. Aumentar 5 a 20 mcg a cada 5 minutos, até que a PA diminua 10%. Suspender a infusão se a PAS diminuir para níveis abaixo de 90 mmHg (ou PAM< 80 mmHg). É o vasodilatador de escolha quando a disfunção cardíaca resultar de isquemia miocárdica. Contraindicações: hipotensão, bradicardia ou taquicardias graves, IAM de ventrículo direito e pacientes em uso de sildenafil, vardenafil ou tadalafil nas últimas 24 horas	• Balão intra-aórtico (BIA): dispositivo de assistência mecânica mais utilizado na prática médica, atuando na diminuição da pós-carga, aumento da pressão de perfusão diastólica, aumentando o DC e melhorando o fluxo sanguíneo coronariano • Trombolíticos: úteis para reduzir incidência de choque cardiogênico em pacientes com IAM, porém apresentam menor benefício quando o paciente se encontra em choque por ocasião do diagnóstico. Isso decorre provavelmente de hipoperfusão coronariana, que propicia uma menor penetração da droga no trombo, e em razão da acidose que inibe a conversão do plasminogênio em plasmina • Angioplastia e revascularização cirúrgica: pacientes em choque cardiogênico devem ser submetidos, assim que possível, a uma cineangiocoronariografia e eventual tratamento definitivo nas primeiras horas de evolução, antes que os danos ao miocárdio sejam irreversíveis

(*Continua*)

Quadro 35.4. Choque cardiogênico. (*Continuação*)

	Tratamento específico	
Medidas gerais	**Tratamento farmacológico**	**Assistência circulatória mecânica/reperfusão coronariana**
	• Nitroprussiato de sódio: indicado nas emergências hipertensivas e no choque cardiogênico de etiologia não isquêmica. Efeitos colaterais: náuseas, vômitos, contrações musculares, acidose e intoxicação pelo tiocianato (após 48 a 72 horas de uso) • Diuréticos: na evidência de edema pulmonar com perfusão adequada, associar diuréticos, sempre lembrando que diurese excessiva pode resultar em depleção intravascular grave mantendo hipotensão, hipoperfusão, extensão do infarto, isquemia e acrescentando disfunção ao já comprometido ventrículo esquerdo	• Cirurgia cardíaca: deve ser reservada para aqueles casos em que a intervenção percutânea é inacessível ou casos com defeitos mecânicos – CIV/IM, rotura de parede livre • Transplante cardíaco

CIV: comunicação interventricular; IM: intermembrana; PAS: pressão arterial sistólica; PAM: pressão arterial média; IV: (via) intravenosa; IAM: infarto agudo do miocárdio.<M>

Fonte: Standl et al. (2018).[14]

Choque distributivo

Choque distributivo, estado de hipovolemia relativa resultante da redistribuição patológica do volume intravascular absoluto, é a forma mais frequente de choque nas UTI, sendo a alteração principal na microcirculação. É causado pela perda na regulação do tônus vascular, com deslocamento do volume do sistema vascular e/ou permeabilidade desordenada do volume intravascular para o interstício, resultando em queda na pré-carga e diminuição do DC, com consequente perfusão tecidual deficiente. Pode se apresentar como choque endócrino (hipotireoidismo, hipocortisolismo), síndrome vasoplégica (pós-circulação extracorpórea), anafilático, neurogênico e choque séptico, sendo este último a principal causa de internação nas UTI, com alta morbimortalidade. Neste capítulo, serão discutidos os três últimos subtipos, conforme apresentado no Quadro 35.5.[3,15,17,19]

Quadro 35.5. Choque distributivo.

Choque distributivo		
Conceitos		
Choque séptico	**Anafilático**	**Neurogênico**
Consiste em anormalidades circulatórias, celulares e metabólicas secundárias à sepse, suficientes para aumentar a mortalidade significativamente. Requer a presença de hipotensão	Caracterizado por vasodilatação e má distribuição mediada por histamina, com uma mudança de fluido do espaço intravascular para o extravascular. Causado por reações de	O choque neurogênico é um estado de desequilíbrio entre a regulação simpática e a parassimpática da ação cardíaca e do músculo liso vascular. Os sinais dominantes

(*Continua*)

Quadro 35.5. Choque distributivo. (*Continuação*)

Choque distributivo		
Conceitos		
Choque séptico	**Anafilático**	**Neurogênico**
com necessidade de vasopressor para manter uma PAM ≥ 65 mmHg, após adequada infusão de fluidos, associada a um nível de lactato ≥ 2 mmol/L	hipersensibilidade física, química ou osmótica, independentes de IgE. Os mediadores são liberados dos mastócitos e granulócitos basofílicos, independentemente de qualquer reação antígeno-anticorpo ou pré-sensibilização	são vasodilatação profunda com hipovolemia relativa, enquanto o volume sanguíneo permanece inalterado, pelo menos inicialmente
Identificação	**Identificação**	**Identificação**
A triagem de sepse ou choque séptico deve se basear em ferramentas sensíveis, buscando sempre equilíbrio entre sensibilidade (critérios de SRIS) e especificidade (disfunção orgânica clínica ou laboratorial) Critérios de SRIS Presença de pelo menos 2 dos itens: a) temperatura central > 37,8 °C ou < 35 °C b) frequência cardíaca > 90 bpm c) frequência respiratória > 20 rpm ou $PaCO_2$ < 32 mmHg ou necessidade de ventilação mecânica d) leucócitos totais > 12.000/mm³ ou< 4.000/mm³, ou presença > 10% de formas jovens Disfunção orgânica Cardiovascular: hipotensão, PAS ≤ 90 mmHg ou PAM ≤ 65 mmHg, necessidade de vasopressor após ressuscitação volêmica adequada Respiratória: injúria pulmonar aguda resultando em hipoxemia: foco infeccioso extrapulmonar – PaO_2/FiO_2 < 250 mmHg; foco infeccioso pulmonar – PaO_2/FiO_2 < 200 mmHg. SpO_2 ≤ 90% com necessidade de oxigênio suplementar Neurológica: sonolência, confusão, agitação ou coma Renal: diurese< 0,5 mL/kg/ hora por pelo menos 2 horas, após ressuscitação volêmica, ou creatinina > 2 mg/dL	1. Início agudo de doença (minutos ou horas) com envolvimento da pele, mucosas ou ambos (p. ex., urticária generalizada, prurido ou eritema facial, edema lábios-língua-úvula). 2. Um ou mais dos seguintes sintomas ocorrendo rapidamente após exposição a um alérgeno provável para o paciente (minutos a horas): a) envolvimento de pele-mucosas, como urticária generalizada, prurido-eritema facial, edema lábios-língua-úvula b) comprometimento respiratório, como dispneia, sibilo decorrente de broncoespasmo, estridor, pico fluxo expiratório reduzido, hipoxemia c) pressão arterial reduzida ou sintomas associados de disfunção orgânica (p. ex., hipotonia [colapso], síncope, incontinência) d) sintomas gastrointestinais persistentes, como cólica abdominal persistente e/ou vômitos 3. Queda da pressão arterial após exposição a um alérgeno conhecido para o paciente (minutos a horas): a) lactentes e crianças: pressão arterial sistólica baixa (idade específica) ou uma queda na PAS > 30% b) adultos: PAS< 90 mmHg ou queda > 30% na PAS basal.	Etiologias a) lesões diretas nos centros de regulação circulatória devido à compressão (trauma de tronco cerebral), isquemia (p. ex., trombose da artéria basilar) ou influência de drogas b) aferentes alterados para o centro circulatório na medula oblonga devido ao medo, estresse, dor ou reflexos vagais desregulados c) interrupção da conexão descendente dos centros reguladores bulbares com a medula espinhal, especialmente em pacientes que sofreram trauma acima do meio da coluna torácica (paraplegia) Diagnóstico • O choque neurogênico é caracterizado pela queda repentina da PAS para < 100 mmHg • Bradicardia • Alteração do nível de consciência • A capacidade do sistema venoso esplâncnico e da musculatura esquelética aumenta enquanto a pressão venosa sistêmica cai acentuadamente

(*Continua*)

Quadro 35.5. Choque distributivo. (*Continuação*)

Choque distributivo		
Conceitos		
Identificação	Identificação	Identificação
Hepática: bilirrubina total > 2 mg/dL. Alterações da coagulação, com INR > 1,5 ou TTPa > 60 s Hematológica: plaquetas< 100.000/mm³ ou queda ≥ 50% nas últimas 72 horas. Metabólica: lactato ≥ 2 mmol/L		
Medidas terapêuticas		
Choque séptico	Anafilático	Neurogênico
• Reconhecimento precoce • Coleta de gasometria arterial, avaliação do nível de lactato e reavaliação, quando o lactato inicial > 2 mmol/L • Obtenção de hemoculturas antes do início dos antimicrobianos • Administração de antimicrobianos de amplo espectro na primeira hora • Ressuscitação volêmica com 30 mL/kg de cristaloides para pacientes hipotensos ou lactato ≥ 4 mmol/L • Uso de vasopressores para manter PAM ≥ 65 mmHg durante ou após a reposição de volume intravenoso	• O sucesso no tratamento depende da rapidez das ações: • ABCD primário e secundário do paciente grave • Remoção imediata do agente • Oxigenoterapia e tratamento do broncoespasmo e do choque • Obtenção de acessos venosos periféricos • Infusão de cristaloides • Administração intramuscular de epinefrina o mais precocemente possível • Glicocorticosteroides • Broncodilatador, se necessário • Anti-histamínicos	• ABCD primário e secundário do paciente grave • Tratamento da causa (intervenção neurocirúrgica) • Reposição rápida de líquidos • Administração de noradrenalina em doses crescentes até que a resistência vascular periférica aumente • Para restaurar o tônus vascular, também podem ser administrados simpatomiméticos de ação direta ou indireta • Mineralocorticosteroides para aumentar o volume plasmático também são uma opção terapêutica

SRIS: síndrome da resposta inflamatória sistêmica; $PaCO_2$: pressão parcial de gás carbônico arterial; PaO_2/FiO_2: relação pressão parcial de oxigênio arterial/fração inspirada de oxigênio; ABCD: Airways (vias aéreas), Breathing (respiração), Circulation (circulação sanguínea) e Disability (outras incapacidades); PAS: pressão arterial sistólica; PAM: pressão arterial média.

Fonte: Adaptado de AMIB; ILAS (2019);[17] Levy, Evans, Rhodes (2018);[19] Vicente, Rodrigues, Silva Júnior (2008).[15]

Choque obstrutivo

Choque obstrutivo é uma condição causada pela obstrução dos grandes vasos ou do próprio coração, o que resulta em bloqueio mecânico ao fluxo sanguíneo na pequena e grande circulação, ou na circulação sistêmica. Embora os sintomas se assemelhem aos do choque cardiogênico, o choque obstrutivo precisa ser claramente diferenciado deste último porque é tratado de maneira bastante diferente.[3,14]

Os seus sintomas são inespecíficos e a condição é caracterizada pela resposta autonômica compensatória na forma de taquicardia, taquipneia, oligúria e consciência alterada. A hipotensão pode ser bastante modesta inicialmente e isso pode induzir a subestimação da situação clínica. Para o diagnóstico diferencial, é essencial um exame clínico cuidadoso (ausculta, percussão, ultrassonografia, incluindo a ecocardiografia), que deve ser preciso e rápido em virtude da velocidade com que o estado de choque progride.[3,5,14]

A obstrução do fluxo sanguíneo intratorácico pode ocasionar a congestão venosa cervical ou pulsos periféricos atípicos. O pneumotórax por tensão pode estar associado ao enfisema subcutâneo e ao desvio da traqueia visível no pescoço. É importante frisar que as causas do choque obstrutivo podem culminar em parada cardiorrespiratória e devem ser lembrados no atendimento desta, como causas reversíveis, tendo como principais causas obstrutivas: tamponamento pericárdico; pneumotórax hipertensivo; e tromboembolismo.[3,14] Na Figura 35.5 a seguir um esquema com as respectivas etiologias e tratamento.

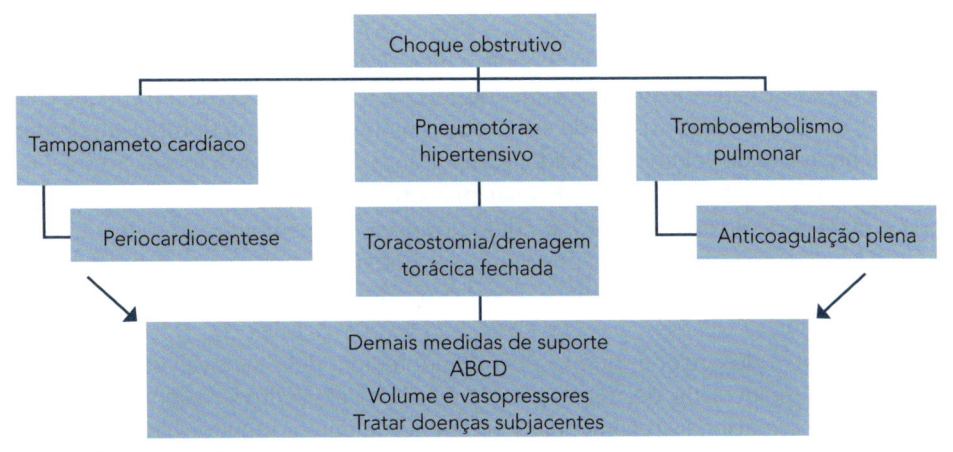

Figura 35.5. Choque obstrutivo.

Fonte: Adaptada de Knobel (2016);[3] Standl, et al. (2018).[14]

Abordagem geral e medidas de suporte ao paciente em choque

O principal objetivo da ressuscitação guiada por metas no ambiente da terapia intensiva é prevenir o desenvolvimento da disfunção de órgãos e a sua progressão para SDMO e óbito. Desta forma, independentemente da etiologia do choque, as medidas de ressuscitação na fase inicial do tratamento incluirão a expansão do intravascular com infusão de fluidos, a administração intravenosa de vasopressores, inotrópicos e a correção do fator desencadeante do choque.

Sendo assim, o manejo do paciente em choque inclui medidas de suporte que têm como foco a otimização da transferência de oxigênio aos tecidos, que pode ser obtida por meio do aumento no DC a partir do incremento dos seus componentes, conforme a Figura 35.6.

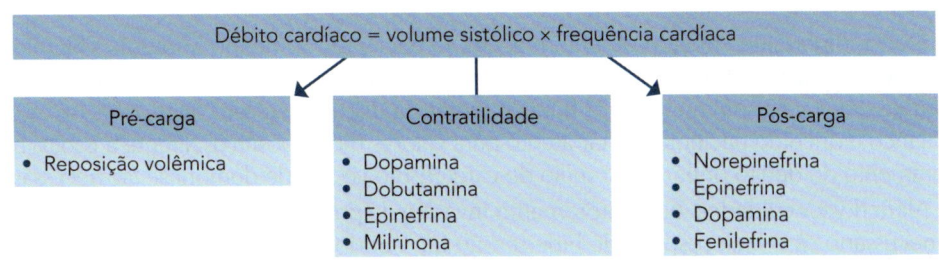

Figura 35.6. Abordagem geral no choque.

Fonte: Adaptada de Knobel (2016).[3]

A abordagem com medidas gerais de suporte não exclui a necessidade de identificar e tratar causas específicas de cada tipo de choque, conforme explicitado previamente no capítulo. Nesse contexto, a monitorização hemodinâmica, juntamente com medidas menos invasivas, como a ecocardiografia, é fundamental para o diagnóstico do tipo de choque, bem como para guiar e monitorar a resposta do paciente às medidas terapêuticas instituídas.[5]

Reposição volêmica

O manejo inicial do paciente em choque é a infusão de fluidos, independentemente do tipo de choque, também chamada fase de ressuscitação,[3] pelo fato de essa reposição volêmica tentar restaurar o fluxo sanguíneo para otimizar a transferência de oxigênio e corrigir a hipóxia tecidual.

A depender da causa e do tipo de choque, a prescrição de fluidos poderá ser parcimoniosa ou mais agressiva, variando desde volumes de 250 mL, como no caso de um choque cardiogênico, a 1 a 2 L de solução cristaloide em choques hipovolêmicos ou distributivos. Portanto, independentemente do volume infundido, é importante destacar que a reposição volêmica é uma medida de extrema importância no manejo imediato da hipoperfusão tecidual.[3]

Essa quantidade de fluidos a ser infundido nos pacientes sempre representa um desafio na prática clínica, pois, apesar da hipovolemia ser potencialmente grave, estudos demonstram a correlação entre hipervolemia e piores prognósticos, como aumento no tempo de ventilação mecânica.[20]

Dessa forma, todo paciente que receberá fluidoterapia deve ser avaliado quanto à sua resposta a essa terapêutica, de maneira a identificar se ele é fluidorresponsivo. Para tanto, consensos internacionais recomendam preferencialmente a monitorização de variáveis dinâmicas quando comparadas às variáveis estáticas.[5] Entretanto, apesar de pouco recomendada como medida preditiva da responsividade volêmica, a medida da pressão venosa central (PVC) ainda é utilizada em cenários de poucos recursos, devendo seu resultado ser interpretado com cautela, uma vez que fatores como ventilação mecânica e presença de água transpulmonar possam influenciar nos seus valores, não sendo, assim, a PVC um bom método para predizer a responsividade volêmica.[20]

Todavia, as variáveis dinâmicas relativas à variação da pressão de pulso (ΔPP), variação do volume sistólico (VVS), DC, IC e índice de distensibilidade da veia cava inferior consistem nas principais variáveis hemodinâmicas para avaliação da fluidorresponsividade de pacientes graves.

É de extrema importância que o enfermeiro saiba reconhecer o paciente fluidorresponsivo e tenha conhecimento de tais variáveis, que podem ser mensuradas por meio da ecocardiografia, bem como de tecnologias de monitorização hemodinâmica invasivas ou minimamente invasivas, devendo também conhecer as limitações e as vantagens de cada um desses métodos.

Outro importante cuidado de enfermagem ao paciente submetido à infusão volêmica é a avaliação clínica em busca de sinais que possam indicar sobrecarga volêmica, como a presença de crepitações pulmonares, 3ª bulha e turgência de jugular. Além disso, deve-se avaliar o balanço hídrico do paciente e estar atento para valores muito positivos. Frente a isso, o monitoramento do débito urinário por meio do cateterismo vesical de demora se faz necessário.

Além desses cuidados, o monitoramento invasivo da pressão intra-abdominal (PIA) pode ser necessário caso haja suspeita de hipertensão intra-abdominal, uma vez que a ressuscitação volêmica demasiada expõe o paciente ao risco de aumento da PIA.[21]

Drogas vasoativas

A utilização de drogas vasoativas pode ser necessária caso o paciente não responda à fluidoterapia inicial, bem como simultaneamente à reposição volêmica nos casos em que os níveis pressóricos forem extremamente baixos. Seu principal objetivo é manter a perfusão de órgãos vitais, de maneira a evitar a disfunção orgânica.[22] A escolha de qual droga vasoativa utilizar, bem como a dose adequada, deverá ser uma decisão individualizada e que dependerá da causa e do tipo de choque, além da resposta do paciente às medidas já instituídas.

A falta de conhecimento da equipe de enfermagem sobre as drogas vasoativas pode ensejar a ocorrência de eventos adversos.[22] Portanto, o enfermeiro deve conhecer a farmacologia e os mecanismos de atuação dessas drogas, além de saber identificar os principais efeitos colaterais e complicações associadas a cada uma delas para que possa implementar um plano de cuidados que promova uma administração segura dessas medicações.

As drogas vasoativas podem ser vasopressoras, ao promoverem elevação na pressão arterial por meio de um efeito proeminentemente vasoconstritor, como também podem ter um efeito inotrópico, acarretando aumento na contratilidade cardíaca.[22]

O Quadro 35.6 apresenta as principais drogas vasoativas utilizadas na UTI, seu mecanismo de ação e possíveis efeitos colaterais. Vale destacar que esses efeitos são, em sua grande maioria, dose-dependentes.

Quadro 35.6. Principais drogas vasoativas, mecanismos de ação e efeitos colaterais.

Droga	Mecanismo de ação	Efeitos colaterais
Adrenalina	Catecolamina endógena que apresenta um potente efeito agonista alfa e beta-adrenérgicos, capaz de aumentar a pressão arterial mediante o incremento no débito cardíaco e na resistência vascular sistêmica	Pode aumentar os níveis de lactato e reduzir o fluxo regional, especialmente no território esplâncnico e em altas doses, em razão de seu proeminente efeito alfa
Noradrenalina	Mediador do sistema nervoso simpático, permite uma rápida elevação da pressão arterial em razão de seu efeito vasoconstritor arterial mediado pelos receptores alfa. Apresenta também efeito inotrópico ao estimular receptores beta 1. É o vasopressor de 1ª linha para manejo dos estados de choque	Possível cardiotoxicidade associada ao uso prolongado. Também pode causar redução do fluxo sanguíneo para a pele, principalmente em administração por acesso intravenoso periférico
Vasopressina	Também conhecida como hormônio antidiurético, promove vasoconstrição da musculatura lisa vascular, além de aumentar a absorção de água pelos ductos coletores renais, aumentando, assim, a pressão arterial	A administração em altas doses está associada à vasoconstrição coronária, com possível infarto do miocárdio, além de eventual deterioração da função hepática, renal e trombocitopenia
Fenilefrina	Apresenta efeito quase exclusivamente agonista alfa-adrenérgico. Eleva a pressão arterial por meio da vasoconstrição periférica	Pode reduzir o débito cardíaco ao aumentar sobremaneira a resistência vascular sistêmica e a pós-carga
Dopamina	Precursora da noradrenalina e da adrenalina, apresenta diferentes efeitos dose-dependentes. Em doses mais baixas, promove vasodilatação renal, esplâncnica e mesentérica. Em doses moderadas estimula receptores beta, ocasionando aumento da contratilidade e da frequência cardíaca. Em doses maiores, apresenta efeitos predominantemente alfa, o que enseja vasoconstrição e aumento da pressão arterial	Pode ocasionar efeitos adversos, como taquicardia, dor de cabeça e náusea/vômitos. Não deve ser usada para efeito de proteção renal

(Continua)

Quadro 35.6. Principais drogas vasoativas, mecanismos de ação e efeitos colaterais. (*Continuação*)

Droga	Mecanismo de ação	Efeitos colaterais
Dobutamina	Catecolamina sintética, tem um potente efeito inotrópico que promove aumento no débito cardíaco, a partir da estimulação beta 1 adrenérgica. É o inotrópico mais utilizado na insuficiência cardíaca congestiva grave e no choque cardiogênico	Pode precipitar taquiarritmias, bem favorecer a ocorrência de náusea, vômitos, dor de cabeça e flebites
Milrinona	Inibidor seletivo da fosfodiesterase, causando um grande efeito inotrópico, além de apresentar um efeito vasodilatador, promovendo redução na pré-carga, na pós-carga e na resistência vascular sistêmica. É indicada no manejo de pacientes com insuficiência cardíaca descompensada por um curto período de tempo	Pode ocorrer precipitação se administrada concomitantemente à furosemida. Pode desencadear taquiarritmias, além de angina, hipotensão arterial, dor de cabeça, hipocalemia e tremores

Fonte: Adaptado de Griffiths et al. (2018).[22]

A utilização de drogas vasoativas pode demandar um manejo invasivo da pressão arterial no intuito de melhor monitorar a resposta do paciente e titular a dose ideal dessas medicações por meio de bombas de infusão contínua. Nesse contexto, cabe salientar que a atuação do enfermeiro na punção arterial, tanto para fins da gasometria como para a monitorização da pressão arterial invasiva, é chancelada pelo Conselho Federal de enfermagem por meio da Resolução Cofen n. 390/2011,[23] devendo o profissional possuir expertise neste tipo de procedimento para monitorização desta variável fisiológica; conhecimento dos materiais e dps equipamentos necessários; domínio acerca dos cuidados intensivos relacionados desde a prévia inserção do cateter intra-arterial até a sua oportuna retirada do paciente grave.

A administração de drogas vasoativas foi, por muito tempo, indicação mandatória de punção de acesso venoso central, considerado o padrão-ouro para a infusão desses medicamentos, principalmente pelo efeito vasopressor e potencial risco de necrose tecidual dessas drogas. Entretanto, revisão sistemática recente demostrou que a administração de drogas vasopressoras em acesso periférico pode ser segura se limitada a um curto período de tempo e sob observação e monitoramento constante da equipe de enfermagem. Este estudo evidenciou que a incidência de extravasamento foi pequena (3,4%) e autolimitada, não gerando danos como necrose tecidual ou isquemia de membros.[24] Vale destacar que a punção de um acesso central também expõe o paciente a riscos como hemotórax ou pneumotórax hipertensivo, principalmente em situações de emergência.

Frente a isso, entende-se que a administração de drogas vasopressoras em acesso venoso periférico pode ser uma ponte para o acesso central em um contexto de maior estabilidade do paciente, caso ele ainda requeira a infusão dessa medicação para otimização de níveis pressóricos, ou, ainda, pode garantir a estabilização do paciente, eliminando a demanda por um procedimento mais invasivo.[25]

Nesse ínterim, para que a infusão de drogas vasopressoras pelo acesso periférico ocorra de maneira segura, é imperativo implementar cuidados específicos de enfermagem, a saber:[25,26]

- O cateter deve ser utilizado para administração de um único agente vasopressor.
- A localização do cateter deve ser, preferencialmente, no antebraço, evitando-se a fossa antecubital, mão e articulações.

- Punção guiada por ultrassonografia, quando disponível.
- Cateter de diâmetro 20 Gauge ou maior.
- Posicionar o manguito de pressão no membro contralateral ao puncionado.
- Garantir que haja retorno venoso antes da administração do vasopressor e conferir 2 vezes a cada turno de plantão.
- Monitorar o sítio de punção a cada hora em busca de sinais de extravasamento, como esbranquiçamento e empalidecimento da área.
- **Se ocorrer extravasamento:** suspender imediatamente a infusão e aspirar o máximo de droga possível; não aplicar pressão no local; aplicar terbutalina e nitroglicerina tópica; remover o cateter; aplicar compressa morna por 20 minutos a cada 6 a 8 horas, nas 24 a 48 horas seguintes.

Metas terapêuticas no choque

Tão importante quanto implementar as medidas de suporte, é avaliar a resposta do paciente às condutas implementadas de maneira a verificar se a perfusão tecidual foi restaurada. Isso demandará uma avaliação criteriosa e contínua da equipe de enfermagem, que deve se valer do monitoramento de parâmetros clínicos, macro-hemodinâmicos e, também, de oxigenação ou perfusão. Percebe-se que a observação da resposta do paciente apenas pela avaliação da pressão arterial é autolimitada e pode não refletir o real estado da oxigenação tecidual, sendo pertinente uma avaliação multifacetada e baseada em mais de um parâmetro.

Para tanto, algumas metas terapêuticas podem ser traçadas, conforme descrito na Figura 35.7.

Macro-hemodinâmica	Parâmetros clínicos	Oxigenação e perfusão tecidual
• PAM > 65 mmHg • Otimização do DC conforme demanda do paciente (valores preestabelecidos para o DC não podem ser recomendados)	• Restabelecimento da diurese (> 0,5 mL/kg/hora). • Redução da frequência cardíaca • Melhora do nível de consciência	• Clareamento do lactato (redução de 20% a cada 2 horas nas primeiras 8 horas de ressuscitação) • Valores de saturação venosa (central ou mista) > 65% a 70% • Melhora na perfusão periférica com redução no tempo de enchimento capilar (< 3 segundos).

Figura 35.7. Metas terapêuticas no choque.

PAM: pressão arterial média; DC: débito cardíaco.

Fonte: Adaptada de Knobel (2016).[3]

A hiperlactatemia superior a 2 e 4 mmol/L à admissão está associada a maior mortalidade, e a hiperlactatemia persistente a despeito da ressuscitação inicial, especialmente após 24 horas, é fator preditor de piores resultados.[27] Portanto, o clareamento do lactato deve ser utilizado como meta terapêutica na fase inicial do choque, especialmente pela facilidade na sua mensuração.[3]

Embora a meta de PAM acima de 65 mmHg pareça adequada para a maioria dos pacientes, a recomendação do alvo de nível pressórico precisa ser individualizada de acordo com a condição precipitante do choque e com as condições clínicas do paciente. Um exemplo são os pacientes neurológicos, que podem requerer valores maiores de PAM para otimização de fluxo sanguíneo cerebral e, em contrapartida, pacientes com choque hipovolêmico do tipo hemorrágico nos quais se devem tolerar valores mais baixos.[5]

Plano de cuidados de enfermagem

Síntese, análise e acurácia são fundamentais para que o enfermeiro estabeleça as intervenções a serem implementadas para o paciente nos diferentes tipos de choque, a partir dos diagnósticos de enfermagem evidenciados. No presente capítulo, utilizou-se a taxonomia da *North American Nursing Diagnosis Association* (NANDA-I),[28] *Nursing Interventions Classification* (NIC)[29] e *Nursing Outcomes Classification* (NOC)[30] para traçar o plano de cuidados descrito a seguir no Quadro 35.7.

Quadro 35.7. Plano de cuidados de enfermagem ao paciente grave em choque.

Diagnóstico de enfermagem: Débito cardíaco diminuído	
Resultado esperado: Efetividade da bomba cardíaca	
Intervenções de enfermagem	• Realizar uma avaliação abrangente do estado cardíaco, incluindo circulação periférica
	• Monitorar ritmo e frequência cardíacas
	• Monitorar os indicadores de hipóxia tecidual: saturação venosa central ou mista de oxigênio, níveis séricos de lactato
	• Monitorar o estado neurológico
	• Usar monitorização por linha arterial para melhorar a precisão dos valores de pressão arterial
	• Administrar líquidos endovenosos, conforme orientado
	• Administrar vasopressores, conforme orientado
	• Monitorar tendências da pressão arterial e parâmetros hemodinâmicos
Diagnóstico de enfermagem: Risco de volume de líquidos desequilibrado	
Resultado esperado: Hidratação	
Intervenções de enfermagem	• Manter desobstruído o acesso intravenoso (IV)
	• Manter o registro preciso de líquidos infundidos e eliminados
	• Monitorar a resposta do paciente à reposição de líquidos
	• Monitorar o sítio de punção venosa quanto a sinais de infiltração ou infecção, se adequado
	• Monitorar a condição hemodinâmica
	• Monitorar o aparecimento de sinais e sintomas clínicos de hidratação/líquidos em excesso
Diagnóstico de enfermagem: Risco de infecção	
Resultado esperado: Controle de infecção	
Intervenções de enfermagem	• Manter ambiente asséptico ideal durante a inserção de linhas venosas centrais à beira do leito do paciente
	• Lavar as mãos antes e depois das atividades de atendimento de cada paciente.
	• Promover ingestão nutricional adequada
	• Trocar os acessos venosos centrais e periféricos, bem como curativos, conforme orientações atuais do *Centers for Disease Control and Prevention* (CDC)
	• Manter ambiente asséptico durante a troca de equipos e frascos de nutrição parenteral
	• Manter sistema fechado no monitoramento hemodinâmico invasivo
	• Assegurar o manuseio asséptico de todas as linhas endovenosas

Fonte: Desenvolvido pela autoria do capítulo.

Considerações finais

Em qualquer tipo de choque, a finalidade da assistência de enfermagem volta-se para a manutenção dos parâmetros hemodinâmicos e as alterações que possam comprometer o estado do paciente. Destacar os principais cuidados pertinentes ao enfermeiro, valorizar e priorizar as ações de enfermagem, demonstram a importância desta equipe no cuidado do paciente grave.

O choque é uma condição potencialmente reversível se o diagnóstico for precoce e um manejo apropriado tiver sido prontamente iniciado. Por isso, o enfermeiro necessita conhecer não somente a fisiopatologia, mas saber detectar, avaliar e atuar nas principais alterações de cada fase e tipo de choque, além de indicar cuidados para intervenções e manejos específicos. Essa correlação torna possível efetivar um plano de cuidados pautado em diagnósticos e intervenções efetivas de maneira a prover uma assistência precisa, eficiente, segura e livre de danos.

Referências bibliográficas

1. Drew JC. Health maintenance organizations: History, evolution, and survival. Nurs Health Care. 1990;11(3):145-9.
2. Fink MP. Shock: an overview. In: Rippe JM, Irwin RS, Alpert JS, Finck MP. Intensive care medicine. Boston: Little, Brown; 1991.
3. Knobel E. Condutas no paciente grave. 4. ed. São Paulo (SP): Atheneu; 2016.
4. Carpenito LJ. Nursing diagnosis: application to clinical practice. 5. ed. Philadelphia: JB Linppincott; 1994.
5. Cecconi M, De Backer D, Antonelli M, Beale R, Bakker J, Hofer C, et al. Consensus on circulatory shock and hemodynamic monitoring. Task force of the European Society of Intensive Care Medicine. Intensive Care Med. 2014;40(12):1795-815.
6. Holcomb SS. Cardiogenic shock: a success story. Crit Care Nurse. 2002 Nov/Dec;21(6):232-5.
7. Knobel E. Terapia intensiva: hemodinâmica. São Paulo (SP): Atheneu; 2003.
8. American Heart Association. Pediatric Advanced Life Support – Provider Manual. 2016:351.
9. Houston MC. Pathophysiology of shock. Crit Care Nurs Clin North Am. 1990;2(2):143-9.
10. Oliveira APA, Urbanetto JS, Caregnato RCA. Adaptação transcultural e validação da National Early Warning Score 2 para o Brasil. Rev Enfer UFPE online. 2018;12(11):3154-7.
11. Summers G. The clinical and hemodinamic presentation of the shock patient. Crit Care Nurs Clin North Am. 1990;2(2):161-5.
12. Rice V. Shock a clinical syndrome: an update. Part 2. Crit Care Nurse. 1991;11(5):74-85.
13. Lancaster LE, Rice V. Nursing care planning. Overview and application to the patient in shock. Crit Care North Am. 1990;2(2):279-86.
14. Standl T, Annecke T, Cascorbi I, Heller AR, Sabashnikov A, Teske W. the nomenclature, definition and distinction of types of shock. Dtsch Arztebl Int. 2018;115(45):757-68.
15. Vicente WVA, Rodrigues AJ, Silva Júnior JR. Choque circulatório. Medicina (Ribeirão Preto). 2008;41(4):437-48.
16. Van Diepen, Katz JN, Albert NM, Henry TD, Jacobs AK, Kapur NK, et al. Contemporary management of cardiogenic shock: a scientific statement from the American Heart Association. Circulation. 2017;136(16):e232-68.
17. Associação de Medicina Intensiva Brasileira. Instituto Latino Americano de Sepse. Sepse. São Paulo (SP): AMIB; 2019:112.
18. Borges IN, Carvalho JS, Serufo JC. Abordagem geral do choque anafilático. Rev Med Minas Gerais. 2012;22(2):174-80.
19. Levy MM, Evans LE, Rhodes A. The Surviving Sepsis Campaign Bundle: 2018 update. Intensive Care Med. 2018;44:925-28.
20. Bentzer P, Griesdale DE, Boyd J, MacLean K, Sirounis D, Ayas NT. Will this hemodynamically unstable patient respond to a bolus of intravenous fluids? JAMA. 2016; 316(12):1298-309.
21. Magnan GB. Mensuração da pressão intra-abdominal. In: Viana RAPP, Torre M. enfermagem em terapia intensiva: práticas integrativas. Barueri (SP): Manole; 2017. p. 399-409.
22. Griffiths CL, Vestal ML, Hertel KA. Vasoactive agents in shock. Nursing Critical Care. 2018;13(2):6-13.
23. Conselho Federal de enfermagem. Resolução COFEN n. 390/2011. Normatiza a execução, pelo enfermeiro, da punção arterial tanto para fins de gasometria como para monitorização de pressão arterial invasiva. Brasília (DF): COFEN; 2011.

24. Tian DH, Smyth C, Keijzers G, Macdonald SPJ, Peake S, Udy A, et al. Safety of peripheral administration of vasopressor medications: a systematic review. Emerg Med Australas. 2020;32(2):220-7.
25. Lewis T, Merchan C, Altshuler D, Papadopoulos J. Safety of the peripheral administration of vasopressors agents. J Intensive Care Med. 2019;34(1):26-33.
26. Cardenas-Garcia J, Schaub KF, Belchikov YG, Narasimhan M, Koenig SJ, Mayo PH. Safety of peripheral intravenous administration of vasoactive medication. J Hosp Med. 2015;10(9):581-5.
27. Kiyatkin ME, Bakker J. Lactate and microcirculation as suitable targets for hemodynamic optimization in resuscitation of circulatory shock. Curr Opin Crit Care. 2017;23(4):348-54.
28. Herdman TH, Kamitsuru S. Diagnósticos de enfermagem da NANDA-I: definições e classificação 2018-2020. 11. ed. Porto Alegre (RS): Artmed; 2018.
29. Bulechek GM, Butcher HK, Dochterman JM, Wagner CM. Classificação das Intervenções de enfermagem (NIC). 6. ed. Rio de Janeiro: Elsevier; 2016.
30. Moorhead S, Johnson M, Maas ML, Swanson E. Classificação dos resultados de enfermagem: mensuração dos resultados em saúde. 5. ed. Rio de Janeiro: Elsevier; 2016.

36
Assistência de Enfermagem ao Paciente Séptico

Renata Andréa Pietro Pereira Viana
José Melquiades Ramalho Neto

Introdução

Um dos principais desafios para os profissionais que atuam em unidades de terapia intensiva (UTI) diz respeito à identificação e ao tratamento precoces da sepse. Embora marcada por um quadro clínico agressivo, que evolui com perda progressiva da função de diversos órgãos, a sepse deve ser vista como um processo reversível, sobretudo quando abordada precocemente. Desta forma, as prioridades no tratamento do paciente séptico dividem-se em:

- Constituir um time multiprofissional (treinado e capacitado) para investigação e controle dos casos de sepse ou choque séptico, utilizando protocolos para o reconhecimento precoce e o tratamento no tempo adequado.
- Realizar abordagem cirúrgica, sempre que necessária, para a remoção de focos infecciosos.
- Administrar antimicrobianos endovenosos de amplo espectro na primeira hora do reconhecimento da sepse ou choque séptico, após a coleta de hemoculturas e outras amostras de sítios pertinentes.
- Corrigir a hipoperfusão tecidual e a hipotensão arterial.
- Promover avaliação contínua e cuidados complementares.

Estima-se que entre 20 e 30 milhões de pacientes sejam atingidos pela sepse anualmente. Nos últimos anos, grandes investimentos em recursos humanos, pesquisas e tecnologia para o suporte artificial das funções orgânicas vêm sendo realizados, porém a taxa de mortalidade permanece elevada e a letalidade varia de 18% a 52% dos casos, o que suscita preocupação e torna a participação do enfermeiro indispensável nesse combate contra a sepse.

Definições e conceitos

Um dos grandes problemas que limitam o tratamento da sepse é a falta de reconhecimento precoce, tornando o doente séptico um constante desafio para a equipe multiprofissional.[1-2] Neste cenário, a primeira incitação está nos sinais e sintomas alterados serem facilmente confundidos com os de outras doenças, dificultando o diagnóstico (muitas vezes percebido tardiamente quando o doente já apresenta um comprometimento maior de outros órgãos), promovendo, assim, o atraso da terapêutica e a piora do quadro clínico.

Frente a esta preocupação, em 1991, após uma conferência de especialistas, foram estabelecidas definições universais para as terminologias da sepse, considerando esta condição uma síndrome inflamatória sistêmica associada a um foco infeccioso, traduzida pela presença de dois dos sinais: taquicardia; taquipneia; febre ou hipotermia; leucocitose; ou leucopenia. Quando associados à disfunção de órgãos, evidenciariam sinais e sintomas para a identificação de sepse grave; enquanto a hipotensão refratária a volume do paciente, com necessidade de drogas vasopressoras caracterizaria o choque séptico (*Sepsis*-1). Para diferenciar a sepse de outro processo inflamatório sistêmico, seria necessária a coleta de hemoculturas antes do início da antibioticoterapia.[3,4]

Vale ressaltar que o elevado índice de mortalidade na sepse supera as "doenças clássicas", responsáveis pela alta mortalidade intra-hospitalar, como o acidente vascular isquêmico, com mortalidade de 12% a 19% nos primeiros 30 dias; e o infarto agudo do miocárdio (IAM), que apresenta 8% do risco de morte.[1] Estudos realizados nos Estados Unidos descrevem uma incidência aproximada de 750 mil casos ao ano, com 215 mil mortes e, no Brasil, aproximadamente 25% dos pacientes nas UTI apresentam critérios diagnósticos de sepse, com aumento progressivo das taxas de mortalidade.[4,5]

Considerando a elevada sensibilidade e a significativa ausência de especificidade dos critérios anteriores, em 2001, a comunidade científica novamente definiu uma padronização para ajudar na identificação precoce dos diferentes espectros clínicos da sepse (*Sepsis*-2), sem contudo modificar efetivamente o conhecimento acerca da doença, mantendo os critérios da síndrome da resposta inflamatória sistêmica (SRIS), definidos em 1991, e acrescentando sinais e sintomas comumente encontrados nos pacientes a partir de variáveis gerais, inflamatórias, hemodinâmicas, de disfunção orgânica e de perfusão tecidual,[6] conforme descrito no Quadro 36.1.

Quadro 36.1. Critérios diagnósticos para sepse com expansão dos sinais e sintomas.

Infecção
• Processo patológico induzido por um microrganismo

Sepse
• Infecção comprovada ou suspeita e acompanhada de alguns dos seguintes:

Variáveis gerais
• Febre (temperatura central > 38,3 °C)
• Hipotermia (temperatura central< 36 °C)
• Frequência cardíaca > 90 bpm
• Frequência respiratória > 30 rpm
• Estado mental alterado
• Edema significativo ou balanço hídrico positivo (> 20 mL/kg em 24 horas)
• Hiperglicemia (glicose plasmática > 110 mg/dL na ausência de diabetes)

Variáveis inflamatórias
• Leucocitose > 12.000 células/mm³
• Leucopenia < 4.000 células/mm³
• Leucograma normal com presença > 10% de formas imaturas (bastões)
• Proteína C-reativa plasmática > 2 desvios padrão do valor normal
• Procalcitonina plasmática > 2 desvios padrão do valor normal

Variáveis hemodinâmicas
• Hipotensão (pressão arterial sistólica < 90 mmHg, pressão arterial média< 70 mmHg ou queda da pressão arterial sistólica > 40 mmHg do basal em adultos)
• Saturação venosa mista de oxigênio > 70%
• Índice cardíaco > 3,5 L/min/m²

Variáveis de disfunção orgânica
• Hipoxemia arterial (relação PaO_2/FiO_2< 300 mmHg)
• Oligúria aguda (débito urinário < 0,5 mL/kg/hora por pelo menos 2 horas)

(Continua)

Quadro 36.1. Critérios diagnósticos para sepse com expansão dos sinais e sintomas. (*Continuação*)

- Aumento da creatinina > 0,5 mg/dL
- Alterações de coagulação (INR > 1,5 ou TTPA > 60 s)
- Íleo (ausência de ruídos hidroaéreos)
- Trombocitopenia (contagem de plaquetas < 100.000 células/mm³)
- Hiperbilirrubinemia (bilirrubina total > 4 mg/dL)

Variáveis de perfusão tecidual
- Hiperlactatemia > 3 mmol/L
- Tempo de enchimento capilar lentificado ou livedo reticular/pele marmórea

Fonte: Levy et al. (2003).

Esta estratégia com foco em aumentar a especificidade mereceu amplo consenso mundial e foi subscrita por múltiplas organizações de profissionais de saúde, inclusive pela *American Association of Critical Care Nurses*.[7]

No ano de 2016, nova força tarefa foi organizada pelas sociedades americanas e europeias de especialistas em medicina intensiva. Houve extensa revisão da fisiopatologia e a incorporação de novos conceitos para definir sepse (*Sepsis*-3),[8] em que a validação dos critérios se efetivou com base na acurácia dessas definições, feitas a partir de grandes bancos de dados predominantemente americanos, refletindo um avanço com relação às definições anteriores, que utilizavam critérios baseados apenas na opinião de especialistas, e suscitando uma impactante mudança conceitual no campo da sepse (Quadro 36.2).

Quadro 36.2. Definições atuais de consenso para as terminologias de sepse.

Novas definições de *Sepsis*-3	Critérios clínicos
Sepse • Disfunção orgânica ameaçadora à vida secundária à resposta desregulada do hospedeiro a uma infecção	• Disfunção orgânica identificada pelo aumento ≥ 2 pontos no escore Sequential Organ Failure Assessment (SOFA) basal, como consequência da infecção
Choque séptico • Anormalidade circulatória e celular/metabólica secundária à sepse o suficiente para aumentar significativamente a mortalidade	• Presença de hipotensão arterial com necessidade de vasopressores para manter pressão arterial média (PAM) ≥ 65 mmHg E lactato ≥ 2 mmol/L a 18 mg/dL após uma adequada ressuscitação volêmica

Fonte: Singer et al. (2016).

Frente a essas mudanças, entende-se que todos os casos de sepse já devam ser considerados uma condição grave, devendo o termo "sepse grave" ser abolido. Assim sendo, a sepse passou a ser considerada uma infecção associada à disfunção orgânica decorrente de uma resposta desregulada do organismo. Esse conceito incorpora os conhecimentos recentes da fisiopatologia da síndrome, que identificam a sepse não apenas como resposta inflamatória, mas também como resposta anti-inflamatória com imunossupressão concomitante.

Por um lado , recomenda-se, ainda, que os critérios de SRIS não sejam mais utilizados para definir sepse, contudo podem continuar a identificar pacientes com infecção sem disfunção, durante a triagem diária para sepse no pronto-socorro e nas unidades clínicas de internação. Por outro lado, o critério atual para diagnosticar a sepse preconiza uma avaliação do escore de disfunção orgânica SOFA (Figura 36.1),[8] em que um incremento ≥ 2 pontos no SOFA total de pacientes infectados, ou com suspeita de infecção, constitui critério diagnóstico para a doença, muito embora existam dificuldades para a realização do escore, a exemplo da indisponibilidade de exames laboratoriais. Naqueles locais que não dispõem de exames laboratoriais, é possível a utilização de um escore denominado "quick SOFA" (qSOFA), considerado uma ferramenta de triagem para identificar pacientes com alto risco de óbito ou de permanecer na UTI por mais de 3 dias, na presença de 2 ou 3 das variáveis que o compõem: rebaixamento do nível de consciência com escala de Glasgow < 13; frequência respiratória ≥ 22 e pressão arterial sistólica ≤ 100 mmHg (traduzindo um qSOFA ≥ 2), o que definiria esse paciente como um doente de alto risco. O qSOFA não é útil para diagnosticar sepse, apenas para identificar um subgrupo de pacientes com infecção e com alto risco para óbito ou maior tempo de permanência na UTI.

	Escore	0	1	2	3	4
S O F A	PaO$_2$/FiO$_2$	≥ 400	< 400	< 300	< 200 com suporte ventilatório	< 100 com suporte ventilatório
	Plaquetas (10³)	≥ 150	< 150	< 100	< 50	< 20
	Bilirrubina	< 1,2	1,2 a 1,9	2 a 5,9	6 a 11,9	≥ 12
	Cardiovascular	PAM ≥ 70	PAM < 70	Dopamina < 5 ou dobutamina (qualquer dose)	Dopamina (5,1 a 15) ou adrenalina ≤ 0,1 ou noradrenalina ≤ 0,1	Dopamina > 15 ou adrenalina > 0,1 ou noradrenalina > 0,1
	Glasgow	15	14 a 13	12 a 10	9 a 6	< 6
	Creatinina ou débito urinário (mL/dia)	< 1,2	1,2 a 1,9	2 a 3,4	3,5 a 4,9 ou DU< 500	> 5 ou DU < 200

Figura 36.1. Pontuação do Sequential Organ Failure Assessment Score (SOFA).

Fonte: Desenvolvida pela autoria do capítulo.

Finalmente, as novas definições incorporaram avanços, porém foram elaboradas a partir de revisão sistemática da literatura, uso de metodologia baseada em evidências e validação dos novos critérios com base em dados que incorporam milhares de pacientes apenas de países desenvolvidos. Com isso, a divulgação foi seguida de extensa controvérsia, em que o *American College of Chest Physicians*, o *American College of Emergency Physicians* e o Instituto Latino Americano de Sepse (ILAS) aqui, no Brasil, se recusaram a endossar os novos critérios e citaram como limitações do Sepse 3.0:

- Ausência de colaboradores e de dados oriundos de países subdesenvolvidos e em desenvolvimento: é sabido que há diferenças significativas entre os países frente às características clínicas dos pacientes e suas respectivas taxas de mortalidade, o que aumentaria a generalização externa dos novos critérios.

- O uso do escore SOFA ≥ 2 para identificar sepse pode gerar vieses em termos de seleção da população. Por exemplo, pacientes com infecção e, de modo isolado, apresentando níveis de creatinina até 1,9 mg/dL ou hipotensão responsiva a fluidos, não serão considerados com sepse por pontuarem apenas 1 no SOFA.

- No âmbito da prática clínica, a caracterização de sepse diagnosticada somente quando associada à disfunção orgânica (antiga sepse grave) selecionará um perfil mais grave de pacientes.

Principais intervenções no paciente séptico

Entre todas as questões, percebe-se a fundamental importância clínica da triagem e definição de infecção, necessária na tentativa de identificação tanto do foco como da potencial causa primária da sepse. Nesse contexto, Calandra e Cohen evidenciaram que, dos seis tipos de infecção que induziam a sepse, 30% a 40% eram provenientes da corrente sanguínea e 40% tinham como origem o trato urinário, além das ocorrências de endocardites, infecções de ferida operatória ou abdominais.[9]

Portanto, os profissionais que assistem pacientes graves devem estar atentos ao controle e tratamento adequados de infecções no ambiente de terapia intensiva,[10] bem como imbuídos da missão de neles prevenir o desenvolvimento de quadros sépticos. É notório o fato de que, nos últimos anos, as práticas clínicas baseadas em evidências reflitam uma busca constante da equipe multiprofissional no intuito de ofertar um tratamento adequado com vistas a um cuidado cientificamente comprovado e, também, direcionado à questão da custo-efetividade. Em virtude de a sepse ser uma doença complexa, seu reconhecimento tardio, muitas vezes pela baixa familiaridade dos profissionais em correlacionar os sinais clínicos de sepse com o diagnóstico definitivo, contribui para desfechos ruins e aumento da mortalidade, diferentemente de situações em que há melhoras da sobrevida em pacientes diagnosticados e tratados nas primeiras 24 horas após o início de algum tipo de disfunção respiratória, cardiovascular ou renal.[9] Frequentemente, pacientes morrem de sepse ou choque séptico durante o curso das suas diferentes doenças de base, sendo essas mortes atribuídas a essas patologias e não aos quadros sépticos em si.

Alguns estudos registram inequívoca a importância do diagnóstico e intervenção precoces nos pacientes sépticos,[11-13] ressaltando-se que a identificação precisa de disfunções orgânicas deve ser de competência também do enfermeiro intensivista para conter a evolução da doença, minimizar a mortalidade e os altos custos associados.

Partindo do pressuposto de que a implementação de cuidados é indubitavelmente importante nas horas iniciais da admissão do paciente séptico ou do seu reconhecimento entre aqueles já internados na UTI, serão abordadas as condutas propostas no "pacote de sepse", fundamentais para o cuidado desde a primeira publicação das diretrizes internacionais da Campanha de Sobrevivência à Sepse (CSS), do inglês *Surviving Sepsis Campaign*.

Pacote de 1 hora

Para a adequada ressuscitação do paciente séptico, deve-se realizar ainda na primeira hora:[14]

- Coleta de gasometria arterial e mensuração do nível de lactato para avaliação do estado perfusional.
- Coleta de hemoculturas de sítios distintos antes do início da terapia antimicrobiana.
- Início de antimicrobianos de largo espectro, por via endovenosa, na primeira hora de tratamento.
- Início imediato da ressuscitação volêmica com 30 mL/kg de cristaloides em pacientes com hipotensão arterial ou com lactato 2 vezes maior que o valor de referência.
- Uso de vasopressores durante ou após a reposição volêmica para manter pressão arterial média $\geq$ 65 mmHg.

- Coleta de segunda amostra de lactato entre 2 e 4 horas para pacientes com hiperlactatemia inicial $\geq$ 2 mmol/L.
- Para pacientes com hiperlactatemia ou hipotensão persistente – realizar o *checkpoint* das 6 primeiras horas.

Com o intuito de manter a pressão venosa central (PVC) de 8 a 12 mmHg, PAM $\geq$ 65 mmHg, além de débito urinário $\geq$ 0,5 mL/kg/hora e saturação venosa central de oxigênio ($SvcO_2$) $\geq$ 70%, o acompanhamento das 6 horas posteriores é fundamental para o paciente séptico. Caso a $SvcO_2$ não alcance o alvo desejado, o uso de inotrópicos (dobutamina) pode ser necessário para otimizar a oferta de oxigênio (DO_2) e, consequentemente, a melhora dos parâmetros de perfusão tecidual.[8,9,11-13]

Nessa fase, torna-se importante o acompanhamento do lactato sérico no sangue arterial, indispensável para o diagnóstico e por ser um marcador de hipoperfusão tecidual. O lactato arterial representa um dos marcadores de adequação da ressuscitação e/ou resposta ao tratamento, tendo como referência valores inferiores a 2 mmol/L. Na fase inicial da sepse, o enfermeiro deve lembrar que níveis aumentados de lactato são vistos como uma consequência de oxigenação tecidual inadequada e traduzem um mau prognóstico quando se mantêm elevados, enquanto níveis progressivamente menores ou normalizados nas primeiras 24 horas estão associados a melhores prognósticos.

Nesse ínterim, a criação de um protocolo que inclua a monitorização do clareamento do lactato pelo enfermeiro intensivista tem papel central uma vez que essa resposta fisiológica reflete uma redução percentual dos níveis de lactato após o início da ressuscitação volêmica inicial. Quando atingida a meta de normalização, esse clareamento desejável do lactato é caracterizado por uma adequada responsividade à infusão de fluidos, com diminuição da frequência cardíaca, aumento da pressão arterial média (PAM) e da diurese, aumento da PVC e da pressão de oclusão da artéria pulmonar (POAP); base *excess* (BE) da gasometria arterial melhorado; redução do tempo de enchimento capilar e da intensidade do mosqueamento da pele (*mottling*).

Terapia antimicrobiana e coleta de culturas: a infusão de antimicrobianos endovenosos de largo espectro deve ser iniciada na primeira hora após a identificação da presença de sinais de sepse ou de choque séptico, após a coleta adequada de hemoculturas e outras culturas de acordo com o foco suspeito. Por exemplo, a coleta de urocultura deve ser realizada somente na vigência de suspeita clínica de foco infeccioso no trato urinário.

Se o paciente estiver em unidade de pronto atendimento ou pronto-socorro, é necessário o início imediato da terapia antimicrobiana, não se devendo aguardar horários padrões para a sua administração nem tampouco a transferência do paciente grave com sepse ou choque séptico para a UTI. Para escolha do esquema terapêutico, o médico deve considerar a flora microbiológica de cada instituição e, após os resultados parciais das culturas, os antimicrobianos devem ser revistos e reajustados o mais rápido possível, bem como acompanhada a evolução do foco infeccioso que gerou a suspeita, monitorando, por exemplo, a redução da secreção e/ou a melhora da febre.[8-13,15]

A coleta das duas amostras de hemoculturas e, quando apropriado, de outros sítios pertinentes (urina, líquido cefalorraquidiano, feridas, secreções respiratórias ou demais fluidos corporais que possam ser a fonte de infecção) deve ocorrer antes do início da terapia antimicrobiana, considerada de suma importância e que, por isso, deve ser priorizada. Vale utilizar um protocolo ou bilhetes na prescrição médica e de enfermagem para não ocorrer o esquecimento da coleta.

Ademais, tanto para a adequada ressuscitação volêmica como para a infusão de antimicrobianos, deve-se prover acesso venoso calibroso.

Terapia de reposição volêmica: a fluidoterapia é uma das principais medidas terapêuticas no manejo do choque séptico. De acordo com a CSS, uma reposição volêmica com cristaloides (30 mL/kg) está indicada para restabelecer a volemia e deve ser realizada na avaliação inicial de pacientes com sepse que apresentam hipotensão arterial e/ou hiperlactatemia > 4 mmol/L.[13-14] Durante anos, essa terapia baseou-se em índices estáticos de avaliação volêmica (PVC e/ou POAP), entretanto a CSS atualmente recomenda reavaliações frequentes por meio de um exame clínico minucioso que estime variáveis fisiológicas efetivamente disponíveis no contexto em que aconteça o cuidado, com destaque para a frequência cardíaca, pressão arterial, saturação arterial de oxigênio, frequência respiratória, temperatura corporal, débito urinário, além de outras variáveis advindas de métodos invasivos ou minimamente invasivos de monitorização, como a variação da pressão de pulso.[15]

Quando dispuser de métodos invasivos ou minimamente invasivos, a equipe de enfermagem deve estar treinada para a monitoração dessas variáveis fisiológicas, atentando-se, inclusive, para a realização da "zeragem" dos sistemas de pressão invasiva após o adequado nivelamento da torneira de três vias, ligada ao transdutor de pressão, com o eixo flebostático do paciente.

Vale lembrar que o balanço hídrico será positivo e que não deverá ser utilizado no julgamento das necessidades hídricas nesse período. Portanto, a reavaliação constante do paciente grave deve ser considerada, observando-se cuidadosamente os sinais para uma possível congestão pulmonar.

Vasopressores: manter a PAM ≥ 65 mmHg é uma meta que deve ser alcançada, mas nem sempre possível apenas com a reposição volêmica, devendo a hipotensão refratária ser corrigida de forma precoce com o uso de medicamentos vasopressores, sendo a norepinefrina a droga vasoativa de 1ª escolha (inclusive em pacientes com Covid-19) em virtude de seu potente efeito α-1-adrenérgico,[15,16] podendo, ainda, ser adicionada vasopressina ou epinefrina para regulação da pressão arterial até o alvo. Para uma adequada monitorização dos valores da PAM, é recomendada a instalação de um cateter intra-arterial para monitorização da pressão arterial invasiva.[8,12-16]

◀ Facetas adicionais do tratamento

Em virtude da complexidade dos aspectos fisiopatológicos e da variedade das disfunções orgânicas relacionadas à sepse e ao choque séptico, o paciente pode, ainda, necessitar de suportes como:

- **Inotrópicos:** a dobutamina é o inotrópico utilizado no tratamento do choque séptico em pacientes com débito cardíaco baixo, hipoperfusão tecidual persistente e estado volêmico adequado. A disfunção miocárdica da sepse, como fator perpetuador da hipoperfusão, deve ser investigada naqueles pacientes com alterações nos parâmetros de perfusão tecidual ou necessidade crescente de doses de vasopressor, sendo oportuna a sua associação com a norepinefrina na tentativa de reversão dessa hipoperfusão e da progressão de disfunções orgânicas.[8,12-16]
- **Corticosteroides:** baixas doses de hidrocortisona reduzem o risco de morte em pacientes com choque séptico que desenvolvem insuficiência adrenal, na dose de 200 mg ao dia.[15,16]
- **Transfusão sanguínea:** quando a taxa de hemoglobina está < 7 g/dL em adultos, na ausência de circunstâncias como isquemia miocárdica, hipoxemia grave ou hemorragia

aguda. A transfusão de hemácias é necessária a fim de se elevar a oferta de oxigênio aos tecidos.[15]

- **Ventilação mecânica:** a CSS geralmente recomenda o uso de ventilação mecânica com volume corrente baixo, em torno de 6 mL/kg de peso ideal e pressão de platô ≤ 30 cmH_2O.[15] Porém, há forte recomendação de ventilação protetora pulmonar no tratamento de pacientes com Covid-19, que incluem um volume corrente de 4 a 6 mL/kg de peso ideal,[17] normalizado pelo tamanho do pulmão funcional; pressão de platô que não ultrapasse 30 cmH_2O;[16-17] e driving pressure ≤ 15 cmH_2O,[17] definida como pressão de platô subtraída da pressão positiva ao final da expiração (PEEP). Além disso, deve-se lembrar de manter a cabeceira do leito, quando possível, entre 30º e 45º de inclinação, sendo um indicador de qualidade nas instituições, que reduz a incidência de pneumonia associada à ventilação mecânica (PAVM).

- **Sedação e analgesia:** a utilização de protocolos de controle de sedação e de analgesia em pacientes submetidos à ventilação mecânica é desejável, demonstrando um ajuste melhor dos níveis de sedação pela equipe. A interrupção diária e a administração de sedação intermitente também são benéficas por promoverem a redução dos dias de ventilação artificial e, consequentemente, a diminuição da incidência de PAVM.

- **Controle da glicemia:** os níveis glicêmicos no sangue devem estar inferiores a 180 mg/dL. A administração de insulina em pacientes sépticos deve ser feita por via endovenosa contínua quando houver duas mensurações consecutivas de glicemia acima desse valor, com o controle dos níveis de glicemia subsequentes sendo realizado segundo protocolos institucionais estabelecidos nas UTI. A CSS oportunamente recomenda o monitoramento da glicemia a cada 1 ou 2 horas até que os valores da glicemia e a dose de insulina estejam estáveis, com controles posteriores a cada 4 horas. Não se deve esquecer da oferta de suporte calórico, que poderá ser por meio de soro glicosado a 10%, dieta enteral contínua ou nutrição parenteral.[15,18]

- **Diálise:** tanto a terapia renal substitutiva contínua como a intermitente têm demonstrado bons resultados no controle da injúria renal aguda, sendo o uso de terapias dialíticas contínuas mais indicado em pacientes sépticos com instabilidade hemodinâmica.[15]

- **Profilaxia de tromboembolismo venoso:** a profilaxia com heparina não fracionada deve ser administrada duas a 3 vezes ao dia, a não ser que haja contraindicação, como em casos de hemorragia e distúrbios de coagulação. Diante disso, deve ser utilizada a profilaxia mecânica por meio do uso de meias compressivas graduadas ou de dispositivos de compressão pneumática intermitente nas pernas.[15]

- **Profilaxia da úlcera de estresse:** recomenda-se a profilaxia da úlcera de estresse em pacientes sépticos que apresentem fatores de risco para sangramento gastrointestinal, a partir da utilização de inibidores da bomba de prótons ou antagonistas dos receptores de histamina-2.[15]

Após um breve apanhado sobre cada uma das intervenções, acredita-se que pacientes sépticos requerem diariamente atenção de toda a equipe multiprofissional, pois já se comprovou que o diagnóstico precoce e a intervenção rápida melhoram as condições clínicas e reduzem a mortalidade. Em virtude de o enfermeiro permanecer à beira do leito, assistir ao paciente em todas as suas necessidades fisiológicas e deter os conhecimentos necessários para uma avaliação crítica das condições do paciente grave, este profissional deve reconhecer e saber atuar frente à sepse. Sendo assim, o enfermeiro atento muitas vezes detecta a presença de sinais e sintomas sugestivos de sepse e conversa posteriormente com a equipe médica para o início de condutas que possam modificar os desfechos de modo positivo.

❰ Cuidados intensivos de enfermagem

O enfermeiro de terapia intensiva diuturnamente busca atuar de maneira precisa e segura neste ambiente repleto de tecnologia e informações diversas. O raciocínio clínico e a agilidade exigem dele uma capacitação processual, sendo importantes a evolução e o acompanhamento das novas terapias, os resultados de estudos e a sua compreensão quanto aos cuidados do paciente grave com sepse.[19] Esses conceitos devem ser compreendidos, interpretados e inseridos no cotidiano da enfermagem, cabendo ao enfermeiro intensivista planejar, coordenar e implementar ações que promovam o reconhecimento precoce dos diferentes espectros clínicos relativos à sepse não só pelo diagnóstico, mas também para as definições rápidas de planos terapêuticos e estratégias de monitorização, melhorando, dessa maneira, o prognóstico desses pacientes.[20]

Diante do fato de que os pacientes sépticos apresentam grande variabilidade no que tange a fenótipo, desfecho clínico e prognóstico, os enfermeiros devem mobilizar todos esses conhecimentos e desenvolver habilidades para uma prática profissional segura por meio do Processo de enfermagem (PE), o qual potencializará o entendimento acerca da doença; facilitará a identificação precoce de sinais e sintomas, que auxiliarão pontualmente no diagnóstico de necessidades/respostas/déficits apresentados pelos pacientes sépticos ou seus familiares; e, desse modo, norteará a implementação de cuidados intensivos de enfermagem específicos.

Neste capítulo, destacar-se-ão alguns diagnósticos de enfermagem, que representam a segunda etapa do PE, e intervenções de enfermagem a partir de estudos prévios[20-23] e/ou da atuação e observação clínicas realizadas ao longo do cuidado de enfermagem intensivo a pacientes sépticos (Quadro 36.3).

Quadro 36.3. Exemplos de diagnósticos e intervenções de enfermagem para o paciente séptico.

Diagnósticos de enfermagem	
Sepse	Ventilação mecânica (especificar modo ventilatório)
Risco de sepse	Troca de gases, prejudicada
Hiperlactatemia	Hiperglicemia ou Hipoglicemia
Clareamento do lactato, eficaz	Hipoperfusão tecidual
Clareamento do lactato, prejudicado	Sedação presente (especificar escore RASS)
Desequilíbrio acidobásico (especificar)	Febre
Choque séptico	Eliminação urinária, reduzida
Débito cardíaco, prejudicado	Risco de medicação adversa
Intervenções de enfermagem	

- Aprazar e supervisionar a administração de antimicrobianos de amplo espectro na primeira hora do reconhecimento da sepse ou choque séptico, após coleta das culturas
- Aquecer as extremidades com placas de aquecimento ou algodão ortopédico
- Atentar para sinais de disfunção orgânica: hipotensão arterial; oligúria ($\leq$ 0,5 mL/kg/hora) ou elevação da creatinina (> 2 mg/dL); relação PaO_2/FiO_2 < 300 mmHg ou baixa saturação de oxigênio pela oximetria de pulso; plaquetopenia; hiperlactatemia; alteração do nível de consciência; agitação; *delirium* e/ou aumento significativo de bilirrubinas
- Avaliar nível seriado e clareamento do lactato arterial, quando lactato inicial > 2 mmol/L
- Coletar precocemente duas amostras de hemocultura e, quando apropriado, de outros sítios pertinentes

(Continua)

Quadro 36.3. Exemplos de diagnósticos e intervenções de enfermagem para o paciente séptico. (*Continuação*)

Diagnósticos de enfermagem
Intervenções de enfermagem

- Coletar sangue arterial e/ou venoso central para exame de gasometria
- Conferir a morfologia e a amplitude das curvas de pressão invasiva
- Controlar o débito urinário continuamente pelo cálculo da produção de urina em mL/kg/hora
- Estimular o início da dieta enteral precoce nos rounds multiprofissionais
- Garantir a ressuscitação volêmica com líquido cristaloide intravenoso prescrito pelo médico
- Garantir a titulação ideal das doses de vasopressor e/ou inotrópico para manter uma PAM ≥ 65 mmHg
- Iniciar protocolo de infusão endovenosa contínua de insulina e trocar a solução a cada 12 horas
- Investigar focos de infecção
- Investigar mosqueamento/livedo reticular na pele e estadiar por meio da ferramenta *mottling score*
- Investigar sinais e sintomas de trombose venosa profunda
- Mensurar altura do paciente para o cálculo do volume corrente predito (≤ 6 mL/kg)
- Monitorar a ocorrência de arritmias cardíacas e instabilidade hemodinâmica
- Monitorar a pressão arterial, frequência cardíaca, frequência de pulso, frequência e profundidade das respirações, temperatura corporal, com parametrização de alarmes
- Monitorar a saturação periférica de oxigênio pela oximetria de pulso; saturação venosa central ou mista de oxigênio
- Monitorar e avaliar resposta hemodinâmica por meio de variáveis dinâmicas (variação da pressão de pulso, variação do volume sistólico, alteração do volume sistólico com elevação passiva das pernas)
- Monitorar o nível de sedação pelo escore RASS
- Monitorar o tempo de enchimento capilar
- Monitorar os níveis de CO_2 ao final da expiração ($EtCO_2$) pela capnografia
- Prever e antecipar desmame ventilatório
- Promover higiene bucal com solução aquosa de digluconato de clorexidina 0,12% ou 0,2% a cada 12 horas
- Proporcionar adequada sedação, analgesia e/ou bloqueio neuromuscular no suporte ventilatório invasivo
- Realizar cateterismo vesical de alívio ou de demora conforme necessidade
- Realizar pronação do paciente por meio da manobra do envelope e dos três momentos do giro, com a participação de, no mínimo, médico, enfermeiro, fisioterapeuta e técnicos de enfermagem
- Realizar ultrassom de bexiga e avaliar volume residual urinário, quando disponível
- Supervisionar estado de hiperglicemia e hipernatremia em paciente com hemodinâmica instável e em uso de hidrocortisona intravenosa
- Usar ferramenta de triagem para sepse diariamente (p. ex.: escore SOFA ou sistema próprio de triagem institucional)

* RASS – Escala de agitação e sedação de Richmond.

Fonte: Desenvolvido pela autoria do capítulo.

A constituição de uma equipe de investigação e controle da sepse, utilizando protocolos gerenciados para o reconhecimento precoce e tratamento adequado, tem se mostrado uma efetiva estratégia para a melhoria dos indicadores em saúde, redução em 30% das chances de evoluir para óbito e queda no tempo de permanência hospitalar, o que pode refletir na diminuição dos custos hospitalares.[24] Dados da literatura apontam que 93% dos pacientes desenvolvem sepse fora da UTI[25] e 43,3% são admitidos no hospital com alguma disfunção orgânica indicativa de sepse,[26] fatos que ressaltam a necessidade de o enfermeiro estar apto para identificar precocemente sinais e sintomas presuntivos da doença.

Entretanto, estudos realizados no Brasil[20,27,28] e no exterior[29,30] evidenciam um conhecimento deficitário de enfermeiros sobre a sepse, que pode advir desde a sua formação acadêmica.[31] Diante do protagonismo esperado no tocante à identificação precoce e implementação de cuidados eficazes ao paciente séptico, intervenções educacionais podem impactar positivamente o nível de conhecimento do enfermeiro nos cenários de prática clínica e na gestão do cuidado.

◖ Considerações finais

A sepse contribui de maneira significativa com a mortalidade de pacientes graves, em que os processos fisiopatológicos são complexos, desencadeando alterações hemodinâmicas e desbalanço entre a oferta e consumo de oxigênio. A implantação de programas de qualidade com educação e feixes de cuidados podem diminuir a mortalidade, além de ser custo-efetiva.[32,33]

O cuidado implementado à beira do leito e o êxito na evolução do paciente séptico também estão intrinsecamente ligados a ferramentas como o PE, que estimula no enfermeiro intensivista um estilo de pensamento que direciona os julgamentos clínicos necessários para a identificação de diagnósticos de enfermagem centrais que, de fato, reflitam a condição clínica do paciente e direcionem as intervenções de enfermagem mais apropriadas frente à situação específica de cada paciente séptico no contexto do cuidado.

O desafio atual perpassa o conhecimento da terapia direcionada com relação à identificação precoce, em que as habilidades e as ações para a promoção do cuidado humanizado devem ser somadas às atitudes necessárias para o desenvolvimento da assistência de enfermagem, cuja tríade conhecimentos-habilidades-atitudes promoverá a resposta adequada do doente séptico no ambiente da terapia intensiva.

Referências bibliográficas

1. Rivers E, Nguyen B, Havstad S, Ressler J, Muzzin A, Knoblich B, et al. Early goal-directed therapy in the treatment of severe sepsis and septic shock. N Engl J Med. 2001;345(19):1368-77.
2. Vincent JL, Abraham E, Annane D, Bernard G, Rivers E, Van den Berghe G. Reducing mortality in sepsis: new directions. Crit Care. 2002;Suppl3:S1-S18.
3. Cohen J, Brun-Buisson C, Torres A, Jorgensen J. Diagnosis of infection in sepsis: an evidence-based review. Crit Care Med. 2004;32(Suppl11):S466-94.
4. Bone RC, Balk RA, Cerra FB, Dellinger RP, Fein AM, Knaus WA, et al. Definitions for sepsis and organ failure and guidelines for the use of innovative therapies in sepsis. The ACCP/SCCM Consensus Conference Committee. American College of Chest Physicians/Society of Critical Care Medicine. Chest. 1992;101(6):1644-55.
5. Silva E, Pedro MA, Sogayar ACB, Mohovic T, Silva CLO, Janiszewski M, et al. Brazilian Sepsis Epidemiological Study (BASES study). Crit Care. 2004;8(4):R251-60.
6. Levy MM, Fink MP, Marshall JC, Abraham E, Angus D, Cook D, et al. 2001 SCCM/ESICM/ACCP/ATS/SIS International Sepsis Definitions Conference. Crit Care Medicine. 2003;31(4):1250-6.
7. Dellinger RP, Levy MM, Carlet JM, Bion J, Parker MM, Jaeschke R, et al. Surviving Sepsis Campaign: International guidelines for management of severe sepsis and septic shock: 2008. Crit Care Med. 2008;36(1):296-327.
8. Singer M, Deutschman CS, Seymour CW, Shankar-Hari M, Annane D, Bauer M, et al. The Third International Consensus Definitions for Sepsis and Septic Shock (Sepsis-3). JAMA. 2016;315(8):801-10.
9. Calandra T, Cohen J. The international sepsis forum consensus conference on definitions of infection in the intensive care unit. Crit Care Med. 2005:33(7):1538-48.
10. Salgado CD, O'Grady N, Farr BM. Prevention and control of antimicrobial-resistant infections in intensive care patients. Crit Care Med. 2005;33(10):2373-82.
11. Ibrahim EH, Sherman G, Ward S, Fraser VJ, Kollef MH. The influence of inadequate antimicrobial treatment of bloodstream infections on patients outcomes in the ICU setting. Chest. 2000;118(1):146-55.
12. Dellinger RP, Carlet JM, Masur H, Gerlach H, Calandra T, Cohen J, et al. Surviving Sepsis Campaign guidelines for management of severe sepsis and septic shock. Crit Care Med. 2004;32(3):858-73.
13. Dellinger RP, Levy MM, Rhodes A, Annane D, Gerlach H, Opal SM, et al. Surviving Sepsis Campaign: international guidelines for management of severe sepsis and septic shock: 2012. Crit Care Med. 2013;41(2):580-637.
14. Levy MM, Evans LE, Rhodes A. The Surviving Sepsis Campaign bundle: 2018 update. Intensive Care Med. 2018;44:925-28.

15. Rhodes A, Evans LE, Alhazzani W, Levy MM, Antonelli M, Ferrer R, et al. Surviving Sepsis Campaign: International Guidelines for Management of Sepsis and Septic Shock: 2016. Intensive Care Med. 2017;43:304-77.
16. Alhazzani W, Møller MH, Arabi YM, Loeb M, Gong MN, Fan E, et al. Surviving Sepsis Campaign: guidelines on the management of critically ill adults with Coronavirus Disease 2019 (Covid-19). Intensive Care Med. 2020;46:854-87.
17. Nasa P, Azoulay E, Khanna AK, Jain R, Gupta S, Javeri Y, et al. Expert consensus statements for the management of Covid-19-related acute respiratory failure using a Delphi method. Crit Care. 2021;25:106.
18. Azevedo LCP, Machado FR. Sepse. 2. ed. Rio de Janeiro: Atheneu; 2019.
19. Kleinpell RM, Graves BT, Ackerman MH. Incidence, pathogenesis, and management of sepsis: an overview. AACN Adv Crit Care. 2006;17(4):385-93.
20. Ramalho Neto JM, Campos DA, Marques LBA, Ramalho CROC, Nóbrega MML. Conceptions of nurses who work in a general intensive care unit regarding sepsis. Cogitare Enferm. 2015;20(4):706-11.
21. Ramalho Neto JM, Viana RAPP, Franco AS, Prado PR, Gonçalves FAF, Nóbrega MML. Nursing diagnosis/outcomes and interventions for critically ill patients affected by Covid-19 and Sepsis. Texto Contexto Enferm. 2020;29:e20200160.
22. Garcia TR. Classificação Internacional para a Prática de enfermagem CIPE□: versão 2017. Porto Alegre: Artmed; 2018.
23. Pedrosa KKA, Oliveira AS, Machado RC. Validation of a care protocol for the septic patient in the Intensive Care Unit. Rev Bras Enferm. 2018;71(3):1106-14.
24. Umscheid CA, Betesh J, Van Zandbergen C, Hanish A, Tait G, Mikkelsen ME, et al. Development, implementation, and impact of an automated early warning and response system for sepsis. J Hosp Med. 2015;10(1):26-31.
25. Barros LLS, Maia CSF, Monteiro MC. Fatores de risco associados ao agravamento de sepse em pacientes em unidade de terapia intensiva. Cad Saúde Colet. 2016;24(4):388-96.
26. Barreto MFC, Dellaroza MSG, Kerbauy G, Grion CMC. Sepsis in a university hospital: a prospective study for the cost analysis of patients' hospitalization. Rev Esc Enferm USP. 2016;50(2):299-305.
27. Garrido F, Tieppo L, Pereira MDS, Freitas R, Freitas WM, Filipini R, et al. Ações do enfermeiro na identificação precoce de alterações sistêmicas causadas pela sepse grave. ABCS Health Sci. 2017;42(1):15-20.
28. Peninck PP, Machado RC. Aplicação do algoritmo da sepse por enfermeiros na unidade de terapia intensiva. Rev Rene. 2012;13(1):187-99.
29. Jeffery AD, Mutsch KS, Knapp L. Knowledge and recognition of SIRS and sepsis among pediatric nurses. Pediatr Nurs. 2014;40(6):271-8.
30. Robson W, Beavis S, Spittle N. An audit of ward nurses' knowledge of sepsis. Nurs Crit Care. 2007;12(2):86-92.
31. Santos JF, Alves AP, Stabile AM. Avaliação do conhecimento dos estudantes de enfermagem sobre sepse. Rev Eletr Enferm [Internet]. 2012;14(4):850-6.
32. Machado FR, Ferreira EM, Sousa JL, Silva C, Schippers P, Pereira A, et al. Quality improvement initiatives in sepsis in an emerging country: does the institution's main source of income influence the results? An analysis of 21,103 patients. Crit Care Med. 2017;45(10):1650-9.
33. Goulart LS, Ferreira Júnior MA, Sarti ECFB, Sousa AFL, Ferreira AM, Frota OP. Are nurses updated on the proper management of patients with sepsis?. Esc Anna Nery. 2019;23(4):e20190013.

37

Assistência de Enfermagem ao Paciente Neurológico

Solange Diccini

Rennan Martins Ribeiro

Introdução

A hipertensão intracraniana (HIC) é uma síndrome que está associada a diversas patologias neurológicas e neurocirúrgicas. A HIC aguda é considerada uma emergência neurológica, que necessita de tratamento clínico e/ou cirúrgico imediato, tendo em vista que ela determina piora no prognóstico ou mesmo situação de risco de vida ao paciente. Neste capítulo, são revisados os conceitos de pressão intracraniana, da hipertensão intracraniana, da fisiopatologia e do tratamento, devendo ser implementados cuidados efetivos pelos enfermeiros da unidade de terapia intensiva (UTI) na avaliação e nas intervenções de enfermagem na assistência desses pacientes.

Hipertensão intracraniana

O crânio é uma caixa rígida, quase totalmente fechado, não expansível e não contrátil. O conteúdo intracraniano é determinado pelo volume do encéfalo, do sangue e do líquido cefalorraquidiano (LCR). O encéfalo, por sua vez, ocupa 80% do total do volume intracraniano, o LCR e o sangue ocupam cerca de 10%, sendo que o sangue arterial de 3% a 4% e o sangue venoso de 6% a 7%.[1] Pela doutrina de Monro-Kellie, todos três componentes do volume intracraniano (encéfalo, sangue, LCR) estão em um estado de equilíbrio dinâmico, determinando a pressão intracraniana (PIC).[2]

O valor normal da PIC pode variar conforme a idade, posição e condição clínica do indivíduo. No adulto saudável, e em decúbito dorsal, a PIC normal varia entre 7 e 15 mmHg; na posição ortostática, a PIC pode se tornar negativa, em média de -10 mmHg. Em neonatos a PIC normal varia de 1,5 a 6 mmHg, enquanto em lactentes de 3 a 7 mmHg.[3-5] Pequenos aumentos transitórios da PIC podem ser observados em situações fisiológicas causadas por modificações nos volumes de sangue e do LCR, em virtude de alterações na pressão intratorácica (manobra de Valsalva na evacuação, tosse, espirro), postura, pressão arterial, respiração, níveis sistêmicos de oxigênio e de dióxido de carbono.[6,7]

Sob condições normais, um pequeno aumento no volume intracraniano tem pouco, ou nenhum, efeito na PIC. À medida que ocorre um aumento patológico do volume e é atingido um determinado limite, normalmente de cerca de 150 mL, qualquer aumento adicional nesse volume provoca aumentos na PIC. Essa relação volume-pressão pode ser definida como complacência cerebral (curva de Langffit). A complacência intracraniana é a capacidade do crânio para tolerar aumentos no volume sem um aumento correspondente na PIC. À medida que o volume intracraniano aumenta, a complacência diminui, com pequena elevação na PIC; porém, quando a complacência é baixa ou nula, qualquer aumento do volume ocasiona aumento exponencial da PIC (Figura 37.1).[1,6-8]

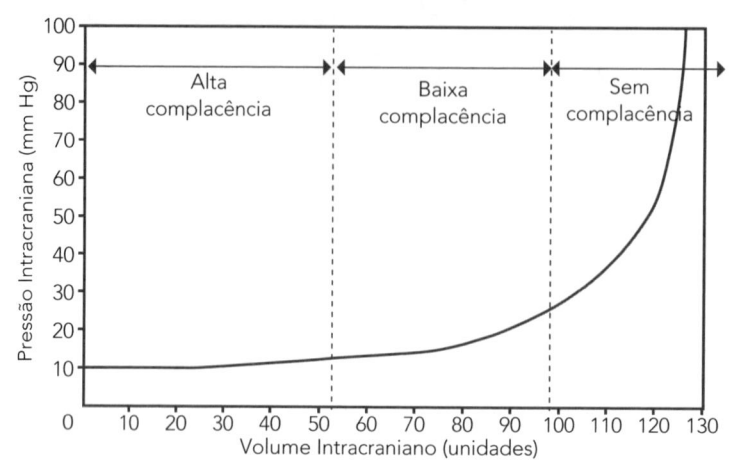

Figura 37.1. Curva de volume-pressão de Langfitt.

Fonte: Acervo do autor do capítulo.

Em situações de complacência cerebral normal, há mecanismos de compensação que permitem que alterações no volume determinem pequenas alterações na PIC. Esses mecanismos incluem o desvio do LCR para o espaço subaracnóideo da coluna vertebral, aumento de sua absorção, diminuição de sua produção, desvio do sangue venoso dos seios durais para as veias jugulares e compressão do tecido cerebral. Entretanto, quando esses mecanismos entram em falência, mesmo que ocorra um pequeno aumento de volume de qualquer componente do conteúdo intracraniano, há aumentos drásticos da PIC. Na prática clínica, quando a evolução da curva de Langfitt ocorre de forma crônica, como no caso de tumores intracranianos, hidrocefalia, ela é menos íngreme em razão dos mecanismos de compensação. Nos distúrbios agudos, a descompensação se estabelece de forma súbita e exponencial, como na expansão do hematoma extradural após um traumatismo cranioencefálico (TCE). Com a falência dos mecanismos de compensação e elevação da PIC, ocorre redução da pressão de perfusão cerebral (PPC) e do fluxo sanguíneo cerebral (FSC), gerando o ciclo da HIC: hipóxia tecidual, aumento da $PaCO_2$ e diminuição do pH, vasodilatação e edema cerebral. Este ciclo gera aumentos adicionais da PIC, resultando em isquemia, herniações cerebrais e morte encefálica.[1,6-8]

A HIC tradicionalmente é definida quando a PIC for ≥ 20 mmHg, sustentada por mais de 5 minutos, sendo indicado tratamento quando acima deste limite. Nos pacientes em que o valor da PIC oscila entre 15 e 20 mmHg, deve-se realizar exame neurológico mais rigoroso e avaliação de sinais de HIC, sendo iniciada, se necessário, conduta terapêutica. Segundo o último protocolo da Brain Trauma Foundation, o tratamento da HIC deve ser iniciado quando o valor da PIC for > 22 mmHg. De 10% a 15% dos pacientes podem evoluir para uma HIC refratária quando ocorre falha no tratamento inical para normalizar a PIC. Atualmente, o valor da PIC é obtido por método invasivo de monitorização quando há necessidade de procedimento neurocirúrgico para colocação de um cateter intracraniano acoplado ao monitor.[9-11]

As principais patologias que podem causar HIC são oportunamente apresentadas no Quadro 37.1.[6]

Quadro 37.1. Principais causas de hipertensão intracraniana.

Localização	Etiologia	Fisiopatologia
Intracraniana		
1. Parênquima cerebral	Hematoma, contusão, tumor	Lesões com efeito de massa
	Edema citotóxico (celular), edema vasogênico (aumento da permeabilidade da BHE), edema osmótico (hiponatremia)	Aumento do conteúdo de água
2. Vascular – arterial	Hipoxemia, hipercapnia, hipertermia, crise convulsiva, droga (nitroglicerina)	Vasodilatação
	Hiperemia, SRIS, sepse, hipertensão arterial severa (perda da autorregulação)	Aumento do fluxo sanguíneo cerebral
Vascular – venosa	Trombose ou compressão da veia jugular (inadequada posição da cabeça)	Obstrução da drenagem venosa
3. Líquido cefalorraquidiano	Tumor do plexo coroide	Aumento da produção
	Hidrocefalia comunicante (HSA, meningite)	Diminuição da absorção
	Hidrocefalia obstrutiva (lesão com efeito de massa, sangue intraventricular)	Obstrução da circulação.
Extracraniana		
1. Aumento da pressão intratorácica	Obstrução de vias aéreas, pneumotórax, hemotórax, assincronia paciente-ventilador, nível alto de PEEP, SDRA, hiperinsuflação pulmonar.	Diminuição da drenagem venosa cerebral
2. Aumento da pressão intra-abdominal	Síndrome compartimental abdominal, pneumoperitônio, hemoperitônio, ascite, íleo paralítico.	Diminuição da drenagem venosa cerebral

BHE: barreira hematoencefálica; SRIS: síndrome da resposta inflamatória sistêmica; HSA: hemorragia subaracnóidea; PEEP: pressão positiva expiratória final; SDRA: síndrome do desconforto respiratório agudo.

Fonte: Acervo do autor do capítulo.

◀ Fluxo sanguíneo cerebral

O cérebro recebe 15% do débito cardíaco (DC), cerca de 750 mL/minuto, para um FSC de 50 mL/100g/min, um órgão que corresponde a cerca de 2% a 3% do peso corporal total. A taxa metabólica cerebral de oxigênio ($CMRO_2$) é de 3 mL/100 g/minuto e a taxa metabólica cerebral de glicose (CMRGL) é de 30 mg/100 g/minuto, o que corresponde ao consumo de 20% do oxigênio obtido pelos pulmões e de 25% do consumo da glicose produzida, refletindo uma alta atividade metabólica cerebral. A diminuição de FSC para 20 mL/100 g/min pode ocasionar perda da consciência do paciente em segundos. Com um FSC de 10 mL/100 g/minuto, ocorre morte das células do cérebro. Desse modo, vale ressaltar que o FSC tem relação direta com a PPC e, indiretamente, com a resistência vascular cerebral (RVC): FSC = PPC/RVC. O FSC é, ainda, diretamente proporcional à demanda metabólica do tecido nervoso, o que se denomina "autorregulação metabólica".[6,8,12]

Pressão parcial arterial do gás carbônico

O dióxido de carbono (CO_2) modifica o diâmetro do vaso sanguíneo e o FSC. Os valores normais da pressão parcial arterial do gás carbônico ($PaCO_2$) é de 35 a 45 mmHg. Quando a $PaCO_2$ aumenta, o FSC aumenta pelo mecanismo da vasodilatação. Quando a $PaCO_2$ diminui, o FSC diminui em virtude do mecanismo da vasoconstricção. A hiperventilação pode desencadear isquemia cerebral, portanto não deve ser indicada de forma profilática, mas somente em situações de herniação encefálica e risco de morte encefálica.[6,8,12]

Pressão arterial média

O mecanismo que mantém o FSC constante, apesar da variação da pressão arterial média (PAM), é conhecido como "autorregulação". Quando a autorregulação é preservada, entre uma PAM de 50 e 150 mmHg, o FSC é mantido constante pelo mecanismo de vasoconstrição (quando há aumento da PAM) ou vasodilatação (quando há diminuição da PAM). Quando há perda da autorregulação, principalmente em pacientes com TCE grave, uma hipotensão arterial pode causar diminuição do FSC e isquemia cerebral, enquanto a hipertensão arterial pode aumentar o FSC e a HIC.[6,8,12]

Pressão parcial arterial de oxigênio

Dentro de padrões fisiológicos, a pressão parcial arterial de oxigênio (PaO_2) não modifica o FSC. Nas situações de hipóxia, ou PaO_2 < 50 mmHg, ocorrem vasodilatação cerebral e aumento do FSC, com consequente HIC.[6,8,12]

Autorregulação cerebral

Para atender à demanda metabólica, o sistema vascular cerebral é capaz de se autorregular. Esse acoplamento entre a oferta e o consumo de oxigênio denomina-se "autorregulação cerebral". Em condições normais, o FSC permanece constante entre uma variação da PAM de 50 a 150 mmHg. Essa autorregulação assegura um fluxo cerebral constante através dos vasos cerebrais, alterando o diâmetro destes em resposta à mudança na pressão arterial e traduzindo um mecanismo protetor cerebral para as constantes flutuações da pressão arterial. Em condições fisiológicas, uma queda da PPC é compensada com vasodilatação; e uma elevação da PPC, por vasoconstrição. Esses ajustes são regulados principalmente pela demanda metabólica, pela inervação simpática e parassimpática e pela concentração de algumas substâncias, como adenosina, óxido nítrico, PaO_2 e $PaCO_2$. Quando a autorregulação é perdida, principalmente no TCE, o FSC flutua de acordo com a pressão arterial sistêmica. Assim, qualquer atividade que propicie aumento na pressão arterial, como tosse, aspiração, agitação em pacientes que estejam com autorregulação comprometida, pode causar um aumento no FSC e consequente aumento na PIC.[6,8,12]

Pressão de perfusão cerebral

A PPC é definida como a diferença entre a pressão arterial média e a pressão intracraniana, ou seja, PPC = PAM – PIC, com valores normais em adultos de 60 a 70 mmHg. Quando a PPC diminui abaixo de 50 mmHg, aparecem sinais de isquemia e de redução da atividade elétrica cerebral. Porém, a PPC acima de 70 mmHg pode aumentar o edema cerebral e causar a síndrome do desconforto respiratório agudo (SDRA).[6,8,12]

Barreira hematoencefálica

Do ponto de vista estrutural, o capilar encefálico não é fenestrado como os demais capilares do organismo, estando suas células endoteliais aderidas por "junções apertadas" (*tight junctions*), o que torna as trocas entre o meio intravascular e o extravascular extremamente seletivas. Essa característica anatomofuncional dos capilares encefálicos constitui a barreira hematoencefálica (BHE).

A BHE é mais permeável à água, aos gases (O_2 e CO_2) e à glicose. Por um lado, essa seletividade inibe o acesso de substâncias tóxicas ao sistema nervoso central (SNC). Por outro lado, esse mecanismo protetor pode inibir a entrada de determinadas substâncias utilizadas no tratamento das diversas patologias neurológicas. Patologias como trauma cranioencefálico (TCE), tumores do SNC, radiação e determinadas lesões infecciosas e metabólicas alteram a permeabilidade da BHE, causando edema cerebral e aumento da PIC.[13]

Edema cerebral

A causa mais comum de aumento da PIC é o edema cerebral. Quase todas as formas de lesão cerebral são acompanhadas do aumento do conteúdo de água do encéfalo, denominado de "edema cerebral". Ele pode ser localizado ou difuso e estar associado com o aumento da PIC. O termo "edema cerebral" refere-se ao acúmulo de água intersticial e intracelular. Os tipos básicos de edema cerebral são o edema citotóxico, vasogênico e o intersticial.[13,14]

- **Edema citotóxico:** caracteriza-se pelo acúmulo de água no compartimento intracelular em virtude de seu influxo anormal, por falha na bomba Na^+/K^+ da membrana celular. O edema citotóxico é mais importante na substância cinzenta e ocorre nas situações em que há déficit na oferta de substrato (anóxia, hipoglicemia), na insuficiência hepática e na hiponatremia.
- **Edema vasogênico:** acúmulo de água, íons e proteínas plasmáticas no espaço extracelular da substância branca. Decorre da perda da integridade da BHE (tumores, processos inflamatórios, TCE).
- **Edema intersticial:** ocorre no tecido periventricular quando a pressão intraventricular é maior que a capacidade das células ependimárias de conter o LCR dentro do ventrículo, com extravasamento de LCR para a substância branca periventricular. Está associado com a hidrocefalia aguda ou subaguda e possivelmente com HIC benigna.

Nas agressões hipóxicas, os vasos encefálicos reagem fisiologicamente com vasodilatação, porém se a autorregulação estiver comprometida, esta vasodilatação gera uma quantidade exagerada de sangue, caracterizando um estado de hiperemia cerebral. Esta é uma situação que difere dos tipos de edemas descritos por ser um fenômeno vascular e capaz de aumentar subitamente a PIC, também denominado "inchaço cerebral" ou *brain swelling*.

Quadro clínico

O quadro clínico depende da velocidade do aumento no volume do conteúdo intracraniano e do seu efeito sobre a PIC. Didaticamente, sinais e sintomas podem ser divididos em HIC crônica ou HIC aguda, porém normalmente ocorrem de forma simultânea.[15,16]

Na HIC crônica, as manifestações clínicas podem ser: cefaleia (mediada por fibras dolorosas do nervo trigêmeo na dura-máter e nos vasos sanguíneos); vômitos em jato (pressão exercida no assoalho do IV ventrículo); papiledema (por diminuição do transporte axonal do nervo óptico e congestão venosa). Outros sinais e sintomas localizatórios consistem em alterações da força motora (paresia, plegia); alterações mentais (déficit de memória, de orientação, apatia, depressão); alterações de personalidade; alterações de nervos cranianos (paralisia do III par craniano – alteração do diâmetro e fotorreação pupilar ou VI par craniano – diplopia); e crises convulsivas.[15,16]

Na HIC aguda, as manifestações clínicas podem ser marcadas por alterações do nível de consciência em virtude de compressão do tronco encefálico de estruturas responsáveis pelo ciclo sono-vigília na formação reticular ascendente (quadro de confusão, agitação, sonolência até o coma); tríade de Cushing: hipertensão arterial, bradicardia e alterações no padrão respiratório (Cheyne-Stokes); alterações pupilares (anisocoria, midríase bilateral com lentificação ou ausência da fotorreação).[15,16]

Caso o tratamento da HIC não seja instituído rapidamente ou se houver falha nele, ocorrem deslocamento craniocaudal do encéfalo e o aparecimento de herniações encefálicas, que representam emergência neurológica com risco de evolução para a morte encefálica.[17]

Diagnóstico

A realização de exames de neuroimagem tem como objetivos fornecer informações iniciais sobre etiologia e topografia das lesões intracranianas e extracranianas, bem como a evolução do paciente durante o tratamento. Tanto a tomografia computadorizada de crânio (TCC) como a ressonância nuclear magnética de crânio (RNMC) podem ser solicitadas para a investigação diagnóstica. A TCC é um exame com base em raios X (radiação gama), rápido (em poucos minutos no aparelho do tipo helicoidal) e facilmente realizado em pacientes intubados, podendo ser realizada com ou sem a injeção de contraste venoso (contraste iodado ou não iodado). A RNMC é um exame que utiliza radiação eletromagnética, o que dificulta a sua realização em pacientes intubados ou é contraindicada em alguns pacientes com marca-passo ou implantes metálicos. É um exame mais caro que a TCC, mais demorado e pouco disponível em unidades de urgência e emergência, sendo mais utilizado para complementação diagnóstica. A RNMC pode ser realizada com ou sem a injeção de contraste venoso (contraste gadolínio).[17,18]

A presença de alguns achados nos exames de TCC ou de RNMC pode auxiliar no diagnóstico de HIC, como: desvio da linha média (efeito de massa); apagamento dos sulcos corticais (desvio do LCR para o espaço subaracnoide da coluna vertebral); compressão ou apagamento de cisternas da base (desvio do LCR para o espaço subaracnoide da coluna vertebral); edema (quebra da BHE, aumento da pressão hidrostática intraventricular, perda da diferenciação corticossubcortical).[17,18]

Tratamento

O tratamento da HIC pode ser realizado com a finalidade de tratar a causa primária da elevação da PIC, como a remoção cirúrgica de hematomas, tumores intracranianos ou a drenagem de uma hidrocefalia. Essas medidas são suficientes para baixar a PIC, revertendo o risco de herniação encefálica, melhorando o prognóstico e a evolução destes pacientes. Porém, há situações em que não é possível a remoção da causa primária da HIC, sendo necessárias outras intervenções que visem a diminuição da PIC. A maior parte dos tratamentos da HIC é originada de protocolos de tratamento do TCE grave, conforme descritos a seguir.[6,11,19-21]

- **Posicionamento do paciente:** elevação da cabeceira do leito a 30° acima do nível do átrio direito e posição neutra da cabeça facilita o retorno venoso dos seios durais para as veias jugulares, reduzindo a PIC; evitar a flexão, lateralização da cabeça e punção da veia jugular interna para acesso venoso central. Em pacientes com hipotensão arterial (PAS < 90 mmHg), pode estar contraindicada a elevação do decúbito em razão da instabilidade hemodinâmica, risco de queda da PPC e aumento da PIC. Avaliar possíveis pontos de compressão das veias jugulares pelo colar cervical ou pelo cadarço de fixação da cânula orotraqueal ou da traqueostomia;
- **Sequência rápida de intubação e ventilação mecânica:** em pacientes com escala de coma de Glasgow (ECGl) ≤ 8 pontos ou na presença de alterações no padrão respiratório (tipo de Cheyne-Stockes) decorrente de HIC. O objetivo é proteção de vias aéreas, prevenindo broncoaspiração, hipóxia e hipercapnia. Manter SaO_2 > 96% e a $PaCO_2$ de 35 a 40 mmHg;
- **Hiperventilação:** o CO_2 é um potente vasodilatador cerebral. A hiperventilação pode ser utilizada com a finalidade de vasoconstricção, redução do volume de sangue intracraniano e diminuição da PIC. Porém, pode causar diminuição acentuada do FSC e piora da isquemia cerebral. Em pacientes com descompensação da HIC, herniação cerebral e risco de morte encefálica, a hiperventilação é otimizada, mantendo-se a $PaCO_2$ de 30 a 35 mmHg. Deve-se evitar a hiperventilação durante as primeiras 24 horas após o TCE, em que o FSC pode estar reduzido;
- **Sedação e analgesia:** as principais drogas utilizadas são propofol, midazolam, etomidato, ketamina, dexmedetomidina, morfina, fentanil, alfentanil, sulfentanil e remifentanil, por via intravenosa (IV), de forma contínua em bombas infusoras, associadas, ou não, a bloqueador neuromuscular. A finalidade é reduzir a demanda metabólica ou prevenir assincronia com o ventilador mecânico, tosse ou tensão da musculatura abdominal durante aspiração traqueal, agitação ou auxiliar na movimentação no leito, situações que aumentam a PIC. A dose elevada e prolongada de propofol pode induzir a síndrome de infusão do propofol;
- **Manter normotermia**, temperatura < 37 °C, com protocolo de controle direcionado de temperatura. Evitar hipertermia, pois esta aumenta o metabolismo cerebral e a PIC.
- Controle de níveis séricos do sódio, manter Na^+ de 135 a 150 mEq/L ou >150 mEq/L, conforme protocolo da instituição.
- **Monitorização da PIC:** objetiva a otimização de medidas terapêuticas que visam tratar uma PIC > 20 mmHg e, principalmente, quando os valores estão > 22 mmHg, valores estes que se associam a maior mortalidade. Recomenda-se valor da PPC entre 60 e 70 mmHg.
- **Controle hemodinâmico:** a hipotensão arterial provoca queda da PPC, isquemia cerebral e aumento da PIC. Evitar hipotensão arterial, PAS < 90 mmHg. Em pacientes com TCE grave, manter a PAS ≥ 100 mmHg para pacientes de 50 a 69 anos; PAS ≥ 110 mmHg para pacientes de 15 a 49 anos ou acima de 70 anos. A utilização de drogas vasopressoras e fluidos induz a hipertensão arterial, melhorando PPC e FSC, devendo a PPC ser mantida entre 60 e 70 mmHg;
- **Controle de glicemia:** evitar hiperglicemia e hipoglicemia, pois causam lesão cerebral secundária. Manter glicemia de 80 a 180 mg/dL.
- **Profilaxia de crises convulsivas:** fenitoína é recomenda na primeira semana após a lesão para prevenção de convulsão pós-traumática (CPT) precoce. Se houver indicação, esse tempo pode ser estendido. Na presença de crise convulsiva, há aumento do metabolismo cerebral, com aumento do FSC e da PIC. Há indicação de monitorização

com eletroencefalografia (EEG) nos casos de TCE, acidente vascular cerebral (AVC) e encefalopatia, que podem apresentar estado de mal epiléptico não convulsivo;

- **Drenagem liquórica:** por meio de punção lombar, derivação ventricular externa (DVE), derivação ventricular peritoneal (DVP) ou drenagem lombar externa (DLE). Tem como finalidade a diminuição do volume do LCR e da PIC. Nos pacientes que estão com DVE, pode ser associada à monitorização da PIC.

- **Terapia hiperosmolar:** utilizadas as soluções de manitol ou salina hipertônica em pacientes em que há integridade da BHE e que se deseja reduzir rapidamente a PIC. O manitol a 20% é administrado em bólus, infundido em torno de 10 minutos, na dose de 0,25 a 1 g/kg, seguido por bólus de 0,25 g/kg de 4 a 6 horas. O início da ação ocorre de 15 a 20 minutos após a sua administração e tem duração de 1 a 5 horas. Por ser uma solução hipertônica, causa uma expansão no volume plasmático, elevando o FSC, diminuindo o hematócrito e a viscosidade sanguínea, com melhora da perfusão e oxigenação cerebral, bem como aumenta a pressão osmótica intravascular, retirando água do meio extracelular para o espaço intravascular, diminuindo o edema cerebral. Em situações em que a BHE está comprometida, o manitol tende a penetrar no parênquima cerebral, invertendo o gradiente osmótico, retirando água do espaço intravascular para o encéfalo, com consequente elevação da PIC. Este fenômeno é conhecido como "efeito rebote do manitol". A diurese osmótica do manitol pode causar hipovolemia, com queda da PAM e da PPC e elevação da PIC. As complicações frequentes do manitol são: hipernatremia; osmolaridade sérica elevada; hipovolemia; e injúria renal aguda. O manitol deve ser suspenso quando a osmolaridade sérica estiver acima de 320 mOsm/L e o *gap* osmolar (diferença entre a osmolaridade medida e a calculada) for maior do que 20, medida que visa prevenir a injúria renal aguda. Monitorização laboratorial deve ocorrer a cada 4 a 6 horas. A solução salina hipertônica (SSH) também tem um efeito osmótico, aumentando o nível sérico de sódio e da osmolaridade sérica, retirando água do espaço intercelular e do espaço intersticial do tecido cerebral através da BHE para o espaço intravascular. A SSH estimula a liberação do peptídeo natriurético atrial que, por sua vez, causa diurese e natriurese. A concentração da SSH varia de 2% a 23,4%, administrada em bólus, sendo 250 mL na concentração de 3% e 30 mL na concentração de 23,4%. A concentração a 3% pode ser administrada por cateter venoso periférico de grosso calibre, enquanto as outras concentrações devem ser administradas por cateter venoso central. Complicações da SSH são: injúria renal aguda; edema pulmonar; hipernatremia; hipocalemia; acidose; flebite/necrose; e elevação da PIC por efeito rebote. A osmolaridade sérica é mantida de 350 a 360 mOsm/L para prevenir a injúria renal aguda e o sódio de 155 a 160 mEq/L[22].

- **Corticosteroide:** a utilização da dexametasona é restrita aos processos neoplásicos com edema peritumoral e aos processos inflamatórios, principalmente àqueles que causam obstrução da circulação liquórica. O seu mecanismo de ação ainda não é totalmente conhecido, mas acredita-se que atue na modulação da permeabilidade celular, diminuindo o edema vasogênico.

- **Coma barbitúrico:** utilizado em situações de HIC refratária. O uso de barbitúricos (pentobarbital sódico ou tiopental sódico) tem a finalidade de redução do metabolismo cerebral e consequente diminuição do FSC e PIC. O paciente necessita de intubação orotraqueal e ventilação mecânica. Efeitos colaterais como hipotensão arterial e depressão do miocárdio podem limitar o seu uso, sendo necessária a utilização de reposição volêmica e drogas vasopressoras. Requer monitorização eletroencefalográfica contínua;

- **Controle direcionado de temperatura ou hipotermia terapêutica:** com temperatura--alvo entre 32 °C e 36 °C e mantida constante por, pelo menos, 24 horas. O controle direcionado de temperatura pode ser indicado com a finalidade de diminuir a velocidade metabólica cerebral de consumo de oxigênio e consequente redução do FSC e da PIC. Os principais efeitos colaterais da hipotermia são: tremores (que aumentam a PIC); arritmias cardíacas; coagulopatia; sepse; distúrbios eletrolíticos; e lesão por pressão.
- **Craniectomia descompressiva:** indicada na HIC refratária decorrente de TCE e acidente vascular encefálico (AVE) agudo. A craniectomia, quando está associada à abertura da dura-máter, pode diminuir em até 70% do valor inicial da PIC. A craniectomia descompressiva não mostrou benefícios, apesar de diminuir as taxas de mortalidade, ela foi associada a maiores taxas de resultados desfavoráveis.

Assistência de enfermagem ao paciente com HIC

No paciente com hipertensão intracraniana, as intervenções de enfermagem devem ser implementadas de forma que evitem ou minimizem o risco de lesão cerebral secundária. No Quadro 37.2 são descritos os cuidados de enfermagem e a justificativa para uma adequada elaboração do plano de cuidados.[15,16,22-31]

Quadro 37.2. Principais cuidados de enfermagem ao paciente com hipertensão intracraniana.

Cuidados de enfermagem	Justificativa
Realizar o exame neurológico	O enfermeiro deve realizar o exame neurológico, com a avaliação do nível de consciência, exame pupilar, avaliação da força motora e aplicação da ECGl. O exame neurológico detecta sinais e sintomas de deterioração neurológica ou sinais clínicos de herniação encefálica no paciente com HIC. Alterações do nível de consciência refletem sinal de descompensação da HIC. Pupila anisocórica com ausência de fotorreação é um sinal importante de herniação do uncus do lobo temporal ipsilateral, descompensação aguda da HIC e emergência neurológica. Na avaliação da força motora, respostas inapropriadas, principalmente as repostas em decorticação ou descerebração, indicam descompensação da PIC
Avaliar sedação e analgesia	Os fatores ambientais (ruído, temperaturas extremas, falta de sono, luz contínua), fatores emocionais (ansiedade, agitação), fatores fisiopatológicos (hipoxemia, perfusão cerebral prejudicada, infecção, encefalopatia) e o controle inadequado da dor podem aumentar o metabolismo cerebral, causando aumento na PIC. A sedação busca reduzir e controlar tais fatores, manter o paciente em ventilação mecânica sincronizada e permitir maior autonomia nos cuidados de enfermagem. O nível de sedação pode ser avaliado pela aplicação da escala de agitação e sedação de Richmond (RASS), pela Escala de Sedação e Agitação (SAS) ou pela monitorização pelo índice biespectral (BIS). Em pacientes com HIC, a indicação é de sedação profunda como forma de tratamento da HIC, RASS de -5, SAS de 1 e no BIS < 50. No paciente em que é capaz de avaliar a dor, podem ser utilizadas as escalas numéricas de dor, e para aqueles inconscientes e/ou em ventilação mecânica são aplicadas a Escala Comportamental de Dor (*Behavior Pain Scale*), *Nonverbal Pain Scale* (NVPS) ou *Critical-care Pain Observation Tool* (CPOT). A hipotensão arterial é uma das complicações da sedação e analgesia. A hipotensão arterial causa queda da PPC e consequente elevação da PIC. Para prevenir a hipotensão arterial, as drogas devem ser ligadas em bombas de infusão e o fluxo prescrito, deve ser instituído lentamente

(Continua)

Quadro 37.2. Principais cuidados de enfermagem ao paciente com hipertensão intracraniana. (*Continuação*)

Cuidados de enfermagem	Justificativa
Anotar a medida da PIC e da PPC	No paciente com HIC, os valores da PIC e da PPC devem ser anotados a cada hora, principalmente quando há instabilidade da PIC ou após tratamento. A PPC > 60 a 70 mmHg e a PIC < 20 mmHg são recomendadas para o paciente neurológico com HIC
Manter a cabeceira do leito a 30°	Facilita o retorno venoso pelas veias jugulares, reduzindo a PIC. Na presença de hipotensão arterial (PAS < 90 mmHg) e cabeceira do leito a 30°, podem ocorrer diminuição da PPC, vasodilatação e aumento da PIC. Discutir com o médico a posição da cabeceria do leito se o paciente apresenta instabilidade hemodinâmica
Manter alinhamento da cabeça em posição neutra, evitando flexão do pescoço e rotação da cabeça, com o auxílio de toalhas enroladas ou coxins posicionados na face lateral da cabeça	Facilita o retorno venoso pelas veias jugulares, reduzindo a PIC
Evitar compressão do cadarço sobre a região cervical durante a fixação da cânula endotraqueal ou de traqueostomia	Ocorrem diminuição do retorno venoso pelas veias jugulares e aumento da PIC em virtude da compressão do cadarço sobre as veias jugulares
Avaliar o posicionamento do colar cervical	Nos pacientes com suspeita de trauma cervical e com colar cervical, recomenda-se evitar o uso do colar cervical apertado. Há risco de compressão do colar sobre as veias jugulares, com diminuição do retorno venoso e aumento da PIC. Dois dedos do enfermeiro devem passar entre o colar e o pescoço do paciente para facilitar o retorno venoso pelas veias jugulares
Avaliar parâmetros do ventilador mecânico, ausculta pulmonar, posicionamento da cânula traqueal, radiografia de tórax e gasometria arterial	Na situação de hipercapnia, $PaCO_2$ > 45 mmHg, ocorrem vasodilatação cerebral, aumento do volume sanguíneo cerebral e aumento da PIC. Na situação de hipoxemia, PaO_2 < 60 mmHg, ocorrem vasodilatação cerebral, aumento do volume sanguíneo cerebral e aumento da PIC. Nos casos de uso de pressão positiva ao final da expiração (PEEP), podem ocorrer aumento da pressão intra-abdominal, diminuição do retorno venoso e aumento da PIC. Outra consequência da PEEP é a diminuição do retorno venoso, com diminuição do DC e da pressão arterial, que pode ocasionar queda da pressão de perfusão cerebral e lesão cerebral secundária
Monitorar a oxigenação com oximetria de pulso, mantendo SpO_2 > 95% ou $PaCO_2$ > 35 mmHg pela capnografia	Evitar hipoxemia e hipercapnia, além de aumento da PIC. Evitar $PaCO_2$ < 30 mmHg durante hiperventilação em virtude de vasoconstrição, redução do FSC e isquemia cerebral

(*Continua*)

Quadro 37.2. Principais cuidados de enfermagem ao paciente com hipertensão intracraniana.
(*Continuação*)

Cuidados de enfermagem	Justificativa
Realizar aspiração traqueal e manter via aérea permeável	A aspiração traqueal ocasiona diminuição da PaO_2, aumento da $PaCO_2$ e obstrução parcial das vias aéreas pela sonda de aspiração. Pré-oxigenar o paciente com uma FiO_2 a 100% de 30 a 60 segundos antes e após cada aspiração. Esta manobra auxilia na manutenção dos níveis de oxigenação, prevenção de hipóxia e evita o aumento da PIC durante o procedimento. A aspiração traqueal deve ser realizada até 10 segundos, limitada a duas manobras de aspiração. Recomenda-se o sistema fechado de aspiração em pacientes com HIC
Avaliar presença de tosse durante a aspiração traqueal	O reflexo da tosse desencadeia a manobra de Valsalva, com aumento da pressão intra-abdominal, aumento da pressão intra-torácica, diminuição do retorno venoso pelas veias jugulares e aumento na PIC. A tosse pode elevar a PIC momentaneamente em 30 a 40 mmHg, mesmo em indivíduos normais. Caso o paciente apresente o reflexo da tosse, deve-se avaliar a PIC e discutir com o médico a necessidade de sedação e o uso de bloqueador neuromuscular antes da aspiração
Avaliar pressão arterial	A hipotensão arterial (PAS < 90 mmHg) resulta em queda da PPC, isquemia cerebral e aumento da PIC. Manter PAM > 70 mmHg. Ao realizar a troca da solução com droga vasopressora na bomba de infusão, evitar hipotensão arterial. Na presença da tríade de Cushing, durante descompensação da HIC, pode ocorrer hipertensão arterial, com aumento da pressão de pulso
Avaliar frequência e ritmo cardíacos	Na presença da tríade de Cushing, durante descompensação da HIC, pode ocorrer bradicardia. Os pacientes neurocríticos podem apresentar arritmias cardíacas
Avaliar temperatura	Evitar hipertermia, pois o aumento da temperatura acarreta aumento no metabolismo cerebral e aumento da PIC. Manter temperatura < 37° C. Instituir protocolo de controle direcionado de temperatura ou de hipotermia terapêutica
Avaliar glicemia	Evitar hiperglicemia, pois causa lesão cerebral secundária; manter glicemia de 80 a 180 mg/dL. Evitar hipoglicemia. Pacientes com infusão contínua de insulina endovenosa por bomba de infusão têm maior risco de hipoglicemia
Evitar a flexão superior a 90° do quadril, quando o paciente é colocado em decúbito lateral	Esta posição contribui para o aumento da pressão intra-abdominal e aumento da pressão intratorácica, diminuindo o retorno venoso encefálico e aumentando a PIC
Avaliar a presença de contrações musculares isométricas	Contrações musculares isométricas (decorticação, descerebração, outras hipertonias, contenção de extremidades) aumentam a PIC. As movimentações passivas sem contração isométrica são indicadas
Avaliar eliminação intestinal	A constipação intestinal desencadeia a manobra de Valsalva. A manobra de Valsalva causa aumento da pressão intra-abdominal e consequente aumento na pressão intratorácica, que ocasiona diminuição no retorno venoso pelas veias jugulares e elevação da PIC. O aumento da ingestão de fibras na dieta e hidratação são medidas preventivas para a constipação intestinal. Quando necessário, o uso de emolientes fecais é mais indicado do que os laxantes, embora ambos possam desencadear a manobra de Valsalva. Evitar enemas

(*Continua*)

Quadro 37.2. Principais cuidados de enfermagem ao paciente com hipertensão intracraniana. *(Continuação)*

Cuidados de enfermagem	Justificativa
Avaliar crises convulsivas	As crises convulsivas aumentam a taxa metabólica cerebral e o FSC, como também causam hipóxia e hipercapnia, aumentando a PIC. Na presença da monitorização contínua do eletroencefalograma (EEG), o enfermeiro deve ser treinado e apto para reconhecer no monitor os traçados de crises convulsivas
Evitar estímulos ambientais	Conversações inadequadas, como sobre o prognóstico do paciente; e estímulos nociceptivos, como procedimentos invasivos do tipo punção lombar ou procedimentos de enfermagem que provocam dor (remoção de curativos ou punção venosa ou arterial) causam aumento da PIC
Prescrever os cuidados de enfermagem, minimizando o aumento da PIC	Os cuidados de enfermagem cumulativos, como higiene bucal, banho, mudança de decúbito, curativos, aspiração traqueal, entre outros, ocasionam aumentos na PIC. Portanto, as intervenções de enfermagem, superiores a 15 minutos, aumentam a PIC e devem ser realizadas de modo fracionado, em curtos intervalos de tempo, evitando o aumento contínuo e gradativo da PIC. A manutenção de valores elevados da PIC acima de 5 minutos deve ser comunicada ao médico, bem como qualquer alteração no exame neurológico do paciente

Fonte: Desenvolvido pela autoria do capítulo.

◖ Considerações finais

Apesar da complexidade do paciente com hipertensão intracraniana, a base do cuidado do enfermeiro intensivista são a observação e a avaliação constante à beira do leito. A aplicação do conhecimento científico, com base na neuroanatomia, neurofisiologia e fisiopatologia, exames neurodiagnósticos e da neuropropedêutica, permite a ele desenvolver um plano de cuidados de enfermagem com a finalidade de minimizar ou prevenir lesão secundária cerebral, diminuindo sequelas e melhorando o prognóstico desses pacientes.

Referências bibliográficas

1. Harary M, Dolmans RGF, Gormley WB. Intracranial pressure monitoring – review and avenues for development. Sensors (Basel). 2018;18(2):E465.
2. Mokri B. The Monro-Kellie hypothesis: applications in CSF volume depletion. Neurology. 2001;56(12):1746-8.
3. Albeck MJ, Skak C, Nielsen PR, et al. Age dependency of resistance to cerebrospinal fluid outflow. J Neurosurg 1998;89:275-8.
4. Perez-Barcena J, Llompart-Pou JA, O'Phelan KH. Intracranial pressure monitoring and management of intracranial hypertension. Crit Care Clin. 2014;30(4):735-50.
5. Welch K. The intracranial pressure in infants. J Neurosurg. 1980;52:693-9.
6. Godoy DA, Lubillo S, Rabinstein AA. Pathophysiology and management of intracranial hypertension and tissular brain hypoxia after severe traumatic brain injury: an integrative approach. Neurosurg Clin N Am. 2018;29(2):195-212.
7. Langfitt TW. Increased intracranial pressure. Clin Neurosurg 1969;16:436-71.
8. Madhok DY, Vitt JR, Nguyen AT. Overview of neurovascular physiology. Curr Neurol Neurosci Rep. 2018;18(12):99.
9. Brain Trauma Foundation, American Association of Neurological Surgeons; Congress of Neurological Surgeons. Guidelines for the management of severe traumatic brain injury. J Neurotrauma 2007;24(Suppl 1):S1-106.
10. Balestreri M, Czosnyka M, Hutchinson P, et al. Impact of intracranial pressure and cerebral perfusion pressure on severe disability and mortality after head injury. Neurocrit Care 2006;4:8-13.
11. Carney N, Totten AM, O'Reilly C, et al. Guidelines for the management of severe traumatic brain injury, fourth edition. Neurosurgery 2017;80:6-15.

12. Craven C, Reddy U. Applied cerebral physiology. Anaesth Intensive Care Med 2016;17(12):630-4.
13. Esqueda-Liquidano MA, Gutiérrez-Cabrera JJ, Cuéllar-Martínez S, et al. Edema cerebral I: fisiopatología, manifestaciones clínicas, diagnóstico y monitoreo neurológico. Med Int Méx 2014;30:584-90.
14. Jha RM, Kochanek PM, Simard JM. Pathophysiology and treatment of cerebral edema in traumatic brain injury. Neuropharmacology. 2019;145(Pt B):230-46.
15. Diccini S, Ribeiro RM. Hipertensão intracraniana. In: Diccini S, Ribeiro RM. Enfermagem em neurointensivismo. São Paulo: Atheneu; 2018:127-53.
16. Sacco TL, Delibert AS. Management of intracranial pressure: part I: pharmacologic interventions. Dimens Crit Care Nurs. 2018;37(3):120-129.
17. Riveros GB, Muñoz LJI, Hernández VAC, et al. Types of cerebral herniation and their imaging features. Radiographics. 2019;39(6):1598-1610.
18. Currie S, Saleem N, Straiton JA, et al. Imaging assessment of traumatic brain injury. Postgrad Med J. 2016;92(1083):41-50.
19. Cadena R, Shoykhet M, Ratcliff JJ. Emergency neurological life support: intracranial hypertension and herniation. Neurocrit Care. 2017;27(Suppl 1):82-88.
20. Garvin R, Mangat HS. Emergency neurological life support: severe traumatic brain injury. Neurocrit Care. 2017;27(Suppl 1):159-69.
21. Hawryluk GWJ, Aguilera S, Buki A, et al. A management algorithm for patients with intracranial pressure monitoring: the Seattle International Severe Traumatic Brain Injury Consensus Conference (SIBICC). Intensive Care Med. 2019;45(12):1783-94.
22. Sacco TL, Delibert SA. Management of intracranial pressure: part I: pharmacologic interventions. Dimens Crit Care Nurs. 2018;37(3):120-129.
23. Mitchell PH, Kirkness C, Blissitt PA. Chapter 5. Cerebral perfusion pressure and intracranial pressure in traumatic brain injury. Annu Rev Nurs Res. 2015;33:111-83.
24. Olson DM, McNett MM, Lewis LS, Riemen KE, Bautista C. Effects of nursing interventions on intracranial pressure. Am J Crit Care. 2013;22(5):431-8.
25. Nyholm L1, Steffansson E, Fröjd C, Enblad P. Secondary insults related to nursing interventions in neurointensive care: a descriptive pilot study. J Neurosci Nurs. 2014;46(5):285-91.
26. Robinson JD. Management of refractory intracranial pressure. Crit Care Nurs Clin North Am. 2016;28(1):67-75.
27. Sacco TL, Davis JG. Management of intracranial pressure part ii: nonpharmacologic interventions. Dimens Crit Care Nurs. 2019;38(2):61-69.
28. Diccini S, Silva SCF, Koizumi MS, Ribeiro RM. Intervenções de enfermagem na hipertensão intracraniana e na monitorização neurológica. In: Diccini S. Enfermagem em neurologia e neurocirurgia. São Paulo: Atheneu; 2017:123-33.
29. Tan TK, Cheng MH, Sim EY. Options for managing raised intracranial pressure. Proceedings of Singapore healthcare. 2015;24(3):156-64.
30. Hussein MTEL, Zettel S, Suykens AM. The ABCs of managing increased intracranial pressure. J Nurs Educ Pract. 2017;7(4):6-14.
31. Zerfoss CL. Reducing intracranial pressure in patients with traumatic brain injury. Am Nurse Today. 2016;11(10):1-6.

38
Assistência ao Paciente Politraumatizado

Ângela Amorim de Araújo

Introdução

Segundo dados da Associação de Medicina Intensiva (AMIB), no período de 2016 a 2017, havia 1.961 leitos de unidade de terapia intensiva (UTI) nos estabelecimentos de saúde em todo o país, e diversas dessas unidades dispensam cuidados intensivos de enfermagem na alta complexidade a pacientes com politraumatismo. Pacientes admitidos em unidades hospitalares por politraumatismo requerem das equipes uma definição clara de habilidades e competências para compreenderem e atenderem as múltiplas demandas desses pacientes, tendo em vista que as lesões graves ameaçam as suas vidas, e a complexidade envolve diversos sistemas dos indivíduos.[1]

Dados do DATASUS (2017) apontam para um decréscimo com relação aos acidentes de trânsito por motocicletas; entretanto, com relação ao ano de 2016, o número de internações aumentou em 16%, e os motociclistas fazem parte de um terço das internações por óbitos em acidentes de trânsito em todo o país. Os transportes terrestres são responsáveis por mortes (12%) em todo o mundo, alcançando 50 milhões de feridos e, no Brasil, em sua grande maioria, são os jovens entre 15 e 39 anos as maiores vítimas.[2]

De acordo com o *Global Burden of Disease*, as mortes por lesões em todo o mundo aumentarão em 40%. Essa estimativa foi definida entre os anos 2002 e 2030 em virtude do aumento da população mundial, em que, por este método, a principal causa descrita seriam os acidentes de trânsito por veículo automotor e lesões autoinfligidas, que sinalizam principalmente nas faixas etárias entre 1 e 44 anos. Dados mostram uma estimativa brasileira, em 2017, de acidentes de trânsito como a oitava causa de maior impacto na mortalidade da população em geral (Figura 38.1). Observa-se, ainda, um novo contexto social, em que a violência interpessoal, os desastres naturais, ou aqueles causados pelo homem como atos violentos em guerra ou terrorismo fazem surgir usuários que necessitam de assistência e cuidados complexos, como os politraumatizados, que aumentam o custo dos sistemas de saúde.[3]

Em acidentes nos quais a vítima sofre traumatismos diversos, observam-se alterações importantes, pois o politraumatismo é acompanhado por respostas tanto sistêmicas como locais e, após o trauma, o corpo responde de maneira protetora, conservando fluidos e tentando fornecer energia para os reparos necessários. Para tanto, nesses pacientes críticos, minimizar as condições de choque e intervir diretamente nas alterações dos sistemas envolvidos no politraumatismo (neurológico, pulmonar, cardiocirculatório, gastrointestinal, esquelético e tegumentar) são tarefas que devem ser compreendidas pela equipe de enfermagem como de extrema urgência e requerem conhecimento para que se tornem um diferencial nas intervenções em terapia intensiva, reduzindo agravos nas vítimas de lesões diversas.[4,5]

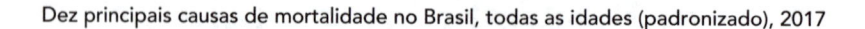

Dez principais causas de mortalidade no Brasil, todas as idades (padronizado), 2017

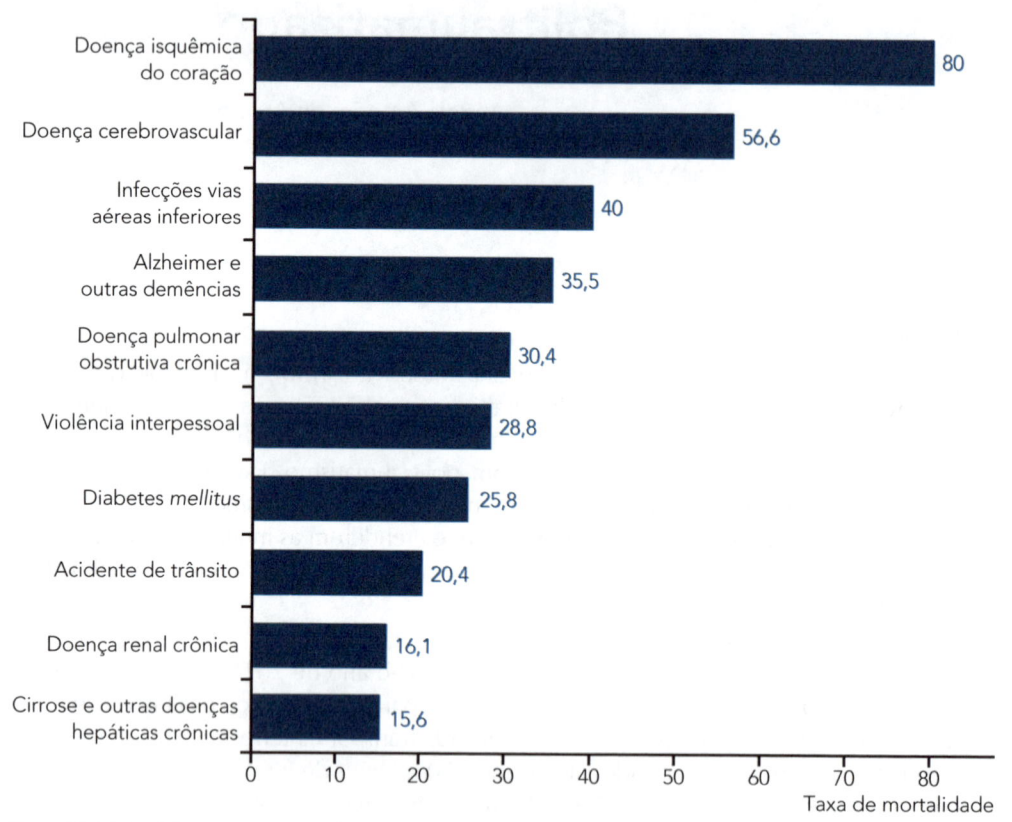

Figura 38.1. Painel de monitoramento de mortes no Brasil (2017).

Fonte: Adaptada de http://svs.aids.gov.br.

O principal objetivo para compreender os agravos é reconhecer as etapas iniciais no pré-hospitalar relativas ao acidente, que se dividem sequencialmente em períodos de tempo nos quais ocorrem as alterações sistêmicas, sendo eles:

- **Primeiro Pico:** ocorre nos primeiros segundos a minutos após o trauma resultante de apneia, lesões graves cerebrais ou na medula espinhal, lesões do coração ou de grandes vasos, de péssimo prognóstico

- **Segundo Pico:** ocorre entre minutos e várias horas após o trauma resultante de hematomas e sangramentos nas cavidades, lacerações de órgãos e fraturas de grandes ossos. Neste momento, temos o conceito da Golden Hour (Hora de Ouro), que se refere ao melhor prognóstico para a vítima atendida em até 1 hora após o trauma

- **Terceiro Pico:** ocorre de vários dias a semanas, após o trauma inicial decorrente de sepse, comprometimento de múltiplos órgãos e sistemas ou sangramentos em órgãos e cavidades ocas.[5,6]

Avaliação e atendimento iniciais ao politraumatizado

De acordo com a nona edição do livro do Atendimento Pré-Hospitalar ao Trauma (PHTLS, 2018), a sequência de atendimento ganhou uma letra "X", relacionada à hemorragia externa grave, ou seja, a importância de não apenas vislumbrar o direcionamento à parte circulatória na letra "C", sendo adicionada para que durante o atendimento seja definida, por meio de algumas prioridades, a cessação do sangramento para reduzir a mortalidade em razão de o sangramento, nestes casos, ser o que mais mata no politrauma. Os atendimentos iniciais ao paciente politraumatizado devem ser rápidos e sistematizados; porém, em algumas regiões do país, as unidades de emergência são reduzidas em número de pessoal e espaço físico, e é essencial que o o enfermeiro intensivista tenha condições de dar continuidade ao atendimento realizado no pré-hospitalar, por isso a importância de ele conhecer a sequência por meio de um método mnemônico. Portanto, as ações devem ter uma sequência lógica de atendimento e de prioridades que deve ser obrigatoriamente respeitada, conhecida como o "XABCDE do trauma".[6,7]

X – Exsanguinação: contenção de sangramento externo grave.

A – Vias aéreas e proteção da coluna cervical.

B – Boas ventilação e respiração.

C – Circulação com controle da hemorragia.

D – Disfunção neurológica.

E – Exposição total do paciente.

Exsanguinação: contenção de sangramento externo grave

O procedimento inicial de cessação do sangramento, em que o "X" está relacionado a sangramento externo, e tem associação com morte por hemorragias graves. Por esse motivo, as intervenções devem ser rápidas e direcionadas por meio de protocolo e materiais para redução do estado isquêmico global e distúrbios metabólicos causados pelos sangramentos. A aplicação de torniquetes e as compressões diretas com o punho são técnicas desenvolvidas na área militar e adequadas a uma nova realidade das emergências. O uso de torniquete para os sangramentos de extremidades e de membros esmagados, e que não cessaram, deve receber analgesia em razão do desconforto e da dor no torniquete, sendo bem-vindo para reduzir os danos associados a sangramentos; já nas articulações, as compressões com punho e materiais para cessar sangramento se mostraram eficazes na interrupção de perda sanguínea.[8,9]

Via aérea e controle da coluna cervical

A via aérea deve ser analisada continuamente em virtude do risco de os pacientes da unidade de emergência chegarem à UTI com inadequada ventilação, com lesões múltiplas em face, e o enfermeiro intensivista deve ter o conhecimento para conduzir o manejo adequado da via aérea. As lesões de via aérea podem ser associadas a traumas de face, maxila, laringe, traqueia e região cervical. O objetivo do atendimento é avaliar as condições de vias aéreas se pérvias, se necessitam de reposicionamento (decorrente de queda da língua) e se estão obstruídas.[9,10]

Existem várias manobras e equipamentos que auxiliam na manutenção da via aérea , cada uma com vantagens e desvantagens, sendo que a decisão de qual método deverá ser utilizado, depende da habilidade do profissional e da indicação e disponibilidade do serviço (Quadro 38.1).[10,11]

Quadro 38.1. Principais vantagens e desvantagens dos dispositivos de manutenção de vias aéreas mais utilizados.

Dispositivo	Vantagem	Desvantagem
Cânula orofaríngea (Guedel)	• Baixo custo • Facilidade técnica de manuseio • Uso em todas as idades	• Paciente deve estar inconsciente • Não protege contra aspiração de conteúdo gástrico
Cânula nasofaríngea	• agilidade no manuseio • Uso em caso de trismo • Pacientes conscientes	• Contraindicado em sangramento nasal • Não protege contra a aspiração de conteúdo gástrico • Produz estímulo vagal
Máscara laríngea (dispositivo supraglótico)	• Enfermeiro treinado/habilitado pode passar • Diversos tamanhos • Facilidade no manuseio • Opção na via aérea difícil • Utilização como guia na intubação traqueal	• Não protege contra a aspiração de conteúdo gástrico • Método não definitivo • Alto custo
Tubo traqueal (oral)	• Via aérea definitiva • Proteção contra a aspiração de conteúdo gástrico • Baixo custo	• Necessidade de profissional experiente/habilitado • Necessidade de sedação em pacientes conscientes
Tubo traqueal (nasal)	• Via aérea definitiva • Proteção contra a aspiração de conteúdo gástrico • Baixo custo • Indicado em casos de trauma bucal, trismo	• Necessidade de profissional experiente/habilitado • Paciente deve estar com ventilação espontânea/ Gasping para o procedimento
Cricotireoideostomia por punção	• Facilidade e rapidez na punção	• Dificuldade na ventilação pela resistência da via aérea • Retenção de CO_2 • Método não definitivo

Fonte: Metterlein, et al. (2017).

A coluna cervical deve ter atenção redobrada, pois as lesões cervicais são responsáveis por 2% dos traumas, principalmente em pacientes com suspeita ou diagnóstico de lesão medular, devendo-se ter a devida precaução e o cuidado na mobilização em bloco (mantendo alinhado o eixo cabeça-pescoço-tronco-quadril), seu manuseio na terapia intensiva deve ser sempre realizado por duas pessoas, ou mais, e a importância do cuidado requer também uma equipe que conheça e seja treinada na técnica de manuseio cervical e rolamento em prancha. Na UTI, quando indicado, retira-se a prancha rígida, prancha de polietileno utilizada no Atendimento Pré-Hospitalar (APH) para imobilização e transporte do paciente traumatizado; e o colar cervical, de acordo com os protocolos regulares da unidade associados ao exame físico e de imagem (raio X e/ou exame tomográfico). Alguns dos principais motivos são o desconforto e a dor gerados pela rigidez da prancha e as lesões associadas, que, por sua vez, podem gerar lesões por pressão. Um dado importante é que a presença do colar cervical pode aumentar em até 4,5 mmHg a pressão intracraniana em virtude da ansiedade, da dor e do estresse, o que deve ser levado em consideração em se tratando de pacientes com lesões neurológicas.[12]

Boa ventilação e respiração

O objetivo principal nesta fase do atendimento é o diagnóstico preciso do funcionamento pulmonar e diafragmático, o enfermeiro intensivista necessita avaliar de modo dinâmico parâmetros de correlação das funções respiratórias e ventilatórias, detectando e corrigindo lesões que possam prejudicar a ventilação e, ao mesmo tempo, corrigindo com a equipe multidisciplinar a oxigenação a fim de manter a perfusão dos tecidos. A hipóxia que causa o comprometimento da troca efetiva dos gases, manifestação fisiológica mais comum nos traumas torácicos, ocasiona complicações que ocorrem na terapia intensiva (secundárias ao trauma), responsáveis pelo desvio de até 30% da ventilação-perfusão e que induzem a redução de oxigênio alveolar. Isso requer uma carga de trabalho enorme na assistência, os cuidados dispensados na UTI devem conter observações na avaliação de parâmetros, como o nível de consciência, saturação de oxigênio, avaliação do dióxido de carbono (CO_2) por meio da capnografia, gasometria (equilíbrio acidobásico), reposicionamento de dispositivos de ventilação, presença de ruídos e toda avaliação que possa diagnosticar e corrigir situações como pneumotórax (simples, aberto ou hipertensivo), hemotórax, tórax instável, lesões traqueais, contusão pulmonar, tamponamento cardíaco, entre outras.[13-15]

Todo paciente politraumatizado necessita receber aporte de oxigênio, e esse procedimento deve ser monitorizado quanto à frequência respiratória e à qualidade da ventilação, utilizando-se também monitores de oximetria de pulso e capnografia. Ao receber o paciente na UTI, a equipe deve atentar para o dispositivo de ventilação que o paciente está utilizando, checando sua efetividade e levando em consideração a troca por outro mais adequado.[15]

Circulação com controle da hemorragia

A avaliação da circulação e o controle da hemorragia têm o objetivo de manter, ou restaurar, o volume sanguíneo e garantir um débito cardíaco e uma perfusão satisfatórios. A diferença entre a inserção do "X" e a manutenção do "C", no item "Circulação e Contensão de Sangramentos", é que o "C" está diretamente relacionado à cessação de hemorragias internas por meio de avaliação, intervenções de reposição e avaliando sinais vitais, perfusão e parâmetros hemodinâmicos. A hemorragia é a principal causa de morte evitável no doente traumatizado, portanto o choque no trauma decorre da perda sanguínea, até que se prove o contrário. A hemorragia pode ser classificada em quatro classes, considerando-se os sinais e sintomas apresentados e estimando-se a perda sanguínea do paciente, facilitando e direcionando o atendimento (Quadro 38.2).

Quadro 38.2. Classificação da hemorragia com base na condição inicial do paciente.

	Classe I	Classe II	Classe III	Classe IV
Perda sanguínea (mL)	750	800 a 1.500	1.500 a 2.000	> 2.000
Perda sanguínea (%)	< 15%	15% a 30%	30% a 40%	> 40%
Frequência de pulso	< 100	100 a 120	120 a 140	> 140
Pressão arterial	Normal	Normal	Reduzida	Muito baixa
Perfusão periférica	Normal	> 2 segundos	> 2 segundos	Indetectável
Frequência respiratória	Normal	Taquipneia	Taquipneia	Taquipneia
Diurese (mL/hora)	> 30	20 a 30	5 a 15	Desprezível
Estado mental	Levemente ansioso	Moderadamente ansioso	Ansioso, confuso	Confuso, letárgico

Fonte: Adaptado de Skinner e Driscoll (2013).

A identificação da presença e da causa do choque no paciente traumatizado são importantes. Por meio de dispositivos de apoio clínico, como o ultrassom, e o seu manuseio pelo enfermeiro de terapia intensiva na avaliação dos sistemas e apoio nas intervenções venosas, como passagem de cateter central de inserção periférica (PICC) guiado, conforme parecer do Conselho Federal de enfermagem acerca desta prática (Parecer n. 243/2017), trouxe autonomia no gerenciamento do quadro de choque, assim como os dispositivos que legalmente podemos acessar para manter a estabilidade do paciente sob cuidados críticos.[16] A avaliação global do paciente em suas perdas e ganhos na UTI é primordial para reconhecer as necessidades de intervenções volêmicas ou de avaliação de parâmetros (PICC, cateter Swan-Ganz, balão intra-aórtico, entre outros).

Avaliação neurológica

Ainda na avaliação e no atendimento iniciais, deve-se realizar rapidamente uma avaliação neurológica, verificando-se o nível de consciência do paciente por meio da escala de coma de Glasgow (ECGl) de acordo com as seguintes variáveis: abertura ocular, que varia de 1 a 4 pontos; resposta verbal, que varia de 1 a 5 pontos; e resposta motora, que varia de 1 a 6 pontos. Vale ressaltar que a avaliação da reação pupilar foi introduzida, em 2018, para promover a mensuração da pontuação final da ECGl. Dessa maneira, posteriormente ao cálculo da sua pontuação geral, deve ser subtraída a pontuação referente às possíveis alterações na reação das pupilas, como segue: 2 pontos – nenhuma reatividade nas pupilas; 1 ponto – fotorreação em apenas uma das pupilas; 0 ponto – quando as duas pupilas funcionam normalmente, encontrando-se fotorreagentes. Ou seja, logo após o resultado geral da ECGl, deve-se avaliar a pupila, checar a sua pontuação e subtrair do valor total. Caso o paciente apresente valor 15 na ECGl e 0 na avaliação pupilar, mantém-se a pontuação final de 15 na ECGl, enquanto em uma situação clínica em que o paciente apresente um valor 3 na ECGl e 2 na escala de avaliação pupilar, o valor final da ECGl será 1.

A partir de então, é pertinente observar parâmetros que possam traduzir uma piora do quadro neurológico, com (re)avaliação da escala de Glasgow; evitar a hipóxia, com oferta adequada de oxigênio; reduzir a retenção de CO_2, por obstrução do tubo, má ventilação ou via aérea inadequada; controlar pressão intracraniana para não se elevar acima de 20 mmHg; dar preferência para soluções salinas decorrente de inflamação da barreira hematoencefálica; manter temperatura corporal (até 37,5°C) e glicemia controladas (até 99 mg/dL), com atenção especial à redução da glicemia, com o objetivo de evitar danos cerebrais.[17] Outras escalas, como a de Fisher[18] e o escore ICH (Intracraneal Hemorrhage),[19] são utilizadas em UTI para avaliar tomografia de crânio e observar presença de sangramentos.

Exposição total do paciente

Todas as vestes do doente devem ser retiradas para que ele possa ser examinado. Via de regra, as peças de roupa retiradas serão aquelas que facilitarão a devida avaliação, porém o mais comum é que, para evitar que alguma lesão passe despercebida pela equipe da unidade de emergência, a equipe da UTI retire toda a vestimenta do paciente e observe todos os detalhes de possíveis lesões existentes. E após, a equipe higieniza e aquece o paciente. Avaliação secundária deve ser prontamente iniciada para realizar de modo minucioso o exame físico completo, exame do passado histórico e de outras informações, como alergias, medicamentos utilizados, horário da última dieta e pesquisa dos mecanismos de trauma.[6,7,20]

Protocolo de assistência ao politraumatizado

A assistência ao paciente politraumatizado deve ser organizada e integrada, iniciando-se no atendimento pré-hospitalar, passando pelo pronto-socorro, centro cirúrgico e, finalmente, UTI (Quadros 38.3 e 38.4).

Em cada momento em que o doente é atendido, a mesma sequência de prioridades deve ser mantida para minimizar as lesões que matam mais precocemente. Como a permanência do doente internado na UTI, por vezes, é longa, a equipe de enfermagem deve atentar para a manutenção dos dispositivos utilizados tanto para assistência ventilatória como para infusão de drogas e imobilizações, como também para o gerenciamento adequado da sedoanalgesia.

Quadro 38.3. Protocolo de assistência ao paciente politraumatizado.

Momento		Ação	Justificativa
Acolhimento do paciente	X – Exsanguinação	• Contensão de sangramento externo grave, aplicar torniquete tático	• A cessação do sangramento grave reduz o risco de morte por perda sanguínea
Acolhimento do paciente	A – Via aérea e controle da coluna cervical	• Manter as imobilizações até o início da avaliação inicial	• Se o paciente ainda tiver alguma imobilização, retirá-la após avaliação
		• Avaliar a permeabilidade da via aérea, atentando para queda da base da língua • Realizar a manobra de abertura da VAS, juntamente com a colocação da cânula de Guedel	• A manobra ajuda abrir a via aérea sem a mobilização do pescoço • A cânula de Guedel auxilia no processo de manutenção da VAS
		• Retirar próteses dentárias e/ou outros corpos estranhos com a ajuda da pinça de Maguill	• Não realizar busca com os dedos em virtude do risco de acidente de trabalho
		• Realizar aspiração de conteúdo líquido, utilizando-se aspirador com ponta rígida	• A sonda de aspiração comum pode fazer "falso trajeto" no interior da cavidade bucal, e pode ser mordida pelo paciente
		• Providenciar todo o material necessário para a IOT • Realizar a fixação do tubo e monitorar seu posicionamento; aspirar secreção, sempre que necessário; manter cânula de Guedel • Avaliar permeabilidade da VAS • Manter estabilização manual durante a intubação	• O tubo pode ceder em decorrência de agitação do paciente. Sangue e secreções são comuns no paciente traumatizado • O uso da cânula de Guedel evita a mordedura do tubo

(Continua)

Quadro 38.3. Protocolo de assistência ao paciente politraumatizado. (*Continuação*)

Momento		Ação	Justificativa
Acolhimento do paciente	A – Via aérea e controle da coluna cervical	• Cricocirúrgica: realizar a fixação da cânula e monitorar seu posicionamento; aspirar secreção, sempre que necessário.	• O tubo pode ceder em virtude de agitação do paciente. Sangue e secreções são comuns no paciente traumatizado
		• Retirar o colar semirrígido, caso o paciente já tenha exames que excluem a lesão cervical (tomografia e raios X) Se presença ou suspeita de lesão, trocar o mais breve possível por colar Philadelphia, mantendo região cervical imobilizada.	• O colar cervical semirrígido provoca lesões na pele e a sua presença causa dor local, prejudicando o exame físico • O colar cervical só limita o movimento de flexão e extensão, não agindo na rotação e lateralização
	B – Ventilação	• Avaliar a frequência ventilatória e a simetria torácica, atentando-se para a possibilidade de trauma torácico (ver adiante em trauma torácico)	• A ventilação pode estar comprometida por obstrução da via aérea, alterações da mecânica ventilatória ou por depressão do SNC
		• Utilizar oximetria de pulso, atentando-se para situações que podem alterar a sua medida. A capnografia é uma medida mais sensível e pode auxiliar na avaliação e manutenção da ventilação	• Extremidades frias, excesso de luz ambiente, trepidação e/ou esmaltes escuros prejudicam a leitura da oximetria de pulso
		• Manter oferta de oxigênio	• O monitoramento do padrão respiratório, saturação periférica de oxigênio e/ou capnografia são importantes
	C – Circulação	• Observar sinais precoces de choque hipovolêmico, bem como sangramentos externos para, então, comprimi-los	• A detecção precoce do estado de choque no paciente traumatizado direciona o atendimento
		• Avaliar pulso quanto à qualidade, frequência e regularidade	• A punção intraóssea pode ser realizada em todas as idades, possibilitando a coleta de exames, a infusão de drogas e a hidratação
		• Obter dois acessos venosos calibrosos, de preferência na fossa antecubital. Em casos de impossibilidade, utilizar agulha intraóssea ou auxiliar o médico na flebotomia. O acesso venoso central pode ser obtido após a fase de reanimação	

(*Continua*)

Quadro 38.3. Protocolo de assistência ao paciente politraumatizado. (*Continuação*)

Momento		Ação	Justificativa
Acolhimento do paciente	C – Circulação	• Coletar exames laboratoriais: hemograma; tipagem sanguínea; gasometria arterial; exames de rotina; e teste de gravidez, para mulheres em idade fértil	
		• Administrar solução cristaloide e sangue, se necessário • Evitar reposição volêmica agressiva em caso de ferimento penetrante com choque associado	
		• Preparar para cirurgia de emergência, na suspeita de hemorragia interna	• A abordagem cirúrgica precoce da hemorragia aumenta a sobrevida do doente
		• Atentar para necessidade de autotransfusão do paciente, no caso de hemotórax maciço, e preparar material	• Com material e equipamento próprios, pode-se realizar a autotransfusão utilizando sangue do próprio paciente pelo dreno torácico (hemotórax maciço)
	D – Neurológico	• Avaliar o nível de consciência do paciente com a escala de coma de Glasgow • Utilizar escala de RASS ou Ramsay, se paciente sedado • Aplicar escala de Fisher	• Importante atentar para outras situações que alteram o nível de consciência, como hipóxia, hipoglicemia, hiperglicemia, uso de álcool e/ou drogas, traumatismo cranioencefálico
		• Avaliar as pupilas quanto ao tamanho, à simetria e à reação à luz	
		• Avaliar sinais de lesão medular, como perda de tônus, motricidade ou sensibilidade e ocorrência de relaxamento esfincteriano	
	E – Exposição e controle da temperatura	• Retirar vestes do paciente para localizar outras lesões e remover objetos, como cacos de vidro	• Sempre no intuito de encontrar lesões despercebidas e prevenir lesões por pressão • A hipotermia por vestes molhadas é possível, sendo crucial a sua prevenção
		• Proteger o paciente contra hipotermia com cobertores ou dispositivos externos de aquecimento, conforme disponibilidade do serviço	• Importante checar a estabilidade do paciente

(*Continua*)

Quadro 38.3. Protocolo de assistência ao paciente politraumatizado. (*Continuação*)

Momento		Ação	Justificativa
	E – Exposição e controle da temperatura	• Lateralizar o paciente para examinar o dorso e retirar a prancha longa, se ainda estiver com ela	
Acolhimento do paciente	Avaliação secundária	• Realizar exame físico minucioso	• Existem lesões que só são identificadas em ambiente mais controlado, muitas vezes algumas delas não são detectadas pelas equipes do APH e do pronto-socorro
		• Realizar o AMPLA: • A – alergias • M – medicamentos • P – passado mórbido • L – líquidos ingeridos • A – ambiente do trauma	• Por meio do AMPLA, a equipe pode levantar aspectos do histórico médico do paciente, possibilitando o delineamento das ações terapêuticas
		• Contatar a família do paciente	
	Medidas auxiliares	• Avaliar os sinais vitais • Manter monitorização eletrocardiográfica (ECG)	• Acompanhamento do padrão hemodinâmico do paciente politraumatizado
		• Instalar sondas urinária e gástrica	• A descompressão gástrica favorece a prevenção contra aspiração e ajuda na abordagem cirúrgica do abdome • O débito urinário é um indicador importante da volemia do paciente
		• Providenciar exames diagnósticos, como radiografias, tomografias e ultrassonografias, conforme a necessidade do paciente politraumatizado	• O diagnóstico precoce das lesões é extremamente importante para a sobrevida do paciente e do órgão afetado
		• - Providenciar documentação do paciente, com preenchimento completo do prontuário e descrição das suas condições de entrada na UTI, assim como todas as intervenções realizadas.	• Processo para garantir a segurança do paciente e adequada implementação da Sistematização da Assistência de enfermagem na UTI

IOT: intubação orotraqueal; SNC: sistema nervoso central; VAS: via aérea superior.

Fonte: PHTLS (2020).[7]

Quadro 38.4. Intervenções específicas para o paciente politraumatizado.

Tipo	Ação		Justificativa
Trauma de crânio	• Realizar o XABCDE conforme protocolo • Administrar suplementação de oxigênio • Antecipar intubação em paciente com escala de coma de Glasgow ≤ 8 ou se ventilação inadequada • Manter $PaCO_2$ em 35 mmHg ou acima, em pacientes sob ventilação mecânica • Utilizar hiperventilação na deterioração neurológica aguda somente por período limitado • Manter a pressão arterial sistólica ≥ 90 mmHg • Tratar a hipertensão intracraniana (PIC > 20 mmHg) • Instalar dispositivo para monitorização da PIC em pacientes com Glasgow ≤ 8 • Manter a cabeça, o pescoço e o tronco alinhados • Monitorar sinais vitais • Controlar a dor • Promover ambiente calmo e silencioso • Monitorar o nível de consciência por meio da escala de coma de Glasgow, e pupilas quanto ao tamanho, à simetria e à reação à luz • Posicionar paciente com a cabeça elevada em 30°, se não houver restrição • Evitar procedimentos desnecessários e múltiplos • Atentar para ocorrência de crises convulsivas • Preparar paciente para intervenção cirúrgica, quando necessário • Prevenir lesões • Garantir transporte intra ou inter-hospitalar seguro		• Todo paciente com lesão cerebral pode receber oxigênio suplementar durante o período de reanimação, mesmo aqueles com trauma leve • Adequação da ventilação mecânica e suporte ventilatório • Prevenção de herniação iminente ($PaCO_2$ 25 a 30 mmHg). • Hiperventilação excessiva pode causar isquemia cerebral pela redução do fluxo sanguíneo cerebral • Os efeitos da hipotensão no cérebro são cumulativos • A avaliação neurológica frequente é necessária para a detecção precoce de prejuízo das funções neurológicas
Trauma torácico	Realizar o XABCDE, conforme protocolo, atentando para o item "B" da avaliação		
	Pneumotórax hipertensivo	• Preparar material para toracocentese ou punção de alívio: material para antissepsia, cateter endovenoso n. 14, seringa de 20 mL preenchida com soro fisiológico a 0,9%	• A punção do espaço interpleural é uma medida provisória, que promove alívio da tensão no tórax
		• Preparar material para drenagem torácica: material para antissepsia, material para analgesia local, bisturi, fio cirúrgico, dreno torácico e sistema coletor com selo d'água	• Mesmo após a realização da toracocentese, sempre deve ser realizada a drenagem torácica
	Pneumotórax aberto	• Preparar material para drenagem torácica	• Ocluir com curativo 3 pontas, grande o suficiente para surtir efeito de válvula Flutter, reduzindo o escape de ar no espaço pleural
	Hemotórax maciço	• Preparar material para drenagem torácica	• Manter estabilidade hemodinâmica e controlar o sangramento torácico, observando a sua origem

(Continua)

Quadro 38.4. Intervenções específicas para o paciente politraumatizado. (*Continuação*)

Tipo	Ação		Justificativa
Trauma torácico	Hemotórax maciço	• Preparar material para autotransfusão, conforme disponibilidade do serviço	• A autotransfusão antecipa a reposição volêmica e dispensa a prova cruzada e a tipagem sanguínea
	Tamponamento cardíaco	• Preparar material para pericardiocentese	• A punção do espaço pericárdico é um procedimento provisório, realizado pelo médico
		• Preparar paciente para intervenção cirúrgica	• Observar atentamente sinal de Kussmaul na respiração espontânea, que evidencia sinal de pressão venosa paradoxal associado a tamponamento

Fonte: Adaptada PHTLS (2020).[7]

◖ Considerações finais

O trauma vem sofrendo inferência devido as novas realidades, protocolos, consensos e diretrizes que balizam a prática nas unidades de cuidados críticos. O presente capítulo tem como principal objetivo alertar a necessidade da inserção de novas práticas em UTI que atendam a demandas de politraumatismo, tendo em vista que uma equipe preparada, e constantemente treinada, auxilia na redução dos agravos, minimizando os riscos e proporciona um prognóstico favorável ao paciente politraumatizado.

Referências bibliográficas

1. CNES – Cadastro Nacional dos Estabelecimentos de Saúde. Disponíveis em: https://www.amib.org.br/noticia/nid/censo-realizado-pela-amib-traz-dados-importantes-para-a-terapia-intensiva/. [Acesso em jul. 2021].
2. Brasil. Ministério da Saúde. DATASUS. Disponível em: http://www2.datasus.gov.br/DATASUS. Acesso em nov. 2019.
3. Haagsma JA, Graetz N, Bolliger I, Naghavi M, Higashi H, Mullany EC, et al. The global burden of injury: incidence, mortality, disability-adjusted life years and time trends from the Global Burden of Disease study 2013. Inj Prev. 2016;22(1):3-18.
4. Global Burden of Disease Collaborative Network. Global Burden of Disease Study 2017 (GBD 2017) Health-related Sustainable Development Goals (SDG) Indicators 1990-2030. Seattle, United States: Institute for Health Metrics and Evaluation (IHME); 2018.
5. Silva DV. Distribuição temporal das mortes das vítimas de trauma e fatores associados. [Dissertação de mestrado]. São Paulo: Universidade de São Paulo (USP);2016:91.
6. ATLS – Advanced Trauma Life Support. American College of Surgeons. 10. ed; 2018.
7. Spanish PHTLS. Soporte Vital de Trauma Prehospitalario. 9. ed. National Association of Emergency Medical Technicians; 2020.
8. Mowry M. The evolution of trauma performance improvement. J Emerg Crit Care Med. 2019;3:6.
9. Mansoor K, Morgan MM, David MN. Trauma: code red. Royal College of Surgeons. 2019:21-34.
10. Higgs A, McGrath BA, Goddard C, Rangasami J, Suntharalingam G, Gale R, et al. Guidelines for the management of tracheal intubation in critically ill adults. Br J Anaesth. 2018;120(2):323-52.
11. Metterlein T, Dintenfelder A, Plank C, Graf B, Roth G. Uma comparação de vários dispositivos supraglóticos para intubação traqueal guiada por fibra óptica. Rev Bras Anestesiol. 2017;67(2):166-71.
12. Fischer PE, Perina DG, Delbridge TR, Fallat ME, Salomone JP, Dodd J, et al. Spinal motion restriction in the trauma patient – a joint position statement. 2018;22(6):659-61.
13. Nogueira LS, Padilha KG, Silva DV, Lança EFC, Oliveira EM, Sousa RMC. Padrão de intervenções de enfermagem realizadas em vítimas de trauma segundo o Nursing Activities Score. Rev Esc Enferm USP. 2015;49(Esp):29-35.
14. Barbas CS, Ísola AM, Farias AM, Cavalcanti AB, Gama AM, Duarte AC, et al. Recomendações Brasileiras de Ventilação Mecânica. Rev Bras Ter Intensiva. 2014;26(3):215-239.

15. Skinner, David V. Driscoll, Peter A. ABC of Major Trauma. BMJ Books. . 2013;4:38-48.

16. Brasil. Parecer COFEN n. 243/2017. Minuta de resolução que atualiza a normatização do procedimento de inserção, fixação, manutenção e retirada de cateter periférico central por enfermeiro – PICC Disponível em: http://www.cofen.gov.br/wp-content/uploads/2017/10/PARECER-DE-CONSE-LHEIRO-243-2017-MARCIA-ANESIA.pdf. [Acesso em jul. 2021].

17. Amorim CF, Menezes Júnior JE, Alves TEA, Araújo DP, Gúzen FP, Cavalcanti JRLP. Neurological Assessment for Nurses In Victims of Traumatic Brain Injury. Rev Neurocienc. 2013;21(4):520-24.

18. Moysés L. Ponte de Souza, Ana C. Vieira, Hildo R.C. Azevedo-Filho. Escala de Fisher e déficits cognitivos — revisão da literatura. Arq Bras Neurocir. 2017.

19. J. Claude Hemphill III, David C. Bonovich, Lavrentios Besmertis, Geoffrey T. Manley, S. Claiborne Johnston. Clinical Grading Scale for ICH. Stroke. 2001;32(4):891-897.

20. Marianne Chulay, Suzanne M. Burns. Fundamentos de enfermagem em Cuidados Críticos da AACN – American Association of Critical Care Nurses. 2012;2(17):411-27.

39
Assistência de Enfermagem ao Paciente Clínico

Laércia Ferreira Martins
Mariana Augusta de Sá

◀ Introdução

Durante a Guerra da Crimeia (1853-1856), Florence Nightingale classificava o doente de acordo com a gravidade e o grau de dependência, dispondo os mais graves próximos à área de trabalho dos enfermeiros para maior vigilância e agilidade no atendimento.[1] Desta conduta, surge o conceito de unidade de terapia intensiva (UTI), mostrando uma relação íntima e única da terapia intensiva com a enfermagem desde o seu surgimento.

Na UTI, o enfermeiro tem um papel de destaque e de extrema importância na equipe multidisciplinar, pois a presença de uma equipe de enfermagem bem treinada, capacitada, atuante, ativa e com conhecimento científico sólido é a garantia de ótimos resultados, como redução da mortalidade e da morbidade, baixa permanência e baixos índices de ocorrência de eventos adversos.

Para o desenvolvimento de um trabalho organizado, sistematizado e, principalmente, seguro, tornam-se imprescindíveis educação continuada e uso de instrumentos, como manuais de normas e rotinas, fluxogramas, *checklists* e uso de protocolos.

Neste capítulo, abordaremos os principais protocolos clínicos que devem ser aplicados pela equipe de enfermagem na atuação junto ao paciente classificado como doente adulto, não cirúrgico e não obstétrico. Nesses mesmos protocolos, de maneira especial, serão trazidos cuidados específicos para o paciente clínico infectado pelo SARS-CoV-2, o qual deu origem à pandemia da Covid-19.[2]

◀ Transporte do paciente crítico

O avanço tecnológico tem proporcionado ao paciente crítico diversos procedimentos à beira do leito. Porém, existem situações em que se faz necessária a remoção para outros locais, sendo as mais comuns: a realização de exames diagnósticos e terapêuticos de maior densidade tecnológica; a transferência para outras unidades clínicas dentro da mesma instituição; bem como a transferência para outra instituição de saúde.[3]

O paciente crítico demanda cuidado e vigilância ininterruptos. O simples movimento realizado pela equipe na passagem do paciente da cama para a maca de transporte pode aumentar os riscos de instabilidade hemodinâmica e respiratória.[3] Por isso, o processo de transporte deve ser decidido levando-se em consideração a avaliação dos potenciais benefícios com relação aos riscos inerentes.

São consideradas contraindicações ao transporte de pacientes críticos: [4]

1. Incapacidade de manter oxigenação, ventilação e/ou equilíbrio hemodinâmico adequados durante o transporte ou permanência no setor de destino.
2. Incapacidade de monitorar a função cardiorrespiratória durante o transporte ou permanência do paciente no setor de destino pelo tempo necessário.
3. Incapacidade de controlar a via aérea durante o transporte ou permanência no setor de destino pelo tempo necessário.
4. Número insuficiente de profissionais treinados para manter as condições acima descritas.

Em nenhum momento o transporte deve ser realizado sem a presença de toda a equipe designada para a remoção do paciente ou sob condições que possam gerar um evento adverso, como diante da falta de equipamentos ou materiais.[3]

Para um transporte eficiente, são necessários o planejamento e a organização da ação. Neste processo, a comunicação entre os membros da unidade de origem e o setor que receberá o paciente deve ser realizada para o detalhamento das condições e do estado clínico do doente, principalmente se a unidade destino for assumir a continuidade desse cuidado.

Como a segurança do paciente deve ser total, é imprescindível que ele seja transportado com um monitor multiparamétrico de transporte alocado à maca. Deve haver também bombas de infusão; equipamentos para o suprimento de oxigênio; um desfibrilador para uso, se necessário; além de materiais e insumos para a manutenção de vias aéreas pérvias, de acesso venoso funcionante e para possível reanimação cardiopulmonar. Recomenda-se que os materiais estejam acondicionados em caixas ou maletas próprias para o transporte, de forma organizada a fim de facilitar o seu manuseio,[3] conforme pode se observar no Quadro 39.1.

Quadro 39.1. Recomendações para o transporte do paciente crítico.[3]

• Avaliar as condições gerais do paciente antes e depois do transporte e registrar em formulário próprio
• Verificar as condições de funcionamento dos equipamentos que serão utilizados durante o transporte no tocante à quantidade, carga, bateria e ao volume de gases
• Checar a maleta de materiais durante o preparo para o transporte. Avaliar quantidade, validade e integridade dos medicamentos, dos produtos e das embalagens
• Atentar para os cuidados com drenos, tubos, sondas e acessos antes e após o transporte
• Realizar a manutenção de soluções intravenosas indispensáveis ao paciente, como as drogas vasoativas
• Aspirar o paciente antes do transporte e avaliar a necessidade de aspiração após o transporte
• Registrar em prontuário todas as informações acerca das condições do paciente antes e após o transporte, principalmente na primeira hora pós-transporte, bem como os procedimentos realizados
• Certificar-se de que o paciente está seguro na maca de transporte
• Monitorizar o paciente durante e após o transporte

Fonte: Desenvolvido pela autoria do capítulo.

Etapas do transporte conforme a Resolução do COFEN n. 588/2018[5]

A fase preparatória se inicia pela comunicação entre os profissionais da UTI e do local de destino, seguida da avaliação da condição atual do doente e da escolha da equipe que o acompanhará. Nesta fase também deve ocorrer o preparo dos equipamentos, de insumos materiais e de medicamentosos necessários. Vale ressaltar que a comunicação é fundamental entre os setores antes da saída do paciente da UTI, considerando informações sobre a sua situação clínica, a continuidade da assistência de enfermagem e a liberação do setor de destino para o recebimento do paciente crítico.

Nesse ínterim, incumbe ao enfermeiro intensivista: avaliar o estado geral do paciente crítico; antecipar-se diante de possíveis instabilidades e complicações no estado geral do paciente; conferir a provisão de equipamentos necessários à assistência durante o transporte; prever a necessidade de vigilância e intervenção terapêutica durante o transporte; avaliar a distância a percorrer, os possíveis obstáculos e o tempo a ser despendido até o destino; selecionar o meio de transporte que atenda às necessidades de segurança do paciente; definir os profissionais de enfermagem que assistirão o paciente durante o transporte; realizar comunicação entre a UTI e a unidade destino.

A fase de transferência consiste no translado do paciente da UTI para a unidade de destino (setor de imagem, outra UTI do mesmo hospital ou em outro hospital) com vistas a manter sua integridade. Compreende desde a mobilização do paciente do leito da UTI para a maca de transporte até a sua retirada da maca para o leito da unidade receptora, incluindo:

a. Monitoramento do nível de consciência e das funções vitais do doente.

b. manutenção da conexão do tubo endotraqueal; sondas vesicais e nasogástrica/orogástrica ou nasoenteral/oroenteral; drenos torácicos e cateteres endovenosos, garantindo ao paciente os suportes hemodinâmico, ventilatório e medicamentoso.

c. Utilização das medidas de proteção (grades e cintos de segurança) para assegurar a integridade física do paciente

d. Manutenção da vigilância constante nos casos de pacientes instáveis, obesos, inquietos, idosos, politraumatizados ou sob sedação.

A fase de estabilização pós-transporte diz respeito ao monitoramento e registro dos dados que indiquem a estabilidade clínica do paciente transportado. Importante observar que instabilidades hemodinâmicas podem ocorrer entre 30 minutos a 24 horas após o final do transporte.

Importante destacar neste cenário que não compete aos profissionais de enfermagem a condução da maca de transporte na qual o paciente está sendo transportado, sendo necessário acionar o suporte de maqueiro(s) da instituição hospitalar.

A seguir, o Quadro 39.2 aborda especialmente o transporte de pacientes suspeitos ou confirmados de infecção pelo novo coronavírus (SARS-CoV-2).

Quadro 39.2. Recomendações para o transporte do paciente crítico com suspeita ou confirmação de Covid-19.[2,6]

Durante o transporte de paciente crítico com suspeita, ou diagnóstico definitivo de Covid-19, os profissionais de enfermagem DEVEM utilizar os seguintes paramentos: • gorro   • máscara N95/PFF2 ou equivalente   • óculos de proteção e/ou protetor facial (face shield)   • avental impermeável   • luvas de procedimento   Nota: a paramentação completa é condição *sine qua non* para o transporte. Se não houver paramentação suficiente para todos os profissionais envolvidos no transporte desse paciente crítico, o translado deverá ser suspenso
Em decorrência dos riscos de aerossolização, as alternativas para suplementação de oxigênio em pacientes com suspeita ou diagnóstico de Covid-19 são limitadas: • Cânula nasal de O_2 (cateter tipo óculos)

(Continua)

Quadro 39.2. Recomendações para o transporte do paciente crítico com suspeita ou confirmação de Covid-19.[2,6] (*Continuação*)

- Máscara com reservatório não reinalante
  - Colocar uma máscara cirúrgica por cima do dispositivo de suplementação de oxigênio, sobretudo ao instalar um cateter tipo óculos, como forma de evitar aerossolização
  - Não colocar água destilada no umidificador quando suplementar oxigênio
  - Utilizar os menores fluxos possíveis para manter a SpO_2 > 94% ou uma FR < 24 rpm. Quanto maior o fluxo utilizado, maiores o risco de aerossolização e o potencial de contaminação dos profissionais de saúde e das demais pessoas

Nota: fluxos acima de 6 L/minuto são considerados de alto fluxo e com maior risco de gerar aerossol

- A movimentação e o transporte interno de um paciente suspeito ou diagnosticado com Covid-19 devem ser limitados e planejados. Caso o transporte seja imprescindível para a realização de exames de imagem ou transferência intra-hospitalar, recomenda-se que os serviços criem equipes específicas para o translado intra-hospitalar e esses pacientes não devem aguardar em áreas comuns

Comunicar previamente à equipe do local destino sobre a condição de suspeita ou confirmação diagnóstica de Covid-19 para que possa se preparar adequadamente e de modo seguro para a recepção desse paciente

Fonte: Desenvolvido pela autoria do capítulo.

Protocolo de terapia intravenosa

A terapia intravenosa vem sendo aplicada na grande maioria dos pacientes admitidos na UTI. Embora ofereça benefícios, como a absorção e a distribuição rápida das drogas, a terapia intravenosa pode predispor a riscos e complicações, uma vez que essa via é uma porta de comunicação direta do meio externo com o interno. A inserção de um acesso intravenoso rompe a barreira de proteção, a pele, deixando o organismo vulnerável à entrada de microrganismos. Por isso, o enfermeiro deve realizar a terapia intravenosa com zelo, observação e ações programadas, prevenindo possíveis erros e a ocorrência de eventos adversos.[7,8] Neste processo, a escolha do tipo de cateter é fundamental e suas indicações[9] estão descritas no Quadro 39.3.

Quadro 39.3. Principais tipos de acesso para terapia intravenosa.[7-9]

Cateter periférico (cateter agulhado – Scalp®)
- Indicado para administração de medicamentos em bólus ou na coleta de sangue para exames laboratoriais. Por ser um cateter agulhado e de pequeno calibre, seu uso é limitado em UTI

Cateter periférico (cateter sobre agulha – Jelco®)
- O mais indicado é o cateter confeccionado em poliuretano, que pode permanecer mais tempo na corrente sanguínea. O calibre do cateter sobre a agulha deve ser selecionado com base no objetivo e na duração da terapia, na viscosidade e nos componentes do fluido e nas condições de acesso venoso do paciente
- O cateter periférico deverá ser estabilizado para prevenir o deslocamento do dispositivo e a sua perda. A estabilização ocorre com uma fita adesiva estéril sobre o hub (canhão do cateter sobre agulha: a parte colorida) antes da cobertura, que também deverá ser estéril, não devendo envolver o membro do paciente com voltas de fita adesiva
- Recomenda-se a punção venosa periférica, em adulto, nos membros superiores; desinfecção com álcool a 70% e inserção com a técnica "no-touch" (sem toque). É válido destacar a lavagem das mãos, antes e após o procedimento, além do uso de luvas de procedimento. Fazem-se necessários cuidados após a punção, objetivando-se verificar problemas decorrentes do procedimento
- Deve-se desenvolver a avaliação frequente das condições do paciente, sítio de inserção, integridade da pele e do vaso, duração e tipo de terapia prescrita, local de atendimento, integridade e permeabilidade do dispositivo, integridade da cobertura estéril e estabilização estéril do cateter
- Avaliar o sítio de inserção do cateter periférico e áreas adjacentes quanto à presença de rubor, edema e drenagem de secreções por inspeção visual e palpação sobre o curativo intacto, valorizando as queixas do paciente com relação a qualquer sinal de desconforto, como dor e parestesia

(*Continua*)

Quadro 39.3. Principais tipos de acesso para terapia intravenosa.[7-9] (*Continuação*)

- O intervalo ideal de avaliação do sítio de inserção em pacientes de qualquer idade em terapia intensiva, sedados ou com déficit cognitivo será de 2 horas
- Não é mais recomendada a troca rotineira do acesso venoso periférico, desde que haja monitoramento diário dele pelo enfermeiro por meio de escalas ou escores de avaliação de flebite
- O cateter periférico instalado em situação de emergência com comprometimento da técnica asséptica deve ser trocado tão logo quanto possível

Cateter central de curta permanência (cateter venoso central – CVC)
- O cateter venoso central deve ter a sua extremidade distal posicionada na veia cava e os sítios comuns de inserção são as veias jugular interna, subclávia e femoral
- A primeira cobertura aplicada ao CVC deverá ser com gaze estéril, uma vez que pode ocorrer sangramento, e deverá ser renovada após 24 horas. As trocas de curativo subsequentes poderão ser realizadas com gaze estéril por até 48 horas ou com cobertura transparente semipermeável a cada 7 dias. Se estiverem sujas, soltas ou úmidas, poderão ser trocadas antes desse período
- A limpeza deverá ser feita com clorexidina 0,5% a 2%, conforme preconizado pela Comissão de Infecção Hospitalar da instituição
- O CVC deve ser mantido com infusão contínua. Em situações extremas de restrição volêmica associada à dificuldade de acesso periférico, manter vazões mínimas (5 mL/hora)
- A troca do CVC ocorre se houver sinais de infecção, hiperemia na inserção ou febre sem causa definida

Cateter central de inserção periférica (PICC)
- Pode ser inserido pelo profissional médico ou enfermeiro devidamente treinados e qualificados por uma instituição credenciada. Deve ser introduzido com precauções de barreira máxima que incluam o uso de equipamento de proteção individual (EPI), avental e campos estéreis. Utilizar curativo com gaze estéril nas primeiras 24 horas. Após esse período, substituir por filme transparente
- O tempo de permanência máxima do PICC não é conhecido, podendo ser utilizado por períodos prolongados se realizados o acompanhamento e a monitoração do sítio de inserção

Cateter para hemodiálise triplo lúmen
- O cateter temporário para hemodiálise consiste na canulação de uma veia de grande calibre com um cateter semirrígido de poliuretano. É utilizado em pacientes com diagnóstico de insuficiência renal aguda, insuficiência renal crônica sem acesso permanente disponível. Os locais mais indicados para sua inserção são as veias jugular e femoral em vez da veia subclávia pelo alto risco de estenose e pneumotórax
- Não há indicação de troca rotineira pré-programada para o cateter, porém o curativo deve ser trocado diariamente, utilizando clorexidina alcoólica 0,5% a 2%
- Realizar a troca da cobertura quando úmida e/ou suja

Fonte: Desenvolvido pela autoria do capítulo.

Na UTI, a administração de medicamentos é um procedimento essencial e de responsabilidade integral da equipe de enfermagem. Assim sendo, para que sejam evitados erros ao administrá-los, é imperioso conferir sempre os nove certos para a administração medicamentosa: paciente certo; medicamento certo; via certa; hora certa; dose certa; registro certo da administração; orientação certa; forma certa; e resposta certa.[10]

É de suma importância o registro de enfermagem nos casos em que ocorram reações adversas ou recusa de medicações, além da habitual checagem e conferência com a identificação das medicações administradas.[10] Neste processo, as interações medicamentosas também chamam atenção, uma vez que exercem influência direta sobre o efeito farmacológico desejado.

Para o paciente crítico, as interações podem ser benéficas quando a soma dos seus efeitos favorece a cura ou a supressão de sintomas indesejados; ou maléficas, quando a soma exacerba ou anula, por mecanismos competitivos entre os medicamentos, o efeito desejado de uma droga, causando reações imprevistas e que merecem ser notificadas, avaliadas e acompanhadas pelo intensivista.

Vale a pena salientar a necessidade em manter técnica asséptica para o preparo de qualquer medicação, levando em consideração a importância da lavagem das mãos, além do uso de EPI como gorro, máscara cirúrgica e luvas de procedimento, evitando-se distrações durante o preparo das medicações como item de segurança do paciente.[11]

◖ Protocolo de prevenção de extubação acidental

A ventilação mecânica (VM) é um método artificial para a manutenção da condição respiratória em pacientes que não podem, ou não conseguem, fazê-la espontaneamente.[12] Efeitos adversos de origem mecânica, infecciosa ou traumática relacionados à VM não devem ser frequentes, entretanto há uma frequência elevada, em especial, de extubação acidental (EA).

A extubação acidental ou não planejada é a retirada inadvertida, e não intencional, do dispositivo ventilatório, podendo contribuir para aumento da morbimortalidade do paciente crítico. Quando ocorre, as consequências para o paciente podem ser danosas porque há necessidade de reintubação (na maioria dos casos), aumento do tempo de VM e permanência na UTI, risco maior de hipoxemia, atelectasia, pneumonia associada à ventilação mecânica e lesões do trato respiratório, além de contribuir para a instabilidade hemodinâmica, risco de parada cardiorrespiratória e morte.[12]

Geralmente, a EA está associada aos momentos do cuidado de enfermagem de grande manipulação do paciente, como banho no leito, mudança de decúbito, transporte, troca da fixação do tubo traqueal e mobilização do paciente para a realização de exames e/ou procedimentos no leito.[13]

No cuidado ao paciente em VM, com vistas à segurança e à prevenção de EA, protocolos institucionais devem atentar para alguns cuidados, especialmente naqueles pacientes suspeitos ou diagnosticados com Covid-19, evitando a aerossolização e maior dispersão do SARS-CoV-2 no ambiente da UTI e o risco iminente de contaminação dos profissionais que atuam nessa unidade.[2] Há também o considerável risco de óbito desses pacientes, que muitas vezes se encontram em uso de bloqueadores neuromusculares que impedem quaisquer movimentos respiratórios espontâneos e implicam a rápida necessidade de nova intubação.

◖ Protocolo de prevenção de lesão por pressão

A lesão por pressão (LPP) pode ser definida como uma lesão de pele causada pela interrupção do suprimento sanguíneo com oxigênio e nutrientes para as células de determinada área. Esta lesão se desenvolve pela pressão aumentada por um período prolongado sobre o tecido de uma protuberância óssea, estando associada a fatores intrínsecos ou extrínsecos do paciente que ocasionam hipóxia celular na região atingida.[14]

Os fatores intrínsecos estão relacionados às condições clínicas do paciente, tais como perda sensitiva e motora, desnutrição, desidratação, obesidade, imunossupressão, alterações cardiopulmonares e vasculares. Já os extrínsecos dizem respeito ao mecanismo da lesão e ao próprio ambiente onde o paciente se encontra, estando associados à incontinência urinária e fecal, cuidados deficitários de higiene, condições de umidade e temperatura do ambiente, superfícies de apoio, dispositivos inadequados e impossibilidade de mudança de decúbito.[14]

Por todas essas razões, o paciente crítico tem o risco aumentado para a formação de LPP, ocasionando desconforto, dor, aumento do tempo de permanência hospitalar, além de predispor à infecção e sepse, com potenciais implicações negativas no quadro clínico, na qualidade de vida e, às vezes, ocasionando óbito.

Diante do exposto, o Quadro 39.4 traz alguns pontos acerca da segurança do paciente crítico e prevenção de LPP na UTI.

Quadro 39.4. Pontos importantes para a prevenção de lesões por pressão.[15]

• Avaliar e calcular escore da escala de Cubbin e Jackson[16] ou de Evaruci[17]
• Criar uma rotina para a inspeção da pele do paciente no momento da admissão na UTI e para avaliação diária em busca de sinais de lesão
• Instalar dispositivos que colaborem para a redução da pressão sobre a área ou superfície corpórea que apresente maior risco para a formação de LPP
• Utilizar protetores ou coberturas próprias para proeminências ósseas com regiões hiperemiadas (estágio I), ou que apresentem alto risco para a formação de LPP
• Utilizar produtos, como sabonetes e hidratantes, com pH neutro que não contenham álcool, bem como assegurar a secagem adequada da pele
• Realizar massagem de conforto com a aplicação de produtos hidratantes contendo um terço de seu volume com óleo de girassol, pelo menos 3 vezes ao dia, prevenindo a formação de áreas hiperemiadas. Não massagear áreas já hiperemiadas. Apenas aplicar o produto hidratante
• Atentar para situações relacionadas com incontinência urinária, sudorese intensa, exsudato e/ou outras condições que determinem umidade tecidual e consequente formação de tecido de maceração
• Realizar mudança de decúbito, sempre que possível. Na impossibilidade de lateralização do paciente, utilizar dispositivos para manter a inclinação do corpo do paciente em até 15°
• Realizar exercícios passivos para estimular a circulação sanguínea
• Manter a pele do paciente sempre limpa e seca. Manter a roupa de cama sempre limpa e sem pregas
• Assegurar adequada ingesta alimentar do paciente e acompanhamento da sua terapêutica nutricional
• Registrar no prontuário do paciente todos os achados relativos à lesão por pressão, assim como as intervenções realizadas

Fonte: Desenvolvido pela autoria do capítulo.

◀ Protocolo de prevenção de trombose venosa profunda (TVP)

A trombose venosa profunda (TVP) é decorrente da formação de um trombo na rede venosa, que gera uma reação inflamatória e causa obstrução venosa parcial, ou total, tendo como uma das principais complicações a embolia pulmonar, podendo culminar no óbito. Os fatores de risco para o seu desenvolvimento estão associados com imobilização; obesidade; traumas; uso de anovulatórios orais; uso de cateteres, ou similares, em veias profundas; gravidez e puerpério; diabetes; câncer; sepse e trombose venosa prévia.[18]

Embora possa lesar vasos de qualquer segmento, a TVP acomete principalmente os membros inferiores.[18] Os sintomas variam desde casos clinicamente assintomáticos até sinais e sintomas clássicos, como o aumento da temperatura local, edema, dor e rigidez da musculatura da panturrilha.

A prevenção baseia-se na profilaxia medicamentosa por meio de anticoagulantes e na profilaxia mecânica com o uso intermitente de meias de compressão gradual e instrumentos de compressão pneumática. A TVP não é uma ocorrência incomum em UTI e pode ter consequências fatais, merecendo toda a atenção da equipe de enfermagem.

O Quadro 39.5 destaca alguns cuidados de enfermagem para a elaboração de protocolos para segurança do paciente crítico e prevenção de TVP na UTI.

Quadro 39.5. Cuidados de enfermagem na prevenção da trombose venosa profunda.

- Monitorar a sensibilidade dos membros, sinais de hiperemia ou hipertermia, elevação da temperatura na região da panturrilha
- Realizar a movimentação passiva e ativa, sempre que possível, dos membros inferiores e estimular a deambulação precoce
- Utilizar meias compressivas e dispositivos de compressão pneumática, garantindo o uso correto sem dobras, sem bloqueio da circulação e com níveis pressóricos adequados
- Atentar para os cuidados de enfermagem na administração de heparina subcutânea

Fonte: Desenvolvido pela autoria do capítulo.

Protocolo de tratamento de TVP em pacientes com Covid-19

Segundo um estudo publicado no JAMA (2020), foram relatados frequentes eventos trombóticos venosos e arteriais, com taxas variando entre 27% e 69% de tromboembolismo venoso periférico e até 23% de embolia pulmonar em pacientes infectados pelo SARS-CoV-2.[19]

A ocorrência de embolia pulmonar pode ser favorecida pela TVP. Esse estudo evidenciou uma elevada taxa (69%) de TVP relatada e observou-se que o prognóstico desses pacientes pode ser melhorado com a detecção precoce e um início rápido da terapia anticoagulante.

Importante salientar que 15% dos pacientes com Covid-19, em uso de profilaxia anticoagulante, desenvolveram TVP apenas 2 dias após a internação na UTI. Sugere-se avaliar a possibilidade do uso de terapia anticoagulante sistêmica para todos esses pacientes críticos.[19]

Protocolo de prevenção de queda do leito

No ambiente hospitalar, a queda do paciente do leito pode aumentar o tempo de internação e os custos do tratamento, além de gerar um evento adverso e implicar o potencial declínio do seu quadro clínico. É considerado um importante preditor da segurança e a sua ocorrência pode gerar descrença de familiares e do paciente no tocante à qualidade do serviço de enfermagem prestado e à responsabilidade dos profissionais envolvidos no cuidado.

Traumas, lesões e injúrias provenientes de quedas podem limitar o indivíduo em suas atividades e, até mesmo, em sua independência, comprometendo o seu bem-estar físico e mental. Assim, medidas preventivas devem ser efetivadas no ambiente hospitalar, principalmente nas UTI, onde a fragilidade dos pacientes é ainda maior.

Torna-se importante que a equipe de enfermagem tenha conhecimento prévio de alguns fatores de risco que possam contribuir para a queda do leito, tais como:[20]

- Extremos de idade, pacientes menores de 5 anos e maiores de 65 anos.
- Pacientes com alteração do estado mental, apresentando agitação e/ou confusão mental.
- Presença de déficit sensitivo.
- Presença de distúrbios neurológicos.
- Uso de medicamentos que alterem o sistema nervoso central (SNC), como sedativos.

Na elaboração de protocolos relacionados à prevenção de queda do leito, deve-se levar em consideração um dimensionamento adequado de profissionais de enfermagem e implementar cuidados específicos, como manter as grades da cama sempre elevadas e as rodas travadas; realizar procedimentos que envolvam posicionamento do paciente no leito com, no mínimo, dois profissionais; manter vigilância em pacientes agitados e/ou com confusão mental; avaliar e calcular escore da escala de coma de Glasgow (ECGl) ou escala de agitação e sedação de Richmond (RASS) naqueles pacientes críticos sob sedação; utilizar ferramentas na UTI para controle da sedoanalgesia.

Protocolo para pacientes em isolamento de contato

A principal conduta preventiva e de controle da infecção hospitalar (IH) é a higienização das mãos, consideradas o principal veículo de transmissão de patógenos dentro das instituições hospitalares.

As precauções-padrão referem-se à utilização de EPI para a prevenção da transmissão de microrganismos entre os pacientes e profissionais. Já as medidas de bloqueio são utilizadas nas situações em que os pacientes apresentem suspeita ou confirmação da infecção causada por bactérias multirresistentes ou patógenos relevantes da microbiota da unidade. Nessas condições, o isolamento de contato tem como principal objetivo prevenir a disseminação de patógenos que originam doenças e infecções, evitando a transmissão por contato.

O Quadro 39.6 ressalta os principais pontos para a elaboração de um protocolo de cuidados para pacientes submetidos ao isolamento de contato por germes multirresistentes na UTI.

Quadro 39.6. Pontos relevantes para a criação de protocolo para pacientes em isolamento de contato na UTI.

• Lavar as mãos antes de manipular o paciente, nos intervalos entre os procedimentos e após prestar cuidados de enfermagem
• Alocar na mesa de cabeceira do leito todo o material necessário para a realização de curativos; aspiração de vias aéreas; banho; além de equipamentos de uso individual para cada doente, como estetoscópio, termômetro e outros que se façam necessários
• Usar obrigatoriamente luvas de procedimento e aventais para qualquer contato com o paciente em isolamento. Cada profissional deve utilizar o avental específico de cada paciente isolado, que será trocado por um novo a cada 24 horas ou antes, nos casos em que houver sujidade visível ou umidade
• Utilizar máscaras cirúrgicas ou N95/PFF2 (pacientes em isolamento respiratório por aerossol) para o manuseio de todo e qualquer paciente, independentemente da patologia
• Evitar o transporte de paciente em isolamento. Em caso de remoções, os profissionais devem utilizar todos os EPI e respeitar o isolamento em todas as fases do translado
• Manter caixa apropriada para o descarte de material perfuro-cortante próximo ao leito
• Utilizar o cesto de lixo com saco branco para o descarte de materiais contaminados à beira do leito
• – Informar sobre o tipo de isolamento em placas de identificação do leito
• Orientar os visitantes sobre a existência e a importância das precauções de isolamento de contato
• Dimensionar adequadamente os colaboradores, preferencialmente um único técnico de enfermagem para cada leito de isolamento, contando com a ajuda de outro profissional durante o banho no leito ou para a realização da mudança de decúbito ou demais procedimentos que não possam ser efetuados por um só profissional
• O paciente em isolamento de contato deverá realizar a coleta de amostras laboratoriais e os exames de raios X sempre por último, sendo obrigatória a utilização de EPI durante todo procedimento
• Realizar a limpeza de todo o material que estiver dentro dos limites do leito de isolamento de contato com álcool a 70%, antes de sua remoção para outro local

Fonte: Desenvolvido pela autoria do capítulo.

Protocolo de prevenção de infecção relacionada a cateter venoso central (CVC)

A infecção em cateter venoso central (CVC) corresponde de 3% a 8% dos cateteres inseridos, considerada a principal complicação relacionada ao cateter intravascular em pacientes críticos. Além dos custos, as não conformidades habitualmente geram ao doente 1 semana extra de permanência na UTI e mais 2 a 3 semanas de internamento hospitalar.[21]

O Quadro 39.7 traz os cuidados para a prevenção de infecção relacionada ao cateter central, que devem ser levados em consideração na laboração de protocolos clínicos de enfermagem.

Quadro 39.7. Cuidados de enfermagem na prevenção de infecção relacionada ao cateter venoso central.

• Realizar adequada higienização das mãos antes e após a manipulação do CVC
• Fazer a desinfecção das conexões e extremidades do CVC com solução de clorexidina a 0,5% a 2%, antes de seu uso
• Utilizar clorexidina 0,5% a 2% para a desinfecção da pele no momento da inserção, na limpeza e manipulação do cateter, que sempre deve ser realizada por um profissional treinado
• Assegurar barreira máxima de precaução durante a inserção do cateter (gorro, máscara, avental estéril de manga longa, luvas estéreis e campo estéril ampliado)
• Discutir diariamente com a equipe multiprofissional a necessidade de permanência do CVC, removendo-o o quanto antes
• Atentar para que cateteres inseridos em situação de emergência, sem a utilização de barreira máxima, sejam trocados para outro sítio assim que possível, não ultrapassando 48 horas

Fonte: Desenvolvido pela autoria do capítulo.

Protocolo de prevenção de infecção relacionada à sonda vesical de demora (SVD)

Infecções do trato urinário são o tipo mais comum de infecções relacionadas à assistência à saúde.[8] Responsável por 30% das infecções hospitalares, praticamente são causadas por instrumentação do aparelho urinário e têm sido associadas ao aumento da morbimortalidade, custos e permanência hospitalar. A preocupação não está focada somente na sondagem vesical, mas também no circuito coletor da urina, tendo em vista que os sacos de drenagem urinária muitas vezes são reservatórios para bactérias multirresistentes e fonte de transmissão para outros pacientes.[8,22]

Os cuidados na prevenção de infecção do trato urinário associada ao cateter vesical de demora (ITU-AC) estão relacionados no Quadro 39.8.

Quadro 39.8. Cuidados de enfermagem na prevenção de infecção do trato urinário associada ao cateter vesical de demora.

• Realizar a higienização das mãos antes e imediatamente após a inserção ou qualquer outra manipulação da sonda de Foley ou do local
• Instituir que o procedimento para a inserção da SVD deva ser atribuição exclusiva do enfermeiro
• Instituir que o procedimento para a inserção da SVD seja realizada pelo enfermeiro com a assistência de um técnico de enfermagem, pois isso reduz significativamente a chance de contaminação durante o procedimento

(Continua)

Quadro 39.8. Cuidados de enfermagem na prevenção de infecção do trato urinário associada ao cateter vesical de demora. (*Continuação*)

- Utilizar a técnica asséptica para a inserção da SVD

- Dar preferência ao cateterismo intermitente em pacientes com disfunção da bexiga

- Manter o fluxo de urina no sistema coletor desobstruído

- A irrigação, com ou sem uso de antimicrobianos, não é recomendada se a obstrução não for prevista, como no sangramento após a cirurgia de próstata ou bexiga

- Higienizar rotineiramente a superfície do meato urinário durante o banho. Não se recomenda limpar a área periuretral com antissépticos enquanto o cateter vesical encontra-se inserido

Fonte: Desenvolvido pela autoria do capítulo.

Protocolo de prevenção de pneumonia associada à ventilação mecânica (PAVM)

A pneumonia associada à ventilação mecânica (PAVM) é uma infecção pulmonar que incide em pacientes sob ventilação mecânica invasiva.[23] As taxas de mortalidade por pneumonia adquirida durante a assistência são elevadas, podendo representar 60% de todas as mortes por infecções hospitalares.[24] A grande preocupação decorre do fato de a PAVM prolongar o tempo de ventilação mecânica, o tempo de permanência na UTI e o tempo de permanência hospitalar.[24]

Neste cenário, a equipe de enfermagem é citada como principal agente para a prevenção e controle deste evento adverso, sendo imprescindível o conhecimento do enfermeiro sobre a PAVM e como preveni-la. As principais estratégias para um adequado plano de cuidados para a prevenção da PAVM estão oportunamente descritas no Capítulo 33: Pneumonia Associada à Ventilação Mecânica.

Protocolo de sedação e analgesia

A sedação e a analgesia do paciente na UTI têm se tornado uma prática comum, reduzindo eventos adversos como aqueles relacionados à perda de cateter venoso central por exteriorização, extubação acidental, agitação psicomotora; contribuindo para a terapêutica da VM; reduzindo o desconforto e o nível de ansiedade dos pacientes críticos.

Entretanto, pacientes que permanecem muito tempo com esta terapêutica tendem a permanecer mais tempo sob VM e com maior risco de desenvolver PAVM e sofrer lesões pulmonares,[26] sendo imprescindível que a equipe de enfermagem tenha amplo conhecimento sobre os medicamentos utilizados para sedação e analgesia na UTI, a fim de colaborar com a equipe na tentativa de praticar uma terapêutica segura e efetiva. Além da competência técnica, o enfermeiro deve estar capacitado para reconhecer e atuar diante de situações em que haja a necessidade evidente de garantir a segurança do paciente.[26]

Estudos mostram que o despertar diário contribui para o sucesso da terapêutica. Em casos que a interrupção das drogas não é possível, recomendam-se tentativas diárias de redução das doses administradas.[26] Para que as intervenções sejam realizadas de forma segura e adequada, protocolos de controle da sedação e da analgesia são instrumentos de grande valia, principalmente quando utilizados pela equipe multiprofissional, visando o direcionamento da terapêutica adequada para cada paciente.

A partir de então, vale ressaltar a importância da avaliação e da monitorização do nível de sedação dos pacientes a cada turno por meio de escalas validadas, como a escala RASS, que, a partir dos rounds multiprofissionais à beira do leito, pode determinar um escore RASS-alvo para esses pacientes e possibilitar tanto o ajuste das doses de sedação e/ou analgesia como a interrupção diária da sedação de pacientes elegíveis.

Protocolo de controle glicêmico

Normalmente, a hiperglicemia é caracterizada por valores de glicose plasmática superiores ou iguais a 110 mg/dL.[27] Em decorrência da própria condição do paciente crítico, o quadro de hiperglicemia na UTI é muito comum, mesmo quando não há diagnóstico prévio de diabetes *mellitus*, podendo colaborar para o aumento da morbimortalidade hospitalar.

A condição de hiperglicemia no paciente crítico, em geral, está relacionada ao estresse físico e psíquico que este tipo de doente sofre em decorrência de suas condições clínicas, sendo também um importante marcador de gravidade.[28] Porém, tão perigoso quanto a hiperglicemia é o estado de hipoglicemia, caracterizado por níveis glicêmicos abaixo de 70 mg/dL,[27] que também se constitui como um fator significativo para a mortalidade, visto que o metabolismo cerebral exige níveis elevados e constantes de glicose plasmática.

Diversos estudos evidenciam a importância de um controle glicêmico adequado nas UTI de maneira segura e adequada. Sendo assim, destacam-se alguns cuidados importantes que devem ser considerados ao se elaborar um protocolo de controle glicêmico, conforme mostra o Quadro 39.9.

Quadro 39.9. Considerações sobre a elaboração do protocolo de controle glicêmico.[28,29]

• Identificar sinais de hiperglicemia: poliúria, polidipsia, polifagia, perda de peso, fraqueza, pele e mucosas secas, turgor cutâneo reduzido, letargia, sonolência, hipotensão arterial, alteração do nível de consciência e convulsões
• Identificar sinais de hipoglicemia: taquicardia, sudorese, palidez, rebaixamento do nível de consciência e confusão mental, escurecimento da visão ou diminuição da acuidade visual
• Realizar controle rigoroso da hidratação já que a reposição adequada de líquidos é fundamental para reduzir as concentrações de glicose no sangue
• Realizar a coleta, o controle e o acompanhamento dos níveis de sódio e potássio por meio de exames laboratoriais. Controlar a oferta de glicose por meio do suporte nutricional
• Atentar para a estabilidade da solução utilizada no protocolo de insulinoterapia contínua e a calibração de glicosímetros
• Realizar o controle intensivo da glicemia capilar do paciente quando em insulinoterapia contínua. Recomenda-se a saturação do equipo com a solução de insulina antes de se iniciar a respectiva infusão, desprezando 25 mL desta solução lentamente (o que corresponde ao volume do equipo para BIC) com o objetivo de promover a adesão da insulina ao equipo e garantir que o paciente receba a medicação com os níveis de concentração estabelecidos
• Verificar a glicemia do paciente de 1/1 hora após o início da infusão contínua de insulina
• Realizar o rodízio das falanges para a coleta do sangue, assim como dos locais de aplicação naqueles pacientes que façam uso de insulina de ação intermediária (NPH)
• Garantir o recebimento de aporte calórico dentro das primeiras 24 horas, quando possível

Fonte: Desenvolvido pela autoria do capítulo.

Protocolo de nutrição enteral (NE) e nutrição parenteral total (NPT)

Durante as últimas décadas, o suporte nutricional emergiu como um componente vital para a gestão do paciente criticamente enfermo e o impacto positivo em seu desfecho clínico,[30] fruto do reconhecimento de que a nutrição fornece substratos vitais para a célula, impulsionando a recuperação do paciente e a involução da doença.[30] A desnutrição ocorre em 28% a 78% dos pacientes hospitalizados e, durante a internação, desenvolver-se-á em outros 25% a 30% dos doentes, atingindo principalmente os idosos.[31]

O suporte nutricional antecipado, iniciado dentro das primeiras 24 horas de admissão na UTI, é um componente-chave para o tratamento de pacientes críticos e que pode reduzir a sua mortalidade.[31] Bartlett e colaboradores há anos demonstraram que o balanço calórico acumulado correlaciona-se diretamente com a taxa de mortalidade e a incidência de falência de múltiplos órgãos, principalmente em pacientes com grandes déficits calóricos.[32] Diante disso, observa-se que a administração tardia da nutrição e um balanço energético negativo (dieta recebida < dieta prescrita) trazem malefícios para o paciente com grande impacto no aumento da mortalidade; aumento de complicações e infecções; aumento de dias de antibioticoterapia, tempo de permanência na UTI, tempo de VM; e dificuldade de cura de LPP. [31]

Por isso, a terapia nutricional passou a ser um fator determinante no desfecho do paciente na terapia intensiva, conforme pode ser enfatizado nos cuidados evidenciados no Quadro 39.10.

Quadro 39.10. Cuidados de enfermagem voltados para a terapia nutricional.[30,31]

• Preferir a nutrição enteral à via parenteral sempre que a primeira for possível
• Suspender a nutrição enteral somente nos pacientes com instabilidade hemodinâmica, na presença de resíduo gástrico maior que 500 mL e/ou na presença de vómitos
• Iniciar a nutrição enteral (NE) quando paciente não puder ingerir por via oral, imediatamente após a sua admissão ou, no máximo, em 24 horas
• A meta calórica calculada pelo nutricionista para o paciente deve ser atingida dentro de 48 a 72 horas
• Utilizar tanto a via nasogástrica como a nasoenteral para realizar a NE no paciente crítico. Entretanto, a sonda deve ser preferencialmente alocada no intestino (nível pós-pilórico), caso haja intolerância à NE ou risco de aspiração
• Utilizar a NPT na presença de sinais de desnutrição e na impossibilidade de se iniciar a NE
• Manter a cabeceira elevada de 30° a 45° para prevenir a broncoaspiração
• O início da NPT deve ser de responsabilidade do enfermeiro, que deve utilizar técnica estéril durante o seu preparo e subsequente instalação no paciente
• Manter um lúmen do cateter venoso central exclusivamente para a infusão da NPT e devidamente identificado com etiqueta
• Manter todos os cuidados para prevenir infecção relacionada ao cateter
• A duração da NPT é de apenas 24 horas. Antes de expirar este prazo, a nova bolsa deve estar pronta para ser instalada de imediato

Fonte: Desenvolvido pela autoria do capítulo.

Considerações finais

Tendo em vista que os protocolos clínicos para a enfermagem passam por várias fases até sua implantação e pleno funcionamento, acredita-se na importância da criação de uma comissão de discussão e elaboração de protocolos clínicos para a enfermagem.

Nesse ínterim, os enfermeiros devem participar dessa elaboração pesquisando artigos científicos e diretrizes nacionais e internacionais dos últimos 5 anos acerca de processos e procedimentos de enfermagem, seguindo a dissertação dos mesmos segundo o modelo preconizado pela instituição. Em reuniões periódicas com datas determinadas previamente, os enfermeiros envolvidos devem levar os protocolos elaborados para apreciação da comissão e sua aprovação. Somente depois de aprovado pela comissão de protocolos deverá ser apresentado e lido com os demais enfermeiros e técnicos de enfermagem da equipe para algum ajuste, quando necessário.

Importante enfatizar que, visando à estruturação dos seus processos de trabalho, protocolos de enfermagem somente poderão ser elaborados por enfermeiros. Em situações que devam ser aplicados por membros de diferentes categorias profissionais, esses protocolos deverão ser elaborados em conjunto com todos os profissionais envolvidos em determinada ação e a equipe multidisciplinar deverá se reunir para tanto.

Uma vez aprovados os protocolos, todos os membros da equipe devem tomar conhecimento, pois somente a partir deste momento de pleno conhecimento é que estarão aptos para serem implementados. Em seguida, existe a necessidade de se avaliarem os resultados por meio de indicadores de qualidade em enfermagem, uma ferramenta prática e efetiva que exige um sistema intenso de registro e informação de dados e a supervisão de enfermeiros.

Por isso, implementar práticas seguras ao paciente crítico requer um vasto conhecimento e uma atualização contínua do enfermeiro intensivista que, com competência técnico-científica, poderá elencar os melhores e mais necessários cuidados em sua UTI.

Referências bibliográficas

1. Padilha, Kátia Grillo, Vattimo MFF, Silva SC, Kimura M, et al. enfermagem em UTI: cuidando do paciente crítico. Barueri: Manole; 2010.
2. Brasil. ANVISA. Nota técnica GVIMS/GGTES/ANVISA n. 07/2020 – Orientações para prevenção e vigilância epidemiológica das infecções por SARS-CoV-2 (Covid-19) dentro dos serviços de saúde – 05/08/2020. – Disponível em:file:///C:/Users/laerc/Downloads/NT_07_PREVENO_DE_TRANSMISSO_Covid-19_INTRA_INSTITUIO_verso_05_08.pdf. [Acesso em ago. 2020].
3. warren J, et al. American College of Critical Care Medicine. Guidelines for the inter and intrahospital transport of critically ill patients. Critical Care Med 2004;32(1):256-62.
4. Teles MA, et al. Protocolo para transporte intra-hospitalar de pacientes da unidade de terapia intensiva do Hospital Walter Cantídio. Rev. Med. UFC. 2018;58(4):83-89.
5. COFEN. Resolução cofen n. 0588/2018: normas para atuação da equipe de enfermagem no processo de transporte de pacientes em ambiente interno aos serviços de saúde. Disponível em http://www.cofen.gov.br/resolucao-cofen-no-588-2018_66039.html [Acesso em maio 2020].
6. Recomendações sobre Oxigenioterapia no Departamento de Emergência para Pacientes Suspeitos ou Confirmados de Covid-19 Versão 2; atualizada em 23/04/2020.Disponível em: www.abramed.com.br. [Acesso em jul. 2021].
7. Infusion Nurses Society Brasil. Diretrizes práticas para terapia intravenosa. INS Brasil 2008: 53p.
8. Brasil. Ministério da Saúde. Agência Nacional de Vigilância Sanitária. Infecções da Corrente Sanguínea – Orientações para Prevenção de Infecções Relacionadas à Assistência à Saúde. Caderno 4. Brasília: Anvisa; 2017.
9. Mesiano ERAB, Merchán-Hamann E. Infecções da corrente sanguínea em pacientes em uso de cateter venoso central em unidades de terapia intensiva. Rev Latino-am enfermagem 2007;15(3).
10. Silva ML, Ramires MA, Coelho AB, Burci LM. Nove certos da medicação: uma análise de conhecimentos. Revista Gestão & Saúde, 2018:55-65.
11. Alves KYA, Costa TD, Barros AG, et al. Segurança do paciente na terapia intravenosa em unidade de terapia intensiva. J. Res. Fundam. Care. [online] 2016;8(1):3714-3724.
12. CastellõesTMFW, Silva LD. Guia de cuidados de enfermagem na prevenção da extubação acidental. Rev. Bras. enfermagem 2007;60(1).
13. Ramalho neto jm, nascimento lb, silva gns, menezes ms, nóbrega mml. Extubação acidental e os cuidados intensivos de enfermagem. rev enferm ufpe on line, 2014;8(11):3945-52.

14. Moraes JT, Borges EL, Lisboa CR, Cordeiro DCO, Rosa EG, Rocha NA. Conceito e classificação de lesão por pressão: atualização do National Pressure Ulcer Advisory Panel. Revista de enfermagem do Centro-Oeste Mineiro, 2016.

15. National Pressure Ulcer Advisory Panel. Pressure Ulcer Stages Revised. Washington, 2016. Disponível em: http://www.npuap. org/about-us/. [Acesso em mar. 2020].

16. Sousa, B. Translation, adaptation, and validation of the Sunderland Scale and the Cubbin & Jackson Revised Scale in Portuguese. Revista Brasileira de Terapia Intensiva, 2013.

17. Souza MFC, Zanei SSV, Whitaker IY. Risk of pressure injury in the ICU: transcultural adaptation and reliability of EVARUCI. Acta Paul Enferm. 2018;31(2):201-8.

18. Normas de orientação clínica para a prevenção, o diagnóstico e o tratamento da trombose venosa profunda. J Vasc Br, 2005.

19. Nahum J, Morichau-Beauchant T, Daviaud F, et al. Venous thrombosis among critically Ill patients with coronavirus disease 2019 (Covid-19). JAMA Netw Open, 2020.

20. Rubenstein LZ, Powers CM, Maclean CH. Quality indicators for the management and prevention of falls and mobility problems in vulnerable elders. Ann Intern Med 2001;135:686-93.

21. Vincent J-L (ed.). Yearbook of intensive care and emergency medicine 2010. Berlin: Springer-Verlag Berlin Heidelberg; 2010.

22. Gould CV, Umscheid CA, Agarwal RK, et al. CDC; Healthcare Infection Control Practices Advisory Committee. Guideline for prevention of catheter-associated urinary tract infections, 2009: recommendations of CDC and the Healthcare Infection Control Practices Advisory Committee. MMWR Recomm Rep. 2010:1-67.

23. Tablan OC, Anderson LJ, Besser R, et al. CDC; Healthcare Infection Control Practices Advisory Committee. Guidelines for preventing health-care-associated pneumonia, 2003: recommendations of CDC and the Healthcare Infection Control Practices Advisory Committee. MMWR Recomm Rep. 2004;53(RR-3):1-36.

24. Million Lives Campaign. Getting started kit: prevent ventilator associated pneumonia. Cambridge, MA: Institute for Healthcare Improvement; 2008. Disponível em: em jul. 2021].

25. Centers for Disease Control. Ventilator-Associated Pneumonia (VAP) Event. MMWR 2011;1-32.

26. Brook, Alan D. Effect of a nursing-implemented sedation protocol on the duration of mechanical ventilation. Critical Care. 1999;27(12):2609-2615.

27. Oliveira JEP, Montenegro Júnior RM, Vencio S. Diretrizes da Sociedade Brasileira de Diabetes 2017-2018. São Paulo: Editora Clannad; 2017.

28. Van Den Bergh G, Wilmer A, Hermans G, Meersserman W, Wouters PJ, Bouckaert B, et al. Intensive insulin terapy in mixed medical/surgical intensive care units. Am Diab Assoc 2006,55:3151-9.

29. Surviving Sepsis Campaign: international guidelines for management of severe sepsis and septic shock: 2008. Intensive Care Med. 2008;34(1):17-60.

30. Pontes-Arruda A, dos Santos MCFC, Martins LF, González ERR, Kliger RG, Maia M, EPICOS Study Group. Influence of parenteral nutrition delivery system on the development of bloodstream infections in critically ill patients: an international, multicenter, prospective, open-label, controlled study—EPICOS study. Journal of Parenteral and Enteral Nutrition, 2012.

31. ESPEN. Guideline on clinical nutrition in the intensive care unit. Clinical Nutrition, 2019.

32. Bartlett RH, Dechert RE, Mault JR, Ferguson SK, Kaiser AM, Erlandson EE. Measurements of metabolism in multiple organ failure. Surgery 1982;92:771-79.

40
Assistência de Enfermagem ao Paciente no Pós-Operatório de Cirurgia de Grande Porte

Adriana Alves dos Santos

Sofia Louise Santin Barilli

◖ Introdução

Desde a implementação da vigilância contínua para pacientes graves, por Florence Nightingale, na Guerra da Crimeia (1853-1856), até o surgimento dos primeiros leitos para pós-operatório no Hospital John Hopkins, nos Estados Unidos, a unidade de terapia intensiva (UTI) tornou-se um suporte essencial para a assistência ao paciente grave.[1]

A incorporação de novas tecnologias e a necessidade de modificações nos serviços de saúde têm gerado maior demanda de assistência para os pacientes hospitalizados, exigindo reestruturações nos processos de trabalho das organizações, de forma a garantir uma assistência segura. Riscos físicos, químicos, clínicos, assistenciais e/ou institucionais podem influenciar na segurança do paciente, exigindo que o profissional de saúde realize práticas embasadas em metas internacionais e participe ativamente da gestão, a fim de implementar e ampliar a cultura de segurança.[2]

O cuidado com a segurança do paciente cirúrgico perpassa o período perioperatório, isto é, envolve o pré, o trans e o pós-operatório. A prevenção de eventos adversos é essencial no cenário assistencial, sobretudo no paciente cirúrgico que está sujeito ao risco da cirurgia propriamente dita.

De acordo com a Associação Médica Brasileira, as cirurgias são classificadas conforme o porte ou o risco cardiológico. São consideradas cirurgias de grande porte aquelas que apresentam grande probabilidade de perda de fluido e sangue, a exemplo das cirurgias de emergência e vasculares arteriais. As cirurgias de médio porte são aquelas com média probabilidade de perda de fluido e sangue, como as cirurgias de cabeça e pescoço, ressecção de carcinoma espinocelular, ortopedia, prótese de quadril. Já as cirurgias de pequeno porte apresentam baixa probabilidade de perda de fluido e sangue, com destaque para a plástica, mamoplastia e endoscópica.[3]

Em 2013, o Ministério da Saúde publicou o protocolo de cirurgia segura, com a finalidade de determinar as medidas a serem implementadas para reduzir a ocorrência de incidentes e eventos adversos e a mortalidade cirúrgica, buscando o aumento da segurança na realização de procedimentos cirúrgicos quanto ao local correto e ao paciente correto, por meio do uso da Lista de Verificação de Cirurgia Segura, desenvolvida pela Organização Mundial da Saúde (OMS).[4,5]

Em estudo realizado com profissionais de enfermagem do centro cirúrgico de um hospital privado no município de Porto Alegre, os profissionais citaram a necessidade de garantir a assistência segura; gerenciar riscos na prática de trabalho em centro cirúrgico, mediante a instituição de protocolos que propiciem a prevenção de eventos adversos e a qualificação assistencial, a partir da redução de erros e, consequentemente, de danos ao paciente.[6]

Diante da complexidade do paciente submetido à cirurgia de grande porte e da possibilidade de complicações pós-operatórias, com necessidade de monitorização rigorosa e contínua que demande alguma intervenção, a recuperação pós-anestésica ocorre em UTI. A Resolução da Diretoria Colegiada (RDC) n. 07/2010, que dispõe sobre os requisitos mínimos para funcionamento das UTI, considera estas unidades como áreas críticas destinadas à internação de pacientes graves que requerem atenção profissional especializada de forma contínua, materiais específicos e tecnologias necessárias ao diagnóstico, monitorização e terapia.[7]

Considerando-se as particularidades do paciente cirúrgico com relação à complexidade, instabilidade e possíveis complicações, a transferência do cuidado se caracteriza como uma atividade complexa por envolver a comunicação da equipe, a qual é considerada barreira para a continuidade da assistência segura e da prevenção de eventos adversos. A implementação de fluxogramas de transferência do cuidado, com base na classificação de risco, para pacientes em pós-operatório contribui para uma comunicação efetiva, culminando em melhorias na segurança assistencial.[8]

Além do olhar minucioso voltado para a transferência de cuidado, o enfermeiro deve atentar para as questões assistenciais relativas ao transporte do paciente crítico no período pós-operatório, o que pode representar riscos e, consequentemente, suscitar alterações fisiológicas que impliquem retardo da sua recuperação. Tais pacientes necessitam de suporte tecnológico adequado e equipe profissional capacitada, capaz de prever as situações de risco, identificar agravos e, sobretudo, atuar precocemente. A falta de interação e a inabilidade de comunicação entre os profissionais que compõem a equipe de saúde contribuem para o aumento significativo de complicações no transporte e eventos adversos. Assim, cabe ao enfermeiro apropriar-se das informações e estar sensível às necessidades do paciente.[9,10]

A RDC n° 07/2010 oportunamente determina que todo paciente grave seja transportado com o acompanhamento contínuo, no mínimo, de um médico e de um enfermeiro, ambos com habilidade comprovada para o atendimento de urgência e emergência.[7] Assim, o enfermeiro assume papel fundamental neste momento e durante a admissão do paciente em pós-operatório de grande cirurgia, tendo em vista que as suas ações perpassam todas as etapas do Processo de enfermagem (PE), com o objetivo de providenciar todos os elementos necessários para uma assistência segura e de qualidade (recursos humanos e materiais, equipamentos) à medida que se faz uma avaliação inicial do paciente para estabelecer as necessidades do cuidado, as quais devem ser a base do plano de cuidado individualizado.[11]

Esse planejamento da assistência de enfermagem deve ser realizado com base nas melhores práticas e fundamentado em evidências científicas, utilizando o raciocínio clínico e o pensamento crítico, os quais permitem a realização do cuidado seguro por nortearem o profissional em sua prática clínica.[12]

Nesse contexto, a Sistematização da Assistência de enfermagem consiste no recurso mais promissor para o desenvolvimento das atividades da equipe de enfermagem, por possibilitar a operacionalização do PE e por conduzir os enfermeiros a utilizarem simultaneamente os conhecimentos provenientes da prática com aqueles cientificamente construídos.[13] O PE, por sua vez, além de orientar a documentação clínica do cuidado, possibilita o desenvolvimento de uma prática assistencial sistemática, inter-relacionada e organizada em etapas preestabelecidas que favoreçam o cuidado individualizado.[14]

Os cuidados de enfermagem no período pós-operatório de grandes cirurgias visam à manutenção do equilíbrio hemodinâmico do paciente e de suas funções vitais, devendo ser estabelecidos de forma individualizada e de acordo com as necessidades específicas de cada um, podendo as medidas instituídas variarem conforme a fase do cuidado no período pós-operatório: imediato; mediato; ou tardio. Além disso, o enfermeiro deve atentar para os aspectos físicos e psicoemocionais, fatores que podem influenciar na recuperação do paciente cirúrgico.[15]

Para melhor compreensão das necessidades e assistência de enfermagem realizada no paciente submetido à cirurgia de grande porte, as intervenções serão categorizadas de modo separado, como seguem:

◀ Sistema cardiocirculatório

As grandes cirurgias promovem distúrbios hemodinâmicos em decorrência de perda sanguínea e de consequente alteração na homeostase, sendo essencial a rigorosa monitorização hemodinâmica diante da instabilidade do sistema cardiocirculatório, que constitui um achado frequente no período pós-operatório e que demanda uma série de cuidados de enfermagem (Quadro 40.1).

Quadro 40.1. Intervenções de enfermagem na instabilidade do sistema cardiocirculatório.

Intervenções de enfermagem	Justificativa
• Mensurar pressão arterial, frequência cardíaca e temperatura a cada 15 minutos nas primeiras 2 horas; a cada hora, nas 4 horas seguintes; e depois a cada 2 horas • Avaliar pulso quanto à frequência, ritmo e amplitude • Avaliar nível de consciência	• Avaliar as respostas hemodinâmica e metabólica relacionadas ao procedimento e à anestesia • Sinais como taquicardia, pulso filiforme, oligúria, alteração do estado mental, cianose, palidez e/ou pele fria podem indicar hipotensão arterial ou choque • Obter informações quanto a volume sanguíneo intravascular
• Atentar para a presença de arritmias e/ou hipotensão arterial. • Acompanhar resultados de exames laboratoriais (hemograma, sódio, potássio, cálcio, magnésio, tempo de ativação da protrombina [TAP], razão normalizada internacional [INR], lactato arterial)	• Garantir adequada monitorização, pois podem ser causadas pelo agente anestésico, distúrbios hidroeletrolíticos, perda sanguínea não detectada, diurese excessiva, inadequada reposição volêmica, fuga para o terceiro espaço, depressão miocárdica, sepse, embolia, reação transfusional e dor
• Aplicar dispositivos de aquecimento corporal (mantas térmicas, colchões aquecidos)	• Prevenir hipotermia causada pelo metabolismo basal reduzido, perda de líquidos, vasodilatação, perda física de calor, campos cirúrgicos úmidos, soluções intravenosas frias, dentre outros. Hipotermia prolonga o efeito de bloqueadores musculares
• Aquecer o paciente de 1° a 2 °C por hora, se não houver contraindicação	• Evitar hipotermia. O aquecimento rápido pode causar vasodilatação e consequente hipotensão arterial
• Confirmar permeabilidade do(s) acesso(s) venoso(s)	• Garantir via para administração de medicamentos
• Realizar balanço hídrico rigoroso. • Atentar para débito urinário menor que 0,5 mL/kg/hora	• Atentar para o controle de ganhos e perdas para avaliar possíveis variações na volemia que interfiram na estabilidade hemodinâmica

(Continua)

Quadro 40.1. Intervenções de enfermagem na instabilidade do sistema cardiocirculatório. *(Continuação)*

Intervenções de enfermagem	Justificativa
• Conferir medicamentos provenientes do centro cirúrgico • Instalar medicamentos em bombas de infusão • Calcular dose das drogas vasoativas	• Prevenir evento adverso • Melhor controle da dose e vazão • Direcionar cuidados e titular a dosagem ideal
• Realizar medidas de pressão venosa central ou variação da pressão de pulso (delta PP), se aplicável	• Avaliar a volemia, atentando para a sobrecarga hídrica

Fonte: Desenvolvido pela autoria do capítulo.

Em virtude das condições clínicas e hemodinâmicas do paciente em cirurgias relacionadas ao sistema cardiovascular, habitualmente são instalados, para o auxílio diagnóstico e terapêutico, o cateter intra-arterial para monitorização da pressão invasiva, balão intraórtico e/ou marca-passo, que devem ser avaliados e monitorados conforme rotina e protocolos instituídos na unidade. Se indicado, também pode ser utilizado o cateter de Swan-Ganz, que se constitui em um método rápido para obter dados diagnósticos, por meio da avaliação das pressões nas câmaras cardíacas direitas, artéria pulmonar e débito cardíaco por termodiluição.[16]

◖Sistema respiratório

No pós-operatório de grandes cirurgias, é frequente a permanência do paciente em ventilação mecânica e, por vezes, faz-se necessária a prescrição de sedativos e analgésicos para garantir a segurança do paciente, aliviar a dor e a ansiedade, reduzir o consumo de oxigênio, bem como prevenir assincronias com o ventilador.

Um *bundle*, ou pacote de medidas, se constitui em um conjunto de intervenções que, quando realizadas de forma simultânea, trazem melhores resultados aos pacientes. Assim, com o objetivo de melhorar o prognóstico dos pacientes sob ventilação mecânica, em 2010, autores americanos propuseram o protocolo ABCDE, composto por vários componentes projetados para evitar doses elevadas de sedação (que contribuem para fraqueza e tempo prolongado de ventilação mecânica) e reduzir o tempo de permanência no ventilador.[17] Recentemente, a Society of Critical Care Medicine propôs que fosse agregada ao protocolo a letra F, considerando a importância da participação da família durante a internação na UTI.[18] As medidas estão dispostas no Quadro 40.2.

Quadro 40.2. Componentes do ABCDEF *Bundle*.

A	Avaliar, prevenir e controlar a dor (*Assess, Prevent and Manage Pain*)	• Avaliar a dor, pelo menos, 4 vezes a cada plantão, utilizando escala validada • Tratar a dor em até 30 minutos após a sua identificação e reavaliá-la • Utilizar abordagens não farmacológicas e farmacológicas • Prevenir a dor por meio de analgesia e/ou intervenções não farmacológicas antes de procedimentos • Antes de sedar o paciente, tratar a dor
B	Protocolos de despertar espontâneo e de respiração espontânea (*Both Spontaneous Awakening Trials and Spontaneous Breathing Trials*)	• Definir um período diário para interromper a sedação, a fim de buscar reorientar os pacientes com relação ao horário diurno e conduzir testes protocolares de ventilação espontânea

(Continua)

Quadro 40.2. Componentes do ABCDEF *Bundle*. (*Continuação*)

C	Escolha de analgesia e sedação (*Choice of Analgesia and Sedation*)	• Reavaliar, no mínimo uma vez ao dia, a necessidade das intervenções farmacológicas que foram instituídas para o tratamento da dor e agitação
D	*Delirium*: avaliar, prevenir e manejar (*Delirium: assess, prevent and manage*)	• PARE: considerar sedativos, revisar as medicações e fazer um plano de redução da exposição às drogas • PENSE (THINK): situações Tóxicas, Hipoxemia, Infecção/sepse nosocomial, Imobilização, • intervenções Não farmacológicas, K+ ou outros distúrbios hidroeletrolíticos • Medique: recomendações atuais sugerem o uso de medicamentos não benzodiazepínicos
E	Mobilidade precoce e exercício (*Early Mobility and Exercise*)	• Identificar estratégias de implementação de programas de mobilização precoce por toda a equipe multiprofissional
F	Envolvimento da Família (*Family Engagement and Empowerment*)	• Avaliar a importância da participação da família na UTI

Fonte: CASTRO REV. Libertação da UTI: o ABCDEF bundle, adaptado de https://pebmed.com.br/libertacao-da-uti-o-abcdef-bundle/.[19]

O tempo de ventilação mecânica pode interferir em diversos fatores assistenciais, entre eles a mobilidade do paciente crítico. A imobilidade prolongada desencadeia um déficit muscular em razão da atrofia, do desuso e da redução da força muscular, acarretando aumento nos custos pelo maior tempo de internação e comprometimento do paciente após a alta. Frente a isso, avaliar a viabilidade da mobilização precoce dos pacientes é parte do processo de cuidado no pós-operatório. A mobilização precoce tem efeito benéfico sobre o tempo de permanência, estando relacionada à redução do tempo de ventilação mecânica, melhora do déficit funcional e da mobilidade.[20]

A prevenção da pneumonia associada à ventilação mecânica (PAVM) também se faz necessária e deve ser realizada utilizando-se um conjunto de medidas (Quadro 40.3).[21]

Quadro 40.3. Medidas baseadas em evidências para prevenir pneumonia associada à ventilação mecânica.

Estratégias não farmacológicas			
Intervenções	Mecanismos de prevenção	Efeito principal	Benefícios adicionais/ limitações
Interrupção diária da sedação e testes de respiração espontânea	Reduz permanência em ventilação mecânica e riscos associados	Aproximadamente 3 dias de redução na duração da ventilação mecânica	Forte evidência de efeito adicional na sobrevivência e na fraqueza muscular adquirida na UTI
Posição semirrecubente > 30°	Redução na aspiração gastropulmonar de patógenos	Redução na suspeita clínica de PAV	Evidência limitada com alto risco de viés. Sem redução concomitante em outros importantes desfechos
Tubos endotraqueais com aspiração subglótica	Redução da aspiração pulmonar de bactérias presentes na secreção de orofaringe que se acumulam acima do *cuff*	Redução na PAV clínica e microbiologicamente confirmada [RR 0.58;IC 95% 0.51 a 0.67]	Sem concomitante redução em outros importantes desfechos

(*Continua*)

Quadro 40.3. Medidas baseadas em evidências para prevenir pneumonia associada à ventilação mecânica. (*Continuação*)

Estratégias não farmacológicas			
Controle contínuo da pressão de *cuff*	Redução da aspiração pulmonar de bactérias presentes na secreção de orofaringe que se acumulam acima do *cuff*	Redução na PAV clínica e microbiologicamente confirmada [RR 0.47;IC 95% 0.31 a 0.71]	Métodos heterogêneos aplicados. Sem concomitante redução em outros importantes desfechos
Estratégias farmacológicas			
Higiene das mãos com álcool	Atividade de amplo espectro contra patógenos presentes nas mãos dos profissionais de saúde	Redução na contaminação cruzada entre pacientes	Atingir e manter ótimas práticas de higiene das mãos continua a ser um desafio
Descontaminação orofaríngea com clorexedina	Amplo espectro contra patógenos de orofaringe	Redução na incidência da PAV de até 40%	Intervenção mais vantajosa para pacientes de cirurgia cardíaca. Sem redução concomitante em outros importantes desfechos
Descontaminação seletiva de orofaringe	Erradicação seletiva de bacilos aeróbicos Gram-negativos, *Staphylococcus aureus* sensível à meticilina e leveduras	Forte redução em infecções respiratórias e mortalidade	Efetivo e estudo de UTI holandesas com baixo nível de resistência antimicrobiana

Fonte: Adaptado de Colombo; Palomeque; Li Bassi (2019).

Pressupõe-se que a gravidade dos pacientes, o receio da extubação acidental e a falta de prioridade na assistência de enfermagem estejam relacionadas à baixa adesão aos protocolos de prevenção de infecção relacionada à ventilação mecânica. Em estudo quantitativo com 92 pacientes, 7,36% desenvolveram PAVM, e as medidas de prevenção que obtiveram maior adesão foram a avaliação diária da sedação e a troca do circuito do ventilador. Em contrapartida, a pressão do *cuff* foi o item com menor adesão, além de uma adequada higiene bucal ter sido ratificada em apenas metade dos pacientes. Para o autor, a interrupção diária da sedação é uma medida altamente recomendada para a prevenção da PAVM e compõe com frequência o conjunto de boas práticas identificadas na literatura.[22]

As medidas prioritárias quanto ao sistema respiratório estão descritas no Quadro 40.4.

Quadro 40.4. Intervenções de enfermagem voltadas para o sistema respiratório.

Intervenções de enfermagem	Justificativa
• Manter a cabeceira elevada em 30°, caso não haja contraindicação	• Diminuir incidência de broncoaspirações e pneumonia
• Oferecer oxigênio por meio de cânula nasal ou máscara	• Suplementar oxigênio por, pelo menos, 24 horas após a cirurgia e a estabilização do paciente, para garantir a oferta de oxigênio tecidual

(*Continua*)

Quadro 40.4. Intervenções de enfermagem voltadas para o sistema respiratório.

Intervenções de enfermagem	Justificativa
• Avaliar frequência respiratória e padrão respiratório a cada 15 minutos nas primeiras 2 horas. • Monitorar oximetria de pulso e capnografia. • Avaliar gasometria arterial e/ou venosa central	• Atentar para alterações que podem indicar efeito residual de agentes anestésicos ou relaxantes musculares não metabolizados; complicações respiratórias, como queda da língua, roncos, funcionamento inadequado da musculatura respiratória, laringoespasmo, broncoespasmo e obstrução de vias aéreas; movimentos assincrôcrinos do tórax e abdome; dessaturação periférica • Avaliar sons pulmonares e a necessidade de aspiração de secreções
• Manter material para intubação orotraqueal preparado para paciente com rebaixamento do sensório	• Observar rebaixamento do nível de consciência em pacientes sem sedação, que pode ser indicativo da necessidade de suporte ventilatório invasivo Agitação e confusão podem ser causadas por hipóxia
• Avaliar a necessidade de utilização de cânula oral (p. ex.: Guede') em paciente com rebaixamento do nível de consciência	• Manter vias aéreas pérvias, evitando deslizamento da língua sobre a parede posterior da faringe
• Estimular o paciente consciente a respirar profundamente, tossir (comprimindo a incisão cirúrgica), mobilizar-se precocemente no leito e deambular, assim que possível • Mudar o decúbito de pacientes sedados ou inconscientes • Avaliar parâmetros hemodinâmicos antes e após mudanças de decúbito	• Auxiliar na manutenção da via aérea pérvia • Evitar atelectasias pulmonares e auxiliar no deslocamento de secreções traqueobrônquicas • Atentar que pacientes graves podem apresentar instabilidade hemodinâmica, como hipotensão arterial e bradicardia
• Paciente intubado: • Conectar paciente ao ventilador mecânico, previamente testado • Confirmar posicionamento do tubo traqueal por meio da avaliação da expansibilidade torácica, ausculta pulmonar e radiografia do tórax • Avaliar fixação do tubo traqueal • Manter pressão do *cuff* entre 25 e 30 cmH$_2$O (18-22 mmHg) • Avaliar parâmetros do aparelho de ventilação mecânica	• Manter adequada oferta de oxigênio e remoção de gás carbônico para o metabolismo orgânico até a restauração da respiração espontânea do paciente • Evitar intubação seletiva ou extubação acidental • Manter tubo corretamente posicionado para evitar eventos adversos Pressões elevadas podem causar lesão na traqueia. Pressões baixas podem favorecer o escape de ar e a entrada de saliva e secreções, podendo causar pneumonia
• Dreno de tórax (pleural ou mediastinal): • Avaliar o funcionamento (oscilação, presença de borbulhas), características e volume do débito presente no dreno • Zerar o nível do selo d'água com data e hora • Manter o dreno em aspiração contínua, quando indicado	• Acompanhar a eficácia da drenagem e detectar alterações precocemente • Acompanhar volume de drenagem para detectar sinais de hemorragia • Auxiliar na drenagem das secreções, manter permeabilidade do sistema para evitar complicações ventilatórias e/ou com sítio cirúrgico

Fonte: Desenvolvido pela autoria do capítulo.

Sistema neurológico

Diversos fatores podem estar associados ao comprometimento neurológico no período pós-operatório. O paciente submetido a um procedimento cirúrgico necessita ser avaliado quanto ao nível de consciência para que se realizem intervenções adequadas, em situações como rebaixamento do sensório.

Atualmente, na prática assistencial, as escalas mais frequentemente utilizadas pelos profissionais de saúde são as de coma de Glasgow para avaliar o nível de consciência; e a de agitação e sedação de Richmond (RASS), que avalia tanto a sedação como o nível de agitação do paciente.

Estudo realizado para avaliar o efeito aditivo das escalas de Ramsay, Neurológica Canadense (CNS), de enfermagem de Triagem de *Delirium* (Nu-DESC) e Índice Bispectral (BIS), juntamente com a avaliação das pupilas e da escala de coma de Glasgow, evidenciou que, quando aplicados em conjunto, esses instrumentos melhoraram a detecção precoce de complicações neurológicas no pós-operatório na sala de recuperação pós-anestésica após craniotomias eletivas.[23]

A dor pós-operatória é uma condição comum, e esperada, após cirurgias de médio e grande porte em virtude da ativação de nociceptores e resposta inflamatória local no sítio da lesão cirúrgica. É influenciada por fatores culturais; fatores psicológicos (ansiedade, depressão, medo, entre outros); local, tipo e extensão cirúrgica; habilidade técnica do cirurgião; presença de drenos; e comorbidades do paciente. Pode se apresentar de forma constante ou ser desencadeada por movimentos ou procedimentos, sendo essencial que a equipe busque identificar o nível de dor do paciente e realize medidas para alívio, a fim de promover uma recuperação mais tranquila e menos traumática. A dor pode predispor à diminuição da expansibilidade torácica, das respirações profundas e expectoração de secreções do trato respiratório, podendo ocasionar atelectasias e infecções respiratórias, além de predispor o indivíduo a se alimentar menos, influenciando no metabolismo e no processo de cicatrização.[24]

Assim, a avaliação da dor e seu adequado manejo são fundamentais para proporcionar o bem-estar e evitar sofrimento desnecessário aos pacientes. Para avaliação da dor, as escalas mais utilizadas são a de Estimativa Numérica, a Analógica Visual, a Verbal e a de Faces.[24] Para pacientes sedados, pode ser utilizada a escala CIPOTT.[25]

Pacientes internados na UTI têm risco para desenvolver *delirium* porque apresentam inúmeros fatores predisponentes e/ou precipitantes e, ainda, por utilizarem medicamentos indutores de *delirium*, o que torna imprescindível seu diagnóstico o mais precocemente possível. Para tanto, pode ser utilizado por qualquer profissional da saúde devidamente capacitado o instrumento Confusion Assessment Method for the ICU (CAM-ICU), capaz de avaliar pacientes graves sob ventilação mecânica ou não.[26,27]

As medidas prioritárias quanto à avaliação do sistema neurológico estão em destaque no Quadro 40.5.

Quadro 40.5. Intervenções de enfermagem voltadas para o sistema neurológico.

Intervenções de enfermagem	Justificativa
• Avaliar o nível de consciência com escala específica (p. ex.: escala de coma de Glasgow), quando o paciente não estiver em uso de sedação • Avaliar o nível de dor a partir de escala validada • Avaliar o nível de sedação com escala específica	• Avaliar o efeito de agentes anestésicos sobre o sistema nervoso central: mudança na percepção sensorial, apatia e resposta não usual aos estímulos, como sonolência ou agitação • Avaliar alterações fisiológicas como taquicardia, hipertensão arterial, sudorese, palidez, expressão facial de intenso desconforto, agitação psicomotora, entre outras condições desencadeadas pela dor • Evitar oferta excessiva ou insuficiente de sedativos. A manutenção de um nível de sedação difere conforme a patologia prévia e cirurgia realizada
• Avaliar as pupilas quanto ao tamanho, formato, simetria e fotorreação	• Assimetria ou ausência de fotorreação podem indicar ou ser causadas por lesão estrutural ou expansiva intracraniana, efeito de drogas, hipotensão arterial ou hipóxia

Fonte: Desenvolvido pela autoria do capítulo.

Sistema gastrointestinal

Na cirurgia de grande porte, o estado nutricional do paciente tem grande relevância, sendo necessário iniciar a dieta o mais precoce possível, preferencialmente nas primeiras horas após o trato gastrointestinal íntegro. Na ocorrência de comprometimento, deve ser avaliada a necessidade de nutrição parenteral. Os drenos laminares, tubulares e de Kehr® devem ser cuidadosamente avaliados.

As intervenções de enfermagem prioritárias estão listadas no Quadro 40.6.

Quadro 40.6. Intervenções de enfermagem voltadas para o sistema gastrointestinal.

Intervenções de enfermagem	Justificativa
• Atentar para queixas de náusea e vômito • Avaliar com o médico a necessidade de antieméticos	• Podem ser causadas pelos anestésicos, secreções gástricas aumentadas e determinados procedimentos cirúrgicos
• Realizar propedêutica abdominal	• Agentes anestésicos podem causar gastroparesia, causando distensão abdominal, vômito e risco de broncoaspiração
• Avaliar o tipo e o calibre da sonda, trocando-a conforme a necessidade e o objetivo • Confirmar o posicionamento da sonda gástrica e/ou entérica conforme rotina da unidade • Confirmar se a sonda foi posicionada durante o ato cirúrgico, para objetivo específico do tratamento	• As sondas gástricas calibrosas são indicadas na presença de drenagem espessa, enquanto as entéricas são indicadas para alimentação • Garantir a drenagem adequada de resíduo gástrico e evitar falso trajeto • Confirmar posicionamento da sonda no estômago e/ou duodeno, para evitar evento adverso
• Observar e registrar o aspecto e a quantidade da drenagem gástrica • Avaliar e comunicar a presença de drenagem com aspecto hemático ou escuro tipo "borra de café"	• Detectar e/ou descartar gastroparesia e sangramento gástrico
• Instalar dispositivo para mensuração da pressão intra-abdominal	• Detectar precocemente a síndrome compartimental abdominal
• Observar a quantidade e o aspecto de débito dos drenos	• Débitos não usuais como sangue ou pus podem indicar complicações
• Colocar bolsas permanentes em colostomias ou ileostomia, avaliando o aspecto da eliminação e do óstio	• Facilita o despejo das eliminações e diminui o risco de infecção
• Instalar nutrição parenteral através de acesso venoso central em lúmen exclusivo, por meio de bomba de infusão	• Indicada para melhorar ou manter o estado nutricional e metabólico quando existe a impossibilidade de utilização da via oral ou enteral. • Requer rigoroso cuidado quanto à manipulação do cateter e à administração
• Peritoneostomia: realizar o curativo avaliando o aspecto das bordas, tela e presença de exsudato	• Evitar a infecção e avaliar o material e o produto de curativo adequado

Fonte: Desenvolvido pela autoria do capítulo.

Sistema renal

A avaliação do sistema renal visa detectar precocemente alterações da função renal e do equilíbrio hidroeletrolítico. Os procedimentos cirúrgicos e anestésicos podem desencadear secreção inapropriada de hormônio antidiurético e aldosterona, que frequentemente são utilizados nas reposições volêmicas, transfusões sanguíneas e medicamentos vasoativos, o que resulta em retenção hídrica e alterações na homeostase.[28] O êxito no tratamento e a minimização das complicações são possíveis por meio do conhecimento e habilidade do enfermeiro, conforme abordado no Quadro 40.7.

Quadro 40.7. Intervenções de enfermagem voltadas para o sistema renal.

Intervenções de enfermagem	Justificativa
• Observar cor, aspecto e débito urinário • Realizar balanço hídrico rigoroso • Atentar para débito urinário menor que 0,5 mL/kg/hora • Observar a quantidade de volume infundido, transfusões sanguíneas e medicamentos realizados no centro cirúrgico	• Avaliar presença de sangue ou coloração alterada que podem sugerir trauma, lesão vascular ou glomerular • Acompanhar o equilíbrio entre ganhos e perdas, prevenindo a sobrecarga hídrica e evitando a insuficiência cardíaca congestiva e o edema pulmonar • Permite avaliar a quantidade de volume infundido, servindo de base para intervenções de enfermagem
• Avaliar exames laboratoriais: ureia, creatinina, EAS, sódio, potássio e cálcio	• Propicia uma avaliação da função renal, direcionando intervenções de enfermagem específicas

Fonte: Desenvolvido pela autoria do capítulo.

Alguns pacientes podem necessitar de terapia renal substitutiva, que deve ser de início imediato nos casos de hipercalemia com alterações eletrocardiográficas, edema pulmonar decorrente de hipervolemia, acidose grave (pH< 7,0) e complicações urêmicas, como sangramentos, pericardite e encefalopatia.[28]

Foco infeccioso

Sepse e choque séptico são causas de morbidade e mortalidade de pacientes admitidos em UTI não cardiológicas. Após ampla discussão, a sepse foi redefinida em 2016 como disfunção orgânica ameaçadora à vida e secundária à resposta desregulada do organismo a uma infecção. Choque séptico como um subconjunto da sepse, com disfunção circulatória e celular/metabólica associada a um maior risco de morte, tendo como critérios clínicos a necessidade de vasopressor para manter pressão arterial média ≥ 65 mmHg após a infusão adequada de fluidos, associada a um nível sérico de lactato ≥ 2 mmol/L.[29]

Cabe ao enfermeiro estabelecer medidas para reconhecer precocemente os sinais de sepse no pós-operatório, uma vez que o tempo de início das medidas protocolares é crucial para a redução da mortalidade.

Ao avaliar o conhecimento dos enfermeiros acerca das definições do Sepsis-3 e atualizações da Surviving Sepsis Campaign, observou-se conhecimento insatisfatório para a identificação, o tratamento e o gerenciamento clínico da sepse de forma adequada. Portanto, há necessidade de maiores incentivos profissionais, institucionais e políticos, com vistas à implementação da educação permanente e do protocolo de sepse.[30]

Pele e extremidades

Diante da longevidade, das doenças crônicas e debilitantes e da crescente discussão sobre segurança do paciente no contexto hospitalar, a lesão por pressão (LP) é desafiadora para os profissionais da equipe multidisciplinar por ser considerada um evento adverso.[31]

A LP é um dano localizado na pele e/ou em tecidos moles subjacentes, geralmente sobre uma proeminência óssea ou relacionada ao uso de dispositivo médico ou artefato. A lesão pode se apresentar em pele íntegra ou aberta, podendo ser dolorosa, ocorrendo como resultado da pressão intensa e/ou prolongada em combinação com cisalhamento. A tolerância do tecido mole à pressão e ao cisalhamento pode ser influenciada pelo microclima, pela nutrição, pela perfusão, pelas comorbidades e pela condição. Quanto à classificação, pode variar de LP estágio 1 a 4, LP não classificável, LP tecidual profunda, LP relacionada a dispositivo médico e LP em membrana mucosa. De acordo com a literatura, 98% das LP poderiam ser prevenidas e é sabido que a prevenção é significativamente mais custo-efetiva do que qualquer tratamento estabelecido.[32]

Atuar na prevenção de LP no paciente submetido a grandes cirurgias é fundamental, pois as características destes pacientes no período perioperatório são peculiares para seu desenvolvimento e, consequentemente, para danos à pele. Existem várias escalas para predizer e quantificar o risco de desenvolver a LP, sendo as mais utilizadas Norton, Waterlow e Braden.[33]

A escala de avaliação para o desenvolvimento de lesões decorrentes do posicionamento cirúrgico é conhecida como escala de ELPO, a qual contém sete itens e cinco subitens, com pontuação de 1 a 5, sendo que a pontuação final pode variar de 7 a 35 pontos.[34]

Outro aspecto a ser considerado pelo enfermeiro é a hipotermia. O paciente cirúrgico submetido a procedimentos com tempo de duração superior a 30 minutos está sujeito a alterações da temperatura corporal, ou seja, a hipotermia não intencional, que se apresenta como complicação no transoperatório, manifestando-se com queda acentuada da temperatura. Cabe à equipe de enfermagem prevenir a hipotermia utilizando métodos de aquecimento desde o período transoperatório, como medida para garantir a segurança do paciente.[35]

Ferida operatória

As infecções de sítio cirúrgico se constituem em um dos principais riscos à segurança dos pacientes nos estabelecimentos de saúde, compreendendo de 14% a 16% dos processos infecciosos em pacientes hospitalizados. Estima-se que, em até 60% dos casos, poderiam ser evitadas por meio da implementação de medidas de prevenção.[36]

Em virtude da maior complexidade, merecem destaque as infecções associadas às cirurgias com colocação de implantes, que ocorrem em uma pequena parcela de pacientes submetidos a esses procedimentos e que resultam em sintomas dolorosos persistentes, necessidade de reintervenções, possibilidade de perda do implante com redução da qualidade de vida, aumento dos custos relacionados ao tratamento, podendo culminar, até mesmo, no óbito.[36]

Geralmente, as feridas operatórias decorrentes de cirurgias cardíacas cicatrizam por primeira intenção, ou seja, quando há bordas aproximadas por sutura. Recomenda-se que seja mantido curativo estéril por 24 a 48 horas, exceto se houver drenagem da ferida ou indicação cínica. O primeiro curativo cirúrgico deve ser realizado pela equipe médica (geralmente aquela responsável pela realização da cirurgia) ou por enfermeiro especialista, utilizando solução fisiológica 0,9%, a ser instilada suavemente na incisão cirúrgica. Ao realizar o curativo, o profissional deve avaliar o local da incisão; caso não haja exsudato, a incisão cirúrgica pode ser mantida descoberta até a remoção da sutura e recomenda-se higienizá-la com água e sabão comum durante o banho, secando o local com toalha limpa e seca. Registrar o procedimento e comunicar à equipe médica em casos de sangramento excessivo, deiscências e/ou sinais flogísticos.[37]

Em revisão integrativa recente, na qual os autores buscaram identificar e descrever os tipos de curativos recomendados para a prevenção de infecção do sítio cirúrgico em cirurgias cardíacas, foram identificadas cinco terapias utilizadas: aplicação via transdérmica de oxigênio; náilon impregnado com prata; cobertura adesiva impermeável à água e ao ar (Opsite™); curativo absorvente permeável à água e ao ar (Hansapor™); terapia de feridas por pressão negativa. Os desfechos considerados foram o processo de cicatrização da ferida operatória, a incidência de infecção de corrente sanguínea e diferenças nas taxas dessas infecções. A terapia de feridas por pressão negativa e náilon impregnado com prata foram os tipos de curativo que demonstraram redução da taxa de infecção de sítio cirúrgico no pós-operatório de cirurgia cardíaca.[38]

Cabe salientar a importância das ações de vigilância epidemiológica quanto aos indicadores de prevalência e incidência dessas infecções. Desta forma, é possível identificar a associação entre as medidas preventivas executadas pela equipe multiprofissional e sua ocorrência.[36]

Considerações finais

O pós-operatório de cirurgias de grande porte requer uma equipe multiprofissional com conhecimento abrangente e habilidade para prever complicações decorrentes do processo cirúrgico e, em caso de intercorrências, ser capaz de atuar precocemente visando à redução de danos ao paciente. Garantir um ambiente e assistência segura no pós-operatório é parte crucial das melhores práticas de enfermagem.

O enfermeiro em especial deve planejar o cuidado do paciente crítico e analisar criteriosamente os dados obtidos por meio da história e exame físico, da monitorização contínua, de exames laboratoriais e de imagens, propondo intervenções baseadas em evidências científicas, a fim de se obterem melhores resultados.

Referências bibliográficas

1. Viana RAPP. A história da enfermagem dentro da terapia intensiva. In: Azeredo NSG, Barilli SLS, Santos AA, Macedo Júnior LJJ. Casos clínicos de enfermagem em terapia intensiva. Porto Alegre: Moriá; 2019.
2. Oliveira RM, Leitão IMTA, Silva LMS, Figueiredo SV, Sampaio RL, Gondim MM. Estratégias para promover segurança do paciente: da identificação dos riscos às práticas baseadas em evidências. Esc Anna Nery. 2014;18(1):122-9.
3. Associação Médica Brasileira. Classificação Brasileira Hierarquizada de Procedimentos Médicos. 2014. Disponível em: <http://amb.org.br/_arquivos/_downloads/CBHPM-2014.pdf>. [Acesso em dez. 2019].
4. Brasil. Ministério da Saúde. Portaria n. 2.095, de 24 de setembro de 2013. Disponível em: <http://bvsms.saude.gov.br/bvs/saudelegis/gm/2013/prt2095_24_09_2013.html>. [Acesso em dez. 2019].
5. Brasil. Agência Nacional de Vigilância Sanitária. Nota técnica GVIMS/GGTES n. 04/2017 – Práticas seguras para prevenção de retenção não intencional de objetos após realização de procedimento cirúrgico em serviços de saúde. Disponível em: <http://portal.anvisa.gov.br/documents/33852/271855/Nota+T%C3%A9cnica+GVIMS-GGTES+n%C2%BA+04-2017/2bbdb035-4356-4512-841e-8ef5d-dbdbc75>. [Acesso em dez. 2019].
6. Gomes CDPP, Santos AA, Machado ME, Treviso P. Percepção de uma equipe de enfermagem sobre a utilização do checklist cirúrgico. Rev SOBECC. 2016;21(3):140-5.
7. Brasil. Ministério da Saúde. Resolução n. 7, de 24 de fevereiro de 2010. Disponível em: <http://bvsms.saude.gov.br/bvs/saudelegis/anvisa/2010/res0007_24_02_2010.html>. [Acesso em dez. 2019].
8. Moraes KB, Riboldi CO, Silva KS, Maschio J, Stefani LPC, Tavares JP, et al. Transferência do cuidado de pacientes com baixo risco de mortalidade no pós-operatório: relato de experiência. Rev Gaúcha Enferm. 2019;40(esp):e20180398.
9. Pedreira LC, Santos IM, Farias MA, Sampaio ES, Barros CSMA, Coelho ACC. Conhecimento da enfermeira sobre o transporte intra-hospitalar do paciente crítico. Rev Enferm UERJ. 2014;22(4):533-39.
10. Almeida ACG, Neves ALD, Souza CLB, Garcia JH, Lopes JL, Barros ALBL. Transporte intra-hospitalar de pacientes adultos em estado crítico: complicações relacionadas à equipe, equipamentos e fatores fisiológicos. Acta Paul Enferm. [online]. 2012;25(3):471-6.
11. Santos AA, Farias CCP, Barilli SLS, Almeida APR. Admissão do paciente grave. In: Vargas MA, Nascimento ERP (org.). Programa de atualização em enfermagem: terapia intensiva, ciclo 2, volume 1. Porto Alegre: Artmed Panamericana; 2018.

12. Crossetti MGO, Bittencourt GKGD, Lima AAA, Góes MGO, Saurin G. Elementos estruturais do pensamento crítico de enfermeiros atuantes em emergências. Rev Gaúcha Enferm. 2014;35(3):55-60.
13. Ramalho Neto JM, Fontes WD, Nóbrega MML. Instrumento de coleta de dados de enfermagem em unidade de terapia intensiva geral. Rev Bras Enferm. 2013;66(4):535-42.
14. Herdman H, Kamitsuru S. Diagnósticos de enfermagem da NANDA: definições e classificação 2015-2017. Porto Alegre: Artmed; 2015.
15. Duarte SCM, Stipp MAC, Mesquita MGR, Silva MM. O cuidado de enfermagem no pós-operatório de cirurgia cardíaca: um estudo de caso. Esc. Anna Nery. 2012;16(4):657-65.
16. Chulay M, Burns SM. Fundamentos de enfermagem em cuidados críticos da American Association of Critical-Care Nurses. Porto Alegre: AMGH; 2012.
17. Vasilevskis EE, Ely EW, Speroff T, Pun BT, Boehm L, Dittus RS. Reducing iatrogenic risks: ICU acquired delirium and weakness-crossing the quality chasm. Chest. 2010;138(5):1224-33.
18. Society of Critical Care Medicine. ICU Liberation Bundle (A-F). Disponível em: <https://www.sccm.org/ICULiberation/ABCDEF-Bundles>. [Acesso em dez. 2019].
19. Castro REV. Libertação da UTI: o ABCDEF bundle. Disponível em: <https://pebmed.com.br/libertacao-da-uti-o-abcdef-bundle/>. [Acesso em dez. 2019].
20. Santos AA, Maturana M, SILVA SDF. Mobilização do paciente crítico. In: Azeredo NSG, Aquim EE, Santos AA (eds.). Assistência ao paciente crítico: uma abordagem multidisciplinar. Rio de Janeiro: Atheneu; 2019.
21. Colombo SM, Palomeque AC, Li Bassi G. The zero-VAP sophistry and controversies surrounding prevention of ventilator-associated pneumonia. Intensive Care Med. 2019;16.
22. Alecrim RX, Taminato M, Belasco AG, Barbosa DA, Kusahara DM, Fram D. Boas práticas na prevenção de pneumonia associada à ventilação mecânica. Acta Paul Enferm. 2019;32(1):11-7.
23. Herrero S, Carrero E, Valero R, Rios J, Fábregas N. Monitoramento de pacientes neurocirúrgicos no pós-operatório – utilidade dos escores de avaliação neurológica e do índice bispectral. Rev Bras Anestesiol. 2017;67(2):153-65.
24. Souza VS, Corgozinho MM. A enfermagem na avaliação e controle da dor pós-operatória. Rev Cient Sena Aires. 2016;5(1):70-8.
25. Gélinas C, Fillion L, Puntillo KA, Viens C, Fortier M. Validation of the critical-care pain observation tool in adult patients. Am J Crit Care. 2006;15(4):420-7.
26. American Psychiatric Press. Diagnostic and Statistical Manual of Mental Disorders (DSM-5®). 2013. Disponível em: <http://www.dsm5.org/ProposedRevisions/Pages/proposedrevision.aspx?rid = 32>. [Acesso em dez. 2019].
27. Ely EW, Margolin R, Francis J, May L, Truman B, Dittus R, et al. Evaluation of delirium in critically ill patients: validation of the Confusion Assessment Method for the Intensive Care Unit (CAM-ICU). Crit Care Med. 2001;29(7):1481-3.
28. Guimarães HP, Falcão LFR, Orlando JMC. Guia prático de UTI da AMIB. São Paulo: Atheneu; 2008.
29. Singer M, Deutschman CS, Seymour CW, Shankar-Hari M, Annane D, Bauer M, et al. The Third International Consensus Definitions for Sepsis and Septic Shock (Sepsis-3). JAMA. 2016;315(8):801-10.
30. Goulart LS, Ferreira Júnior MA, Sarti ECFB, Sousa AFL, Ferreira AM, Frota OP. Os enfermeiros estão atualizados para o manejo adequado do paciente com sepse? Esc Anna Nery. 2019;23(4):e20190013.
31. Vasconcelos JMB, Caliri MHL. Nursing actions before and after a protocol for preventing pressure injury in intensive care. Esc Anna Nery. 2017;21(1):e20170001.
32. National Pressure Ulcer Advisory Panel. National Pressure Ulcer Advisory Panel (NPUAP) announces a change in terminology from pressure ulcer to pressure injury and updates the stages of pressure injury. [Internet].
33. Domanski RC, Borges EL. Manual de prevenção de lesão de pele: recomendações baseadas em evidência. Rio de janeiro: Rúbio; 2012.
34. Lopes CMM, Haas VJ, Dantas RAS, Oliveira CG, Galvão CM. Escala de avaliação de risco para lesões decorrentes do posicionamento cirúrgico. Rev Latino-Am enfermagem. 2016;24:e2704.
35. Martins LP, Oliveira Júnior NJ, Riegel F, Arregino DS. O enfermeiro frente às complicações da hipotermia no pós-operatório imediato. Rev Enferm UFPI. 2019;(1):68-73.
36. Brasil. Agência Nacional de Vigilância Sanitária. Medidas de prevenção de infecção relacionada à assistência à saúde. Brasília: Anvisa; 2017.
37. Brasil. Agência Nacional de Vigilância Sanitária. Critérios diagnósticos de infecções relacionadas à assistência à saúde. Brasília: Anvisa; 2017.
38. Vieira ALG, Stocco JGD, Ribeiro ACG, Frantz CV. Dressings used to prevent surgical site infection in the postoperative period of cardiac surgery: integrative review. Rev Esc Enferm USP. 2018;52:e03393.

41
Assistência de Enfermagem ao Paciente em Ventilação Mecânica

Allan Peixoto de Assis
Fernanda Alves Ferreira Gonçalves
Renata Andréa Pietro Pereira Viana
José Melquiades Ramalho Neto

Órgãos e tecidos necessitam de oxigênio para produzir energia e são totalmente dependentes desse suprimento contínuo para a manutenção das funções vitais. Os pulmões, enquanto estruturas elásticas na caixa torácica, funcionam como uma câmara impermeável com paredes distensíveis, cuja função primordial é a de realizar a troca gasosa contínua entre o ar inspirado e o sangue da circulação pulmonar. Desta maneira, ocorrem no organismo o suprimento de oxigênio e a remoção do gás carbônico, principal subproduto do metabolismo celular que é transportado pelo sangue venoso para os pulmões, onde é eliminado durante a expiração.[1,2]

Logo, os mecanismos que controlam a atividade ventilatória mostram-se bastante complexos e ocorrem a partir do centro respiratório, composto por diversos grupos de neurônios localizados na base do cérebro e que produzem a atividade respiratória automática, além da descarga de quimiorreceptores que ajudam no controle da ventilação.[2,3]

O efeito desses processos na mecânica ventilatória resulta no aumento e na diminuição alternada da capacidade torácica. Assim, quando há o aumento da capacidade do tórax, o ar penetra pela traqueia (inspiração) em virtude da diminuição da pressão no seu interior, fazendo os pulmões se expandirem e, consequentemente, quando a parede torácica e o diafragma retornam às suas posições anteriores (expiração), esse movimento determina a retração elástica dos pulmões e força a saída do ar pelos brônquios e traqueia. Neste contexto, a fase inspiratória normalmente requer gasto de energia, ao passo que a fase expiratória caracteriza um processo passivo, ressaltando-se que a inspiração depende de um terço do ciclo respiratório e a expiração dos dois terços restantes.[3]

Para que as condições anteriormente descritas ocorram, os pulmões são dotados de duplo suprimento sanguíneo, em que a circulação pulmonar (Figura 41.1) permite as trocas gasosas com os alvéolos, enquanto a circulação brônquica garante o suprimento dos tecidos (parênquima) do próprio pulmão.[2,3] A maior parte do sangue da circulação brônquica é drenada para o lado esquerdo do coração através das veias pulmonares, sendo que essa quantidade de sangue não oxigenado faz parte do shunt fisiológico normal do organismo.

Por intermédio do mecanismo de distensão vascular e do recrutamento de capilares não perfundidos, a circulação pulmonar constitui-se em um sistema de baixa pressão e baixa resistência, capaz de acomodar qualquer aumento substancial no fluxo sanguíneo, sem acarretar grandes alterações na pressão.[3,4]

Uma ventilação fisiológica adequada depende da livre movimentação do ar pelas vias aéreas superiores e inferiores, que, na vigência de alterações patológicas, ou de um ambiente desfavorável, pode acarretar a necessidade de ventilação mecânica para a segurança do paciente.

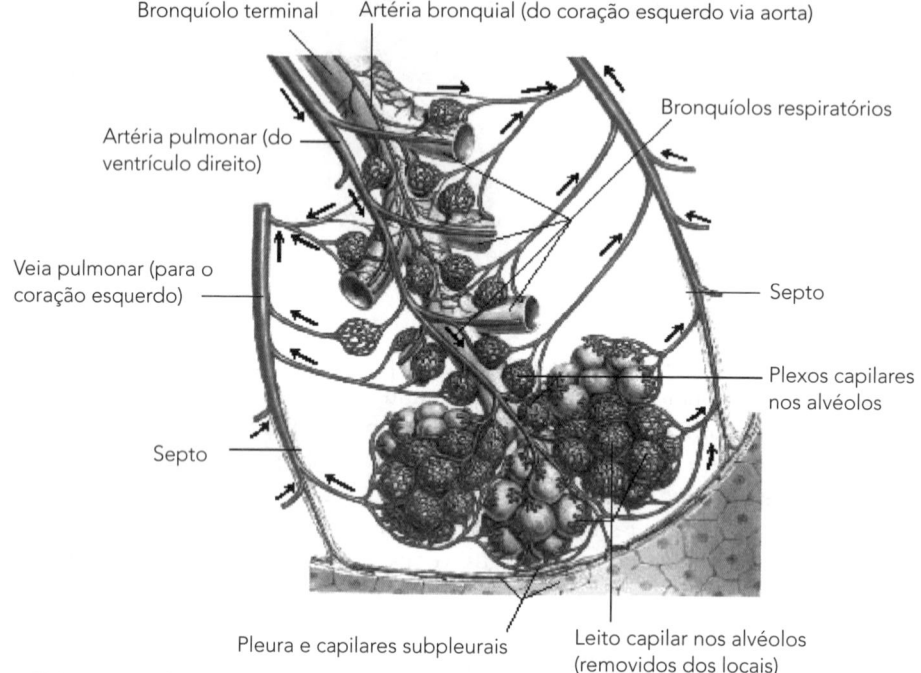

Figura 41.1. Anatomia da circulação pulmonar.

Fonte: Adaptada de Levitzki MG (1995).

Ventilação mecânica

A ventilação mecânica (VM) constitui um dos pilares terapêuticos mais importantes para a maioria dos pacientes graves, em especial para aqueles que apresentam uma insuficiência respiratória como causa primária da internação ou, ainda, decorrente de complicações de pós-operatório, insuficiência cardíaca, embolia pulmonar, sepse, entre outras causas não necessariamente pulmonares.[5]

Quando o paciente experimenta uma redução contínua na oxigenação (marcada por queda da pressão parcial de oxigênio no sangue arterial – PaO_2), um aumento do dióxido de carbono (traduzido por elevação da pressão parcial de dióxido de carbono no sangue arterial – $PaCO_2$) e um estado persistente de acidemia, faz-se necessário o suporte ventilatório invasivo.[6,7] A substituição da atividade ventilatória humana pode ser feita de forma total ou parcial, mediante o uso de uma máquina, processo este caracterizado como ventilação mecânica e considerado um dos principais recursos utilizados em unidades de terapia intensiva.[6]

O ventilador mecânico consiste em um dispositivo respiratório com pressão positiva, utilizado para restabelecer o balanço entre a oferta e a demanda de oxigênio por um período predeterminado, mas que pode ser prolongado. Os primeiros aparelhos eram do tipo pneumático (pressão negativa), e atualmente os ventiladores microprocessados oferecem amplos recursos e possibilitam o emprego de novas técnicas para o tratamento de pacientes em falência respiratória.[8]

Enfermeiros intensivistas têm se esforçado para fornecer o melhor atendimento para pacientes graves com Coronavirus Disease 2019 (Covid-19), comprovada ou suspeita, que são ventilados mecanicamente. Nesses casos de Covid-19, a tomografia computadorizada de tórax mostra opacificação em vidro fosco multilobar bilateral, que pode se tornar muito extensa com a progressão da doença, e opacidades consolidativas multifocais com tecido poupado circundante. Embora as áreas afetadas pareçam não ser focais, podem se comportar como parênquima pulmonar colapsado, não recrutável. Esse achado pode ter implicações na maneira como esses pacientes serão ventilados, requerendo muitas vezes pressões elevadas e exigindo maior respeito a estratégias de ventilação mecânica protetora.[9]

◀ Indicações e objetivos da ventilação mecânica invasiva

O quadro clínico de insuficiência respiratória aguda (IRpA) é marcado por uma PaO_2 inferior a 60 mmHg com $PaCO_2$ normal ou baixa (IRpA hipoxêmica, tipo I) na gasometria arterial, havendo alteração da relação ventilação/perfusão (V/Q) e distúrbios da difusão de gases; por uma elevação da $PaCO_2$ maior que 50 mmHg (IRpA hipercápnica, tipo II) consequente à hipoventilação alveolar difusa; ou, ainda, por uma PaO_2 inferior a 60 mmHg associada a uma $PaCO_2$ maior que 50 mmHg (IRpA mista, tipos I e II) como consequência de uma ventilação alveolar inadequada e transporte gasoso anormal combinados, ambos com alteração no pH inferior ou igual a 7,30 em pacientes respirando ar ambiente (fração inspirada de oxigênio [FIO_2] 21%) e que apresentam sinais e sintomas de hipoxemia e/ou de hipercapnia (Quadro 41.1).[10,11]

Quadro 41.1. Manifestações clínicas de insuficiência respiratória.

Fisiológico	Manifestação clínica
Sistema Nervoso Central (SNC)	• Agitação, sonolência, torpor, coma, cefaleia, tremores, alucinações, convulsões, papiledema
Sistema respiratório	• Dispneia, taquipneia, alterações da amplitude, frequência, ritmo e padrão respiratórios, expiração prolongada, dessaturação periférica
Ausculta	• Roncos, sibilos, estertores, ausência de murmúrio vesicular
Aparência	• Diaforese, cianose, retração de fúrcula esternal, uso da musculatura acessória, palidez
Sistema cardiovascular	• Taquicardia, arritmia cardíaca, hipertensão arterial, hipotensão arterial

Fonte: Anderson; Spencer (2011).

Assim sendo, a decisão de se iniciar a ventilação mecânica parte, usualmente, de uma avaliação com base em parâmetros clínicos, que podem ser identificados durante o exame físico realizado pelo enfermeiro à beira do leito, finalizada pela indicação médica de realizar a intubação endotraqueal. Além da avaliação da dinâmica respiratória, são consideradas indicações para ventilação mecânica invasiva:[7,8]

- PaO_2 <50 mmHg com FIO_2 > 0,60%.
- $PaCO_2$ >50 mmHg com pH < 7,25.
- Capacidade vital 2 vezes menor que o volume corrente.
- Uso de musculatura acessória.
- Frequência respiratória > 35 rpm.

Alterações na mecânica ventilatória e nas trocas gasosas costumam ser frequentes em pacientes sob a condição de insuficiência respiratória e mecanicamente ventilados. Por isso, a ventilação mecânica deve ter seus objetivos bem definidos e acompanhados pela equipe multidisciplinar, conforme listados no Quadro 41.2.

Quadro 41.2. Objetivos da ventilação mecânica.

Fisiológico	Resultados clínicos esperados
1. Sustentar as trocas gasosas pulmonares	1. Reversão da hipoxemia
2. Otimizar a ventilação alveolar ($PaCO_2$, pH)	2. Reversão da acidose respiratória
3. Obter nível aceitável de oxigenação arterial (PaO_2, SaO_2 e relação PaO_2/FIO_2)	3. Alívio do desconforto respiratório
4. Otimizar a expansão pulmonar	4. Prevenção e tratamento das atelectasias
5. Reduzir o trabalho muscular respiratório	5. Reversão da fadiga dos músculos respiratórios
	6. Diminuição do consumo de oxigênio sistêmico e miocárdico
	7. Promover sedação ou bloqueio neuromuscular
	8. Otimização da pressão intracraniana

Fonte: Associação de Medicina Intensiva Brasileira (2017).

Modos e modalidades ventilatórias básicas

O ciclo ventilatório durante a ventilação mecânica com pressão positiva pode ser dividido em quatro fases, a saber:[11]

1. **Fase inspiratória:** compreende o ciclo em que o ventilador mecânico realiza a insuflação pulmonar, de acordo com as propriedades elásticas e resistivas do sistema respiratório. Nesta fase, a válvula inspiratória permanece aberta;

2. **Ciclagem:** transição da fase inspiratória para a fase expiratória, podendo ser a tempo, a pressão, a volume ou a fluxo.

3. **Fase expiratória:** abrange o ciclo marcado pelo fechamento da válvula inspiratória e abertura da válvula expiratória, permitindo que a pressão do sistema respiratório se equilibre com a pressão expiratória final determinada no ventilador;

4. **Disparo:** mudança da fase expiratória para a inspiratória, caracterizada pelo término da expiração e subsequente disparo (abertura da válvula inspiratória) do ventilador, iniciando nova fase inspiratória. Esse disparo pode ser a tempo (segundo a frequência respiratória estabelecida pelo profissional médico, enfermeiro ou fisioterapeuta para o paciente), a pressão (paciente capaz de negativar o valor do *trigger* colocado – cmH_2O) ou a fluxo (paciente inspira o valor do trigger colocado – L/minuto).

As modalidades básicas de ventilação mecânica podem ser de forma controlada, assistido-controlada ou espontânea.

Modos de ventilação mecânica[12,13]

VCV/AC (ventilação com modo assistido-controlado a volume)

- **Disparo:** pode ser a tempo, a partir de uma FR preestabelecida na máquina; a pressão ou a fluxo (sensibilidade do aparelho), quando disparado pelo paciente.

- **Ciclagem:** a volume. Nessa modalidade, o volume corrente (VC) e o fluxo inspiratório são fixos, devendo-se usar no paciente um VC de 6 mL/kg de peso predito inicialmente, conforme recomendações das Diretrizes Brasileiras[13] de VM.

- **Parâmetros ajustados:** VC-alvo, PEEP, pausa inspiratória (opcional), frequência respi-ratória (FR), fluxo inspiratório, sensibilidade e FIO_2. A pressão nas vias aéreas é variável e consequente à mecânica ventilatória do paciente, sendo imperioso monitorizar a pressão de pico (PIP) e de platô (Pplatô) nesse modo ventilatório, com regulagem do alarme de pressão inspiratória máxima nas vias aéreas (máximo 40 cmH_2O).

  PCV/AC (ventilação com modo assistido-controlado a pressão)

- **Disparo:** pode ser a tempo, a partir de uma FR preestabelecida na máquina; a pressão ou a fluxo (sensibilidade do aparelho), quando disparado pelo paciente.
- **Ciclagem:** a tempo e limitado à pressão.
- **Parâmetros ajustados:** pressão inspiratória, PEEP, tempo inspiratório, FR, sensibilidade e FIO_2. Nesse modo, vale ressaltar que o fluxo inspiratório é livre e sempre desacele-rado, e que o VC, em inglês *Tidal Volume* (VT), apresenta-se variável e consequente do delta de pressão administrado e da mecânica ventilatória do paciente, sendo im-portante estar atento à monitorização do VT expirado e à regulagem do alarme de volume-minuto máximo e mínimo. Ainda é possível acelerar ou desacelerar a veloci-dade do fluxo inspiratório, podendo o *rise time* (tempo de subida) ser mais acelerado em pacientes obstrutivos com o intuito de ajustar um melhor VT, ou menos acelerado naqueles pacientes restritivos.

  PSV (ventilação com pressão de suporte)

- **Disparo:** exclusivamente pelo paciente, a pressão ou a fluxo.
- **Ciclagem:** a fluxo.
- **Parâmetros ajustados:** pressão de suporte, PEEP, taxa de ciclagem (geralmente 25%), FIO_2 e sensibilidade. Tanto o VC quanto a FR são variáveis, ressaltando-se que, nos ventiladores modernos, a taxa de ciclagem pode variar de 5% a 80% do pico de fluxo inspiratório, o que permite uma redução do tempo inspiratório em pacientes obstrutivos (ao usar uma porcentagem da sensibilidade de ciclagem > 25%) e um aumento do tempo inspiratório em pacientes restritivos (ao empregar uma porcentagem da sensibilidade de ciclagem < 25%). Pode ser usado também o *Rise Time* mais acelerado em pacientes obstrutivos, e um menos acelerado nos pacientes restritivos.

Em resumo, as Diretrizes Brasileiras de VM[13,14] recomendam como valores iniciais para ajustes da VM invasiva:

- **VC:** inicialmente 6 mL/kg do peso predito.

  Peso predito Fórmula: ♂ 50 + 0,91 × (altura em cm − 152,4)

  ♀ 45,5 + 0,91 × (altura em cm − 152,4)

- **FR:** 12 a 16 rpm. Em caso de doenças obstrutivas < 12 rpm; doenças restritivas > 20 rpm, se o quadro clínico assim exigir.
- **Relação inspiração-expiração (I:E):** inicialmente 1:2 a 1:3
- **FIO_2 ideal:** aquela necessária para manter saturação arterial de oxigênio entre 93% e 97%
- **Sensibilidade:** deve ser ajustada para o valor mais sensível, evitando autodisparo.
- **PEEP:** inicialmente 3 a 5 cmH_2O
- **Alarme primordial:** alarme de pressão máxima nas vias aéreas PIP em 40 cmH_2O

Ventilação mecânica na síndrome respiratória aguda grave – SRAG[15,16]

- Modo pressão controlada (PCV) ou volume controlado (VCV).
- VC de 6 mL/kg de peso predito.
- PEEP a depender da complacência de apresentação. Pulmões com alta complacência (>60 mL/cmH$_2$O), iniciar com níveis de PEEP 3 a 5 cmH$_2$O; e com baixa complacência (< 60 mL/cmH$_2$O), iniciar com PEEP 10 a 15 cmH$_2$O.
- FR de 20 a 24 rpm para manter volume-minuto (VM) entre 7 e 10 L/minuto.
- Pressão de distensão ou *driving pressure* (definida pela Pplatô subtraída da PEEP), manter possivelmente < 15 cmH$_2$O.
- Alvo inicial de SpO$_2$ entre 92% e 96%.
- Alvo inicial de dióxido de carbono ao final de expiração (EtCO$_2$) entre 30 e 45 mmHg.
- Realizar gasometria arterial 1 hora após IOT, para eventuais ajustes nos parâmetros iniciais da VM.

◼ Complicações fisiológicas da ventilação mecânica

A VM pode acentuar e, até mesmo, induzir uma lesão pulmonar aguda, desencadeando uma síndrome inflamatória associada a anormalidades clínicas radiológicas e fisiológicas.[12] A grande preocupação da equipe multiprofissional é justamente a prevenção da lesão pulmonar induzida pela ventilação (*Ventilation-induced Lung Injury* – VILI), pois essa forma severa de lesão induzida por volutrauma, atelectrauma e biotrauma pode resultar em infiltrados pulmonares bilaterais, hipoxemia e diminuição da complacência pulmonar, caracterizando, assim, um quadro compatível com a síndrome do desconforto respiratório agudo (SDRA).[12-18]

No contexto atual, existe ainda a VILI relacionada à VM no paciente com Covid-19, sobretudo quando se administram altas pressões positivas em resposta à hipoxemia marcadamente severa desta patologia. Nesses pacientes, a complacência pulmonar inicial pode ser relativamente normal, não haver tanto colapso e a hipoxemia ser fruto de um dano ainda perfusional alveolar. Cuidado especial deve ser dado à PEEP ofertada nesta situação, pois mais de 50% da pressão alveolar é transmitida à pressão pleural, podendo ocasionar lesão traumática pulmonar. Quando se utiliza uma PEEP relativamente alta em um pulmão não recrutável (com boa complacência), ocorre impacto prejudicial na hemodinâmica, piorando o retorno venoso, o débito cardíaco e, consequentemente, o transporte de oxigênio. A aplicação de PEEP alta quando não necessária aumenta desnecessariamente a pressão transpulmonar, forçando as regiões pulmonares da zona 3 de West para as zonas 2 e 1, provocando, assim, a ventilação em espaço morto e aumentando a resistência vascular pulmonar.[19,20]

Quando ocorre o desencadeamento de VILI com evolução para SDRA grave ou, ainda, a própria SRAG por Covid-19 com baixa complacência, ambas situações com critérios clínicos que preenchem a definição de Berlim para SDRA (PaO$_2$/FiO$_2$ < 150 mmHg; imagem radiológica com infiltrado bilateral; e ausência de edema pulmonar cardiogênico), toda a equipe deve ser envolvida para a adequada ventilação do paciente. A equipe de enfermagem deve participar ativamente do gerenciamento da ventilação mecânica, implementando estratégias de ventilação protetora e de reversão da troca gasosa ineficaz. Neste sentido, estudos mostram que pacientes em condições de SDRA, quando mobilizados em posição de prona (decúbito ventral) vivenciam uma melhora na oxigenação, conforme demonstrado no estudo PROSEVA.[21] O provável mecanismo parece estar associado à redução da complacência toracoabdominal, permitindo melhor redistribuição do ar corrente.[21] A posição prona foi sugerida em 1974 como estratégia para melhorar a oxigenação no paciente com um quadro de lesão pulmonar aguda grave, mostrando-se eficiente na diminuição do shunt pulmonar,[18] sendo competência do enfermeiro participar da decisão, da realização e/ou prescrição dos procedimentos relacionados à pronação desses pacientes graves sob ventilação mecânica e da aplicação dos cuidados relacionados à prevenção dos incidentes associados.[22]

Neste contexto, diante da complexidade e gravidade do paciente que necessita deste recurso, é fundamental que o enfermeiro possua conhecimento técnico-científico específico para o desenvolvimento dos cuidados com habilidade, eficiência e competência, destacando-se a habilidade para manusear e conduzir o processo frente à realização da pronação.[12,13]

Cuidados de enfermagem na ventilação mecânica

Para que haja uma assistência de enfermagem adequada, a manutenção da ventilação mecânica deve ser priorizada pelas ações do enfermeiro. Fatores primordiais incluem cuidados desde a Sistematização da Assistência de enfermagem (SAE) até o treinamento da equipe cuidadora, possibilitando reduzir os riscos nesse período em que o paciente está sob suporte ventilatório, seja no processo de intubação, aspiração de vias aéreas, mudança de decúbito, higienização, pronação, traqueostomia ou, até mesmo, no desmame ventilatório. Desta forma, seguem alguns cuidados primordiais frente à manutenção da ventilação mecânica.

Aspiração endotraqueal

A aspiração endotraqueal é um procedimento invasivo, bastante irritante e desconfortável para o paciente. Por isso, a avaliação da sua necessidade de aspiração deve ser sistemática e apenas realizada na presença de sinais e sintomas clínicos, como tosse, roncos à ausculta pulmonar, esforço muscular ventilatório, aumento da pressão de pico no ventilador, serrilhamento da curva de fluxo, secreções visíveis na prótese endotraqueal e diminuição da saturação da oxiemoglobina à oximetria de pulso (SpO_2). O procedimento pode, ainda, acarretar complicações do tipo aumento da pressão arterial e pressão intracraniana, tosse, broncoespasmo, hipoxemia, arritmias cardíacas e danos à mucosa das vias aéreas, sendo esta última minimizada com pressões de sucção que não excedam 150 mmHg em adultos.[23,24]

Ademais, vale salientar que o método comum de aspiração traqueal possivelmente tenha algumas limitações na depuração das secreções da via aérea artificial, tendo em vista que o cateter de sucção tradicional pode não ser capaz de varrer toda a área do tubo endotraqueal, deixando secreções residuais em seu lúmen e possibilitando a colonização por microrganismos.[25]

Os métodos atualmente utilizados para aspiração constituem os sistemas aberto ou fechado. No entanto, o método fechado determina menor risco de hipoxemia, arritmias e de contaminação, o qual se refere a um cateter em um sistema fechado que permanece conectado ao circuito do ventilador, permitindo sua inserção periódica na prótese ventilatória sem retirar o paciente da máquina e, após a aspiração endotraqueal, essa sonda fica retida em um dispositivo plástico até o procedimento seguinte de aspiração.[26]

A principal vantagem desse sistema fechado está em realizar a aspiração sem a desconexão do circuito do ventilador, o que determina menor alteração hemodinâmica e nas trocas gasosas, implicando também menores riscos de infecção, muito embora estudos[27] não tenham evidenciado menor frequência de pneumonia. No entanto, em pacientes com SDRA que requerem altos níveis de PEEP e de FIO_2, o uso do sistema fechado pode reduzir o desrecrutamento pulmonar e a queda na oxigenação, podendo esse efeito ser influenciado pelo modo ventilatório em uso e pelos ajustes do ventilador mecânico.[28,29]

O custo relacionado ao uso do sistema fechado de aspiração pode ser reduzido por meio da instituição de um protocolo, validado pelo Serviço de Controle de Infecção Hospitalar

(SCIH), que permita a troca deste a cada 7 dias, em vez de diariamente, sem aumentar o risco de infecção respiratória.[30]

Além disso, recomenda-se o sistema aberto de aspiração em pacientes intubados há menos de 24 horas, com secreções em quantidade pequena a moderada, e com frequência de aspiração a cada 2 horas, enquanto o método fechado para aqueles pacientes com frequência de aspiração a cada hora ou menos, com grandes quantidades de secreção, altos níveis de PEEP (> 10 cmH_2O), altas concentrações de FIO_2 (> 0,8), dessaturação ou comprometimento hemodinâmico durante a aspiração, infecções respiratórias transmissíveis ou sangue nas secreções.[26] Em ambas as situações, evitar a instilação de solução salina fisiológica durante o procedimento de aspiração pelo fato de predispor à hipoxemia e aumentar o risco de pneumonia associada à ventilação mecânica.[31]

◖ Fixação do tubo endotraqueal e cuidados com o balonete (*cuff*)

A adequada fixação e avaliação da posição do tubo endotraqueal são aspectos importantes no cuidado da via aérea que devem ser realizados, principalmente, pelo enfermeiro, que exerce cuidados à beira do leito continuamente. O método ideal de fixação deve permitir a menor movimentação possível do tubo endotraqueal, ser confortável para o paciente, possibilitar a higiene bucal, preservar a pele íntegra e ser de fácil aplicação.[32-33]

A fixação deve ser sempre precedida pela avaliação da insuflação do *cuff* e realizada por dois colaboradores, estando um deles responsável por estabilizar o tubo na posição correta, enquanto o outro profissional realiza a fixação. Quanto ao método tradicional para fixar o tubo endotraqueal, muitos realizam com cadarço, embora ulcerações possam surgir, por exemplo, nas orelhas, sendo necessário, então, proteger ou evitar o contato direto da pele com o cadarço. Dessa forma, o método mais indicado consiste no uso de fita adesiva ou um dispositivo especial de fixação,[33] porém um dos problemas é a dificuldade para promover adequada higiene bucal.

O reposicionamento periódico do tubo ajuda a prevenir essas possíveis lesões, que também podem ser causadas por pressão da via aérea artificial nos lábios, assim como na cavidade e mucosa orais durante as trocas ou realização da higiene bucal.

A função do *cuff* (ou balonete) do tubo endotraqueal é a de selar a via aérea, por isso sua pressão deve ser monitorada diuturnamente e mantida entre 25 e 30 cmH_2O (18 e 22 mmHg). Durante a VM, a pressão do *cuff* deve ser baixa o suficiente para permitir a perfusão da mucosa traqueal, e alta o suficiente tanto para prevenir vazamento de ar quanto para impedir a aspiração pulmonar. Monitorar essa pressão 3 vezes ao dia parece contribuir para a prevenção de lesões isquêmicas e estenose traqueal.[13,34]

Uma das preocupações mais frequentes ao longo do suporte ventilatório invasivo é a prevenção da extubação não planejada, compreendida como a retirada prematura do dispositivo ventilatório pela ação do paciente (autoextubação) ou, ainda, por sua remoção não planejada e não intencional durante o curso da internação e manipulação do paciente grave (extubação acidental).

Dessa forma, faz-se necessário que os enfermeiros saibam lidar com o paciente em VM, previnam tais eventos adversos do cuidado e, mais ainda, detenham o conhecimento sobre tecnologias para a qualidade da assistência prestada, tendo em vista que os cuidados de enfermagem[35] buscam prevenir complicações desde a inserção do tubo endotraqueal pelo médico, estendendo-se aos procedimentos de manipulação e aspiração das vias aéreas, banho no leito, mudança de decúbito, transporte do paciente, procedimentos diagnósticos no leito e troca de fixação do dispositivo, momentos estes do cuidado de enfermagem que se encontram intimamente relacionados à extubação acidental.

◖ Ventilação não invasiva (VNI)

Em pacientes com incapacidade de manter a ventilação espontânea (volume-minuto > 4 L/minuto, $PaCO_2$ < 50 mmHg e pH > 7,25), e não havendo contraindicação, deve-se iniciar o uso de VNI com dois níveis de pressão: uma pressão inspiratória suficiente para manter um processo de ventilação adequada por meio de uma interface nasofacial (pressão inspiratória positiva [IPAP] ou pressão de suporte [PSV]) e uma pressão positiva expiratória para manter as vias aéreas e os alvéolos abertos para melhorar a oxigenação (pressão expiratória positiva [EPAP] ou pressão expiratória final positiva [PEEP]), almejando impedir a progressão para fadiga muscular e/ou parada respiratória.[14]

Para realizar a VNI, utilizam-se interfaces nasais, orofaciais, total-face ou capacete.[17] Preferencialmente, deve ser aplicada em pacientes com IRpA e crônica agudizada de várias etiologias, como pneumonia, SDRA leve, doenças neuromusculares, edema pulmonar cardiogênico, doença pulmonar obstrutiva crônica (DPOC) agudizada, suporte pós-extubação, trauma de tórax; e que estejam lúcidos; orientados; cooperativos; hemodinamicamente estáveis; capazes de proteger suas vias aéreas, de se sincronizarem com o ventilador mecânico e de se adaptar à interface.[36-37]

São considerados preditores de sucesso da VNI: a melhora da gasometria arterial e da FR; aumento do VT; melhora do nível de consciência; diminuição ou cessação do uso da musculatura acessória; aumento da PaO_2 e/ou SpO_2; e diminuição da $PaCO_2$. Caso não ocorra melhora ou reversão do quadro, o paciente deverá ser intubado de imediato, lembrando que o uso inadequado da VNI pode resultar em algumas complicações, como ressecamento e/ou congestão nasal, lesões cutâneas, irritação ocular, distensão gástrica, broncoaspiração, cefaleia, intolerância à terapia e barotrauma.[14,17]

Em pacientes com Covid-19, a utilização de VNI em modalidades de pressão positiva em vias aéreas em dois níveis de pressão (BiPAP) está contraindicada pela grande produção de aerossol. Contudo, têm sido utilizados ensaios por 30 minutos para pacientes com IRpA, com parâmetros máximos de FiO_2 50%, ou pressão positiva com delta 10 cmH_2O e pressão positiva expiratória na via aérea (EPAP) 10 cmH_2O,[15] desde que se utilize máscara orofacial não ventilada (sem válvula exalatória) acoplada a circuito duplo em ventilador mecânico, com filtro HEPA no ramo expiratório e quarto com pressão negativa.

Por outro lado, alguns experimentos da China sugerem que uma intervenção precoce com VNI, associada ou não à posição prona, reduziu a mortalidade em menos de 1% dos casos necessitando de intubação (*versus* 2,3% da média nacional).[38] Ademais, há relatos positivos do uso da interface Helmet em pacientes Covid-19 para otimizar o tratamento.[39]

◖ Uso de umidificadores

Nos pacientes em VM invasiva, a umidificação e o aquecimento adequado dos gases são imprescindíveis para assegurar a integridade das vias aéreas e uma adequada função mucociliar. Durante esse suporte ventilatório, os mecanismos naturais de aquecimento e umidificação do ar inspirado são suprimidos, devendo, então, ser realizados de maneira ativa com umidificadores aquecidos; ou de modo passivo, por meio de dispositivos trocadores de calor e umidade, os quais são divididos em 3 categorias: higroscópicos; hidrofóbicos; e mistos (higroscópicos-hidrofóbicos).[40-42]

Os trocadores com propriedades higroscópicas apresentam melhor qualidade de umidificação quando comparados aos que têm somente componentes hidrofóbicos, que, apesar de funcionarem como filtros bacterianos, estão associados à oclusão do tubo endotraqueal.[42] Para a umidificação dos gases durante a VM, tanto os umidificadores aquecidos (UA) como os trocadores de calor e umidades (HME) determinam bons resultados clínicos.

Os UA garantem ótimo aquecimento e umidificação, porém apresentam como desvantagens um maior custo; condensação do vapor de água no circuito do ventilador e no reservatório, com potencial risco para contaminação bacteriana; e a necessidade de suprimento de energia e água. Seu uso incorreto pode causar aquecimento e umidificação excessivos ou insuficientes, podendo culminar em hipertermia ou hipotermia, lesão térmica de via aérea ou fluidificação insuficiente das secreções.[43,44]

Já os dispositivos trocadores de calor e umidade (HME) devem ser trocados a cada 7 dias (ou quando necessário), desde que mantidos na posição vertical conectados ao tubo e ao circuito ventilatório.[13] Apresentam contraindicações para o seu uso diante de secreções espessas, abundantes ou sanguinolentas, que podem resultar em potencial oclusão do filtro e resistência excessiva no ventilador; fístula broncopleural volumosa ou vazamento de ar através do balonete do tubo endotraqueal; e hipotermia. Além disso, grande volume-minuto espontâneo (> 10 L/minuto) ou grande volume-corrente podem diminuir a eficiência de umidificação dos HME. Entre as possíveis complicações decorrentes do uso dos HME, estão o aumento da resistência; o aumento do trabalho respiratório; e a hipoventilação em virtude do aumento do espaço morto. Uma outra preocupação deve ocorrer frente ao tratamento com o uso de aerossol, em que o HME deve ser removido do circuito durante a nebulização porque a retenção do vapor de água e dos fármacos aerossóis pelo HME pode saturar o filtro e aumentar a resistência do circuito.[45-50]

◖ Desmame da ventilação mecânica

A triagem sistemática de pacientes aptos para a realização do Teste de Respiração Espontânea (TRE) deve ser realizada diariamente na UTI, seguindo um protocolo multidisciplinar instituído na rotina de cada serviço com vistas à possibilidade de descontinuar o suporte ventilatório, diminuir o tempo de VM e reduzir custos.

O enfermeiro, por sua vez, tem um papel importante na condução de protocolos de avaliação e identificação de pacientes aptos para o desmame, considerado um processo complexo e altamente desafiador que requer continuidade dos cuidados, avaliação geral dos pacientes e foco em todos os aspectos das necessidades dos pacientes por enfermeiros de cuidados intensivos.[51]

O desmame é descrito como uma redução gradual do suporte do ventilador até que o paciente não precise mais de assistência ventilatória. O enfermeiro intensivista assume a responsabilidade pelas decisões relativas aos cuidados intensivos de enfermagem, o que requer experiência e competência na avaliação, planejamento, implementação, avaliação e documentação dos cuidados e, por fim, desmame do ventilador.[51]

Neste sentido, define-se "sucesso do desmame" quando o paciente tem sucesso no TRE, ainda conectado ao ventilador, enquanto o "sucesso de extubação" se refere ao paciente que tem a prótese endolaríngea retirada (extubação) após passar no TRE e mantém ventilação espontânea por, pelo menos, 48 horas após a interrupção da ventilação artificial.[14]

Para se considerar o início do processo de desmame do paciente, é necessário que a doença que causou, ou contribuiu, para a falência respiratória encontre-se resolvida ou controlada; o paciente deve apresentar estabilidade hemodinâmica, com boa perfusão tecidual, sem ou com doses baixas e estáveis de vasopressores, ausência de insuficiência coronariana descompensada ou arritmias com repercussão hemodinâmica. Além disso, deverá ter adequada troca gasosa ($PaO_2 \geq 60$ mmHg com $FIO_2 \leq 0,4$ e PEEP ≤ 5 a 8 cmH_2O), ser capaz de iniciar esforços inspiratórios e evidenciar equilíbrio acidobásico e eletrolítico normais.[14]

Planejamento da assistência de enfermagem ao paciente em ventilação mecânica

Os Quadros 41.3 e 41.4 sumarizam os cuidados de enfermagem para uma adequada elaboração do plano assistencial para pacientes adultos em VM.[12-14,17,52-55]

Quadro 41.3. Cuidados de enfermagem aos pacientes em suporte ventilatório invasivo.

Cuidados de enfermagem	Justificativa
• Explicar ao paciente os procedimentos a serem realizados, mesmo estando em coma ou sob sedação contínua	• Ao estabelecer um processo comunicativo equipe-paciente, proporciona-se apoio emocional e redução da ansiedade
• Manter cabeceira da cama elevada em 30° a 45°, se não houver contraindicação	• Previne a pneumonia associada à ventilação mecânica, evita a aspiração pulmonar diante de refluxo gástrico e melhora a expansão torácica
• Avaliar expansibilidade e simetria torácicas e realizar ausculta pulmonar	• Verifica se o paciente está sendo ventilado bilateralmente, detecta desconforto respiratório e ruídos adventícios
• Monitorizar a mecânica ventilatória por meio da avaliação contínua das curvas de fluxo, volume e pressão × tempo, PIP, VC, FR e *driving pressure* (DP)	• Previne a VILI
• Aferir o peso ideal por meio da altura e sexo, titulando o VC ≤ 6 mL/kg	• Previne a VILI
• Titular a administração de oxigênio por meio de uma SpO_2 93% a 97% e prevenir estado de hiperoxemia com auxílio da gasometria arterial	• Previne hiperóxia e reduz mortalidade na UTI[56]
• Monitorizar a gasometria arterial, relação PaO_2/FiO_2 (almejando-se valores > 200 mmHg) e sinais de desequilíbrio acidobásico	• Determina a qualidade da troca gasosa pulmonar e do equilíbrio acidobásico, bem como monitoriza quantitativamente o shunt alveolocapilar
• Monitorizar $EtCO_2$ por meio da capnografia	• Permite o controle da ventilação alveolar
• Parametrizar individualmente os alarmes de VC, FR e tempo de apneia, mantendo o alarme de PIP > 40 cmH_2O	• Alerta para possíveis alterações clínicas e intercorrências com o paciente ou com o aparelho
• Avaliar frequentemente o estado geral do paciente por meio da monitorização dos sinais vitais e cardiovasculares (pressão arterial, pressão venosa central, traçado eletrocardiográfico)	• Mantém a observação do paciente com o intuito de identificar qualquer alteração hemodinâmica, arritmias cardíacas, sinais de hipóxia e outras complicações
• Monitorar a presença de dor por meio de escalas validadas (p. ex., a Numérica 0 a 10, a Comportamental [BPS] ou Ferramenta de Observação da Dor em Cuidado Crítico [CPOT])	• Diminui a necessidade de consumo de oxigênio e desconforto respiratório, evitando desajustes fisiológicos e comportamentais
• Avaliar os sinais neurológicos referentes ao nível de consciência e de sedação (escala de Glasgow, escala de agitação-sedação de Richmond [RASS], pupilas e motricidade	• Identifica sinais de rebaixamento do nível de consciência em consequência de oxigenação insuficiente e avalia a sedação e/ou analgesia durante o suporte ventilatório invasivo
• Promover despertar diário conforme rotina da unidade	• Otimiza a sedação com dose mínima, previne *delirium* e reduz tempo de permanência na VM

(*Continua*)

Quadro 41.3. Cuidados de enfermagem aos pacientes em suporte ventilatório invasivo. (*Continuação*)

Cuidados de enfermagem	Justificativa
• Fixar adequadamente o tubo endotraqueal, ou cânula de traqueostomia, de forma segura,[35] trocando o dispositivo sempre que necessário	• Previne extubação acidental ou deslocamento da cânula (intubação seletiva), lesão de pele e lábios, lesão de traqueia, bem como proporciona maior conforto ao paciente
• Realizar rigorosamente a higiene bucal a cada 12 horas com solução aquosa de digluconato de clorexidina 0,12% ou 0,2%, sendo nos intervalos com água destilada estéril ou filtrada	• Reduz carga microbiana peribucal, intrabucal e da orofaringe; previne infecções respiratórias, fonte primária de contaminação dos pulmões no paciente intubado
• Realizar limpeza da subcânula de traqueostomia (quando houver) com solução salina fisiológica a 0,9%, 2 vezes ao dia e sempre que necessário	• Mantém higiene, previne infecções e promove conforto ao paciente
• Realizar controle hídrico rigoroso	• Permite avaliação da redução do volume urinário que, agregada a outras alterações, pode sugerir baixo débito cardíaco associado à ventilação com altas pressões
• Anotar os parâmetros ajustados e/ou fornecidos pelo ventilador no prontuário do paciente	• Possibilita a identificação e correção de problemas relacionados à assincronia paciente-ventilador e permite ajustes dos parâmetros
• Observar atentamente os alarmes do ventilador e verificar o bom funcionamento dos mesmos, ajustando parâmetros e alarmes de acordo com as necessidades de cada paciente	• Previne barotrauma ou volutrauma e garante uma ventilação adequada
• Avaliar a necessidade do uso da cânula oral (Guedel) em pacientes agitados, não a fixando junto ao tubo endotraqueal	• Evita que o paciente morda o tubo, diminui desconforto e estabiliza a ventilação
• Avaliar a necessidade de sedação e/ou de bloqueio neuromuscular	• Reduz o trabalho respiratório e a resistência à VM, reduz a ansiedade e a assíncrona paciente-ventilador, proporciona maiores conforto e efetividade do tratamento
• Aspirar secreções respiratórias com técnica padronizada, quando clinicamente indicada, e utilizar sistema de aspiração fechado conforme protocolo institucional (p. ex.: em pacientes acometidos por Covid-19)	• Mantém a permeabilidade das vias aéreas e evita hipóxia
• Manter umidificação e aquecimento das vias aéreas inferiores de forma passiva (filtros HME) ou ativa (umidificação com condensadores)	• Previne VILI
• Monitorizar a pressão do *cuff*, no mínimo, 3 vezes ao dia, e quando necessário, como antes do transporte intra ou inter-horpitalar e da higiene bucal, deixando-o insuflado com um volume mínimo de oclusão (25 a 30 cmH_2O ou 18 a 22 mmHg)	• Diminui o risco de microaspirações, evita o escape de ar, preserva a pressão de perfusão capilar traqueal e previne lesões na traqueia
• Evitar condensação de fluidos nos circuitos de ventilação com umidificação ativa e desprezar periodicamente o conteúdo dos copos de drenagem, quando presente	• Garante monitorização adequada dos parâmetros do ventilador e previne provável fonte de infecção

(*Continua*)

Quadro 41.3. Cuidados de enfermagem aos pacientes em suporte ventilatório invasivo. (*Continuação*)

Cuidados de enfermagem	Justificativa
• Avaliar junto à equipe multiprofissional as imagens radiológicas do tórax e estimular o desmame da VM conforme melhora clínica e radiológica do paciente	• Avalia o posicionamento do tubo endotraqueal, identifica áreas de hipoventilação e descarta intubação seletiva
• Manipular os equipamentos da VM e realizar procedimentos com os pacientes sempre com técnica adequada, estabelecida pela Comissão de Controle de Infecção Hospitalar (CCIH) da instituição	• Previne colonização ou infecção do paciente e/ou contaminação do ambiente hospitalar

Fonte: Albuquerque; Ramalho Neto; Torres (2014); Rodrigues et al. (2012); Taniguchi et al. (2018); Vasconcelos; Romano; Guimarães (2017).

Quadro 41.4. Cuidados de enfermagem aos pacientes em posição prona.

Cuidados de enfermagem	Justificativa
• Preparar todo o material necessário para posicionamento do paciente em prona (equipamentos de proteção individual, seringas, agulhas, eletrodos, tampinhas, material de aspiração, lençóis, coxins ou equipamento Vollman®, entre outros), mantendo próximos ao leito do paciente o carro de parada cardiorrespiratória e a caixa de intubação	• Promove uma ação sistematizada para que não ocorra estresse na equipe e garante um procedimento adequado no momento de posicionar o paciente
• Analisar as condições hemodinâmicas do paciente antes da mudança para a posição ventral (prona), observando-se o surgimento de hipotensão arterial e arritmias cardíacas	• Importante o ajuste de drogas vasoativas, quando necessário, para efetuar a manobra com segurança
• Verificar posicionamento do tubo endotraqueal, insuflação do balonete e fixação segura	• Previne seletividade do tubo endotraqueal ou extubação acidental
• Reavaliar o nível de sedação e a necessidade de curarização	• Promove maior conforto para o paciente durante o procedimento
• Realizar aspirações do tubo endotraqueal antes da pronação e durante a sua permanência (preferencialmente com sistema de aspiração fechado), além de pré-oxigenar com FIO_2 a 100% durante 10 minutos que antecedem a rotação	• Evita a obstrução de vias aéreas pelo acúmulo de secreções, como também reduz o desrecrutamento pulmonar e o risco de hipoxemia
• Checar posição da sonda entérica no nível pós-pilórico, suspender a alimentação enteral e investigar a presença de resíduos alimentares antes do posicionamento	• Previne vômitos ou aumento de resíduo gástrico, reduzindo o refluxo esofágico e a broncoaspiração
• Garantir que todos os acessos venosos e intra-arterial, tubo endotraqueal e cateteres, estejam bem conectados durante a mudança do decúbito	• Evita complicações do tipo deslocamento, desconexão, compressão ou acotovelamento do cateter venoso central, cateter arterial e tubo endotraqueal, além da intubação seletiva
• Avaliar a necessidade de trocar ou reforçar algum curativo	• Evita descolamento do curativo e exposição desnecessária da ferida
• Disponibilizar um colaborador para permanecer na cabeceira do leito (médico), sendo o responsável pelo tubo endotraqueal e pela lateralização da cabeça	• Previne extubação e promove conforto. Entretanto, o médico deve estar nesta posição para coordenar o giro e prontamente reintubar o paciente, em caso de extubação acidental

(Continua)

Quadro 41.4. Cuidados de enfermagem aos pacientes em posição prona. (*Continuação*)

Cuidados de enfermagem	Justificativa
• Disponibilizar uma segunda e terceira pessoas (enfermeiro e fisioterapeuta) em cada lado do tronco do paciente, encarregadas de cuidar dos cateteres, drenos e conexões para que não sejam tracionados ou desconectados durante a manobra do envelope[53] e os três momentos do giro: deslocar o paciente para o lado contrário ao ventilador mecânico, lateralizar o paciente e girar de forma coordenada e rápida para a posição prona	• Evita deslocamento ou desconexão de cateter venoso central, cateter intra-arterial, drenos, sondas enteral e vesical, bem como previne a intubação traqueal seletiva
• Disponibilizar um terceiro e quarto profissionais (técnicos de enfermagem) em cada lado do paciente, junto das suas pernas, também responsáveis por virar o paciente durante a manobra do envelope e os três momentos do giro descritos logo acima	• Potencializa o posicionamento do paciente de forma segura
• Checar o posicionamento do tubo endotraqueal e reinstalar rapidamente a monitorização cardíaca no paciente, fixando os eletrodos na região dorsal	• Possibilita a prevenção e monitorização de complicações logo após a pronação, além de uma monitorização cardíaca de forma correta, já que as arritmias são complicações que podem ocorrer
• Monitorizar a oxigenação pela oximetria de pulso e coleta de exames, como a gasometria arterial, além do $EtCO_2$ por meio da capnografia, quando disponível	• Investigação de sinais de dessaturação transitória e avaliação de valores gasométricos
• Checar a posição da cabeceira da cama (Trendelenburg reverso) e manter a cabeça voltada para o lado contrário do acesso venoso central	• Reduz o risco de aspiração e evita a contaminação do local do acesso pela drenagem de secreção da cavidade oral
• Deixar os braços em extensão com abdução de ombro e flexão de cotovelo. Um dos braços fica estendido, com ligeira flexão para cima da cabeça com a palma da mão voltada para baixo, e o outro fica ao longo do corpo com a palma da mão para cima (posição de nadador), com alternância a cada 2 horas. Os membros inferiores permanecem em posição normal de extensão ou com joelhos levemente flexionados	• Promove conforto ao paciente, previne lesões por pressão e evita lesão do plexo braquial
• Verificar o posicionamento da sonda enteral e religar a dieta, observando-se sinais de distensão abdominal que pode ocasionar aumento da pressão intra-abdominal, comprometendo e dificultando a expansão pulmonar	• Proporciona suporte nutricional com segurança e promove uma melhor recuperação
• Verificar as conexões de sondas, cateteres e drenos em busca de prováveis acotovelamentos	• Possibilita o correto funcionamento dos dispositivos invasivos existentes
• Checar a posição dos coxins de pelve e tórax anterior. Proteger locais de apoio ou de maior pressão, como queixo, pavilhão das orelhas, região anterior do tórax, cristas ilíacas e joelhos, utilizando suportes (coxins) para um posicionamento ideal, evitando estresses e pressões de contato em proeminências ósseas	• Coxins de pelve e tórax são colocados no intuito de que o abdome permaneça livre, além de os demais coxins evitarem a formação de pontos de pressão excessivos, com possíveis edemas e lesões cutâneas envolvendo essas áreas

(*Continua*)

Quadro 41.4. Cuidados de enfermagem aos pacientes em posição prona. (*Continuação*)

Cuidados de enfermagem	Justificativa
• Mudar a posição da cabeça a cada 2 ou 4 horas enquanto o paciente estiver pronado	• Reduz a incidência do edema facial, complicação que ocorre em, praticamente, 100% dos pacientes que permanecem poucas horas nesta posição, além de lesão do nervo periférico e cegueira pela excessiva pressão sobre os olhos
• Avaliar a integridade da pele com frequência	• Detecta possíveis danos teciduais em virtude das fixações de sondas, cateteres e drenos, bem como danos relacionados à pressão pelo posicionamento
• Manter o paciente em posição prona por 16 a 20 horas com os cuidados de proteção e monitorização, e coletar gasometria arterial após 1 hora da rotação	• Busca atingir os benefícios propostos pela conduta, bem como evitar que ocorra nova deterioração gasométrica quando o paciente é recolocado na posição supina
• Retornar o paciente, quando necessário, para a posição supina, seguindo os mesmos cuidados aplicados para o posicionamento em prona	• Promove o reposicionamento do paciente de forma segura, evitando complicações como extubação acidental, perda de dispositivos invasivos, entre outros

Fonte: Albuquerque; Ramalho Neto; Torres (2014); Rodrigues et al. (2012); Taniguchi et al. (2018); Vasconcelos; Romano; Guimarães (2017).

Considerações finais

Fatores preditores de resultados positivos frente ao paciente em VM incluem a compreensão dos princípios da ventilação fisiológica e das necessidades de cada paciente, assim como a comunicação aberta entre a equipe multiprofissional sobre os objetivos da terapia, o planejamento do desmame e a tolerância do paciente frente às mudanças nos parâmetros ventilatórios, tendo-se como meta uma assistência norteada por um plano de cuidados efetivo.

A informatização incorporada nos ventiladores artificiais permitiu a expansão de suas capacidades de ventilação e de monitorização, bem como de novas interfaces entre ventilador microprocessado e paciente grave, representando crescentes desafios no cotidiano dos agentes da enfermagem no sentido de planejar cuidados individualizados, manter vigilância, garantir assistência ininterrupta e realizar procedimentos cada vez mais complexos que demandam conhecimento específico e habilidades capazes de ratificar a sua importância à beira do leito nas mais variadas unidades de cuidados críticos do país.

Referências bibliográficas

1. levitzki MG. Pulmonary physiology. 4. ed. New York: McGraw-Hill; 1995.
2. West JB, Luks AM. Respiratory physiology: the essentials. 10. ed. Baltimore: Lippincott Williams & Wilkins; 2015.
3. Mathews LR. Cardiopulmonary anatomy and physiology. Philadelphia: Lippincott Williams & Wilkins; 1996.
4. Guyton AC, Hall JE. Human physiology and mechanisms of disease. 6. ed. Philadelphia: W. B. Saunders Company; 1997.
5. Damasceno MPCD, David CMN, Souza PCSP, Chiavone PA, Cardoso LTQ, Amaral JLG, et al. Ventilação mecânica no Brasil: aspectos epidemiológicos. Rev Bras Ter Intensiva. 2006;18(3):219-28.
6. Knobel E. Condutas no paciente grave. 4. ed. São Paulo: Atheneu; 2016.
7. Pierson DJ. Weaning from mechanical ventilation in acute respiratory failure: concepts, indications, and techniques. Respir Care. 1983;28(5):646-60.

8. Richless CI. Current trends in mechanical ventilation. Crit Care Nurse. 1991;11(3):41-50.

9. Schultz MJ. High versus low PEEP in non-recruitable collapsed lung tissue: possible implications for patients with Covid-19. Lancet Respir Med. 2020;8(6):e44.

10. Anderson SE, Spencer D. Distúrbios respiratórios comuns. In: Morton PG, Fontaine DK. Cuidados críticos de enfermagem: uma abordagem holística. 9. ed. Rio de Janeiro: Guanabara Koogan; 2011:641-84.

11. Associação de Medicina Intensiva Brasileira. VENUTI: curso de ventilação mecânica em UTI. São Paulo (SP): AMIB;2017.

12. Vasconcelos R, Romano MLP, Guimarães HP. Ventilação mecânica para enfermeiros. Rio de Janeiro: Atheneu; 2017.

13. Barbas CSV, Ísola AM, Farias AMC, Cavalcanti AB, Gama AMC, Duarte ACM, et al. Brazilian recommendations of mechanical ventilation 2013. Part I. Rev Bras Ter Intensiva. 2014;26(2):89-121.

14. Barbas CSV, Ísola AM, Farias AMC, Cavalcanti AB, Gama AMC, Duarte ACM, et al. Brazilian recommendations of mechanical ventilation 2013. Part 2. Rev Bras Ter Intensiva. 2014;26(3):215-39.

15. Corrêa TD, Matos GFJ, Bravim BA, Cordioli RL, Garrido APG, Assunção MSC, et al. Intensive support recommendations for critically-ill patients with suspected or confirmed Covid-19 infection. Einstein (São Paulo). 2020;18:eAE5793.

16. Beloncle FM, Pavlovsky B, Desprez C, Fage N, Olivier PY, Asfar P, et al. Recruitability and effect of PEEP in SARS-Cov-2-associated acute respiratory distress syndrome. Ann Intensive Care. 2020;10:55.

17. Taniguchi LNT, Miura MC, Ribeiro CM, Regenga MM. Guia prático de ventilação mecânica para profissionais da área da saúde. Rio de Janeiro: Atheneu; 2018.

18. Gattinoni L, Tognoni g, Pesenti a, taccone p, mascheroni d, labarta v, et al. Effect of prone positioning on the survival of patients with acute respiratory failure. N Engl J Med. 2001;345(8):568-73.

19. Gattinoni L, Chiumello D, Caironi P, Busana M, Romitti F, Brazzi L, et al. Covid-19 pneumonia: different respiratory treatments for different phenotypes? Intensive Care Med. 2020;46:1099-102.

20. Tsolaki V, Zakynthinos GE, Makris D. The ARDSnet protocol may be detrimental in Covid-19. Crit Care. 2020;24:351.

21. Guérin C, Reignier J, Richard JC, Beuret P, Gacouin A, Boulain T, et al. Prone positioning in severe acute respiratory distress syndrome. N Engl J Med. 2013;368(23):2159-68.

22. Conselho Federal de enfermagem. Resolução COFEN n. 639/2020. Dispõe sobre as competências do Enfermeiro no cuidado aos pacientes em ventilação mecânica no ambiente extra e intra-hospitalar. Brasília (DF): COFEN; 2020.

23. Guglielminotti J, Alzieu M, Maury E, Guidet B, Offenstadt G. Bedside detection of retained tracheobronchial secretions in patients receiving mechanical ventilation: is it time for tracheal suctioning? Chest. 2000;118(4):1095-9.

24. Miller EK, Beavers LG, Mori B, Colquhoun H, Colella TJ, Brooks D. Assessing the clinical competence of health care professionals who perform airway suctioning in adults. Respir Care. 2019;64(7):844-54.

25. Gil-Perotin S, Ramirez P, Marti V, Sahuquillo JM, Gonzalez E, Calleja I, et al. Implications of endotracheal tube biofilm in ventilator-associated pneumonia response: a state of concept. Crit Care. 2012;16(3):R93.

26. Chulay M, Burns SM. Fundamentos de enfermagem em cuidados críticos da AACN. 2. ed. Porto Alegre (RS): AMGH; 2012.

27. Lorente L, Lecuona M, Martin MM, Garcia C, Mora ML, Sierra A. Ventilator-associated pneumonia using a closed versus an open tracheal suction system. Crit Care Med. 2005;33(1):115-9.

28. Lasocki S, Lu Q, Sartorius A, Fouillat D, Remerand F, Rouby JJ. Open and closed-circuit endotracheal suctioning in acute lung injury: efficiency and effects on gas exchange. Anesthesiology. 2006;104(1):39-47.

29. El Masry A, Williams PF, Chipman DW, Kratohvil JP, Kacmarek RM. The impact of closed endotracheal suctioning systems on mechanical ventilator performance. Respir Care. 2005;50(3):345-53.

30. Stoller Jk, Orens DK, Fatica C, Elliott M, Kester L, Woods J, et al. Weekly versus daily changes of in-line suction catheters: impact on rates of ventilator-associated pneumonia and associated costs. Respir Care. 2003;48(5):494-9.

31. Wang CH, Tsai JC, Chen SF, Su CL, Chen L, Lin CC, et al. Normal saline instillation before suctioning: a meta-analysis of randomized controlled trials. Aust Crit Care. 2017;30(5):260-5.

32. Branson RD, Gomaa D, Rodriguez Júnior d. Management of the artificial airway. Respir Care. 2014;59(6):974-89.

33. Patel N, Smith CE, Pinchak AC, Hancock de. Taping methods and tape types for securing oral endotracheal tubes. Can J Anaesth. 1997;44(3):330-6.

34. Hamilton VA, Grap MJ. The role of the endotracheal tube cuff in microaspiration. Heart Lung. 2012;41(2):167-72.

35. Ramalho Neto JM, Nascimento LB, Silva GNS, Menezes MS, Nóbrega MML. Accidental extubation and intensive care nursing. Rev Enferm UFPE on line. 2014;8(11):3945-52.

36. Ferreira S, Nogueira C, Conde S, Taveira N. Non-invasive ventilation. Rev Port Pneumol. 2009;XV(4):655-67.
37. Ouellette DR, Patel S, Girard TD, Morris PE, Schmidt GA, Truwit JD, et al. Liberation from mechanical ventilation in critically ill adults: an official American College of Chest Physicians/American Thoracic Society clinical practice guideline. Chest. 2017;151(1):166-80.
38. Winck JC, Ambrosino N. Covid-19 pandemic and non invasive respiratory management: every Goliath needs a David. An evidence based evaluation of problems. Pulmonol. 2020;26(4):213-20.
39. Longhini F, Bruni A, Garofalo E, Navalesi P, Grasselli G, Cosentini R, et al. Helmet continuous positive airway pressure and prone positioning: a proposal for an early management of Covid-19 patients. Pulmonol. 2020;26(4):186-91.
40. Jaber S, Chanques G, Matecki S, Ramonatxo M, Souche B, Perrigault PF, et al. Comparison of the effects of heat and moisture exchangers and heated humidifiers on ventilation and gas exchange during non-invasive ventilation. Intensive Care Med. 2002;28(11):1590-4.
41. Kollef MH, Shapiro SD, Boyd V, Silver P, Von Harz B, Trovillion E, et al. A randomized clinical trial comparing an extended-use hygroscopic condenser humidifier with heated-water humidification in mechanically ventilated patients. Chest.1998;113(3):759-67.
42. Restrepo RD, Walsh BK. Humidification during invasive and noninvasive mechanical ventilation: 2012. Respir Care. 2012;57(7):782-8.
43. Ricard JD, Le Mière E, Markowicz P, Lasry S, Saumon G, Djedaïni k, et al. Efficiency and safety of mechanical ventilation with a heat and moisture exchanger changed only once a week. Am J Respir Crit Care Med. 2000;161(1):104-9.
44. Villafane MC, Cinnella G, Lofaso F, Isabey D, Harf A, Lemaire F, et al. Gradual reduction of endotracheal tube diameter during mechanical ventilation via different humidification devices. Anesthesiology. 1996;85(6):1341-9.
45. Branson RD, Campbell RS, Johannigman JA, Ottaway M, Davis Júnior K, Luchette fa, et al. Comparison of conventional heated humidification with a new active hygroscopic heat and moisture exchanger in mechanically ventilated patients. Respir Care. 1999;44(8):912-7.
46. Lacherade JC, Auburtin M, Cerf C, Van de Louw A, Soufir L, Rebufat Y, et al. Impact of humidification systems on ventilator-associated pneumonia: a randomized multicenter trial. Am J Respir Crit Care Med. 2005;172(10):1276-82.
47. Lellouche F, Maggiore SM, Deye N, Taillé S, Pigeot J, Harf A, et al. Effect of the humidification device on the work of breathing during noninvasive ventilation. Intensive Care Med. 2002;28(11):1582-9.
48. Lucato JJ, Tucci MR, Schettino GP, Adams AB, Fu C, Forti Júnior G, et al. Evaluation of resistance in 8 different heat-and-moisture exchangers: effects of saturation and flow rate/profile. Respir Care. 2005;50(5):636-43.
49. Girault C, Breton L, Richard JC, Tamion F, Vandelet P, Aboab J, et al. Mechanical effects of airway humidification devices in difficult to wean patients. Crit Care Med. 2003;31(5):1306-11.
50. Nava S, Piaggi G, De Mattia E, Carlucci A. Muscle retraining in the ICU patients. Minerva Anestesiol. 2002;68(5):341-5.
51. Khalafi A, Elahi N, Ahmadi F. Holistic care for patients during weaning from mechanical ventilation: a qualitative study. Iran Red Crescent Med J. 2016;18(11):e33682.
52. Rodrigues YCSJ, Studart RMB, Andrade IRC, Citó MCO, Melo EM, Barbosa IV. Ventilação mecânica: evidências para o cuidado de enfermagem. Esc Anna Nery. 2012;16(4):789-95.
53. Oliveira VM, Piekala DM, Deponti GN, Batista DCR, Minossi SD, Chisté M, et al. Safe prone checklist: construction and implementation of a tool for performing the prone maneuver. Rev Bras Ter Intensiva. 2017;29(2):131-41.
54. Guilhermino MC, Inder KJ, Sundin D. Education on invasive mechanical ventilation involving intensive care nurses: a systematic review. Nurs Crit Care. 2018;23(5):245-55.
55. Albuquerque AM, Ramalho Neto JM, Torres VSF. Cuidados de enfermagem na ventilação mecânica – VM. In: Albuquerque AM, Lima EAR, Pinto MB (org.). Tópicos de cuidados em enfermagem. Campina Grande (PB): EDUFCG; 2014, p. 225-34.
56. SchjØrring OL, Jensen AKG, Nielsen CG, Ciubotariu A, Perner A, Wetterslev J, et al. Arterial oxygen tensions in mechanically ventilated ICU patients and mortality: a retrospective, multicentre, observational cohort study. Br J Anaesth. 2020.

42
Assistência de Enfermagem ao Paciente Renal

Sérgio Aparecido Cleto
Luciano Alvarenga dos Santos
Lúcia Conceição Andrade

◖ Introdução

A disfunção renal é uma síndrome clínica caracterizada por um declínio da função renal com acúmulo de metabólitos e alteração de eletrólitos, que pode ser subdividida em injúria renal aguda (IRA) e insuficiência renal crônica (IRC), de acordo com o tempo de desenvolvimento da patologia. Cerca de 60% das disfunções são assintomáticas (não oligúricas) e podem ocasionar o diagnóstico tardio.[1,2]

A IRA é caracterizada por uma redução aguda da função renal em horas ou dias, em geral de caráter reversível, na qual ocorre principalmente a diminuição do ritmo de filtração glomerular (RFG) e/ou do volume urinário associada a distúrbios do equilíbrio hidroeletrolítico e acidobásico com elevado risco de morbimortalidade.[3]

Já a IRC é caracterizada pela perda parcial da função renal, de forma lenta, progressiva e irreversível, essa perda da função renal superior a 85% a 90% ocasiona o aumento de toxinas e de água no organismo mais do que ele consegue suportar, sendo necessário, então, iniciar uma terapia renal substitutiva (TRS).[3]

Os pacientes gravemente enfermos estão expostos a inúmeras condições que podem resultar em lesão renal aguda (Figura 42.1), que se manifestam por IRA pré-renal, IRA intrínseca por necrose tubular aguda e, menos frequentemente, nefrite intersticial aguda alérgica ou IRA pós-renal.[4]

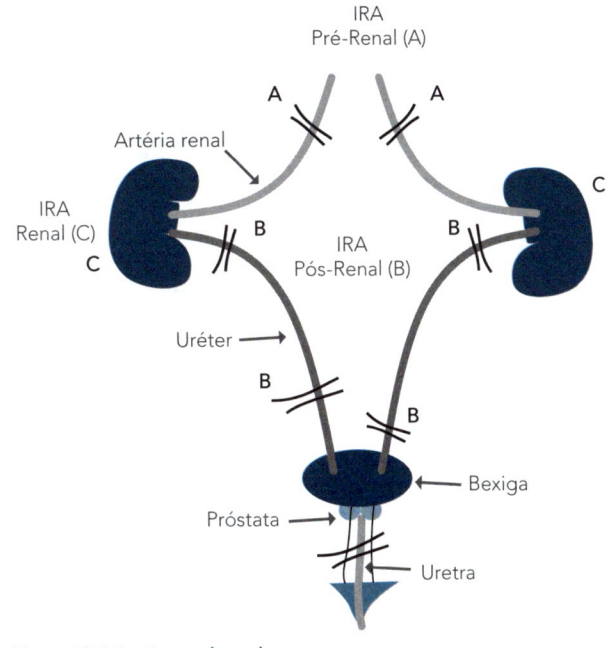

Figura 42.1. Lesão renal aguda.

IRA: injúria renal aguda.
Fonte: Adaptada pela autoria do capítulo.

A IRA acomete 5% dos pacientes hospitalizados e até 20% dos pacientes tratados em unidades de terapia intensiva (UTI). As taxas de mortalidade na UTI excedem 40% a 50% e aumentam para 70% a 80% quando os pacientes apresentam falência de múltiplos órgãos e necessitam de TRS. Essas taxas desencorajadoras não vêm se alterando, mesmo com os avanços tecnológicos e nos procedimentos dialíticos. Contudo, a demografia dos pacientes se alterou durante as últimas décadas com maior morbidade associada e numa visão otimista, a capacidade de recuperar a função renal normal nos pacientes que sobrevivem à IRA é superior a 45%.[3]

● Definição de IRA

A IRA pode ser definida como o decréscimo abrupto da capacidade dos rins em realizar a depuração das escórias nitrogenadas, resultando na inabilidade em manter o equilíbrio acidobásico e a homeostase hidroeletrolítica do organismo. Pode se manifestar tanto por anúria, oligúria ou volume normal de urina e, independentemente do volume urinário excretado, o paciente apresenta elevações dos níveis séricos da ureia (Ur) e creatinina (Cr).

Este tem sido o biomarcador mais utilizado no diagnóstico laboratorial (usado para estimar a taxa de filtração glomerular), considerando-se a principal definição a elevação de Cr sérica, em um período de 48 horas, de pelo menos 0,3 mg/dL ou de 50% com relação à Cr basal. Estudos mostram que mesmo essas pequenas alterações estão associadas com aumento de mortalidade, porém a Cr é um marcador que se eleva tardiamente no sangue, não permitindo o diagnóstico precoce como em outras doenças, por exemplo, o infarto agudo do miocárdio (IAM).[5-8]

Independentemente da etiologia ou mecanismos, o acúmulo de substâncias nitrogenadas (Ur e Cr), acompanhada ou não da redução da diurese e perda da função renal, é mais facilmente detectada com a medição da creatinina sérica, usada para estimar a taxa de filtração glomerular (TFG).[1,2,9,10]

Nos pacientes internados em enfermarias de pediatria e nos criticamente doentes em unidades de terapia intensiva pediátrica (UTIP), deve-se tomar todos os cuidados para evitar progressão do dano renal e tecidual. Desta forma, o benefício da terapêutica está diretamente relacionado a precocidade das intervenções como a hidratação precoce, a correção de distúrbios hidroeletrolíticos e acidobásico, além da correção de drogas para a função renal de cada paciente.

Assim, com base na literatura de adultos, a maioria dos intensivistas pediátricos e nefrologistas advogam que a TRS iniciada de forma precoce pode evitar as manifestações tardias da IRA e diminui a possibilidade de óbito e de evolução para doença renal crônica nos que sobrevivem à IRA.[3]

A falta de consenso na definição quantitativa da IRA, em particular, tem dificultado a investigação clínica, uma vez que confunde as comparações entre os estudos. Algumas definições utilizadas em estudos clínicos têm sido extremamente complexas, com incrementos graduais na creatinina sérica para diferentes valores iniciais.[11]

Reconhecendo a necessidade de uma definição uniforme para a IRA, um grupo de especialistas intensivistas e nefrologistas denominado *The Acute Dialysis Quality Initiative* (ADQI) propôs uma definição consensual, classificados como critérios RIFLE, que define três classes de severidade crescentes de injúria renal – risco (*risk*), dano (*injury*) e falha (*failure*) – e de duas classes de desfecho: perda (*loss*) e doença renal em estágio final (ESRD).[1]

Uma característica original da classificação RIFLE é que fornece três classes de severidade para injúria renal baseadas em mudanças na Cr sérica e no débito urinário. Os esforços devem ser concentrados para impedir a progressão da IRA, pois os pacientes admitidos nas unidades de cuidados intensivos com IRA grave apresentaram uma evolução pior do que aqueles que a desenvolveram posteriormente.[1,10,12]

Porém, existem alguns problemas com os critérios RIFLE:

1. Os níveis de creatinina, TFG e débito urinário são "aleatórios", não baseados em evidência. Em um estudo, a creatinina era um bom preditor de mortalidade na UTI, porém isso não se repetia quando se analisava o débito urinário.

2. As mudanças na creatinina sérica durante um episódio de IRA não se correlacionam bem com a taxa de filtração glomerular.

3. É impossível calcular o risco do paciente, se não houver uma medida basal de creatinina prévia.

Uma rede internacional de especialistas propôs uma nova definição e classificação de IRA, a fim de uniformizar o conceito (para efeitos de estudos clínicos), prevenir e facilitar o diagnóstico desta síndrome, na tentativa de diminuir a alta morbidade e mortalidade ainda encontradas nos dias atuais.[10]

Os critérios de definição da IRA adotados e recomendados pela Acute Kidney Injury Network (AKIN) classificam a presença de IRA em três diferentes estágios, em que são avaliados o aumento da Cr ou diminuição do débito urinário, sendo este um controle direto realizado pela equipe de enfermagem, podendo, assim, contribuir para a identificação precoce da IRA.[10,12,13]

Kidney Disease Improving Global Outcomes (KDIGO) propôs o Acute Kidney Injury Work Group, com as alterações para o estadiamento de LRA (Quadro 42.1). Esta nova classificação foi importante para a prática clínica, principalmente no que diz respeito ao critério tempo e à definição de diretrizes que incorporam os critérios RIFLE e AKIN. Assim, o aumento absoluto da creatinina sérica basal ($\geq$ 0,3 mg/dL) é mantido a partir da definição AKIN (48 horas), enquanto o intervalo de tempo para um aumento $\geq$ 50% da creatinina sérica basal é definido em 7 dias, inicialmente incluídos nos critérios de RIFLE. [14]

Quadro 42.1. Alterações para o estadiamento de LRA.

	Alteração da creatinina (Cr)	Volume urinário
IRA KDIGO 1	• Aumento de 0,3 mg/dL na Cr basal ou aumento de 1,5 a 1,9 vezes a Cr basal	• Diurese < 0,5 mL/hora em 6 ou mais horas
IRA KDIGO 2	• Aumento de 2 a 2,9 vezes o valor da Cr basal	• Diurese < 0,5 mL/kg/hora em 12 ou mais horas
IRA KDIGO 3	• Aumento de 3 vezes ou mais no valor de Cr basal ou Cr > 4 mg/sl	• Diurese < 0,3 mL/kg/hora em 24 hora ou anúria por 12 ou mais horas

IRA: injúria renal aguda.

Fonte: KDIGO IRA (2012).

Nesse contexto, as orientações para o início da TRS são: sobrecarga hídrica maior que 15%; oligúria não responsiva ao uso de diuréticos; aumento das exigências ventilatórias associadas à sobrecarga hídrica; necessidade de otimização nutricional; ureia sanguínea superior a 100 mg/DL; necessidade de grandes quantidades de volume associados a medicamentos e/ou reposição de hemoderivados com frequência; acidose metabólica e hipercalemia refratárias ao tratamento clínico.[3]

Manifestação clínica

A história clínica e o exame físico frequentemente revelam informações importantes para o estabelecimento do diagnóstico, sendo fundamental que se estabeleça a causa subjacente e os fatores de risco (Quadro 42.2).

Quadro 42.2. Características subjacentes e fatores de risco para IRA.

Causas subjacentes	Fatores de risco
Diminuição do volume extracelular	Idade
Drogas nefrotóxicas/Contrastes radiológicos	Disfunção renal prévia
Sepse	Comorbidades

Fonte: Dinna; Hilde; Sean (2011).

Os pacientes com doença renal podem apresentar diferentes manifestações clínicas, em que alguns têm sinais ou sintomas diretamente atribuíveis ao rim (hematúria, dor no flanco) ou estão associados a causas extrarrenais (edema, hipertensão, uremia). Muitos, no entanto, são assintomáticos e estão monitorados por exames realizados rotineiramente, como um aumento na concentração de creatinina ou um exame de urina anormal, como hematúria microscópica ou proteinúria.

A observação de sinais de hipovolemia e de hipotensão arterial ou sinais de obstrução do trato urinário auxilia o diagnóstico diferencial de IRA pré ou pós-renal. Dor lombar ou supra púbica, dificuldade de micção, cólica nefrética e hematúria podem sugerir IRA pós-renal. Sintomas musculares ou articulares, "rush" cutâneo e febre podem estar associados a nefrites intersticiais, glomerulonefrites ou vasculites. Dispneia, ortopneia, edema, turgência jugular e estertoração pulmonar podem ocorrer em pacientes hipervolêmicos, enquanto aqueles com fraqueza muscular ou paralisia ascendente podem desenvolver hipocalemia.

Biomarcadores

A perda da função renal na IRA é mais facilmente detectada pela medição da Cr sérica, usada para estimar a taxa de TFG. Embora a Cr sérica seja amplamente utilizada no diagnóstico da presença de IRA, é um biomarcador pouco adequado, pois reflete a mudança na função renal. Consequentemente, tem baixa sensibilidade para o diagnóstico precoce da IRA e, como marcador de filtragem glomerular, não consegue diferenciar as diversas causas da IRA.

Variações consideráveis na filtração não alteram (ou alteram muito pouco) a creatinina e o transplante renal, no doador, não há alteração da Cr, apesar de ter perdido 50% da massa renal. Um estudo recente em modelo experimental com sepse mostrou que, apesar de haver queda importante da filtração glomerular, houve diminuição dos níveis séricos de creatinina.[15]

A Cr pode não ser confiável também quando o paciente já tem IRC e sofre algum insulto agudo, pois, nestes casos, ocorre pequena elevação da Cr, mesmo com a queda importante da filtração. Por isso, assim como no infarto do miocárdio, existem marcadores precoces para a identificação da lesão renal.

No momento, existem inúmeras pesquisas tentando identificar marcadores precoces de IRA, a busca hoje é por um marcador que não sofra tanta interferência de massa muscular, da disfunção orgânica, da sepse, entre outras patologias. A seguir, apresentamos exemplos de biomarcadores:

- **NGAL (neutrophil gelatinase-associated lipocalin):** proteína que tem uma ligação covalente pelas gelatinases de neutrófilos, normalmente expressa em baixos níveis em rins, pulmões, estomago e cólon. Considerada um dos marcadores mais precoces na IRA isquêmica e nefrotóxica.
- **IL-18:** citoquinaproinflamatória que é induzida e clivada no túbulo proximal na insuficiência renal aguda.
- **NHE3 (trocador Na/h isoforma 3):** principal transportador de sódio do túbulo proximal.
- **KIM1 (Kidney Injury Molecule-1):** conhecida como TIM1 (T-cell immunoglobulin and mucin domain protein 1), proteína transmembrana que se expressa em células de IRA pré-renal.
- **Enzimas tubulares urinárias:** enzimas tubulares urinárias consistem em antígeno epitelial tubular renal proximal (HRTE-1), alfaglutationa S-transferase (alfa-GST), pi-glutathione S-transferase (pi-GST), gamaglutagluta amyltranspeptidase (gama-GT), alanina aminopeptidase (AAP), lactato desidrogenase (LDH), N-acetyl-betaglucosaminidase (NAG) e fosfatase alcalina (ALP). A maioria delas é liberada de células epiteliais tubulares proximais dentro de 12 horas e 4 dias antes de um aumento detectável na creatinina sérica.[16]

IRA pré-renal

A diminuição da função renal decorrente de doença pré-renal ocorre em dois cenários: quando a isquemia renal é parte de uma diminuição generalizada na perfusão tecidual; ou quando existe isquemia renal seletiva.

A hipoperfusão sistêmica é inicialmente sentida por receptores cardíacos e arteriais que respondem às alterações na pressão. Quando a pressão arterial média (PAM) é reduzida (pela diminuição do débito cardíaco ou da resistência vascular sistêmica), a ativação desses receptores aumenta o tom neural simpático e a liberação de renina, ocasionando a geração de angiotensina II e de hormônio antidiurético. A constrição dos vasos e a estimulação da função cardíaca retornam à pressão arterial sistêmica e a saída cardíaca para o normal. A vasoconstrição arteriolar ocorre principalmente na circulação renal, esplâncnica e musculocutânea, resultando na preservação relativa do fluxo sanguíneo para o coração e o cérebro.

A redução do fluxo sanguíneo é a causa mais comum da IRA pré-renal, principalmente quando estiverem relacionados a situações de hipovolemia, hipoxemia e hipotensão. Nesse caso, não se observa dano renal intrínseco, e sim ativação de mecanismos autorreguladores que visam restabelecer a perfusão renal e manter o ritmo de filtração glomerular dentro de valores normais.

O tecido renal permanece íntegro e pode ser considerado uma resposta fisiológica à diminuição da perfusão renal, seja por hipovolemia verdadeira, seja por redução do volume circulante efetivo, como ocorre nas síndromes de baixo débito cardíaco ou na vasodilatação sistêmica.

A IRA pré-renal pode ser corrigida se as causas extrarrenais da hipoperfusão forem revistas; caso isso não ocorra, o quadro pode evoluir para necrose tubular aguda isquêmica.

IRA renal

Na IRA renal, a principal causa é a necrose tubular aguda (NTA) isquêmica e/ou tóxica, podendo também decorrer de nefrites tubulointersticiais (drogas, infecções), pielonefrites, glomerulonefrites e necrose cortical (hemorragias ginecológicas, peçonhas), em que a grande maioria dos pacientes com NTA tem como evento inicial uma redução do fluxo sanguíneo renal ou exposição a um agente nefrotóxico. Os mecanismos nefrotóxicos da NTA incluem toxicidade direta da droga, vasoconstrição intrarrenal, inflamação e obstrução intratubular.

A história clínica, o exame físico, a ultrassonografia renal e os achados laboratoriais, especialmente o exame de urina, são fundamentais para a identificação da causa da NTA. Em unidades de tratamento intensivo, de 35% a 50% dos casos de NTA podem ser atribuídos à sepse, no contexto da falência de múltiplos órgãos, especialmente nos estados mais críticos dos pacientes, e de 20% a 25% estão relacionados ao pós-operatório.

Nefropatia por contraste iodado é a terceira causa mais comum de NTA em pacientes internados, e até 7% dos casos necessitam de diálise temporária ou evoluem para IRC. A ocorrência de nefropatia por contraste está associada com maior risco de morte e a um aumento no tempo de permanência hospitalar. Pacientes que já apresentam insuficiência renal crônica e os diabéticos são aqueles com maior risco para a nefrotoxicidade do contraste iodado e recentemente foi observado que o contraste utilizado para ressonância magnética (gadolínio) também pode ser nefrotóxico.

Vale lembrar que várias classes de antimicrobianos, antifúngicos, antivirais e antineoplásicos são agentes nefrotóxicos. Além disso, condições como o mieloma múltiplo, rabdomiólise e alguns agentes ambientais, podem causar nefrotoxicidade.

O volume urinário é variável na NTA, podendo apresentar desde oligúria até níveis normais ou elevados. Em muitos pacientes, a forma não oligúrica pode estar relacionada com menor comprometimento da função tubular e cursar com melhor prognóstico, desde que evoluam espontaneamente com essa forma de doença. A utilização de diuréticos de alça não melhora o prognóstico na NTA oligúrica.

◀ IRA pós-renal

A IRA pós-renal é secundária à obstrução intra ou extrarrenal do fluxo urinário. O diagnóstico precoce e o reconhecimento rápido contribuem para a correta intervenção, que resulta na melhora e na recuperação completa da função renal.

Populações de risco incluem homens idosos com doença da próstata, tumores intra-abdominais e pélvicos e mulheres com tumores pélvicos ginecológicos. Obstrução mecânica (como sondas vesicais obstruídas) também é relatada como um dos fatores que propiciam a IRA pós-renal.

Na maioria das vezes, os sinais e sintomas são inespecíficos e existe a necessidade de alto grau de suspeita diagnóstica com relação aos pacientes de risco.

Esse diagnóstico deve ser fundamentado nos dados de anamnese, exame físico e dados coletados por meio de exames bioquímicos, sendo também fundamental o exame de imagem (como ultrassonografia, ou tomografia) para avaliação da hidronefrose e a presença de massas ou tumores.[17-20]

◀ Prevenção

Os pacientes internados na UTI precisam ter uma avaliação inicial da função renal, que deve incluir balanço hídrico rigoroso, peso corporal, exame de densidade e sedimento urinário, níveis plasmáticos de Cr, ureia e eletrólitos. Esses dados podem estabelecer um diagnóstico precoce de IRA, contribuindo para a melhor intervenção terapêutica.[4,8]

Existem situações clínicas em que é previsível a possibilidade de lesão renal, como no uso de drogas nefrotóxicas, cirurgias de grande porte, quadros infecciosos sistêmicos graves e liberação de pigmentos (mioglobina, hemoglobina, bilirrubina). Nessas situações, é possível prevenir ou ao menos amenizar a gravidade da insuficiência renal.

A eficiência das medidas preventivas dependerá do reconhecimento da população, dos fatores de risco e dos meios para diagnosticar o insulto renal, antes que ocorra a queda do ritmo de filtração glomerular (RFG). Nesta fase de "dano", provavelmente ocorre a lesão tubular, em que os biomarcadores poderão ser úteis no futuro (Figura 42.2).

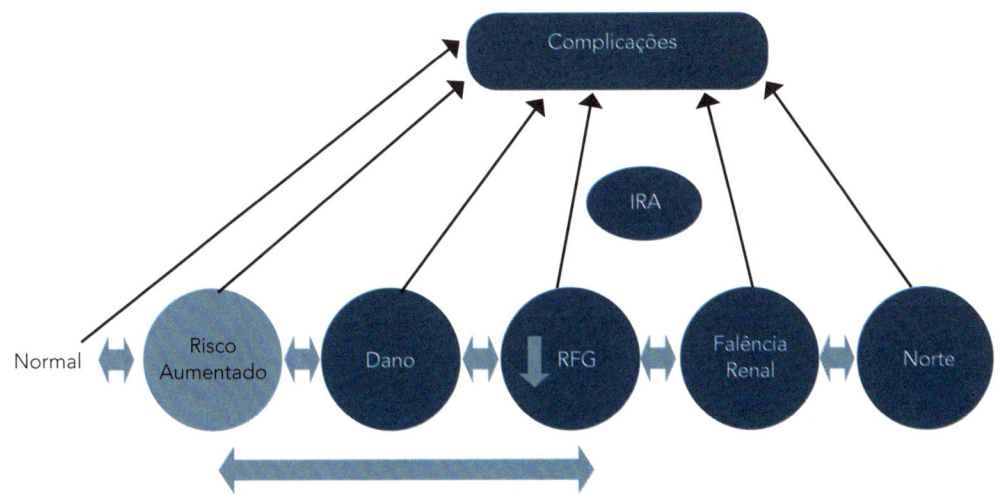

O processo de IRA pode ser dividido em várias etapas reversíveis, dependendo da gravidade do insulto, a partir do aumento do risco de danos seguido por uma diminuição na TFG, e ainda progredir para insuficiência renal e morte.

Figura 42.2. Complicações da IRA.

IRA: injúria renal aguda; TFG: taxa de filtração glomerular.

Fonte: Adaptada pela autoria capítulo.

Somente uma abordagem cuidadosa e sistemática pode definir esses fatores de risco, que são consistentes em muitas causas como a idade, hipovolemia, hipotensão, sepse, doenças preexistentes (renal, hepática, cardíaca, diabetes), exposição a nefrotoxinas (aminoglicosídeos, anfotericina, agentes imunossupressores, anti-inflamatórios não esteroides, inibidores da enzima conversora da angiotensina/bloqueadores dos receptores da angiotensina, contraste parenteral).[8,20,21]

A IRA pode ser prevenida em alguns pacientes somente com a monitorização da volemia e do débito cardíaco, evitando os agentes nefrotóxicos. Neste sentido, apresentamos algumas recomendações que podem beneficiar o cuidado ao paciente crítico com IRA:

1. **Estabelecer o nível basal de função renal por dosagem de creatinina sérica ou depuração de creatinina:** a dosagem de creatinina é um marcador pouco sensível de função renal, isto é, pacientes com Cr sérica menor que 1,5 mg/dL podem estar com reduções significativas da filtração glomerular. Pacientes com creatinina elevada apresentam maior possibilidade de desenvolver lesão renal após procedimentos de risco ou uso de drogas nefrotóxicas, sendo recomendado utilizar o *clearance* estimado de Cr para o estabelecimento da função renal.

2. **Otimizar as condições clínicas do paciente:** a medida mais importante é assegurar que o volume intravascular esteja convenientemente expandido. Manter sempre

a pressão arterial média acima de 80 mmHg (ou mais, se o paciente for hipertenso), hematócrito acima de 30% e oxigenação tecidual adequada.

3. **Em doentes sob cuidados intensivos e mantidos com drogas vasoativas, é particularmente difícil estimar a adequação do volume intravascular:** nesses casos, pode ser preciso utilizar medidas complementares para avaliação da volemia. Estas incluem a pressão venosa central, a saturação venosa de oxigênio, os testes dinâmicos de volemia, como a variação da pressão de pulso (*delta pulse pressure* – DPP), após infusão rápida ou elevação passiva dos membros inferiores.

4. **Evitar o uso de drogas nefrotóxicas em pacientes com função renal já comprometida e manter o cliente adequadamente hidratado:** as doses das drogas devem ser corrigidas de acordo com a monitoração da função renal.

5. O uso de diuréticos de alça para prevenção de nefrotoxicidade não traz nenhum benefício, por isso deve ser evitado.

6. Em caso de mioglobinúria e hemoglobinúria, o uso de solução salina expansora e de bicarbonato de sódio reduz a prevalência e a gravidade da lesão renal.

7. No paciente que será submetido a exame contrastado com iodo, deve-se sempre observar:[22-25]
   - uso de doses baixas de contraste
   - pacientes de alto risco (diabéticos e com insuficiência renal) devem utilizar contraste não iônico
   - suspensão de diuréticos (2 dias antes do exame)
   - evitar uso de drogas nefrotóxicas
   - N-acetilcisteína 1.200 mg via oral (VO), 2 vezes ao dia, administrada 1 dia antes, no dia e 1 dia após o exame contrastado
   - realizar a expansão com soro fisiológico

Tratamento

As indicações de TRS no paciente crítico com IRA geralmente incluem hipervolemia refratária a diuréticos, hipercalemia, acidose metabólica, uremia, intoxicações por drogas ou álcoois dialisáveis e, mais recentemente, tem sido evidenciado que, em algumas modalidades, podem ter uma indicação extrarrenal como tratamento alternativo na sepse. Na tentativa de minimizar a morbidade, a diálise deverá ser iniciada antes do aparecimento das complicações evidenciadas na insuficiência renal.[23,24]

A TRS é preferencialmente iniciada em quadros agudos, antes do acúmulo de toxinas ou de hipervolemias severas que possam resultar em complicações ou prejuízos a outros órgãos. Uma vez tomada a decisão desta terapia, a modalidade específica deve ser escolhida.

Os fatores que determinarão a escolha da modalidade são o estado catabólico e a estabilidade hemodinâmica e poderão ser ambos se o objetivo principal for a remoção de solutos ou a remoção de líquidos.[25,26]

Principais modalidades dialíticas

Diálise peritoneal (DP)

A diálise peritoneal (DP) é um processo empregado para a remoção de líquidos e produtos do organismo provenientes de degradação proteica, quando os rins são incapazes de fazê-la. Nesta modalidade de diálise, é realizada a infusão de uma solução de eletrólitos na cavidade peritoneal (por meio de um cateter), pela qual os produtos tóxicos e o excesso de água são removidos do sangue e dos tecidos adjacentes para a solução por meio de difusão e convecção, excretados quando o dialisato é drenado.

A remoção de substâncias tóxicas e do excesso de líquido do organismo contribui para a regulação do equilíbrio hidroeletrolítico e acidobásico, como também para a manutenção da pressão arterial.[3]

Considerado um procedimento cada vez menos frequente na UTI, porém sendo uma técnica altamente biocompatível, continua como uma opção viável para o tratamento de alguns grupos de pacientes com IRA.

Quando comparada com as modalidades disponíveis, várias são as vantagens da DP como alternativa na TRS nos pacientes com IRA: a fácil execução do procedimento; o uso em pacientes instáveis hemodinamicamente; a não necessidade de punção venosa ou arterial, como também da anticoagulação; entre outras.

Como complicações deste método, estão relacionadas as altas taxas de peritonite e de sepse, bem como aos problemas diretamente relacionados ao cateter, pois pode ocorrer sangramento na inserção, posicionamento inadequado, perfuração de vísceras ocas e dificuldade de infusão e drenagem.

A DP é processada em 3 fases:

1. **Tempo de Infusão (TI):** entrada da solução na cavidade peritoneal.
2. **Tempo de Permanência (TP):** tempo em que a solução fica na cavidade para que haja a difusão de solutos e UF de líquido.
3. **Tempo de Drenagem (TD):** saída da solução após o tempo necessário de permanência.

O aperfeiçoamento das técnicas para o procedimento de DP tem facilitado a sua realização não somente no ambiente hospitalar, como também no domicílio, contribuindo como mais um método de substituição renal para pacientes com LRA ou crônica. Neste sentido, a enfermagem tem contribuído com seu envolvimento no cuidado destes pacientes, permitindo melhoria da qualidade de sobrevida dessa população.

Em pacientes agudos, a DP pode ocorrer por meio de máquinas que realizam o procedimento automatizado, em que equipamento apresenta dispositivo para aquecimento das soluções infundidas. Essas máquinas estão disponíveis em serviços terciários de Nefrologia e, na prática, funcionam melhor com volumes de infusão superiores a 150 mL na cavidade peritoneal, raramente funcionando com volumes menores. Uma dificuldade é iniciar o procedimento automatizado em pacientes agudos que acabaram de ser submetidos à passagem de cateter peritoneal (Tenckhoff).

Hemodiálise (HD)

É um processo artificial que utiliza um filtro capilar para retirar substâncias indesejáveis acumuladas no sangue em decorrência de falha das funções renais. A hemodiálise (HD) intermitente fornece depuração de soluto e ultrafiltração mais eficientes em comparação com outras modalidades de TRS, principalmente no paciente hemodinamicamente instável.

A HD (Figura 42.3) proporciona alteração mais rápida na composição de solutos do plasma e a possibilidade de remoção da água corporal em comparação com a DP ou com os procedimentos contínuos lentos.

A alta eficiência pode ser uma vantagem dependendo da situação clínica e como é aplicada esporadicamente, a necessidade diária de remoção de líquidos e a alteração de solutos devem ser satisfeitas em um curto intervalo de tempo. Em pacientes hipercatabólicos ou que necessitam de correção rápida dos desequilíbrios eletrolíticos, pode ser a terapia de escolha.

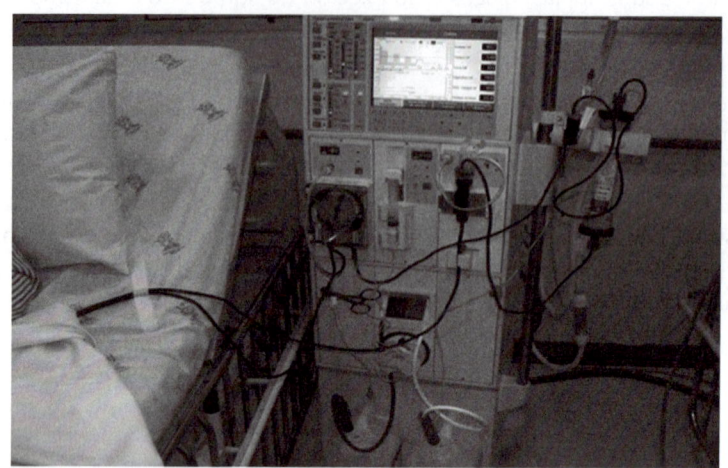

Figura 42.3: Modelo de hemodialisadora com circuito de HD.

Fonte: arquivo pessoal da autoria do capítulo.

Outra questão é a anticoagulação com heparina, já que pacientes graves (hepatopatas, transplantados, com distúrbios de coagulação e/ou sangramentos) não devem utilizá-la pelo risco de piora de sangramentos prévios e/ou sangramentos para o sistema nervoso central (SNC). Uma alternativa seria a lavagem do circuito a cada 30 minutos com 50% do prime utilizando solução fisiológica 0,9%.

Hemofiltração (HF)

O princípio de transporte de solutos da hemofiltração denomina-se "convecção" e significa que tanto a água do plasma como os solutos são transportados através da membrana de um gradiente de pressão hidrostática. O volume de plasma é reposto por meio de soluções de eletrólitos, que são infundidas por via intravenosa (solução de reposição) e a água que atravessa a membrana plasmática é denominada "ultrafiltrado" e contém todas as moléculas do plasma capaz de atravessar a membrana (peso molecular abaixo do corte da membrana).

Hemodiafiltração (HDF)

Refere-se a uma combinação de diálise e hemofiltração, na qual a perda de solutos ocorre principalmente por difusão, sendo que 25% podem ocorrer por hemofiltração. Nesta modalidade, existe a necessidade de infusão da solução de reposição.

Hemodiálise intermitente (HDI)

Define-se HDI quando ocorre interrupção da hemodiálise ou das suas submodalidades, por um período superior a 24 horas entre as sessões (dias alternados, sendo comumente realizada 3 a 4 vezes por semana).

Hemodiálise contínua (HC)

Pode envolver tanto a diálise como a hemofiltração, desde que seja realizada de modo contínuo, que pode ter um tempo igual ou superior a 24 horas. A longa duração da HC a torna bastante diferente da HDI, sendo a grande vantagem sua menor taxa de remoção de soluto ou de líquido por unidade de tempo, sendo mais bem tolerada do que a terapia convencional, já que muitas das complicações da HDI estão relacionadas com a rápida extração de fluidos e solutos.

Hemodiálise de baixa eficiência (SLED)

É uma submodalidade da HDI, também denominada "terapia híbrida" por ser uma fusão da duração da HDI com a HC, em que o tempo de diálise é estendido entre 6 e 12 horas, permitindo uma remoção maior e mais gradual de solutos e líquidos, consequentemente, melhor tolerância hemodinâmica.

Cuidados de enfermagem durante o tratamento dialítico

Os principais determinantes da estabilidade hemodinâmica durante a TSR são as taxas de fluidos e a remoção de solutos. Durante a hemodiálise convencional, a remoção rápida de solutos e a redução da osmolaridade do plasma promovem a entrada da água para as células por meio da osmose. Se combinada esta terapia com a ultrafiltração, apresentar--se-á maior extravasamento do volume extracelular e, juntas, diminuem a pressão arterial sistêmica.

Com métodos contínuos, a ocorrência de hipotensão se torna menos provável por causa da taxa muito menor de remoção de ureia. Antes de se iniciarem os cuidados com o tratamento que será empregado, o enfermeiro deve avaliar o estado hemodinâmico do paciente, a terapia escolhida e o tempo de duração do procedimento. [25-28]

Cuidados de enfermagem na diálise peritoneal (DP):

- Auxiliar na passagem do cateter.
- Mensurar circunferência abdominal antes de se iniciar a terapia, isso permite avaliar distensão abdominal, infecção e retenção de volume.
- Infundir os primeiros banhos de forma rápida, observar e registrar a eficácia da drenagem e seu aspecto.
- Realizar controle hídrico rigoroso da infusão e da drenagem, o líquido drenado deve ter volume maior ou igual ao infundido.
- Observar frequentemente a inserção do cateter, registrar sinais de irritação local, infecção ou relatos de dor.
- Avaliar a cada drenagem as características do líquido (coloração, transparência, resíduos, fibrinas). A detecção precoce de peritonite permite instituir rapidamente um tratamento adequado prevenindo piora do quadro.
- Realizar o controle rigoroso de glicemia capilar, a solução hipertônica de glicose pode ser absolvida, acarretando hiperglicemias indesejáveis.
- Observar a presença de desconforto respiratório, a cavidade peritoneal cheia pode prejudicar o trabalho respiratório em virtude da compressão do diafragma.
- Infundir somente soluções aquecidas, soluções frias podem desencadear hipotermias.
- Assegurar a ingesta calórica adequada, a insuficiência renal está associada a inúmeras alterações metabólicas que tendem a confluir para um estado de hipercatabolismo.
- Manter a permeabilidade do cateter, obstruções ou dobra do cateter podem prejudicar a continuidade do procedimento dialítico.
- Avaliar a presença de constipação durante o tratamento.
- Pesar o paciente diariamente.

Cuidados na hemodiálise

- Auxiliar na escolha e passagem do cateter.
- Assegurar o início da hemodiálise o mais precoce possível (preparo e montagem da máquina).
- Certificar a correta instalação do sistema, o funcionamento dos sensores de ar, não permitir a presença de bolhas nas linhas ou no capilar.
- Monitorar a estabilidade hemodinâmica frequentemente. A implantação de um cateter arterial para mensuração da pressão arterial média (PAM) está indicada. A queda abrupta da PAM deve implicar uma ação rápida, que pode ser a redução do volume de ultrafiltrado proposto ou a diminuição do fluxo de sangue e/ou infusão de reposição volêmica. Caso as drogas vasoativas já estiverem sendo utilizadas, pode-se aumentar a dosagem, sendo importante que um protocolo específico esteja instituído.
- Controlar a glicemia capilar. A perda de glicose através das membranas capilares pode provocar hipoglicemias. A administração de glicose hipertônica deve estar prescrita para estas circunstâncias.
- Monitorar resultados de exames laboratoriais com controle rigoroso de eletrólitos, pois a presença de distúrbios hidroeletrolíticos é observada com frequência durante a hemodiálise.
- Monitorar registros eletrocardiográficos, as arritmias podem ser desencadeadas em virtude do volume de sangue extracorpóreo significativo ou das trocas rápidas de líquidos e eletrólitos.
- Observar a inserção do cateter e registrar sinais de sangramento ou de irritação local. Infecção do cateter sugere sua retirada imediata e um novo cateter deve ser providenciado.
- Manter o cateter com fluxo adequado, a falta de fluxo pode estar relacionada com a posição do paciente ou ao baixo débito. A inversão das linhas (venosa e arterial) pode ser uma alternativa nestes casos.
- Reduzir o ritmo de ultrafiltração se a pressão de transmembrana ficar negativa, com o intuito de evitar passagem de moléculas do dialisato para o sangue.
- Realizar balanço hídrico rigoroso, as perdas e ganhos devem ser totalmente registrados, com uma avaliação precisa no final do procedimento.
- Oferecer uma nutrição adequada, pacientes em TSR apresentam inúmeras alterações metabólicas, que tendem a confluir para um estado de hipercatabolismo acarretando degradação da proteína muscular que pode ser agravada por inatividade. O consumo energético do paciente grave está frequentemente aumentado.
- Identificar os fatores que possam contribuir para o surgimento de lesões, em virtude da restrição de movimentação imposta pelo procedimento.
- Observar sinais de reação alérgica no decorrer da hemodiálise, interromper o procedimento se esta for constatada e encaminhar amostras de culturas para análise laboratorial.
- Registrar o peso do paciente diariamente.
- Havendo o uso de anticoagulantes, o enfermeiro deve conhecer o estado de coagulação do paciente, monitorar a infusão de anticoagulante (seja de forma contínua, seja fracionada) e suspendê-la imediatamente caso detecte a presença de sangramento.

Existem cuidados empregados pela equipe de enfermagem e estão diretamente relacionados com a limpeza, desinfecção e manutenção dos equipamentos, como também a coleta e o acompanhamento da qualidade da água utilizada para os banhos.[27,28]

A Sociedade Brasileira de enfermagem em Nefrologia (SOBEN) veda o reuso de linhas arteriais, venosas e dialisadores utilizadas em todos os procedimentos hemodialíticos à beira do leito.

Os profissionais de enfermagem envolvidos no procedimento dialítico à beira do leito devem ter registro no Conselho Regional de enfermagem do estado onde atuam e o enfermeiro, o título de especialista de enfermagem na área de Nefrologia.

◖ Considerações finais

Infelizmente, apesar dos esforços preventivos, é comum que a IRA se instale, especialmente nos pacientes críticos. Quando isso ocorre, é muito importante estar atento para a piora progressiva e tentar minimizar sua evolução.

É imprescindível que uma classificação diagnóstica seja estabelecida, tornando o reconhecimento da IRA o mais precoce possível, a fim de que se intensifiquem os cuidados, especialmente aqueles relacionados à hipovolemia, à hipotensão arterial e aos agentes nefrotóxicos.

Para o sucesso de protocolos desenvolvidos na prevenção e no tratamento da IRA na terapia intensiva, são necessários comunicação interdisciplinar objetiva, alinhamento das condutas, envolvimento e qualificação de todos os profissionais envolvidos na assistência ao paciente renal.

Todo paciente acometido por IRA ou IRC, com indicação médica de tratamento dialítico durante o internamento e sem condições clínicas de transporte e/ou remoção para serviços de diálise intra/extra-hospitalares, deve realizar o procedimento dialítico à beira do leito.

Referências bibliográficas

1. Bellomo R, Ronc C, Kellum já, et al. Acute renal failure-definition, outcome measures, animal models, fluid therapy and information technology needs: the Second International Consensus Conference of the Acute Dialysis Quality Initiative (ADQI) Group, Crit Care 2004:R204-R212.
2. Singri N, Ahya SN, Levin ML. Acute renal failure. JAMA289 2003:747-751.
3. Santos LA. Terapia renal substitutiva na injúria renal aguda. In: Lopes MT, Toma E, Maia MM. Cuidados intensivos pediátricos. São Paulo: Atheneu; 2019.
4. Bresolin LN, Bandeira MFS, Toporovski J. Monitorização da função renal aguda na Insuficiência renal aguda. In: Cruz J, Cruz HMM, Barros RT, Kirsztajn GM (coord.). Atualidades em nefrologia. V. 10. São Paulo: Sarvier; 2008,77.
5. Nash K, Hafeez A, Hou S. Hospital-acquired renal insufficiency. Am J Kidney Dis 39 2002:930-936.
6. Guimarães HP, et al. Guia prático de UTI. São Paulo: Editora Atheneu; 2008.
7. Kellum JA. Acute kidney injury. Crit Care Med. 2008;36(4 Supl): S141-S145.
8. Lameire N, Biesen VW, Vanholder R. Acute renal failure. Acute renal failure. The Lancet 2005;365:417.
9. Kellum JA, Levin N, Bouman C, et al. Developing a classification system for acute renal failure. CurrOpinCrit Care (2002);8:509-514.
10. Mehta RL, Kellum JA, Shah SV, et al. Acute kidney injury network: report of an initiative to improve outcomes in acute kidney injury. Crit Care 2007;11:R31.
11. Mehta RL, Chertow GM. Acute renal failure definitions and classification: time for change? J AmSoc-Nephrol 2003;14:2178.
12. Molitor BA, Levin A, Warnock DG, et al. Improving the results of an acute kidney injury. J AmSocNephrol 2007;18:1992.
13. Levin A, Warnock DG, Mehta RL, et al. Improving the results of an acute kidney injury: report of an initiative. Am J Kidney Dis 2007;50:1.
14. Kadigo .
15. Hewitt SM, Star RA Dear, J. Discovery of protein biomarkers for renal diseases. J Am Soc Nephrol 15 2004;1677-1689.
16. Trof RJ, Di Maggio F, Leemreis J, Groeneveld AB. Biomarkers of acute renal injury and renal failure. Shock 2006; 26:245.
17. Dinna NC, Hilde RG, Sean M. B. Biomarker strategies to predict need for renal replacement therapy in acute kidney injury. Seminars in Dialysis 24, 2011:124-131.
18. Guimarães HP, et al. Guia prático de UTI. São Paulo: Editora Atheneu; 2008.

19. Knobel E et al. Condutas no paciente grave. 3. ed. São Paulo: Editora Atheneu; 2006.
20. Cruz J, Cruz HMM, Barros RT, Kirsztajn GM (coord.). Atualidades em nefrologia. V. 10.. São Paulo: SARVIER; 2008.
21. Yu L, et al. Insuficiência renal aguda. Diretrizes da Sociedade Brasileira de Nefrologia, 2007.
22. Lameire N, Biesen WV, Hoste E, Vanholder R. The prevention of acute kidney injury: an in-depth narrative review part 1: volume resuscitation and avoidance of drug and nephrotoxin-induced AKI. NDT Plus 2008;392-402.
23. Lameire N, Biesen WV, Hoste E, Vanholder R. The prevention of acute kidney injury an in-depth narrative review part 2: drugs in the prevention of acute kidney injury. NDT Plus (2009;1-10.
24. Overberger P, Pesacreta M, Palevsky PM. Management of renal replacement therapy in acute kidney injury: a survey of practitioner prescribing practices. Clin J AmSocNephrol. 2007;623-630.
25. Rimmelé T, Kellum, JA. Renal replacement therapy in the ICU. American College of Chest Physicians, Volume 24, Lesson 7. (2010). Disponível em http://www.chestnet.org/accp/pccsu/renal-replacement-therapy-icu. [Acesso em jul. 2021].
26. Cleto SA. Avaliação do impacto da diálise precoce e diária em pacientes com leptospirose grave com insuficiência renal aguda e necessidade de ventilação mecânica invasiva. São Paulo, 47 p. ilus, graf, tab. [Dissertação de mestrado]. Secretaria de Estado da Saúde de São Paulo. Coordenação dos Institutos de Pesquisa. Programa de Pós-Graduação; 2007.
27. Marion J. Ligações entre NANDA, NOC E NIC: diagnósticos, resultados e intervenções de enfermagem. Tradução de Regina Machado Garcez. Porto Alegre: Artmed; 2009.
28. Rimmelé T, Kellum JA. Renal replacement therapy in the ICU. American College of Chest Physicians, Volume 24, Lesson 7. (2010). Disponível em http://www.chestnet.org/accp/pccsu/renal-replacement-therapy-icu.
29. Cleto AS. Diálise: cuidado cada vez mais frequente na UTI in Viana APP, Whitaker IY. enfermagem em terapia intensiva. Práticas e vivências. São Paulo; Atheneu, 2010.

43
Assistência de Enfermagem ao Paciente Transplantado

Rogério Rodrigues Cordeiro

"O transplante de órgãos será assimilado na prática clínica e não há necessidade de filosofar a esse respeito. Isto será realidade pela simples e suficiente razão de que pessoas são constituídas de tal forma que preferem viver a morrer." Sir Peter Brian Medawar – Prêmio Nobel de Medicina em 1960.

Transplante

A década de 1980 foi marcada pela evolução nos estudos e na introdução de medicamentos imunossupressores para a preservação dos órgãos recebidos no transplante. É cada vez mais necessário o estudo de doenças preexistentes para a avaliação e evolução no pós-operatório. Com a evolução de grandes centros de terapia intensiva, especializados no manuseio desses pacientes, muitas das medidas adotados nesse manuseio vieram acompanhadas de uma melhora significativa da sobrevida dos pacientes, o que tornou o transplante um tratamento eficaz e largamente aceito.[1,2] Por isso, é importante compreender o fluxo do processo doador falecido-receptor, exemplificado na Figura 43.1.

Com uma definição de fluxo bem estudada para a realização do transplante, seja ele feito de doador vivo, seja de doador falecido, os critérios para os receptores foram ampliados, ao passo que critérios considerados de exclusão foram definidos em: pacientes que apresentem malignidades; que sofrem de infecção ou doenças sem controle, com altas taxas de recorrência; e os que não podem se submeter a grandes cirurgias, ou que apresentam uma expectativa de vida reduzida em virtude da doença não relacionada à disfunção ou à insuficiência do órgão comprometido.[3]

A regulamentação do transplante no Brasil é norteada pela Lei n° 9.434, de 4

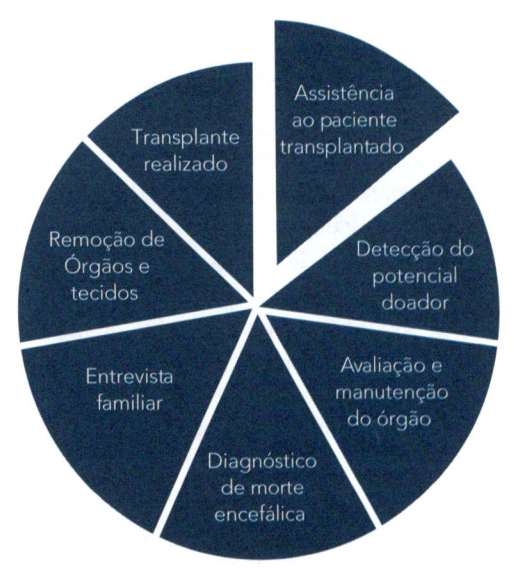

Figura 43.1. Fluxo do processo doador falecido-receptor.

Fonte: Acervo da autoria do capítulo.

de fevereiro de 1997, e pela Lei n° 10.211, de 23 de março de 2001, que determinam que a doação de órgãos e tecidos pode ocorrer em duas situações:

- Com doador vivo até 4º grau de parentesco, desde que não haja prejuízo para o doador, que seja de livre arbítrio e com autorização judicial.
- De doador falecido, que deve ocorrer com autorização, por escrito, de um familiar até 2º grau de parentesco.[4]

O Brasil é precursor na criação de modelos eficientes de assistência pública para procedimentos de alto custo e, como dois bons exemplos, destacam-se o atendimento a portadores da síndrome da imunodeficiência adquirida (AIDS/HIV) e o programa de transplantes de órgãos. Esses programas estão acima do esperado para países em desenvolvimento, cujas atividades são todas custeadas pelo Estado, desde a cirurgia até as terapias medicamentosas de alto custo.[4,5]

Os candidatos ao transplante muitas vezes apresentam comprometimento importante do órgão, necessitando realizar o transplante para melhora da sobrevida, apresentam comorbidades relacionadas à deteriorização do órgão e repercussões sistêmicas. Em alguns casos, o perfil psicológico do paciente e de sua família está desgastado, pois todos os recursos para estabilização da doença foram esgotados.[6]

Por estas razões, a equipe multidisciplinar (médicos, enfermeiros, fisioterapeutas, nutricionistas, psicólogos, assistentes sociais e outros especialistas que se façam necessários) deve estar preparada e integrada para receber esse paciente em uma estrutura hospitalar adequada, não somente para o sucesso do procedimento cirúrgico propriamente dito, mas também de sua recuperação e acompanhamento.[3,6]

Quando se fala em transplante, é imperioso pensar em dois princípios básicos. O primeiro é o de que sem doador não há transplante; e o segundo ressalta que o transplante não se inicia nem termina na cirurgia. Ou seja, transplantar não é apenas operar. Podem ser identificadas diferentes fases do transplante, entre elas: 1) fase pré-transplante, com a identificação do doador e do receptor adequados; 2) o transplante propriamente dito, em que há a captação e a implantação do órgão; 3) a fase pós-operatória, que reflete a recuperação pós-cirúrgica imediata; e 4) a evolução em curto e longo prazo.[3]

Morte encefálica: conceito e implicações éticas

A determinação de morte encefálica (ME) varia de acordo com o país. No Brasil, o Conselho Federal de Medicina, na Resolução CFM n. 1.346/91, define morte encefálica como "a parada total e irreversível da função encefálica, de causa conhecida e constatada de modo indiscutível".[7]

Os conceitos de vida e morte são muito dinâmicos e sofrem influências culturais, filosóficas e científicas, em que o processo de término da vida e a maneira de como encarar a morte são pouco explorados durante a formação acadêmica dos profissionais de saúde.[8]

A doação de órgãos atualmente está em pauta, tanto nas discussões formais entre os profissionais de saúde, que se veem inquietos para aprofundar o conhecimento técnico-científico no manejo do potencial doador, como na sociedade, que está cada vez mais se deparando com essa situação.

Apesar de na área biomédica os conhecimentos e a tecnologia incorporados aos transplantes já tenham critérios internacionais seguros, bem como alto percentual de êxito nas intervenções, as áreas ética e jurídica ainda geram controvérsias. A área ética enfoca nas infrações ao código de ética dos profissionais da saúde, enquanto área jurídica se ocupa dos direitos da pessoa e de seus representantes legais.[7,8]

A escassez de estudos que abordem este tema e a importância de aprofundar o conhecimento a esse respeito contribuem para a dificuldade, por parte dos profissionais e pessoas envolvidas, de compreensão dessa trajetória. Por isso, o aprimoramento na educação profissional sobre a doação de órgãos, associado à criação de coordenadorias de transplante, e a formação de equipes de captação de órgãos são consideradas importantes ferramentas, pois permitirão o aumento do número de transplantes.[8,9]

◖ Manejo do paciente transplantado: fase pós-operatória

O manejo do paciente transplantado na fase pós-operatória deve ser conduzido por meio de um plano assistencial, focado na identificação precoce de alterações fisiológicas. Este plano deve orientar a assistência da equipe de enfermagem, pois a identificação precoce de alterações clínicas e hemodinâmicas, associada à imediata intervenção, constitui fator determinante no prognóstico do paciente transplantado.

No Brasil, os principais órgãos vascularizados transplantados são rim, fígado, coração, pulmão e pâncreas. Vale ressaltar que o rim é o órgão mais transplantado no Brasil e no mundo, com consequente destaque em estudos produzidos na área.[7,10]

O sucesso do transplante está diretamente relacionado à manutenção de potenciais doadores e de seus órgãos, selecionando-se aqueles com melhor estabilidade hemodinâmica, em uso de doses baixas de drogas vasoativas, com volemia compensada, ausência de disfunção orgânica e de sepse, com peso compatível ao receptor, compatibilidade sanguínea do grupo ABO, sorologias negativas (HIV, sífilis, hepatites B e C, Chagas), negatividade para citomegalovírus e toxoplasmose, além de respeitar o tempo de isquemia fria compatível para cada órgão.[9]

A decisão de colocar o paciente em uma lista ativa equivale à possibilidade de realizar o transplante a qualquer momento, o que deve ser ponderado, pois é necessário ajustar o risco-benefício do tratamento e a probabilidade de evolução após o transplante, deixando muito claro ao paciente e sua família que o transplante é uma forma de tratamento, e não a cura.[1,9]

Para efetividade no transplante, o processo deve se iniciar com uma avaliação adequada, em que o paciente deve ter ciência da probabilidade de sucesso, bem como das possíveis complicações decorrentes da imunossupressão e complicações técnicas da cirurgia, lembrando que todo procedimento cirúrgico é passível de risco.[9,10]

As primeiras 24 horas do pós-operatório estão relacionadas à instabilidade hemodinâmica, ao funcionamento do enxerto e à necessidade de reposição volêmica. Logo, o enfermeiro nesta fase, deve assistir e avaliar o paciente, focado na prevenção e identificação precoce de complicações. A principal observação da equipe de enfermagem para este paciente é entender que o receptor está se adequando a uma nova dinâmica fisiológica com o enxerto.[10,11]

◖ *Bundle* do paciente transplantado: pacote de recomendações

No recebimento do paciente transplantado na unidade de terapia intensiva (UTI), o enfermeiro deve usufruir de seus conhecimentos, habilidades e atitudes para gerenciar os recursos necessários à admissão. Conhecer o funcionamento do fluxograma de transplante, desde a chegada ao centro cirúrgico até a transferência para a UTI, auxiliará a compreender cada passo do pacote de recomendações assistenciais, conforme a Figura 43.2.

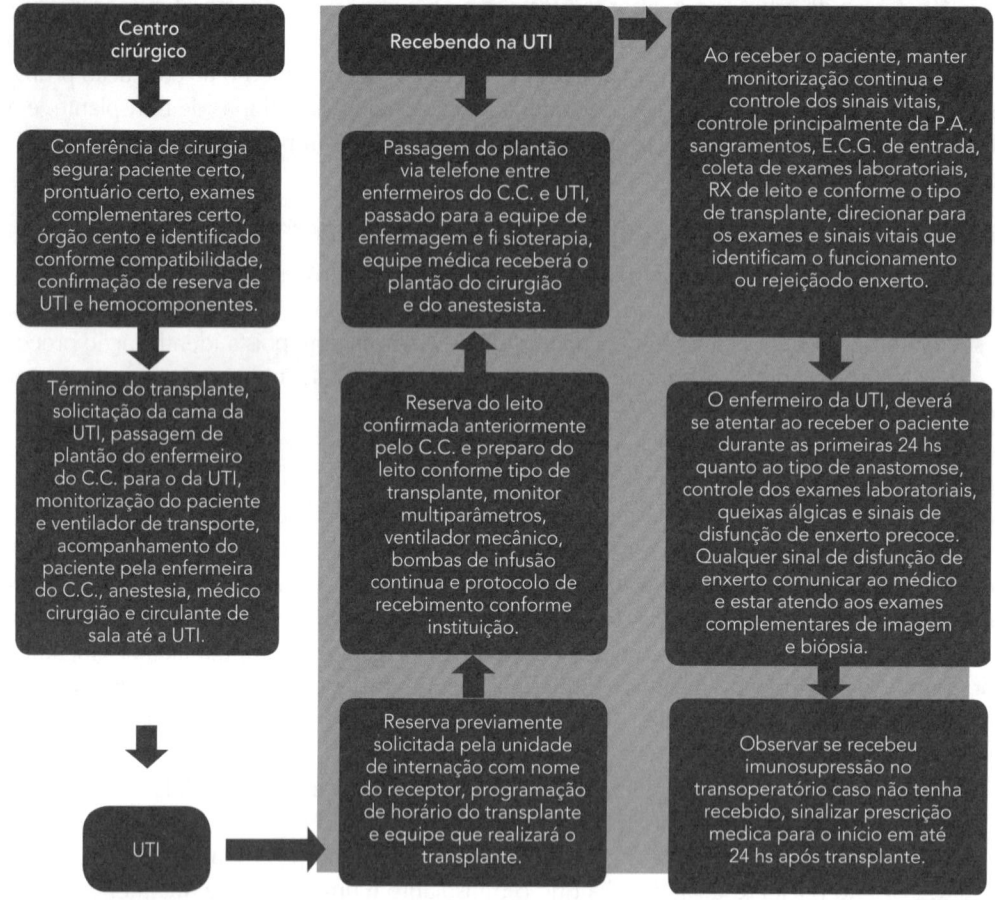

Figura 43.2. Fluxo de transplante do centro cirúrgico até a UTI.

Fonte: Acervo da autoria do capítulo.

O manejo do paciente transplantado nos primeiros dias é norteado principalmente pela qualidade da função do enxerto e de seu estado hemodinâmico. A percepção do funcionamento do "novo órgão" é de extrema importância neste período, pois neste momento são detectadas as possíveis rejeições agudas.[8,12]

É evidente que cada tipo de transplante requer um cuidado específico ao órgão transplantado. Porém, o que será discutido adiante são condutas gerais na assistência, que refletem um *bundle* ou pacote de recomendações assistenciais para este perfil de pacientes. Um pacote de recomendações se faz necessário em razão de a terapia imunossupressora, que, nos últimos 20 anos, ter tido grande avanço no estudo das drogas para a manutenção do novo enxerto, ser adotada praticamente em todos os casos após o transplante, além do fato de o paciente precisar ser acompanhado de forma ininterrupta no intuito de promover a estabilização hemodinâmica, bem como a adaptação e o sucesso do órgão recebido.[10,11]

O enfermeiro deve estar apto para avaliar, detectar e intervir nas possíveis complicações pós-transplante, reconhecer a evolução esperada para cada tipo de transplante, conhecer as medicações utilizadas na profilaxia por antibióticos, analgesia e imunossupressão, sua ação e possíveis efeitos colaterais, promovendo um cuidado seguro e individualizado, lembrando que cada paciente é um indivíduo único.

Como estratégia para assistência segura e de qualidade, o Quadro 43.1 destaca o pacote de recomendações para o paciente transplantado sob cuidados na UTI.

Quadro 43.1. Pacote de cuidados para o paciente transplantado na UTI.

- Preparo da UTI: identificar as necessidades do paciente transplantado; avaliar a necessidade de implantação de materiais especiais; manter a equipe sempre treinada; confirmar a reserva de hemoderivados; manter próximos ao leito equipamentos para suporte avançado de suplementação da função do enxerto, como máquinas de diálise, balão intra-aórtico, cateteres especiais, ventilador mecânico; confirmar tipo de transplante realizado. Confirmar a reserva da vaga na UTI e tempo de isquemia fria (TIF), consideradas informações importantes para a equipe preparar o leito

- Admissão do paciente na UTI: obter informações do transoperatório; assegurar uma adequada passagem de plantão entre a equipe do centro cirúrgico e UTI; coletar dados adicionais e minuciosos no exame físico, para início da sistematização da assistência; monitorizar sinais vitais; realizar a passagem de cateteres e sondas, acesso vascular e adequado posicionamento no leito; realizar a identificação do paciente conforme as normas internacionais de segurança do paciente, assim como a dupla checagem

- Identificação de fatores de risco: identificar doenças preexistentes, como hipertensão arterial, diabetes, dislipidemias, hipo/hipertireoidismo, doenças cardíacas, pulmonares, renais, hepáticas, neurológicas, reumatológicas, entre outras. Contudo, deve-se principalmente estar atento aos sinais iniciais de rejeição do enxerto

- Manutenção hemodinâmica: assistir e estabilizar as funções hemodinâmicas: pressão arterial sistólica (PAS) < 140 mmHg e > 90 mmHg; pressão arterial média (PAM) < 110 mmHg ou > 60 mmHg; frequência cardíaca < 110 bpm ou > 60 bpm; frequência respiratória < 20 rpm ou > 8 rpm; temperatura corporal entre 35,6 °C e 36,8 °C; avaliar a presença de dor, relacionada ou não ao enxerto; mensurar diurese > 0,5 a 1 mL/kg/hora; realizar balanço hídrico; avaliar nível de consciência (escala de Glasgow); avaliar sedação (escalas de Ramsay ou RASS); avaliar eletrocardiograma. Esses cuidados são padronizados para qualquer paciente em pós-operatório de transplante, pois qualquer instabilidade poderá refletir na disfunção do enxerto

- Função do enxerto: a respeito do enxerto implantado, a equipe deve estar atenta à função do órgão já nas primeiras horas do transplante, pois ele deve dar sinais de reconhecimento do organismo, manifestando-se por meio das funções basais, devendo interagir com o novo hospedeiro. O enfermeiro deve estar atento à evolução da função do enxerto e ao acompanhamento dos exames laboratoriais, indicativos da função do órgão, como amilase no transplante de pâncreas; diurese e escórias (ureia, creatinina, sódio e potássio), relacionadas ao transplante renal; e distúrbio de coagulação no transplante hepático. A equipe de enfermagem deve reconhecer os sinais clínicos que indiquem a evolução ou involução da função direcionada para cada enxerto

- Terapia imunossupressora: a imunossupressão é iniciada em doses aproximadas, conforme o grau de compatibilidade do receptor e enxerto, realizada nos exames pré-operatórios, sendo as doses mais altas nas primeiras horas após o recebimento do enxerto. Atualmente, em alguns transplantes, a terapia pode ser iniciada no transoperatório e precisa ser cuidadosamente administrada. O enfermeiro deve conhecer o esquema (associação de uma ou mais drogas) utilizado pelo paciente, os sinais de nefrotoxicidade, toxidade e os níveis séricos das drogas. A avaliação da equipe de transplante inicia-se no pós-operatório imediato (POI), com a adequação das doses de imunossupressão, bem como o tipo de transplante realizado

- Profilaxia antimicrobiana (bacteriana, fúngica e viral): quando adotada, é iniciada no centro cirúrgico durante a indução anestésica e mantida nos primeiros dias (até 72 horas), sendo implementada dependendo do perfil do paciente e do órgão a ser transplantado, prevenindo-se o aparecimento de infecções oportunistas. O enfermeiro deve estar atento aos cuidados e às reações na administração de antibióticos, bem como ao tempo de administração e a possíveis reações

(Continua)

Quadro 43.1. Pacote de cuidados para o paciente transplantado na UTI. (*Continuação*)

- Exames laboratoriais e de imagem: a coleta diária de exames laboratoriais e de imagem é comum em UTI. No entanto, para pacientes transplantados, é fundamental para o acompanhamento da função do enxerto, bem como a identificação de sinais precoces de rejeição aguda. Deve haver monitoramento de gasometria arterial, eletrólitos séricos, ureia, creatinina, enzimas hepáticas, hemograma, coagulograma e nível de imunossupressores

- Reconhecimento de infecções oportunistas: o uso de terapia imunossupressora, bem como uma predisposição à saúde já comprometida antes do transplante, pode ensejar o aparecimento recente ou tardio de infecções oportunistas. Entre as manifestadas, destacam-se infecção pelo citomegalovírus (CMV), tuberculose, herpes-vírus, infecções fúngicas e bacterianas (sítio da ferida operatória incisional, trato respiratório, urinário e corrente sanguínea) e mais tardiamente neoplasias

Cuidados específicos:
- Rim: diante do risco de necrose tubular aguda, deve haver atenção crucial no manejo de líquidos e eletrólitos, diurese e creatinina, balanço hídrico.[5,13]
- Pâncreas: nos primeiros dias, monitorar de modo intensivo glicemia, hemoglobina, eletrólitos e enzimas pancreáticas, terapia com insulina, drenagem de sonda nasogástrica, administração de líquidos intravenosos e controle da amilase sérica. Desde o transoperatório, atentar-se para os níveis de normalização pós-transplante.[14]
- Fígado: realizar a estabilização hemodinâmica, avaliação repetida da função do enxerto (coagulação, lactato, transaminases, enzimas e nível de consciência); monitorizar a PAM, índice cardíaco, resistência vascular sistêmica e pulmonar.[12,15,16]
- Coração-pulmão: identificar possíveis sinais de rejeição por meio dos receptores de órgãos torácicos, que são 15% a 20% mais suscetíveis.[17,18] Portanto, avaliar as vias aéreas mediante broncoscopia e a musculatura cardíaca por meio de biópsia do endomiocárdio, em que a presença de aterosclerose coronariana consiste em sinais sugestivos de infecção

Fonte: Adaptado de Viana (2011).[19]

Terapia imunossupressora

No ano de 1963, com a associação de corticosteroides e azatioprina, obteve-se o primeiro esquema de imunossupressores, utilizado até o início da década de 1980, quando foi introduzida a ciclosporina, revolucionando os transplantes de órgãos. Com o avanço da terapia, houve considerável diminuição das rejeições e aumento da expectativa de vida do enxerto, melhorando a sobrevida do paciente.[11]

O objetivo do tratamento imunossupressor é diminuir a possibilidade de rejeição aguda e/ou crônica do enxerto, além de outros efeitos adversos, como a infecção. Considera-se que existam duas fases da terapia de imunossupressão: a fase de indução, feita até os 3 primeiros meses do pós-operatório; e a fase de manutenção, que ocorre após esse período.[3,20-21]

Os atuais esquemas de imunossupressão reduzem a incidência de rejeição aguda, e os agentes imunossupressores são utilizados basicamente no pós-operatório imediato com três objetivos: indução de tolerância; manutenção; e reversão da rejeição imediata. Atualmente, os principais fármacos utilizados são ciclosporina, corticosteroides, inibidores de receptor da rapamicina, timoglobulina, sirolimo, azatioprina, micofenolato e tacrolimo.[20,22]

No entanto, o efeito nocivo deste tipo de terapia tornou-se uma preocupação e as principais reações adversas consistem em toxicidade, desenvolvimento de infecções oportunistas e risco de desenvolvimento de neoplasias. Por esse fato, a monitorização terapêutica dos imunossupressores passou a ocupar um lugar fundamental no pós-enxerto de órgãos. O avanço nos estudos direcionados à imunossupressão possibilita, cada vez mais, um uso consciente e cada vez mais ajustado à individualidade de cada paciente, chegando, assim, a um uso de doses menores para cada pciente.[3,22,23]

A escolha do esquema de imunossupressão deve considerar aspectos além das propriedades da droga. Frente a esses fatores, as preocupações também estão focadas nas características do paciente, atentando-se para os riscos imunológicos e não imunológicos; fatores socioeconômicos e culturais; qualidade do órgão recebido; e a disponibilidade do medicamento no Sistema Único de Saúde (SUS).[11,20,22]

O papel do enfermeiro como educador e multiplicador em saúde é de suma importância na aderência do paciente à terapia imunossupressora. É fundamental orientar paciente e familiares quanto à importância em dar seguimento ao tratamento, uma vez que muitos acreditam estar curados após a realização do transplante.[10]

Os cuidados de enfermagem na administração da terapia imunossupressora no intra-hospitalar estão descritos oportunamente no Quadro 43.2.

Quadro 43.2. Cuidados de enfermagem com terapia imunossupressora.

• Monitorar resultados de laboratório antes do início do tratamento com medicação imunossupressora
• Monitorar aparecimento de sinais e sintomas relacionados às reações adversas de cada medicamento
• Atentar para sinais de infecções oportunistas
• Orientar paciente e familiares quanto à importância da imunossupressão para o sucesso do transplante
• Verificar cuidados especiais para administração de cada medicamento

Fonte: Adaptado de Viana (2011).[19]

Complicações gerais pós-transplante

A rejeição é um processo de destruição do órgão transplantado, podendo se manifestar nas primeiras 72 horas. Esse processo pode ser mediado por células (rejeição celular) ou por anticorpos (rejeição humoral). A rejeição ao órgão transplantado pode ser aguda ou crônica. A detecção precoce de infecção em um paciente imunossuprimido é fundamental para a prevenção de complicações mais graves, quanto mais rápida a detecção dos sinais de rejeição, menores serão os riscos para o paciente, ressaltando-se o fundamental papel de uma equipe multidisciplinar com treinamento e conhecimentos específicos a cada tipo de transplante.[20,24]

Podem ocorrer alterações e complicações do enxerto e de outros órgãos após o transplante, podendo ser psicológicas (depressão), neurológicas, cardiovasculares (hipertensão arterial sistêmica), pulmonares, hepáticas, renais, pancreáticas e complicações mais graves, como o desenvolvimento de neoplasias e linfomas.[3,10,11,24]

Os fatores que podem influenciar a evolução do transplante incluem:

1. Tipo de doador.
2. Adesão ao tratamento.
3. Orientação médica e de enfermagem.
4. Condições socioeconômicas e grau de instrução.

O acompanhamento ambulatorial do paciente transplantado também é fundamental para o sucesso do tratamento, os períodos de pós-alta variam entre 10 e 20 dias, dependendo do órgão transplantado. Nos dias de hoje, os grandes centros de transplante contam com ambulatórios especializados no acompanhamento do paciente transplantado, e esse acompanhamento é realizado por longo período, tornando-se referência para o paciente em qualquer alteração do seu estado de saúde. É muito importante que o paciente entenda que o transplante não é cura, mas sim uma forma diferenciada de tratamento para o resto da sua vida.[3]

A atuação do enfermeiro neste período é determinada por uma gama de ações que envolvem principalmente a prevenção e a promoção da saúde, relacionadas aos cuidados com o órgão transplantado, entre elas:[3,5,6,13,15-18]

- Fornecer manual com instruções específicas sobre o órgão transplantado.
- Familiarizar o paciente com a medicação utilizada, orientando sobre o nome, a dose, justificativas para o uso, efeitos das drogas e possíveis interações. Nesta etapa, é de extrema importância a educação do paciente com relação aos seus medicamentos, desde o primeiro dia de transplante, para estímulo do autocuidado e da adesão ao tratamento proposto até o final.
- Orientar sobre a alimentação, uso do sal e do açúcar e cuidados com excesso de peso, hipertensão e diabetes. Encaminhar para terapias de grupo com nutricionistas, quando necessário e estimular a prática de atividade física.
- Orientar quanto à necessidade dos cuidados de higiene pessoal, de orientações sobre hábitos de vida social, como evitar lugares fechados.
- Orientar quanto à importância do acompanhamento ambulatorial rigoroso e adesão até a alta.
- Orientar para a manutenção de um registro de controle dos sinais vitais, diurese, medicações e doses, exames realizados, queixas e, principalmente, orientações para o reconhecimento dos sinais de rejeição.
- Orientar o paciente sobre o uso da imunossupressão e que o risco para doenças oportunistas é grande. Sendo assim, evitar qualquer que seja o risco relacionado à transmissão de doenças em lugares fechados ou lugares com um número aumentado de pessoas com algum tipo de patologia; como exemplo, evitar ir a hospitais sem necessidade. Tais informações são imprescindíveis a cada consulta médica.

◖ Considerações finais

O Brasil já é referência e cria modelos de assistência pública bem-sucedidos, como ocorre com o programa nacional de transplantes de órgãos, havendo hospitais brasileiros que são referências mundiais tanto no transplante de alguns órgãos como no número de transplantes realizados com sucesso a cada ano. O enfermeiro é fundamental em todas as fases desse processo, por isso seu conhecimento deve estar sempre atualizado com relação a habilidades e competências desde a admissão do paciente, reconhecimento precoce de possíveis alterações paciente-enxerto até a organização do plano de alta hospitalar.

A atuação da equipe multidisciplinar mostra-se como um fator crucial e o desenvolvimento de protocolos e de um plano de assistência determina a qualidade do cuidado, que na UTI tem sido elencada a segurança do paciente, colocando, assim, o transplante de órgãos em nosso país como ponto-chave de exemplo em assistência com excelência.

Referências bibliográficas

1. Cintra V, Sanna MC. Transformações na administração em enfermagem no suporte aos transplantes no Brasil. Rev Bras Enferm. 2005;58(1):78-81.
2. Cintra EA, Nishide VM, Nunes WA. Assistência de enfermagem ao paciente crítico. São Paulo: Atheneu; 2000.
3. Neumam J, Abbud M, Garcia WD. Transplante de órgãos e tecidos. São Paulo: Sarvier;1997.
4. Lima EDRP, Magalhães MB, Nakamae DD. Aspectos ético-legais da retirada e transplante de tecidos, órgãos e partes do corpo humano. Rev Latino-Am enfermagem. 1997;5(4):5-12.

5. Medina-Pestana JO, Vaz ML, Tedesco HS. Modelo para organização de um programa de transplantes renais em larga escala, dentro do sistema nacional de transplantes. São Paulo: Universidade Federal de São Paulo-Hospital do Rim e Hipertensão; 2010.

6. Assef MAS, Valbuena PFMF, Neves Jr MT, Correia EB, Vasconcelos M Manrique R, et al. Transplante cardíaco no Instituto Dante Pazzanese de Cardiologia: análise da sobrevida. Rev. Bras Cir Cardiovasc. 2001;16(4):289-304.

7. Guetti NR, Marques IR. Assistência de enfermagem ao potencial doador de órgãos em morte encefálica. Rev. Bras Enferm. Brasília.2008;61(1):91-7.

8. Associação Brasileira de Transplantes de Órgãos. Registro Brasileiro de Transplantes. Reg Bras Transpl 2006;12(2):28-31.

9. Araujo S, Cintra EA, Bachega EB. Manutenção do potencial doador de órgãos. In: Cintra EA, Nishide VM, Nunes WA. Assistência de enfermagem ao paciente gravemente enfermo. São Paulo: Atheneu; 2005:443-56.

10. Pereira WA. História dos transplantes. In: Pereira WA. Manual de transplantes de órgãos e tecidos. 3. ed. Rio de Janeiro: Guanabara Koogan; 2004:7.

11. Luvisotto MM, Carvalho R, Galdeano LE. Transplante renal: diagnósticos e intervenções de enfermagem em pacientes no pós-operatório imediato. Einstein. 2007;5(2):117-122.

12. Ferreira CT, Vieira SMG, Silveira TR. Transplante hepático. Jornal de Pediatria. 2000;76(2):198-208.

13. Ravagnani LMB, Domingos NAM, Miyazaki MCOS. Qualidade de vida e estratégias de enfrentamento em pacientes submetidos a transplante renal. Estudos de Psicologia. 2007;12(2):177-184.

14. Nicoluzzi JEL, Silveira F, Silveira FP, Macri M. Experiência obtida em 100 transplantes de pâncreas. Rev. Col. Bras.Cir.2010;37(2):102-105.

15. Schreen D, Caramelli B. A instabilidade hemodinâmica no transplante de fígado: um desafio para o intensivista. Rev Assoc Med Bras.2006;52(2):113-7.

16. Mendes KDS, Galvão CM. Transplante de fígado: evidências para o cuidado de enfermagem. Rev Latino-Am enfermagem.2008;16(5):915-22.

17. Boaz MR, Bordignon S, Nesralla IA. A importância de medidas preventivas na profilaxia de infecções em pacientes submetidos a transplante cardíaco nos primeiros 30 dias de pós-operatório. Braz J Cardiovasc Surg. 2006;21(2):188-193.

18. Santos ZMSA, Oliveira VLM. Consulta de enfermagem ao cliente transplantado cardíaco-impacto das ações educativas em saúde. Rev Bras Enferm. 2004;57(6):654-7.

19. Viana, RAPP. enfermagem em terapia intensiva: práticas baseadas em evidências. São Paulo: Atheneu; 2011.

20. Lasmar EP, VILELA EG. Imunossupressão. In: Pereira WA. Manual de transplante de órgãos e tecidos. 3. ed. Rio de Janeiro: Guanabara Koogan;2004:88-119.

21. Garcia SC, Lopes LS, Schott KL, Beck ST, Pomblum VJ. Ciclosporina A e tacrolimus: uma revisão. J Bras Patol Med Lab. 2004;40(6):395-401.

22. Guerra Junior AA, et al. Ciclosporina versus tacrolimus no transplante renal no Brasil: uma comparação de custos. Cad. Saúde Pública. Rio de Janeiro. 2010;26(1):163-174.

23. Tedesco HS et al. Eficácia, tolerabilidade e segurança do uso do sirolimo após o transplante renal. J Bras Nefrol.2009;31(4):258-268.

24. Rangel EB, Malheiros DMAC, Antunes I, Torres M, Castro MCR, Crescentini F, et al. Rejeição aguda mediada por anticorpo após o transplante de pâncreas. Einstein.2008;6(3):311-22.

44

Assistência de Enfermagem à Paciente Obstétrica Crítica

Virgínia de Araújo Porto

◖ Introdução

A gestação é um período de mudanças fisiológicas intensas destinadas à formação de um novo ser, bem como ao preparo do corpo da mulher para o parto e para a maternidade propriamente dita. Apesar de conceituada como um estado fisiológico, não obstante, pode cursar com quadros patológicos graves, podendo, inclusive, finalizar em óbito materno e fetal.

Segundo dados da Organização Mundial de Saúde (OMS), diariamente cerca de 830 mulheres morrem em consequência de intercorrências associadas à gestação no mundo, com o agravante de que, na grande maioria das vezes, estes desfechos fatais decorrem de causas evitáveis e tratáveis como hipertensão, hemorragias graves, infecções, complicações no parto e realização de abortos de forma insegura, de maneira que estes cinco problemas representam 75% de todas as causas das mortes maternas no mundo.[1] Em alguns países, apesar da redução da taxa de mortalidade materna global (cerca de 44% entre 1990 e 2015),[1] o incremento na incidência da morbidade e da mortalidade materna decorrentes de sepse, desponta de forma preocupante, como visto em estudos realizados nos Estados Unidos, Reino Unido e Holanda.[2]

Como resposta mundial a este cenário drástico, durante a Assembleia Geral das Nações Unidas (realizada em Nova York no ano de 2015), foi lançada a Estratégia Global para a Saúde das Mulheres, das Crianças e dos Adolescentes 2016 a 2030,[3] uma iniciativa que objetiva, entre outros pontos, acabar com a mortalidade materna por causas evitáveis. Entre o pacote de intervenções destinados à gestação, ao parto e à atenção pós-natal, podemos destacar a intenção de melhorias nas desigualdades de acesso e qualidade dos serviços de saúde destinados à assistência reprodutiva, materna e neonatal, bem como à gestão das complicações maternas e de recém-nascidos.[3]

Este capítulo objetiva revisar a fisiologia gestacional, visando ao entendimento do leitor quanto às principais dificuldades de atendimento à paciente obstétrica crítica e também especificar os diferenciais de assistência necessários durante sua eventual estadia em uma unidade de terapia intensiva (UTI) e descrever os pontos relevantes de tratamento relativos às principais causas de internamento em UTI.

◖ Cuidado crítico obstétrico: o que muda?

Quando pensamos no cuidado crítico obstétrico, o enfermeiro na terapia intensiva deve atentar a todo o organismo da mulher, conforme mostraremos a seguir.

Vias aéreas e ventilação mecânica

Diversos fatores podem interferir na obtenção de uma via aérea definitiva na mulher grávida. Um estudo demonstrou que, nesta população, a intubação traqueal pode ser de oito a dez vezes mais difícil de ser obtida, com possibilidades aumentadas de iatrogenias associadas, incluindo a morte materna por falha nas tentativas da ventilação mecânica.[4]

Alterações hormonais, como a elevação da concentração sérica de progesterona e ocitocina, associadas ao aumento do volume sanguíneo com consequente hipoproteinemia e a queda da pressão oncótica, promovem edema das vias aéreas superiores4. Como consequência, além da óbvia dificuldade aumentada de visualização direta durante a laringoscopia, a ocorrência de sangramento, decorrente de diversas tentativas de intubação, complica ainda mais o cenário.[5]

Para aumentar as chances de sucesso e minimizar os danos, além de treinamento profissional em manejo de via aérea difícil, é recomendada atenção especial aos seguintes pontos:[4]

- A via nasal não é indicada.
- Os tubos endotraqueais devem ter menor diâmetro (entre 6 e 7 mm).
- A intubação em sequência rápida deve ser evitada caso se anteveja a possibilidade de via aérea difícil.
- A avaliação de vias aéreas fora da situação de emergência deve ser sempre antecipada, principalmente nas mulheres em risco de parto cesarinano.

O posicionamento da cabeceira do leito a 20º a 30º graus também é uma recomendação, como forma de aumentar a capacidade residual funcional, diminuir a dificuldade de inserção do laringoscópio causada pelo aumento das mamas e minimizar o risco de refluxo gastroesofágico causado pela redução do tônus do esfíncter esofageano.[4,6]

Além das recomendações citadas, o *Guidelines for Failed Intubation in Obstetrics* recomenda apenas duas tentativas de intubação pelo mesmo profissional. A terceira tentativa deve ser realizada apenas por um profissional mais experiente.

Falha de intubação traqueal obstétrica é declarada após insucesso na terceira tentativa, sendo recomendada a obtenção de via aérea definitiva por meio de dispositivo supraglótico. Situações em que a via aérea definitiva não é conseguida e a ventilação também não ("não intubo e não ventilo"), via aérea cirúrgica deve ser providenciada.[6]

Merece destaque o fato de que níveis elevados de progesterona sérica também ocasionam aumento do volume-corrente e do volume-minuto materno, podendo resultar em uma alcalose respiratória, que é naturalmente compensada por aumento na excreção renal de bicarbonato, com valores variando entre 18 e 21 mEq/L.

Ao analisar a gasometria arterial de uma paciente obstétrica, faz-se necessário o conhecimento prévio por parte do enfermeiro frente às alterações fisiológicas, sendo normalmente encontrados níveis de $PaCO_2$ oscilando entre 28 e 32 mmHg. Valores acima de 40 mmHg (normais na população não obstétrica) significam insuficiência respiratória nas gestantes, sendo crucial a adoção de medidas de suporte à ventilação antes de a falência respiratória se instalar (para pacientes gestantes quando a $PaCO_2$ ultrapassar a faixa de 35 mmHg)[4,5]. A hipercapnia materna também reduz a transferência de CO_2 do feto para a mãe, podendo acarretar complicações graves como a acidemia fetal.[4]

Pacientes gestantes apresentam baixa reserva de oxigênio, com menor tolerância à hipoxemia. Esse fato decorre principalmente de dois fatores: o aumento das demandas metabólicas maternas e fetais (que ocasionam um consumo de oxigênio aumentado); e a diminuição na capacidade residual funcional materna, principalmente associada à compressão dos campos pulmonares decorrente do deslocamento do diafragma pelo volume uterino aumentado.[4,5] Desta forma, atenção cuidadosa deve ser dada às gestantes que apresentam hipoventilação, pois episódios de quedas da saturação arterial de oxigênio (SpO_2), com consequente hipoxemia grave, ocorrem muito mais rapidamente neste grupo.[7]

A ventilação mecânica invasiva (VMI) deve ser empregada em pacientes gestantes da mesma forma que em pacientes não gestantes.[8] Uma estratégia protetora de ventilação deve ser utilizada e a hipercapnia permissiva não é bem tolerada pela gestante.[5,7]

Entre as modalidades convencionais de VMI, a mais frequentemente utilizada de início é a ventilação mandatória intermitente sincronizada (SIMV). Essa escolha se explica pela ocorrência fisiológica de alcalose respiratória associada à gestação, já citada anteriormente, de modo que a escolha por uma modalidade assistida controlada nestes casos poderia acelerar ou agravar essa ocorrência.[9]

Nos casos refratários, a utilização de posição prona e de terapia de oxigenação por membrana extracorpórea (ECMO) tem sido relatada como uma importante estratégia.[5,7,8] A despeito do baixo número de estudos acerca da instituição da posição prona em pacientes obstétricas, sua utilização em gestantes críticas é factível e vem demonstrando bons resultados tanto maternos como fetais, devendo ser uma alternativa considerada nos casos de comprometimento grave da oxigenação.[10]

A utilização de ventilação mecânica não invasiva (VMNI), apesar de controversa pelo risco de broncoaspiração aumentado na população obstétrica, também pode ser uma opção, desde que guiada por profissionais experientes para mitigar este risco.[5,8] De maneira geral, sua escolha se baseia em alguns pré-requisitos da paciente como drive respiratório adequado, estabilidade hemodinâmica, ausência de secreções excessivas e tolerância ao uso da máscara.[10,11]

Ressuscitação volêmica

Alterações fisiológicas hemodinâmicas e hematológicas são necessárias durante o período gestacional, com a finalidade de proteger o organismo materno de consequências relacionadas à perda sanguínea esperada durante o parto. O volume sanguíneo e a massa eritrocitária aumentam, porém de forma desproporcional (entre 1.000 e 2.000 mL de plasma para 300 a 400 mL de glóbulos vermelhos), o que resulta na hemodiluição e consequente diminuição da viscosidade sanguínea. Hipoalbuminemia e redução da pressão oncótica também são comuns.[4,12]

Esse complexo mecanismo adaptativo, apesar de natural, pode induzir a falhas na condução de pacientes obstétricas críticas por profissionais menos experientes. Por exemplo: a expansão volêmica fisiológica cria uma habilidade materna em experimentar grandes perdas sanguíneas sem apresentar sinais e sintomas compatíveis com um quadro de hipovolemia, como hipotensão e taquicardia compensatória, o que pode causar falha no reconhecimento da gravidade do quadro. Por outro lado, a reposição volêmica com cristaloides, além de reduzir ainda mais a concentração sérica de proteínas plasmáticas e a pressão oncótica, pode instituir ou agravar um edema pulmonar e piorar a anemia dilucional.[4,12]

O objetivo principal da reposição volêmica é o de restaurar o volume circulante e adequar a perfusão tecidual, ao mesmo tempo em que se previnem as complicações comuns relacionadas. Entretanto, a escolha do fluido ideal para ressuscitação volêmica tem sido discutida por décadas sem consenso na literatura em grupos distintos de pacientes.

Reposições agressivas com cristaloides podem ocasionar aumento do sangramento e da coagulopatia, sobrecarga volêmica com piora da função respiratória e alterações eletrolíticas, notadamente a acidose hiperclorêmica nas infusões de cloreto de sódio. Soluções coloidais, além de terem custo mais elevado, não apresentam efeitos benéficos superiores quando comparadas com cristaloides.[4,12]

A ressuscitação com controle do dano (RCD) emerge como alternativa, visando à minimização dos graves efeitos adversos associados à utilização tanto de cristaloides como de coloides, principalmente em pacientes obstétricas nas quais a hemorragia é a principal indicação de reposição volêmica. Esta nova estratégia inclui a infusão precoce de produtos sanguíneos em proporções balanceadas, a restrição do uso de cristaloides, a hipotensão permissiva, o controle da hemorragia e a correção da coagulopatia.[12]

A infusão balanceada de produtos sanguíneos tem demonstrado redução da mortalidade intra-hospitalar.[12,13] A proporção atualmente indicada pela Society of Critical Care Medicine[4] é a de 1:1:1 (plasma: plaquetas: concentrado de hemácias), tendo em vista que o estudo foi realizado em 2015, evidenciou maior frequência de hemostasia e redução da incidência de mortes associadas ao sangramento, em comparação à proposta de infusão balanceada na proporção de 1:1:2.[12,14]

Dois pontos dentro da proposta de RCD permanecem controversos: o volume ideal de cristaloides que pode ser utilizado nos esforços de ressuscitação; e os valores da pressão arterial suficientes para manter a pressão sanguínea mínima, que garantam a perfusão orgânica e favoreçam a hemostasia. Além da falta de consenso, também existem restrições de estudos desta prática em gestantes, tendo em vista as significativas complicações maternas e fetais associadas à hipotensão.[12]

Exposição radiológica

Estudos de imagem são ferramentas relevantes no auxílio ao diagnóstico de condições agudas e crônicas de pacientes no mundo todo. Entretanto, o retardo desnecessário e, por vezes, a relutância de profissionais de saúde em realizar tais procedimentos na população obstétrica podem acarretar um potencial atraso diagnóstico ou interrupção desnecessária da amamentação com consequências diversas.

Esta insegurança recai sobre a justificativa da preocupação com a segurança de gestantes, fetos, lactantes e seus neonatos à exposição radiológica.[15] Entretanto, não há relato de efeito fetal (morte embrionária, anomalias congênitas, retardo do crescimento ou diminuição da capacidade intelectual subsequente), na utilização de dose de radiação ionizante inferior a 50 mGy durante o exame realizado e, usualmente, boa parte dos exames necessários não ultrapassa esse limiar,[4,15] conforme demonstrado no Quadro 44.1. De toda forma, devem ser sempre avaliados e contrapostos os riscos da exposição à radiação e aos agentes de contraste, com o risco da ausência de diagnóstico e piora do quadro.[16]

Quadro 44.1. Doses usuais de radiação ionizante.[4,15,16]

Exame de imagem	Dose de radiação fetal (mGy)
Radiografia de coluna cervical	< 0,001
Radiografia de tórax	0,005 a 0,01
Radiografia de extremidades	< 0,001
Mamografia	0,001 a 0,01
Tomografia computadorizada de cabeça e pescoço	0,001 a 0,01

(Continua)

Quadro 44.1. Doses usuais de radiação ionizante.[4,15,16] (*Continuação*)

Radiografia abdominal	0,1 a 3
Radiografia de coluna lombar	1 a 10
Tomografia computadorizada de tórax/Angiografia pulmonar	0,01 a 0,66
Tomografia computadorizada abdominal	1,3 a 35
Tomografia computadorizada pélvica	10 a 50

Fonte: Desenvolvido pela autoria do capítulo.

Na intenção de dirimir dúvidas e guiar a utilização adequada e segura de exames de imagem em gestantes e lactantes, o The American College of Obstetricians and Gynecologists (ACOG) publicou em 2017 o Guidelines for Diagnostic Imaging During Pregnancy and Lactation.[16] O Quadro 44.2 sumariza as principais recomendações contidas neste documento.

Quadro 44.2. Recomendações acerca da realização segura de exames de imagem e agentes de contraste em gestantes e lactantes.[16]

- Ultrassonografia (USG) e ressonância magnética (RNM): sem riscos associados. Técnicas de escolha para pacientes gestantes

- Radiografia, tomografia computadorizada (TC) e imagens obtidas por medicina nuclear (MN): dose menor do que a exposição associada a dano fetal. Devem ser opção para auxiliar no diagnóstico, em associação com USG e/ou RNM. Na necessidade de exposição materna a múltiplas radiografias, consultar físico para calcular a dose total recebida pelo feto

- Agentes de contraste orais: não são absorvidos pela paciente e não causam dano real ou teórico

- Contraste iodado na TC: uso restrito. Estudos em animais não evidenciaram efeitos teratogênicos ou mutações. Caso seja utilizado, não há necessidade de interromper a amamentação

- Radioisótopos na MN: tecnécio 99-M em doses de até 5 mGy é seguro durante a gestação quando indicado. O iodo-131 pode causar efeitos adversos na tireoide fetal, sendo contraindicado em gestantes. A amamentação após a utilização de radioisótopos por lactantes deve ser avaliada

- Contraste de hadolíneo na RNM: uso controverso. Utilização indicada apenas quando for impactar significativamente no diagnóstico e no desfecho materno e fetal. Caso seja utilizado, não há necessidade de interromper a amamentação

Fonte: Desenvolvido pela autoria do capítulo.

Monitorização hemodinâmica

A gestação, como já enfatizado anteriormente, promove grandes mudanças na fisiologia da mulher e as alterações relacionadas ao sistema cardiovascular são particularmente desafiadoras, tanto para o organismo materno (do ponto de vista de adaptação) como para a equipe que as assistem, principalmente naquelas criticamente enfermas.

Três principais mudanças acontecem no período gravídico normal, que podem complicar a evolução clínica de pacientes previamente doentes ou nas que experimentam intercorrências durante a gestação: a diminuição da resistência vascular periférica (RVP); a diminuição da pressão arterial (PA); e o incremento contínuo do débito cardíaco (DC). Todos esses parâmetros hemodinâmicos podem sofrer grandes flutuações e incorrerem na diminuição da perfusão materna e fetal. Desta forma, é de extrema importância esta compreensão, visando a uma correlação mais adequada com os métodos de monitorização hemodinâmica disponíveis, para garantir que a terapêutica em uso seja mais bem manejada.[5,17-19]

O DC se eleva como consequência do aumento do volume sanguíneo (20% a 30%) e da frequência cardíaca materna (15 a 20 bpm), sendo que o incremento do DC gira em torno de 30% a 50% (cerca de 4,6 a 8,7 L/minuto) e a diminuição da RVP e sistêmica ocorrem por mediação da progesterona e do óxido nítrico. Essas alterações hormonais relaxam a musculatura vascular, provocando queda da pressão arterial da gestante, acentuadamente quando colocada em posição supina, em virtude da compressão da veia cava inferior e consequente redução do retorno venoso.[4,5,18,19]

Todas as pacientes obstétricas graves necessitam minimamente do padrão de monitorização hemodinâmica básica (monitorização cardíaca, frequência respiratória, pressão arterial não invasiva, SpO_2, temperatura, nível de consciência, perfusão periférica e débito urinário), cujos parâmetros são suficientes para as de baixa e de média complexidade na maior parte das vezes.[20] Algumas pacientes necessitarão da inserção de um cateter venoso central (CVC) ou de um cateter arterial periférico porque o edema não possibilita medidas fidedignas de PA não invasiva, ofertando a oportunidade de mensuração da pressão venosa central (PVC) e da pressão arterial invasiva (PAI) respectivamente.[18,20]

Atualmente novas modalidades de monitorização hemodinâmica não invasiva e minimamente invasiva têm surgido, porém muitas sem validação adequada para a população obstétrica. Em 2019, o International Working Group on Maternal Hemodynamics[17] publicou um consenso discorrendo sobre os métodos e considerações acerca da mensuração do DC em mulheres grávidas. O Quadro 44.3 sumariza algumas das recomendações contidas neste e em outros documentos publicados sobre esta temática.

Quadro 44.3. Métodos de monitorização hemodinâmica na população obstétrica.[5,17-21]

Métodos invasivos	
Método	**Considerações**
Monitorização por cateter de artéria pulmonar (CAP) (Swan-Ganz®)	• Monitorização à beira do leito. Necessita de introdução de cateter que avança até a artéria pulmonar. Apesar de considerada padrão-ouro para mensuração do DC, sua utilização é restrita no campo obstétrico às situações em que a fisiopatologia não pode ser explicada por métodos não invasivos e a resposta terapêutica é falha. Esse fato deriva principalmente da ocorrência de complicações mecânicas e trombóticas acentuadas pela fisiopatologia normal da gestação
Métodos minimamente invasivos	
Método	**Considerações**
Monitorização por análise do contorno da onda de pulso (PiCCO®, Volume View®/EV1000®, LiDCOplus®)	• Monitorização à beira do leito. Todos os modelos necessitam de cateterização venosa central e arterial. Apesar de menos invasivos que o CAP, os métodos utilizados não são validados em gestantes. O fato de não permitir calibração prévia, associado às condições diferenciadas da fisiopatologia gestacional, é o principal questionamento. Na hemorragia obstétrica, o DC tem sido relatado como superestimado. O lítio utilizado para calibração no sistema LiDCO® é contraindicado no primeiro trimestre da gravidez e na amamentação
Monitorização contínua por onda de dopller transesofágico (CardioQ®)	• Pode ser usado em pacientes acordadas, com desconforto mínimo relatado (semelhante ao desconforto da inserção de sondas gástricas). Quando comparados com os valores do CAP em pacientes com pré-eclâmpsia severa, os valores do DC se apresentaram subestimados, principalmente em mulheres mais jovens (menor de 40 anos). Necessita de validação na população obstétrica

(Continua)

Quadro 44.3. Métodos de monitorização hemodinâmica na população obstétrica.[5,17-21] (*Continuação*)

Métodos não invasivos	
Método	Considerações
Ressonância magnética cardiovascular (RNMC)	• Método acurado e preciso para avaliar a hemodinâmica materna com medidas individuais, especialmente em situações de anatomia cardíaca complexa ou suspeita de patologia cardíaca. Entretanto, o custo e a necessidade de transporte da gestante crítica são fatores complicadores. O procedimento deve ser feito com a paciente em decúbito lateral esquerdo (DLE) e pode causar claustrofobia principalmente nas fases mais avançadas da gestação
Ecocardiograma transtorácico (ETT)	• Monitorização à beira do leito, porém de avaliação estática. Reconhecido atualmente como padrão-ouro da medida do DC em gestantes, pode medir também o índice cardíaco (IC), além de fornecer informações anatômicas do coração. Estudos demonstram adequada correlação entre os dados obtidos pelo CAP e pelo ETT em pacientes obstétricas com sepse, síndrome da angústia respiratória do adulto (SARA) e pré-eclâmpsia. O valor deve ser obtido com a paciente em posição supina a 45° graus com leve DLE
Técnicas alternativas de doppler (USCOM 1A®)	• Monitorização à beira do leito, de fácil manuseio, utiliza um transdutor de doppler em duas janelas, fornecendo dados como VS, DC, FC e RVP. Pode ser manuseado pela enfermagem. Apesar de o fabricante indicar seu uso na população obstétrica, ainda necessita de validação adicional. Estudos demonstram que a acurácia e a precisão apresentam variabilidade dependente do trimestre gestacional da paciente
Avaliação da colapsidade de veia cava inferior (VCI), por USG	• Rotineiramente realizado em pacientes não obstétricas, à beira do leito, como teste preditor da resposta a fluidos. Pode não ter acurácia adequada em fases mais avançadas da gestação, considerando-se que a visualização da VCI se torna dificultada à medida que o útero expande

Fonte: Desenvolvido pela autoria do capítulo.

Agentes farmacológicos

Durante a internação de uma paciente obstétrica crítica, a administração de diversas drogas será sempre necessária, tanto para estabilizar sua condição como para melhorar o desfecho. Como o bem-estar fetal está intrinsecamente ligado ao bem-estar materno, o uso de medicamentos não deve ser evitado em virtude das preocupações com o feto.[4] O risco de anomalias ou de defeitos congênitos associados à exposição medicamentosa é estimado em menos de 2%, sendo o primeiro trimestre o período preocupante para a teratogênese. Após a organogênese, os riscos estariam relacionados ao crescimento e ao desenvolvimento fetal.[4,22]

Entretanto, evitar o uso de qualquer medicação na gestação que não seja absolutamente necessária também é uma verdade. Benzodiazepínicos e opioides são comumente utilizados para a sedação e analgesia, porém podem causar depressão respiratória fetal, sendo de extrema importância o contato imediato com a equipe de neonatologia, caso o parto seja indicado durante a sua utilização.[11,22]

Com relação ao uso de antibióticos, se possível devem ser evitados os dos seguintes grupos: fluoroquinolonas, pelo risco de alteração na cartilagem fetal; e aminoglicosídeos, por associação com nefrotoxicidade e ototoxicidade fetais (estreptomicina em especial).

Em curto prazo, outros medicamentos da mesma classe podem ser utilizados se os benefícios forem válidos. Sobre o grupo dos glicopeptídeos, há controvérsias acerca da segurança do seu uso, não havendo dados disponíveis quanto ao emprego destes em gestantes para informar um risco relacionado, com utilização apenas se indicação precisa. As tigeciclinas e as oxazolidinonas não são contraindicadas, porém o risco/benefício deve ser avaliado.[11,23, 24]

Os β-lactâmicos e os macrolídeos são geralmente considerados seguros. O uso de carbapenêmicos na gestação fica restrito apenas quando as penicilinas ou cefalosporinas não forem uma opção (aztreonam apenas em vigência de alergia materna a β-lactâmicos). As polimixinas devem ser usadas com cautela e monitorização rigorosa dos efeitos adversos maternos.[24] As únicas drogas consideradas seguras para tratar infecções fúngicas e helmínticas são a anfotericina B e o albendazol respectivamente.[11]

Algumas alterações fisiológicas da gestação também devem ser levadas em consideração quanto ao uso de medicamentos. O fluxo sanguíneo renal e a taxa de filtração glomerular aumentam durante a gestação, sendo recomendado o aumento da dose de antibióticos com excreção renal. A progesterona prolonga o tempo de esvaziamento gástrico e lentifica o trânsito intestinal, aumentando o tempo de ação de algumas drogas no sistema digestivo, sendo necessário, por vezes, o ajuste de dose para uma menor quantidade. Nestes casos, deve-se priorizar a via parenteral.[22,23]

Nutrição

Fatores fisiológicos intrínsecos à gestação podem interferir no consumo de nutrição adequada pelas gestantes, agravando o quadro de pacientes criticamente enfermas. Níveis elevados de progesterona diminuem a motilidade gastrointestinal e retardam o esvaziamento gástrico, ensejando ocorrência de náuseas e vômitos, especialmente no primeiro trimestre. A produção aumentada de gastrina pela placenta aumenta a acidez gástrica e pode incorrer em azia e refluxos, e a compressão do estômago pelo crescimento uterino também altera a aceitação alimentar.[25] Todos esses fatores aumentam o risco de broncoaspiração nas gestantes, sendo prudente minimizar essas ocorrências.

Medidas não farmacológicas como mudanças dietéticas (especialmente quanto ao fracionamento), elevação da cabeceira a 45° graus e suplementação de tiamina e piridoxina podem ser suficientes.

A utilização de medidas farmacológicas em pacientes críticas é necessária na maior parte das vezes. Agentes pró-cinéticos e outros com ação anti-emética e de proteção gástrica (antiácidos, sulcrafatos, bloqueadores do receptor da histamina e inibidores da bomba de próton) são normalmente utilizados, sendo considerados seguros.

Nas pacientes críticas que não conseguem alcançar o alvo calórico (por meio da oferta de dieta por via oral) e naquelas em que o nível de consciência está rebaixado, a utilização de nutrição enteral deve ser considerada, sendo de extrema importância a confirmação constante do posicionamento adequado da sonda de alimentação.

O aporte calórico e outras especificações dietéticas devem ser consideradas de forma multiprofissional de acordo com o período gestacional, a condição patológica da paciente e o uso de dispositivos e drogas de suporte terapêutico rotineiros em terapia intensiva.[5,11,23,25]

Reanimação cardiopulmonar

Apesar de considerada ocorrência rara, a parada cardiorrespiratória (PCR) na gestante necessita de conhecimento adequado da equipe intensiva quanto às principais modificações relacionadas ao tratamento. Por se tratar de dois pacientes (mãe e feto), o quantitativo de pessoal necessário ao atendimento é maior e a necessidade de equipamentos e materiais apropriados às duas faixas etárias torna o cenário mais desafiador, requerendo treinamento e preparo adequados.[26,27]

As possíveis etiologias de PCR materna podem ser reunidas em oito grupos, cuja memorização é facilitada pela sequência alfabética: A – Anestesia (complicações anestésicas); B – *Bleeding* (hemorragia); C – Cardiovascular; D – *Drugs* (medicamentos); E – Embolia; F – Febre (infecção); G – Gerais (causas não obstétricas de PCR); H – Hipertensão.[28]

As manobras de ressuscitação cardiopulmonar (RCP), em gestantes, não diferem das realizadas em adultos de forma geral, incluindo a administração de drogas, a realização de desfibrilação quando indicada e as manobras de compressão torácica e ventilação. Não existem evidências científicas de que a mudança da posição das mãos na compressão torácica usual no adulto (terço inferior do esterno), para um posicionamento mais alto em grávidas, traga algum benefício adicional, não sendo aconselhada esta modificação desde 2015.[26]

As principais recomendações de RCP na Gestante padronizadas pela American Heart Association,[26,28] incluindo as atualizações de 2020, estão sumarizadas no Quadro 44.4.

Quadro 44.4. Diferencias da RCP obstétrica.[26-28]

• Pacientes obstétricas desenvolvem hipóxia rapidamente. Intervenções relacionadas à via aérea e ventilação devem ser realizadas de forma rápida e com alta qualidade, devendo ser vistas como prioridade
• Na necessidade de inserção de um dispositivo de via aérea avançada, deve-se prever via aérea difícil e garantir equipamentos adequados (lâminas alternativas de laringoscópio, videolaringoscópio, tubos de diâmetro reduzido e dispositivos supraglóticos). Preferencialmente, o membro mais experiente da equipe deve ser responsável por esta tarefa
• O alívio da compressão aortocaval mediante deslocamento uterino lateral (DUL) à esquerda deve ser realizado durante toda a RCP (exceptuando-se os períodos de desfibrilação), em todas as pacientes com idade gestacional superior a 20 semanas (fundo uterino na altura da cicatriz umbilical). O procedimento deve ser realizado de forma manual (duas mãos), por profissional treinado, de maneira que o útero não seja pressionado para baixo, o que influenciaria negativamente na RCP, pois reduziria ainda mais o DC
• A presença de monitores fetais pode atrapalhar as manobras de RCP. O monitor fetal deve ser desconectado tão logo possível, considerando-se que o foco deve estar voltado para a reanimação materna
• Linhas intravenosas e intra-arteriais devem ser alocadas acima do diafragma, para garantir que a terapia infundida não sofra obstrução de fluxo pelo útero gravídico e as medidas obtidas pela PAI sejam mais acuradas
• Se em uso de sulfato de magnésio venoso, a infusão deve ser interrompida, já que a função deste é reduzir a RVP e consequentemente a PA. A administração de cloreto ou gluconato de cálcio a 10%, 10 mL via intravenosa, deve ser prontamente realizada com o objetivo de antagonizar este efeito
• Em caso de retorno da circulação espontânea (RCE), os cuidados usuais pós-PCR devem ser garantidos, incluindo-se o controle direcionado da temperatura (CDT) materna em todas as gestantes que permanecem em coma após RCP. Acrescentam-se cuidados obstétricos específicos (manutenção sempre que possível da paciente em DLE ou realização manual de descompressão aortocaval por meio do deslocamento uterino à esquerda) e avaliação do status fetal, que pode ser mantido intraútero
• Nas gestantes em CDT, o monitoramento fetal contínuo para ocorrência de bradicardia deve ser realizado. Quando de sua ocorrência, avaliação imediata pela equipe neonatal se faz necessária

Fonte: Desenvolvido pela autoria do capítulo.

Após 5 minutos de RCP sem sucesso, a cesariana perimortem de emergência deve ser realizada, objetivando dois grandes resultados: melhorar a hemodinâmica materna e, consequentemente, suas chances de RCE; e diminuir os riscos de dano neurológico permanente do feto, em decorrência da anóxia prolongada.

O tempo é crucial nesta situação e o procedimento deve ser realizado sem atrasos ou obstáculos, o que inclui sua realização no cenário onde está ocorrendo a RCP, sem a obrigatoriedade de material cirúrgico adequado ou até de preparo de pele ideal. O mínimo necessário é a realização de assepsia na parede abdominal e incisão vertical com bisturi. O feto fica ao encargo da equipe de neonatologia e as manobras de RCP maternas devem ser continuadas durante todo o procedimento, sem interrupções.[26-28] Acionar equipe neonatal e obstétrica quando do reconhecimento da PCR materna é pré-requisito primordial para obter bons resultados.

◖ Como manejar as patologias obstétricas?

Sepse materna: o velho inimigo que insiste em permanecer

Apesar de ocupar o terceiro lugar entre as causas de morte materna, a sepse só ganhou atenção nos últimos anos. Historicamente, o foco dos estudos e de campanhas esteve centrado especialmente nas duas primeiras causas de óbito: a hemorragia pós-parto; e as doenças hipertensivas.

Em 2015, a Organização Mundial da Saúde (OMS) e a *Johns Hopkins University*, lançaram a *Global Maternal and Neonatal Initiative*, no intuito de promoverem ações voltadas para a área da infecção no período gestacional e combater a sepse materna e neonatal. Neste sentido, diversas instituições apoiaram a inciativa, entre elas a *Federation of Ginecology and Obstetrics* (FIGO), *International Confederation of Midwives* (ICM), *International Pediatric Association* (IPA), *Global Alliance and the Surviving Campaign* em colaboração com a *Society of Critical Care Medicine* (SCCM) e a *European Society of Intensive Care Medicine* (ESICM).[29]

Um dos primeiros objetivos foi o de clarificar o conceito de "sepse materna", considerando-se principalmente a exclusão de mulheres grávidas nos consensos internacionais para as definições de sepse e choque séptico. Outro fator importante adveio da discrepância de conceitos e terminologias encontrados na literatura, o que poderia determinar atrasos no diagnóstico e no início das intervenções, piorando os desfechos.[29,30]

Para tanto, a OMS convocou um painel internacional multidisciplinar, composto por 48 peritos, que resultou na publicação, em 2017, de uma Revisão Sistemática, descrevendo a sepse materna como "uma condição de risco de vida definida como a disfunção de órgãos resultante de infecção durante a gravidez, o parto e pós-aborto ou pós-parto".[3] Desta forma, a suspeição ou presença de infecção associada à disfunção orgânica é considerada sepse materna. Entretanto, os critérios para definir disfunção orgânica materna ainda não são um consenso.

Em pacientes adultos críticos, os escores SOFA e o qSOFA são utilizados para identificar disfunção orgânica. Porém, esses escores foram validados em uma população heterogênea, com média de idade de 61 anos, sendo metade dela do sexo masculino. Extrapolar esses dados para gestantes e puérperas, deve ser um feito de extrema cautela[31-33]. Em 2017, a *Society of Obstetric Medicine of Australia and New Zeland* propôs dois escores adaptados para a obstetrícia: o *Obstetrically Modified SOFA Score* (omSOFA) e o *Obstetrically Modified qSOFA Score* (omqSOFA), ambos ilustrados nos Quadros 44.5 e 44.6.[31-33]

Um claro problema em utilizar um escore clínico como o SOFA em mulheres gestantes resulta das já citadas mudanças fisiológicas da gravidez, que podem confundir o examinador e não apenas atrasar o reconhecimento, mas principalmente complicar mais ainda a situação da gestante séptica.[31,32]

Consideremos aqui algumas das principais adaptações normais na gestação: aumento do volume sanguíneo, da FC e do DC; redução da RVP e sistêmica, com consequente vasodilatação e queda da PA; mudanças nos fatores de coagulação e na cascata fibrinolítica, propiciando um estado de hipercoagulabilidade que favorece a ocorrência de trombose; aumento da taxa de filtração glomerular; e queda do valor da creatinina sérica. Todos esses achados clínicos supracitados são considerados fisiológicos na gestação.[4] Agora vejamos a sintomatologia sumarizada da sepse: diminuição da RVS; vasodilatação; hipotensão; taquicardia; alteração da cascata de coagulação. Fica claro o grande desafio que é diagnosticar e manejar uma gestante que se encontre em sepse.[31,32]

Quadro 44.5. Obstetrically Modified SOFA Score (omSOFA).[33]

Parâmetro do sistema	Escore		
	0	1	2
PaO$_2$/FiO$_2$	≥ 400	300 a < 400	< 300
Plaquetas	≥ 150	100 a 150	< 100
Bilirrubina	≤ 20	20 a 32	> 32
Pressão arterial média	≥ 70 mmHg	< 70 mmHg	Necessita de vasopressor
Nível de consciência	Alerta	Responde à voz	Responde à dor
Creatinina	≤ 90	90 a 120	> 120

Fonte: Desenvolvido pela autoria do capítulo.

Quadro 44.6. Obstetrically Modified qSOFA Score (omqSOFA).[33]

Parâmetro do sistema	Escore	
	0	1
Pressão Arterial Média	≥ 90	< 90
Frequência Respiratória	< 20 RPM	≥ 25 RPM
Alteração Mental	Alerta	Não alerta

Fonte: Desenvolvido pela autoria do capítulo.

Outras ferramentas de alerta precoce adaptadas para a obstetrícia têm sido estudadas, podendo citar: *Modified Obstetric Early Warning Scoring Systems* (MOEWS) e *Sepsis in Obstetrics Score* (SOS). A intenção principal é a de apoiar os profissionais de saúde no diagnóstico clínico e/ou laboratorial precoce de mulheres grávidas em risco de complicações pela sepse, porém a maioria delas não apresenta bom desempenho, não sendo capaz de predizer o desenvolvimento de sepse grave. Esses instrumentos também necessitam de validações em larga escala, em diferentes cenários, limitando o seu uso.[30,31]

A esperança de uma escala adequada às gestantes recai sobre os resultados recém publicados do *The Global Maternal Sepsis Study* (GLOSS), que analisou prospectivamente os dados de 2.850 mulheres gestantes ou puérperas com infecção suspeita ou confirmada, simultaneamente em 713 unidades de saúde, distribuídas em 52 países, durante o período de 1 semana.[34] Os três principais focos de infecção encontrados no GLOSS foram infecção do trato urinário, endometrite e corioamnionite, sendo 77% destas de patogênese bacteriana.

Um terço dessas mulheres só foi avaliado com um conjunto completo de sinais vitais uma vez, no dia em que houve a suspeição ou confirmação da infecção, o que demonstra claramente a lacuna de identificação e manejo precoce das pacientes.[34]

A terapêutica da sepse materna não difere muito do pacote de medidas de qualquer outro paciente adulto crítico, que inclui na primeira hora mensuração da concentração do lactato, coleta de culturas anteriormente à administração de antibióticos, início de antibioticoterapia de largo espectro, ressuscitação volêmica de 30 mL/kg com cristaloides em vigência de hipotensão ou lactato sérico materno acima de 4 mmol/L, início de vasopressores em caso de hipotensão, tendo como meta uma PA média maior ou igual a 65 mmHg.[31-34] Considerações específicas quanto ao cuidado obstétrico estão descritas no Quadro 44.7.

Quadro 44.7. Considerações do cuidado obstétrico às mulheres com sepse.[31-34]

• A menos que a causa da sepse seja um foco obstétrico (corioamnionite) ou o risco de morte fetal esteja claro, não há indicação inicial de se interromper a gestação
• O tratamento de outras condições obstétricas não deve atrasar o início das medidas de ressuscitação da sepse, sendo indicado que elas ocorram conjuntamente
• A recomendação quanto ao uso de esteroides para maturação pulmonar fetal, tocólise e manejo do sulfato de magnésio deve se basear na idade gestacional e no contexto de um nascimento pré-termo iminente
• Na tentativa de evitar sobrecarga volêmica na reposição de fluidos, o volume de outras infusões em uso para condições maternas específicas deve ser considerado parte do volume a repor
• O risco de insuficiência placentária com o uso de vasopressores não se sobrepõe ao dano causado ao feto pela hipoperfusão materna sustentada, não devendo ser atrasado na presença de choque séptico
• A utilização da monitorização fetal pode ser um preciso marcador da resposta materna e fetal ao uso do vasopressor e à manutenção da perfusão
• A presença de febre materna está associada a aumento do risco de anormalidades congênitas. Utilizar antipiréticos
• Se houver evidências de perda sanguínea ou de anemia severa, hemotransfusão está indicada
• Tanto a sepse como a gestação são fatores de risco para tromboembolismo venoso, portanto a profilaxia com heparina não fracionada ou de baixo peso molecular está preconizada

Fonte: Desenvolvido pela autoria do capítulo.

◖ Covid-19: o novo estranho...

Em dezembro de 2019, o surto de um novo coronavírus (Sars-CoV-2) foi relatado pela China. Três meses depois, em março de 2020, a OMS declarava pandemia e, desde então, a Covid-19 tem ultrapassado limites tanto dos sistemas de saúde como dos profissionais de saúde, e a vida no mundo não tem sido a mesma.[35]

Com base nos dados de pandemias virais anteriores como SARS, MERS e H1N1, em que a gestação foi considerada o uma condição de alta susceptibilidade com maiores taxas de doença crítica e mortalidade mais alta, quando comparadas com a população geral, a Covid-19 em gestantes parece ter um curso clínico mais benigno.

Estudos demonstram que 80% dos casos são considerados leves e cerca de 5% das gestantes evoluem para um quadro crítico, com 3% delas necessitando de internação em UTI e entre 2% e 5% requerendo uso de VMI. A taxa de mortalidade materna por Covid-19, na maioria dos países, foi descrita em 1,13%, com exceção da encontrada no Brasil, que foi alarmantemente maior, com 12,7%.[36,37]

Este cenário, melhor do que o esperado para as mulheres grávidas infectadas pelo Sars-CoV-2 tem sido questionado e estudado, tendo em vista que as mudanças na fisiologia materna são consideradas favoráveis à infecção e à sua manutenção. A primeira linha de defesa do sistema imune materno contra agentes virais ativa células natural-killers e monócitos. Caso essa barreira falhe, a segunda linha de defesa não funciona adequadamente frente à imunidade mediada por células Th1 (atividade microbicida e pró-inflamatória) e realiza uma mudança fisiológica para um ambiente dominantemente Th2 (efeito anti-inflamatório), que contribui para um aumento da infecção.[36,37]

Em mulheres não grávidas, a tempestade inflamatória relacionada à ativação desregulada do sistema imune induzida pela resposta do Th1 está associada com a ocorrência de SARA, de coagulação intravascular pulmonar e, consequentemente, com maior morbidade e mortalidade. Em gestantes, o "silenciamento" fisiológico da resposta pró-inflamatória de Th1, associado à dominância da atividade anti-inflamatória de Th2, contribui para uma restrição da cascata inflamatória, tendo como resultado final uma menor severidade da doença.[36]

A maioria das mulheres gestantes com Covud-19 apresenta quadros leves ou moderados, com sintomatologia semelhante à de os demais adultos: febre; mialgia; tosse; desconforto respiratório; sintomas gastrointestinais (diarreia e vômito); anosmia; ageusia; cefaleia; dor de garganta; e congestão nasal.[35,37-39] Revisão literária que incluiu 10.966 casos de Covid-19 na população obstétrica levantou que os três principais sintomas são tosse (51,8%), febre (40%) e mialgia (43%).[37] Todavia, sinais precoces de alerta para gravidade dos casos devem ser sempre avaliados: piora da dispneia ou aumento do esforço respiratório; SpO_2 menor que 95%; inabilidade de manter hidratação ou utilização de medicamentos por via oral de forma adequada; febre persistente; piora das mialgias; dor torácica; cianose; alterações do nível de consciência; e complicações obstétricas.[38] Recomenda-se avaliação constante em busca desses sinais.

A internação em terapia intensiva se baseará em critérios clínicos e laboratoriais, pois, como já mencionado, os escores utilizados para disfunção orgânica no adulto não apresentam boa correlação nas gestantes.

Outro ponto a ser analisado se refere ao ambiente em que a gestante se encontra, tendo em vista que hospitais sem suporte obstétrico adequado, não são capazes de estabilizá-la fora do ambiente de UTI.

Recomenda-se a transferência para um ambiente de cuidados críticos nos seguintes casos: incapacidade de manutenção da SpO_2 maior que 95% mesmo após escalonação de oxigênio suplementar; presença de hipotensão (PAM < 65 mmHg) a despeito de ressuscitação volêmica; e evidência de uma disfunção orgânica nova.[38]

Com relação ao suporte terapêutico, seguirá de acordo com as necessidades apresentadas pela gestante, tendo em mente que não existe (até o momento) tratamento específico para a doença em si. O Quadro 44.8 levanta alguns pontos relacionados à terapêutica em gestantes acometidas por Covid-19.

Quadro 44.8. Considerações acerca do suporte terapêutico em gestantes com Covid-19.

• O alvo da SpO$_2$ deve ser mais alto do que em não gestantes (> 95%)
• Dispositivos de oxigenioterapia devem ser utilizados como usualmente o são. O seu uso não está associado a maior risco de exposição ao aerossol pelos profissionais de saúde
• No surgimento de piora da disfunção respiratória, com aumento da FR e utilização de musculatura acessória, o escalonamento para outras modalidades não deve ser atrasado pela baixa tolerância materna e fetal à hipóxia
• Cânulas nasais de alto fluxo e VMNI podem ser utilizados desde que mantidas as precauções por aerossol
• O posicionamento da gestante em prona é considerado seguro, reduz a mortalidade e deve ser realizado quando indicado. Modificação da técnica é necessária na intenção de reduzir a pressão intra-abdominal, por meio da colocação de suportes no quadril e no tórax da paciente
• Uma estratégia de reposição de fluidos conservadora deve ser considerada para evitar sobrecarga volêmica concomitante
• Na hipoxemia refratária materna (incapacidade de manter uma PaO$_2$ maior que 70, na vigência de FiO$_2$ de 100%), a utilização de ECMO não está contraindicada. O procedimento não difere do realizado na população geral, com as seguintes considerações adicionais: caso a altura de fundo uterino já se encontre na altura da cicatriz umbilical, a opção se dá pela utilização de ECMO venovenosa com cateter único, de duplo lúmen, posicionado em veia jugular interna direita, evitando canulação nas extremidades inferiores e consequente obstrução do fluxo
• O acometimento por Covud-19 por si não é indicação para antecipação do parto. Pacientes com idade gestacional maior do que 32 semanas, apresentando hipoxemia refratária, podem ter seu parto considerado caso seja vislumbrada a otimização do atendimento
• A amamentação não é contraindicada, pelo contrário, deve ser encorajada pela transmissão de imunidade viral ao neonato. O uso de máscara e a higienização das mãos pela mãe continuam sendo premissas indiscutíveis
• Não existe confirmação irrefutável até o momento de transmissão vertical. Na indicação de parto, nenhum dos seguintes fatores está relacionado à transmissão: tipo de parto; clampeamento tardio do cordão umbilical; contato pele a pele na 1° hora ou amamentação

Fonte: Desenvolvido pela autoria do capítulo.

Considerações finais

A assistência às pacientes obstétricas criticamente enfermas é considerada um grande desafio em qualquer cenário. Um dos principais motivos está relacionado à dupla preocupação, pois mãe e feto estão intrinsecamente ligados, sendo mutuamente afetados.

A equipe necessária a um atendimento seguro necessita de profissionais em maior número e de especialidades diferentes, bem como de equipamentos e materiais adequados às duas faixas etárias. Outro motivo agravador é o fato de que nos ambientes de terapia intensiva convencionais, apesar de o acesso às tecnologias de monitorização e o tratamento serem facilitados, a vinculação dos dados obtidos às mudanças fisiológicas decorrentes da gestação é particularmente difícil.

Muitas terapêuticas necessitam de modificações, dúvidas sobre fármacos são comuns, patologias puramente obstétricas não fazem parte do elenco das indicações corriqueiras dos adultos em UTI, valores laboratoriais e parâmetros hemodinâmicos não apenas são diferentes, mas também se modificam no evoluir da gestação, entre tantos outros diferenciais.

Trabalhar na detecção precoce de gestantes em risco, no preparo contínuo de profissionais e serviços, além da garantia de apoio multiprofissional, se reveste de extrema importância para mitigar estas dificuldades e melhorar os desfechos, sendo competência primordial para o enfermeiro promover o cuidado à paciente obstétrica crítica.

Referências bibliográficas

1. Organização Pan Americana de Saúde/Organização Mundial da Saúde (Brasil). Folha informativa – Mortalidade Materna.[Internet]. [atualizada 2018 ago; citada em 2021 abr. 28]. Disponível em: https://www.paho.org/bra/index.php?option = com_content&view = article&id = 5741:folha-infor-mativa-mortalidade-materna&Itemid = 820. [Acesso em jul.2021].
2. Torres R, Mendes N, Valadares S, Serrano F. Maternal sepsis. Acta Obstet Ginecol Port 2015;9(1):65-72.
3. Todas las mujeres, todos los niños. Estrategia Mundial para la Salud de la Mujer, el Niño y el Adolescente (2016-2030): Sobrevivir, prosperar, transformar. Organización Mundial de la Salud; 2015.
4. Baldisseri MR, Plante LA. Fundamental critical care support: obstetrics. Society of Critical Care Medicine. January 1, 2017.
5. Pandya ST, Mangalampaly K. Critical care in obstetrics. Indian J Anaesth. 2018;62(9):724-733.
6. Mushambi MC, Kinsella SM, Popat M, Swales H, Ramaswamy KK, Winton AL, Quinn AC, Obstetric Anaesthetists' Association; Difficult Airway Society. Obstetric Anaesthetists Association and Difficult Airway Society guidelines for the management of difficult and failed tracheal intubation in obstetrics. Anaesthesia. 2015;70(11):1286-306.
7. Ende H, Varelmann D. Respiratory considerations including airway and ventilation issues in critical care obstetric patients. Obstet Gynecol Clin North Am. 2016;43(4):699-708.
8. Bhatia PK, Biyani G, Mohammed S, Sethi P, and Bihani P. Acute respiratory failure and mechanical ventilation in pregnant patient: a narrative review of literature. J Anaesthesiol Clin Pharmacol. 2016;32(4):431-39.
9. Troiano NH, Bandi VDP. Mechanical Ventilation During Pregnancy. In: Troiano NH, Witcher PM, Baird SM. High-risk & critical care obstetrics. 4. ed. Philadelphia: Lippincott Williams & Wilkins/Wolters Kluwer; 2019:67-80.
10. Ray BR, Trikha A. Prone position ventilation in pregnancy: Concerns and evidence. J Obstet Anaesth Crit Care, 2018;8:7-9.
11. Kaur M, Sigh PM, Trikha A. Management of Critically Ill Obstetric Patients: A Review. Obstet Anaesth Crit Care. 2017;7:3-12.
12. Ruth D, Graves CR. Volume ressucitation and blood component therapy. In: Troiano NH, Witcher PM, Baird SM. High-risk & critical care obstetrics. 4. ed. Philadelphia: Lippincott Williams & Wilkins/Wolters Kluwer; 2019;98-109.
13. Holcomb JB, del Junco DJ, Fox EE, Wade CE, Cohen MJ, Schreiber MA, et al. The prospective, observational, multicenter, major trauma transfusion (PROMMTT) study: comparative effectiveness of a time-varying treatment with competing risks. JAMA Surgery, 2013;148(2):127-136.
14. Holcomb JB, Tilley BC, Baranuik S, Fox EE, Wade CE, Podbielki JM, et al. Transfusion of plasma, platelets, and red blood cells in a 1:1:1 vs a 1:1:2 ratio and mortality in patients with severe traum: the PROPPR randomized clinical trial. Journal of the American Medical Association, 2015;313:471-482.
15. Eastwood KA, Mohan AR. Imaging in pregnancy. The Obstetrician & Gynaecologist. 2019;21:255-62.
16. Committee on Obstetric Practice. Guidelines for diagnostic imaging during pregnancy and lactation. Obstet Gynecol. 2017;130(4):e210-e216.
17. Bijl RC, Valensise H, Novelli GP, Vasapollo B, Wilkinson I, Thilaganathan B, Stöhr EJ, Lees C, Van der Marel CD, Cornette MJ. Methods and considerations concerning cardiac output measurement in pregnant women: recommendations of the International Working Group on Maternal Hemodynamics. Ultrasound Obstet Gynecol. 2019;54(1):35-50.
18. Rojas-Suarez J, Borré D, Zapata R. Principles and practice of obstetric high-dependency and critical care. Hemodynamic monitoring of the critically ill obstetric patient. The Continuous Textbook of Women's Medicine Series – Obstetrics Module Volume 9. Glob. Libr. Women's Med. 2021.
19. Pérez-Calatayud ÁA, inarte-Basilio ME, Díaz PM, Carrillo ER, Briones-Garduño JC. Monitoreo hemodinámico no invasivo y minimamente invasivo em la paciente obstétrica grave. Medicina Critica 2017;31(5):275-284.
20. Troiano NH, Baird SM. Hemodynamic and oxygen transport assessment during pregnancy. In: Troiano NH, Witcher PM, Baird SM. High-risk & critical care obstetrics. 4. ed. Philadelphia: Lippincott Williams & Wilkins/Wolters Kluwer; 2019:49-66.
21. Sullivan JT. Applications of noninvasive hemodynamic monitoring in obstetric management. Clin Obstet Gynecol. 2017;60(2):375-383.
22. Baird SM, Belfort MA. Critical phamacologic agents. In: Troiano NH, Witcher PM, Baird SM. High-risk & critical care obstetrics. 4. ed. Philadelphia: Lippincott Williams & Wilkins/Wolters Kluwer; 2019:81-97.

23. Trikha A, Singh PM. The critically obstetric patient – recent concepts. Indian J Anaesth. 2010;54(5):421-7.
24. Bookstaver PB, Bland CM, Griffin B, Stover KR, Eiland LS, McLaughlin M. A review of antibiotic use in pregnancy. pharmacotherapy. 2015;35(11):1052-62.
25. Gomes CF, Sousa M, Lourenço I, Martins D, Torres J. Gastrointestinal diseases during pregnancy: what does the gastroenterologist need to know?. Ann Gastroenterol. 2018;31(4):385-394.
26. Jeejeebhoy FM, Zelop CM, Lipman S, Carvalho B, Joglar J, Mhyre JM, et al. Cardiac arrest in pregnancy. A scientific statement from the American Heart Association. Circulation. 2015;132(8):1747-73.
27. Arafeh JMR, Abir Gillian. Cardiopulmonary resuscitation in pregnancy. In: Troiano NH, Witcher PM, Baird SM. High-risk & critical care obstetrics. 4. ed. Philadelphia: Lippincott Williams & Wilkins/Wolters Kluwer; 2019:359-68.
28. American Heart Association. Destaques das Diretrizes de RCP e ACE. [Internet]. [atualizada 2020, out.; citada em 2021 abr. 28]. Disponível em: https://cpr.heart.org/-/media/cpr-files/cpr-guidelines-files/highlights/hghlghts_2020eccguidelines_portuguese.pdf. [Acesso em out. 2020].
29. World Health Organization. Human Reproduction Programme. Statement on Maternal Sepsis. [Internet]. [adaptado de WHO 2018, jan; citada em 2021 abr. 28]. Disponível em: https://www.global-sepsis-alliance.org/news/2018/1/9/who-statement-on-maternal-sepsis. [Acesso em abr. 2021].
30. Bonet M, Pileggi VN, Rijken MJ, Coomarasamy A, Lissauer D, Souza JP, et al. Towards a consensus definition of maternal sepsis: results of a systematic review and expert consultation. Reprod Health. 2017;14(1):67.
31. Escobar MF, Echavarría MP, Zambrano MA, Ramos I, Kusanovic JP. Maternal sepsis. Am J Obstet Gynecol MFM. 2020;2(3):100149.
32. Greer O, Shah NM, Johnson MR. Maternal sepsis update: current management and controversies. The Obstetrician & Gynaecologist. 2020;22:45-55.
33. Bowyer L, Robinson HL, Barrett H, Crozier TM, Giles M, Idel I, et al. SOMANZ guidelines for the investigation and management sepsis in pregnancy. Aust N Z J Obstet Gynaecol. 2017;57(5):540-551.
34. The WHO Global Maternal Sepsis Study (GLOSS) Research Group. Frequency and management of maternal infection in health facilities in 52 countries (GLOSS): a 1-week inception cohort study. Lancet Glob Health 2020;8:e661-71.
35. Oxford-Horrey C, Savage M, Prabhu M, Abramovitz S, Griffin K, LaFond E, et al. Putting it all together: clinical considerations in the care of critically Ill obstetric patients with Covid-19. Am J Perinatol. 2020;37(10):1044-1051.
36. Ghi T, di Pasquo E, Mekinian A, Calza L, Frusca T. Sars-CoV-2 in pregnancy: Why is it better than expected?. Eur J Obstet Gynecol Reprod Biol. 2020;252:476-78.
37. Figueiro-Filho EA, Yudin M, Farine D. Covid-19 during pregnancy: an overview of maternal characteristics, clinical symptoms, maternal and neonatal outcomes of 10,996 cases described in 15 countries. J Perinat Med. 2020 26;48(9):900-11.
38. Society for Maternal-Fetal Medicine. management considerations for pregnant patients with Covid-19. [Internet]. [update 2021 fev; citada em 2021 abr. 29]. Disponível em: https://s3.amazonaws.com/cdn.smfm.org/media/2734/SMFM_COVID_Management_of_COVID_pos_preg_patients_2-2-21_(final).pdf. [Acesso em fev. 2021].
39. The American College of Obstetricians and Gynecologists Outpatient Assessment and Management for Pregnant Women With Suspected or Confirmed Novel Coronavirus (Covid-19). [Internet]. [Revised 2020 jul; citada em 2021 abr. 29]. Disponível em: https://www.acog.org/-/media/project/acog/acogorg/files/pdfs/clinical-guidance/practice-advisory/covid-19-algorithm.pdf. [Acesso em abr. 2021].

45
Assistência de Enfermagem ao Paciente Queimado

Juliana Borges Oliveira
Laurindo Pereira de Souza
Patrícia Rezende do Prado
André Ricardo Maia da Costa de Faro

Introdução

Considera-se queimadura a condição traumática que atinge todos os grupos populacionais, com diversas expressões clínicas, desde simples lesões superficiais e de pequena extensão, até casos complexos que representam alta gravidade capaz de comprometer a vida do traumatizado.[1]

As queimaduras podem ser causadas por diversos fatores etiológicos, sendo as lesões térmicas as mais frequentes, como incêndio, fogo em vestes, tentativa de suicídio, entre outras. Os princípios da gestão clínica de enfermagem das lesões térmicas em ambiente de assistência à saúde incluem a manutenção e a prevenção das vias aéreas após a exposição ao calor e a inalação de fumaça e ações que minimizem o edema. A identificação e o gerenciamento associados às lesões mecânicas a manutenção da estabilidade hemodinâmica; a reposição volêmica guiada por metas; e o controle da temperatura são fundamentais neste processo.[1]

Entre as diversas condições clínicas que ensejam a condição de paciente grave, o grande queimado é uma das causas preocupantes que decorem de lesões locais e sistêmicas envolvidas no processo da queimadura e de lesão aos tecidos. Entende-se por grande queimado aquele indivíduo que apresenta acometimento de 25% ou mais da superfície corpórea. Porém, qualquer lesão com extensão superior a 10% é considerada grave e necessita ser tratada como tal. Logo, é imperativo que o enfermeiro assuma a gestão da assistência clínica, minimizando as complicações que podem acometer o grande queimado.

As lesões traumáticas que apresentam consequências mais devastadoras ao ser humano são aquelas relacionadas aos acidentes por queimaduras, pois desencadeiam respostas metabólicas intensas, que podem afetar todos os órgãos e sistemas.[2]

As queimaduras não se limitam em lesar o tecido, mas, dependendo do grau da lesão, abrangem a magnitude e a dinâmica da energia envolvida e, com isso, a extensão e a profundidade da queimadura podem ser um fator determinante para a assistência de enfermagem. Assim, vale destacar que a diferença mais significativa entre as queimaduras e outras lesões é que as consequências da queimadura estão diretamente ligadas à extensão da lesão e à resposta à inflamação. Quanto maior e mais profunda a queimadura, mais complexa é a inflamação. A profundidade da lesão dependerá da temperatura do meio causador e da duração do contato com a vítima, bem como das desordens locais e sistêmicas causadas pelo agente agressor.[1,3]

Somados a todos esses componentes, também são importantes os aspectos sociais, econômicos, psicológicos e familiares relacionados ao paciente queimado. Esses fatores apresentam uma relação íntima com a taxa de sobrevida, que é de aproximadamente 69% em pacientes que apresentam 70% da superfície corporal total acometida.[4]

Vale ressaltar que todo o processo de cuidado ao doente vítima de queimadura demanda tempo, o que determina que os pacientes atravessem longos períodos de internação hospitalar e de reabilitação, além de ficarem exclusos do ambiente de trabalho, do convívio social e, muitas vezes, da própria família, o que, em alguns casos, pode gerar distúrbios psiquiátricos importantes, além do estresse pós-traumático.[4]

Dados relacionados à mortalidade publicados, em 2011, pelo National Burn Repository da American Burn Association identificaram que, para queimaduras envolvendo 20% e 30% de superfície corporal queimada (SCQ), na faixa etária de 70 a 80 anos, ocorre cerca de 35% de chance de um desfecho ruim, o que contribui para a mortalidade.[5]

Com a finalidade de nortear a gestão da assistência de enfermagem, abordaremos neste capítulo o perfil do paciente grande queimado na unidade de terapia intensiva (UTI).

Paciente grande queimado na UTI

Entre as desordens sistêmicas decorrentes do processo de queimadura, as que mais preocupam os enfermeiros e toda a equipe da UTI são o choque e a síndrome compartimental.

As condições que envolvem o estado de choque são preocupantes em virtude da queda drástica no volume circulante. Logo, o choque é resultante das lesões de queimaduras que prejudicam a condução orgânica na rede dos pequenos vasos e em toda a microcirculação, na qual ocorre a perda de líquidos em consequência de lesões na integridade da parede dos vasos. Além da devastação na microcirculação do paciente queimado, ocorre liberação de mediadores inflamatórios que provocam o aumento da permeabilidade capilar não somente no local lesado, mas em todo o corpo, havendo uma resposta generalizada do organismo, como aumento dos mediadores inflamatórios.[3-6]

Com a perda de líquidos, proteínas e eletrólitos, que ocasionam o estado de choque, há, consequentemente, alterações hemodinâmicas, como a queda do débito cardíaco e da pressão arterial, condições que podem comprometer ainda mais o quadro e a gravidade do doente.[3]

As lesões ou feridas na superfície corporal contribuem para o agravo geral, pois a perda de líquido também ocorre pelo tecido intersticial através da evaporação da ferida da queimadura, em que esta perda pode ser de 3 a 5 L em um período de 24 horas. Por isso, a preocupação com relação à perda de líquidos se explica pela ocorrência da formação do edema nos tecidos locais, que decorre da sobreposição de fluidos da presença da resposta inflamatória sistêmica ao tecido lesionado e da consequente morte celular, que acaba sendo um processo de transporte de neutrófilos, macrófagos e linfócitos aos tecidos e atenuante da remoção de impurezas.

Quando a área queimada sobressalta 20% do total da superfície de área corporal, o tamanho do edema transpassa o local lesado e agrega tecidos circunjacentes; consequentemente, o aumento da demanda de oxigênio aos tecidos e a perda de fluidos auxiliam no processo de hipoperfusão e instalação do choque hipovolêmico.[6]

O estado de choque no paciente queimado consiste na combinação entre o choque distributivo e o choque hipovolêmico. A associação entre os dois tipos de choque resulta das características da localização do fluido corporal no choque distributivo, que se expande e posteriormente é distribuído pelo organismo, ocupando o 3º espaço, o espaço intersticial e todo o espaço intracelular. É considerado também choque hipovolêmico em virtude do "sequestro" de fluidos para a permeabilidade dos vasos e, também, da evaporação da linfa por meio da drenagem da ferida. Assim, o volume de plasma corporal não é suficiente para a manutenção do suporte circulatório, diminuindo a pré-carga e o débito cardíaco.[6]

Portanto, as grandes queimaduras produzem uma resposta sistêmica imediata mediante o aumento da permeabilidade capilar, em que ocorrem grandes perdas de fluidos, líquidos, proteína intravascular, além da rápida formação de edema em tecidos queimados que resultam no estado de choque, condição que deve ser identificada e tratada imediatamente na UTI.

Para facilitar a compreensão, a patogênese da queimadura está ilustrada na Figura 45.1.

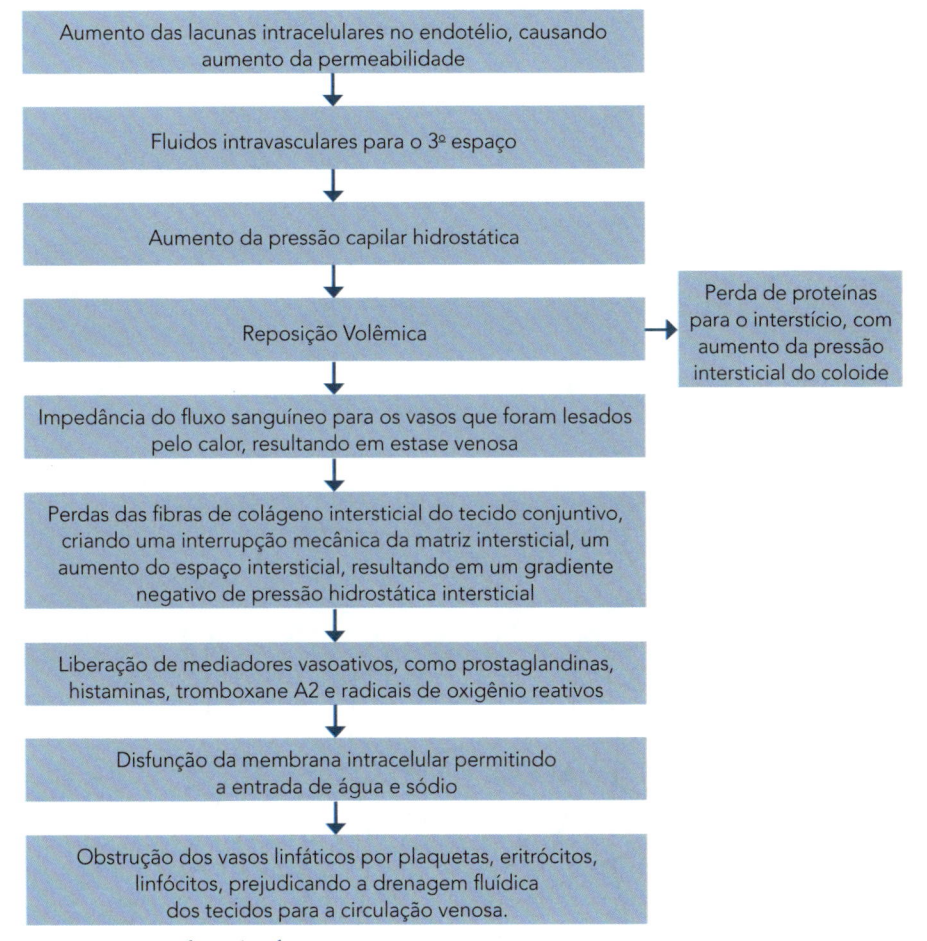

Figura 45.1. Patogênese da queimadura.

Fonte: Desenvolvida pela autoria do capítulo.

Destaca-se que todas as UTI devam estar preparadas para atender ao paciente grande queimado, sendo estritamente necessário que o enfermeiro, assim como o médico intensivista, esteja qualificado e preparado para atender este paciente e as suas particularidades, tendo em vista que nem todo hospital dispõe de unidade exclusiva para o atendimento ao grande queimado. Frente a isto, a equipe da UTI na qual é hospitalizado um grande queimado deve ter ciência de que este paciente requer uma atenção especial e cuidados direcionados para as múltiplas lesões que merecem o adequado manejo para a aplicação de cuidados de alta complexidade e que devem ser executados pelo enfermeiro, ou sob sua supervisão, pela equipe de enfermagem. No entanto, o enfermeiro não atua sozinho nos cuidados a este paciente, o qual exige cuidado multidisciplinar, uma vez que a assistência prestada é direcionada ao gerenciamento dos riscos que permeiam o grande queimado, como controle de infecções. De maneira geral, a regra dos 9 auxilia na avaliação inicial da área queimada e está bem demonstrada no Quadro 45.1 e na Figura 45.2.

Quadro 45.1. Regra dos 9 para mensuração da área queimada.

Regra dos 9 para mensuração da área queimada	
Estrutura anatômica	Área corporal (%)
Cabeça – fronte	4,5
Cabeça – posterior	4,5
Dorso anterior	18
Dorso posterior	18
Cada antebraço	4,5
Cada braço	4,5
Cada perna	18
Cada coxa	18
Genitais	1

Fonte: ATLS (2018).[1]

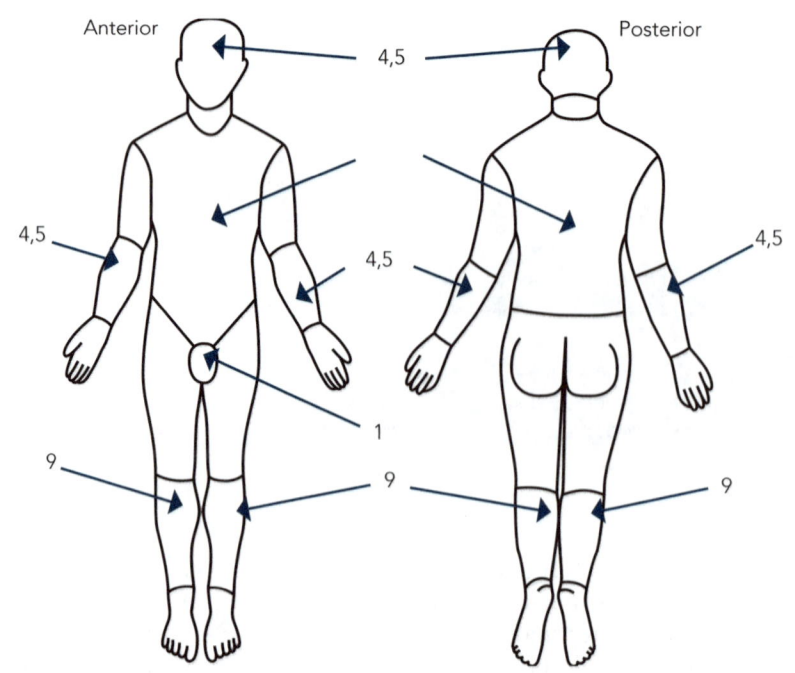

Figura 45.2. Mensuração da área queimada.

Fonte: Adaptada do Knobel (2016).[7]

Neste cenário, cada sistema do organismo pode ser acometido, necessitando de cuidados redobrados e ininterruptos que, para uma melhor compreensão, serão abordados separadamente a seguir.

◖ Vias aéreas e ventilação

A intubação precoce é feita no grande queimado com o objetivo de se assegurarem a permeabilidade e a proteção das vias aéreas. Esta precocidade tem como justificativa garantir uma ventilação e troca gasosa eficazes. Outro fator muito importante é saber se houve a inalação de fumaça, de monóxido de carbono, e por quanto tempo foi inalada, pois essas informações podem diferenciar a estratégia de ventilação do paciente queimado. No caso de pacientes que inalaram fumaça, é recomendável a ventilação mecânica com frequência respiratória alta, havendo também como estratégia a utilização do óxido nítrico para tratar a vasoconstrição.[8]

O enfermeiro intensivista deve atentar aos sinais que antecedem a suspeita de obstrução das vias aéreas, como rouquidão, estridor, uso da musculatura acessória, retração esternal, superfície corpórea superior a 40%, queimaduras faciais e orais, dificuldade em engolir, incapacidade para limpar secreções pulmonares, má oxigenação ou ventilação, diminuição do nível de consciência e reflexos diminuídos de vias aéreas.[1,7]

A traqueostomia precoce também tem sido discutida como auxílio e solução para a ventilação no paciente queimado; porém, em um estudo retrospectivo, não houve diferença entre o suporte ventilatório, o tipo de ventilação ou a presença de pneumonia, mas houve uma pequena diminuição no tempo de extubação em pacientes submetidos ao processo de traqueostomia precocemente.[9] Até o momento, não existem evidências que relacionem a taxa de mortalidade à traqueostomia precoce no paciente queimado, o que se discute são os benefícios e o conforto ao doente submetido a este processo.[9]

Outro aspecto fundamental é a preocupação com as medidas para a prevenção da pneumonia associada à ventilação mecânica (PAVM), relacionada com um prognóstico desfavorável, principalmente no grande queimado que tem a imunidade comprometida e que se torna mais suscetível a este agravo em virtude da disfunção dos movimentos ciliares pulmonares por inalação de fumaça, monóxido de carbono, ativação inflamatória pulmonar aguda por lesão pulmonar aguda e aumento do vazamento de plasma para o parênquima pulmonar. Diante do aumento da resposta inflamatória no grande queimado, a PAVM pode ser de difícil diagnóstico, o que exige do enfermeiro e demais profissionais da equipe multidisciplinar atenção redobrada e cuidados na manipulação do paciente intubado e sob ventilação mecânica.[10,11]

Além disso, a Agência Nacional de Vigilância Sanitária (Anvisa) ressalta alguns cuidados, como a higiene das mãos, decúbito elevado de 30° a 45°, higiene bucal, aspiração supraglótica, entre outras medidas implementadas com o objetivo de prevenir a PAVM nesses pacientes, além da avaliação diária da equipe multidisciplinar para a diminuição da sedação e do desmame do suporte ventilatório invasivo.

Reposição volêmica

Para que a reposição volêmica no grande queimado seja eficiente, é de suma importância que ocorra adequadamente nas primeiras horas, pois, logo após a lesão, iniciam-se as primeiras mudanças fisiopatológicas no organismo, como a liberação de histaminas, bradicininas e prostaglandinas. Convém relembrar que a combinação do choque distributivo e hipovolêmico gera injúrias microvasculares e no 3º espaço intersticial, o que justifica a necessidade da ressuscitação volêmica para o grande queimado logo na fase inicial.[9,12]

A American Burn Association recomenda, hodiernamente, como fluido de reposição inicial, o Ringer-lactato por apresentar um valor plasmático mais próximo ao do humano, a uma taxa inicial atualizada com base na fórmula de Parkland de 2 mL/kg, multiplicada pela superfície de área corpórea queimada (p. ex.: paciente com peso corporal de 100 kg $\times$ 2 $\times$ 80% = 16.000 mL/24 horas), recomenda-se que a metade desse fluido deva ser infundido nas primeiras 8 horas após o agravo e o restante distribuído nas 16 horas restantes.[1] A reposição deve ser guiada por metas, como a taxa do débito urinário de 5 mL/kg/hora em adultos ou 30 a 50 mL/hora deve ser mantida de acordo com a reposição volêmica. Outro ponto importante é a manutenção da normotensão.[1] Desta forma, a avaliação deve ser individualizada com foco na avaliação contínua da função renal, cardiorrespiratória e tegumentar por meio de exame físico, laboratoriais e de imagem.

O enfermeiro intensivista deve estar em alerta para que todas as infusões sejam mensuradas, incluindo as diluições para as medicações e, por isso, o balanço hídrico é fundamental.[13]

Resposta metabólica e nutricional

A resposta metabólica e nutricional depende de variáveis, como o controle da glicemia, em que as condições de estresse que foram impostas ao corpo pela queimadura geram o aumento da produção de catecolaminas, glicocorticosteroides, glucagon e citoquinas, que juntos podem resultar na hiperglicemia e em um estado de resistência à insulina à medida que os níveis glicêmicos aumentam. Nesta fase, o profissional mais habilitado para acompanhamento, cuidado e controle da glicemia é o enfermeiro intensivista, permitindo uma qualidade superior à assistência e nos cuidados prestados.[14]

O grande queimado necessita de um adequado aporte nutricional, no qual o início precoce da dieta enteral pode auxiliar na atenuação da resposta catabólica após a queimadura. Em virtude das lesões, ocorre um aumento do consumo de energia após a queimadura, assim, estes doentes precisam de uma dieta hipercalórica e hiperproteica para auxiliar na recuperação clínica e cicatrização da pele, além da avaliação nutricional que deve ser rigorosa com o intuito de identificar a produção de outros metabólitos não desejáveis. Por isso, uma dieta enteral ou parenteral equilibrada é o que vem sendo recomendada e deve ser avaliada pela equipe.[8,12]

O início precoce da nutrição enteral (NE) é fundamental, porém ela enseja distúrbio da motilidade gastrointestinal em 80% do paciente grande queimado, aliada à presença de edema das alças intestinais pela intensa, e necessária, reanimação volêmica nas primeiras 24 horas. Destarte, a síndrome compartimental abdominal (SCA) pode ocorrer e, dessa maneira, os pacientes devem ser monitorizados quanto à pressão intra-abdominal (PIA) pelo método de verificação pela sonda vesical de demora (SVD) de três vias e em posição supina (dorsal zero grau), além de verificar a pressão de perfusão abdominal (PPA). A necessidade nutricional é variável conforme a fase, mas nessa população de doentes é mais alta que a de outro grupo de doente crítico.[7]

Cuidados com a pele e áreas lesionadas

Estudos demonstraram que as taxas de mortalidade e de infecção se reduziram ao ser realizada a excisão precoce do tecido morto.[8,15] Por isso, atualmente, não é incomum o encaminhamento deste paciente ao centro cirúrgico para escarificação das lesões, enxertos e limpeza. Logo, alguns cuidados necessitam ser continuados na UTI e são descritos como exemplos para a criação de um protocolo de cuidados ao paciente queimado:[1,5,7]

- Manter pele limpa e seca.
- Trocar os lençóis todas as vezes que estiverem úmidos.

- Utilizar lençóis estéreis.
- Não permitir o contato de lençóis e cobertores diretamente sobre a pele, especialmente sobre a área queimada.
- Manter arco de proteção para evitar o contato da roupa estéril com as áreas queimadas em curativos abertos.
- Manter os lábios umedecidos, aquecer o paciente, a fim de evitar a perda de calor.
- Utilizar a sulfadiazina de prata a 1% no tratamento inicial de queimaduras de 2º e 3º graus, em razão de seu efeito antimicrobiano de amplo espectro, porém uma desvantagem dessa cobertura é a necessidade de trocas diárias em razão da oxidação da prata.
- Utilizar avental e luvas estéreis ao manipular o paciente.
- Atentar para os cuidados e adesão às precauções-padrão (não existe a necessidade em realizar o chamado "isolamento reverso").
- Manter o paciente com cabeceira elevada acima de 30° para prevenção da PAVM.
- Manter lubrificação ocular constante, evitando o ressecamento da região ocular.
- Manter a cânula endotraqueal e a sonda gastroenteral fixadas adequadamente, sem que ocorra a compressão de áreas lesionadas.
- Realizar punção venosa periférica com dispositivo (jelco) n. 18.
- Avaliar a necessidade de administração da vacina antitetânica ou do soro antitetânico.
- Outros aspectos importantes devem ser observados pela equipe de enfermagem, como temperatura muito elevada, distensão abdominal, presença de náuseas e de vômitos, pele fria e pegajosa, taquicardia, mudança de coloração da lesão e presença de secreções podem indicar sinais de infecção ou sepse.[7]

Estudos hodiernos[16] revelam que novas coberturas impregnadas com prata vêm ganhando espaço no tratamento das queimaduras de espessura parcial e total. Entre as novas modalidades de cobertura, impregnadas com prata, destaca-se a hidrofibra com carboximetilcelulose e prata (Aquacel Ag®), que se trata de um curativo tópico retentor de umidade, que pode liberar prata por até 14 dias. Tem em sua composição hidrofibra com 1,2% de prata, que também dispensa o uso de curativos secundários para absorção de exsudatos e outras secreções. Foi demonstrada uma importante atividade antimicrobiana deste curativo contra patógenos, incluindo aeróbios e anaeróbios, fungos e bactérias resistentes a antibióticos.

Analgesia do paciente grande queimado na UTI

Outros pontos importantes sobre os quais o enfermeiro intensivista e toda a equipe precisam estar em alerta são a prevenção e o controle da dor, causada pelas extensas lesões e pode se agravar durante o próprio curso do tratamento. Portanto, a analgesia deve ser especial e individualizada para que possa oferecer o máximo de conforto e alívio ao paciente, minimizando, assim, a instabilidade hemodinâmica grave.[1,7]

A dor pode estar presente em todas as fases da queimadura, desde o trauma térmico até o pós-alta hospitalar. Assim, é importante a atuação da equipe multiprofissional frente aos sinais e sintomas. É necessário checar constantemente a presença de dor por meio de escalas e/ou instrumentos validados de avaliação da dor em sua instituição, com o intuito de se determinar a resposta à dor e avaliar se os medicamentos utilizados estão proporcionando os efeitos desejados. É comum o grande queimado apresentar-se inquieto e/ou ansioso em consequência dor, e essas alterações clínicas ocasionam complicações como hipovolemia e hipoxemia, de forma rápida e intensa, e podem aumentar o metabolismo. Neste sentido, a administração de analgésicos potentes e sedativos nas primeiras horas, principalmente nas que antecedem a realização de curativos, é essencial para minimizar todo esse estresse oxidativo. A dose dos fármacos prescrita pelo médico deve ser moderada e a escolha do melhor e disponível fármaco conforme protocolos institucionais.[1,7]

Prevenção e controle da síndrome compartimental

- A avaliação do grande queimado demanda tempo da equipe de enfermagem e dos demais profissionais que ali atuam. Neste sentido, a prevenção de complicações, como a síndrome compartimental, é fundamental para preservar órgãos e prevenir lesões irreversíveis. Assim, faz-se necessário um olhar clínico apurado quanto à avaliação da perfusão, palpação de pulso arterial nas extremidades, dor e avaliação do intumescimento muscular para identificar a presença de parestesia. Outro ponto importante na avaliação é a remoção de todos os adornos e identificar algum tipo de alergia que o paciente possa apresentar ao material utilizado e que possa contribuir para o edema, verificar cianose central e nas extremidades, sinais de danos neurológicos progressivos, como parestesia e dor no tecido profundo. Em casos de dificuldades de identificação de pulsos distais, a melhor recomendação é a avaliação mediante ultrassom com doppler. Para tanto, deve-se solicitar uma avaliação médica urgente caso seja necessária a realização de escarotomia.[1]

- A escarotomia geralmente não é necessária nas primeiras 6 horas após a queimadura. As síndromes de compartimento também podem surgir nas regiões do tórax e no abdome, ensejando aumento da pressão inspiratória máxima ou aumento da pressão abdominal. Assim, caso seja necessária a escarotomia torácica e/ou abdominal, devem ser realizadas ao longo das linhas axilares anteriores com uma incisão cruzada na linha clavicular e na junção do tórax e abdome, que geralmente aliviam o problema e deverão ser realizadas por médico cirurgião.[1,2,7]

Considerações finais

O cuidado ao paciente grande queimado requer esforços de toda a equipe multiprofissional da UTI: enfermeiros, técnicos de enfermagem, médicos, fisioterapeutas, psicólogos, odontólogos e, até mesmo, de profissionais que não estão relacionados diretamente na assistência ao paciente, como a equipe administrativa e de limpeza.

O tempo de internação e o sofrimento são demasiadamente longos e as angústias, o tempo de espera e as expectativas nem sempre correspondem ao desejável pela família e pelo paciente. Por fim, e não menos importante, cabe refletir e jamais esquecer que o paciente é o amor de alguém, e assim precisamos depositar todas as nossas energias positivas concernentes a um atendimento humano, seguro e de qualidade.

Referências bibliográficas

1. American College of Surgeons Committee on Trauma. Advanced Trauma Life Support. ATLS. 10. ed. Chicago: American College of Surgeons; 2018.
2. Pinho FM, Amante LN, Salum NC, Silva R, Martins T. Guideline das ações no cuidado de enfermagem ao paciente adulto queimado. Rev Bras Queimaduras. 2016;15(1):13-23.
3. Ahrns, K. Trends in burn resuscitation: shifting the focus from fluids to adequate endpoint monitoring, edema control, and adjuvant therapies. Crit Care Nurs Clin N Am. 2004;(16)75-98.
4. Brusselaers N, Hoste EA, Monstrey S, Colpaert KE, DE Waele JJ, Vandewoude KH. Outcome and changes over time in survival following severe burns from 1985 to 2004. Int Care Med. 2005;31:1648-1653.
5. Campos MGCA, Sousa ATO, Vasconcelos JMB, et al. Feridas complexas e estomias: aspectos preventivos e manejo clínico. João Pessoa: Ideia; 2016.
6. Pavoni V, Gianesello L, Paparella L, Buoninsegni, LT, Barboni E. Outcome predictors and quality of life of severe burn patients admitted to intensive care. Scandinavian Journal of Trauma, Resuscitation and Emergency Medicine. 2010;18:24.

7. Knobel E. Conduta no paciente grave. 4. ed. São Paulo: Atheneu; 2016.
8. Ipaktchi K, Arbabi S. Advances in burn critical care. Crit Care Med. 2006;34(Suppl.)239:244.
9. Saffle JR, Morris SE, Edelman L. Early tracheostomy does not improve outcome in burn patients. J Burn Care Rehabil. 2002;23:431-438.
10. Herve S, Patuano E, Ainaud P, et al. Reflections on percutaneous tracheotomy: regarding a retrospective study of 106 cases with major burns. Ann Otolaryngol Chir Cervicofac 1999;116:258-262.
11. Cook DJ, Brun-Buisson C, Guyatt GH, et al. Evaluation of new diagnostic technologies: bronchoalveolar lavage and the diagnosis of ventilator-associated pneumonia. Crit Care Med 1994;22:1314-1322.
12. Fodor L, Fodor A, Ramon Y, Shoshani O, Rissin YA, Ullmann Y. Controversies in fluid resuscitation for burn management: literature review and our experience. Injury, Int. J. Care Injured 2006;37:374-79.
13. Yowler CJ, Fratianne RB. Current status of burn resuscitation. Clin Plast Surg. 2000;27(1):1-10.
14. Rabiee A, Andreasik V, Abu-Hamdah R, Galiatsatos P, Khourl K, Gibson R, Anderesen D, Elahi D. Numerical and clinical accuracy of a continuous glucose monitoring system during intravenous insulin therapy in the surgical and burn intensive care units. Journal of Diabetes Science and Technology. 2009;3(4):951-9.
15. Mann R, Heimbach D. Prognosis and treatment of burns. West J Med. 1996;165:215-20.
16. Chen L, Hadad ACC, Mello DC, Sousa FCP. Cobertura de hidrofibra com carboximetilcelulose (Aquacel Ag®) em pacientes queimados: um relato de caso. Rev Bras Queimaduras. 2018;17(2):132-5.

46
Assistência de Enfermagem ao Paciente Oncológico

Adriana Montenegro de Albuquerque
Valdicléia da Silva Ferreira

Introdução

O câncer, segundo a Organização Mundial da Saúde (OMS), se desenvolve quando um conjunto de células cresce e se dissemina desordenadamente, modificando o seu material genético, deixando de responder aos mecanismos de controle do organismo, podendo afetar qualquer parte do corpo.[1] De forma agressiva e incontrolável, originam-se tumores capazes de invadir estruturas adjacentes, ocasionando metástase. Quando o câncer tem início em tecidos epiteliais, como pele ou mucosas, é considerado 'carcinoma"; se a origem ocorre em tecidos conjuntivos, como cartilagem, músculo e ossos, denomina-se "sarcoma'.

Pesquisas revelam que o paciente com câncer tem alto risco de ser recusados na unidade de terapia intensiva (UTI), mesmo necessitando de suporte intensivo, desencorajando a internação por oncologistas e intensivistas que, muitas vezes, acreditam que esse paciente necessita de tratamento apenas na unidade de cuidados paliativos, considerada um centro reservado para a internação de pacientes com câncer. Entretanto, salienta-se que a gravidade das disfunções orgânicas, o comprometimento da capacidade funcional, o estadiamento do câncer e a aplicação de índices prognósticos são considerados critérios para admissão na UTI.[2-4]

As principais causas de admissão do paciente com câncer na UTI caracterizam as alterações neurológicas agudas, arritmias cardíacas, cirurgias de grande porte, cirurgias curativas, sepse, distúrbios metabólicos, dor, hemorragias, insuficiência respiratória, disfunção renal aguda, assim como algumas complicações decorrentes da quimioterapia, radioterapia ou do próprio câncer, com destaque para as cardíacas, trombose venosa profunda, pneumonia, queimaduras, coagulopatias, entre outras.[3,5,6]

Neste capítulo descreveremos diferentes modalidades de tratamento oncológico, englobando o tratamento clínico (hormonoterapia), a radioterapia e a quimioterapia, além do tratamento cirúrgico, podendo ser realizados de forma combinada ou isolada, lembrando que a melhor opção de tratamento deve ser definida pelo médico oncologista, de acordo com o tipo de câncer e o estágio da doença.[7,8]

Tratamento clínico ou hormonoterapia

A hormonoterapia é um tipo de quimioterapia fundamental para a transição do tratamento ativo aos cuidados de sobrevivência, que consistem no uso de substâncias semelhantes ou inibidoras de hormônios, utilizadas para tratar as neoplasias hormônio-dependentes, com melhora significativa em longo prazo.[9] Considerado principal tratamento, pode ser isolado ou sequencial, nunca concomitante a um procedimento quimioterápico.

Entre os tumores malignos sensíveis ao tratamento hormonal, destacam-se o câncer de tireoide, os carcinomas de mama, o adenocarcinoma de próstata e o adenocarcinoma de endométrio.[10,11]

Os hormônios e antagonistas hormonais são usados com o objetivo de deter o crescimento tumoral, tendo como vantagem, quando comparados à quimioterapia convencional, serem mais econômicos com relação à hospitalização, equipamentos e dimensionamento de recursos humanos.[12,13]

Protocolo de enfermagem em hormonoterapia

A apresentação do último protocolo exposto pela Associação Médica Brasileira (AMB) e pela Agência Nacional de Saúde Suplementar (ANS) recomenda que a hormonoterapia seja utilizada em todas as pacientes com receptor hormonal positivo, exemplificando o câncer de mama, e não considera ser um benefício adicional quando se prolonga o tratamento por um período de 5 anos.[14]

Hormonoterapia é uma terapêutica dependente do enfermeiro para a sua administração e orientação de cuidados quanto ao uso do fármaco, podendo ser administrado de forma diária ou cíclica.

A presença e a gravidade dos sintomas da doença são fatores capazes de interferir no seguimento do tratamento.[15] Os tratamentos quimioterápico e hormonioterápico estão associados a uma alta incidência de efeitos adversos, como anorexia, alopecia, astenia, cefaleia, diarreia, dores nas articulações, hipercolesterolemia, náuseas, ondas de calor, retenção de líquidos, rubor, sonolência, tontura, vômito e outras manifestações, o que pode comprometer o tratamento por reduzir a qualidade de vida da paciente. Assim sendo, deve-se dar importância ao manejo de tais eventos adversos por meio da sua prevenção ou minimização, permitindo, dessa maneira, um incremento na qualidade de vida.[10,16-18]

Cirurgia

A cirurgia é o método mais antigo e, até hoje, utilizado para alguns tratamentos oncológicos. Em casos de tumores grandes, a quimioterapia e/ou a radioterapia pode ser utilizada na tentativa inicial para os reduzir e, posteriormente, possibilitar a realização da cirurgia. Após o resultado dos exames anatomopatológicos, na maioria das vezes é realizada uma ampliação da margem ao redor do tumor, garantindo que todas as células malignas tenham sido removidas.

A técnica cirúrgica combinada com a quimioterapia e/ou radioterapia é empregada para um melhor prognóstico e comumente utilizada em casos de câncer de mama, cólon, cabeça e pescoço, rins e testículos.

O perfil do enfermeiro que atua em Oncologia requer conhecimentos técnico-científicos, favorecendo ações de saúde e práticas educativas que estejam presentes durante as 24 horas com o paciente, impactando, assim, uma melhor qualidade da assistência prestada.[19,20] A perspectiva holística do enfermeiro intensivista, focado em uma assistência de enfermagem humanizada ao paciente com câncer e seus familiares, significa empregar atitudes que originem a oportunidade de todos verbalizarem seus sentimentos e instrumentalizar as decisões frente ao tratamento proposto.

Protocolo de enfermagem em cirurgia oncológica

Ressalta-se que o protocolo de enfermagem, destinado ao paciente oncológico com perspectivas cirúrgicas, deve ter uma prescrição rigorosa desde o perioperatório, visto que o paciente poderá ser submetido à cirurgia de grande porte, necessitando de tratamento intensivo.

Após a cirurgia, o enfermeiro deve considerar a resposta do paciente na UTI, por meio de ações como avaliar o nível de consciência, monitorizar os sinais vitais, realizar o balanço hídrico, observar o sítio cirúrgico e o sistema de drenagem da ferida operatória, avaliar quanto à dor, administrar analgesia prescrita, manter acesso venoso pérvio, manter posicionamento correto do paciente para conforto e prevenção de lesão por pressão.

Toda a sistemática deve estar voltada para a prevenção de possíveis complicações e eventos adversos, como cicatrização da ferida, deiscência de sutura, desequilíbrio hidroeletrolítico, disfunção orgânica, hemorragia, infecção e tromboflebite, promovendo uma assistência de enfermagem de qualidade.[21]

◖ Quimioterapia (QT)

A quimioterapia é a modalidade de tratamento antineoplásico que apresenta frequentes efeitos adversos, tem maior incidência, com taxas de cura variáveis para muitos tumores, incluindo os mais avançados e aumentando a sobrevida dos portadores de câncer.[22,23] Pode ser administrada por diversas vias: oral; intramuscular; subcutânea; intravenosa (mais utilizada); intra-arterial; intratecal; intraperitoneal; intravesical; de aplicação tópica; e intrarretal.

Preconiza-se o uso de quimioterápicos em associação, denominado "poliquimioterapia", ou seja, a utilização de duas ou mais drogas que, combinadas, agem de forma complementar, ocasionando vantagens consideráveis ao tratamento do paciente.[24]

Assim, a quimioterapia é empregada isoladamente ou combinada com radioterapia, cirurgia ou outro procedimento, dependendo do tipo de tumor, localização e estadiamento, podendo ser realizada durante a internação hospitalar, inclusive na UTI. Este tipo de tratamento interfere na capacidade de multiplicação das células cancerosas, destruindo por completo as células neoplásicas e promovendo a redução da ocorrência de recidivas, aumentando a sobrevida dos pacientes, na qual tem apresentado quatro finalidades: curativa; adjuvante; prévia ou neoadjuvante; e paliativa.[25]

A duração do tratamento é determinada de acordo com a incidência de efeitos adversos e da resposta tumoral, variando de 3 a 6 meses, a exemplo do câncer de mama. Os fármacos citostáticos mais ativos no tratamento para esse tipo de câncer são as antraciclinas, como a epirrubicina e a doxorrubicina, e os taxanos, como o paclitaxel e docetaxel.[25,26]

Em virtude da complexidade de algumas drogas e da necessidade de conhecimento sobre os cuidados de enfermagem relacionados a cada medicamento, o enfermeiro necessita estar capacitado pelo fato de ser o responsável pela administração e precisa reconhecer os efeitos adversos da terapêutica. Contudo, deve-se garantir a participação, promoção de atividades de capacitação e de educação continuada para toda a equipe de enfermagem.[27,28]

Na UTI, é de responsabilidade do enfermeiro desenvolver diversas intervenções com procedimentos invasivos, priorizando estabelecer no paciente em QT o efetivo acesso venoso periférico pérvio, incluindo o cateter central de inserção periférica (PICC) e a manutenção do *porth-a-cath*.

É necessário prestar uma assistência de qualidade a pacientes oncológicos e, para tanto, é relevante uma equipe multiprofissional que apresente conhecimento fisiológico da doença, tipos de tratamento e o impacto que estes acarretam na vida dos indivíduos de forma a detectar, intervir e avaliar os sinais e sintomas, bem como as reações adversas dos medicamentos utilizados no tratamento, visando a uma melhor qualidade de vida,[29] principalmente nas limitações por aspectos físicos e emocionais, visto que estes podem repercutir na capacidade funcional.[30]

A quimioterapia pode causar danos ao indivíduo saudável, caso ocorra contato direto com a droga por meio de partículas dispersas no ar e presentes no ambiente ou pelo contato com excretas, metabólitos ativos dos quimioterápicos. Diante disso, espera-se que o presente protocolo contribua para a segurança dos profissionais que administram quimioterápicos, como também do paciente, assegurando a qualidade da assistência de enfermagem na UTI.

Protocolo de enfermagem em quimioterapia

Para padronizar o uso da poliquimioterapia, é necessário avaliar quais os tipos de drogas, dosagens, via de administração, tempo de infusão e intervalos a serem empregados em cada patologia, faixa etária, fases do tratamento e status da doença de base.[24]

É de fundamental importância que o protocolo traga informações atualizadas, como verificar sinais vitais, peso e altura do paciente; checar exames laboratoriais, quando indicado; solicitar o preparo e/ou a suspensão das QT diluídas ou comprimidos fracionados junto à farmácia; orientar os pacientes a ingerirem líquidos em abundância, caso não haja restrição hídrica; conferir Termo de Consentimento Livre e Esclarecido, informando para tratamento de QT, antes da administração das drogas.[24]

Caso o tratamento escolhido seja por via endovenosa, garrotear suavemente um membro superior do paciente, procurando o melhor acesso venoso, realizar a antissepsia e a punção venosa, solicitar ao paciente que informe qualquer ocorrência ou alteração de sensibilidade local (dor, ardor, prurido, formigamento ou sinal de rubor e edema), estimulá-lo a verbalizar suas sensações durante a infusão da QT;[24] manter via exclusiva de administração; verificar se a punção está pérvia por meio do teste de fluxo e refluxo venoso, observando o local da punção e do trajeto venoso.

Solicitar e notificar avaliação médica, caso as veias periféricas sejam de difícil punção, pois o acesso deverá ser venoso profundo; atuar prontamente nas situações emergenciais ou ocorrência de efeitos colaterais.[24] Vale ressaltar que infusões acima de 30 minutos só podem ser administradas por meio de cateter venoso central, requerendo supervisão direta do enfermeiro.[24]

A enfermagem deve instalar uma solução de manutenção (soro fisiológico 0,9% ou soro glicosado 5%) ou hiperidratação conforme protocolo institucional; administrar antieméticos previamente, conforme prescrito, prevenindo ou controlando náuseas e vômitos; infundir os quimioterápicos em "Y" lentamente, observando-se a infusão; aplicar as drogas segundo a ordem de atuação das mesmas.

Após a aplicação de cada QT, introduzir 50 mL da solução de manutenção; elevar o membro acima do nível do coração e manter suave pressão no sítio de punção venosa por 5 minutos após a retirada da agulha, conforme protocolo institucional.

Em caso de toxicidade dermatológica,[31] ou seja, extravasamento de drogas em tecido subcutâneo, suspender imediatamente a infusão, manter a agulha no local e aspirar a droga antineoplásica com uma seringa vazia, retirando o restante da droga que permanece na via de acesso e fazer aplicação de compressas de gelo no local por 20 minutos; manter a aplicação das compressas por 5 dias, a cada 6 horas; puncionar outro acesso venoso para continuar a infusão, preferencialmente em local distante daquele que sofreu extravasamento e monitorar o índice de extravasamento como indicador de qualidade da assistência de enfermagem.[24,32]

No tocante ao contato acidental do profissional com a droga (pele ou mucosa), lavar a área abundantemente. Contato com a pele, lavar com água corrente; se mucosa, com soro fisiológico 0,9% e notificar as intercorrências como "acidente de trabalho", seguindo o protocolo institucional. Registrar integralmente o procedimento realizado e as intercorrências no prontuário do paciente, a fim de que os profissionais de enfermagem identifiquem os pacientes com maior risco de extravasamento, procurando sempre evitá-lo, em vez de priorizar unicamente o tratamento após o ocorrido.[33]

Ressalta-se que a utilização das soluções quimioterápicas com qualidade, segurança e eficácia requer o cumprimento de requisitos mínimos na assistência do enfermeiro, para garantir a total ausência de contaminação química e/ou biológica, bem como interações indesejáveis e incompatibilidades medicamentosas.

Destaca-se que, para prevenir esse evento adverso, é fundamental dispor de profissionais especializados, realizar capacitação constante, criar protocolos de condutas e orientar os pacientes quanto aos riscos de complicações com extravasamento de quimioterápicos.[33]

É competência do enfermeiro planejar, organizar, supervisionar, executar e avaliar todas as ações de enfermagem em pacientes submetidos ao tratamento quimioterápico antineoplásico, conforme regulamenta o Conselho Federal de enfermagem.[34]

Sabe-se que a formação específica em Oncologia fornece aos profissionais de enfermagem um perfil diferenciado, com atitudes críticas e reflexivas acerca do cuidado, construídas a partir do pensamento científico de suas atividades assistenciais.[31]

Radioterapia

A radioterapia é um tratamento de ampla utilização, que, por meio de radiações ionizantes, auxilia no combate à neoplasia. O objetivo é destruir as células malignas por meio da radiação eletromagnética, cujos fins terapêuticos impedem a multiplicação por mitose e/ou determinam a morte celular.

O tumor é atravessado gradualmente pelos raios em todas as direções e as células que não apresentam malignidade recebem apenas doses reduzidas.

A técnica mais comum de aplicação da radioterapia é a externa (teleterapia), na qual a radiação ionizante atravessa diferentes tecidos antes de atingir a área do tumor e, dessa forma, órgãos e tecidos normais ficam sujeitos aos efeitos tóxicos dos raios emitidos.[35]

Destaca-se que a radioterapia tem papel fundamental na diminuição da taxa de recorrência local e favorece a sobrevida de pacientes.[36] Esse tratamento pode ser utilizado com a intenção curativa ou paliativa e o esquema de aplicação dependerá da dose total calculada e da avaliação do radioterapeuta. Para que haja redução ou desaparecimento da neoplasia maligna, fazem-se necessárias alterações importantes na qualidade de vida dos pacientes durante e após o tratamento.[37]

Protocolo de enfermagem ao paciente em radioterapia

Segundo deste protocolo, o enfermeiro tem o papel de esclarecer o procedimento realizado durante a aplicação da radiação, descrevendo o equipamento e a duração do processo que, em geral, pode ser em alguns minutos. Ressalta-se que a educação permeia este tratamento; por isso, o enfermeiro deve explicar as possíveis necessidades de imobilização durante a terapêutica e a ausência de novas sensações, inclusive a dor. Informar também aos pacientes e familiares sobre precaução e restrição relacionadas à radiação.[38]

Além de orientar os pacientes com relação aos efeitos adversos, como a radiodermite, considerada a mais comum do tratamento radioterápico, vale lembrar que a radiodermite deve ser prevenida, minimizada e/ou tratada pelo enfermeiro de acordo com recomendações e/ou intervenções baseadas em evidências científicas.[39] Os enfermeiros também precisam lidar com os efeitos emocionais, que incluem medo, angústia e alteração na rotina por conta do tratamento com radioterapia.[40] Assim, considera-se ser o enfermeiro um profissional essencial nos cuidados de enfermagem no ambiente de radioterapia.

Durante esse tratamento, o enfermeiro deve avaliar o nível de consciência, a manutenção do estado nutricional e o peso, a integridade cutânea antes e depois do procedimento, além de instruir o paciente a prevenir a exposição aos raios solares e não romper bolhas que tenham se formado. Auxiliar no alívio dos sintomas da dor e do desconforto, oferecer cuidados que possibilitem a melhoria da imagem corporal e da autoestima, entre outras intervenções que enfatizem que os sintomas resultam do tratamento, e não representam agravamento ou progressão da patologia.

Destaca-se que, nos serviços de radioterapia, é imprescindível uma equipe de enfermeiros capacitados para lidar com as exigências do tratamento e a individualidade de cada paciente, enfatizando a importância da sua formação na área de Oncologia, especialmente na Radioterapia, diante da complexidade inerente a esta modalidade terapêutica.[41]

Dor

A dor é um fenômeno subjetivo, intransferível e complexo da avaliação do sentimento álgico. A dor não está sozinha, ela traz consigo sofrimento intenso e pode interferir no âmbito fisiológico e espiritual do paciente.[42,43] Por isso, o enfermeiro precisa saber reconhecer e identificar os respectivos indícios no paciente oncológico, pautado no cuidado, pela intercorrência e por dúvidas que surgirem no decorrer de sua terapêutica, principalmente se estiver sob intervenções e procedimentos na UTI.[44-46]

Alguns pacientes podem se adaptar à dor por meio do autocontrole, suprimindo os sinais de sofrimento e angústia. Contudo, o insucesso da equipe multiprofissional em aliviar a dor são as razões mais comuns para a dor persistente nos pacientes da terapia intensiva. Apesar disso, o enfermeiro procura amenizar a dor por meio de uma assistência humanizada, a partir da qual ocorre o alívio do sofrimento físico, espiritual, psicológico e emocional do paciente.[47,48]

Ao cuidar de um paciente com dor oncológica é importante considerar dois tópicos relevantes para o exame: a intervenção e a avaliação. Entre os aspectos a serem avaliados, destacam-se a determinação da dor (aguda ou crônica), as atitudes do paciente, a identificação de fatores que influenciem a dor e a resposta do paciente, proporcionando ao enfermeiro a concretização de um planejamento da assistência de enfermagem voltado para a melhoria dos sinais e sintomas avaliados.[49]

Em situações específicas, podemos relacionar parâmetros que dificultam a avaliação da dor, considerada o quinto sinal vital, e os tratamentos subsequentes, como a percepção da condição do paciente, alteração do nível de consciência, incapacidade para comunicar a dor, movimento restrito ou limitado, intubação orotraqueal, alterações dos sinais vitais, agitação, tremor ou comportamento verbal e não verbal.[50] Entretanto, a falta dos sinais citados não significa ausência de dor, e muitos pacientes apresentam-se prostrados ou mais quietos que o habitual em virtude do esgotamento físico, mental e emocional causado pela patologia.[49]

Protocolo de enfermagem ao paciente oncológico com dor

Na assistência de enfermagem na UTI, é possível detectar, avaliar, compreender e prevenir queixas no que concerne os cuidados que minimizem a dor de pacientes oncológicos em tratamento. As intervenções empregadas para avaliar o tipo de dor oncológica vão depender da localização, duração, qualidade e influência nas atividades do cotidiano.

A aplicação da escala analógica visual ou verbal numérica serve de parâmetros para avaliar a intensidade da dor, importante para o paciente oncológico, considerando-se a valorização individualizada da queixa álgica, porém não produz uma avaliação efetiva e completa da dor oncológica em todos os seus aspectos biopsicossociais. Em meio a alguns instrumentos de avaliação da dor, diversos são os obstáculos relacionados à falta de protocolos que sirvam para orientação e esclarecimento da equipe de enfermagem.[46]

Portanto, considera-se que avaliar as respostas comportamentais frente à dor, administrar analgésicos de uso contínuo e de fármacos de resgate, previamente em horários padronizados e não apenas em momentos de crise, mas antes do ressurgimento dos sintomas da dor, de forma a contribuir com os ajustes na titulação das doses.[51,52]

A elaboração e execução da implementação da sistematização das ações de enfermagem ao paciente oncológico com dor são considerados cuidados efetivos na dimensão assistencial.[46,52,53]

Intervir a fim de minimizar os riscos de ocorrência, gravidade e complicações da dor; transmitir a sensação de que a dor do paciente é compreendida e que pode ser controlada; incentivar a ajuda de um especialista, nos casos de dor intratável, e comprometer-se com o paciente são considerados cuidados estratégicos na assistência humanizada, complementando a assistência focada na prevenção e cuidado ao paciente crítico.[42,51,54]

Um ponto considerável dentro dessa temática é a complexidade da avaliação do sentimento álgico porque este é subjetivo e inerente ao cognitivo do paciente, exigindo do profissional de enfermagem capacidade e discernimento para descobrir as reais e potenciais necessidades, aparentes ou não, para que, assim, possa atuar de forma positiva, efetiva e humanizada no gerenciamento dessa dor.

No entanto, podemos constatar que há falhas de conhecimento, crenças e atitudes equivocadas, inadequada avaliação e insuficiente registro sobre dor e analgesia.[43]

Considerações finais

A enfermagem Oncológica está em ascendência na terapia intensiva, na qual os profissionais assistem os pacientes de forma desfragmentada ao atenderem todas as suas necessidades, enfatizando situações de dor, finitude e morte, além de mutilações, desesperança e expectativas de cura da patologia.

Os profissionais de enfermagem estão expostos a situações de conflito junto aos pacientes, representadas por perdas inesperadas; por pressões que expõem ao tratamento clínico, cirúrgico, quimioterápico, radioterápico; ou pela dor, que são condições presentes no cotidiano do paciente oncológico.

A assistência constante ao paciente grave induz o enfermeiro à criação de um vínculo e maior envolvimento com o problema vivido. A agressividade terapêutica e os ajustes necessários ao processo de tratamento constituem-se, muitas vezes, em fontes geradoras de estresse para o paciente, familiares e equipe multiprofissional. Neste cenário, o enfermeiro intensivista necessita desenvolver práticas seguras junto ao paciente com câncer e seus familiares, estimulando relações multidisciplinares que devem sempre estar focadas na educação em serviço e no aprimoramento da equipe para uma assistência humanizada e de qualidade.

Referências bibliográficas

1. World Health Organization. Health topics. Cancer. Geneva: WHO; 2016 [Cited 2016 Dec 14]. Disponível em: http://www.who.int/topics/cancer/en. Acesso em jul. 2021.
2. Padilha KG, Vattimo MFF, Silva SC, Kimura M. enfermagem em UTI: cuidando do paciente crítico. Barueri, São Paulo: Manole; 2010.

3. Bos MMEM, et al. Intensive care admission of cancer patients: A comparative analysis. Cancer Med. 2015;4(7):966-76.
4. Valle TD, Garcia PG. Critérios de admissão do paciente oncológico em unidades de terapia intensiva de hospitais gerais. Rev. Ciênc. Méd. 2018;27(2):73-84.
5. Puxty K, et al. Survival in solid cancer patients following intensive care unit admission. Intensive Care Med. 2014;40(10):1409-28.
6. Li S, et al. Association between adjuvant chemotherapy and risk of acute kidney injury in elderly women diagnosed with earlystage breast cancer. Breast cancer research and treatment, 2017;161(3):515-524.
7. 7 Sandrini ES, et al. Analysis of PTV margin for IMRT and VMAT techniques in prostate cancer using IGRT. Rev Bras Fis Med [Internet]. 2014;8(2):22-5.
8. Aragüés IH, Pérez AP, Fernández RS. Inflammatory Skin Conditions Associated With Radiotherapy. Actas Dermo-Silfiliog. 2017;108(3):209-20.
9. Murphy CC, Bartholomew LK, Carpentier MY, Bluethmann SM, Vernon SW. Adherence to adjuvant hormonal therapy among breast cancer survivors in clinical practice: a systematic review. Breast Cancer Res Treat 2012;134(2):459-78.
10. Brito C, Portela MC, Vasconcellos MTL. Fatores associados à persistência à terapia hormonal em mulheres com câncer de mama. Rev. Saúde Pública [online]. 2014;48(2):284-95.
11. Sweeney CJ, et al. Chemohormonal therapy in metastatic hormone-sensitive prostate cancer. N Engl J Med 2015;373:737-746.
12. Timmers L, Boons CC, Kropff F, Ven PM, Swart EL, Smit EF, et al. Adherence and patients' experiences with the use of oral anticancer agents. Acta Oncol 2014;53(2):259-67.
13. Benjamin L, Buthion V, Iskedjian M, Farah B, Rioufol C, Vidal-Trecan G. Budget impact analysis of the use of oral and intravenous anti-cancer drugs for the treatment of HER2-positive metastatic breast cancer. J Med Econ 2013;16(1):96-107.
14. Guedes JBR, et al. Factors associated with adherence and persistence to hormonal therapy in women with breast cancer. Rev Bras Epidemiol. Out-Dez 2017;20(4):636-649.
15. Bender CM, et al. Influence of patient and treatment factors on adherence to adjuvant endocrine therapy in breast cancer. Oncol Nurs Forum 2014;41(3):274-85.
16. Cardoso JA, Santos MNP, Morgado SAM. Atuação do enfermeiro no cuidado do paciente oncológico no domicílio. Rev. Eletrôn. Atualiza Saúde | Salvador, 2017;6(6):36-42.
17. Gabriel GH, et al. Quimioterapia, hormonioterapia e novas alternativas de tratamento do adenocarcinoma mamário. Enciclopédia Biosfera. Goiânia: Centro Científico Conhecer; 2017;14(26):p.
18. Ross DM, et al. Chronic myeloid leukaemia and tyrosine kinase inhibitor therapy: assess ment and management of cardiovascular risk factors. Intern Med J, 2018;48:5-13.
19. Fernandes MA, et al. Percepção dos enfermeiros sobre o significado dos cuidados paliativos em pacientes com câncer terminal. Ciências e Saúde Coletiva. Rio de Janeiro; set, 2013:18(9):2589-2596.
20. Santos FC, et al. The nurse that operates in oncology unit hospital: profile and vocational training. Enfermería Global. 2015;38:313-324.
21. Billon R, et al. Impact of adjuvant anti-estrogen therapies (tamoxifen and aromatase inhibitors) on perioperative outcomes of breast reconstruction. Journal of Plastic, Reconstructive & Aesthetic Surgery, 2017;S1748-6815(17):30224-32017.
22. Bushatsky M, et al. Qualidade de vida em mulheres com câncer de mama em tratamento quimioterápico. Cienc Cuid Saude [Internet]. 2017;16(3):36094.
23. Foster K., Younger N, Aiken W, Brady-West D, Delgoda R. Reliance on medicinal plant therapy among cancer patients in Jamaica. Cancer Causes & Control, 2017;p. 1-8.
24. Maia VR, Dantas ACA, Satos MGS, Ramos VP. Protocolos em enfermagem. Administração de quimioterápicos antineplásica no tratamento de hemopatias malignas. Rio de Janeiro: HEMORIO; 2010.
25. Rubovszky G, Horváth Z. Recent advances in the neoadjuvant treatment of breast cancer. Journal of Breast Cancer. 2017;20(2):119-131.
26. Carvalho M, et al. Câncer de mama: tratamento quimioterápico e quimiopreventivo. Anais V Simpac. 2015;5(1):277-280.
27. Cruz FS, Rossato LG. Care given to cancer patients undergoing chemotherapy: knowledge of family health strategy nurses. Revista Brasileira de Cancerologia 2015;61(4):335-341.
28. Aquino ATT, Góes IMC, Malcher M. A percepção da equipe de enfermagem sobre cuidados paliativos e o manejo da dor na unidade de terapia intensiva do Hospital Municipal de Santarém. enfermagem Brasil. 2016;15(6):295-300.
29. Albuquerque PMS, Ximenes DIJ, Diniz MFFM. Quality of life assessment of patients with chronic myeloid leukemia in João Pessoa-PB from 2015 to 2016. REAS/EJCH. 2019;11(14):1-8.
30. Sousa TKC, Monteiro CRAV. Qualidade de vida em pacientes submetidos ao tratamento quimioterápico. Rev. Investig, Bioméd. São Luís, 2018;10(1):38-45.
31. Souza NR, et al. Oncological emergency: the work of nurses in the extravasation of antineoplastic chemotherapeutic drugs. Esc Anna Nery 2017;21(1):e20170009.

32. Brito CD, Lima EDRP. Dispositivo intravascular periférico curto mais seguro para infusão de quimioterápicos antineoplásicos vesicantes: o que a literatura diz. Reme, Rev. Min. Enferm. 2012;16(2):275-9.
33. Schneider F, Pedrolo E. Extravasation of antineoplastic drugs: assessment of the nursing team knowledge. REMERev. Min. Enferm. 2011;15(4):522-529.
34. COFEN. Resolução COFEN 210/1998. Dispõe sobre a atuação dos profissionais de enfermagem que trabalham com quimioterápicos antineoplásicos. Disponível em: http://www.cofen.gov.br/resoluocofen-2101998_4257.html. (Acesso jul. 2021).
35. Santos DE. Efeito da radioterapia na função pulmonar e na fadiga de mulheres em tratamento para o câncer de mama. Fisioter Pesq. 2013;20(1):50-55.
36. Lucena NV. Radiation therapy: adverse reactions to cancer treatment fem mama. Temas em Saúde. 2017:17(3):36-45.
37. INCA – Instituto Nacional do Câncer: Incidência de câncer no Brasil – estimativa 2018. [Internet]. Disponível em: http://www.inca.gov.br/estimativa/2018/introducao.asp. Acesso em jul. 2021.
38. Smeltzer SC, BARE BG. Tratado de enfermagem médico – cirúrgica. 14. ed. Rio de Janeiro: Guanabara Koogan; 2019.
39. Scheneider F, Danski MTR, Vayego SA. Usage of calendula officinalis in the prevention and treatment of radiodermatitis: a randomized double-blind controlled clinical trial. Rev esc enferm USP. 2015;49(2):221-8.
40. 40 Salvador C, et al. Care of oncological nursing in radiotherapy. Rev enferm UFPE on line., Recife, 2019;13(4):1071-80.
41. Souza NR, et al. Importance of professional qualification in radiotherapy services. Rev Enferm UFPI. 2016;5(3):18-23.
42. Strübe M, et al. Perceptions of nurses and pain management of cancer patients. REME. Rev. Mi Enferm. 2015;19(3):696-703.
43. Isidório BHS, et al. The pain process on patients oncology – updated view of nursing. Brazilian Journal of Surgery and Clinical Research – BJSCR. 2017;20(1):151-158.
44. Rennó CSN, Campos CJG. Comunicação interpessoal: valorização pelo paciente oncológico em uma unidade de alta complexidade em oncologia. REME – Rev Min Enferm. 2014;18(1):106-15.
45. Silva TO, et al. Avaliação da dor em pacientes oncológicos. Rev enferm UERJ. 2011;19(3):359-63.
46. Cunha FF, Rêgo LP. Nursing and cancer pain. Rev dor São Paulo, 2015;16(2)142-5.
47. Brito S, et al. Representação social dos enfermeiros sobre cuidados paliativos. Rev Cuid 2015;6:1062-69.
48. Gomes C, et al. O enfermeiro e os cuidados paliativos prestados a pacientes oncológicos terminais. Sanare 2015;14:1.
49. Morton PG, Fontaine DK. Cuidados críticos de enfermagem: uma abordagem holística. 9. ed. Rio de Janeiro: Guanabara Koogan; 2011.
50. Nascimento LA, Kreling MCGD. Avaliação da dor como quinto sinal vital: opinião de profissionais de enfermagem. Acta Paul Enferm. 2011;24(1):50-4.
51. Biasi PT, et al. Pain management in cancer patients by nursing staff. PERSPECTIVA, Erechim. Março/2011;35(129):157-166.
52. Oliveira AL, Sobrinho NP, Cunha BAS. Chronic cancer pain management by the nursing team. Rev Dor São Paulo, 2016;17(3)219-22.
53. Nascimento LKAS, et al. Sistematização da assistência de enfermagem a pacientes oncológicos: uma revisão integrativa de literatura. Revista Gaúcha de enfermagem, Porto Alegre. 2012;33(1):178-183.
54. Lobo AJS, Martins JP. Dor: conhecimentos e atitudes dos estudantes em um ano de seguimento. Texto Contexto Enferm. 2013;22(2):311-7.

47
Assistência de Enfermagem ao Paciente com Doença Falciforme

Caroline Neris Ferreira Sarat

Olinda Maria Rodrigues de Araújo

Éveny Cristine Luna de Oliveira

Maria Lúcia Ivo

Introdução

Doença falciforme (DF) é um termo genérico atribuído a um grupo de afecção hereditária, com predomínio da hemoglobina S (HbS) e faz parte das doenças genéticas de maior frequência na população humana.[1,2] A HbS pode ser encontrada no estado heterozigoto (traço falciforme), considerado assintomático sem doença; no estado homozigoto (HbSS, ou anemia falciforme); e em associação com outras alterações, como a talassemia e a hemoglobinopatia SC.[3,4] Neste grupo, a forma mais grave da doença é a anemia falciforme (AF), por apresentar anemia hemolítica grave e maior predisposição a dolorosas crises vaso-oclusivas (CVO).[5]

As variantes de hemoglobinas são herdadas como autossômicas codominantes, um único gene é herdado de cada genitor. A substituição de um aminoácido da cadeia β-globina, em virtude da troca de uma única base no códon (código de aminoácidos, dado pela sequência de três bases nitrogenadas), afeta a com duração do ácido desoxirribonucleico (DNA).[6]

Conforme a genética mendeliana clássica, se ambos os genitores são heterozigotos para a cadeia β variante tipo S, os filhos têm 50% de probabilidade de serem heterozigotos (traço falciforme); 25% de serem normais (HbA); e 25% de terem anemia falciforme (HbSS).[3]

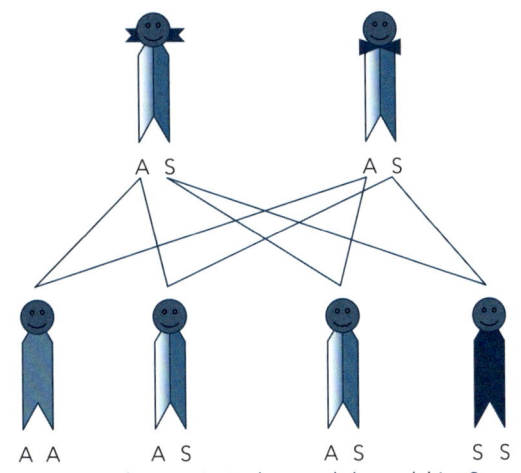

Figura 47.1. Representação esquemática da transmissão do gene da hemoglobina S.

Fonte: Acervo da autoria do capítulo.

◖Fisiopatologia e manifestações clínicas

A DF decorre da alteração de um gene estrutural, ocasionando a produção de uma hemoglobina (Hb) anômala, a HbS, em substituição à hemoglobina A (HbA). A mutação ocorre em um gene da β-globina, ao trocar uma única base nitrogenada (a adenina pela timina) no códon do DNA, que resulta na substituição do ácido glutâmico pela valina na posição 6 da cadeia β, com consequente modificação físico-química da molécula da Hb. Essa alteração estrutural da HbS reduz a afinidade por oxigênio em comparação com a HbA.[6,7] Diante da ausência ou diminuição da tensão de oxigênio, a HbS polimeriza, alterando a função e morfologia do eritrócito, que perde a forma arredondada e flexível, e assume a forma de foice ou de meia lua, em um processo denominado "falcização". Este evento resulta em hemólise e vaso-oclusão.[4,5] Essas alterações moleculares que ocorrem durante o processo fisiopatológico estão esquematizadas na Figura 47.2.

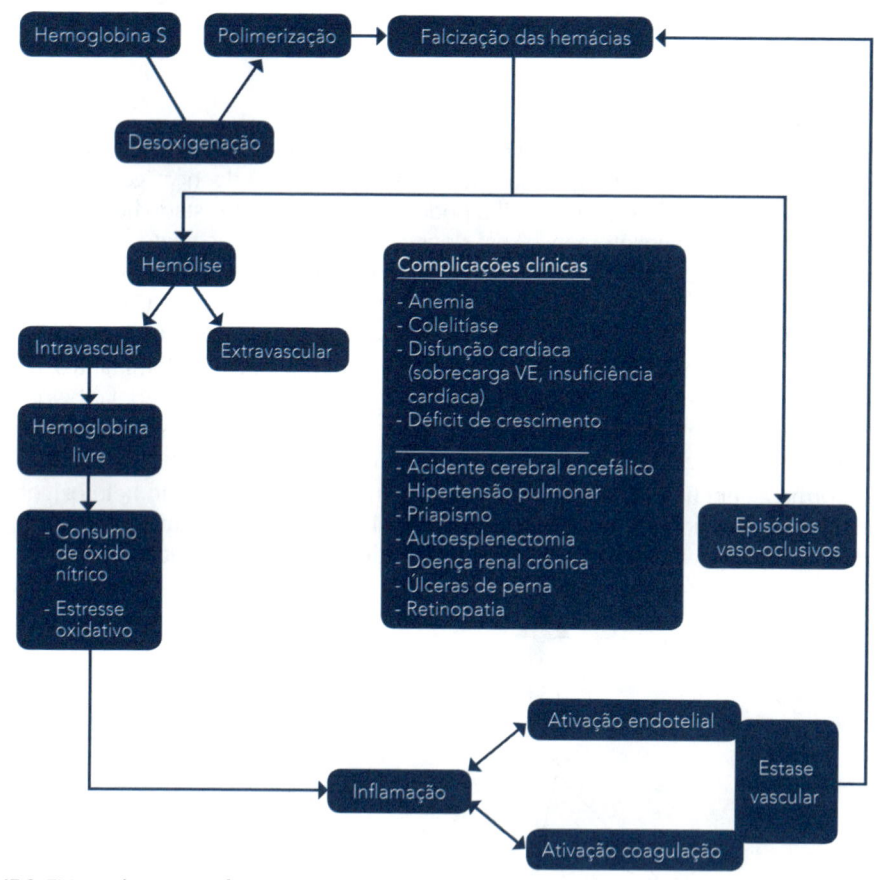

Figura 47.2. Fisiopatologia e manifestações clínicas da anemia falciforme.

Fonte: Desenvolvida pela autoria do capítulo.

A hemólise intra e extravascular reduz a meia-vida do eritrócito para 10 a 12 dias.[8] Como consequência, ocorrem a liberação de Hb no plasma, a redução da biodisponibilidade do óxido nítrico (NO) e a indução ao estresse oxidativo.[4] O afoiçamento dos eritrócitos resulta em episódios de vaso-oclusão, caracterizados por obstrução do fluxo sanguíneo que ocasionam estase vascular e consequente ativação do endotélio e da coagulação e indução inflamatória crônica. Esses eventos estão inter-relacionados e sofrem retroalimentação, associada à circulação de citocinas inflamatórias.[4,9]

O processo fisiopatológico determina as manifestações clínicas apresentadas pelo paciente. Atualmente, a DF é considerada uma doença crônica que cursa com ampla variabilidade clínica e graves complicações que afetam quase todos os órgãos e sistemas, com consequentes limitações na vida do paciente.[10] As potenciais complicações incluem a síndrome torácica aguda (STA), infarto esplênico, acidente vascular cerebral (AVC), necrose avascular de osso e articulações, osteomielite, ulceração na perna, disfunção renal, retinopatia, doença relacionada à transfusão, priapismo, cardiomegalia, hipertensão pulmonar, infecção grave resultante de função esplênica comprometida, comprometimento cognitivo, ansiedade, depressão, dor crônica, necrose da medula óssea, crise aplástica, cálculos biliares, hepatomegalia e sepse.[11,12]

Diagnóstico da doença falciforme

O diagnóstico da DF requer técnicas eletroféticas, hemograma e dosagens da hemoglobina fetal. A triagem neonatal é a metodologia de rastreamento na população até o 28° dia de vida, porém o momento propício para fazer o diagnóstico deve acontecer até os 12 meses após o nascimento.[13] O diagnóstico precoce interfere de modo sensível na morbimortalidade por oferecer, oportunamente na primeira infância, a terapêutica adequada.[5] O perfil eletroférico com dosagem das Hb variantes pode ser obtido pela focalização isoelétrica (IEF) e pela cromatografia líquida de alta resolução (HPLC). Exames complementares podem ser necessários para o diagnóstico diferencial, além de estudo familiar e técnicas moleculares.[13]

Terapêutica na doença falciforme

O tratamento baseia-se na prevenção de CVO e complicações, prevenção de infecções, tratamento adjuvante e tratamento não medicamentoso. Para a prevenção das CVO e de suas complicações, a hidroxiureia (HU) é a terapia medicamentosa recomendada,[14] aumentando a HbF, com efeitos benéficos, que incluem alterações no volume de hemácias, na hidratação celular, na membrana celular e em células endoteliais,[11] além do aumento do metabolismo do óxido nítrico.[15] Em pacientes adultos com DF, a HU reduziu a frequência de crises dolorosas e a necessidade de transfusões de sangue.[16,17]

O tratamento adjuvante inclui o ácido fólico de uso contínuo, analgésicos e anti-inflamatórios para o gerenciamento domiciliar da dor. Transfusão de hemácias desleucocitadas e fenotipadas, quando o hematócrito estiver 20% inferior ao nível basal do paciente. A exsanguineotransfusão parcial pode ser utilizada para manutenção da HbS abaixo de 30% a 50% diante de complicações agudas.[14,18] Terapia com quelante é a opção de tratamento disponível para reduzir os estoques de ferro do organismo e diminuir as complicações de sobrecarga, como a insuficiência cardíaca e a cirrose hepática, em virtude dos níveis elevados de ferritina decorrente das transfusões repetidas.[4,14]

Pacientes homozigóticos SS ou Sβ, em uso de HU e com complicações graves não infecciosas relacionadas à vaso-oclusão são potencialmente candidatos ao transplante de células-tronco hematopoéticas (TCTH). Apesar de o TCTH poder melhorar a sobrevida e prevenir sintomas e complicações associados à AF, os riscos devem ser determinados contra o potencial ganho em longo prazo.[19] A terapia genética consiste numa abordagem potencial e alternativa para alcançar a cura da DF, porém os estudos de transferência do gene normal da globina A para células hematopoéticas por meio de vetores retrovirais modificados estão em fases iniciais.[20]

Recentemente, a L-glutamina apresentou segurança e eficácia na redução da frequência das CVO.[21] Ela age na redução do estresse oxidativo nas hemácias falciformes, com consequente diminuição da adesão das hemácias, diminuição da vaso-oclusão e, portanto, redução das CVO e consequente diminuição da mortalidade na DF.[11,21] As intervenções psicológicas podem auxiliar no tratamento médico de pacientes com DF.[22] Estratégias educativas e de terapia cognitivo-comportamental podem ajudar o paciente e seus familiares a lidarem melhor com esta condição crônica.[23]

Principais complicações do paciente grave com doença falciforme

Condutas e assistência

As crises álgicas merecem atenção especial por serem o fenômeno mais frequente e a razão mais comum para a procura de atendimento médico de urgência.[24] Além da detecção dos sinais de alerta para complicações graves que requerem intervenção imediata, como a queda rápida dos níveis de Hb, hipotensão, hipóxia, taquicardia, febre, distensão e dor abdominal, torácica intensa, sibilância, taquipneia e tosse.[11,12]

Medidas gerais incluem monitorização multiparamétrica; avaliação da dor e dos sinais vitais a cada hora; hidratação com soro glicosado a 5%, se o jejum for necessário; reposição volêmica, se sinais de choque e desidratação; controle do débito urinário; balanço hídrico; administração de oxigênio, se saturação arterial < 95%; correção da acidose metabólica com bicarbonato de sódio; transfusão de hemácias, se hematócrito menor que 20% do nível basal; e manutenção da HU, se o paciente já estiver em tratamento.[18,25]

Na admissão, os exames solicitados devem incluir hemograma, reticulócitos, bilirrubina e lactato desidrogenase, demais exames de acordo com a clínica do paciente. Nos casos de febre e dor torácica, torna-se imprescindível a radiografia de tórax, pois a complicação pulmonar é a causa mais comum de morte nos adultos com DF.[18,25]

O paciente grave com anemia falciforme, ao ser internado em uma unidade de terapia intensiva (UTI), necessita de cuidados especiais em razão da suscetibilidade a novas complicações. O ideal é que, desde a admissão na UTI, as condutas realizadas entre os membros da equipe de saúde sejam feitas de modo simultâneo.

Crises álgicas

Em virtude da heterogeneidade nos diversos aspectos relacionados ao desenvolvimento da dor, que apresenta mecanismos independentes ou sobrepostos, combater as dores aguda e crônica na DF constitui um desafio terapêutico importante.[26]

A dor aguda grave é resultante da vaso-oclusão e costuma se localizar na região lombar, nas articulações e extremidades, sendo localizada ou migratória, contínua e latejante, tornando-se mais intensa no 3º dia da crise e começa a diminuir a partir do 6º dia. Ela faz o paciente gritar, gemer, chorar e assumir posições anormais no leito na tentativa de obter alívio.[27] Pode ser desencadeada por infecção, temperaturas ambientais extremamente frias, mudanças bruscas no clima, excesso de esforço, desidratação, início do período menstrual, exposição direta ou indireta à fumaça do tabaco e exacerbação concomitante de comorbidades.[11,14]

Na investigação diagnóstica do paciente com dor, deve-se abranger a história clínica, com caracterização detalhada da dor (localização, intensidade, frequência, fatores predisponentes, sintomas associados, episódios e tratamentos prévios); exame físico; avaliação laboratorial e de imagem para definir a causa da dor e excluir outras possibilidades não relacionadas diretamente com a DF.[28] Para avaliar a severidade, a resposta terapêutica e a evolução da dor, o enfermeiro deve se apoiar em instrumentos válidos, como as escalas verbal descritiva, visual analógica, visual numérica e facial.[29] No paciente sedado e/ou sob ventilação mecânica, pode ser utilizada a escala de dor comportamental (*Behavioral Pain Scale* – BPS), pois contempla os parâmetros a serem observados no paciente crítico.[30] A identificação da intensidade da dor e a sedação realizada por meio de escalas auxiliam os enfermeiros na tomada de decisão e propicia o adequado manejo da sedoanalgesia na UTI.[31]

Na abordagem farmacológica da dor, são utilizados analgésicos e anti-inflamatórios não hormonais.[25] O tratamento analgésico deve considerar a história individual, uso de analgésicos prévios em domicílio e o nível de intensidade da dor em que o paciente se encontra. Os opioides, como a codeína, tramadol e morfina são os fármacos de 1ª escolha nas dores agudas intensas, associados com dipirona a cada 4 horas, e diclofenaco a cada 8 horas. Na fase aguda, a analgesia parenteral pode ser administrada de forma contínua, intermitente ou combinada.[18] A via subcutânea é uma alternativa até obtenção de um acesso intravenoso. A analgesia controlada pelo paciente (PCA) pode ser utilizada com ou sem associação de opioides orais de ação prolongada, a depender da demanda estabelecida para o paciente.[25]

A eficácia da analgesia deve ser avaliada a cada 15 a 30 minutos até que a dor esteja sob controle.[25] Posteriormente, a avaliação deve ser realizada a cada hora, juntamente com os outros sinais vitais. A retirada dos opiáceos deve ser escalonada, após redução da intensidade da dor, com manutenção da dipirona e do diclofenaco em horários regulares.

Em casos severos, podem ser necessários ansiolíticos, como o diazepam 5 a 10 mg/dia; e antidepressivos, como a amitriptilina 25 a 50 mg/dia; sem, contudo, substituição da analgesia adequada.[18]

Durante o uso de opioides, o enfermeiro deve estar atento para o gerenciamento dos efeitos adversos mais comuns como sedação, náuseas, vômito, constipação, tontura, depressão respiratória e tolerância, para proporcionar assistência segura e com qualidade.[32]

Por outro lado, terapias não farmacológicas que ajudam no alívio da dor incluem manter o paciente aquecido, evitar mudanças bruscas de temperatura, aplicar compressas mornas e massagem nas articulações e nos locais acometidos, promover distração e técnicas de relaxamento e dar apoio emocional para o paciente sentir-se acolhido e seguro.[33]

Infecção

Os pacientes falciformes apresentam risco aumentado de infecções por *Streptococcus pneumoniae*, *Haemophilus influenzae* B, meningococos e *Salmonellas* em virtude de asplenia funcional, defeitos de complemento e de opsonização. Infecção urinária em pacientes acima de 10 anos, e principalmente após os 20 anos, são causados comumente por *Escherichia coli* e *Klebsiella spp*.[11,18,24,34] No adulto, em caso de febre persistente acima de 38 °C, deve-se pensar em infecções comuns provocadas por outros patógenos da comunidade. As infecções afetam órgãos já acometidos, como pulmões, rins e ossos.[16]

A escolha do antibiótico depende da padronização local, determinada pela Comissão de Controle de Infecção Hospitalar (CCIH). No entanto, o tratamento inicial deve cobrir as principais infecções bacterianas em pacientes falciformes com febre ou outras suspeitas de infecção, e a administração idealmente deve ser feita dentro de 60 minutos após a avaliação.[34]

O paciente com DF, internado em UTI, deve ser prevenido quanto a complicações pulmonares, ligadas principalmente à terapêutica respiratória, como assistência ventilatória e outros procedimentos invasivos. Considerando a UTI uma unidade de alto risco de infecção, medidas para prevenir a transmissão horizontal de microrganismos e o controle de infecções, associadas às precauções-padrão, devem ser rigidamente observadas pela equipe multidisciplinar.

Desidratação

Desde a infância, os pacientes com DF desenvolvem alteração renal caracterizada por hipostenúria, o que propicia maior tendência à desidratação e um gatilho importante para as CVO.[18]

Para manter a estabilidade hemodinâmica, a solução fisiológica (SF a 0,9%) é apropriada para pacientes hipovolêmicos. Entretanto, nos pacientes euvolêmicos a manutenção hídrica deve ser feita com glicose e SF a 0,9% na proporção 4:1. Diferentemente da reposição de fluidos que ocorre em pacientes críticos, os pacientes com DF, ao receberem solução salina, podem evoluir com hipernatremia por terem uma capacidade reduzida de excretar o sódio. Essa hipernatremia ocasiona o aumento da osmolaridade e do volume plasmático, sobrecarga volêmica e desidratação dos eritrócitos, o que aumenta a falcização.[33,34]

As intervenções de enfermagem incluem a obtenção de um acesso venoso; administração de hidratação parenteral e medicamentos prescritos; balanço hídrico; estimulação da hidratação oral com água ou outros líquidos (2 a 3 L/dia); monitorização do padrão respiratório e saturação de oxigênio, atentando para os sinais de sobrecarga cardíaca.[33]

Síndrome torácica aguda (STA)

Clinicamente, a STA se assemelha à pneumonia e pode se desenvolver no paciente de maneira súbita ou insidiosa. Os sinais e sintomas comprometem o trato respiratório inferior (tosse, falta de ar, estertores etc.), com um novo infiltrado pulmonar na radiografia de tórax. A etiologia mais comum é a infecção, mas pode resultar de embolia gordurosa da medula óssea ou edema pulmonar. É uma complicação grave e principal causa de morte em adultos com DF.[25]

Seu manejo deve ser agressivo, com instituição imediata de antibioticoterapia empírica (para *Chlamydia* ou *Mycoplasma*), oxigenoterapia, reposição adequada de fluidos, evitando-se sobrecarga hídrica e edema pulmonar. Para a prevenção de atelectasias e controle da dor, a fisioterapia respiratória deve ser instituída. A redução da concentração de HbS é feita por meio de hemotransfusão e/ou exsanguíneo transfusão.[18,25,33]

Com relação aos exames solicitados, além dos indicados para as crises álgicas, deve ser realizada a gasometria arterial. Em caso de hipóxia ($PaO_2 < 70$ mmHg), a oxigenoterapia é indicada e, de acordo com a clínica do paciente, podem ser instituídas a intubação endotraqueal e a ventilação mecânica. Quanto à terapia analgésica, a equipe multiprofissional deve estar alerta ao risco de depressão respiratória, hipofunção e atelectasia nestes pacientes.[16]

Anemia grave

A anemia grave é definida como um declínio de 2 g/dL ou mais da Hb basal do indivíduo. A transfusão sanguínea objetiva não apenas a correção dos níveis de Hb e hematócrito do paciente, mas também ela diminui a HbS por diluição e supressão relativa da eritropoiese, reduzindo efeitos decorrentes da anemia e evitando complicações da falcização. Deve-se considerar a necessidade desses efeitos sem incorrer no aumento excessivo da viscosidade sanguínea, não devendo alcançar níveis de Hb superiores a 11 g/dL. Pacientes com anemia falciforme podem ter exacerbação da anemia em razão do sequestro esplênico e da crise aplástica pelo parvovírus B19.[18,25]

Além da anemia grave, as transfusões de hemácias podem ser indicadas no tratamento do AVC, síndrome torácica aguda, preparo pré-operatório, hipertensão pulmonar, insuficiência cardíaca congestiva, priapismo e gestação. Deve-se transfundir sangue desleucocitado e fenotipado para grupos sanguíneos ABO, Rh e Kell (Rh1, Rh2, Rh3<Rh4, K1).[18]

Como a maior parte do volume de oxigênio é transportada para os tecidos em combinação com a Hb, na anemia grave o conteúdo de oxigênio está reduzido. Para prevenção de hipoxemia, a gasometria arterial e a oxigenoterapia devem ser instituídas, impondo observação e assistência intensiva com relação a esta complicação.[33]

Compete, ainda, à equipe multiprofissional estar atenta à utilização de filtros para leucócitos durante as transfusões, prevenir a hipervolemia e a hemossiderose (nível de ferritina não deve ultrapassar 1.500 μg/mL).[14,16,33]

Eventos neurológicos

Vários quadros neurológicos são descritos na anemia falciforme, a exemplo do coma, convulsões, cefaleias, paralisia de nervos cranianos e múltiplos aneurismas cerebrais. Os acidentes cerebrovasculares são uma das complicações mais graves da anemia falciforme, ocorrendo por obstrução de grandes vasos, como carótidas e artéria cerebral média. A incidência de acidente cerebrovascular isquêmico é maior em crianças e pacientes mais velhos, enquanto o acidente vascular hemorrágico é mais incidente nos adultos jovens.[5,11,33]

No tratamento do episódio agudo, deve-se realizar uma avaliação neurológica imediata com monitoramento cuidadoso do processo e desenvolvimento de sintomas neurológicos. Considerar para esta avaliação um perfil ou padrão neurológico (nível de consciência/orientação/respostas) relacionado com pares de nervos cranianos; a avaliação sensorial, a motora e a de reflexos e os sinais vitais. As manifestações são focais, podendo incluir hemiparesia, hemiplegia, déficit no campo visual e afasia.[5,11,33] A solicitação de tomografia computadorizada do crânio e ressonância magnética, se disponível, é imprescindível. O tratamento padrão para pacientes que apresentam déficit neurológico agudo é a imediata transfusão de concentrado de hemácias e/ou exsanguineotransfusão para reduzir a HbS < 30% e interromper a evolução da doença neurológica.[35]

A equipe de enfermagem deve manter as vias aéreas livres, avaliar necessidade de oxigênio suplementar, manter cabeceira elevada em 30°, aplicar escala de Glasgow ou de sedação, avaliação pupilar e estado hemodinâmico, comunicando as alterações.[18,33] Identificar precocemente complicações neurológicas da fase aguda, como sinais de hipertensão intracraniana e crise convulsiva.[18]

Priapismo

O priapismo é a ereção peniana dolorosa e persistente, acompanhada, ou não, de estímulo sexual e orgasmo. É considerada uma emergência urológica, que na DF ocorre por isquemia, sendo uma condição análoga à síndrome compartimental. O objetivo do manejo do priapismo é obter a detumescência da ereção persistente, a fim de preservar a função erétil. O manejo consiste no esvaziamento por punção do corpo cavernoso, injeção de agentes α-adrenérgicos, com ou sem irrigação intracavernosa com solução salina. Tratamento cirúrgico deve ser considerado se não houver resposta após as medidas iniciais.[36,37]

O tratamento inclui a instalação de acesso venoso para hidratação endovenosa rigorosa; uso de analgésicos, como opioides; oferta de oxigênio suplementar, se o paciente estiver hipoxêmico; e correções de anormalidades metabólicas.[33,36,37] Além do sofrimento causado pela dor, o priapismo é uma experiência permeada por sentimento de vergonha e constrangimento.[38] A equipe multiprofissional deve realizar os cuidados de forma imediata, mantendo uma postura ética, respeitando a privacidade do paciente e reduzindo o desconforto físico e emocional.

Considerações finais

O diagnóstico precoce, a profilaxia de infecções, a prevenção de danos neurológicos, a transfusão de sangue mais segura e a hidroxiureia alteraram a história natural da DF nas últimas décadas.[39] A cronificação da DF, o aumento da expectativa de vida, a ampla variabilidade clínica e as graves complicações que afetam quase todos os órgãos e sistemas impõem a formação de uma equipe multidisciplinar em saúde constituída por enfermeiros, médicos, fisioterapeutas, psicólogos, assistentes sociais e nutricionistas para um assistência eficaz em UTI.

Como profissional atuante no cuidado ao paciente crítico, é imprescindível ao enfermeiro conhecer os princípios fisiopatológicos básicos do paciente com DF para intervir de forma adequada. Além disso, sugere-se a aplicação de uma metodologia sistematizada no atendimento das necessidades do doente grave, privilegiando uma abordagem individual e que respeite a sua singularidade.

Referências bibliográficas

1. Benz JEJ. Disorders of Hemoglobin. In: Kasper D Fauci A, Hauser S, Longo D, Jameson J, Loscalzo J (eds). Harrison's principles of internal medicine. 19. ed. New York: McGraw-Hill; 2014.
2. Centers for Disease Control and Prevention. Sickle Cell Disease. 2017. Disponível em: https://www.cdc.gov/ncbddd/sicklecell/index.html. [Acesso em jul. 2021].
3. Domingos CRB. Diagnóstico laboratorial nas doenças falciformes. In: IVO, M. L (org.). Hematologia: um olhar sobre a doença falciforme. Campo Grande: UFMS; 2013:45-72.
4. Zago MA. O paciente com anemia. In: Zago MA, Falcão RP, Pasquini R, Spector N, Covas DT, Rego EM. Tratado de hematologia. São Paulo: Atheneu; 2013;4.
5. Kato GJ, Piel FB, Reid CD, Gaston MH, Ohene-Frempong K, Krishnamurti L, Smith WR, Panepinto JA, Weatherall DJ, Costa FF, Vichinsky EP. Sickle cell disease. Nature Reviews. 2018;4(18010).
6. Galiza Neto GC, Pitombeira MS. Aspectos moleculares da anemia falciforme. J Bras Patolog Med Lab. 2003;39(1):51-6.
7. Silva PH, Alves HB, Comar SR, Henneberg R, Merlin JC, Stinghen ST. Hematologia laboratorial: teoria e procedimentos. Porto Alegre: Artmed; 2016:5.
8. Aliyu ZY, Tumblin AR, Kato GJ. Current therapy of sickle cell disease. Haematologica. 2006;91(1):7-10.
9. Kato GJ, Steinberg MH, Gladwin MT. Intravascular hemolysis and the pathophysiology of sickle cell disease. J Clin Invest. 127(5): 2017;750-760.
10. Tuijn CFJ, Schimmel M, Beers EJ, Nur E, Biemond BJP. Prospective evaluation of chronic organ damage in adult sickle cell patients: a seven-year follow-up study. Am. J. Hematol. 2017;92:584-90.
11. Ballas SK. Sickle cell disease: classification of clinical complications and approaches to preventive and therapeutic management. Clin. Hemorheol. Microcirc. 2018;68(2-3):105-128.
12. Zorzetto NAC. Fisiopatologia de doença falciforme e o processo vaso-oclusivo. In: IVO, ML (org.). Hematologia: um olhar sobre a doença falciforme. Campo Grande: UFMS; 2013;91-11.
13. Brasil. Ministério da Saúde. Secretaria de Atenção à Saúde. Departamento de Atenção Especializada e Temática. Triagem neonatal biológica: manual técnico. Brasília; 2016.
14. Brasil. Ministério da Saúde. Secretaria de Atenção à Saúde. Secretaria de Ciência, Tecnologia e Insumos. Portaria Conjunta n. 5, de 19 de fevereiro de 2018. Aprova o Protocolo Clínico e Diretrizes Terapêuticas da Doença Falciforme. Diário Oficial [da] República Federativa do Brasil. Poder Executivo: Brasília, DF, 22 fev. 2018;36(1):75a.
15. Kumar V, Abbas AK, Aster JC. Robbins patologia básica. [Tradução de Claudia Coana, et al.] Rio de Janeiro: Elsevier; 2013;928p.
16. Charache S, Terrin ML, Moore RD, Dover GJ, Barton FB, Eckert SV, et al. Effect of hydroxyurea on the frequency of painful crises in sickle cell anemia. N. Engl. J. Med. 1995;332(20):1317-22.
17. European Medicines Agency. Pre-authorisation Evaluation of Medicines for Human Use. London, 2008. Disponível em: http://www.ema.europa.eu/docs/en_GB/document_library/Orphan_designation/2009/10/WC500006488.pdf. [Acesso em jul. 2021].
18. Instituto Estadual de Hematologia Arthur de Siqueira Cavalcanti. Protocolos de Tratamento: hematologia e hemoterapia. 2 ed. Rio de Janeiro: HEMORIO; 2014.
19. Angelucci E, Matthes-Martins S, Baronciani D, Bernaudin F, Bonanomi S, Cappellini MD. Hematopoietic stem cell transplantation in thalassemia major and sickle cell disease: indications and management recommendations from an international expert panel. Haematologica. 2014;99(5):811-20.
20. Ribeil J, Hacein-Bey-Abina S, Payen E, Magnani A, Semeraro M, Magrin E, et al. Gene therapy in a patient with sickle cell disease. N. Engl. J. Med. 2017;376(9):848-55.

21. Cieri-Hutcherson NE, Hutcherson TC, Conway-HAbes EE, Burns BN, White N. Systematic review of L-glutamine for prevention of vaso-occlusive pain crisis in patients with sickle cell disease. Pharmacotherapy. 2019;39(11):1095-1104.

22. Kumar V, Abbas AK, Aster JC. Robbins patologia básica. [Tradução de Claudia Coana, et al.] Rio de Janeiro: Elsevier; 2013.

23. Anie KA, Green J. Psychological therapies for sickle cell disease and pain. Cochrane Database of Systematic Reviews CD001916, 2015.

24. Paulukonis ST, Feuchtbaum LB, Coates TD, Neumayr LD, Treadwell MJ, Vichinsky EP, Hulihan MM. Emergency department utilization by Californians with sickle cell disease, 2005-2014. Pediatr Blood Cancer. 2017;64(6).

25. National Institute for Health. Evidence-Based Management of Sickle Cell Disease. National Heart, Lung, and Blood Institute. Expert Panel Report, 2014.

26. Aich A, Jones M, Gupta K. Pain and sickle cell disease. Current Opinion in Hematology. 26(3):131-138, 2019.

27. Ballas SK, Gupta K, Adams-Graves, P. Sickle cell pain: a critical reappraisal. Blood. 2012;120(18):3647-56.

28. Dampier C, Palermo TM, Darbari DS, Hassell K, Smith W. Zempsky W. AAPT Diagnostic criteria for chronic sickle cell disease pain. J. Pain. 2017;18(5):490-8.

29. Morete MC, Rossato LM. Avaliação da dor. In: Minson FP, Morete MC, Marangoni MA (coord.). Dor. Barueri: Manole; 2015:41-74.

30. Fortunato JGS, Furtado MS, Hirabae LFA, Oliveira JA. Escalas de dor no paciente crítico: uma revisão integrativa. Revista HUPE. 2013;12(3):110-117.

31. Silva DC, Barbosa TP, Bastos AS, Beccaria LM. Associação entre intensidades da dor e sedação em pacientes de terapia intensiva. Acta. Paul. Enf. 2017;30(3):240-6.

32. Morete MC. Manuseio de efeitos adversos In: Kraychete DC. Opioides: o que você deve saber. São Paulo, Leitura Médica: 2015:167-88.

33. Freitas SLF, Ivo ML, Figueiredo MS. Intervenções de enfermagem ao adulto com doença falciforme em situações de emergência. In: IVO, ML (org.). Interdisciplinaridade na saúde: doença falciforme. Campo Grande: UFMS; 2016;219-42.

34. Souza JM, Rosa PEL, Souza RL, Castro GFP. Fisiopatologia da anemia falciforme. Rev Transf [Internet]. 2016. Disponível em: http://www.fsj.edu.br/transformar/index.php/transformar/article/view/60/56. [Acesso em jul. 2021].

35. Kassim AA, Galadanci NA, Pruthi S, Debaun MR. How I treat and manage strokes in sickle cell disease. Blood. 2015;125(22):3401-10.

36. Liguori G, Rizzo M, Boschian R, CAI T, Palmieri A, Bucci S, et al. Management of stuttering priapism: a nonsystematic review. Minerva Urol. Nefrol. 2019;71(2).

37. AMERICAN UROLOGICAL ASSOCIATION. Guideline on the management of priapism. 2010. Disponível em: https://www.auanet.org/guidelines/priapism-guideline.[Acesso em jul. 2021].

38. Maia HAAS, Alvaia MA, Carneiro JM, Xavier ASG, Bessa Júnior J, et al. Access of men with sickle cell disease and priapism in emergency service. BrJP. 2(1): 20-6, Jan/Feb/Mar. São Paulo, 2019.

39. Ware, 2017 Russell E Ware, Mariane de Montalembert, Léon Tshilolo, Miguel R Abboud Sickle cell disease. Lancet. 2017;390:311-23.

48
Assistência de Enfermagem ao Paciente em Transfusão de Hemocomponentes

Érica Chagas Araújo
Laurindo Pereira de Souza

Sangue

Anualmente, mais de 100 milhões de unidades de sangue são coletadas em todo o mundo. Frente a isso, ele pode ser considerado o tecido mais transfundido, com cerca de 14 milhões de unidades de concentrado de hemácias (CH) a cada ano, representando um custo aproximado de US$ 3 bilhões (média de US$ 225 por CH).[1,2] Cerca de um terço dos pacientes internados na unidade de terapia intensiva (UTI) recebem transfusão de CH, e o uso profilático de concentrado de plaquetas (CP) é descrito em até 30% dessa população.[3]

A composição do sangue é fracionada em sólido e líquido, sendo que a parte sólida corresponde a 40% a 45% do seu volume e composta por células de três tipos: hemoglobinas e/ou eritrócitos; leucócitos; e plaquetas. A parte líquida é responsável por 55% e 60% do volume total, que corresponde ao plasma composto por corpos inorgânicos em estado iônico (Na^+, Cl^-, K^+, Ca^{++}, Mg^{++}, HCO_3^-, entre outros) e substâncias orgânicas como as plasmaproteínas (albuminas, globulinas e fibrinogênio), nitrogênio não proteico, glicose, lipoproteínas e, em baixa concentração, hormônios e substâncias fisiologicamente ativas.[3-6]

O sangue, com seu volume e composição tecidual, apresenta funções importantes na homeostasia do organismo, como:[3]

- Transporte de oxigênio (O_2) pela hemoglobina e gás carbônico (CO_2) dissolvido no plasma sob a forma predominante de bicarbonato, atuando na função respiratória de difusão e transporte de gases.
- Condução de glicose, aminoácidos, ácidos graxos e gordura, que também são utilizados pelas células como fonte energética.
- Remoção de catabólitos (ureia, ácido úrico, creatinina) por meio dos tecidos de eliminação (rim) ou detoxicação (fígado), realizando função excretora.
- Desempenho de diversos sistemas tampões (bicarbonato, fosfato, proteínas e hemoglobinas), mantendo o pH sanguíneo em uma estreita faixa de normalidade de 7,35 a 7,45.
- Função termorreguladora que, em virtude do alto conteúdo aquoso, realiza um depósito natural de calor.
- Transporte de imunoglobulinas, sendo a base dos processos imunitários.
- Transporte de substâncias através do seu conteúdo líquido (proteínas, minerais, hormônios e vitaminas) e do conteúdo sólido (serotonina nas plaquetas).

- Permanente troca de água e solutos pela parede vascular, mantendo o volume plasmático e intersticial através da sincronização das pressões hidrostática e coloidosmótica.
- Capacidade de selar orifícios na própria rede vascular por meio de mecanismos hemostáticos, incluindo a formação de coágulo.

Todas essas funções são realizadas a partir de um volume total, que varia de acordo com o sexo e a composição corporal do indivíduo, em torno de 4.500 mL em mulheres e 5.000 mL em homens adultos.[3-6]

Hemotransfusão

A hemoterapia hodierna se desenvolveu com base no preceito racional de transfundir somente o componente de que o paciente necessita, consoante uma avaliação clínica e/ ou laboratorial, não havendo indicações de sangue total, e tendo como finalidade restaurar ou manter a capacidade de transporte de oxigênio, o volume sanguíneo e a hemostasia.[7] A indicação de transfusão sanguínea em pacientes críticos é influenciada por fatores como a idade, medicações em uso, complexidade da doença e comorbidades associadas.[6,8]

Hemocomponentes são produtos originados do sangue total por meio de processos físicos, como a centrifugação e o congelamento. Os produtos obtidos em escala industrial, a partir do fracionamento do plasma por processos físico-químicos, são denominados "hemoderivados".[7]

Soluções anticoagulantes-preservadoras e soluções aditivas são utilizadas para a conservação dos produtos sanguíneos, pois impedem a coagulação e mantêm a viabilidade das células do sangue durante o armazenamento. As soluções anticoagulantes-preservadoras, dependendo de sua composição, modificam a data de validade para a preservação do sangue total e concentrados de hemácias. O sangue total coletado em solução CPDA-1 (ácido cítrico, citrato de sódio, fosfato de sódio, dextrose e adenina) tem validade de 35 dias a partir da coleta; e de 21 dias quando coletado em ACD (ácido cítrico, citrato de sódio, dextrose), CPD (ácido cítrico, citrato de sódio, fosfato de sódio, dextrose) e CP2D (citrato, fosfato e dextrose-dextrose).[7,8]

As soluções aditivas são utilizadas para aumentar a sobrevida e a possibilidade de armazenamento das hemácias por até 42 dias em 4 ± 2 °C. Um exemplo de solução aditiva é o SAG-M composto por soro fisiológico, adenina, glicose e manitol.[7]

A transfusão de hemocomponentes está associada a riscos e benefícios para o paciente, devendo ser usada criteriosamente. A percepção de risco mais frequentemente vinculada à transfusão ainda é a transmissão de agentes infecciosos e os eventos adversos não infecciosos, como edema agudo de pulmão relacionado à transfusão, lesão e sobrecarga circulatórias.[2,6-9]

Sangue total (ST)

A solução coletada de um doador e acrescida de aditivo e anticoagulante denomina-se "sangue total". Neste composto, o hematócrito coletado na bolsa de 450 mL pode variar de 36% a 44%, e dele originará o plasma rico em plaquetas (PRP) e o CH.[7,10]

O sangue total tem a propriedade de restaurar o transporte de oxigênio e promover a expansão de volume, tendo como contraindicação absoluta a anemia crônica severa. Está indicado para paciente com hemorragia ativa, que tenha perdido mais de 25% do volume sanguíneo total e que apresente risco para o desenvolvimento de choque hemorrágico.[10]

Sua administração deve utilizar um filtro de transfusão e ser infundido no período de 2 a 4 horas, porém vem sendo mais utilizado como matéria-prima para o preparo de hemocomponentes.[7,10]

Concentrado de hemácias (CH)

O CH é obtido por meio da centrifugação de uma bolsa de sangue total (ST) e da remoção da maior parte do plasma sanguíneo, com seu volume variando de 220 a 280 mL. Neste preparo, o hematócrito pode variar de 52% a 75% dependendo da solução ativa utilizada, e a infusão deve ocorrer no período de 2 a 4 horas.[3,7,10,11]

A escolha pela infusão de CH, em vez de sangue total, tem como objetivo a melhora do transporte de oxigênio através de uma reduzida quantidade de isoglutinas naturais, citratos e potássio, beneficiando pacientes com comprometimento cardíaco, renal e/ou hepático.[11] Assim, está indicado para o aumento da massa eritrocitária em doentes que necessitam melhorar a capacidade de transporte do oxigênio e deve ser considerado quando os mecanismos de compensação da anemia aguda excederem em 50%. A avaliação da anemia deve contemplar sinais clínicos, exames laboratoriais, tempo de evolução da anemia, doença de base e estimativa de perda sanguínea, considerando separadamente a anemia e a hipovolemia.[10,11]

As discussões sobre o nível de hemoglobina no qual o CH deva ser utilizado sempre apresenta controvérsias. Pacientes com hemoglobina 7 g/dL, particularmente idosos, podem apresentar sintomas clínicos de transporte insuficiente de oxigênio. As controvérsias terapêuticas apresentam-se, principalmente, em pacientes normovolêmicos com hemoglobina entre 7 e 10 g/dL, em que a conduta terapêutica varia de acordo com a equipe médica e os protocolos institucionais.[11-14]

A diretriz da American Association of Blood Banks recomenda dois limites de hemoglobina que indicam transfusão: 7 g/dL em adultos hemodinamicamente estáveis, mesmo em terapia intensiva; e 8 g/dL para pacientes com doença cardiovascular ou em pré-operatório de cirurgia cardíaca ou ortopédica.[2] A Surviving Sepsis Campaign (2017), por sua vez, recomenda que a transfusão em pacientes sépticos seja imediata quando os níveis de hemoglobina estiverem < 7 g/dL em adultos na ausência de circunstâncias atenuantes, como isquemia miocárdica, hipoxemia grave ou hemorragia aguda.[15]

Os limiares de hemoglobina para transfusão no paciente crítico seguem critérios por intermédio do gatilho transfusional, conforme Quadro 48.1.

Quadro 48.1. Sugestão do gatilho transfusional e meta da hemoglobina em pacientes adultos na UTI.[7,16]

Variáveis	Gatilho transfusional (g/dL)	Meta-hemoglobina (g/dL)
Paciente crítico sem sangramento	7	7-9
Paciente crítico com choque séptico (> 6 horas)	7	7-9
Paciente crítico com choque séptico (< 6 horas)	8-10	10
Paciente crítico com doença cardíaca crônica	7	7-9
Paciente crítico com doença cardíaca aguda	8-10	10

Fonte: Desenvolvido pela autoria do capítulo.

O concentrado de hemácias pode ser encontrado nas seguintes formas:[7,10,11]

1. **Concentrado de hemácias lavadas:** nesta forma, o CH é submetido à lavagem com cloreto de sódio 0,9% para a retirada da maior parte das proteínas plasmáticas. Está indicado para pacientes que apresentem reações transfusionais alérgicas.

2. **Concentrado de hemácias desleucocitadas:** considerado o CH-padrão, ele é submetido à filtração para a remoção de leucócitos. O uso de filtros especiais permite a remo-

ção de 99,99% dos neutrófilos e previne a reação transfusional febril não hemolítica e a infecção pelo citomegalovírus (CMV) em pacientes transplantados.

3. **Concentrado de hemácias fenotipadas:** a bolsa de CH é classificada para outros antígenos de importância transfusional, estando indicada para pacientes que necessitam de múltiplas transfusões e apresentam aloimunização anterior.

4. **Concentrado de hemácias irradiadas:** nesta forma, a bolsa de CH é submetida à radiação gama em equipamento especial, inativando os linfócitos T. É indicada para candidatos a transplante ou transplantados de medula óssea, coração, pulmão, recém-nascido de baixo peso, prematuros ou doentes com síndrome da imunodeficiência congênita.

Concentrado de plaquetas (CP)

Preparado a partir da doação do sangue total, o processo se dá pela centrifugação de cada bolsa de plasma rico em plaquetas. Cada unidade de CP contém, aproximadamente, $5,5 \times 10^{10}$ plaquetas em 50 a 60 mL de plasma. As unidades preparadas por aférese contêm 3×10^{11} plaquetas em 200 a 300 mL de plasma, correspondendo a 6 a 8 unidades de CP unitários.[7,10,11,14]

A dose-padrão do CP é de 1 unidade para cada 7 a 10 kg de peso do paciente e tem validade de 5 dias a partir da coleta, sendo necessário o uso de filtro na sua infusão.[7,10,11,14]

O concentrado de plaquetas está indicado para prevenir ou controlar a hemorragia em pacientes com baixa contagem de plaquetas (trombocitopenia ou plaquetopenia) ou em pacientes com outras disfunções plaquetárias (trombocitopatias) que resultam no sequestro ou destruição de plaquetas.[3,10,11,14]

O gatilho transfusional profilático no paciente onco-hematológico, ou submetido a transplante de medula óssea com contagem plaquetária $< 10.000/mm^3$, é a recomendação atual. No paciente com situações associadas a maior risco hemorrágico, como febre, sepse, instabilidade hemodinâmica e coagulopatia concomitante, a transfusão profilática com contagem $< 20.000/mm^3$ é aceitável. Essas recomendações de transfusão são utilizadas por alguns serviços de saúde na UTI. Entretanto, estudos observacionais em pacientes graves sugerem que a menor contagem plaquetária pré-transfusão de CP varia de 50.000 a 100.000/mm3, de acordo com as diferentes indicações.[3]

Plasma fresco congelado (PFC)

É constituído basicamente de água, proteínas (albumina, globulinas, fatores de coagulação e outras), carboidratos e lipídeos. O PFC é completamente congelado até 8 horas após a coleta e mantido a 18 °C negativos, porém a literatura recomenda temperatura ≤ 25 °C negativos. A unidade de PFC deve apresentar volume superior a 180 mL e sua validade é de 12 meses. O congelamento permite a preservação dos fatores de coagulação, fibrinólise, albumina, imunoglobulinas, outras proteínas e sais minerais, mantendo constante suas propriedades.[3,7,10,11,14]

As bolsas de plasma fresco, ao serem descongeladas, devem ser utilizadas em gotejamento livre, preferencialmente de imediato ou por período máximo de até 4 horas.[7,10,11,14] Uma discussão recorrente com relação à transfusão é a grande variação na prática e a incerteza referente às indicações baseadas em evidência. Os objetivos da transfusão de PFC são profilaxia ou tratamento de sangramento ativo.[3]

A transfusão de PFC é indicada em pacientes com sangramento associado a deficiências múltiplas de fatores de coagulação, decorrente da coagulação intravascular disseminada (CIVD), hepatopatias e na coagulopatia deducional, por transfusão maciça em uso de anticoagulação oral e com hemorragia intracraniana. Pode também ser indicado em caso de cirurgias imediatas, plasmaférese terapêutica, na púrpura trombocitopênica trombótica, na deficiência de proteína C, S e antitrombina II.[3,7,10,11,14]

Crioprecipitado

Concentrado de proteínas plasmáticas que são insolúveis sob temperaturas de 1 °C a 6 °C, o crioprecipitado é obtido a partir de plasma fresco, por meio da precipitação das proteínas plasmáticas contendo fatores VIII e XIII, fibrinogênio e fibronectina.[3,7,10,11]

Indicado em sangramentos ativos ou procedimentos invasivos nos casos de CIVD, hipo-fibrinogemia congênita ou adquirida, disfibrinogenemia, sangramento microvascular com fibrinogênio inferior a 100 mg/dL e deficiência de fator XIII.[3,7,10,11]

A primeira escolha para a reposição de fator VIII é o seu concentrado liofilizado, sendo a transfusão de crioprecipitado uma alternativa quando há falta desse hemoderivado.[3]

Concentrado de granulócitos

Caracteriza-se por uma suspensão de granulócitos em plasma, obtida por aférese. Devem ser transfundidos assim que possível após a coleta, caso contrário deve-se armazenar entre 20 °C e 24 °C em repouso por, no máximo, 24 horas.[3,7,11] Sua aplicação está limitada a pacientes neutropênicos severos (menos que 500 leucócitos/mL), febre que não responde à terapia antibiótica, hipoplasia mieloide da medula óssea, com possibilidade de sobrevida.[11]

Entretanto, o uso desse componente está em declínio, uma vez que a antibioticoterapia pode ser mais eficaz que a transfusão. Não há consenso quanto à duração do tratamento, porém relatos de casos evidenciam uso por, no mínimo, 4 dias para um efeito benéfico.[11]

Transfusão maciça na UTI

Um pequeno grupo de pacientes graves, vítimas de choque, demandará transfusão maciça, frequentemente definida como a transfusão de mais de 10 unidades de sangue em 24 horas, ou mais de 4 unidades em 1 hora. A administração precoce de sangue, plasma e plaquetas em uma proporção equilibrada para minimizar a administração excessiva de cristaloides pode melhorar a sobrevida do paciente. Esse tratamento tem sido denominado de "balanceado", "hemostático" ou "tratamento de reanimação", "tratamento de controle de danos". Esforços concomitantes para o rápido controle do sangramento e redução dos efeitos deletérios (tríade da morte) da coagulopatia, hipotermia e acidose são extremamente importantes nesses doentes.[17]

Reações transfusionais

A transfusão de hemocomponente é um evento irreversível, com risco de morte ao paciente. As reações estão associadas a diversos fatores, como responsabilidade da equipe hospitalar frente aos erros de identificação do paciente, amostras ou produtos e na utilização de insumos inadequados (equipos, bolsa, entre outros). Podem ocorrer reações transfusionais relacionadas ao receptor e/ou doador, a exemplo da existência de anticorpos irregulares não detectados em testes pré-transfusionais de rotina.[8]

Qualquer intercorrência que aconteça durante ou após a administração da transfusão sanguínea é considerada uma reação transfusional, devendo ser notificada à unidade que procedeu à bolsa.[8] Tais reações transfusionais podem ser classificadas em imediatas (até 24 horas da transfusão) ou tardias (após 24 horas da transfusão), imunológicas e não imunológicas.[7]

A seguir, estão relacionadas no Quadro 48.2 as principais reações transfusionais, bem como os sinais e sintomas que devem ser identificados pelo enfermeiro.

Quadro 48.2. Principais reações transfusionais e a identificação de sinais e sintomas:[3,7,8,14,18]

Tipo de reação	Achados clínicos
Reação transfusional hemolítica aguda (RTHA)	• Decorrente da ação de anticorpos contra antígenos eritrocitários. Quando ocorre, o paciente apresenta febre; calafrios; dor na região lombar, tórax, no local da infusão e abdominal; agitação; hipotensão arterial; oligúria; hemoglobinúria; choque; anemia; icterícia; e coagulação intravascular disseminada (CIVD)
Reação febril não hemolítica (RFNH)	• Ocorrência de febre, tremores, calafrios associados à transfusão sem outra causa fisiopatogênica. Pode vir acompanhada de cefaleia, mal-estar geral, náuseas, vômitos e dispneia
Reação alérgica	• Pode se apresentar de forma leve, moderada ou grave. Desencadeada por hipersensibilidade à exposição de substâncias solúveis no plasma do doador ao qual o receptor está sensibilizado. Os sinais e sintomas consistem na presença de mácula, prurido, urticária, eritema, ansiedade, broncoespasmo, tosse, edema de laringe, insuficiência respiratória e hipotensão arterial
Lesão pulmonar aguda relacionada à transfusão (TRALI)	• Reação desencadeada por mecanismos diversos, que incluem a transfusão de anticorpos anti-HLA, presentes no plasma do doador ou antígenos neutrofílicos, que reagem com leucócitos e plaquetas do receptor. Essa reação favorece o aumento da permeabilidade da microcirculação pulmonar, permitindo o extravasamento de líquido para o parênquima pulmonar que caracteriza um edema agudo de pulmão não cardiogênico. O paciente pode apresentar febre, vômitos, diarreia, calafrios, dispneia, taquicardia, hipotensão arterial, cianose, hipóxia grave, infiltrado pulmonar e insuficiência respiratória
Contaminação bacteriana	• Pode estar presente mesmo quando o procedimento e a estocagem são realizados de forma adequada. A temperatura ambiente é o fator que mais contribui para a proliferação bacteriana nos hemocomponentes. Os sinais e sintomas desse tipo de reação transfusional incluem febre elevada, calafrios, náuseas, vômitos, dispneia, diarreia, hipotensão arterial, choque séptico, oligúria, CIVD
Hipervolemia	• Ocorre quando a infusão rápida de volume não é tolerada e causa comprometimento pulmonar e cardíaco. Em portadores de anemia crônica, em virtude do aumento do volume plasmático, pode desencadear dispneia, ortopneia, escarro hemoptoico, taquicardia, hipertensão arterial, cefaleia e falência de múltiplos órgãos
Hemólise de causa mecânica	• Ocorre por exposição de hemocomponente a temperaturas inadequadas, drogas hipotônicas, como água destilada e soro glicosado 5%. Os sinais e sintomas incluem queda de hemoglobina após transfusão, icterícia, hemoglobinúria, oligúria, hipotensão arterial e choque

Fonte: Desenvolvido pela autoria do capítulo.

Planejamento da assistência de enfermagem

A transfusão de hemocomponentes é um procedimento, na maioria das vezes, necessário ao paciente grave, porém está cercada de riscos e, por isso, deve ser realizado de forma sistematizada, com a finalidade de reduzir ou eliminar possíveis intercorrências no ato transfusional.

Nesse ínterim, o enfermeiro deve conhecer a execução do procedimento tanto administrativo (conferência e documentação) como sua execução técnica, sendo fundamental estar apto a reconhecer os sinais e sintomas de reações transfusionais para realizar uma assistência de enfermagem com segurança e qualidade.

Vislumbrando uma pertinente sistematização da assistência de enfermagem e a elaboração de um protocolo no âmbito da hemoterapia, são descritos alguns cuidados, ações e metas no Quadro 48.3[8,13-15,18-22].

Quadro 48.3. Cuidados de enfermagem ao paciente submetido à hemoterapia.

Cuidados	Ações	Metas
Orientação do paciente e/ou familiar	• Explicar o procedimento, a sua indicação e os sinais e sintomas de reações transfusionais para uma imediata comunicação da equipe de enfermagem, se houver intercorrências ou eventos adversos • O paciente deve ser orientado e, preferencialmente, assinar o Termo de Consentimento Livre Esclarecido (TCLE), que deve informar todo o processo e os riscos transfusionais	• Reduzir a ansiedade do paciente e/ou familiar • Garantir a segurança do paciente
Coleta de dados e avaliação pré-transfusional	• Realizar a coleta da história pré-transfusional detalhada, incluindo história gestacional (se paciente do sexo feminino), transfusional, diagnóstico e tratamentos anteriores • Verificar exames laboratoriais pré-transfusionais (tipagem sanguínea e, dependendo da indicação clínica do hemoderivado, hemograma, leucograma ou coagulograma) • Verificar se o derivado foi preparado, tipificado e comparado por cruzamento (se pertinente) com o receptor	• Conhecer e avaliar a história clínica e dados laboratoriais do paciente, visando descartar possíveis incompatibilidades
Verificação de todos os registros, formulários e identificação do receptor	• Conferir a prescrição médica • Verificar o nome completo do paciente na bolsa e o número do prontuário, conferindo a etiqueta, a bolsa e a data de nascimento • Conferir atentamente o nome do paciente, perguntando ao mesmo antes de instalar a bolsa, e o prontuário • Verificar e registrar em caso de homônimos o nome da mãe do paciente • Avaliar criteriosamente a indicação transfusional • Registrar no livro o controle de hemoterapia	• Garantir a segurança do paciente na transfusão • Garantir a comunicação assertiva • Manter a qualidade dos registros e informações para servir de fonte para pesquisas
Instalação e infusão do hemocomponente ou hemoderivado	• Providenciar acesso venoso exclusivo e calibroso para a transfusão (18 G) ou verificar a disponibilidade de via em acesso central (mais calibrosa) • Reunir o sistema de administração com filtro adequado ao derivado do sangue e ao estado imunológico do receptor	• Garantir a viabilidade técnica e o sucesso do procedimento • Identificar intercorrências e atuar de forma rápida e segura

(Continua)

Quadro 48.3. Cuidados de enfermagem ao paciente submetido à hemoterapia. (*Continuação*)

Cuidados	Ações	Metas
Instalação e infusão do hemocomponente ou hemoderivado	• Verificar sinais de reação a cada 15 minutos na primeira hora e a cada 30 até o término da infusão • Realizar infusão lenta nos primeiros 50 mL • Monitorar a sobrecarga de líquidos, as reações transfusionais (possibilidade de reação hemolítica, TRALI, anafilaxia e sepse) • Monitorar sinais e sintomas de infiltração, flebite e infecção local • Infundir somente solução salina a 0,9% pela mesma via do hemocomponente, preferencialmente manter a infusão em acesso exclusivo • Evitar a transfusão de derivados retirados da refrigeração por mais de 4 horas	• Conhecer e prevenir todos os sinais de reações transfusionais, agudas ou tardias
Reação transfusional	• Avaliar se ocorreu reação transfusional, classificando-a para adequar a conduta específica • Interromper imediatamente a transfusão e comunicar ao médico responsável pelo procedimento • Verificar os sinais vitais e observar o estado cardiorrespiratório do receptor • Iniciar manobras de emergência, quando necessário • Manter o equipo e a bolsa intactos e encaminhar este material ao serviço de hemoterapia • Coletar e enviar uma amostra pós-transfusional junto com a bolsa e os equipos (garantir a não contaminação dos equipos) ao serviço de hemoterapia, assim como amostra de sangue e/ou urina para o laboratório clínico, quando indicado pelo médico • Manter o acesso pérvio com solução salina	• Identificar a necessidade do início de manobras de emergência • Diagnosticar as razões da reação transfusional • Manter vias aéreas pérvias • Conhecer e identificar imediatamente sinais de sobrecarga volêmica
Registro das ações no prontuário do paciente	• Anotar a hora de início e o término da infusão, volume administrado e a tolerância do paciente ao hemocomponente ou hemoderivado • Realizar avaliação pós-transfusional e cruzar dados com os fornecidos pelo laboratório	• Realizar toda a documentação do procedimento para acompanhamento e avaliação, sempre que for necessário

Fonte: Desenvolvido pela autoria do capítulo.

Considerando as possíveis coletas de dados nos períodos pré, trans e pós-transfusional, vale a pena ressaltar no Quadro 48.4 alguns diagnósticos de enfermagem e suas respectivas intervenções, segundo a taxonomia da *North American Nursing Diagnosis Association* (NANDA-I).

Quadro 48.4. Principais diagnósticos e intervenções de enfermagem para o paciente submetido à hemoterapia, segundo a taxonomia da NANDA-I.[20-22]

Diagnósticos de enfermagem	Intervenções de enfermagem
Ansiedade Conhecimento deficiente	• Explicar o procedimento, a sua indicação e os sinais e sintomas de reações transfusionais
Risco de débito cardíaco diminuído	• Avaliar rigorosamente sinais de hipoperfusão tecidual (confusão mental, pele fria e pegajosa, débito urinário baixo, hipotensão arterial, entre outros) • Realizar reposição volêmica imediatamente, segundo prescrição médica e atentar para sobrecarga volêmica • Verificar pressão venosa central e manter entre 8 e 12 mmHg • Realizar ausculta pulmonar e cardíaca a cada 2 horas nas primeiras 6 horas
Risco de reação alérgica	• Suspender imediatamente a transfusão em caso de sinais de reação alérgica • Atentar para a presença de rush cutâneo
Risco de sangramento	• Atentar para a presença de equimoses e de hematomas • Avaliar o exame de coagulograma • Monitorizar sinais de acidose metabólica
Risco de confusão aguda	• Avaliar o nível de consciência por meio da escala de coma de Glasgow • Atentar para a presença de arritmias cardíacas • Avaliar a presença de diaforese • Realizar contensão preventiva, conforme protocolo da unidade
Fadiga	• Avaliar padrão respiratório e tiragem intercostal • Observar e atentar para alertas verbais do paciente • Monitorar saturação periférica da oxiemoglobina à oximetria de pulso (SpO_2) • Avaliar a presença de pele fria e pegajosa • Atentar para a estase de jugular • Realizar ausculta respiratória e cardíaca
Hipertermia	• Avaliar coloração, rubor facial e cervical • Aferir temperatura axilar e/ou timpânica • Realizar a administração de antitérmico conforme a prescrição médica • Realizar frigoterapia segundo protocolo institucional • Manter o paciente livre de aquecedores térmicos
Risco de infecção	• Realizar lavagem das mãos antes e após o contato com o paciente e com o hemocomponente ou derivado • Realizar punção venosa com técnica asséptica • Realizar a troca de equipos entre uma bolsa de sangue e outra • Atentar para a presença de sinais flogísticos
Risco para lesão	• Realizar controle rigoroso de débito urinário • Verificar a presença de sangramento e lesões cortocontusas • Observar a presença de rush cutâneo • Avaliar a rede venosa e prevenir a infiltração
Padrão respiratório ineficaz Perfusão tissular prejudicada Troca de gases prejudicada	• Realizar ausculta respiratória • Manter decúbito elevado em 35° a 45° • Ofertar oxigênio suplementar, caso $SpO_2 < 94\%$ • Avaliar frequência respiratória e frequência cardíaca • Avaliar o nível de consciência por meio da escala de coma de Glasgow • Avaliar perfusão distal • Avaliar a gasometria arterial • Realizar hidratação de cavidade oral

(Continua)

Quadro 48.4. Principais diagnósticos e intervenções de enfermagem para o paciente submetido à hemoterapia, segundo a taxonomia da NANDA-I.[20-22] (Continuação)

Diagnósticos de enfermagem	Intervenções de enfermagem
Volume de líquido deficiente	• Realizar reposição volêmica, segundo prescrição médica • Manter pressão arterial média acima de 70 mmHg • Realizar controle rigoroso de débito urinário • Avaliar turgor e coloração da pele • Avaliar cianose de extremidades

Fonte: Desenvolvido pela autoria do capítulo.

Considerações finais

Entende-se que seja imperativo ao enfermeiro intensivista conhecer toda a complexidade da assistência ao paciente submetido ao processo de transfusão de hemocomponentes e, para o sucesso em qualquer etapa deste processo, tornam-se necessários o treinamento dos profissionais envolvidos e o aprimoramento de conhecimentos técnicos alicerçados em evidências científicas, além do reconhecimento de cada um frente ao seu papel na UTI e no cuidado direto ao paciente crítico.

Referências bibliográficas

1. Azi LMTA, Garcia LV. Patient blood management: por onde começar? Rev Bras Anestesiol. 2016;66(3):333-4.
2. Carson JL, Guyatt G, Heddle NM, Grossman BJ, Cohn CS, Fung MK, et al. Clinical Practice Guidelines from the AABB: red blood cell transfusion thresholds and storage. JAMA. 2016;316(19):2025-35.
3. Knobel E. Conduta no paciente grave. 4nd ed. São Paulo, Atheneu, 2016.
4. Douglas CR. Tratado de fisiologia: aplicada à ciências da saúde. 6. ed. São Paulo: Robel; 2006.
5. Porto CC. Semiologia médica. 8. ed. Rio de Janeiro: Guanabara Koogan; 2019.
6. Guyton AC. Tratado de fisiologia médica. 13. ed. Rio de Janeiro: Elsevier; 2017.
7. Brasil. Ministério da Saúde. Guia para o uso de hemocomponentes. Brasília; 2015.
8. Ferreira JS, Ferreira VLPC, Pelandré GL. Transfusão de concentrado de hemácias em terapia intensiva. Rev Bras Hematologia hemoterapia. 2005;27(3):179-82.
9. Mueller MM, Van Remoortel H, Meybohm P, Aranko K, Aubron C, Burger R, et al. Patient blood management: recommendations from the 2018 Frankfurt Consensus Conference. JAMA. 2019;321(10):983-97.
10. Razouk FH, Reiche EMV. Caracterização, produção e indicação clínica dos principais hemocomponentes. Revista Brasileira Hematologia Hemoterapia. 2004;26(2):126-134.
11. Neves MSA, Delgado RB. Suporte hemoterápico ao paciente em emergência médica. Rev Med Minas Gerais. 2010;20(4):568-577.
12. Costa Filho RC, Gutierrez F, Fernandes H, Mendes C, Lobo S. Transfusão de hemácias em terapia intensiva: controvérsias entre evidências. Rev Bras Ter Intensiva. 2009;21(3):315-323.
13. Silva Junior JM, Cezario TA, Toledo DO, Magalhães DD, Pinto MAC, Victoria LGF. Transfusão sanguínea no intra-operatório, complicações e prognósticos. Rev Bras Anestesiologia. 2008;58(5):447-460.
14. Sekine L, Wirth LF, Faulhaber GAM, Seligman BGS. Análise do perfil de solicitações para transfusão de hemocomponentes no Hospital das Clínicas de Porto Alegre no ano de 2005. Rev Bras Hematologia e Hemoterapia. 2008;30(3):208-212.
15. Rhodes A, Evans LE, Alhazzani W, Levy MM, Antonelli M, Ferrer R, et al. Surviving Sepsis Campaign: International Guidelines for Management of Sepsis and Septic Shock: 2016. Intensive Care Med. 2017;43:304-77.
16. Hébert PC, Tinmouth A, Corwin HL. Controversies in RBC transfusion in the critically ill. CHEST. 2007;131:1583-90.
17. American College of Surgeons Committee on Trauma. Advanced Trauma Life Support. ATLS. 10. ed. Chicago: College of Surgeons Committee; 2018.
18. Knobel E. enfermagem em terapia intensiva. São Paulo: Atheneu; 2005.
19. Suddarth DS, Bare BG. Tratado de enfermagem médico-cirúrgica. 13. ed. Rio de Janeiro: Guanabara Koogan; 2015.

20. Bulechek GM, Butcher HK, Dochterman JM, Wagner CM. Classificação das Intervenções de enfermagem (NIC). 6. ed. Rio de Janeiro: Elsevier; 2016.
21. Herdman TH, Kamitsuru S. Diagnósticos de enfermagem da NANDA-I: definições e classificação 2018-2020. 11. ed. Porto Alegre: Artmed; 2018.
22. Lews SL, et al. Tratado de enfermagem médico-cirúrgica: avaliação e assistência dos problemas clínicos. Rio de Janeiro: Elsevier; 2013.

49
Assistência de Enfermagem ao Paciente Vítima de Animais Peçonhentos

Jandra Cibele Rodrigues

Arethusa de Lima Bezerra

◗ Introdução

O Brasil, devido a sua extensão geográfica, possui uma fauna diversificada, variando de acordo com a região. São inúmeras as espécies de animais peçonhentos em cada região, o que resulta em índices elevados de acidentes causados por esses animais, tornando um problema de saúde pública que necessita de um olhar diferenciado.[1-4]

A presença do homem no campo e o crescimento acelerado das cidades vêm aproximando cada vez mais as pessoas dos animais, especialmente dos peçonhentos, que por vezes são encontrados nas residências.[5] Esses fatos levam a um indispensável entendimento no manejo destes acidentes e os profissionais de saúde precisam estar capacitados a prestarem assistência rápida, eficiente e específica que cada caso venha a requerer.

Nesta unidade serão apresentados os animais peçonhentos mais comuns, como aranhas, serpentes e escorpiões, bem como as características das lesões, manifestações clínicas e os protocolos de atendimento em cada situação.

◗ Serpentes

Ofidismo

O estudo do ofidismo no Brasil teve início com os trabalhos realizados nos primórdios do século XX, por Vital Brazil no Instituto Serumterápico, atualmente conhecido como Instituto Butantan.[6] No ano de 1901, ele iniciou a produção de soro antiofídico no país e, a partir de 1985, o Ministério da Saúde passou a adquirir integralmente a produção de soros, com estabelecimento de cotas mensais de cada tipo, criando o Programa Nacional de Ofidismo.[7] Assim sendo, as Secretarias Estaduais de Saúde ficaram responsáveis pelo recebimento, armazenamento e distribuição do soro, em caráter exclusivo, e os acidentes ofídicos passaram a ser de notificação obrigatória no país.

A implantação desse sistema, bem como a incorporação de elementos do sistema de vigilância epidemiológica, permitiu um melhor dimensionamento do ofidismo no Brasil, mostrando características epidemiológicas e clínicas, que permitiram o planejamento de ações de controle.[8]

Epidemiologia

Entre os anos de 2007 e 2017, foram notificados 95.205 acidentes com animais peçonhentos em trabalhadores do campo, floresta e águas. Nesse período, houve um aumento de 38,25% no número de registros, passando de 7.830 (2007) para 10.825 (2017) casos notificados, os quais refletiram um número crescente de acidentes com animais peçonhentos em 1,2 vezes, ou seja, de 46,49/100 mil trabalhadores em 2007 para 64,27/100 mil trabalhadores em 2017, sendo a maior parte dos acidentes com serpentes (45.763), escorpiões (22.596) e aranhas (16.474). Para acidentes de trabalho com esses três animais peçonhentos mais frequentes, estimou-se elevação com escorpiões em 164,64%, passando de 7,5 para 19,9/100 mil trabalhadores entre os anos de 2007 e 2017; e com aranhas, em 31,03%, passando de 8,1 para 10,6/100 mil trabalhadores nesse mesmo período.[9]

Houve uma redução nos acidentes com serpentes de -2,96%, variando de 26,2 para 25,4/100 mil trabalhadores entre os anos de 2007 e 2017, embora as serpentes continuem sendo, em números absolutos, os principais agentes responsáveis pelos acidentes de trabalho causados por animais peçonhentos notificados.[9]

◖ Serpentes de importância médica

A fauna ofídica de interesse médico no Brasil está representada pelos gêneros: Bothrops, Crotalus, Lachesis, Micrurus e por alguns da família Colubridae (Quadros 49.1 e 49.2).[2]

Quadro 49.1. Características dos gêneros de serpentes peçonhentas no Brasil.[2,6]

Gêneros	Fosseta presente	Loreal	Fosseta ausente	Loreal	Tipo de cauda
Bothrops	X				Cauda lisa
Crotalus	X				Guizo ou chocalho
Lachesis	X				Escamas eriçadas
Micrurus				X	

Fonte: Desenvolvido pela autoria do capítulo.

Quadro 49.2. Características e distribuição geográfica de serpentes brasileiras de importância médica.[2,3,6]

Família	Gênero	Espécie	Características	Distribuição geográfica	Nomes populares
Viperidae	Bothrops	B. atrox B. erythromelas B. jararaca B. jararacussu B. moojeni B. alternatus	Habitam zonas rurais, preferência por ambientes úmidos, hábitos noturnos, possuem comportamento agressivo e não produzem ruídos	Ampla distribuição em todo o território nacional, desde florestas a áreas abertas	Jararaca, ouricana, jararacuçu, urutu-cruzeira, jararaca-do-rabo-branco, malha-de-sapo etc
	Crotalus	C. durissus	Presença de guizo ou chocalho na cauda	Cerrados, regiões áridas e campos abertos	Cascavel, cascavel-quatro-ventas, boicininga, maracamboia, maracá etc
	Lachesis	L. muta	Maior serpente peçonhenta das Américas, atingindo até 3,5 m	Floresta Amazônica e remanescentes de Mata Atlântica	Surucucu, surucucu-pico-de-jaca, surucutinga, malha de fogo

(Continua)

Quadro 49.2. Características e distribuição geográfica de serpentes brasileiras de importância médica.[2-3,6] (*Continuação*)

Família	Gênero	Espécie	Características	Distribuição geográfica	Nomes populares
Viperidae	Lachesis	*L. muta*	Maior serpente peçonhenta das Américas, atingindo até 3,5 m	Floresta Amazônica e remanescentes de Mata Atlântica	Surucucu, surucucu-pico-de-jaca, surucutinga, malha de fogo
Elapidae	Micrurus	*M. carallinus* *M. frontalis* *M. lemniscatus*	Animais de pequeno e médio porte. Apresentam anéis vermelhos, pretos e brancos	Distribuição em todo o território nacional	Coral, coral verdadeira ou boicorá
	Colubridae	*Philodryas* *Clelia*	Possuem dentes inoculadores na porção posterior da boca	Distribuição em todo o território nacional	Cobra-cipó, cobra-verde, muçurana ou cobra-preta

Fonte: Desenvolvido pela autoria do capítulo.

Mecanismos de ação do veneno

Os venenos, de maneira geral, apresentam atuação local e sistêmica, sendo classificada em:

- **Ação inflamatória aguda:** tem patogênese complexa, provavelmente decorrem da atividade de proteases, hialuronidases, fosfolipases e mediadores da resposta inflamatória. A ação proteolítica é responsável pelos fenômenos locais, como edema, bolhas e necrose. Possuem caráter progressivo e são mal neutralizadas pelo antiveneno, mesmo quando administrado nas primeiras horas após o acidente.[2,6,14]

- **Ação hemorrágica:** as hemorragias provocam lesões na membrana basal dos capilares, levando a manifestações hemorrágicas locais e sistêmicas.[2,6,14]

- **Ação coagulante:** ocorre a ativação da cascata de coagulação sobre o fator X, protrombina e/ou trombina, com consumo de fibrinogênio, que pode ocasionar incoagulabilidade sanguínea semelhante ao da coagulação intravascular disseminada. Os venenos botrópicos podem também levar às alterações da função plaquetária, bem como plaquetopenia.[2,6,14]

- **Ação neurotóxica:** no envenenamento crotálico, neurotoxinas de ação pré-sináptica atuam nas terminações nervosas inibindo a liberação de acetilcolina na placa motora. As neurotoxinas elapídicas, por sua vez, possuem ação tanto pré quanto pós-sináptica, por impedir a ligação da acetilcolina no sítio receptor da placa mioneural, tendo como resultado o bloqueio neuromuscular, com consequente paralisia motora.[2,6,14]

- **Ação miotóxica:** produz rabdomiólise sistêmica, levando à liberação de enzimas musculares e do pigmento de mioglobina para o sangue que, em seguida, é excretado pela urina.[2,6,14]

A seguir, o Quadro 49.3 oportunamente ressalta os mecanismos de ação do veneno de acordo com o gênero da serpente.

Quadro 49.3. Classificação dos mecanismos de ação do veneno segundo o gênero da serpente.

Atividades do veneno	Gênero da serpente			
	Botrópico	Crotálico	Laquético	Elapídico
Inflamatória aguda	X		X	
Hemorrágica	X		X	
Coagulante	X	X	X	
Neurotóxica		X		X
Miotóxica		X		

Fonte: Desenvolvido pela autoria do capítulo.

Acidente botrópico

O acidente botrópico é responsável por cerca de 90% dos acidentes ofídicos peçonhentos, o que o torna de maior importância epidemiológica no Brasil.[2,6] O Quadro 49.4 a seguir destaca as principais manifestações clínicas e complicações relacionadas a este tipo de acidente ofídico.

Quadro 49.4. Manifestações clínicas e complicações advindas do acidente botrópico.[2,6,14]

Manifestações clínicas		Complicações
Locais	• Sangramento pelos orifícios da picada (nem sempre ocorrem); edema tenso ou firme, de evolução progressiva, acompanhado de dor; equimoses ao longo do membro acometido; linfadenomegalia regional, com gânglios aumentados e dolorosos; bolhas de conteúdo seroso ou sero hemático, e necrose tecidual que pode levar à amputação	• Síndrome compartimental, em consequência do edema que comprime o feixe vásculo-nervoso; abscesso, que caracteriza infecção secundária por bactérias Gram-negativas; sangramento e necrose (ação proteolítica do veneno, isquemia local, síndrome de compartimento ou uso indevido de torniquetes)
Sistêmicas	• Gengivorragias, epistaxe, hematêmese, hematúria, equimose em locais distantes à picada, hipotensão arterial e choque	• Insuficiência renal aguda, na maioria dos casos por necrose tubular aguda

Fonte: Desenvolvido pela autoria do capítulo.

Exames complementares

Existem alguns exames que podem nortear o tratamento, sendo eles:

- **Tempo de coagulação (TC):** importante para elucidação diagnóstica e acompanhamento dos casos.
- **Hemograma:** normalmente revela leucocitose, com desvio à esquerda; hemossedimentação elevada nas primeiras horas do acidente; e plaquetopenia de intensidade variável.
- **Exame sumário de urina:** pode ocorrer proteinúria, hematúria e leucocitúria.

Outros exames laboratoriais, dependendo da evolução do paciente, poderão ser solicitados, como eletrólitos e função renal (ureia e creatinina).

Tratamento

Deve ser realizada a administração intravenosa, o mais precoce possível, do soro antibotrópico (SAB). Na falta deste, fazer uso de associação antibotrópico-crotálica (SABC) ou antibotrópico-laquética,[2,6] realizando as orientações terapêuticas conforme descritas no Quadro 49.5.

Após 24 horas da soroterapia, se o paciente permanecer com tempo de coagulação (TC) alterado, está indicada dose adicional de duas ampolas de antiveneno.[2]

Na fase de tratamento, existem algumas medidas iniciais prévias à soroterapia:[6]

- Imediatamente após o acidente, evitar que o paciente corra ou deambule, mantendo-o em repouso.
- Tranquilizar o paciente com administração de analgésicos, evitando drogas que deprimam o sistema nervoso central.
- Não realizar garroteamento do membro afetado (torniquete), sucção ou incisão no local da picada.
- Limpar cuidadosamente o local com água e sabão.
- Não usar substâncias sobre a ferida (fumo, café, esterco, ervas) ou fazer curativos oclusivos.
- Monitorar sinais vitais e volume urinário.
- Remover o paciente a um centro de tratamento para aplicação do soro específico.

Quadro 49.5. Classificação do quadro clínico e orientações terapêuticas no acidente botrópico.[2,6,14]

Classificação/ quadro clínico	Local	Sistêmico	Soroterapia (n. de ampolas)
Leve	Dor e edema locais, pouco intensos	Manifestações hemorrágicas discretas (gengivorragias) ou ausentes, com TC normal ou alterado	2 a 4 ampolas
Moderado	Dor e edema evidentes, que ultrapassam o segmento anatômico picado	Sangramentos evidentes, como equimose à distância, epistaxe e hematúria. TC normal ou alterado	4 a 8 ampolas
Grave	Edema local extenso, dor intensa e eventualmente com bolhas	Hipotensão arterial, choque, oligoanúria ou hemorragias intensas. TC normal ou alterado, e insuficiência renal	12 ampolas

Fonte: Desenvolvido pela autoria do capítulo.

Acidente laquético

Por se tratar de serpentes encontradas em áreas florestais, na literatura há poucos casos relatados. Como apresenta as mesmas atividades fisiopatológicas do veneno botrópico, o quadro clínico pode ser indistinguível nas regiões em que se sobrepõem jararacas e surucucus-pico-de-jaca.

As manifestações da "síndrome vagal" poderiam auxiliar na distinção entre o acidente laquético e o botrópico. O quadro de náuseas, vômitos, sudorese, dores abdominais, diarreia, hipotensão arterial e choque sugerem fortemente o diagnóstico de acidente laquético. No entanto, a sua ausência não descarta a possibilidade de acidente laquético e apresenta as mesmas complicações do acidente botrópico.

O tratamento é feito por meio do soro antibotrópico-laquético (SABL) com 10 ou 20 ampolas, que dependem da ausência ou presença do quadro vagal.

Quanto às condutas gerais, seguem a mesma orientação para o acidente botrópico. Ademais, em pacientes que evoluem com hipotensão arterial, faz-se necessário realizar inicialmente expansão volêmica com solução fisiológica e, posteriormente, avaliar a necessidade de infusão de droga vasoativa.[2,6]

Acidente crotálico

O acidente crotálico representa a segunda maior causa de acidente ofídico no país, além do maior coeficiente de letalidade devido à frequência com que evolui para insuficiência renal aguda (IRA).[2,6] Ele se distingue do botrópico e do laquético pela ausência de atividade inflamatória local, o que leva a alterações pouco proeminentes na região da picada. Eventualmente, as manifestações clínicas podem se instalar mais lentamente, o que torna necessária a observação mais rigorosa e prolongada desses pacientes.

As manifestações locais caracterizam-se por marcas da picada (nem sempre presentes), discreto edema, pouca dor e parestesia. Já as manifestações sistêmicas consistem em mal-estar, prostração, sudorese, náuseas, vômitos, sonolência ou inquietação e tensão emocional, fácies miastênica, flacidez da musculatura da face, visão turva, diplopia, ptose palpebral, oftalmoplegia, alteração de olfato e paladar, alteração do diâmetro pupilar, mialgia e urina escura (rabdomiólise), gengivorragias e equimoses.

Apresentam como complicações a insuficiência renal aguda, na maioria dos casos por necrose tubular aguda, além de insuficiência respiratória aguda por paralisia da musculatura respiratória.[2,6]

Exames complementares

A intensidade da rabdomiólise está relacionada com a elevação dos níveis séricos de creatinoquinase (CK), desidrogenase láctica (LDH), aspartato aminotransferase (AST), alanina aminotransferase (ALT) e aldolase. O TC frequentemente está prolongado, e pode haver leucocitose com neutrofilia. Quando ocorre IRA, na fase oligúrica observa-se aumento dos níveis de ureia, creatinina, ácido úrico, fósforo e potássio, além de diminuição do cálcio sérico.[2,6]

Tratamento

O tratamento consiste na aplicação do soro antiveneno por via intravenosa, o mais rápido possível. Deve-se utilizar o soro anticrotálico (SAC), com a dose variando de acordo com a gravidade do acidente (Quadro 49.6). Entretanto, na ausência do SAC, deve-se optar pela administração imediata do SABC.[2,6]

Quadro 49.6. Classificação do quadro clínico e orientações terapêuticas no acidente crotálico.[2,6,14]

Classificação/quadro clínico	Sistêmico	Soroterapia (n. de ampolas)
Leve	Fácies miastênica pouco evidente, sem mialgia ou urina escura	5 ampolas
Moderado	Fácies miastênica evidente, com mialgia e urina escura	10 ampolas
Grave	Fácies miastênica evidente, com mialgia intensa Insuficiência renal aguda ou insuficiência respiratória aguda	20 ampolas

Fonte: Desenvolvido pela autoria do capítulo.

◖ **Acidente elapídico**

O acidente elapídico no Brasil é pouco frequente e de baixa letalidade,[6] podendo evoluir para um quadro de insuficiência respiratória aguda, causa de óbito neste tipo de envenenamento. Não há exames específicos para o diagnóstico.[2]

As manifestações clínicas locais consistem em discreta dor local, geralmente acompanhada de parestesia, com tendência a progressão proximal, enquanto as sistêmicas cursam com vômitos, fraqueza muscular progressiva, ptose palpebral, oftalmoplegia e presença de fácies miastênica ou neurotóxica. Paciente pode ter dificuldade em se manter na posição ereta, apresentar mialgia localizada ou generalizada e dificuldade para deglutir devido à paralisia do véu palatino.[2,6]

Tratamento

O tratamento preconiza a administração via intravenosa de 10 ampolas do soro antielapídico (SAE). Em pacientes que apresentem insuficiência respiratória aguda, o enfermeiro deve estar alerta para uma monitorização mais intensiva e avaliação junto à equipe acerca da necessidade de suporte ventilatório invasivo.[2,6]

◖ **Acidente por colubrídeos**

Os acidentes por colubrídeos são destituídos de importância por causarem apenas ferimentos superficiais na pele, não havendo inoculação da peçonha. O paciente pode apresentar edema local importante, equimose e dor (semelhantes aos acidentes botrópicos), sem alteração de coagulação.

Nesses casos, não se observam complicações. A determinação do TC pode ser útil no diagnóstico diferencial com os envenenamentos botrópico e laquético, tendo em vista que nos acidentes por colubrídeos o TC não apresenta alterações, sendo o tratamento sintomático.[2] No Quadro 49.7, vale destacar um protocolo de assistência aos pacientes vítimas de acidentes ofídicos.

Quadro 49.7. Protocolo de assistência a pacientes vítimas de acidentes ofídicos.[2,6,14]

Intervenção	Tipo de acidente				Justificativa
	Acidente botrópico	Acidente crotálico	Acidente laquético	Acidente elapídico	
Manter jejum via oral	X	X	X	X	Diminui o risco de náuseas e vômitos como manifestações de anafilaxia durante a infusão da soroterapia. Após infusão do antiveneno, avaliar quadro clínico para liberação da dieta
Manter hidratação e controle da diurese	X	X	X	X	A hidratação intravenosa deve ser iniciada precocemente para manter bom fluxo renal, com controle rigoroso da diurese, especialmente nas primeiras 24 horas
Manter o membro atingido elevado, em pacientes com quadro inflamatório local	X		X		A elevação do membro permite a distribuição do edema e a redução da dor. Suspender a medida em casos de suspeita de síndrome compartimental

(Continua)

Quadro 49.7. Protocolo de assistência a pacientes vítimas de acidentes ofídicos.[2,6,14] (*Continuação*)

Intervenção	Tipo de acidente				Justificativa
	Acidente botrópico	Acidente crotálico	Acidente laquético	Acidente elapídico	
Iniciar antibioticoterapia, se necessário	X		X		Somente iniciar antibióticos na presença de sinais de infecção, sem indicação para a terapia profilática. Bactérias mais frequentes, isoladas de abscessos botrópicos, são bacilos Gram-negativos (especialmente Morganella morganii) e Streptococcus sp. Por se tratar de abscessos cuja origem das bactérias é da boca da serpente, a cobertura antimicrobiana deve incluir substâncias com ação sobre anaeróbios. E na dependência da evolução clínica do paciente, podem ser necessários medicamentos de uso parenteral
Avaliar de maneira criteriosa necessidade de procedimentos cirúrgicos	X		X		Abscessos devem ser drenados e áreas com necrose devem ser abordadas após a sua delimitação. Quando há suspeita de síndrome compartimental, avaliar de forma criteriosa a indicação de fasciotomia
Administrar vacina antitetânica	X	X	X	X	O esquema vacinal deve ser atualizado
Atentar para sinais de choque	X		X		O choque ocorre nas formas graves do acidente botrópico, com destaque para alteração do nível de consciência, sudorese fria, diminuição da perfusão capilar, cianose periférica, taquipneia, pulso filiforme, pressão venosa central baixa, hipotensão arterial e redução do fluxo urinário
Atentar para quadro de síndrome vagal: náuseas, vômitos, sudorese, dores abdominais e diarreia			X		As manifestações da "síndrome vagal" podem auxiliar na distinção entre o acidente laquético e o botrópico
Controlar resultados de gasometria arterial e sumário de urina, em casos de alcalinização da urina		X			Paciente deve manter o pH urinário acima de 6,5, pois a urina ácida potencializa a precipitação intratubular de mioglobina. É importante lembrar que alcalemia pode predispor à hipocalcemia, eventualmente já existente devido à rabdomiólise e IRA

(*Continua*)

Quadro 49.7. Protocolo de assistência a pacientes vítimas de acidentes ofídicos.[2,6,14] (Continuação)

Intervenção	Tipo de acidente				Justificativa
	Acidente botrópico	Acidente crotálico	Acidente laquético	Acidente elapídico	
Manter o material de urgência e emergência pronto para uso, bem como ventilador mecânico		X		X	Pacientes podem apresentar quadro de insuficiência respiratória aguda e necessitar de intubação orotraqueal

Fonte: Desenvolvido pela autoria do capítulo.

Soroterapia

Os soros antiveneno são concentrados de imunoglobulinas específicas e purificadas, obtidas pela hiperimunização de cavalos com venenos de diferentes animais peçonhentos. São fabricados pelo Instituto Butantan (São Paulo), Fundação Ezequiel Dias (Minas Gerais) e Instituto Vital Brazil (Rio de Janeiro), devendo as ampolas serem conservadas em geladeira (4 a 8 °C), com validade em geral de 2 a 3 anos. A dose utilizada deve ser a mesma para adultos e crianças, sendo administrada por via intravenosa.

Os princípios da soroterapia são:[2,6,14]

- **Especificidade:** a administração do antiveneno deve ser específica, de acordo com o tipo de envenenamento e baseada na avaliação das manifestações clínicas do paciente. Não existe antiveneno polivalente.
- **Precocidade:** a soroterapia deve ser administrada o mais precocemente possível, pois a demora na administração está associada a complicações locais e sistêmicas.
- **Eficácia:** a quantidade de soro a ser administrada está diretamente relacionada ao sucesso do tratamento e deve ser realizada em dose única por via intravenosa.
- **Segurança:** por sua natureza heteróloga, durante a infusão do soro, e nas primeiras horas, o paciente pode apresentar reações precoces e tardias. As precoces estão relacionadas a hipersensibilidade – reações que variam desde uma urticária até o choque anafilático, podendo ser administrados previamente anti-histamínicos e corticosteroides. Se ocorrerem reações precoces à soroterapia, esta deve ser interrompida e as manifestações tratadas para que se reinicie a infusão. As reações tardias (conhecidas como doença do soro) ocorrem de 5 a 24 dias após o uso do antiveneno, e os pacientes podem apresentar febre, artralgia, linfoadenomegalia, urticária e/ou proteinúria. Dependendo da intensidade das manifestações clínicas, recomenda-se o uso de corticosteroide, como a prednisona por 5 a 7 dias.

Escorpiões

Os escorpiões são animais carnívoros de hábitos solitários e noturnos, normalmente atraídos para locais com pedras, troncos, terrenos baldios e locais com acúmulo de lixo doméstico. Os acidentes causados por escorpiões têm variação quanto à gravidade, podendo ser leve, moderado ou grave, dependendo da espécie do animal. As espécies mais comuns de importância médica serão vistas a seguir.

Tityus serrulatus

Conhecido popularmente como escorpião amarelo, possui tronco marrom-escuro, pedipalpos e patas amarelados. A cauda, que também é amarelada, apresenta uma serrilha dorsal nos dois últimos segmentos e uma mancha escura no lado ventral da vesícula. Comprimento de 6 a 7 cm. Distribuição geográfica: Bahia, Espírito Santo, Goiás, Minas Gerais, Paraná, Rio de Janeiro e São Paulo.[2]

Manifestações clínicas

- Os acidentes por *Tityus serrulatus* são mais graves que os produzidos por outras espécies de Tityus na região brasileira, e a dor local pode ser acompanhada por parestesias.
- Em crianças, principalmente, os acidentes tendem a ser moderados e graves, após um intervalo de minutos até poucas horas (2 ou 3 horas), podendo surgir manifestações sistêmicas, como: hipo ou hipertermia, sudorese profusa, náuseas, vômitos, sialorreia e, mais raramente, dor abdominal, diarreia, arritmias cardíacas, hipertensão ou hipotensão arterial, insuficiência cardíaca, choque, taquipneia, dispneia, edema pulmonar agudo, agitação, sonolência, confusão mental, hipertonia e tremores.

Tityus bahiensis

Conhecido popularmente como escorpião preto, possui tronco marrom-escuro, patas com manchas escuras, pedipalpos com manchas escuras nos fêmures e nas tíbias. Comprimento de 6 a 7 cm. Com distribuição geográfica: Goiás, São Paulo, Mato Grosso do Sul, Minas Gerais, Paraná, Rio Grande do Sul e Santa Catarina,[2] geralmente compreendem acidentes leves ou moderados.

Manifestações clínicas

- **Acidentes leves:** somente manifestações locais.
- Dor presente em 100% dos casos.
- **Acidentes moderados:** manifestações locais e alguma sintomatologia sistêmica, como agitação, sonolência, sudorese, náuseas, vômitos, hipertensão arterial, taquicardia e taquipneia.[12]

Tityus stigmurus

Conhecido popularmente como escorpião do nordeste, possui tronco amarelo-escuro, apresentando um triângulo negro no cefalotórax, uma faixa escura longitudinal mediana e manchas laterais escuras nos tergitos. Comprimento de 6 a 7 cm. Distribuição geográfica: Nordeste do Brasil.[2]

Manifestações clínicas

- **Acidentes leves:** ocasionalmente vômitos, taquicardia e agitação de pequena intensidade.
- **Acidentes moderados:** manifestações locais e alguma sintomatologia sistêmica, como agitação, sonolência, sudorese, náuseas, vômitos, hipertensão arterial, taquicardia e taquipneia.[12]

Tityus cambridgei

Possui tronco e pernas escuros, quase negros, comprimento de aproximadamente 8,5 cm. Distribuição geográfica: região Amazônica.[2]

Manifestações clínicas

* Acidentes leves a moderados.

Tityus metuendus

Possui tronco vermelho-escuro, quase negro, com manchas confluentes amarelo-aver-melhadas, patas com manchas amareladas, cauda da mesma cor do tronco e apresentando um espessamento dos últimos dois artículos. Comprimento de 6 a 7 cm. Distribuição geográfica: Amazonas, Acre e Pará.[2]

Manifestações clínicas

* Acidentes leves a moderados.

No tocante aos acidentes causados por escorpiões, vale ressaltar alguns cuidados especiais que fazem parte de um protocolo de atendimento.[12] No momento do acidente, deve--se manter a vítima imóvel e, se possível, com o membro afetado elevado; lavar o local da picada com água e sabão; identificar o animal agressor; conduzir a vítima para o socorro especializado, com monitorização constante de sinais vitais.

No âmbito da assistência hospitalar torna-se imprescindível:[2,4,12]

* Orientar paciente e familiares sobre os procedimentos.
* Realizar a monitorização contínua de sinais vitais (pulso, temperatura, pressão arterial, frequência respiratória), atentando-se para alterações clínicas, sinais de possível insuficiência respiratória, arritmias cardíacas ou, ainda, sinais de choque.
* Realizar ausculta pulmonar e cardíaca.
* Manter o paciente sob observação durante 2 a 6 horas, mesmo em caso de acidentes leves e moderados, com o intuito de tratar precocemente as complicações.
* Manter acesso venoso periférico calibroso.
* Realizar o manejo da dor por meio da administração de analgésicos sistêmico ou local.
* Realizar antissepsia no local da lesão.
* Realizar balanço hídrico rigoroso e, se necessário, cateterismo vesical de demora.
* Infundir o soro antiescorpiônico, quando indicado, e ficar atento para sinais de hipersensibilidade.

◖ Aranhas

São animais carnívoros que se alimentam, principalmente, de insetos (grilos e baratas) e que, por isso, são encontrados com frequência em ambientes domésticos, causando receio na maioria da população. No entanto, nem todas as aranhas potencialmente causam complicações clínicas.

Dentre as mais encontradas no Brasil, existem três de importância médica: *Phoneutria, Loxosceles* e *Latrodectus*. As aranhas conhecidas por aranha-de-grama (Lycosa) e as caranguejeiras são destituídas de maior importância do ponto de vista de problemas de saúde.[2]

Phoneutria

São conhecidas popularmente como aranhas armadeiras pelo fato de serem agressivas e atacarem pulando sobre a vítima. Sua posição de defesa apoia-se sobre as pernas traseiras e erguem as dianteiras, podem atingir de 3 a 4 cm de corpo e até 15 cm de envergadura de pernas.[2,12]

Não constroem teia geométrica, sendo animais errantes que caçam principalmente à noite. Os acidentes ocorrem frequentemente dentro das residências e nas suas proximidades, ao se manusearem material de construção, entulhos, lenha ou calçando sapatos.[2]

As espécies descritas para o Brasil, de acordo com a distribuição geográfica são: P. fera e P. reidyi na região Amazônica; P. nigriventer nos estados de Goiás, Mato Grosso do Sul, Minas Gerais, Paraná, Rio de Janeiro, Rio Grande do Sul, São Paulo e Santa Catarina; P. keyserfingi nos estados do Espírito Santo, Minas Gerais, Paraná, Rio de Janeiro, Rio Grande do Sul, São Paulo e Santa Catarina.

Manifestações clínicas[2,4,12]

- **Acidentes leves:** dor local e eritema.
- **Acidentes moderados:** manifestações locais e alterações sistêmicas, como taquicardia, hipertensão arterial, sudorese discreta, priapismo, agitação psicomotora, visão turva e vômitos ocasionais.
- **Acidentes graves:** embora raros, podem apresentar as manifestações do acidente moderado acrescidas de sudorese profusa, sialorreia, vômitos frequentes, diarreia, bradicardia, arritmia cardíaca, hipertonia muscular, hipotensão arterial, choque e edema pulmonar agudo.

Loxoscel

São conhecidas como aranhas-marrons, podem construir suas teias sobre cascas de árvores, telhas e tijolos empilhados, atrás de quadros e móveis, cantos de parede, sempre ao abrigo da luz direta. Nos domicílios abrigam-se em sapatos, roupas, sofás, dentre outros. Podem atingir 1 cm de corpo e até 3 cm de envergadura de pernas, não possuem comportamento agressivo e picam apenas quando comprimidas contra o corpo.[2,4,12]

No Brasil, encontram-se várias espécies de *Loxosceles*, porém as principais são: *L. intermedia* que predomina no sul do país; *L. laeta*, encontradas isoladamente em várias regiões, principalmente no estado de Santa Catarina; *L. gaucho*, comumente encontrada no estado de São Paulo.[2]

Manifestações clínicas[2,4,12]

- A picada é imperceptível, porém apresenta complicações que podem atingir facilmente um quadro grave. Os acidentes com estas aranhas podem resultar, em longo prazo, em infecção secundária, perda tecidual, cicatrizes desfigurantes e, principalmente, insuficiência renal aguda. As manifestações clínicas podem se apresentar de forma cutânea ou cutâneo-visceral (hemolítica).

Forma cutânea

Manifestando-se de forma lenta e progressiva, essa forma é caracterizada por dor, edema endurado e eritema no local da picada. Os sintomas locais se acentuam nas primeiras 24 a 72 horas após o acidente, podendo ser percebida:

- **Lesão incaracterística:** bolha de conteúdo seroso, presença de edema, calor e rubor, com ou sem dor em queimação.
- **Lesão sugestiva:** enduração, bolha, equimoses e dor em queimação.
- **Lesão característica:** dor em queimação, lesões hemorrágicas focais, mescladas com áreas pálidas de isquemia (placa marmórea) e necrose, momento em que facilita o diagnóstico. A lesão cutânea pode evoluir para uma úlcera de difícil cicatrização, em cerca de 7 a 12 dias, permanecendo por semanas.

Astenia acompanhada de febre alta nas primeiras 24 horas, cefaleia, exantema morbiliforme, prurido generalizado, petéquias, mialgia, náusea, vômito, visão turva, diarreia, sonolência, obnubilação, irritabilidade e, até mesmo, o coma também podem ocorrer.

Forma cutâneo-visceral

Essa é a forma mais complexa que pode resultar na necessidade de acompanhamento intensivo da vítima, pois o comprometimento cutâneo está associado à hemólise intravascular, com anemia, icterícia e hemoglobinúria, geralmente nas primeiras 24 horas do acidente. Em alguns casos, petéquias e equimoses estão relacionadas à coagulação intravascular disseminada (CIVD), mais comum nos acidentes por L. laeta.

Casos graves podem evoluir para insuficiência renal aguda, em decorrência da diminuição de perfusão renal, hemoglobinúria e CIVD.

Latrodectus

Essa aranha mede cerca de 1 cm de corpo, possui uma cor negra brilhante com abdome globoso e colorido, popularmente conhecida como viúva negra pelo fato da fêmea alimentar-se do macho após a cópula. Os acidentes por esta espécie são relatados frequentemente na região Nordeste, em especial nos estados da Bahia, Ceará, Rio Grande do Norte e Sergipe.[2]

Manifestações clínicas[2]

Geralmente, o quadro se inicia com dor local em cerca de 60% dos casos, que são de pequena intensidade, evoluindo para sensação de queimadura em 15 a 60 minutos após a picada. Pápula eritematosa e sudorese localizada são observadas em 20% dos pacientes. Podem ser visualizadas lesões puntiformes, distando de 1 a 2 mm entre si. Na área da picada, há referência de hiperestesia e pode ser observada a presença de placa urticariforme acompanhada de enfartamento ganglionar regional.

Após as primeiras horas do acidente, podem ser percebidos tremores, ansiedade, excitabilidade, insônia, cefaleia, prurido, eritema de face e pescoço, dor que se irradia para os membros inferiores, contraturas musculares, agitação motora e atitude de flexão no leito. O paciente pode referir dor abdominal importante, acompanhada de rigidez e desaparecimento do reflexo cutâneo-abdominal, precordialgia com sensação de morte iminente, taquicardia inicial e hipertensão arterial, seguidas de bradicardia.[1]

Com menor frequência acompanham-se manifestações como náuseas e vômitos, sialorreia, anorexia, constipação, retenção urinária, dor testicular, priapismo, ejaculação, ptose e edema bipalpebral, hiperemia conjuntival e midríase.

No que tange aos acidentes causados por aranhas, vale ressaltar alguns cuidados especiais que fazem parte de um protocolo de atendimento.[12] No momento do acidente, deve-se manter a vítima imóvel e, se possível, com o membro afetado elevado; lavar o local da picada com água e sabão; identificar o animal agressor; conduzir a vítima para o socorro especializado, com monitorização constante de sinais vitais.

No âmbito da assistência hospitalar torna-se imprescindível:[2,4,12]

- Orientar paciente e familiares sobre os procedimentos.
- Realizar a monitorização contínua de sinais vitais.
- Realizar ausculta pulmonar e cardíaca.
- Manter o paciente sob observação constante, mesmo em caso de acidentes leves e moderados, com o intuito de tratar precocemente as complicações.

- Aplicar compressas no local da picada, crioterapia ou termoterapia, dependendo da lesão. Em geral, opta-se pela crioterapia para a redução da dor.
- Manter acesso venoso periférico calibroso.
- Realizar o manejo da dor por meio da administração de analgésicos sistêmico ou local.
- Realizar antissepsia no local da lesão.
- Realizar balanço hídrico rigoroso e, se necessário, cateterismo vesical de demora.
- Infundir o soro antiaracnídico ou antiloxoscélico conforme prescrição médica, e ficar atento para sinais de hipersensibilidade.
- Preparar o paciente para o desbridamento da ferida, se necessário.

Considerações finais

Os acidentes causados por animais peçonhentos no Brasil constituem, ainda, problema de saúde pública. Nos últimos dois anos, houve uma redução na produção dos antivenenos de aproximadamente 50% em virtude dos laboratórios produtores estarem passando por um processo de implantação e certificação de Boas Práticas de Fabricação, exigidos pela Agência Nacional de Vigilância Sanitária (ANVISA).

A distribuição dos antivenenos está baseada em critérios clínico-epidemiológicos, nos estoques disponíveis na Central Nacional de Armazenamento e Distribuição de Imunobiológicos (CENADI) e no cronograma de entrega de antivenenos ao Ministério da Saúde pelos laboratórios produtores. Além disso, também é preciso considerar que, infelizmente, ainda temos problemas relacionados à notificação dos acidentes em várias regiões.

A captura e a identificação do animal auxiliam no diagnóstico, e o tempo decorrido entre o acidente e o atendimento constitui uma variável de fundamental importância no prognóstico do paciente. Quando se consegue elencar essa identificação ao tempo de atendimento, as ações para ajudar a salvar vidas são potencializadas, contribuindo para a redução da mortalidade e a letalidade dos acidentes com animais peçonhentos.

Referências bibliográficas

1. Andrade JG. Manual prático de doenças transmissíveis. 6ª ed. Goiânia: IPTSP-UFG, 2003.
2. Brasil. Ministério da Saúde. Manual de diagnóstico e tratamento por animais peçonhentos. 2ª ed. Brasília: Fundação Nacional de Saúde, 2001.
3. Brasil. Ministério da Saúde. Guia de vigilância epidemiológica. 6ª ed. Brasília: Secretaria de Vigilância Epidemiológica, 2019.
4. Brasil. Ministério do Trabalho e Emprego. Prevenção de acidentes com animais peçonhentos. São Paulo, 2001.
5. Bochner R, Struchiner CJ. Epidemiologia dos Acidentes Ofídicos nos últimos 100 anos no Brasil: uma revisão. Cad. Saúde Pública, vol. 19 n. 1. Rio de Janeiro: Jan/Fev. 2003.
6. Cardoso JLC, et al. Animais Peçonhentos no Brasil: biologia, clínica e terapêutica dos acidentes. 2ª ed. São Paulo: Sarvier, 2009.
7. Kouyoumdjian JA, Polizelli C. Acidentes ofídicos causados por Bothrops moojeni: relato de 37 casos. Rev Inst Med Trop S Paulo. 1988;30(6):424-32.
8. Lemos JC, Almeida TD, Fook SML, Paiva AA, Simões MOS. Epidemiologia dos acidentes ofídicos notificados pelo Centro de Assistência e Informação Toxicológica de Campina Grande (Ceatox-CG), Paraíba. Rev Bras Epidemiol. 2009;12(1):50-9.
9. Brasil. Ministério da Saúde. Acidentes de Trabalho por animais peçonhentos entre trabalhadores do campo, floresta e águas, Brasil 2007 a 2017. Boletim Epidemiológico. Vo. 50 Mar,2019.<Disponível em: https://portalarquivos2.saude.gov.br/images/pdf/2019/marco/29/2018-059.pdf. [Acesso dez. 2019].
10. Lima LCA, et al. Insuficiência múltipla de órgãos relacionada a acidente ofídico: relato de caso. Rer. Bras. Ter. Intensiva. Vol. 22 n. 4 São Paulo: oct/dec. 2010.
11. Machado AS, Barbosa FB, Mello GS, Pardal PPO. Acidente vascular cerebral hemorrágico associado à acidente ofídico por serpente do gênero bothrops: relato de caso. Rev Soc Bras Med Trop. 2010;43(5):602-4.

12. Pardal Pedro Pereira de Oliveira, GADELHA, Maria Apolonia da Costa. Acidentes por animais peçonhentos. Manual de rotinas, 2ª edição. Belém: SESPA – Secretaria de Estado de Saúde Pública do Pará, 2010.
13. Ribeiro LA, Gadia R, Jorge MT. Comparação entre a epidemiologia do acidente e a clínica do envenenamento por serpentes do gênero Bothrops, em adultos idosos e não idosos. Rev. Soc. Bras. Med. Trop. vol. 41 n. 1 Uberaba: jan/feb. 2008.
14. Wen FH, Málaque CMS. Acidentes Ofídicos. Programa de Atualização em Medicina Intensiva – PROAMI. Ciclo 3 Módulo 4. Artmed/Panamericana. Porto Alegre, 2006.
15. Weiss M, Paiva J. Acidentes com animais peçonhentos. Thieme Reivinter, Rio de Janeiro; 2017.
16. Brasil, Ministério da Saúde. Acidentes por animais peçonhentos – serpentes. São Paulo, 2018.

50
Síndrome Pós-UTI e Ambulatório Pós-Alta

Laércia Ferreira Martins
Widlani Sousa Montenegro
Amaurilio Oliveira Nogueira
Mariana Augusto de Sá

Introdução

A unidade de terapia intensiva (UTI) é a área do ambiente hospitalar destinada à internação de pacientes críticos que requerem atenção profissional especializada de forma contínua, necessitam de materiais específicos e tecnologias para o diagnóstico, da monitorização e de toda a terapêutica.

Se pensarmos que Florence Nightingale, em 1854, criou o conceito de UTI, aproximando os pacientes graves do posto de enfermagem e que, um século depois, surgiam oficialmente as primeiras unidades de terapia intensiva pelo mundo, inúmeras vidas foram salvas e a mortalidade dos pacientes em terapia intensiva tem diminuído aproximadamente 2% a cada ano desde o ano 2000.[1]

O doente crítico exige da enfermagem um monitoramento contínuo em virtude de sua instabilidade hemodinâmica. Podemos destacar, por exemplo, que a mortalidade de pacientes com sepse vem se reduzindo significativamente ao longo dos anos em decorrência do melhor cenário de cuidados.[2,3] O sucesso na redução significativa ocorre prioritariamente em função de:[1]

- Desenvolvimento de conhecimento específico em terapia intensiva nas várias áreas interdisciplinares (enfermagem, Medicina, Fisioterapia, Nutrição, Farmácia etc.).
- Desenvolvimento de recursos humanos (titulação de especialistas, capacitação e treinamentos específicos), organizacionais e tecnológicos (tecnologias duras, leves e leves-duras).
- Desenvolvimento de pesquisas na área da terapia intensiva e produção de eventos científicos voltados especificamente para essa área.
- Otimização do trabalho multidisciplinar.
- Desenvolvimento de rotinas e protocolos próprios para o cuidado ao paciente crítico.
- Foco na segurança do paciente.

Buscando cada vez mais melhores desfechos, as unidades de terapia intensiva começaram a gerenciar seus pacientes por meio de protocolos, indicadores de qualidades e medidas que pudessem dimensionar a estrutura do cuidado. Ao acompanharem pacientes pós-alta da UTI, alguns pesquisadores perceberam que as excessivas readmissões, a queda significativa na qualidade de vida e o aumento dos custos de saúde chamavam a atenção e, por isso, a *Society of Critical Care Medicine* (SCCM) acenou para a necessidade do acompanhamento dos doentes críticos depois da saída dos hospitais, ao retomarem suas vidas.

Neste cenário, foram propostas diretrizes para a mitigação dos problemas de saúde ocasionados pela internação em terapia intensiva. Assim, a SCCM promoveu, em 2012, a primeira conferência com o objetivo de melhorar os resultados de longo prazo após uma doença crítica para pacientes e seus familiares.[4] Deste encontro, surgiu a definição de uma nova síndrome que acomete os sobreviventes da terapia intensiva: a síndrome pós-cuidados intensivos (do inglês, *post intensive care syndrome* – PICS).[4]

No decorrer do capítulo, vamos apresentar a definição de PICS, descrever as principais disfunções que acomete o doente pós-alta da UTI, relacionar os diagnósticos médicos que mais impactam na formação da PICS, sugerir ações que devam integrar o planejamento do cuidado do paciente para a prevenção da PICS e relatar uma experiência de ambulatório específico para esses pacientes.

Síndrome pós-cuidados intensivos (*post intensive care syndrome*) – PICS

A síndrome pós-cuidados intensivos (do inglês PICS) é um conjunto de deficiências funcionais significativas que englobam as disfunções físicas, cognitivas e psiquiátricas novas ou agravadas que promovem elevado déficit na prática das atividades de vida diária (AVD), com comprometimento decorrente da doença crítica e de sua persistência além da hospitalização.[5]

Esta "nova doença" é causada por complicações relacionadas à estadia do doente na UTI e tem o potencial de reduzir a qualidade de vida do paciente e, muitas vezes, também da de seus familiares (PICS-F). A PICS pode acometer três quartos dos pacientes egressos das UTI e, por sua magnitude e grau de desajustes provocados, é reconhecidamente um problema de saúde pública.[5]

O que provoca a PICS ainda é incerto, mas dos vários estudos de *follow up* realizados com pacientes egressos da UTI, inferiu-se que alguns dos fatores intervenientes fazem parte do cotidiano da assistência na terapia intensiva e estão descritos no Quadro 50.1.

Quadro 50.1. Fatores de risco para o desenvolvimento de PICS.

Fatores de risco de PICS[5]			
Fatore intrínsecos	**Fatores relacionados à internação na UTI**	**Fatores relacionados à doença crítica**	**Fatores relacionados aos procedimentos na UTI**
• Idade • Doenças prévias • Presença de comorbidades • Avaliação da qualidade de vida prévia • Execução das atividades de vida diária • Grau de fragilidade	• Número de disfunções orgânicas • Tempo de internação • Presença de infecção • Presença de *delirium*	• Hipóxia • Hipotensão • Inflamação • Desregulação da glicose • Catabolismo • Deficiências nutricionais	• Intubação orotraqueal • Uso da ventilação mecânica • Hemodiálise • Repouso/imobilização no leito • Uso frequente de sedativos • Uso frequente de bloqueadores musculares • Restrições físicas • Interrupção frequente do ciclo sono-vigília

Fonte: Desenvolvido pela autoria do capítulo.

Além dos fatores relacionados no Quadro 50.1, é possível citar as complexas interações entre as comorbidades existentes e as complicações da doença crítica aguda, como a hipotensão, a hipóxia tecidual oculta, a hipo/hiperglicemia e também a polineuromiopatia como importantes coadjuvantes para o surgimento das PICS.

Também são extremamente relevantes e merecem destaque os aspectos organizativos da unidade, como a restrição do contato do paciente com seus familiares, a adaptação ao período pós-UTI, as incapacidades e dificuldades de retorno ao trabalho, a pobre rede de suporte social, a perda da funcionalidade, as infecções hospitalares de repetição, a ansiedade, a depressão e o transtorno estresse pós-traumático (TEPT) que acomete muitos dos doentes egressos da UTI.[6]

O principal efeito da PICS é o declínio na qualidade de vida e, ao analisarmos a qualidade de vida relacionada à saúde (QVRS), que pode ser definida como a medida de afetação do bem-estar físico, emocional e social normal ou esperado por condição de tratamento de saúde, presenciaremos um grande comprometimento nos acometidos pela PICS.

Após a alta da terapia intensiva, o paciente sofre com alterações cognitivas, psicológicas, físicas e sociais resultando invariavelmente em graves prejuízos em sua QVRS e, consequentemente, uma recuperação lenta e prolongada.[7]

A revisão sistemática conduzida por Oeyen analisou 53 artigos científicos de *follow up* ≥ 1 ano dos pacientes egressos da UTI da qual inferiu-se que pacientes críticos apresentaram menor QVRS do que a população da mesma idade e sexo após 1 ano alta da UTI. Outro dado importante dessa pesquisa foi que, embora os aspectos físicos tenham melhorado lentamente ao longo dos anos, os aspectos emocionais ficaram estagnados ou declinaram ainda mais.[8]

Contudo, os dados dessa revisão sistemática trouxeram um pouco de esperança ao demonstrar que pôde ser observada uma lenta melhora na QVRS ao longo dos anos, uma vez que, após vários anos da alta da UTI, a QVRS se apresentava comparável à da população em geral.[8]

Assim, entende-se que as patologias afetam os diferentes domínios e com diferentes intensidades a QVRS, mas a presença de doenças graves pré-morbidade também se mostrou fator importante para a perda significativa de qualidade de vida aos pacientes egressos da UTI.

Merece destaque o fato de que, para uma avaliação prognóstica bem-sucedida dos pacientes egressos na UTI, faz-se necessária a avaliação da qualidade de vida pré-mórbida e do estado funcional imediatamente antes da alta hospitalar.

Disfunção cognitiva

É sem dúvida de longe a disfunção mais apontada em todos os estudos realizados, sobrepondo-se, inclusive à disfuncionalidade física, em que a memória e a capacidade de executar atividades são as mais afetadas e, por isso, impõe uma reabilitação mais difícil e demorada.

Pela dificuldade de comunicação, esse déficit poderá ser negligenciado e, para se ter uma ideia de como o cognitivo de um paciente egresso da UTI poderá ser afetado, o estudo *The Bringing to Light the Risk Factors and Incidence of Neuropsychological Dysfunction in ICU Survivors* (BRAIN-ICU) acompanhou 821 pacientes incluídos no período de 2007 a 2010. Os pacientes estudados tinham em média 61 anos e elevada gravidade da doença crítica. Desses pacientes, apenas 51 (6%) apresentaram deficiência cognitiva prévia e, no corte de 90 dias de *follow-up*, 31% dos pacientes foram à óbito.

Esse estudo evidenciou elevada deficiência cognitiva em jovens (24%) e idosos (34%), com avaliação aos 12 meses pós-alta da UTI, resultados que se assemelham aos observados em pacientes que sofreram lesão cerebral traumática moderada e pacientes portadores de doença de Alzheimer leve.[9]

A deficiência cognitiva também é bastante evidenciada em pacientes que foram portadores da síndrome do desconforto respiratório agudo (SDRA), pois estudos apontam a presença de disfunção cognitiva que persiste por 1 ano em 46% a 55% dos pacientes.[7,10]

Além do *delirium* e da SDRA, outros fatores de risco para a disfunção cognitiva são: hipoxemia; disglicemia; hipotensão; insuficiência cardíaca congestiva; insuficiência respiratória crônica; alcoolismo; acidente vascular cerebral (AVC) prévio; e outras disfunções cerebrais agudas.

As principais causas da disfunção cognitiva são:[7]

1. **Déficit cognitivo prévio:** fala-se em pouca reserva cognitiva e comprometimento cognitivo influenciado por idade avançada, condições de saúde prévia, déficits cognitivos preexistentes e genótipo ApoE.

2. ***Delirium:*** o estudo BRAIN-ICU inferiu que 74% dos pacientes foram afetados pelo *delirium* com uma duração média de 4 dias.[9] Este é considerado o fator de risco independente mais impactante na perda cognitiva após 6 a 12 meses de alta da UTI.

3. **SDRA:** apesar de desconhecidos os mecanismos pelos quais essa síndrome e suas complicações (coma a hipoxemia e uso da ventilação mecânica) podem causar a deficiência cognitiva, estudos relatam até 73% dos pacientes apresentando comprometimento cognitivo de moderado a grave após a alta da terapia intensiva.

4. **Sepse:** em estudo de coorte prospectivo de follow-up por 8 anos, ficou demonstrado que pacientes portadores de sepse apresentaram 3 vezes mais chance de desenvolverem comprometimento cognitivo de moderado a grave.[11]

Importante destacar que os fatores como a idade e o nível educacional podem influenciar os desfechos cognitivos nas variadas populações.

Disfunção física

A principal causa da perda da funcionalidade física dos pacientes críticos decorre da fraqueza adquirida na UTI, considerada uma morbidade prevalente e de longa duração. Os fatores apontados como associados ao desenvolvimento da fraqueza adquirida são: imobilidade prolongada; sepse; ventilação mecânica prolongada (superior a 7 dias); hiperóxia; número de falências orgânicas; disglicemia; nutrição inadequada.[7]

A revisão sistemática conduzida por Ohtake avaliou a disfunção física decorrente da PICS durante o primeiro ano após a doença e apresentou três domínios que merecem o conhecimento e o acompanhamento pelo enfermeiro: mudanças nas funções e na estrutura corporal; a limitação de atividades cotidianas e a restrição de participação social. O estudo ainda apontou as seguintes limitações nesses pacientes: a diminuição da função pulmonar; a redução da força dos músculos respiratórios e apendiculares; a redução da distância do teste de caminhar por 6 metros; a redução da habilidade de realizar atividades da vida diária; e a diminuição da habilidade de voltar a dirigir e retornar ao tabalho.[12]

Não obstante, as limitações como a fadiga corriqueira são frequentemente relatadas entre pacientes críticos egressos da UTI, podendo chegar a 70% naqueles que tiveram SDRA.[13] Vale ressaltar que a fadiga está comumente associada à ansiedade, dor, depressão e disfunção cognitiva, comuns nos pacientes com PICS.

Mas essa condição pode ser revertida a partir do trabalho intenso e criterioso de exercícios, com o principal objetivo de "mexer" com o corpo e a mente do paciente, tirando-o de seu repouso prolongado. Um recente estudo mostrou que a aplicação precoce de exercícios motores e da terapia ocupacional em pacientes críticos pode reduzir o tempo de ventilação mecânica e o *delirium*, bem como aumentar a proporção de pacientes que retornem à sua condição funcional anterior à doença crítica.[13]

No estudo BRAIN-ICU, no corte de 90 dias de *follow-up*, 32% dos pacientes estudados apresentaram dificuldades em suas atividades de vida diária, sendo significativo nos pacientes com ou sem déficit funcional preexistente, e essas incapacidades e deficiências persistiram entre os pacientes estudados ao longo dos 12 meses de acompanhamento.[9]

Disfunção psicológica

A disfunção psicológica é a disfunção provocada pela PICS que mais estressa o paciente e seus familiares, sendo os principais sintomas a ansiedade, a depressão e o transtorno do estresse pós-traumático (TEPT).

Segundo Nikayin e colaboradores, a prevalência de ansiedade em pacientes críticos no pós-alta da UTI foi revelada em mais de 32% dos casos e esteve relacionada com fatores de risco como o medo extremo e pesadelos intensos, que ocorreram até 14 meses após o internamento na UTI. Fatores como a idade e a gravidade da doença não estiveram relacionados com o advento da ansiedade.[14]

Outro evento psiquiátrico que comumente acomete os pacientes críticos é a depressão. Na metanálise conduzida por Rabiee e sua equipe, em que avaliaram a prevalência geral da depressão entre os pacientes críticos egressos da UTI, a doença apareceu entre 29% e 30% dos pacientes.[15]

Neste sentido, o TEPT ocorre em decorrência da exposição do indivíduo a um evento ameaçador à sua vida, (ou que seja assim percebido) e consequentes lembranças intrusivas desse evento, gerando uma condição de hiperalerta e esquivamento de situações, pessoas ou lugares relacionados a esse evento traumático.[13]

Um bom exemplo para compreendermos a TEPT são os soldados que lutaram em guerras ou as pessoas que presenciaram desastres naturais e recentemente, essa relação foi ampliada para indivíduos que sofreram acidentes de trânsito, agressões sexuais ou que vivenciaram admissões em unidades de terapia intensiva.[13]

Fica evidente que a prevalência de TEPT em pacientes egressos da UTI pode ocorrer em aproximadamente 20% dos doentes, principalmente se fizeram uso de benzodiazepínicos[16] e ainda pode ser comparada ao estresse que acomete os sobreviventes de guerras civis (26%) e as doenças mentais após emergências humanitárias.[13]

Uma alternativa para melhorar as lembranças dos pacientes e reduzir as chances de aparecimento da depressão e TEPT é escrever diários dentro do ambiente da terapia intensiva, com a finalidade de pacientes e familiares anotarem seus sentimentos e percepções durante o período de internação.

Doenças mais relacionadas à PICS

A extensa literatura sobre o pós-alta da UTI não deixa dúvidas sobre o impacto negativo da internação prolongada em terapia intensiva e as consequências danosas para a qualidade de vida. Indubitavelmente, a terapia intensiva tem aumentado a taxa de sobreviventes; no entanto, a reflexão a se fazer é sobre o preço que se pagará por todo o empenho em "salvar vidas" dentro da UTI, onde, muitas das vezes, os pacientes irão para a casa e para as suas famílias com sequelas incapacitantes de longo prazo e até mesmo definitivas.

Esta questão diz respeito diretamente aos elevados custos emocionais a serem pagos pelo paciente em sofrer por essa condição limitante e incapacitante por longos períodos, comprometendo a qualidade de vida e da família que adoecerá, tornar-se-á frágil e, também, poderá desenvolver problemas de saúde mental, além dos problemas decorrentes dos custos financeiros que serão pagos pelas famílias e pela sociedade.

Ainda assim, alguns fatores de riscos são preditivos para as PICS, como os pacientes com maiores índices prognósticos, independentemente do diagnóstico admissional, perfil epidemiológico ou clínico, necessitarão de maior intensidade na terapia aplicada, como o tempo de ventilação mecânica e sedoanalgesia prolongada, provocando longos períodos de imobilização e maior probabilidade do evento *delirium*. Certamente, esses pacientes evoluirão com maior possibilidade de PICS que aqueles que não apresentaram elevado índice prognóstico e, consequentemente, não utilizaram todos esses recursos intensivos.[9]

O desafio que se apresenta é o de identificar, entre os subgrupos de pacientes, aqueles que podem evoluir de modo mais severamente grave na ocorrência da PICS, seja por mecanismos moleculares da própria doença, seja pelas condições clínicas ou fatores de risco associados às intervenções e procedimentos intensivos realizados.

Especialistas vêm apontando como uma estratégia inicial para mitigar os efeitos da PICS elencar em ordem de prioridade os fatores de risco concorrentes associados aos diferentes tratamentos aplicados em terapia intensiva. Com base nessa ordem de prioridades, podemos desenvolver programas de acompanhamento e reabilitação específicos para cada subgrupo de pacientes, fundamentados pelas diferentes vulnerabilidades e riscos sofridos.

A revisão sistemática que analisou 53 artigos de acompanhamento de longo prazo dos doentes egressos de UTI ($\geq$ 1 ano) inferiu que os piores níveis de qualidade de vida foram encontrados em pacientes com os diagnósticos SDRA, trauma grave e sepse.[8] Assim como esse, outros estudos publicados até o momento sobre pós-alta da UTI convergem para dois principais diagnósticos que acometem os doentes e muitas das disfunções descritas nesses pacientes estão associadas a essas doenças e por isso merecem destaque.

Sepse

A sepse pode ser definida como uma disfunção orgânica aguda com risco de vida e secundária à infecção. Após muitos estudos desenvolvidos para avaliação do paciente egresso da UTI e apropriação da síndrome que provoca as várias disfunções, inferiu-se que a sepse tem um papel fundamental na relação entre doença crítica e PICS,[2,3] em que metade dos pacientes com sepse se recupera, um terço morre durante o ano seguinte e um sexto tem deficiências persistentes graves.[17]

O estudo com maior tempo de acompanhamento dos pacientes sépticos (10 anos) concluiu que eles têm sua mortalidade aumentada (30%) em comparação com os doentes críticos não sépticos (22%) e os submetidos à cirurgia cardiovascular (16%), e esses percentuais são mantidos quando comparados com a população em geral.[18] Cerca de 40% dos pacientes são hospitalizados novamente dentro de 90 dias após a alta, frequentemente para condições que são potencialmente tratáveis em ambiente ambulatorial, como infecções (11,9%) e a exacerbação da insuficiência cardíaca (5,5%).[17]

A deterioração da saúde após a sepse é multifatorial e inclui progressão acelerada de condições crônicas preexistentes, dano residual a órgãos afetados (disfunção ou falência orgânica) e função imunológica prejudicada. As características associadas às complicações após a alta hospitalar para tratamento da sepse não são totalmente compreendidas, mas incluem a presença de comorbidades na pré-admissão hospitalar, baixa QVRS pré-evento sepse, características do episódio séptico agudo (p. ex., gravidade da infecção, resposta do hospedeiro à infecção) e qualidade do tratamento hospitalar, como exemplo temos a oportunidade de tratamento inicial da sepse e/ou prevenção de danos relacionados ao tratamento.[17]

Wehler e colaboradores indicaram que a QVRS analisada nos doentes sépticos em sua pré-admissão na UTI é visivelmente inferior quando comparada com os pacientes não sépticos e a população geral.[19]

A interferência que a sepse causa na vida do indivíduo, mesmo que sobreviva a ela, parece não ter data e hora para acabar. Uma pesquisa conduzida por Korosec e sua equipe acompanhou os grupos de pacientes críticos por trauma e pacientes sépticos por mais de 2 anos e, ao analisarem a QVRS de ambos os grupos, observaram uma piora significativa na qualidade de vida de ambos os grupos. Porém, registrou maior incidência de dor e maiores níveis de depressão nos pacientes sépticos.[20]

As principais disfunções encontradas nos pacientes que tiveram sepse incluem o desenvolvimento de uma média de uma a duas novas limitações funcionais, como a incapacidade de tomar banho ou vestir-se de maneira independentemente. Um aumento de 3 vezes na prevalência de deficiência cognitiva moderada a grave (de 6,1% antes da hospitalização para 16,7% após a hospitalização) e uma alta prevalência de problemas de saúde mental, incluindo a ansiedade (32%), a depressão (29%) ou ainda o TEPT (44%).[17]

Síndrome do desconforto respiratório agudo (SDRA)

Trata-se de insuficiência respiratória aguda caracterizada por edema pulmonar não cardiogênico, hipoxemia com índice de oxigenação menor que 300 e opacidade pulmonar bilateral e ocorre em resposta às injúrias como sepse, pneumonia, trauma ou mesmo uma transfusão sanguínea maciça.[21]

Pesquisas indicam que os volumes pulmonares retornaram à normalidade após 3 a 6 meses de evolução. Entretanto, a espirometria evidenciou que, no primeiro ano de evolução, 6% a 43% dos pacientes evoluíram com padrão obstrutivo e 15% a 58% com padrão restritivo.[21]

Em uma metanálise que procurou acompanhar a QVRS dos sobreviventes de SDRA, ficou evidente que esta era bastante diminuída 6 meses após a alta da UTI, quando comparada com a população geral, em que os sobreviventes apresentaram incapacidade funcional persistente 1 ano após a alta da UTI e a maioria dos pacientes apresentou doenças extrapulmonares, como a perda muscular e fraqueza.[22]

Nos testes para avaliação do status funcional, sendo a melhor escala de avaliação o Índice de Barthel (IB) que mede o grau de assistência para a execução de atividades do autocuidado, avaliando a independência do paciente, observou-se que grande parte da deficiência observada estava relacionada à fraqueza adquirida durante o período de internação na UTI. As avaliações demonstraram comprometimento importante na execução dos exercícios em decorrência das alterações musculares e da fraqueza, mesmo apresentando a capacidade pulmonar relativamente preservada, e essas alterações persistiram após a alta da UTI.[11,21]

Os mecanismos fisiopatológicos das disfunções cognitivas e psicológicas nos pacientes após SDRA são desconhecidos, entretanto observou-se que essa relação SDRA e as disfunções neuropsiquiátricas são reais e danosas aos sobreviventes da UTI.

Um estudo recente demonstrou que 50% dos sobreviventes da SDRA podem apresentar disfunção cognitiva em longo prazo (1 a 2 anos) no que concerne à memória, atenção, velocidade de processamento das informações e função executiva.[23] A disfunção cognitiva, aqui relacionada à SDRA, foi significativamente associada às baixas taxas de oxigenação e à presença de ansiedade.

Além da disfunção cognitiva, é muito comum a disfunção psicológica/psiquiátrica. Recente, um estudo de *follow up* com pacientes que tiveram SDRA durante a internação na UTI revelou que 52% dos doentes apresentaram sintomas continuados ou recorrentes de ansiedade e depressão. Durante o acompanhamento, por 5 anos, apresentaram sintomas significativos de ansiedade (38%), depressão (32%) e TEPT (23%).[24]

Prevenção dos efeitos da PICS

A prevenção da PICS deve começar ainda na admissão, em que o objetivo da equipe multidisciplinar não deve ser apenas o da saída com vida do doente, mas a preocupação com asas condições em que o paciente poderá deixar a UTI. Os fatores de risco que são potencialmente modificáveis como o *delirium*, a sepse, o tempo de ventilação mecânica, as infecções nosocomiais devem ser gerenciados de perto, com metas estabelecidas no plano de assistência.

O monitoramento da segurança do paciente também impactará sobremaneira a prevenção dos efeitos da PICS, por isso, no Quadro 50.2, seguem ações que auxiliam os doentes egressos da UTI.

Quadro 50.2. Ações para a redução de fatores de risco potencialmente modificáveis dentro da UTI.

- Analgesia eficaz e controlada
- Prevenção da sedação profunda e/ou prolongada (uso do protocolo do despertar diário da sedação)
- Minimização da exposição aos benzodiazepínicos
- Mobilização precoce (para a prevenção da perda funcional do paciente ou para a sua rápida recuperação)
- Estabelecimento de exercícios físicos para a movimentação do corpo do doente
- Testes diários para o ventilar espontaneamente
- Preocupação com a qualidade do sono (redução de ruídos, apagar das luzes, observação do ciclo sono-repouso, dia-noite, acordar-dormir)
- Vigilância nas infecções nosocomiais
- Vigilância no acometimento e duração do *delirium*
- Monitoramento da segurança do paciente
- Acolhimento do doente, ouvir sobre seus sentimentos e medos
- Ampliação do tempo de visita para os familiares (se possível, permitir a permanência do familiar com o paciente)
- Incentivar o uso de diários
- Efetividade da comunicação com pacientes e familiares
- Suporte emocional e social para pacientes e familiares
- Rastreamento de pacientes e familiares sob risco de morbidade psicológica
- Transmissão efetiva do cuidado da equipe multidisciplinar para a família (solicitar ao familiar que fará o cuidado do paciente em domicílio para que fique alguns dias assistindo o doente em como promover a alimentação pela sonda nasogástrica/nasoentérica (SNG/SNE), aspiração do traqueóstomo, mobilização no leito, administração de medicamentos por SNG/SNE, cuidados com a sonda vesical de demora etc.)

Fonte: Teixeira; Rosa (2019).

É fato que muitas das ações, para não dizer todas, foram amplamente estudadas e discutidas isoladamente e com objetivo pontual de sua repercussão bem-sucedida na prática da terapia intensiva. No entanto, hoje, com uma visão mais global, tem-se que essas ações/orientações devem ser utilizadas conjuntamente, não mais com vistas à prática na UTI somente, mas também com vistas à rápida recuperação e retomada precoce da qualidade de vida do paciente. O enfermeiro, com a apropriação das informações aqui registradas, tem o dever moral e ético de se empenhar em aplicar parte ou a totalidade das ações no planejamento de cuidados dos seus pacientes críticos, inicialmente com a sua equipe e, depois, de maneira multidisciplinar, para que a alta hospitalar e o retorno à vida ocorram de maneira extremamente bem-sucedidas.

Fatores protetores da PICS

Não obstante a conscientização sobre a PICS ser uma crescente, entre os intensivistas, os pesquisadores e a sociedade, porém, ainda não foram definidas e estabelecidas intervenções eficazes para a prevenção. Este fato pode estar relacionado em parte com uma compreensão incompleta dos subtipos potenciais da síndrome e dos fatores associados que predispõem os pacientes.

Um estudo multicêntrico com a participação de cinco UTI clínicas e cirúrgicas dos Estados Unidos acompanhou 406 pacientes sobreviventes pós-UTI,[25] dos pacientes avaliados aos 3 meses, 38% apresentavam deficiência cognitiva, 26% desabilitação das AVD e 33% depressão. Aos 12 meses, 33% tinham deficiência cognitiva, 21% desabilitação das AVD e 31% depressão. Quanto à concomitância dos problemas da PICS, observou-se que um único problema estava presente em 39% por 3 meses e em 35% por 12 meses. Dois problemas estiveram presentes em 19% por 3 meses e em 16% por 12 meses. Apenas 19 pacientes (6%) tiveram problemas em todos os três domínios e 12 pacientes (4%) por 12 meses, respectivamente. Para surpresa dos pesquisadores, 119 pacientes não tiveram problemas de PICS em 3 meses, 125 pacientes (44%) não apresentaram problemas de PICS em 12 meses, 16% desenvolveram pelo menos um problema de PICS, 7% morreram e 13% desistiram ou perderam o acompanhamento.[25]

Como conclusão reveladora desse estudo, tem-se que 6 em cada 10 pacientes sem prejuízo ou deficiência cognitiva preexistente desenvolveram um ou mais problemas de PICS. A maioria dos pacientes com PICS apresentou problemas em um único domínio, sendo o comprometimento cognitivo o mais comum, mas a deficiência nas AVD e a depressão também ocorreram com frequência.

Problemas concomitantes de PICS (ou seja, problemas em dois ou três domínios) estavam presentes em dois de cada dez pacientes. Esses dados destacam os subtipos heterogêneos de PICS porque a maioria dos pacientes incluídos foi afetada em apenas um único domínio.

Consequentemente, os achados sugerem que o comprometimento cognitivo, a deficiência das AVD e a depressão podem ser sequelas distintas de doença crítica, em vez de parte de uma única síndrome unificadora. Chama a atenção o fato de que o perfil encontrado neste estudo para os pacientes livres de PICS foi de doentes jovens, com maior tempo de educação formal, menor fragilidade física e poucas comorbidades frente àqueles pacientes vítimas da PICS. Embora os escores de gravidade da doença na admissão na UTI (APACHE II) fossem semelhantes entre aqueles que desenvolveram PICS e aqueles que estavam livres de PICS, a proporção de pacientes que foram mecanicamente ventilados, estavam sépticos, delirantes ou em coma durante sua permanência na UTI foi menor entre aqueles que estavam livres de PICS. Além disso, o tempo de duração de cada um desses fatores era mais curto nos pacientes livres da PICS, em outras palavras, mais tempo de estudo pode ser um fator protetor da PICS nos egressos da UTI.

◖ Rede de apoio à saúde do paciente egresso da terapia intensiva

Normalmente, questionamo-nos sobre o destino dos pacientes na UTI, especialmente quando desfavorecidos socialmente. Os pacientes muitas vezes deixam a unidade alimentados por sonda nasoentérica, com traqueóstomo e necessitando de aspiração; em alguns casos com lesões por pressão que necessitarão de cuidados para o tratamento e o restabelecimento da integridade da pele, além do risco de infecção. Como esses doentes ficarão em seus domicílios após a alta?

Pensando nisso e entendendo que a atuação do Sistema Único de Saúde (SUS) não se restringe à atenção primária ou à atenção hospitalar, o Ministério da Saúde do Governo Federal publicou em 30 de dezembro de 2010 a Portaria n. 4.279 que estabelece diretrizes para a organização da Rende de Atenção à Saúde (RAS). Essa portaria define a RAS como "arranjos organizativos de ações e serviços de saúde de diferentes densidades tecnológicas, que integradas por meio de sistemas de apoio técnico, logístico e de gestão, buscam garantir a integralidade do cuidado".[26,27]

A RAS tem como principal objetivo oferecer ao usuário do SUS atenção integrada e contínua que vai desde seu atendimento na atenção primária até o seu cuidado e assistência em domicílio quando egresso do sistema hospitalar e que necessite de continuação da assistência multidisciplinar. Essa assistência deverá ser prestada de forma responsável, com qualidade, humanizada e eficiente, otimizando-se os recursos públicos.

Está caracterizada pela formação das relações horizontais entre as diferentes células que compõe o sistema SUS, como a Unidade Básica de Saúde, as Policlínicas, os Hospitais, as Unidades de Pronto Atendimento, os Serviços de Assistência Pré-Hospitalar e, agora, o domicílio do indivíduo que também é visto como uma dessas células.[26]

A Portaria n. 963, de 27 de maio de 2013, redefiniu a Atenção Domiciliar no âmbito do SUS e cita a atenção domiciliar como incorporação tecnológica de caráter substitutivo ou complementar à intervenção hospitalar de baixa e média complexidade, aos cuidados iniciados nos Serviços de Atenção à Urgência e Emergência e complementar à Atenção Básica caracterizada por ações de promoção à saúde, prevenção e tratamento de doenças e reabilitação prestadas em domicílio, com garantia de continuidade de cuidados e integrada às redes de atenção à saúde. A Portaria ainda define o Serviço de Atenção Domiciliar (SAD) como serviço substitutivo ou complementar à internação hospitalar ou ao atendimento ambulatorial e responsável pelo gerenciamento e operacionalização das Equipes Multiprofissionais de Atenção Domiciliar (EMAD) e Equipes Multiprofissionais de Apoio (EMAP). Ainda define e aprova o papel do cuidador como a pessoa com ou sem o vínculo familiar com o usuário e capacitada para os cuidados e assistência de suas necessidades e atividades da vida diária.[28]

O principal objetivo do atendimento domiciliar é dar continuidade à assistência recebida pelo doente nas demais células de saúde, como o hospital, e com isso diminuir a demanda por atendimento hospitalar, reduzir o tempo de internação hospitalar de usuários internados e assim praticar a desinstitucionalização, além de ampliar sua autonomia.

Vale ressaltar que Atenção Domiciliar é um dos componentes da Rede de Atenção às Urgências e será estruturada de forma articulada e integrada aos outros componentes a partir dos Planos de Ação, conforme estabelecido na Portaria n. 1.600/2011.

A Atenção Domiciliar deverá seguir prioritariamente as seguintes diretrizes:[28]

* Ser estruturada na perspectiva das Redes de Atenção à Saúde, tendo a atenção básica como ordenadora do cuidado e da ação territorial.
* Estar incorporada ao sistema de regulação, articulando-se com os outros pontos de atenção à saúde e com serviços de retaguarda.
* Ser estruturada de acordo com os princípios de ampliação do acesso, acolhimento, equidade, humanização e integralidade da assistência.

- Estar inserida nas linhas de cuidado por meio de práticas clínicas cuidadoras baseadas nas necessidades do usuário, reduzindo a fragmentação da assistência.
- Adotar modelo de atenção centrado no trabalho de equipes multiprofissionais e inter-disciplinares.
- Estimular a participação ativa dos profissionais de saúde envolvidos, do usuário, da família e do cuidador.

Para o município solicitar a implantação do SAD, é necessário cumprir com os requisitos:

- Ter população ≥ 20 mil habitantes (isoladamente ou por meio de agrupamento de municípios).
- Estar coberto por Serviço de Atendimento Móvel de Urgência (SAMU 192).
- Existir hospital de referência no município ou região a qual integra.[28]

Já a Portaria n. 825 de 25 de abril de 2016 redefine a Atenção Domiciliar no âmbito do Sistema Único de Saúde (SUS) e atualiza as equipes habilitadas. Essa portaria reestrutu-rou a atenção domiciliar para conjunto de ações de prevenção de agravos e tratamento de doenças, reabilitação, paliação e promoção à saúde, prestados em domicílio e garantindo continuidade aos cuidados.[29] Essa portaria classifica a Assistência Domiciliar (AD) em três modalidades:[29]

- **AD 1:** o usuário que, tendo indicação de AD, requeira cuidados com menor frequência e menor necessidade de intervenções multiprofissionais, uma vez que se pressupõem estabilidade e cuidados satisfatórios pelos cuidadores. Vale registrar que a prestação da assistência à saúde na modalidade AD 1 é de responsabilidade das equipes de atenção básica, por meio de acompanhamento regular em domicílio, de acordo com as especificidades de cada caso.
- **AD 2:** o usuário que, tendo indicação de AD, e com o fim de abreviar ou evitar hospitalização, apresente:
  - Afecções agudas ou crônicas agudizadas, com necessidade de cuidados intensificados e sequenciais, como tratamentos parenterais ou reabilitação.
  - Afecções cronicodegenerativas, considerando o grau de comprometimento causado pela doença, que demande atendimento no mínimo semanal.
  - Necessidade de cuidados paliativos com acompanhamento clínico no mínimo semanal, com o fim de controlar a dor e o sofrimento do usuário.
  - prematuridade e baixo peso em bebês com necessidade de ganho ponderal.
- **AD 3:** o usuário com qualquer das situações listadas na modalidade AD 2, quando necessitar de cuidado multiprofissional mais frequente, uso de equipamento(s) ou agregação de procedimento(s) de maior complexidade (p. ex., ventilação mecânica, paracentese de repetição, nutrição parenteral e transfusão sanguínea), usualmente demandando períodos maiores de acompanhamento domiciliar.

Com relação ao cuidado prestado, uma das diretrizes é a adoção do modelo centrado no trabalho das equipes multiprofissionais. As equipes que compõe o SAD são a Equipe Multiprofissional de Atenção Domiciliar (EMAD) ou Equipe Multiprofissional de Apoio (EMAP). A EMAD pode ainda ser do Tipo 1 ou Tipo 2, sendo que essa classificação necessariamente está relacionada à carga horária de trabalho de seus componentes.[29] A seguir, apresentamos a composição das equipes de atendimento domiciliar:

EMAD Tipo 1: enfermeiro (carga horária semanal ≥ 40 horas), médico (carga horária semanal ≥ 40 horas), fisioterapeuta ou assistente social (carga horária semanal ≥ 30 horas), profissional auxiliar ou técnico de enfermagem (carga horária ≥ 120 horas).[29]

EMAD Tipo 2: enfermeiro (carga horária semanal ≥ 30 horas), médico (carga horária semanal ≥ 20 horas), fisioterapeuta ou assistente social (carga horária semanal ≥ 30 horas), profissional auxiliar ou técnico de enfermagem (carga horária ≥ 120 horas).[29]

EMAP terá composição mínima de três profissionais de nível superior, escolhidos entre as ocupações listadas a seguir, cuja soma da carga horária de seus componentes será de, no mínimo, 90 horas de trabalho: assistente social; fisioterapeuta; fonoaudiólogo; nutricionista; odontólogo; psicólogo; farmacêutico ou terapeuta ocupacional.[29]

Em 2011, o Governo Federal lançou o programa "Melhor em Casa", com o objetivo de implantar a política de Atenção Domiciliar no Brasil e assim fechar o ciclo de assistência, confirmando e mantendo a sua continuidade ao usuário do SUS. Inicialmente a meta estabelecida para o programa era de implementação de mil EMAD e quatrocentas EMAP em todo o território nacional até 2014.[27]

Atualmente, dez anos depois do lançamento, o Programa conta com 1.486 equipes formadas por enfermeiros, médicos, técnicos em enfermagem, fisioterapeutas, assistentes sociais, fonoaudiólogos, nutricionistas, terapeutas ocupacionais, odontólogos, psicólogos e farmacêuticos. Por se tratar de atendimento a pessoas bastante debilitadas, as equipes trabalham no mínimo 12 horas por dia, durante os 7 dias da semana. Os fluxos de atendimento estão alinhados com o SAMU, Unidades de Pronto Atendimento e hospitais locais para darem retaguarda a qualquer intercorrência entre os pacientes em acompanhamento. Lembrando que esse programa garante a continuidade do cuidado e está integrado à Rede de Atenção à Saúde.[30]

Ambulatório para o paciente pós-UTI

Com todo esse cenário de gravidade e complexidade que acompanham os pacientes que necessitaram de internação em UTI, emergiu um grande incômodo para a sociedade clínica que cuida desses pacientes: o seguimento pós-alta. O acompanhamento pós-alta não é uniforme em diversos países e esses pacientes são acompanhados por diferentes especialidades como clínico geral, neurologista, psicólogo ou psiquiatra, cardiologista, nutrólogo, entre outros ou, pior, não recebam qualquer acompanhamento adequado.

O seguimento ambulatorial é de extrema importância no contexto da reabilitação dos pacientes que desenvolvem síndrome pós-UTI – PICS. Dessa forma, é necessário que os serviços de saúde desenvolvam métodos de acompanhamento dos pacientes pós-alta da UTI, sendo no seguimento ambulatorial, fundamental o trabalho em equipe, com papéis bem estabelecidos e definidos de cada membro.[31]

Como alternativa, o surgimento do Ambulatório de Sobreviventes de UTI veio na perspectiva de unificar o olhar para esse paciente nos pós-UTI e garantir que a gestão do cuidado ocorra de maneira eficiente e eficaz. O principal objetivo dos consultórios com pacientes pós-UTI é reduzir as sequelas provocadas por possíveis traumas adquiridos durante a internação na terapia intensiva, além de promover o cuidado integral ao paciente crítico e ainda de melhorar a relação custo-efetividade dos cuidados.[32-35]

Esse modelo de ambulatórios ou clínicas de terapia intensiva para atender pacientes pós-UTI tem mais de 20 anos de experiência em alguns países como a Inglaterra, onde 30% das UTI têm acompanhamento ambulatorial pós-alta.[35]

As diretrizes britânicas, em 2014, já recomendavam que os sobreviventes da UTI fossem acompanhados por 2 a 3 meses após sua alta, em que o foco da avaliação é basicamente monitorar distúrbios motores e neuropsicológicos, visando referenciar os pacientes, quando acometidos.[36] Trata-se de uma estratégia para amenizar os problemas relacionados à fragmentação do sistema de saúde, pois o paciente oriundo da UTI é, por definição, um paciente complexo, mórbido e com alto risco de mortalidade a curto prazo.[37]

Organizando o ambulatório para sobreviventes da terapia intensiva

Quando se decide montar um ambulatório para atender os sobreviventes da UTI, é necessário um modelo eficaz, que proporcione:

1. Integração da equipe da UTI com a saúde pública primária.[38,39]
2. Apoio dos pares (ou seja, formação de grupos de pacientes que troquem experiências em reuniões).[40]
3. Contatos frequentes da equipe da UTI para solução de dúvidas por ligações telefônicas ou programas de teleatendimento e telemonitoramento.[41]
4. Consultas agendadas uni ou multiprofissionais.[32,33,36]

Na otimização e organização do ambulatório, vale lembrar a tríade de Donabedian, pai da qualidade, na estruturação de processos da saúde, que recomenda mapear a estrutura, o processo e o resultado.[42] Por isso, dividiremos desta maneira a consolidação deste ambulatório.

◀ Estrutura

A estrutura deve ser considerada em três premissas:

1. **Estrutura física:**
   Número de consultórios.
   Salas de reabilitação.
   Recepção etc.
2. **Estrutura de equipamentos:**
   Equipamentos para utilização das equipes multidisciplinares (fisioterapia, curativos, nutrição etc.)
3. **Estrutura de pessoas:**
   Decidir que especialidades serão oferecidas.

◀ Processos

- **Adequação da equipe multiprofissional:**
  - Entendendo os recursos que estão disponíveis, esses ambulatórios podem oferecer serviços clínicos ou somente serviços de informação a sobreviventes da UTI e suas famílias. Com essa decisão, podem ser oferecidos: avaliação funcional, avaliação fisioterapêutica, avaliação médica, avaliação farmacêutica, consulta médica, apoio psicossocial, terapia de reabilitação, entre outros.
  - Sempre levar em conta que quanto mais robustez a operação tiver, maior será o custo.
  - Estudo publicado no Reino Unido mostrou que os ambulatórios eram dirigidos basicamente por enfermeiros ou médicos.[37] Um terço dos ambulatórios tinha acesso a serviços de psicoterapia, e um terço a serviços de fisioterapia.
  - Serviços médicos especializados geralmente não eram disponibilizados rotineiramente. Em alguns ambulatórios, um programa de reabilitação fisioterapêutica domiciliar era oferecido paralelamente às consultas ambulatoriais dos pacientes.
- **Critérios de elegibilidade do paciente e/ou familiar que devem ser atendidos pelo serviço:**
  - Estudos mostraram diferentes critérios para pacientes serem agendados para os ambulatórios pós-UTI. Porém, a maioria dos autores sugere que esse acompanhamento ocorra somente em pacientes que necessitaram de ventilação mecânica ≥ 48 horas ou UTI ≥ 2 a 5 dias.
  - Não parece ser custo-efetivo o acompanhamento da totalidade dos que receberam alta.
  - Aproximadamente 15% a 20% dos pacientes que se internaram na UTI preenchem estes critérios, porém menos de 20% aderem ao programa e são eficazmente

acompanhados pelos serviços ambulatoriais.[35] Possivelmente, esta baixa assiduidade possa unicamente traduzir a não adequação deste modelo a todos os pacientes.

- Alguns pacientes apresentam muita dificuldade de mobilização para as áreas físicas de ambulatório. As visitas domiciliares podem substituir esse modelo com segurança.
- **Tempo e duração do acompanhamento dos pacientes e familiares:**
    - Como a PICS F é descrita, uma possibilidade de estender o serviço para os familiares que fecharem os critérios.
- **Definição de ferramentas para a avaliação dos desfechos – Protocolo de atuação e linha de cuidado:**
    - Van der Schaaf e colaboradores[34] sugerem que a primeira visita ao ambulatório deva ser realizada entre a sexta e a décima segunda semana pós-alta hospitalar.
    - Um início muito tardio do acompanhamento ambulatorial (> 6 meses após a alta hospitalar) servirá apenas para o diagnóstico das sequelas funcionais e cognitivas dos pacientes, e à constatação de problemas psicológicos e organizacionais familiares já instalados.
- **Definições sobre quais pacientes serão encaminhados aos serviços de referência:**
    - Sem dúvida, uma das grandes contribuições que os ambulatórios podem dar aos pacientes e familiares é, por meio de avaliações padronizadas, a confirmação de diagnósticos psicológicos, cognitivos ou funcionais que permitam que eles sejam encaminhados para avaliações e tratamentos específicos na rede de saúde.

Resultados

O acompanhamento da eficiência, eficácia e efetividade do ambulatório deve ser acompanhada e divulgada para os times que o compõe. Alguns dos resultados (indicadores) que devem ser mensurados pela gestão do ambulatório são:

- **Indicadores de processos:**
    - Conformidade dos critérios de elegibilidade.
- **Indicadores de resultados:**
    - Assertividade de desfecho clínico.
    - Desfechos para os pacientes:% de pacientes reabilitados na esfera psiquiátrica.
    - Desfecho familiares:% de pacientes reabilitados na esfera psiquiátrica, nutricional e física.
    - Custo efetividade do ambulatório.
    - Tempo médio de reabilitação.
- **Indicadores de equilíbrio:**
    - Custo fixo da estrutura.
    - Impacto nos ambulatórios das especialidades dos pares.

Atuações da equipe do ambulatório pós-alta da UTI

- Apesar de publicações sobre o assunto e de modelos implementados pelo mundo, não existe um modelo claramente definido que possa ser comprovado como custo-efetivo. Muitas questões ainda precisam ser respondidas. Qual modelo é capaz de proporcionar equitativamente o serviço aos pacientes?
- A regionalização das UTI, mais concentradas preferencialmente em grandes centros, permite um modelo único de cuidados pós-UTI?

- Um único modelo de cuidado pós-UTI é adequado para pacientes funcionalmente dependentes e para pacientes independentes?
- Quais profissionais são os mais capacitados para a realização de cada modelo de cuidados pós-UTI?
- O ambulatório pós-alta da UTI deve ser uni ou multidisciplinar?

O ambulatório para sobreviventes de UTI pode contribuir para:

1. Integração com o cuidado primário (médico de família).
2. Apoio dos pares.
3. Monitoramento dos pacientes por contato telefônico ou telemedicina.
4. Reconciliação dos medicamentos.
5. Proporcionar cuidados paliativo.
6. Encaminhamentos para especialidades.

Quadro 50.3. Resumo da estrutura de ambulatório pós-alta, descrita em uma revisão de literatura.[37]

Etapas pós-UTI	Quem avalia?	Quem é avaliado?	Como?	Quando?
Pós-alta imediato	Enfermeiro intensivista	Pacientes com necessidade de UTI ≥ 3 dias	Avaliação presencial do grau de dependência (p. escala modificada de Berthel)	Durante a 1ª semana após a alta da UTI (ainda no hospital)
Triagem	Enfermeiro intensivista	Pacientes avaliados no pós-alta imediato	Avaliação telefônica sobre o grau de dependência (p. ex.: escala modificada de Barthel) e sobre sintomas de ansiedade/depressão (p. ex.: HADS) e TEPT (p. ex.: IES)	1 a 2 meses após a alta da UTI
Avaliação ambulatorial	Enfermeiro intensivista e médico intensivista	Pacientes que apresentam alteração em algum(ns) dos questionários realizados durante a triagem	Avaliação presencial do grau de dependência (p. ex.: escala modificada de Barthel) e da cognição (p. ex.: MMEM)	3 meses pós-alta da UTI
Avaliação telefônica	Enfermeiro intensivista	Pacientes que estiveram na consulta ambulatorial	Avaliação telefônica sobre o grau de dependência (p. ex.: escala modificada de Barthel) e sobre sintomas de ansiedade/depressão (p. ex.: HADS) e TEPT (p. ex.: IES)	12 meses pós-alta da UTI

UTI: unidade de terapia intensiva; HDS: Hospital Anxiety and Depressio Scale; TEPT: transtorno de estresse pós-traumático; IES: escala do impacto dos eventos; MMEM: Miniexame do Estado Mental.

Fonte: Adaptado de Teixeira; Rosa (2019).

◖ Considerações finais

A síndrome pós-UTI é uma afecção grave oriunda de cuidados que podem ser modificáveis, que afeta o paciente e também pode comprometer o convívio familiar.

Algumas das complicações são psiquiátricas, cognitivas e físicas, representadas por ansiedade, depressão, Transtorno de estresse pós-traumático, desnutrição e déficits motores. Vale destacar que muitas medidas para mitigar essas consequências podem ser realizadas durante o cuidado na terapia intensiva e sob o olhar atento do enfermeiro.

No acompanhamento pós-alta, unidades ambulatoriais específicas, conhecidos como "ambulatórios de sobreviventes de UTI", têm sido difundidas pelo mundo e mostram-se uma relevante ferramenta, apesar de ainda não se ter comprovadamente demonstrado seu custo-efetivo.

Um desafio importante e considerável é o desenvolvimento e a implantação de modelos em que os cuidados comecem no dia em que o paciente entra na UTI e perdurem após sua alta. Em virtude da complexidade desse grupo de pacientes, um modelo único não atenderá todos os pontos em abertos dessa linha de cuidado, por isso um olhar multidisciplinar se faz fundamental e essencial.

Referências bibliográficas

1. Duarte A et al. Retorno para casa: qualidade de vida no pós-alta da unidade de terapia intensiva. In: Azeredo NSG, Aquim EE, Santos AA, editores. Assistência ao paciente crítico – uma abordagem multidisciplinar. Rio de Janeiro: Atheneu; 2019:355-364.
2. Teixeira C, Rosa RG. Mortalidade após a doença crítica. In: Teles JMM, Teixeira C, Rosa RG, editores. Síndrome Pós-cuidados intensivos – Como salvar mais do que vidas. São Paulo: Editora dos Editores; 2019:23-29.
3. Machado FR, Cavalcanti AB, Bozza FA et al. The epidemiology of sepsis in Brazilian intensive care units (the Sepsis PREvalence Assessment Database, SPREAD): na observacional study. Lancet Infect Dis.2017.
4. Needham DM et al. Improving long-term outcomes after discharge from intensive care unit: report from a stakeholders' conference. Critical care medicine, 2012.
5. Teixeira C. Introdução Parte I – Qualidade de vida após UTI. In: Teles JMM, Teixeira C, Rosa RG, editores. Síndrome Pós-cuidados intensivos – Como salvar mais do que vidas. São Paulo: Editora dos Editores; 2019:3-4.
6. Robinson CC et al. Qualidade de vida pós-unidades de terapia intensiva: protocolo de estudo de coorte multicêntrico para avaliação de desfechos em longo prazo em sobreviventes de internação em unidades de terapia intensiva brasileiras. Revista Brasileira de Terapia Intensiva, 2018;30(4):405-413.
7. Serafim RB. Qualidade de vida após Doença Crítica Aguda. In: Teles JMM, Teixeira C, Rosa RG, editores. Síndrome Pós-cuidados intensivos – Como salvar mais do que vidas. São Paulo: Editora dos Editores; 2019:51-57.
8. Oeyen SG et al. Quality of life after intensive care: a systematic review of the literature. Critical care medicine, v. 2010;38(12):2386-2400.
9. Pandharipande PP et al. Long-term cognitive impairment after critical illness. New England Journal of Medicine, 2013;369(14):1306-1316.
10. Mikkelsen ME et al. Cognitive, mood and quality of life impairments in a select population of ARDS survivors. Respirology, 2009;14(1):76-82.
11. Iwashyna, Theodore J. et al. Long-term cognitive impairment and functional disability among survivors of severe sepsis. Jama, 2010;304(16):1787-1794.
12. Ohtake PJ et al. Physical impairments associated with post–intensive care syndrome: systematic review based on the world health organization's international classification of functioning, disability and health framework. Physical therapy, 2018;98(8):631-645.
13. Righy C. Doença grave e os desfechos em longo prazo ao redor do mundo. In: Teles JMM, Teixeira C, Rosa RG, editores. Síndrome Pós-cuidados intensivos – Como salvar mais do que vidas. São Paulo: Editora dos Editores; 2019:19-22.

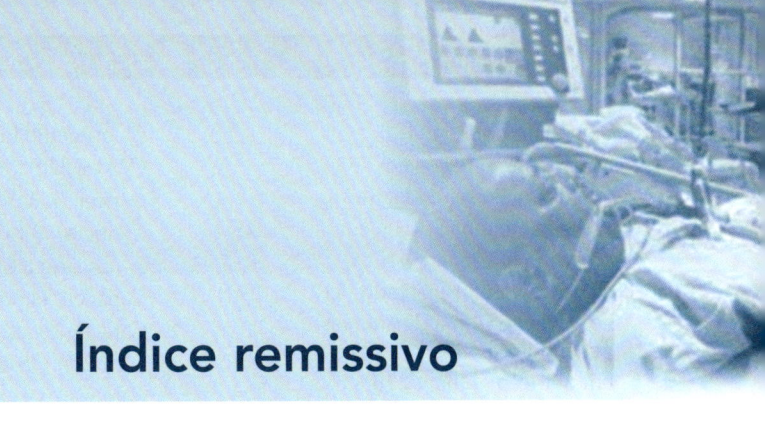

Índice remissivo

F